全国护士（师）资格考试核心考点随身记系列

U0741517

2025 护师技术 资格考试
核心考点随身记与典型考题同步练

主编 王 冉

中国健康传媒集团
中国医药科技出版社

内容提要

对于大多数考生而言，考试复习是件让人挺苦闷的事，因为有太多的内容要去复习，但又不知道如何复习。作者多年从事护师考试培训工作，非常熟悉护师考试命题规律，根据历年考试情况，对相关知识点进行了深度解析，并为大家指明了可能的命题点，让大家快乐复习，轻松应试，顺利过关。"要点分析"为大家指明了复习方向，考生可在历年的考试点中明确复习重点；"考点纵览"是在分析往年考试的基础上提炼出来的核心考点，是考生要重点掌握的内容；"锦囊妙记"为大伙列出了法宝级内容，极大地减轻了复习负担；"小试身手"中的考题考生可以用来自测，以检验复习效果，查缺补漏，加强记忆。本书适合所有参加护师技术资格考试的考生使用。

图书在版编目（CIP）数据

2025 护师技术资格考试核心考点随身记与典型考题同步练 / 王冉主编 . -- 北京：中国医药科技出版社，2024.8. -- （全国护士（师）资格考试核心考点随身记系列）. -- ISBN 978-7-5214-4726-2

I. R47

中国国家版本馆 CIP 数据核字第 2024C4N632 号

美术编辑 陈君杞
版式设计 南博文化

出版　**中国健康传媒集团** | 中国医药科技出版社
地址　北京市海淀区文慧园北路甲 22 号
邮编　100082
电话　发行：010-62227427　邮购：010-62236938
网址　www.cmstp.com
规格　880 × 1230mm $\frac{1}{32}$
印张　36 $\frac{1}{2}$
字数　1638 千字
版次　2024 年 8 月第 1 版
印次　2024 年 8 月第 1 次印刷
印刷　北京京华铭诚工贸有限公司
经销　全国各地新华书店
书号　ISBN 978-7-5214-4726-2
定价　**108.00 元**

获取新书信息、投稿、为图书纠错，请扫码联系我们。

编委会

前　言

"打开课本，两眼发呆，最后知道要背的我眼泪掉下来；家人告诉我，一定要考过"。

"考试不是你想过就能过"。

……

一首改编的流行歌曲唱出了广大考生的心声。对于大多数考生而言，考试复习是挺苦闷的，有太多的内容要去复习，但又不知道如何复习。有没有一本富有亲和力的考试复习书，能为我们指明复习方向？有没有一本考试复习书，能在考前为我们缩小包围圈，让复习变得有的放矢？

这就是我们编写此书的初衷。我们多年从事护师考试培训工作，非常熟悉护师考试命题规律。主编根据历年考试情况，为大家指明了可能的命题点，让大家快乐复习，轻松应试，顺利过关。

"要点分析"为大家指明了复习方向，考生可在历年的考试点中明确复习重点；"考点纵览"里面的内容是在分析往年考试的基础上提炼出来的核心考点，是考生要重点掌握的内容；"锦囊妙记"为大家列出了法宝级内容，极大地减轻了复习负担。"小试身手"里面的考题大家可以用来自测，检验复习效果，并且有加强记忆的功效哦。

本书在编写过程中得到了各位编者和编辑的大力支持，在此一并表示感谢。

大伙翻开书本的同时别忘啦，考试不是孤军奋战，QQ交流群（670800248）是大家快乐的考试乐园！

免费赠送数字资源（10月份左右上线），获取方式见封底。

编　者

目　录

第三篇　外科护理学

第四篇　妇产科护理学

第六篇　中医护理学

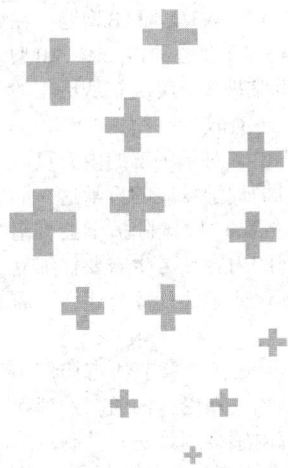

第一篇　基础护理学

考情分析

在护师资格考试中，基础护理学作为一门单独的科目进行考查，即专业实践能力。这一部分共计100道试题，满分是100分，包含A1、A2、A3/A4和B型题。在历年的考试中，A1型题约占45%，A2型题约占30%，A3/A4型题约占15%，B型题约占10%。考试大纲将考核内容分为了解、掌握、熟练掌握3个层次。从历年的考试情况来看，考试大纲中要求考生了解的部分相对来说考查较少，约占10%，掌握、熟练掌握部分是考查的重点。因此，考生在复习过程中，对于了解的内容只需要在理解的基础上记住重要内容即可。如了解南丁格尔对护理学发展的贡献这一部分内容，考生只需记住1860年世界上建立第一所护士学校，1912国际护士会将南丁格尔的诞辰日定为国际护士节。而对于掌握、熟练掌握的内容，考生需仔细复习并加以针对性的训练。如熟练掌握滴速的计算，考生不仅要记住计算公式，还需要在具体的题目中加以运用。

基础护理学共计18章，考试中几乎每章均有涉及，但是各个章节所占比例不同。分析历年的考试，考核的重点章节主要分布在护理学相关理论，沟通，护理程序，舒适、休息、睡眠与活动，营养与饮食，排泄，医院内感染的预防和控制，给药，静脉输液和输血，危重患者的抢救和护理。上述章节在考试中约占80%的比例。考生在第一轮复习时，可参照考点纵览对所有章节的主要考点进行全面细致的复习。在考前冲刺时，考生只需对上述重点章节进行复习，以提高复习的有效性和针对性。

基础护理学考查的内容涉及理论与操作两个方面。考试时会从多种角度进行命题，多侧重于认知领域和技能领域。对认知领域的考查具体包括：记忆、理解、应用等层次；对技能领域的考查，由于笔试这种考试形式的限制，更侧重于操作中的关键步骤、操作的注意事项等，而不像具体操作考试更侧重于对操作步骤和操作手法的掌握。例如，为女性患者行导尿术，考试中主要考查的是导尿的目的、消毒顺序、尿管插入的长度、尿管误入阴道如何处理、一次放尿的量等。因此考生在复习过程中针对上述内容应该有所侧重。

从命题的趋势来看，近年来考查单纯识记的题目逐渐减少，考查理解、分析及应用的试题逐渐增多。因此这就要求考生在对记忆主要知识点的基础上，加强理解和应用。如：

患者，女性，55岁。慢性胆囊炎，自理能力良好。护士向其宣教饮食、活动等方面的健康知识，此种护理活动属于奥伦补偿系统中的

  A. 全补偿系统   B. 部分补偿系统   C. 辅助补偿系统

  D. 教育辅助系统   E. 支持教育系统

奥伦自理理论认为：护士应根据患者自理能力的不同提供不同的护理，其中支持教育系统主要适用于慢性病患者，此系统中，患者有能力执行或学习一些必需的自理方法，但必须在护士的帮助下完成。上述患者为慢性胆囊炎患者，自理能力良

好，因此，护士给患者提供的护理系统属于支持教育系统。

另一个命题趋势体现在，通过一个题目只考查某一个知识点这一类型的试题逐渐减少，更多的是通过一个题目考查某一知识点的多个不同方面和角度，或者不同知识点。这就要求考生备考时注重对知识的全面复习，横向掌握相关知识，有联系、有比较地总结及掌握所有知识点。

第一章 绪 论

要点分析

本章内容较为重要，历年考试偶有涉及。近5年的考试中先后考查了新的医学模式，世界上第一所护士学校建立的时间，国际护士节的日期，《中华人民共和国护士管理办法》颁布的时间，护理工作方式的特点，护士素质要求等。整体的考查偏重于知识的记忆和理解。对于本章的复习，考生应熟悉现代护理的诞生与发展、南丁格尔的重要贡献、中国护理发展史上的重要事件，着重掌握护理学的任务、护理工作方式的特点、护士的素质要求等内容。

考点纵览

一、现代护理的诞生、发展与南丁格尔的贡献

（一）现代护理的诞生与发展（了解）

护理的发展主要经历了自我护理（远古时代）、家庭护理（古代）、宗教护理（中世纪）、医院护理（中世纪末）、近代护理（19世纪中叶）和现代护理（20世纪）五个阶段。其中，现代护理是从南丁格尔时代开始的，其发展可概括为三个阶段：

1. 以疾病为中心阶段（19世纪60年代~20世纪40年代） 这一阶段出现于现代护理发展的初期，由于受传统生物医学模式的影响，人们认为疾病是由细菌或外伤引起机体结构改变或功能异常，当时一切医疗行为都围绕着疾病进行，以消除病灶为基本目标。协助医师诊断和治疗疾病成为这一时期护理工作的主要内容。

特点：护理已成为一个专门的职业，护士从业前必须经过专门的训练，护理工作的主要内容是执行医嘱和各项护理技术操作。以疾病为中心的护理是现代护理学发展初期的必然产物，其致命弱点是只关心疾病，以协助医师消除患者身体上的病灶为目的，忽视了人的整体性。

2. 以患者为中心阶段（20世纪40年代~20世纪70年代） 20世纪40年代，人们重新认识人类健康与心理、精神、社会环境之间的关系。1948年，世界卫生组织（WHO）提出了三维的健康观。与此同时，"护理程序"的提出使护理有了科学的工作方法。1977年，美国医学家恩格尔提出了"生物—心理—社会医学模式"。这一新的医学模式强化了人是一个整体思想，护理从"以疾病为中心"转向为"以患者为中心"。

特点：强调护理是一个专业，护士应用科学的工作方法——护理程序，对患者实施身、心、社会等全方位的、连续的、系统的整体护理，解决患者的健康问题，满足患者的健康需求。

3. 以人的健康为中心阶段（20世纪70年代至今） 过去对人类健康威胁极大的急性传染病得到了较好的控制，而目前威胁人类健康的则多是与人类生活方式和

行为有关的疾病。同时伴随着人民物质生活水平的提高，人们的健康需求也日益提高。因此，医疗护理服务重点局限在医院的现状已很难满足广大人民群众日益增长的保健需求。1977年WHO提出"2000年人人享有卫生保健"的战略目标，对护理的发展起到了极其重要的作用，使"以人的健康为中心"成为必然。

特点：护理学已发展成为现代科学体系中综合人文、社会、自然科学知识的独立的为人类健康服务的综合性应用学科。护理的任务扩展到了对所有人、生命周期的所有阶段的护理。护理工作场所也相应地从医院扩大到了工厂、学校、家庭、社区、幼儿园、老人院或临终关怀院等。护理人员的工作方法仍然使用科学的解决问题法，即护理程序。

（二）南丁格尔的贡献（了解）

弗罗伦斯·南丁格尔，英国人，1820年5月12日出生，于19世纪首创了科学的护理专业，使护理学走上了正规的教育渠道和发展轨道，因此南丁格尔被誉为现代护理教育的创始人和护理学的奠基人。其主要贡献有：

1. 开创前线护理事业 在1854年克里米亚战争中，经过南丁格尔的精心护理，伤员的死亡率由原来的42%降到2.2%。因此，南丁格尔被称为"提灯女神"和"克里米亚天使"。

2. 创建世界上第一所护士学校 1860年，南丁格尔在英国的圣托马斯医院创办了世界上第一所护士学校（☆）。

小试身手 1.世界上第一所正式护士学校创建于
A.1854年，意大利　　　B.1860年，英国　　　　C.1988年，中国
D.1920年，德国　　　　E.1921年，法国

3. 著书立说，指导护理工作 著有100余篇论文，代表作有《护理札记》。另外还有《医院札记》及有关福利、卫生统计、社会学方面的著作。

锦囊妙记：在这一部分，考生只需要记住上述几个关键的时间点即可，即1860年世界上建立第一所护士学校，1912年国际护士会将南丁格尔的诞辰日定为国际护士节。

4. 改进军队的卫生保健工作，提出预防医学的科学观念。

5. 奠定了护理是一门科学的认识基础。

6. 推动国际医疗护理事业及公共卫生事业的发展 国际上称这一时期为"南丁格尔时代"，这是护理工作的转折点，也是护理专业化的开始。人们为了纪念南丁格尔对护理的贡献，1912年国际护士会决定将5月12日（南丁格尔的生日）定为国际护士节（☆）。国际红十字会设立了南丁格尔奖章，作为各国优秀护士的最高荣誉奖，每两年颁发一次。

小试身手 2.国际红十字会设立南丁格尔奖章，作为各国优秀护士的最高荣誉。其颁发的频率是
A.每年一次　　　　　B.每两年一次　　　　C.每三年一次

D.每四年一次　　　　E.每五年一次

小试身手 3.国际护士会将5月12日定为国际护士节,是因为5月12日是
A.南丁格尔逝世的日期
B.南丁格尔创办世界上第一所护士学校的日期
C.南丁格尔的生日
D.南丁格尔奖章的宣布日
E.南丁格尔逝世的纪念日

二、中国护理学的发展

(一)近代护理的发展(了解)

近代护理的发展是从鸦片战争以后开始的,1820年,英国医师在澳门开设诊所。1835年,英国传教士P.Parker(巴克尔)在广州开设了第一所西医院。1884年美国护士兼传教士L.Mckechnie(麦克尼)来华,在上海妇孺医院推行现代护理并于1887年开设护士训练班。1888年,美国护士E.Johnson(约翰逊)在福州一所医院里开办了我国第一所护士学校(☆)。1909年,中国护理界群众性的学术团体"中华护士会"在江西牯岭成立,1936年改为中华护士学会,1964年改为中华护理学会并沿用至今。1920年护士会创刊《护士季报》,1922年加入国际护士会。1920年北京协和医学院开办高等护理教育。1934年教育部成立医学教育委员会,下设护理教育专门委员会,将护理教育改为高级护士职业教育,护理教育纳入国家正式教育体系。

小试身手 4.我国第一所护士学校成立于
A.1780年,北京　　　B.1788年,上海　　　C.1880年,北京
D.1888年,福州　　　E.1898年,南京

(二)现代护理的发展(了解)

1.护理教育　1950年第一届全国卫生工作会议将中等专业教育作为培养护士的唯一途径,并由卫生部制订全国统一教学计划和编写统一教材。1979年卫生部先后下达《关于加强护理工作的意见》和《关于加强护理教育工作的意见》,加强和发展护理工作和护理教育。1980年,南京医学院率先开办高级护理专修班。1983年,天津医学院首先开设护理本科专业。1984年,教育部和卫生部召开全国高等护理专业教育座谈会,明确要建立多层次、多规格的护理教育体系,培养高层次护理人才。1992年,北京医科大学开设了护理学硕士研究生教育。2003年第二军医大学护理系被批准为护理学博士学位授权点,2004年首批招收护理博士生。至此,护理教育体系基本完善。

2.临床实践　1980年以后,随着我国的改革开放,逐渐引入国外有关护理的概念和理论,护理人员开始应用护理程序为患者提供积极、主动的护理服务。

3.护理管理　1982年,我国卫生部医政司设立了护理处,负责统筹全国护理工作,制定有关政策法规。1979年国务院批准卫生部颁发了《卫生技术人员职称及晋升条例(试行)》,明确规定了护理专业人员的高级、中级和初级职称。1993年3月

卫生部颁发了我国第一个关于护士执业和注册的部长令和《**中华人民共和国护士管理办法**》（☆），**1995年6月**首次举行全国范围的**护士执业考试**（☆），考试合格获执业证书方可申请注册，护理管理工作开始走向法制化轨道。

小试身手 5.全国范围内举行首次护士执业资格考试的时间是
A.1954年　　　　　B.1980年　　　　　C.1993年
D.1995年　　　　　E.1998年

4. 护理研究　1990年以后，我国的护理研究有了较快的发展。一些高等护理教育机构或医院设立了护理研究中心。在学术交流会或学术期刊上发表的科研文章日益增多，且质量不断提高。

5. 学术交流　1950年以后，中华护士学会积极组织国内的学术交流。1977年以来，中华护理学会和各地分会先后恢复学术活动，多次召开护理学术交流会，举办各种不同类型的专题学习班、研讨会等。中华护理学会及各地护理学会成立了学术委员会和各护理专科委员会，以促进学术交流。**1954年创刊的《护理杂志》复刊**（1981年更名为《中华护理杂志》）。《护士进修杂志》、《实用护理杂志》等近20种护理期刊相继创刊。**1993年中华护理学会设立护理科技进步奖**，每2年评奖一次。1980年以后，中华护理学会及各地护理学会多次举办国际学术会议、研讨会等，并与多个国家开展互访活动。同时，选派一批护理骨干和师资出国深造或短期进修，获硕士学位或博士学位后回国工作。1985年，卫生部护理中心在北京成立，进一步取得了WHO对我国护理学科发展的支持。

三、护理学的任务、范畴及护理工作方式

（一）护理学的任务（掌握）

1. 促进健康　促进健康是帮助人群获取在维持或增进健康个体时所需要的知识及资源。促进健康的目标是帮助人们维持最佳健康水平或健康状态。

2. 预防疾病　在预防疾病的护理活动中，护士通过一系列护理活动帮助服务对象采取行动，积极地控制健康危险因素和不良行为，以预防和对抗疾病。

3. 恢复健康　恢复健康是帮助人们在患病或出现影响健康的问题后，改善其健康状况。

4. 减轻痛苦　通过学习护理学基础和各专科知识，掌握知识和技能并运用于临床护理实践，帮助个体和人群减轻身心痛苦，提高生活质量。

（二）护理学的范畴（掌握）

1. 护理学的理论范畴
（1）护理学研究的对象从研究单纯的生物人向研究整体的人、社会的人转化。
（2）护理学与社会发展的关系。
（3）护理专业知识体系与理论架构。
（4）护理交叉学科和分支学科。

2. 护理学的实践范畴
（1）临床护理：**临床护理**服务的对象是患者，**包括基础护理和专科护理**。

考题6 6.临床护理主要包括

A.基础护理和专科护理　　　　B.基础护理和社区护理

C.基础护理和护理管理　　　　D.基础护理和护理科研

E.基础护理和护理教育

（2）社区护理：**以社区人群为服务对象**，对个人、家庭和社区提供促进健康、预防疾病、早期诊断、早期治疗、减少残障等服务，提高社区人群的健康水平。

（3）护理管理。

（4）护理研究。

（5）护理教育：**护理教育分为基本护理教育、毕业后护理教育和继续护理教育三大类**。基本护理教育包括中专教育、专科教育和本科教育；毕业后护理教育包括研究生教育、规范化培训；继续护理教育是对从事护理工作的在职人员，提供以学习新理论、新知识、新技术、新方法为目的的终身教育。

（三）护理工作方式（熟练掌握）

1. 个案护理　由专人负责实施个体化护理，**一名护理人员负责一位患者全部护理的护理**工作方式（☆☆）。适用于抢救患者或护理某些特殊患者，也适用于临床教学需要。这种护理方式，**护士责任明确**，并负责完成其全部护理内容，**能掌握患者全面情况，但耗费人力**（☆☆）。

小试身手 7.个案护理的特点是

A.护士责任明确但耗费人力　　B.较少考虑患者的心理社会需求

C.护士分为小组进行护理活动　　D.护理人员各司其职

E.缺少与患者的交流

2. 功能制护理　以工作为导向，按工作内容分配护理工作，各司其职（☆☆）。护士分工明确，易于组织管理，节省人力。但工作机械，缺少与患者的交流机会，较少考虑患者的心理社会需求（☆☆），护士较难掌握患者的全面情况。

3. 小组制护理　**以小组形式（3~5位护士）对一组患者（10~20位）进行整体护理**。组长制订护理计划和措施，小组成员共同合作完成患者的护理。这种护理方式能发挥各级护士的作用，能了解患者一般情况，但护士个人责任感相对减弱。

4. 责任制护理　**由责任护士和辅助护士按护理程序对患者进行全面、系统和连续的整体护理**（☆☆）。其结构是以患者为中心，要求从患者入院到出院均由责任护士对患者实行8小时在岗，24小时负责制。由责任护士评估患者情况、制订护理计划和实施护理措施。这种护理方式，**责任护士的责任明确**，能较全面地了解患者情况，但要求对患者24小时负责难以实现，且文字记录书写任务较多，人员需要也较多。

小试身手 8.关于责任制护理的描述，**错误**的是

A.护士的责任明确　　　　　　B.能全面了解患者情况

C.对患者24小时负责难以实现　D.文字记录书写任务较重

E.节省人力

5. 综合护理 综合护理是**以护理程序为核心，将护理程序系统化**（☆☆），在护理哲理、护士的职责与评价、标准化的护理计划、患者教育计划、出院计划、各种护理表格的填写、护理质量的控制等方面都以护理程序为框架，环环相扣，整体协调一致，以确保护理服务的水平及质量。它融合了责任制护理及小组护理的优点。

> 锦囊妙记：上述几种工作方式考生可简单地理解为：个案护理为一名护士全面照顾一名患者；功能制护理为相当于工厂里面的流水线作业；小组护理为一组护士照顾一组患者；责任制护理为管床护士负主要责任，其他护士协助实施。

四、护士素质（掌握）

（一）含义

素质是指个体完成工作活动与任务所具备的基本条件与潜在能力，是人与生俱来的自然特点与后天获得的一系列稳定的社会特点的有机结合，是人所特有的一种实力。

（二）基本内容（☆）

1. 思想道德素质 热爱祖国、热爱人民、热爱护理事业、有为人类健康服务的奉献精神。
2. 科学文化素质 护士必须具有一定的文化修养和自然科学、社会科学、人文科学等多学科知识。
3. 专业素质 具备合理的知识结构及比较系统完整的专业理论知识和较强的实践技能。
4. 体态素质 护士必须身体健康、功能健全、精力充沛、仪表文雅大方、举止端庄稳重、待人热情真诚、并养成个人的和集体的卫生习惯。
5. 心理素质 护士应保持心理健康、乐观、开朗、情绪稳定、胸怀宽容豁达。具有高度的责任心和同情心，较强的适应能力，良好的忍耐力及自我控制力，灵活敏捷。具有良好的人际关系，同事间相互尊重，团结协作。

小试身手 9.护士的心理素质**不包括**
A.稳定的情绪　　　　B.良好的忍耐力　　　　C.较强的实践技能
D.高度的同情心　　　E.较强的适应能力

小试身手 10.慎独修养属于护士素质中的
A.心理素质　　　　　B.体态素质　　　　　　C.专业素质
D.科学文化素质　　　E.思想道德素质

参考答案

1.B　2.B　3.C　4.D　5.D　6.A　7.A　8.E　9.C　10.E

答案与解析

1.B 1860年，南丁格尔利用英国政府给她的奖励资金在英国的圣托马斯医院创办了世界上第一所护士学校。

2.B 南丁格尔奖章每2年颁发1次。

3.C 人们为了纪念南丁格尔对护理事业的贡献，1912年国际护士会决定将5月12日（南丁格尔的生日）定为国际护士节。

4.D 1888年，美国护士约翰逊在福州一所医院里开办了我国第一所护士学校。

5.D 1995年6月首次举行全国范围的护士执业考试，考试合格获执业证书方可申请注册，护理管理工作开始走向法制化轨道。

6.A 临床护理的服务对象是患者，其包括基础护理和专科护理。

7.A 个案护理是一名护理人员负责一位患者全部护理的工作方式。这种护理方式的优点是护士责任明确，并负责完成其全部护理内容，能掌握患者全面情况，但缺点是耗费人力。

8.E 责任制护理是由责任护士和辅助护士按护理程序对患者进行全面、系统和连续的整体护理。这种护理方式，责任护士的责任明确，能较全面地了解患者情况，但要求对患者24小时负责难以实现，且文字记录书写任务较多，人员需要也较多。

9.C 护士的心理素质包括：心理健康、乐观、开朗、情绪稳定、胸怀宽容豁达。具有高度的责任心和同情心，较强的适应能力，良好的忍耐力及自我控制力，灵活敏捷。选项C属于专业素质。

10.E 慎独是在无人监督，没有舆论影响下，一个人独立工作的情况下，仍能高度自觉地尽职尽责地做好工作的一种道德准则，是属于护士素质中的思想道德素质。

第二章 护理学的基本概念

要点分析

本章内容较为重要，历年考试多有涉及。近5年的考试先后考查了护理学的4个基本概念、自我概念的组成、健康的概念、最佳健康模式、治疗性环境和整体护理的概念等。整体的考查偏重于知识的记忆和理解。对于本章的复习，考生应着重掌握护理学的4个基本概念、护理中人的范围、需要的内容、人自我概念的组成、健康的概念、最佳健康模式的着重点、治疗性环境、整体护理的概念和宗旨等内容。

考点纵览

一、人

护理学的基本概念是**人**、**健康**、**环境和护理**，它被公认为是影响和决定护理实践的4个最基本的概念。这4个概念的核心是人（☆）。

小试身手 1.护理学的4个基本概念分别是

A.人、治疗、护理、环境　　　　　B.人、健康、社会、护理

C.人、环境、健康、预防　　　　　D.人、预防、治疗、护理

E.人、环境、健康、护理

小试身手 2.护理学中4个基本概念的核心是

A.人　　　　　　　B.环境　　　　　　　C.健康

D.疾病　　　　　　E.护理

小试身手 3.不属于护理理论四个基本概念的是

A.人　　　　　　　B.健康　　　　　　　C.保健

D.环境　　　　　　E.护理

> 锦囊妙记：护理学的服务对象是人，护理学的研究对象也是人，人自然是4个概念的核心。

（一）人是一个统一的整体（了解）

1. **整体的概念** 指按一定方式、目的有秩序排列的各个个体（要素）的有机集合体。**人是生理、心理、社会、精神、文化的统一整体**，它们之间相互作用，互为影响。

2. **人是一个开放系统** 根据一般系统论原则，人是一个开放系统，在不断地与其周围环境进行着物质、能量和信息交换。人的基本目标是保持机体的平衡，也就是机体内部各层次系统间及机体与环境间的平衡。

3. **护理中人的范围** **护理的服务对象**从单纯的患者扩大到健康的人群。既包括

11

个人、家庭、社区和社会四个层面（☆），也包括从婴幼儿到老年人的整个全人类。**护理的最终目标**不仅是维持和促进个体高水平的健康，而且更重要的**是**面向家庭、面向社区，最终达到**提高整个人类社会的健康水平**。

> 锦囊妙记：护理的服务对象包括所有的人（个人、家庭、社区和社会）、人生命周期的所有阶段。

（二）人的基本需要（掌握）

1. 概念　人的基本需要指个体为了维持身心平衡并求得生存、成长与发展，在生理和心理上最低限度的需要。它包括生理的、社会的、情绪的、知识的及精神的需要。

2. 内容

（1）生理性需要：指维持人正常生理功能的所有需要，如呼吸、食物、排泄、睡眠、休息等。

（2）社会性需要：指个人与社会中其他人或集体互动的需要，如**沟通交流、朋友交往**等。

（3）情绪性需要：指人有表达**自身所体验的喜、怒、哀、乐**等各种情绪的需要。

（4）知识性需要：指个体在认知、思想与理性方面的需要，如**学习、探究事物真相、思考问题**等。

（5）精神性需要：指有关人在精神信仰、精神依托与精神支持方面的需要，如**祈祷、宗教信仰、佩戴吉祥物**等。

> 锦囊妙记：关于需要的基本内容不需要考生记忆，考生只需要学会归类即可。如人与人之间的沟通交流属于人的社会性需要。

小试身手 4.指导护士评估患者健康状况，预测患者需要的理论是

A.学习的理论　　　　　　　　B.信息交流理论

C.人的基本需要层次理论　　　D.人、环境、健康与护理的理论

E.疾病系统论

小试身手（5~7题共用备选答案）

A.社会性需要　　　　B.情绪性需要　　　　C.知识性需要

D.精神性需要　　　　E.生理性需要

5.人与人之间的沟通交流属于

6.个体在学习、探究事物真相、思考问题等方面的需要属于

7.人表达自身所体验的喜怒哀乐等需要属于

3. 特性

（1）人类的基本需要大致相同。

（2）每种需要的重要性可因人而异。

（3）各种需要相互联系、相互作用。

4. **影响基本需要满足的因素** 包括生理因素、情绪因素、知识与智力因素、社会因素、环境因素、个人因素、文化因素。

（三）人的成长与发展（熟练掌握）

1. 概念

（1）成长：指个体在生理方面的量性增长。常用的人体可测量性生长指标有身高、体重及年龄等。

（2）发展：是生命过程中一种有顺序的、可预测的功能和技巧的演变过程。发展包括情感、认知、心智、道德、能力等多方面的变化。

（3）成熟：狭义的成熟指人体生理上的改变过程，一般受个体遗传因素的影响。广义的成熟指一个人在能力上的增进或老化过程，是成长和发展的综合结果，包括生理、心理、社会文化等多方面的改变。

2. 内容

（1）生理方面：指身体的发育和各部分功能的发展。

（2）认知方面：指智能、知识和理解能力，包括感知、判断、推理、记忆、思考与想象能力的发展。

（3）社会方面：指个体与他人的互动和相互影响方面的发展。

（4）情感方面：指个人的感觉和主观经验的发展，如喜、怒、哀、乐的内心体验与表现。

（5）精神方面：是个人对生命的意义、生存价值认识方面的发展。

（6）道德方面：指个体在信仰及是非观念方面的发展。

3. 基本原则

（1）成长与发展是按持续的、有顺序的、有规律的和可预测的方式进行的。

（2）每个人都要经过相同的各个发展阶段。

（3）每个人的发展都有其独特的个性，是按自己独特的方式和速度通过各发展阶段的。

（4）每个发展阶段各具有一定的特征，并都有一定的发展任务。

（5）每个人基本的态度、气质、生活方式和行为等都会受到婴幼儿期发展的影响。

（6）发展是通过逐步的成熟和不断的学习而获得的。

4. 影响成长与发展的因素

（1）遗传因素：遗传是影响人类成长与发展的重要因素之一。

（2）环境因素：环境是另一个影响人类发展的重要因素。它包括家庭和学校。此外，宗教、文化、社会、学习及生活经验等因素也影响个体的成长与发展。

（四）人的自我概念（掌握）

1. 概念　自我概念是指一个人对自己的看法，即个人对自己的认同感。

2. 组成　自我概念由以下4部分组成（☆）：

（1）身体心象：指个体对自己身体的感觉和看法。

（2）角色表现：角色是对于一个人在特定的社会体系中所处的位置的行为要求和行为期待。

（3）自我特征：是个人对自身的个体性与独特性的认识。

（4）自尊：指个人对自我的评价。

小试身手 8.自我概念的成分**不包括**

A.身体心象   B.角色表现   C.自我特征

D.自我价值   E.自尊

二、健康

（一）健康的概念（掌握）

1948年WHO对健康的定义是：健康不但是没有疾病和身体缺陷，还要有完整的生理、心理状况与良好的社会适应能力（☆☆）。其优点为：①指出了健康不仅是没有疾病，从而弥补了健康就是没有疾病这一定义的许多不足；②正确指出了健康包括生理、心理两方面，克服了把身、心机械分割开的传统观念；③健康也包括对社会环境的适应，把健康与人们充实而富有创造性的生活联系起来，即将健康放入人类社会生活的广阔背景中，可见健康已不仅是医务工作者的目标，而且是国家和社会的责任。

> 锦囊妙记：健康的定义不需要考生记忆，考生只要理解WHO为健康下的是一个"三维"的定义，即生理健康、心理健康和良好的社会适应能力。

小试身手 9.WHO对健康定义的说法是除无躯体疾病外，还要有

A.良好的生理、心理及适应环境的动态平衡状态

B.完整的心理状态和良好社会适应能力

C.人和环境协调一致和良好的社会适应能力

D.完整的生理、心理状态和良好的社会适应能力

E.良好的心理状态和适应复杂环境变化能力

（二）健康的模式（了解）

1. 健康－疾病连续相模式   健康－疾病连续相是指健康与疾病为一个连续的过程，处于一条连线上，其活动范围可从濒临死亡至最佳健康状态。

任何人任何时候的健康状况都会在这个连续相两端之间的某一点上占据一个位置，且时刻都在动态变化之中。连续相上的任何一点都是个体身、心、社会诸方面功能的综合表现，而非单纯的生理上有无疾病。

2. 最佳健康模式   最佳健康模式由Dunn（邓恩）1961年提出。他认为健康仅仅是"一种没有病的相对稳定状态。在这种状态下，人和环境协调一致，表现出相对的恒定现象"。而人应设法达到最佳健康水平，即在其所处的环境中，使人的各方面功能得以最佳发挥，以发展其最大的潜能。最佳健康模式更多地强调促进健康与预防疾病的保健活动，而非单纯的治疗活动（☆）。因此，护士可应用最佳健康

模式，帮助服务对象进行着眼于发挥机体最大功能和发展潜能的活动，从而帮助其实现最佳健康。

小试身手 10.邓恩于1961年提出了

A.健康-疾病连续体模式　　　　　B.最佳健康模式

C.整体护理　　　　　　　　　　D.生理-心理-社会医学模式

E.自理模式

（三）影响健康的因素（掌握）

1.环境因素

（1）自然环境因素：自然界中的空气、水、阳光、粮食、蔬菜、动物等是人类赖以生存的环境。

（2）社会因素

1）政治制度：是否将公民的健康放在重要位置，并积极采取措施以促进公众健康，政治制度能产生很大的影响。

2）社会经济因素：社会经济状况与个人经济条件的好坏都会直接影响人们的健康水平。

3）文化教育因素：文化教育因素通过影响人类素质间接影响人们的健康意识。

2.机体的生物学因素

（1）遗传因素：遗传是影响人类健康的一大因素。

（2）心理因素：消极的心理因素可引发许多疾病。

3.生活方式　生活方式是指人们长期受一定文化、民族、经济、社会、风俗、规范，特别是家庭影响而形成的一系列生活习惯、生活制度和生活意识。

4.获得保健设施的可能性　卫生保健设施因素包括医疗保健网络是否健全、医疗保障体系是否完善，及群体是否容易获得及时有效的卫生保健和医护等方面的照顾。

三、环境

（一）概念（了解）

环境是人类生存或生活的空间，指与人类的一切生命活动有着密切关系的各种内、外环境。

（二）分类（掌握）

1.人的内环境　人的内环境是指机体各器官功能与调节机制的运转状态。一个生物体要生存就必须保持其内环境处于动态的、相对稳定的状态。

2.人的外环境

（1）自然环境：也称生态环境，指存在于人类周围自然界中各种因素的总称，它是人类及其他一切生物赖以生存和发展的物质基础。包括物理环境（如空气、阳光、水、土壤等）和生态环境（如动物、植物、微生物等）。

（2）社会环境：也称人文环境，是人们为了满足物质和精神文化生活的需要而创建的环境。社会环境中有危害健康的各种因素，如：人口的负荷、文化教育落后、人际关系紧张、缺乏科学管理、医疗保健服务体系的不完善等因素，可以间接或直接影响人类的健康。<u>优良的社会环境是人类健康保障的决定因素</u>。

（3）治疗性环境：是专业人员在以治疗为目的的前提下创造的一个适合患者恢复身心健康的环境。治疗性环境要考虑两个主要的因素：**舒适和安全**。

1）舒适：首先来自于医院良好的物理环境，包括：①温度（☆☆☆）：<u>适宜的温度是18℃~22℃</u>。新生儿及老年患者，室温以保持在22℃~24℃为宜。**室温过高**会使神经系统受到抑制，**干扰消化及呼吸功能**，不利于体热的散发，影响体力恢复；**室温过低**则使人蜷缩，缺乏动力，**肌肉紧张**而产生不安，又可能会造成患者在诊疗护理时受凉。②湿度（☆☆☆）：<u>适宜的湿度以50%~60%为宜</u>（相对湿度）。**湿度过高时**，蒸发作用弱，可抑制出汗，**患者感到潮湿、气闷**，尿液排出量增加，加重肾脏负担；**湿度过低**时，空气干燥，人体蒸发大量水分，**引起口干舌燥、咽痛、烦渴等表现**，对呼吸道疾患或气管切开患者尤其不利。③通风：**一般通风30分钟**即可达到置换室内空气的目的，污浊空气使人产生烦躁、倦怠、头晕、食欲缺乏等，有碍患者疗养。④空间：保证患者有适当、能独处的空间，同时也方便操作和护理，**病床之间的距离不得少于1m**。⑤噪声：指凡是与环境不协调的声音或足以引起人们心理上或生理上不愉快的声音。<u>医院白天病区较理想的噪声强度在35~40dB</u>（☆☆）。噪声强度在50~60dB时，即能产生相当的干扰；当其高达120dB以上，可造成高频率的听力损失，甚至永久性失聪。长时间处于90dB以上高音量环境中，能导致耳鸣、血压升高、血管收缩、肌肉紧张以及出现焦躁、易怒、头痛、失眠等症状。病室内应保持安静，尽可能地为患者创造安静的环境。<u>工作人员应做到"四轻"：说话轻、走路轻、操作轻、关门窗轻</u>。⑥光线：病室采光有自然光源和人工光源。

> 锦囊妙记：湿度、温度过高或过低有什么样的表现，考生如能联系生活实际不难理解。湿度过高好比炎热的夏天突然下了一场暴雨，然后天气放晴，这个时候，人走在街上就会感觉非常闷热；湿度过低好比寒冷的冬天，晚上开了一夜的空调，第二天早上起来人会感觉口干舌燥、咽痛；温度过高好比炎热的夏天，人感觉非常热，食欲下降，全身无力；温度过低好比寒冷的冬天，人穿着单薄行走在大街上，这时候人会发抖、哆嗦、肌肉紧张。

小试身手 11.新生儿病室适宜的温度是

A.16℃~18℃　　　　　　B.18℃~22℃　　　　　　C.22℃~24℃

D.24℃~26℃　　　　　　E.26℃~28℃

小试身手 12.病室最适宜的温度和相对湿度为

A.14℃~16℃，15%~25%　　　　　　B.16℃~18℃，30%~40%

C.18℃~20℃，40%~50%　　　　　　D.18℃~22℃，50%~60%

E.22℃~24℃，60%~70%

小试身手 （13~14题共用备选答案）

A.肌肉紧张　　　　　　　　B.烦躁，食欲缺乏

C.闷热、尿液排出增多　　　　D.头晕、食欲缺乏

E.口舌干燥、咽痛、烦渴

13.病室内温度过低，患者感到

14.病室内湿度过高，患者感到

2）安全：治疗性环境应关注患者的安全，这就要求医院在建筑设计、设施配置、治疗护理过程中，各部门相关人员均应有安全防护意识，以防意外事件的发生。

（三）环境与健康（了解）

人类的一切活动都离不开环境，人类与环境相互依存，相互影响。

四、护理

（一）概念（了解）

1980年美国护士协会（ANA）将护理定义为"护理是诊断和处理人类对现存的或潜在的健康问题的反应。"此定义表明护理以处于各种健康水平的人为研究对象。护理人员必须收集护理对象的资料并评估其健康状况；应用有关自然、社会和行为科学知识与护理理论去认识护理对象的各种反应；采取适当的护理措施去解决已存在的及潜在的健康问题，并评价其成效。

（二）内涵（掌握）

1.**护理是科学和艺术的结合**　护理是在科学指导下进行的活动，其科学指导来源于自然科学和社会科学知识。护理工作又是充满创造性的艺术。

2.**护理是助人的活动**　护士和患者的关系首先是一种帮助与被帮助的关系，这就要求护理人员以自己特有的专业知识、技能与技巧提供帮助与服务，满足其特定的需求，与服务对象建立起良好的帮助性关系。

3.**照顾是护理的核心**　照顾是护理的核心和永恒的主题。

4.**护理是一个过程，其方法是护理程序**　护理活动是一个过程，这个过程由一系列有序的步骤组成，包括：评估、诊断、计划、实施和评价。

5.**护理是一门专业**　20世纪50年代以后，护理逐渐由一门职业发展成为一门专业。

小试身手 15.护理学中对"护理"概念的理解，正确的是

A.护理的服务对象是患病的人

B.护士和患者的关系是管理与服从的关系

C.护理实践是以经验为基础的活动

D.护理是有目的、有组织的被动性活动

E.护理工作中的中心内容是随时间推移而变化

小试身手 16.南丁格尔指出："护理使千差万别的病人都能达到治疗康复的最佳身心状态，这本身就是一项精细的艺术。"其理论思想是

A.护理是助人的活动

B.护理是科学与艺术的结合

C.照顾是护理的核心和永恒是主题

D.护理是一门专业，一门技术

E.护理是一个过程，其方法是护理程序

（三）整体护理（熟练掌握）

整体护理的基本含义是护理人员视服务对象为一个功能整体，在进行护理服务时，应提供**生理**、**心理**、**社会**、**精神**、**文化**等方面的全面帮助和照顾。整体护理是**一种护理观**，其宗旨是**以护理对象为中心**（ ☆☆ ），根据护理对象的需求和自身特点，运用护理程序的理论和方法，提供系统、全面、有针对性的护理照顾，从而解决护理对象现存的或潜在的健康问题，达到恢复健康、增进健康的最终目的。

小试身手 17.整体护理的宗旨是

A.帮助健康的人促进健康　　　　B.帮助患病的人减轻痛苦

C.以护理对象为中心　　　　　　D.帮助患病的人恢复健康

E.为患者提供治疗服务

广义的整体护理含义：

1.**护理要贯穿于人生命的全过程。**

2.**护理要体现在健康与疾病的动态平衡过程中**　护理是一种助人的专业，是为人类健康服务的。因此，在健康促进、健康维护、疾病预防以及疾病康复方面都应提供服务。护理人员在重视疾病护理的同时，更应重视健康教育、预防保健等。

3.**护理要为整个人群提供服务**　服务对象不仅包括个人，还包括家庭、集体和社区。因此，护理人员除对个体进行健康帮助和照顾外，更重要的是提高整个人群的健康水平，实现全民健康。

参考答案

1.E　2.A　3.C　4.C　5.A　6.C　7.B　8.D　9.D　10.B　11.C　12.D　13.A
14.C　15.E　16.B　17.C

答案与解析

1.E　护理学的四个基本概念分别是人、健康、环境和护理，它们被公认为是影响和决定护理实践的四个最基本的概念。

2.A　护理学的服务对象是人，护理学的研究对象也是人，人自然是护理学四个基本概念（人、健康、环境和护理）的核心。

3.C　护理理论的四个基本概念分别是人，健康，环境和护理。

4.C　护士可根据人的基本需要层次论预测患者的需要。

5~7.A、C、B　人与人之间的沟通交流、交往属于社会性需要。人表达自身所体验的喜、怒、哀、乐等需要属于情绪性需要。个体在学习、探究事物真相、思考问题等方面的需要属于知识性需要。

8.D　自我概念由四部分组成：身体心象、角色表现、自我特征和自尊。

9.D　1948年WHO对健康的定义是：健康不但是没有疾病和身体缺陷，还要有完整的生理、心理状况与良好的社会适应能力。

10.B　邓恩于1961年提出最佳健康模式。他认为健康仅仅是"一种没有病的相对稳定状态。在这种状态下，人和环境协调一致，表现出相对的恒定现象"。

11.C　一般情况下病室内的温度为18℃~22℃，新生儿、手术室、产房病室内的温度宜在22℃~24℃。

12.D　适宜的温、湿度有利于患者的休息、治疗及护理工作的进行。一般病室适宜的温度为18℃~22℃。病室湿度以50%~60%为宜，气管切开者室内湿度宜高。

13~14.A、C　一般病室适宜的温度为18~22℃，室温过低时，冷的刺激可使患者肌肉紧张，易受凉。室温过高时，机体散热受到影响，不利于体力的恢复，患者感到烦躁，呼吸、消化均受干扰。病室相对湿度以50%~60%为宜，湿度过高时，患者感觉闷热，尿液排出增多，加重了肾脏负担。湿度过低时，空气干燥，水分大量蒸发，可引起口舌干燥、咽痛、烦渴。

15.E　护理的服务对象是人、家庭、社区、社会；护士和患者的关系是帮助性关系；护理实践是在科学指导下进行的活动；护理是有目的、有组织的主动性活动。

16.B　护理运用科学知识使病人达到治疗康复的最佳身心状态，从这个角度来看护理是科学；但服务对象千差万别，很多时候需要采取不同的沟通策略，从这个角度来看，护理就是一项精细的艺术。

17.C　整体护理是一种护理观，其宗旨是以护理对象为中心。

第三章　护理学相关理论

　　本章内容非常重要，每年必考。近5年的考试先后考查了系统的基本属性，弗洛伊德的意识层次理论，艾瑞克森的心理社会发展过程，需要层次论在护理中的应用，压力源的分类，压力反应的过程，护士角色等。整体的考查偏重于知识的记忆和应用。对于本章的复习，考生应着重掌握系统的基本属性，弗洛伊德的意识层次理论、人格结构理论，艾瑞克森的心理社会发展过程，皮亚杰的认知发展学说，需要层次论的内容、一般规律及其在护理中的应用，压力源的分类，压力反应的过程，护士角色，患者角色适应的类型等内容。本章记忆性内容较多，考生可结合"锦囊妙记"中的方法进行记忆。

考点纵览

一、系统论

　　系统作为一种科学术语、一种理论，**源于美籍奥地利生物学家贝塔朗菲**。1937年，他第一次提出了"一般系统论"的概念。

　　(一)概念(了解)

　　1.系统的概念与分类

　　(1)概念：系统指由若干相互联系、相互作用的要素所组成的具有一定功能的有机整体。这个定义涵盖了双重意义：一是指<u>系统是由一些要素(次系统)所组成，这些要素间相互联系、相互作用</u>；二是指**系统中的每一个要素都有自己独特的结构和功能，但这些要素集合起来构成一个整体系统后，它又具有各孤立要素所不具备的整体功能。**

　　(2)分类

　　1)按人类对系统是否施加影响分类：系统可分为自然系统和人为系统。

　　2)按系统与环境的关系分类：系统可分为开放系统和闭合系统。开放系统是指与周围环境不断进行着物质、能量和信息交换的系统。开放系统和环境的交往是通过输入、输出和反馈来完成的。闭合系统是指不与周围环境进行物质、能量和信息交换的系统。绝对的闭合系统是不存在的，只有相对的、暂时的闭合系统。

　　3)按组成系统的内容和要素的性质分类：系统可分为实体系统和概念系统。

　　4)按系统的运动状态分类：系统分为动态系统和静态系统。

　　2.系统论的概念　根据系统论的观点，护理的服务对象——人，是一个系统，由生理、心理、社会、精神、文化等部分组成，同时人又是自然和社会环境中的一部分。人的内部各系统之间，以及人与外部环境中各种系统间都相互作用和影响。<u>人的健康是内环境的稳定及内环境与外环境间的适应和平衡。</u>

3. 一般系统论的概念　一般系统论是关于次系统与超系统的学说，指出一个系统是由许多相互关联、相互作用的要素组成的整体，每个要素都具有其独特的功能，系统本身具有整体功能，且几个系统可联合成更大系统，系统是按复杂程度的层次排列组织的。较简单、低层次的系统称为次系统，较复杂、高层次的系统称为超系统。一个系统是次系统还是超系统是相对而言的。

（二）系统的基本属性（掌握）

1. 整体性　系统的整体性主要表现为**系统的整体功能大于系统各要素功能的总和**（☆）。

> 锦囊妙记：系统的整体性可理解为"集体的力量是无穷的"。

2. 相关性　系统的相关性是指系统各要素之间是相互联系、相互制约的，其中任何一个要素发生了功能或作用的变化，都要引起其他各要素乃至于整体系统功能或作用的相应变化。

3. 动态性　动态性是指系统随时间的变化而变化，系统的运动、发展与变化过程是动态性的具体反映。如系统为了生存与发展，需要不断调整自己的内部结构，并不断与环境进行互动。

4. 目的性　任何系统都有自身特定的目的。系统的最终目的在于维持系统内部的平衡和稳定，求得生存与发展。

5. 层次性　任何系统都是有层次的。对于某一系统而言，它既是由一些次系统（要素）组成，同时，它自身又是更大系统的超系统（要素）。

（三）系统论在护理中的应用（熟练掌握）

1. 促进整体护理思想的形成。

2. **组成护理程序的理论框架**。

> 锦囊妙记：系统论是组成护理程序的理论框架，护理评估即为系统的输入，护理评价即为输出，评价的结果反过来又可影响护理评估即为反馈。

3. 作为护理理论或模式发展的框架。

4. 为护理管理者提供理论支持。

二、成长与发展理论

（一）弗洛伊德的性心理学说（掌握）

弗洛伊德，奥地利神经科医师，被誉为"现代心理学之父"，他通过精神分析法观察人的行为，创建了性心理学说。弗洛伊德学说包含三大理论要点。

1. 弗洛伊德的意识层次理论（☆☆）　弗洛伊德认为意识是有层次的，分为**意识、前意识和潜意识**。意识是人对自己身心状态及环境中的人及事物变化的综合察觉与认识，**是直接感知的心理活动部分**。**潜意识是人们没有意识到的深层的心理活动部分，前意识介于意识和潜意识之间**。**潜意识的心理活动是一切意识活动的基础。潜意识中潜伏的心理矛盾、心理冲突等常常是导致个体产生焦虑不适乃至于心理障碍的症结。

> 锦囊妙记：为了方便考生理解意识的三个层次，我们可将意识比喻为漂浮在大海上的一座冰山，潜意识是处在海平面以下的那一部分；意识是海平面以上的那一部分；前意识是海平面附近的那一部分，随着波浪的起伏时隐时现。

小试身手 1.弗洛伊德意识层次论中的潜意识是指

A.是直接感知的心理活动部分

B.是人们没有意识到的深层次的心理活动部分

C.介于意识和前意识之间

D.潜伏的心理矛盾

E.指意识层次中较深的那部分

2.弗洛伊德的人格结构理论（☆）

（1）本我：是人格最主要的部分，是潜意识欲望的根源。**本我受快乐原则支配**，目的在于争取最大的快乐和最小的痛苦。

（2）自我：是大脑中作用于本我与外部世界的一种特殊结构，其功能是在本我的冲动和超我的控制发生对抗时进行平衡。**自我考虑现实，遵循唯实原则**。

（3）超我：为维持社会准则的一种特殊结构，属良心和道德范畴。

> 锦囊妙记：本我相当于人的本来面目，自我相当于现实中的我，超我相当于理想中的我。

小试身手 2.人们要求自己的行为符合理想的标准，属于人格结构中的

A.本我   B.自我   C.超我

D.本能   E.潜意识

3.弗洛伊德的人格发展理论（☆☆）

（1）口欲期：1岁以前，此期**原欲集中在口部**。婴儿的吸吮和进食欲望若能得到满足，可带来舒适和安全感；**若未得到满足或过于满足则会造成人格的固结现象，从而出现日后的吮手指、咬指甲、吸烟、酗酒等**。

（2）肛门期：1~3岁，此期**原欲集中在肛门区**。健康的发展建立在控制排便所带来的愉快经历上，从而养成讲卫生、有秩序的习惯和控制自己的能力。固结则会造成缺乏自我意识或自以为是等。

（3）性蕾期：3~6岁，原欲集中在生殖器。健康的发展在于与同性别的父亲或母亲建立起性别认同感。固结则会造成性别认同困难或难以建立正确的道德观念。

（4）潜伏期：6岁至青春期，此期孩子把性和攻击的冲动埋在潜意识中，而将精力集中在智力和身体活动上。愉快来自于外在的环境，固结则会造成压迫或强迫性人格。

（5）生殖期：青春期开始后原欲又重新回到生殖器。但青年人已将注意力从双亲转移到自己所喜爱的性伴侣身上，而建立起自己的生活。若此阶段失败，可导致个体出现身心方面的功能失常。

4. 弗洛伊德理论在护理中的应用　弗洛伊德理论可以帮助护理人员了解身心发展过程，特别是健康人格形成过程中的心理需求，按照不同的性心理发展时期提供护理，以保证服务对象健全人格的形成。

（二）艾瑞克森的心理社会发展学说（掌握）

艾瑞克森是美国哈佛大学心理及人类发展学教授。他将弗洛伊德的理论扩展至社会方面，故称为心理社会发展学说。艾瑞克森将人格发展分为8期，每一时期各有一主要的心理社会危机要面对，危机处理是否恰当将导致正性或负性的社会心理发展结果。艾瑞克森的心理社会发展过程见表1-3-1（☆☆☆）。

表1-3-1　艾瑞克森的心理社会发展过程

阶段	年龄	危机	正性解决目标	负性解决目标
婴儿期 （口感期）	出生~18个月	相信-不相信	学会相信别人	不信任、退缩或疏远别人
幼儿期 （肛-肌期）	18个月~3岁	自主-羞愧	学会自控而不失自尊，能与人共处	时常出现过度自我约束或依从别人的行为
学龄前期 （生殖运动期）	3~5岁	主动-内疚	敢于有目的地去影响和改变环境，并能评价自己的行为	缺乏自信，态度消极，怕出错，过于限制自己的活动
学龄期 （潜在期）	6~12岁	勤奋-自卑	求得创造与自我发展，并能控制自己的世界	对自己失望，并从学校的学习及同学的交往中退缩下来
青春期	12~18岁	认同-角色紊乱	有自我认同感及发展自身潜能的计划	角色模糊不清，难以进入角色要求
青年期	18~25岁	亲密-孤独	与异性建立起亲密关系，对工作与家庭尽职尽责	缺乏人际交往，逃避工作或家庭中的责任
成年期	25~65岁	繁殖-停滞	富有创造性、生活充实、关心他人	纵容自己、自私、缺乏责任心与兴趣
老年期	65岁以上	完善对失望	感到一生值得，能乐观对待死亡	失望感，鄙视他人

锦囊妙记：考生如能联系生活实际，不难理解每个时期的中心任务，比较难区分的是幼儿期（自主-羞愧）和学龄前期（主动-内疚）。

小试身手　3.患儿，4岁，活泼好动，好奇心强，有创造力。根据艾瑞克森的

心理社会发展学说，他正处于的发展阶段是

A.口感期　　　　　　B.肛-肌期　　　　　　C.生殖运动期

D.潜在期　　　　　　E.青春期

（三）皮亚杰的认知发展学说（掌握）

皮亚杰，瑞士杰出的心理学家，他认为儿童思维的发展是通过儿童主动与环境相互作用，主动寻求刺激、主动发现的过程。

1.感觉运动期　0~2岁，此期思维的特点是婴幼儿通过其身体的动作与感觉来认识周围的世界。

2.前运思期　2~7岁，此期儿童的思维发展到了使用符号的水平，即开始使用语言来表达自己的需要。但思维尚缺乏系统性和逻辑性。以自我为中心，观察事物时只能集中于问题的一个方面而不能持久和分类。

3.具体运思期　7~11岁，此期儿童摆脱了以自我为中心，能同时考虑问题的两个方面或更多方面。想法较具体，开始具有逻辑思维能力。

4.形式运思期　12岁以后，此期青年人思维迅速发展，进入纯粹抽象和假设的领域。他们能单独在心中整理自己的思想，并能按所有的可能性做推测和判断。

皮亚杰的认知发展阶段学说被护理工作者广泛用在对儿童的教育及与儿童的沟通上。

三、人的基本需要层次论

美国心理学家马斯洛提出的人的基本需要层次论最常用。

（一）内容（熟练掌握）（☆☆☆）

1.生理需要　是人类与生俱来的最基本的维持人生命与生存的需要，包括空气、水分、食物、排泄、休息、睡眠等。生理需要位于"金字塔"形需要层次的最底部，是需要首先给予满足的需要。

2.安全需要　生理需要一旦得到满足，安全的需要便愈发强烈。安全需要包括生理安全和心理安全。

3.爱与归属的需要　是第3层次的需要，它包括给予和得到两个方面，即个体需要去爱和接纳别人，同时也需要被别人爱，被集体接纳，以建立良好的人际关系。

4.自尊的需要　处于需要的第4层次。自尊有双重含义，即自尊和受他人尊敬。

5.自我实现的需要　指个人的潜能得到充分发挥，实现自己在工作及生活上的愿望，并能从中得到满足。它是最高层次的基本需要，是当所有较低层次的需要均获得满足后，方可达到的境界。

小试身手　4.患者，女性，因胆囊结石入院，次日将接受胆囊切除术。术前各项准备工作已做好，但患者仍焦虑不安。此时应满足患者的

A.生理的需要　　　　B.安全的需要　　　　C.爱与归属的需要

D.尊重的需要　　　　E.自我实现的需要

小试身手 5.患者，男性，25岁，张力性气胸，胸痛，呼吸极度困难，此时护士应首先满足患者的需要层次是

A.生理的需要　　　　　B.安全的需要　　　　　C.爱与归属的需要

D.自尊的需要　　　　　E.自我实现的需要

小试身手 6.患者，女性，22岁，因甲状腺肿行手术治疗，术后颈部留有瘢痕。患者情绪低落，不愿见人。护士应首先满足患者的需要层次是

A.生理的需要　　　　　B.安全的需要　　　　　C.爱与归属的需要

D.自尊的需要　　　　　E.自我实现的需要

小试身手 （7~9题共用备选答案）

A.生理需要　　　　　　B.安全需要　　　　　　C.爱与归属的需要

D.自尊的需要　　　　　E.自我实现的需要

7.患者男，52岁，教师，因胃溃疡出血住院。在疾病恢复期，要求同事帮忙把自己的专业书带来，以便备课，此需要属于

8.患者女，76岁，因发生尿潴留需要导尿，此需要属于

9.新入院男患者，56岁。要求护士帮介绍同室的病友，希望尽快与大家熟悉，被病友接纳，此需要属于

（二）一般规律（熟练掌握）（ ☆☆☆ ）

1.这些需要是人类普遍存在的。

2.一般情况下，生理需要是最重要的，只有它得到满足之后，人才得以生存，然后才考虑其他的需要。

3.有些需要需立即和持续予以满足（如空气），而有些需要可以暂缓（如食物、睡眠），但它们最终是需要得到满足的。

4.通常是在一个层次的需要被满足之后，更高一层次的需要才出现，并逐渐明显。

5.各层次需要间可相互影响，如有些高层次需求并非生存所必需，但它可促进生理功能更加旺盛。

6.各种需要的意义是因人而异的。

7.层次越高的需要，满足的方式越有差异。

> 锦囊妙记：考生如能联系一些名言警句不难理解人的基本需要的一般规律。如"仓廪实而知礼节，衣食足而知荣辱"就说明了一般情况下生理需要是最重要的；"宁可高傲地孤独，不愿卑微地恋爱"就说明同一个层次的需要的意义是因人而异的。

（三）需要层次论在护理中的应用（掌握）

1.识别服务对象未满足的需要　这些未满足的需要就是需要护士提供帮助和解决的护理问题。

2.能更好地领悟和理解患者的言行　如患者住院怕得不到良好的治疗和照顾，

容易对各种检查治疗产生疑虑，这是安全的需要；患者想家、想孩子，这是爱与归属的需要；患者担心因病而影响工作、影响学习，这是自我实现方面的需要。

3. 预测患者尚未表达的需要，或对可能出现的问题采取预防性措施。

4. 系统地收集和评估患者的基本资料　需要层次论可作为护士评估患者资料的理论框架，借助这个理论，护理人员可有系统地、有条理地收集和整理资料，从而避免资料的遗漏。

5. **按照基本需要的层次，识别护理问题的轻重缓急**，以便在制订护理计划时妥善地排列先后次序。

四、压力理论

（一）压力与压力源（熟练掌握）

1. 压力

（1）压力是环境中的刺激所引起的人体的一种非特异性反应。这是"压力学之父"塞利的观点。

（2）压力是人与环境交互作用出现的一种结果。这是压力学理论家拉扎勒斯的观点。

2. 压力源（☆）　凡是能够对身体施加影响而促发机体产生压力的因素均称为压力源。常见的有：

（1）生理性压力源：如饥饿、疲劳、疼痛、生病等。

（2）心理性压力源：如焦虑、恐惧、生气、挫折、不祥的预感等。

（3）社会性压力源：如孤独、人际关系紧张、学习成绩不理想、工作表现欠佳等。

（4）物理性压力源：如温度过冷过热、光线过暗过亮、噪声过大等。

（5）化学性压力源：如空气、水污染，药物毒副作用等。

（6）文化性压力源：如人从一个熟悉的文化环境到另一个陌生的文化环境而出现的紧张、焦虑等不适应反应。

> 锦囊妙记：压力源的分类不需要考生记忆，只需要学会分类即可。

小试身手 10.由于病室周围环境嘈杂，导致患者出现"头痛、头晕、失眠"等症状，该压力源属于

A. 生理性压力源　　　B. 心理性压力源　　　C. 社会性压力源

D. 物理性压力源　　　E. 文化性压力源

（二）塞利的压力理论（熟练掌握）

汉斯·塞利是加拿大生理心理学家，他于20世纪40～50年代对压力进行了广泛的研究，并著成了其理论代表作《压力》（又译《应激》），阐明了其理论的核心内容。

1. 压力 塞利认为，**压力是人体应对环境刺激而产生的非特异性反应**。

2. 压力的反应 塞利认为压力的生理反应包括**全身适应综合征（GAS）和局部适应综合征（LAS）**。GAS是指机体面临长期不断的压力而产生的一些共同的症状和体征，如全身不适、体重下降、疲乏、倦怠、疼痛、失眠、胃肠功能紊乱等。这些症状是通过神经内分泌途径产生的。LAS是机体应对局部压力源而产生的局部反应，如身体局部炎症导致的红肿热痛与功能障碍。

3. 压力反应的过程（☆）

（1）警告期：机体在压力源的刺激下，出现一系列**以交感神经兴奋为主**的改变，如血糖、血压升高，心跳加快，肌肉紧张度增加。这种复杂生理反应的目的就是动用机体足够的能量以克服压力。

（2）抵抗期：若压力源持续存在，则机体进入抵抗期。此期，所有警告期反应的特征已消失，但**机体的抵抗力处于高于正常水平的状态**，使机体与压力源形成对峙。

（3）衰竭期：由于压力源过强或过长时间侵袭机体，使机体的适应性资源被耗尽，故个体已没有能量来抵御压力源。

（三）压力理论在护理中的应用（掌握）

1. 明确压力与疾病的关系 压力可能成为众多疾病的原因或诱因，而疾病又会对机体构成新的压力源。

2. 帮助护士识别患者压力，进而缓解和解除压力。

3. 帮助护士认识自身压力，并减轻工作中的压力。

五、角色理论

（一）概念（掌握）

1. 角色定义 角色其含义为：处于一定社会地位的个体或群体，在实现与这种地位相联系的权利与义务中，所表现出的符合社会期望的模式化行为。所以，**角色是人们在现实生活中的社会位置及相应的权利、义务和行为规范**。

2. 角色特征

（1）**角色之间相互依存**：角色在社会中不是孤立存在的，而是与其他角色相互依存，即一个人要完成某一角色，必须有一个或一些互补的角色存在。

（2）**角色行为由个体完成**：只有在个体存在的情况下，才会拥有某一角色。

（3）**多种角色普遍存在**：每个人的一生中会获得多种角色，在不同的时间、空间里会同时扮演多种不同的角色。

（二）护士角色（熟练掌握）

护士角色是指护士应具有的与职业相适应的社会行为模式。一般护理人员所扮演的多重角色包括：

1. 护理者 护士独特的功能就是在人们不能自行满足其基本需要时，提供各种护理照顾，以满足生理、心理、社会、文化、精神等方面的需要。因此，**提供健康**

照顾是护士的首要职责（☆）。

2. 计划者　护士运用专业知识和技能，收集护理对象的生理、心理、环境、社会状况的资料，评估护理对象的健康状况，提出护理问题，制订切实可行的护理计划，并负责护理计划的实施、评价。

3. 管理者　护士需对日常的护理工作进行合理的组织、协调与控制。

4. 教育者　每个护士都应依据护理对象的不同特点进行健康教育，向其传授日常生活的保健知识、疾病的预防和康复知识，以改善护理对象的健康态度和健康行为（☆），从而获得良好的生活质量。

5. 协调者　护士需联系并协调与之有关人员及机构的相互关系，以使诊断、治疗、救助和有关的卫生保健工作得以互相配合、协调。

6. 咨询者　护士应运用治疗性的沟通技巧来解答护理对象的问题、提供有关信息，给予情绪支持和健康指导，澄清护理对象对健康和疾病问题的疑惑。

7. 维护者　护士有责任帮助患者理解从其他健康服务者那里获得的信息，并维护患者的利益不受侵犯或损害。

8. 研究者和改革者　护士通过科学研究来验证、扩展护理理论和护理实践，改革护理服务方式，发展护理新技术，推动护理事业的不断发展（☆）。

`小试身手` 11.护士为长期卧床的患者做背部护理，此时护士的角色是

A.健康照顾者　　　　　　B.健康教育者　　　　　　C.患者权益的维护者

D.协调者　　　　　　　　E.护理研究者

`小试身手` 12.患者，王某，患原发性高血压2年，经过1个月的住院治疗后，病情好转准备出院。出院前责任护士与其共同探讨出院后的饮食，此时护士扮演的角色是

A.计划者　　　　　　　　B.教育者　　　　　　　　C.护理者

D.协调者　　　　　　　　E.管理者

（三）患者角色（熟练掌握）

1. 患者角色的特征　患者过去是指患有疾病、忍受疾病痛苦的人。现在的护理对象不仅仅是患有疾病的人，还包括享有保健服务的人。目前，我国的护理对象主要还是患者。

患者角色就是社会对一个人患病时的权利、义务和行为所做的规范。美国著名社会学家帕森斯（Parsons）将患者角色概括为4个方面：

（1）患者可酌情免除正常的社会角色所应承担的责任。

（2）患者对其陷入疾病状态是没有责任的，他们有权利获得帮助。

（3）患者有治好病的义务，有恢复健康的责任。

（4）患者有配合医疗和护理的义务。

2. 患者角色的适应（☆☆）

（1）角色行为缺如：**指患者没有进入患者角色，不承认自己是患者，不能很好地配合医疗和护理。常发生于由健康角色转向患者角色及疾病突然加重或恶化时。**

（2）角色行为冲突：**指患者在适应患者角色过程中，与其患病前的各种角色发生心理冲突而引起行为的不协调。常发生于由健康角色转向患者角色时。如正在学**

习的学生，因担心患病影响学习而出现沮丧、焦虑，不能安静休息，造成患者角色与学生角色的冲突。

（3）角色行为强化：**指患者安于患者角色，对自我能力表示怀疑，产生退缩和依赖心理**；另外，患病也使患者免除了其原来的社会责任，常发生于由患者角色转向社会角色时，患者常表现为依赖性增强，对承担其他角色感到恐惧不安，或借生病而逃避某些责任、获得某些权利等。

（4）角色行为消退：**指患者适应患者角色后，由于某种原因，又重新承担起本应免除的社会角色的责任而放弃患者角色。**如一位尚需继续医治的母亲由于孩子需要照顾而毅然出院，担负起照顾孩子的责任。

> 锦囊妙记：患者角色适应不良的类型考生可简单地理解为：角色行为缺如是指患者没进入患者角色；角色行为冲突是指患者想进入患者角色，但与正常的角色相冲突；角色行为强化是指患者安于患者角色；角色行为消退是指患者已经进入患者角色，但中途又退出患者角色重新承担社会角色。

小试身手（13~14题共用题干）

患者女，16岁。急性阑尾炎住院治疗，临近中考，因担心住院影响复习和考试，忧心忡忡，不能安心休养，不利于身体康复。

13.此时患者出现了角色适应中的
A.角色行为缺如　　　　B.角色行为冲突　　　　C.角色行为强化
D.角色行为消退　　　　E.角色行为紊乱

14.目前影响该患者角色适应的主要因素是
A.医院制度　　　　　　B.疾病的性质　　　　　C.症状的可见性
D.疾病的严重程度　　　E.患者的社会特征

小试身手 15.患者，男性，15岁，因外伤后入院治疗。现已痊愈，准备出院。护士为其做健康指导时，患者诉说自己学习成绩不好，不想上学，不知道自己未来如何发展。根据艾瑞克森的心理社会发展学说，护士应帮助患者解决的危机
A.主动对内疚　　　　　B.勤奋对自卑　　　　　C.自主对羞愧
D.亲密对孤独　　　　　E.自我认同对角色紊乱

小试身手 16.一位肺炎患者，住院后经治疗已经好转，但这时他的妻子意外骨折，他立即出院去照顾妻子和女儿，他的这种行为是
A.角色行为冲突　　　　B.角色行为消退　　　　C.角色行为强化
D.角色行为异常　　　　E.角色行为缺如

小试身手 17.某患者住院后经治疗和护理已进入恢复期，但他仍旧事事需要护士帮助，此患者出现的问题是
A.患者角色行为强化　　B.患者角色行为冲突　　C.患者角色行为消退
D.患者角色行为缺如　　E.角色行为异常

3.影响患者角色适应的因素

（1）疾病的性质和严重程度影响患者角色的适应。

（2）症状的可见性症状可见与否影响着患者的就医与角色适应。

（3）医院规则。

（4）患者的社会特征。

（四）角色理论在护理中的应用（掌握）

1. 患者角色适应不良的护理

（1）常规指导。

（2）随时指导。

（3）情感性指导

2. 护士角色的冲突与协调

（1）通过角色学习，提高角色扮演能力，使护士能较好地实现各种不同角色的期望。

（2）协调护士角色与其他角色的关系，取得家人、朋友等角色伙伴的理解、支持和帮助。

（3）协调角色伙伴的期望，使他们的期望符合护士的实际情况。

3. 护理教育　护理教育是帮助护士完成护士角色社会化的重要手段。在护理教育中应重视加强角色意识的培养和训练。

参考答案

1.B　2.C　3.C　4.B　5.A　6.D　7.E　8.A　9.C　10.D　11.A　12.B　13.E　14.E　15.E　16.B　17.A

答案与解析

1.B　潜意识是人们没有意识到的深层的心理活动部分，是一切意识活动的基础。

2.C　超我是个体为维持社会准则的一种特殊结构，属良心和道德范畴。

3.C　根据艾瑞克森的心理社会发展学说，4岁患儿处于生殖运动期（3~5岁）。

4.B　根据题意，患者因担心次日的手术而焦虑不安。因此，护士应满足患者安全的需要。

5.A　该患者因张力性气胸出现呼吸困难，无法满足氧气的需要，因此护士应首先满足患者的生理需要（氧气）。

6.D　该患者术后颈部留有瘢痕，身体形象受到破坏，感觉自尊水平低下。因此，护士应首先满足患者自尊的需要。

7~9. E、A、C　教师生病期间坚持备课，属于自我实现的需要；病人尿潴留需要导尿是属于满足生理的需要；新病友到达病房后希望尽快与大家熟悉，被病友接纳，属于爱与归属的需要。

10.D　该患者由于病室周围环境嘈杂，出现失眠。目前影响其睡眠的主要是噪声，噪声属于物理性压力源。

11.A　提供健康照顾是护士的首要职责，护士的独特功能就是在患者不能满足其基本需要时，提供各种护理照顾。护士为卧床患者做背部护理，属于满足患者基本需要。

12.B　患者出院前，责任护士指导患者出院后的饮食要求，此时护士扮演的是健康教育者的角色。

13.B　角色行为冲突是指病人在适应病人角色过程中，与其患病前的角色发生心理冲突而引起行为的不协调。病人生病后一方面要治病，一方面又担心考试，因此属于角色行为冲突。

14.E　上述患者为学生，因此导致该患者角色冲突的主要原因是学生角色与病人角色的冲突。

15.E　该患者15岁，处于青春期。青春期主要解决的危机是自我认同对角色紊乱。

16.B　上述患者已经进入了患者角色，但中途又退出患者角色，承担正常的社会角色，这种情况属于角色行为消退。

17.A　上述患者已进入恢复期，准备出院，但其仍安于患者角色，这种现象属于角色行为强化。

第四章 护理理论

要点分析

本章内容较为重要，历年考试多有涉及。近5年的考试先后考查了纽曼健康系统模式的内容、三级预防，奥伦自理理论的内容，罗伊适应模式的内容，罗伊适应模式与护理实践的关系，佩皮劳人际关系模式的内容，人际关系模式的核心思想和基本理论等。整体的考查偏重于知识的记忆和理解。对于本章的复习，考生应熟悉罗伊适应模式的内容，罗伊适应模式与护理实践的关系，佩皮劳人际关系模式的内容，人际关系模式的核心思想和基本理论；着重掌握纽曼健康系统模式的内容、三级预防，奥伦自理理论的内容等。本章记忆性内容较多，考生可结合"锦囊妙记"中的方法进行理解式记忆。

考点纵览

一、纽曼健康系统模式

贝蒂·纽曼是美国一位杰出的护理理论家、精神卫生护理领域的开拓者。20世纪60年代以后逐步发展并完善了其健康系统模式。

（一）内容（熟练掌握）

纽曼健康系统模式是一个综合的、以开放系统为基础的护理概念性框架。模式重点叙述了以下3部分内容：

1.人 纽曼认为：人是与环境持续互动的开放系统，称为服务对象系统。这个系统的结构可以用围绕着一个核心的一系列同心圆来表示。

（1）核心部分：核心部分为基本结构，是机体的能量源。它由生物体共有的生存基本因素组成。基本结构和能量源受人的生理、心理、社会文化、精神与发展这5方面功能状态及其相互作用的影响和制约。当能量源储存大于需求时，个体保持机体的稳定与平衡。

（2）弹性防线：弹性防线为最外层虚线圈。位于机体正常防线之外，充当机体的缓冲器和滤过器，常常处于波动之中，可在短期内急速变化。一般来说，弹性防线距正常防线越远，弹性防线越宽，其缓冲、保护作用越强。因此，弹性防线的主要功能是：防止压力源入侵，缓冲、保护正常防线（☆☆）。

（3）正常防线：正常防线为弹性防线内层的实线圈，位于弹性防线和抵抗线之间。正常防线的强弱与个体在生理、心理、社会文化、发展、精神等方面对环境中压力源的适应与调节程度有关。与弹性防线相似，正常防线也可伸可缩，只是变化速度慢得多。当健康水平增高时，正常防线扩展；反之，则正常防线萎缩。若压力源侵犯到正常防线，个体可表现出稳定性降低和疾病（☆☆）。

（4）抵抗线：抵抗线为紧贴基本结构外层的一系列虚线圈。由支持基本结构和正常防线的一系列已知和未知因素组成。**其主要功能是保护基本结构**。当压力源入侵到正常防线时，抵抗线被无意识地激活，若抵抗线功能能有效发挥，它可促使个体恢复到正常防线的较强水平。若抵抗线功能失效，可导致个体能量耗竭，甚至死亡。三条防御线中，**弹性防线保护正常防线，抵抗线保护基本结构**。当个体遇到压力源时，弹性防线被首先激活，若弹性防线抵抗无效，正常防线遭到侵犯，人体发生反应、出现症状，此时，抵抗线被激活；若抵抗有效，个体又恢复到通常的康强状态。

小试身手 1.下列对纽曼健康系统模式中人的描述，**错误**的是

A.人是与环境持续互动的开放系统

B.人的核心部分为基本结构

C.弹性防线为最外层虚线圈，充当机体的缓冲器和滤过器

D.正常防线可伸可缩，变化速度较快

E.若压力源侵犯到正常防线，个体可出现疾病

小试身手 2.纽曼的服务对象系统结构**不包括**

A.核心部分　　　　B.异常防线　　　　C.弹性防线

D.正常防线　　　　E.抵抗线

2.压力源　是引发个体紧张和导致个体不稳定的所有刺激。

（1）**个体内的压力源**：指来自于**个体内与内环境有关的压力**，如愤怒、悲伤、自我形象改变、自尊紊乱、疼痛、失眠等。

（2）**人际间的压力源**：指来自于**两个或多个个体之间的压力**，如夫妻关系、上下级关系、护患关系紧张，父母与子女间的角色期望冲突等。

（3）**个体外的压力源**：是指发生于**体外、距离比人际间压力更远的压力**，如经济状况欠佳、环境陌生等。

3.反应　纽曼进一步提出：**压力反应是生理、心理、社会文化、精神与发展多**方面的综合反应。反应的结果可以是负性的，也可以是正性的。

4.预防（☆☆☆）

（1）一级预防：当怀疑或发现压力源确实存在而**压力反应尚未发生时，一级预防便可开始。一级预防的目的是防止压力源侵入正常防线**，主要措施可采取减少或避免与压力源接触、巩固弹性防线和正常防线来进行干预。

小试身手 3.当怀疑或发现压力源存在而尚未发生压力反应时，应采取的预防级别是

A.一级预防　　　　B.二级预防　　　　C.三级预防

D.四级预防　　　　E.五级预防

（2）二级预防：当压力源穿过正常防线，个体表现出压力反应即出现症状体征时，就可开始二级水平的干预，即早期发现病例、及时治疗、增强抵抗线。**二级预防的目的是减轻和消除反应、恢复个体的稳定性并促使其恢复到康强状态**。

（3）三级预防：指继积极的治疗之后或个体达到相当程度的稳定性时，为能彻底康复、减少后遗症而采取的干预。**三级预防的目的是进一步维持个体的稳定性、防止复发**。

> 锦囊妙记：一级预防即为病因学预防，防止压力源入侵；二级预防即为早期发现、早期治疗；三级预防即为彻底治疗、防止复发、减少后遗症。

小试身手 4.患者，男性，56岁，高血压性脑出血后肢体瘫痪。现病情已稳定，护士指导其进行康复功能锻炼。根据纽曼的健康系统模式，该预防措施属于

A.初级预防　　　　　B.一级预防　　　　　C.二级预防

D.三级预防　　　　　E.四级预防

（二）纽曼健康系统模式与护理实践的关系（掌握）

纽曼发展了以护理诊断、护理目标和护理结果为步骤的独特的护理工作步骤。

1.护理诊断　首先护士需要对个体的基本结构、各防线的特征以及个体内、个体外、人际间存在和潜在的压力源进行评估。然后再收集并分析个体对压力源的反应及其相互作用资料。最后就其中偏离强健的方面作出诊断并排出优先顺序。

2.护理目标　护士以保存能量，恢复、维持和促进个体稳定性为护理原则，与患者及家属一起，共同制订护理目标及为达到这些目标所采取的干预措施，并设计预期护理结果。

3.护理结果　是护士对干预效果进行评价并验证干预有效性的过程。

二、奥伦自理理论

自理理论由美国当代著名护理理论家多萝西娅·奥伦提出。奥伦理论代表作《护理：实践的概念》自1971年起多次再版，系统阐述了其理论。

（一）内容（熟练掌握）

奥伦自理理论包括3个相关理论结构：

1.自我护理结构　自我护理是个体为维持自身的生命、健康和幸福所着手并采取的一系列活动。自理是人类的本能，即从事自我照顾的能力。正常人都有自我照顾能力，目的是为了自己的成长、维护身体的功能及完整性。护理所关心的是个体的自我照顾能力在特定时期是否能满足其自我照顾需要即自理需要。自理需要包括以下3个方面（☆）：

（1）一般的自理需要：也称日常生活需要，它是个体为了满足生存的基本需要所进行的一系列活动。包括6个方面：摄入足够的空气、水分及食物；维持良好的排泄功能；保持活动与休息的平衡；满足社会交往的需要；避免有害因素对机体的刺激；促进人的整体功能与发展的需要。

（2）发展的自理需要：在生命发展过程中各阶段特定的自理需要以及在某种特殊情况下出现的新的需求。如孕期、儿童期、青春期、围绝经期的自理需要；失去至亲时的调整；对新工作的适应等。

（3）健康不佳时的自理需要：指个体发生疾病、遭受创伤及特殊病理变化，或在诊断治疗过程中产生的需要。

个体的一般的自理需要、发展的自理需要及健康不佳时的自理需要共同构成了

在特定时期个体总的自理需要。因此，奥伦自我护理理论结构旨在说明什么是自我护理。

> 锦囊妙记：一般的自理需要为日常生活需要；发展的自理需要为人生长发展过程中某一特定阶段的需要；健康不佳时的自理需要为疾病及其诊断过程中的需要。

2.自理缺陷结构　这是奥伦理论的**核心部分，阐述了个体什么时候需要护理**。奥伦认为：在某一特定的时间内，个体有特定的自理能力及治疗性自理需要，**当这种护理需要大于自理能力时就需要护理照顾**。治疗性自理需要是指需要进行护理活动的自理需要。

3.护理系统结构　奥伦指出护士应根据患者的自理需要和自理能力的不同而分别采取3种不同的护理系统：全补偿系统、部分补偿系统和支持-教育系统（☆☆☆）。

（1）全补偿护理系统：在此系统里，患者没有能力自理，需要护士进行全面帮助，以满足患者在氧气、水、营养、排泄、个人卫生、活动以及感官刺激等各方面的需要。**它适用于昏迷患者、意识清醒但无法行动者（如高位截瘫）以及意识不清有一定行动能力者**（如重型颅脑损伤恢复期或智能低下者）。在全补偿护理系统中，**护士的主要职责**是完成患者的治疗性自我护理、代偿患者在自护上的无能为力、支持和保护患者。

小试身手 5.患者男，64岁。脑内囊出血1周，意识障碍，左侧偏瘫，尿便失禁，根据奥伦自理理论，护士提供的护理应属于

A.全补偿护理系统　　B.部分补偿护理系统　　C.辅助系统

D.支持系统　　E.教育系统

（2）部分补偿护理系统：在此系统中，**护士和患者共同承担患者的自理活动**，在满足自理需要方面都能起主要作用，**适用于手术后患者**。在部分补偿护理系统中，护士的主要职责是为患者实施一些自护活动、代偿患者在自护方面的不足、根据患者的需要帮助患者。

（3）支持-教育系统：在此系统中，患者有能力执行或学习一些必需的自理方法，但必须在护士的帮助下完成。在支持-教育系统中，**护士的主要职责是调节各项活动**。

小试身手 6.患者，男性，50岁，因脑血管意外后意识不清，长期卧床。根据奥瑞姆的自理模式，护士应为该患者提供

A.全补偿系统　　B.部分补充系统　　C.支持系统

D.教育系统　　E.辅助系统

（二）奥伦自理理论与护理实践的关系（掌握）

以奥伦理论为框架的护理工作方法分以下3步：

1.评估患者的自理能力和自理需要　护士可通过收集资料，确定患者存在哪些方面的自理缺陷以及是什么原因引起的自理缺陷，来评估患者的自理能力和自理需

要，从而决定患者是否需要护理帮助。

2.设计恰当的护理系统　根据患者的自理需要和护理能力，在全补偿系统、部分补偿系统和支持-教育系统中选择一个恰当的护理系统，并结合患者治疗性自理需求的内容，制订详细的护理计划，以达到恢复和促进健康、增进自理能力的目的。

3.实施护理措施　根据护理计划提供恰当的护理措施，协调和帮助患者恢复和提高自理能力。

小试身手 7.根据奥伦自理理论，下列适用于部分补偿护理系统的是

A.昏迷患者　　　　　B.瘫痪患者　　　　　C.智力低下者
D.手术后患者　　　　E.高血压患者

三、罗伊适应模式

适应模式是由美国护理理论家卡利斯塔·罗伊提出的。罗伊先后在理论专著《护理学简介：适应模式》、《护理理论架构：适应模式》以及《罗伊的适应模式》中论述其理论观点。

（一）内容（了解）

罗伊适应模式的内容涉及对5个基本要素的描述，包括人、护理目标、护理活动、健康和环境。其中对人的概念进行了尤为深入系统的研究和阐述。

1.人　罗伊认为人作为护理的接受者，可以是个体，也可以是家庭、群体、社区或者社会人群。人是具有生物、心理和社会属性的有机整体，是一个适应系统。

刺激和人的适应水平构成适应系统的输入。刺激是指来自外界环境或人体内部的可以引起反应的一个信息、物质或能量单位。罗伊认为刺激可分为3类：主要刺激、相关刺激和固有刺激。主要刺激是指当时面对的、需要立即适应的刺激。相关刺激是指所有内在的或外部的对当时情景有影响的刺激。固有刺激是指那些可能引起机体反应但未得到证实的刺激。适应水平是指在一般情况下可实现适应性反应的刺激强度。适应水平因人而异，并受应对机制的影响而不断改变

小试身手 8.患者男，39岁。吸烟15年，有哮喘家族史，某日与邻居争吵后急性哮喘发作，呼吸困难。根据罗伊的适应理论，该患者面临的主要刺激是

A.情绪变化　　　　　B.气温变化　　　　　C.缺氧
D.吸烟史　　　　　　E.家族遗传史

人的行为是适应系统的输出。输出的行为包括内部和外部行为，这些行为都是可以被观察、测量并记录的。罗伊将输出分为适应性反应和无效反应。适应性反应可促进人的完整性，并使人得以生存、成长、繁衍、主宰及自我实现。无效反应则不能达到这些目的。

罗伊用应对机制来说明人这个适应系统的控制过程。她认为有些应对机制是先天获得的，如对抗细菌入侵的白细胞防御系统，罗伊称其为生理调节器。而有些应对机制则是后天学习得到的，如应用消毒剂清洗伤口，罗伊称其为认知调节器。

生理调节器与认知调节器共同作用于4个适应层面（或称效应器）：**生理功能、**

自我概念、角色功能及相互依赖。通过对以上4个层面个体行为的观察，护士可识别个体所作出的反应是适应性反应还是无效反应。

2.护理目标　罗伊认为护理的目标是<u>促进人在4个适应层面上的适应性反应</u>。适应性反应是对健康有利的反应，它可使人得以生存、成长、繁衍、主宰及自我实现。

小试身手　9.罗伊认为护理的目标是

A.消除压力源　　　　　　　　　B.提高患者的自理能力

C.减轻患者的压力反应　　　　　D.改变环境

E.增进患者的适应性反应

3.护理活动　为了达到增进个体适应性反应的目标，护士可通过采取措施控制各种刺激，使刺激全部作用于个体的适应范围之内。同时也可通过扩展人的适应范围，增强个体对刺激的耐受能力，来促进适应性反应的发生。

4.健康　罗伊认为**健康是个体"成为一个完整和全面的人的状态和过程"**。人的完整性表现为有能力达到生存、成长、繁衍、主宰和自我实现。健康也是人的功能处于对刺激的持续适应状态，若个体能不断适应各种改变，即能保持健康，故可认为健康是适应的一种反映。

5.环境　罗伊认为环境是"围绕并影响个人或群体发展与行为的所有情况、事件及因素"。环境中包含主要刺激、相关刺激和固有刺激。

（二）罗伊适应模式与护理实践的关系（熟练掌握）

罗伊根据适应模式的发展，将护理的工作方法分为6个步骤，包括一级评估、二级评估、诊断、制订目标、干预和评价。

1.一级评估　一级评估是指收集与生理功能、自我概念、角色功能和相互依赖4个方面有关的输出性行为，故又称行为估计。<u>通过一级评估，护士可确定患者的行为反应是适应性反应还是无效反应</u>（☆）。

2.二级评估　<u>二级评估是对影响患者行为的**3种刺激因素**的评估</u>（☆），通过二级评估，可帮助护士明确引发患者无效反应的原因。

3.护理诊断　护理诊断是对患者适应状态的陈述或诊断。护士通过一级和二级评估，可明确患者的无效反应及其原因，进而可推断出护理问题或护理诊断。

4.制订目标　目标是对患者经护理干预后应达到的行为结果的陈述。<u>制订目标时护士应注意一定**以患者的行为反应**为中心</u>，尽可能与患者共同制订并尊重患者的选择，且制订可观察、可测量和可达到的目标。

5.干预　干预是护理措施的制订和落实。罗伊认为护理干预可通过改变或控制各种作用于适应系统的刺激，使其全部作用于个体适应范围内。控制刺激的方式有消除刺激、增强刺激、减弱刺激或改变刺激。干预也可着重于提高人的应对能力、扩大适应范围，使全部刺激能作用于适应范围以内，以促进适应反应。

6.评价　在评价过程中，护士应将干预后患者的行为改变与目标行为相比较，确定护理目标是否达到，衡量其中的差距，找出未达到的原因，然后根据评价结果修订或调整计划。

四、佩皮劳人际关系模式

佩皮劳人际关系模式的重点是患者或护理对象和护士之间的人际关系的形成与终止过程。

（一）内容（掌握）（☆）

1.认识期 认识期是了解问题的时期，是**护士和患者见面后互相认识**的阶段。此时护士需要帮助患者认识所发生的问题，因而护士与患者及其家属在分析情境时的共同合作是极其重要的。患者与护士对互相给予或帮助的态度，将会直接影响双方在此阶段能否建立融洽的关系，尤其是护士应注意对患者的反应。

在本阶段开始，护士和患者是陌生的，但在本阶段结束时，双方已能齐心协力地辨别问题，相处得比较自然，并作好准备进入下一阶段。

2.确认期 确认期是**确定适当的专业性帮助**的时期。在这时期，患者对能满足其需要者作出一定的反应，一般有以下3种不同情况：

（1）独立自主，不依赖护士。

（2）与护士分担、相互依赖。

（3）被动地完全依赖护士。这一阶段要求双方有更多的理解，才有利于患者作出适当的选择。

3.开拓期 此期患者可以得到根据其需要和利益而提供的所有可能的服务。患者也会逐渐意识到从提供的服务中取得帮助就能使情况好转，并对学习为了达到目标应有的适当行为显示出主动性。他可能主动对自我照顾发生兴趣，开始参与自我照顾，并通过自我决定，逐渐建立自我责任感，向着自信和独立进行调整。

4.解决期 此期患者的需要已经在护士和患者的共同努力下得到满足，因而他们之间的治疗性关系可以结束。值得注意的是，此时患者不只是躯体上已经基本康复，心理上也应表现出良好的情绪，具备能独立处理问题的能力。

小试身手 10.佩皮劳人际关系模式**不包括**的时期是

A.认识期　　　　　　　B.确定期　　　　　　　C.指导期

D.开拓期　　　　　　　E.解决期

（二）佩皮劳人际关系模式与护理实践的关系（了解）

佩皮劳人际关系模式为护理实践开辟了新的方向，佩皮劳带来了"一种新思维，一种新方法，一种以理论为基础的，并指导护理实践的，有利于患者的治疗性工作"。

佩皮劳将重点放在**护患关系**上（☆），要求在建立护患关系的整个过程中，贯穿和谐的、互相理解的、互相尊重的氛围，才可更广泛地理解患者的问题和提出切实可行的方法，从而双方才可得到满足和成长的体验。

佩皮劳的**核心思想是人际关系**，其基本理论是互动（☆），这是理解护患关系的独特见解。

小试身手 11.佩皮劳人际关系模式的基本理论是

A.人际关系　　　　　　B.互动　　　　　　　　C.互相理解与尊重

D.护患关系　　　　　E.相互吸引

参考答案

1.D　2.B　3.A　4.D　5.A　6.A　7.D　8.C　9.E　10.C　11.B

答案与解析

1.D　正常防线为弹性防线内层的实线圈，位于弹性防线和抵抗线之间。与弹性防线相似，正常防线也可伸可缩，只是变化速度慢得多。

2.B　纽曼的服务对象—人的结构包括核心部分、弹性防线、正常防线和抵抗性。

3.A　根据纽曼的健康系统模式，当怀疑或发现压力源存在而尚未发生压力反应时，一级预防便可开始。

4.D　三级预防是指继积极的治疗之后或个体达到相当程度的稳定性时，为能彻底康复、减少后遗症而采取的干预。上述患者经治疗后病情稳定，护士指导其进行康复锻炼，即应属于三级预防。

5.A　全补偿护理系统适用于昏迷病人、意识清醒但无法行动者（如高位截瘫）以及意识不清有一定行动能力者。上述患者脑出血后意识障碍，左侧偏瘫，因此应选择全补偿护理系统。

6.A　根据题意分析：该患者意识不清，生理完全不能自理，按照奥瑞姆的护理系统结构，护士应为该患者提供全补偿系统。

7.D　部分补偿护理系统主要适用于手术后患者，手术后患者有部分的自理能力，可与护士共同承担自理需要。

8.C　主要刺激是指当时面对的，需要立即适应的刺激。哮喘病人病情发作后由于气道收缩，病人缺氧，因此该患者面临的主要刺激是缺氧。

9.E　罗伊认为护理的目标是促进人在4个适应层面（生理功能、自我概念、角色功能及相互依赖）上的适应性反应。

10.C　佩皮劳人际关系模式包括认识期、确定期、开拓期和解决期。

11.B　佩皮劳人际关系模式的核心思想是人际关系，其基本理论是互动。

第五章 医疗服务体系

要点分析

本章内容较为简单，历年考试偶有涉及。近5年的考试先后考查了医院的种类、社区卫生服务的目的、社区卫生工作内容、社区卫生服务的特点、健康新视野等。整体的考查偏重于知识的记忆。对于本章的复习，考生应着重掌握医院的种类和任务、社区卫生服务的目的、社区卫生工作内容、社区卫生服务的特点、健康新视野等内容。

考点纵览

一、医院

医院是广大民众或社会特定人群进行防病治病的场所，并为其提供诊治和护理服务的医疗卫生机构。

（一）种类（了解）

1.**按收治患者范围分类** 可分为综合医院和专科医院。

2.**按特定任务分类** 可分为军队医院、企业医院和医学院校附属医院等。

3.**按所有制分类** 可分为全民所有制医院、集体所有制医院、个体所有制医院和中外合资医院等。

4.**按经营目的分类** 可分为非营利性医院和营利性医院。

5.**按分级管理分类** 根据医院不同的任务和功能、不同的技术质量水平和管理水平、设施条件，将医院划分为三级（一、二、三级）十等（每级医院分甲、乙、丙等和三级医院增设特等）。

（1）**一级医院**：是直接向具有一定人口（≤10万）的社区提供医疗、预防、保健和康复服务的基层医疗卫生机构。一级医院是提供社区初级卫生保健的主要机构。**如农村乡镇卫生院、城市街道医院**（☆）、地市级的区医院和某些企事业单位的职工医院。

小试身手 1.下列属于一级医院的是

A.县医院　　　　　　　　　　　B.市级大医院

C.医学院校的附属医院　　　　　D.城市的街道医院

E.直辖市的区级医院

（2）**二级医院**：是向多个社区（其半径人口在10万以上）提供全面连续的医疗、护理、预防保健、康复服务的医疗卫生机构，能与医疗相结合开展教学、科研工作及指导基层卫生机构开展工作。如一般市、县医院和直辖市的区级医院。

（3）**三级医院**：是指国家高层次的医疗卫生服务机构，是省（自治区、直辖市）

或全国的医疗、预防、教学和科研相结合的技术中心，直接提供全面连续的医疗护理、预防保健、康复服务和高水平的专科服务。指导一、二级医院业务工作和相互合作，如省、市级大医院和医学院校的附属医院。

> 锦囊妙记：城市三级医院的划分方法与行政区域的划分方法是一致的。市（三级医院）→区（二级医院）→街道或社区（一级医院）。

（二）任务（掌握）（☆）

医院的任务是**以医疗工作为中心**，在提高医疗质量的基础上，保证教学和科研任务的完成，并不断提高教学质量和科研水平。同时做好扩大预防、指导基层和计划生育的技术工作。

小试身手 2.按我国对医院的分级管理制度，三级医院的主要任务是

A.教学　　　　　　B.科研　　　　　　C.预防

D.指导　　　　　　E.医疗

1.医疗　**医疗工作是医院的主要任务**。它以诊治和护理两大业务为主体，并与医院医技部门密切配合形成医疗整体为患者服务。

2.教学　**教学是医院的普遍功能**。医学生在经过学校教育后，必须进行临床实践教育和实习阶段。

> 锦囊妙记：医疗的主要任务是医疗工作，但医院特别是医学院校的附属医院还必须承担医学生的教学工作。因此医院的主要任务是医疗，普遍功能是教学。

3.科学研究　医院是医疗实践的场所，许多临床上的问题是科学研究的课题。

4.预防和社区卫生服务　各级医院不仅承担诊治患者的任务，而且具有预防保健和社区卫生服务的任务。如开展社区和家庭卫生服务、健康教育、健康咨询、妇幼保健指导、疾病普查工作等。

（三）组织机构（了解）

1.医院行政管理组织机构　医院行政管理组织一般包括院长办公室、诊疗部门、预防保健部门和行政部门。

2.医院业务组织机构　医院的业务组织机构主要是指临床业务组织和医技组织两个机构。

二、社区卫生服务

（一）概念（掌握）

1.社区　是一个有代表性的社会单元，人口数大约在10万~30万之间，面积在5000~50000km²。社区是指一定地域内具有某些共同特征的人群在社会生活中所形

成的共同体。

2.**社区服务** 是指一个社区为满足其成员物质生活与精神生活需要而进行的社会性福利活动，社区服务的内容十分广泛。在不同的社区条件下，它的具体内容和项目可以各不相同。目前我国城镇已形成了一个较为完整的社区服务体系，大体包括：老年人服务、残疾人服务、婴幼儿服务、青少年服务、拥军优属服务、社会救助服务、文化娱乐服务、便民生活服务、民俗改革服务、精神卫生服务和社区卫生服务11项服务内容。其中社区卫生服务贯穿于整个社区服务之中，是社区服务发展的重要内容。

小试身手 3.社区卫生服务的主要内容是

A.预防、保健和促进健康　　　　B.为社区人群开展健康教育

C.健康促进　　　　　　　　　　D.健康体检、疾病筛查

E.计划生育指导

3.**社区卫生服务** 是指社区内的卫生机构及相关部门根据社区内存在的主要卫生问题，合理使用社区的资源和适宜技术，主动为社区居民提供的基本卫生服务。**社区卫生服务以人群健康为中心、以家庭为单位、以社区为范围、以需求为导向，以妇女、儿童、老年人、慢性病患者、残疾人等为重点，以解决社区主要卫生问题和满足基本卫生服务需求**为目的(☆☆)，融预防、医疗、保健、康复、健康教育、计划生育技术服务等为一体，是一种有效、经济、方便、综合、连续的基层卫生服务。

小试身手 4.社区卫生服务的目的是

A.提供社会救助服务　　　　　　B.提供高水平的专科服务

C.解决社区所有卫生问题　　　　D.解决所有患者的健康问题

E.满足基本卫生服务需求

（二）原则（掌握）

1.**坚持为人民服务的宗旨** 社区卫生服务以为人民服务为宗旨，以方便群众获得基本的医疗预防保健服务和提高人民健康水平为目的。

2.**坚持把社会效益放在首位的原则** 社区卫生服务要把社会效益放在第一位。要充分考虑群众的需要和切身利益，防止片面追求经济收益而忽视社会效益的倾向。

3.**坚持以社区人群需求为导向的原则** 了解社区居民卫生服务的需求信息，改善服务态度，改革服务模式，提高服务质量，不断满足人民群众日益增长的多层次、多方面的卫生保健服务需求。

4.**坚持因地制宜，量力而行的原则。**

5.**坚持执行结构调整政策的原则。**

（三）服务网络（了解）

社区卫生服务主要由全科医师、社区护士和其他社区工作者组成。**全科医师和社区护士**是社区卫生服务的组织者和管理者，其主要职责是视社区成员群体为一整

体，提供促进健康、维护健康、健康教育、管理、协调和连续性照顾，直接对社区内个体、家庭和群体进行护理，以达到促进社区健康的目的。

社区卫生服务机构的设置主要以原有的基层医院（一级医院），如街道、乡镇卫生院等，通过转变服务方式、调整服务功能进行合理改造。社区卫生服务中心作为初级卫生保健网的枢纽，与社区卫生服务站及上级综合性医院（二、三级医院）间建立双向转诊关系，通过双向转诊服务，合理分流患者。

按照社区卫生服务的需要，一级医院开展医疗、预防、保健、康复、健康教育、计划生育技术服务等工作；组织和鼓励医护人员走出院门，深入社区和家庭，提供综合性卫生服务，积极探索全科门诊服务；承担规定的医疗、预防、保健、康复、健康教育和计划生育技术服务与指导任务。二、三级医院以加强社区卫生服务的技术指导为重点，并积极探索医院与社区卫生服务机构之间双向转诊关系的合理机制。

（四）工作内容及特点（掌握）

1.工作内容　社区卫生服务以**预防、保护和促进健康**3个方面为主要内容（☆）。预防：主要是如何防止疾病或伤害的发生，如早期对健康人群的体检，或对某些疾病提供康复措施。保护：主要是保护群众免受环境中有害物质的侵袭，如设无烟区、对食品卫生的规范管理等。促进健康：主要是安排有益健康的活动，让社区成员参与，如健身操、饮食营养指导、良好卫生习惯宣教等。

2.特点

（1）广泛性：**社区卫生服务的对象是社区全体居民**（☆），包括各类人群，即健康人群、高危人群、患病人群、妇女、儿童及老年人等。

（2）综合性：针对各类不同的人群，社区卫生服务的内容由预防、保健、医疗、康复、健康教育、计划生育技术服务等综合而成，并涉及与健康相关的生物、心理、社会各个层面。

（3）连续性：社区卫生服务贯穿于生命的始终，覆盖生命的各个周期以及疾病发生、发展的全过程。根据生命各周期及疾病各阶段的特点及需求，提供具有针对性的服务。

（4）实用性：社区卫生服务以满足服务对象的各种需求为宗旨，因此其服务内容、价格、时间、地点都必须考虑实用性，以确保社区居民享受社区卫生服务，从而真正达到促进和维护社区居民健康的目的。

三、卫生服务策略

（一）全球战略目标（了解）

1.2000年人人享有卫生保健　1977年5月，世界卫生组织在瑞士日内瓦召开第30届世界卫生大会作出决定，世界卫生组织和各国政府的主要卫生目标是：到2000年使世界所有人的健康状况能在社会和经济两方面都享有卓有成效的生活水平，即称"2000年人人享有卫生保健"。这一目标指的是：实现人人都能够有成效地进行工作，能积极参加所在社区的社会生活，每个人都应享有初级卫生保健，而且卫生保健起始于社区、家庭、学校和工厂等。

小试身手 5.提出推行初级卫生保健是实现"2000年人人享有卫生保健"战略目标的基本策略和基本途径的宣言是

A.《阿拉木图宣言》　　　B.《日内瓦宣言》　　　　C.《莫斯科宣言》

D.《里约热内卢宣言》　　E.《汉堡宣言》

2.21世纪人人享有卫生保健

（1）21世纪人人享有卫生保健的总目标

1）使全体人民增加期望寿命和提高生活质量。

2）在国家之间和国家内部改进健康的公平程度。

3）使全体人民利用可持续发展的卫生系统提供的服务。

（2）21世纪人人享有卫生保健的价值

1）承认享有最佳健康水平是一项基本人权：健康是充分享有一切其他权利的前提，要确保全体人民能利用可持续发展的卫生服务体系，使其发挥最高健康潜能。

2）伦理：继续和加强将伦理应用于卫生政策、研究和提供服务，指导人人享有卫生保健计划的制订和实施。伦理是人人享有卫生保健政策和实践的基础。

3）公平：消除个人和群体之间不公平和不合理的差别，实施强调团结的、面向公平的政策和战略。

4）性别观：体现人人享有卫生保健的要求，必须将性别观纳入卫生政策和策略。承认女性与男性的同等需求，是卫生政策最基本的要求。

（二）初级卫生保健（掌握）

1.概念

（1）狭义概念：**初级卫生保健指主要由基层卫生人员提供居民必需的保健服务**。初级卫生保健一般由社区卫生工作者承担。

（2）广义概念：包括4层含义：

1）从居民的需要和利用来看：初级卫生保健是居民最基本的、必不可少的；是居民团体、家庭、个人均能获得的；是费用低廉、群众乐于接受的卫生保健。

2）从在卫生工作中的地位和作用来看：初级卫生保健应用了切实可行、学术上可靠的方法和技术；是最基层的第一线卫生保健工作；是国家卫生体制的一个重要组成部分和基础；与通常所说的卫生服务有所不同，工作内容更加广泛，且涉及多个政府部门。

3）从政府职责任务来看：初级卫生保健是各级政府及有关部门的共同职责；是各级人民政府全心全意为人民服务、关心群众疾苦的重要体现；是各级政府组织有关部门和社会各界参与卫生保健活动的有效形式。

4）从社会经济发展来看：初级卫生保健是社会经济总体布局的重要组成部分，必须与社会经济同步发展；是社会精神文明建设的重要标志和具体体现；是一项社会福利的系统工程。

2.要素　　根据《阿拉木图宣言》初级卫生保健工作可分为4个方面、8项内容。

（1）4个方面

1）**促进健康**：包括健康教育、保护环境、合理营养、饮用安全卫生水、改善卫生设施、开展体育锻炼、促进心理卫生、养成良好生活方式等。

2）**预防保健**：在研究社会人群健康和疾病的客观规律及它们和人群所处的内外环境、人类社会活动的相互关系的基础上，采取积极有效的措施，预防各种疾病的发生、发展和流行。

3）**合理治疗**：及早发现疾病，及时提供医疗服务和有效药品，以避免疾病的发展与恶化，促使早日好转痊愈，防止带菌（虫）和向慢性发展。

4）**社区康复**：对丧失正常功能或功能有缺陷的残疾者，通过医学、教育、职业及社会的措施，尽量恢复其功能，使他们重新获得生活、学习和参加社会活动的能力。

（2）8项内容

1）对当前主要卫生问题及其预防和控制方法的健康教育。

2）改善食品供应和合理营养。

3）供应足够的安全饮用水和基本环境卫生设施。

4）妇幼保健和计划生育。

5）主要传染病的预防接种。

6）预防和控制地方病。

7）常见病和外伤的合理治疗。

8）提供基本药物。

（三）健康新视野（了解）

1994年，WHO西太平洋地区办事处提出了建立"健康新视野"的战略框架，并于1995年发表《健康新视野》重要文献，明确指出：未来的工作方向必须将侧重点从疾病本身转向导致疾病的危险因素和促进健康方面；未来的卫生干预必须是以人为中心，以健康状况为中心；**健康保护与健康促进**是未来年代的两个核心概念（☆）。健康保护是在承认人类生命脆弱性的前提下，向人群提供必要的科学技术援助，防止各种有害因素对健康的损害。健康促进是指个人与其家庭、社会和国家一起采取措施，鼓励健康的行为，增强人们改进和处理自身健康问题的能力。

小试身手　6.健康新视野提出的两个核心概念是

A. 健康保护与健康促进　　　　　B. 健康教育与健康保护

C. 健康促进和健康教育　　　　　D. 健康促进和社区康复

E. 健康教育与疾病预防

健康新视野的实施包括：

1.生命的培育　确保婴幼儿不仅能在生命的最初几年内得以存活，并适当培育，使其在一生中能发挥潜能。

2.生命的保护　支持个体全面发展和维持健康的生活方式，保护他们免受潜在有害环境所引起的疾病的困扰。目的在于尽可能以经济有效和公平的方式，延长富有创造力、健康及没有伤残的生命。

3.晚年的生活质量 使所有老年人获得并保持充满创造力及有意义生活所必需的身体、精神和社会适应能力。

参考答案

1.D 2.E 3.A 4.E 5.A 6.A

答案与解析

1.D 一级医院是直接向具有一定人口（≤10万）的社区提供医疗、预防、保健和康复服务的基层医疗卫生机构，如农村乡镇卫生院、城市街道医院。

2.E 医疗工作是医院的主要任务。

3.A 社区卫生服务以预防、保护和促进健康3个方面为主要内容。

4.E 社区卫生服务以解决社区主要卫生问题和满足基本卫生服务需求为目的，融预防、医疗、保健、康复、健康教育、计划生育技术服务等为一体，是一种有效、经济、方便、综合、连续的基层卫生服务。

5.A 1977年9月，阿拉木图会议明确了初级卫生保健的概念，并在《阿拉木图宣言》中明确指出：初级卫生保健是实现"2000年人人享有卫生保健"目标的关键和基本途径。

6.A 1995年，WHO西太平洋地区办事处发表《健康新视野》重要文献，明确指出：健康保护与健康促进是未来年代的两个核心概念。

第六章 沟 通

要点分析

本章内容较为重要，每年必考。近5年的考试先后考查了护患关系的基本模式、护患关系的分期、沟通的基本要素、非语言性沟通、影响沟通的有效因素、常用的沟通技巧等。整体的考查偏重于对知识的理解和应用。对于本章的复习，考生应着重掌握护患关系的基本模式、护患关系的分期、沟通的基本要素、沟通的基本层次、非语言性沟通、影响沟通的有效因素、常用的沟通技巧等内容。本章理解性内容较多，考生可结合"锦囊妙记"中的方法进行理解。

考点纵览

一、护士与患者的关系

（一）性质（掌握）

1.护患关系是一种治疗性的人际关系　护患关系是在护理服务过程中，护理人员与患者自然形成的一种帮助与被帮助的人际关系。与一般人际关系不同，在护患关系中，护士作为专业帮助者处于主动地位，并以患者的需要为中心。

2.护患关系是专业性的互动关系　在护患关系中，护士与患者是相互影响的。

（二）护患关系的基本模式（熟练掌握）（☆☆）

1.主动－被动模式　在护理活动过程中，护理人员处于主动、主导的地位，而患者完全处于被动的、接受的从属地位。这一模式主要适用于昏迷状态患者、全麻手术过程中患者或婴幼儿等。

2.指导－合作型模式　在护理活动过程中，护患双方都具有主动性，由护理人员决定护理方案、护理措施。而患者则尊重护理人员的决定，并主动配合，提供自己与疾病有关的信息，对方案提出意见与建议。这一模式主要适用于患者病情较重，但神志清醒的情况下。

3.共同参与型模式　在护理活动过程中，护患双方具有大致同等的主动性和权利，共同参与护理措施的决策与实施。因此，此模式主要适用于患慢性病和受过良好教育的患者。

小试身手 1.下列适用于共同参与型护患关系模式的是

A.昏迷患者　　　　B.全身麻醉未清醒者　　　C.休克患者

D.婴幼儿　　　　　E.糖尿病患者

> 锦囊妙记：主动-被动模式相当于生活中的父母与婴儿，婴儿没有自主能力，完全由父母做主，所以主动-被动模式主要适用于昏迷、婴幼儿、全麻等患

者；指导-合作型模式相当于生活中的父母与儿童，主要由父母做主，但父母也会考虑儿童的想法，所以指导-合作型模式主要适用于病情较重，但神志清醒的患者；共同参与型模式相当于成人与成人，双方共同决定，所以此模式主要适用于慢性病患者和受过良好教育的患者。

（三）护患关系的分期（熟练掌握）（ ☆☆ ）

1.第一期（初始期） 从患者与护士开始接触时开始，**此期的主要任务是护患之间建立信任关系**，并确定患者的需要。

小试身手 2.在建立护患关系的初期，护患关系发展的主要任务是

A.收集患者资料　　　　　　　　B.明确患者的健康问题

C.为患者制订护理计划　　　　　D.与患者建立信任关系

E.解决患者的健康问题

2.第二期（工作期） **此期的主要任务是护理人员通过实施护理措施来帮助患者解决健康问题**，满足患者需要，达到护理目标。

3.第三期（结束期） **此期的主要任务是圆满地结束护患关系。**

小试身手 3.患者，男性，42岁，因头痛、头晕2天入院。入院后护士为其介绍住院环境，了解其需要。此时护士与患者处于护患关系发展的时期是

A.初始期　　　　　　　　B.工作期　　　　　　　　C.解决期

D.结束期　　　　　　　　E.熟悉期

二、护士与患者的沟通

（一）沟通的概念（了解）

沟通是信息遵循一系列共同的规则相互传递的过程。

（二）沟通的基本要素（熟练掌握）

1.沟通的背景或情景 指沟通发生的场所或环境，既包括物理场所，也包括沟通的时间和沟通参与者的个人特征。

2.信息发出者 指发出信息的主体，既可以是个人，也可以是群体、组织。

3.信息 是沟通得以进行的**最基本的要素**，是能够传递并被接受者所接受的观点、思想、情感等，**信息通过一定的符号（如语言、面部表情等）表示**。

4.信息传递途径 指信息传递的手段或媒介，包括视觉、听觉、触觉等。

5.信息接受者 是接受信息的主体。

6.反馈 指沟通双方彼此的回应。

小试身手 4.下列可促进护患沟通有效进行的行为是

A.及时地给予反馈　　　　　　　B.不时评论患者所谈的内容

C.及时陈述自己的观点　　　　　D.及时打断患者过多的陈述

E.及时向患者作出保证

小试身手 5.沟通的基本要素**不包括**

A.沟通的背景　　　　　　　　　B.信息发出者和接受者

C.反馈　　　　　　　　　　　　D.沟通方式

E.信息传递途径

（三）沟通的基本层次（熟练掌握）

1.一般性沟通　是沟通的最底层次。双方往往只表达一些表面式的社交性话题，如"今天天气不错、您好"等。

2.事务性的沟通　是不掺杂个人意见、判断、不涉及人与人之间关系的一种陈述事实的沟通，如"我今年50岁"等。

3.分享性沟通　患者对护士表达自己的想法，表示护患之间已建立起信任感，如患者向护士表达其对治疗的要求等。

4.情感性沟通　在沟通双方相互信任的基础上才会发生。

5.共鸣性的沟通　是沟通的最高层次，指沟通双方对语言和非语言行为的理解一致，达到分享彼此感觉的最高境界。

（四）沟通的基本类型（熟练掌握）

1.语言性沟通　是指沟通者通过语言或文字的形式与接受者进行信息的传递与交流。

2.非语言性沟通　是指不使用语言或文字进行的沟通，而是通过躯体姿势和运动、面部表情、空间、声音和触觉（☆☆）等来进行信息的沟通。

锦囊妙记：除了语言和文字，其他的沟通方式均属于非语言性沟通。

小试身手 6.下列**不属于**非语言沟通形式的是

A.姿势　　　　　　B.面部表情　　　　　　C.空间

D.触摸　　　　　　E.健康教育资料

（1）体语：是指通过人体运动表达的信息，如仪表、面部表情、眼神、姿态、手势、触摸等。

（2）空间效应（☆☆☆）：人际交往中的距离主要分为4种：

1）亲密区：指沟通双方距离小于50cm，当护士在进行查体、治疗、安慰时，与患者之间的距离。

小试身手 7.护士在进行查体、治疗时，与患者之间的距离属于

A.亲密距离　　　　B.个人距离　　　　　　C.社会距离

D.空间距离　　　　E.公众距离

2）个人距离：指沟通双方距离在50~100cm之间，护士与患者进行交谈时的距离。

3）社会距离：指沟通双方距离在1.1~4m之间，在工作单位和社会活动时常用。

4）公众距离：指沟通双方距离在4m以上，一般用于正式公开讲话中，如上课、开会等。

（3）反应时间：及时的反应可鼓励沟通的进行。

（4）类语言：指伴随语言产生的声音，包括音质、音量、音调、语速、节奏等。

小试身手（8~9题共用备选答案）

A.亲密区　　　　　　B.个人区　　　　　　C.工作区

D.公众区　　　　　　E.社会区

8.护士通知患者做好就餐准备时采用

9.在护士办公室，护士和同事工作时应采用

（五）影响有效沟通的因素（熟练掌握）

1.信息发出者和信息接受者的个人因素　包括生理因素、情绪状态、知识水平、社会背景、个性特征、外观形象等。

小试身手　10.患者，男性，40岁，因酗酒后突发中上腹疼痛4小时，向腰背部呈带状放射而入院。入院后诊断为急性胰腺炎。此时影响护患沟通的患者因素是

A.温度　　　　　　　B.疼痛　　　　　　　C.噪声

D.环境陌生　　　　　E.知识缺乏

2.信息因素　包括信息是否清楚、完整、符合逻辑，是否相互矛盾等。

3.环境因素　包括物理环境和社会环境。

4.不适当的沟通方式　常见的有突然改变话题、急于陈述自己观点、匆忙下结论或表达个人的判断、虚假或不适当的安慰、针对性不强的解释、应用事实不当等（☆☆☆）。

小试身手　11.在进行沟通时，影响沟通并使对方产生不信任感的行为是

A.全神贯注地倾听　　　　　　B.注视对方

C.言语通俗易懂　　　　　　　D.不时评论对方谈话内容

E.注意对方的"弦外之意"

（六）常用的沟通技巧（熟练掌握）（☆☆）

1.倾听　倾听时，护士要做到注意力集中，全神贯注；耐心，不随意打断患者的谈话；不急于作判断；除关注患者的语言性信息外还要关注患者的非语言性信息。此外，应与患者经常保持眼神的交流，进行适当的提问以及采用适当的非语言信息时常给患者以响应。

小试身手　12.护士在倾听患者谈话时，下列做法错误的是

A.全神贯注，集中注意力　　　B.与患者保持眼神的交流

C.时常给患者以响应　　　　　D.对患者的观点及时作出判断

E.突然改变话题

小试身手　13.在倾听技巧中不可取的是

A.全神贯注　　　　　　　　　B.集中精神

C.双方保持一定距离　　　　　D.双方坐同一高度

E.保持目光持续接触

2.反应　即信息接受者将部分或全部的沟通内容反述给发出者，使其能对自己的谈话和表现进行评估。

3.提问 提问的方式有开放式问题和封闭式问题两种。开放式问题没有固定的答案，是让患者自由做答，因此，可获得较多信息，但需要时间较长；封闭式问题的答案是限定的，只要做简单的选择即可，省时、效率高，但不利于患者表露自己的感情和提供额外的信息。

小试身手 14.护士与患者沟通时，询问患者："你是说你对青霉素过敏吗？"上述沟通使用的沟通技巧是

A.反应 　　　　　　B.倾听 　　　　　　C.核对
D.沉默 　　　　　　E.参与

4.重复 将患者的关键话重复一遍或保持患者的原意不变，将患者的话用自己的语言给予复述。

5.澄清和阐明 澄清是将患者模棱两可、含糊不清或不够完整的谈话弄清楚，以增强沟通的准确性。阐明是对患者所表达的问题进行解释的过程，目的是为患者提供一个新观点。

6.沉默 适当的沉默可以给患者思考的时间，让患者感到护士在认真倾听，同时也给了护士观察患者和调试自己的时间。

7.触摸 护士可通过适当的触摸表达对患者的关心、理解和支持，也是护士与视觉或听觉有障碍的患者进行有效沟通的重要方法。

小试身手 15.与视觉或视觉有障碍的患者进行沟通时，有效的沟通方法是

A.倾听 　　　　　　B.反应 　　　　　　C.触摸
D.沉默 　　　　　　E.重复

参考答案

1.E 　2.D 　3.A 　4.A 　5.D 　6.E 　7.A 　8.B 　9.E 　10.B 　11.D 　12.D 　13.E
14.C 　15.C

答案与解析

1.E 共同参与型护患模式主要适用于患慢性病和受过良好教育的患者，他们有良好的自理能力，对所患疾病较为了解，能与护士共同决策。

2.D 从患者与护士开始接触时护患关系开始建立，即为初期。此期的主要任务是护患之间建立信任关系，并确定患者的需要。

3.A 上述患者刚入院，护士为其介绍住院环境，了解其需要，这属于护患关系的开始期，此期的主要任务是护患之间通过互动建立信任关系。

4.A 在护患沟通过程中，护士通过及时地给予反馈，一方面可核对自己所理解的信息是否准确，另一方面，还可向患者传递护士愿意倾听的信息。

5.D 沟通的基本要素包括沟通的背景或情景、信息发出者和接受者、信息、信息传递途径和反馈。沟通方式不属于沟通的基本要素。

6.E 健康教育资料属于书面资料，是语言沟通方式。

7.A 亲密距离是指沟通双方距离小于50cm，当护士进行查体、治疗、安慰、爱抚时，与患者之间的距离即属亲密距离。

8~9.B、E 个人距离是护士与病人进行交谈时使用的距离，护士通知患者做好就餐准备时采用的个人隔离。社会距离常用于工作单位和社会活动时，在护士办公室，护士和同事工作时应采用社会距离。

10.B 上述患者因发生急性胰腺炎剧烈腹痛入院，因此，此时影响护患沟通的患者因素是疼痛。

11.D 在护患沟通过程中，护士通过不时评论对方的谈话内容，可阻止对方进一步谈出有意义的话题。

12.D 护士在倾听患者谈话时，不要急于作出自己的判断，以免阻止患者的谈话。

13.E 倾听时，护士要与患者经常保持眼神交流，但不可持续目光接触，以免引起对方紧张不安。

14.C 护士询问患者："你是说你对青霉素过敏吗？"是想核对护士所理解的信息是否准确。

15.C 视觉或听觉有障碍的患者，无法进行语言或眼神、面部表情的交流，护士可通过适当的触摸表达对患者的关心、理解和支持。

第七章　护士工作与法律

　　本章内容较为重要，历年考试多有涉及。对于本章的复习，考生应着重掌握护士的法律责任，护理工作中潜在的法律问题，医疗事故的构成要素，医疗事故的分级，不属于医疗事故的情形，医疗事故的预防和处理等内容。本章记忆性内容较多，考生可结合"锦囊妙记"中的方法进行记忆。

考点纵览

一、医疗卫生法规

（一）概念（掌握）

　　医疗卫生法规：是由国家制定或认可的，并由国家强制保证实施的医疗卫生方面行为规范的总和。

（二）基本原则（熟练掌握）

　　1.卫生保护原则　健康是一项基本人权，人人享有获得卫生保护的权利。

　　2.预防为主原则　通过建立和改善有利于人们健康的生活和生产环境，促进健康，防止疾病的发生和流行。

　　3.公平原则　合理分配卫生资源，使任何人在法律上都享有平等使用卫生资源的权利。

　　4.保障社会健康原则　协调个人利益与社会健康利益的关系，个人在行使自己权利的同时，不得作出任何有损社会健康利益的行为。

　　5.患者自主原则　患者有自己决定和处理卫生法所赋予的患者权利。

二、护理立法

（一）意义（了解）

　　1.促进护理管理法制化，提高护理质量。

　　2.促进护理教育及护理学科的发展。

　　3.维护护士的权益。

　　4.保证护理人员有良好的护理道德。

　　5.有利于维护护理对象的正当权利。

（二）概况（了解）

　　1.世界各国护理立法的概况　英国于1919年颁布了世界上第一部护理法（☆）。1968年国际护士会制定了世界护理法上划时代的纲领性文件《系统制定护理法规的参考性指导大纲》，为各国制定护理法提供了权威指导。

> 锦囊妙记：现代护理学诞生于英国，同时，世界上第一所护士学校（1860年）、世界上第一部护理法（1919年）、世界上第一所临终关怀院（1976年）均起于英国。

小试身手 1.世界上第一部护理法颁布于

A.1912年，荷兰　　　　B.1919年，英国　　　　C.1953年，美国

D.1968年，英国　　　　E.1971年，德国

2.我国护理立法的概况　1979年，卫生部颁发了《卫生技术人员职称及晋升条例（试行）》《关于护理工作的意见》；**1993年，卫生部颁发了《中华人民共和国护士管理办法》；**1997年颁发了《关于进一步加强护理工作的通知》《继续护理学教育实行办法》。**2008年卫生部颁发了《中华人民共和国护士条例》《护士执业注册管理办法》。**

三、护理工作中的法律问题

（一）法律范围（掌握）

1.护理质量标准

（1）护理法规：由国家或地方政府制定。

（2）专业团体的规范要求：由护理专业团体根据法律制定的各种护理标准和操作规范。

（3）工作机构的有关要求、政策和制度。

2.执业考试和执业注册制度　护理工作必须由具有护士资格的人员来承担，实行护士执业资格统一管理。**护士执业考试合格即获得护士执业的基本资格，须再经卫生行政机构进行护士执业注册后，才能成为具有法律意义上的护士，**履行护士的义务，具有护士的权利。

（二）法律责任（熟练掌握）

1.护士的法律责任（☆☆）

（1）处理和执行医嘱：护士在执行医嘱时应注意以下几点：

1）**医嘱正确无误，应及时准确地执行医嘱。**

2）**如患者对医嘱提出质疑，护士应核实医嘱的准确性。**

3）如患者病情发生变化，应及时通知医师，并根据自己的知识和经验与医师协调是否暂停或调整医嘱。

4）**慎重对待口头医嘱：**一般不执行口头医嘱或电话医嘱。在急诊抢救等特殊情况，必须执行口头医嘱时，护士需向医师重复一遍医嘱，确认无误后方可执行。

5）慎重对待"必要时"等形式的医嘱。

（2）临床护理记录。

（3）麻醉药品与物品的管理：麻醉药品应由专人负责保管，临床上一般限用于

术后、晚期癌症镇痛等。**如护理人员窃取、盗卖或自己使用此类物品，则犯了贩毒、吸毒罪。**

2.护生的法律责任（☆☆） 护生在执业护士的严密督导下，才能为患者实施护理，**如护生在执业护士的督导下发生差错或事故，除本人要负责外，带教护士要负法律责任。如护生脱离带教护士的督导，擅自行事造成了患者的损伤，自身承担法律责任。**

> 锦囊妙记：护生在带教老师的指导下发生差错事故，主要由带教老师承担责任；护生脱离带教老师指导、擅自行事导致差错事故，主要由护生承担责任。

小试身手 2.执行口头医嘱的做法，**错误的是**
A.一般情况下不执行
B.在急诊抢救等特殊情况下需执行
C.执行时，护士应向医师复述一遍
D.双方确认无误后方可执行
E.执行完后，医师不必补写书面医嘱

小试身手 3.实习护生小张，已在临床实习6个月。一次静脉输液中，在带教老师不在场的情况下，将液体输错，造成患者肢体坏死。上述情况应承担责任的是
A.实习护生   B.带教护士
C.带教护士和实习护生   D.实习护生所在科室
E.实习护生所在医院

（三）潜在的法律问题（熟练掌握）（☆☆☆）

1.侵权行为 是指对国家、集体和个人的人身权利的行为侵犯，可通过民事方式如调解、赔礼、赔款等来解决。**如护士不重视患者的主诉或尊严，引起患者的不满，则属于侵权行为。**

小试身手 4.护士不重视患者的主诉或尊严，引起患者的不满，则属于
A.故意犯罪   B.过失犯罪   C.侵权行为
D.疏忽大意   E.渎职罪

2.犯罪 是指一切触犯国家刑法的行为，会依法受到惩处。犯罪可分为故意犯罪和过失犯罪。**故意犯罪是明知自己的行为会发生危害社会或他人的结果，仍希望或放纵这种结果的发生。过失犯罪是应当预见自己的行为可能会发生危害的结果，因疏忽大意而没有预见，或虽有预见而轻信能够避免，以致发生不良结果。**

> 锦囊妙记：故意犯罪可简单地理解为"明知山有虎，偏向虎山行"；过失犯罪可简单地理解为"明知山有虎，但心存侥幸"。

3.疏忽大意与渎职罪 **疏忽大意是行为人因一时粗心或遗忘而造成客观上的过**

失行为。可导致两种结果，一种是损害了患者生活利益和健康恢复的进程；另一种是因失职导致患者残疾或死亡。前者构成了侵犯行为，后者构成了渎职罪。

4.收礼与受贿。

（四）导致过失的原因（熟练掌握）

1.违反有关的规章制度

（1）不严格执行查对制度：如患者姓名、床号、药物等查对失误。

（2）执行医嘱不严格：如医嘱执行失误、盲目执行错误医嘱、擅自改变医嘱等。

（3）违反交接班制度：如不执行床旁交接班、对危重患者疏于记录和管理、遗忘危重患者的特殊处理、遗忘医嘱等。

（4）违反值班制度：如擅自离岗、未按时观察患者病情变化、未完成治疗任务、推诿或拒绝危重患者、延误抢救时机。

小试身手 5.护士，小李，在上班期间突然接到家人电话告知孩子不慎被开水烫伤，考虑到家距离医院较近以及患者病情平稳，小李向实习护生交代后直接回家了。护士小李的行为属于

A.未严格执行查对制度   B.执行医嘱不严格

C.违反交接班制度   D.违反值班制度

E.违反操作规程

2.违反操作规程

（1）违反注射、输液操作的相关规程：如不严格执行无菌操作导致药物污染；违反药物配伍禁忌；输入药液过快或过量致患者发生心力衰竭（简称心衰）、肺水肿等；操作不当致气体进入血液循环，引起空气栓塞；药液外渗造成皮下组织坏死；断针；注射部位感染等。

（2）常规护理中的问题：如未按相应护理要求实施护理；违反护理规范和常规进行操作导致不良后果；超越权限，在无医嘱的情况下，擅自处理患者。

四、医疗事故与处理

（一）医疗事故（掌握）

1.概念 是医疗机构及其医务人员在医疗活动中，违反医疗卫生管理法律、行政法规、部门规章和诊疗护理规范、常规、过失造成患者人身损害的事故。国务院于2002年颁布了《**医疗事故处理条例**》，并于2002年9月1日起施行（☆）。

小试身手 6.现行的《医疗事故处理条例》颁布的时间是

A.1993年   B.1997年   C.2000年

D.2002年   E.2005年

2.医疗事故的构成要件（☆☆）

（1）**主体是医疗机构及其医务人员**。

（2）**行为具有违法性**：是指医疗机构或医务人员的过失行为违反了医疗卫生管

理法律、行政法规、部门规章和诊疗护理规范、常规等。

（3）**过失造成了患者人身损害：必须是医务人员的过失行为所致而非故意伤害患者，且对患者有"人身损害"的后果**。这是判断医疗事故至关重要的依据。

（4）**过失行为与后果之间存在因果关系**：如虽然存在过失行为，但没有造成损害后果，或虽存在损害后果，但医疗机构和医务人员没有过失行为，则都不属于医疗事故。

小试身手 7.医疗事故的构成要素**不包括**

A.主体是医疗机构及其医务人员　　　　B.行为的违法性

C.过失造成患者人身伤害　　　　D.过失行为和后果之间存在因果关系

E.故意伤害患者且对患者有人身损害

3.医疗事故的分级

（1）一级医疗事故：造成患者死亡、重度残疾。

（2）二级医疗事故：造成患者中度残疾、器官组织损伤导致严重功能障碍。

（3）三级医疗事故：造成患者轻度残疾、器官组织损伤导致一般功能障碍。

（4）四级医疗事故：造成患者明显人身损害的其他后果。

小试身手 8.造成患者重度残疾的医疗事故属于

A.一级　　　　B.二级　　　　C.三级

D.四级　　　　E.五级

4.不属于医疗事故的情形（☆）

（1）在紧急情况下，为抢救患者生命而采取紧急医学措施造成不良后果。

（2）在医疗活动中由于患者病情异常或者患者体质特殊而发生医疗意外。

（3）在现有医学科学技术条件下，发生无法预料或不能防范的不良后果。

（4）无过错输血感染致不良后果。

（5）因患者及家属方面的原因延误诊疗致不良后果。

（6）因不可抗力致不良后果。

小试身手 9.下列**不属于**医疗事故情形的是

A.器械消毒不合格导致患者感染

B.输入血型错误的血液导致患者发生溶血反应

C.药物查对错误导致患者死亡

D.因患者家属拒绝签字导致患者死亡

E.快速大量输血导致急性肺水肿

5.医疗事故的法律责任

（1）**行政责任**：医疗卫生行政部门根据医疗事故等级和情节，对医疗机构给予警告、责令限期停业整顿或吊销执业许可证，对负有责任的医务人员依法给予行政处分或纪律处分。

（2）**刑事责任**：对构成犯罪行为的医务人员，依法追究刑事责任。

（3）**民事责任**：医疗机构及其医务人员对医疗事故，应承担损害的赔偿责任。

6.导致医疗事故的因素　人为因素、医疗设备因素、医疗物品因素、医疗器械因素、环境因素、时间因素等。

（二）医疗事故的预防和处理（熟练掌握）

1.医疗事故技术鉴定　医疗事故技术鉴定是由负责组织医疗事故技术鉴定工作的医学会组织专家鉴定组，依据医疗卫生管理法律、行政法规、部门规章和诊护理规范、常规，运用医学科学原理和专业知识，对医疗事故进行鉴别和判定。

2.医疗事故技术鉴定的意义

（1）分清是非、明确责任，客观公正地对医疗事故作出定性。

（2）为医疗事故的处理提供依据。

（3）有助于推动医院规章制度的建设，提高管理水平。

3.医疗事故技术鉴定组的工作原则

（1）以客观事实为依据的原则。

（2）鉴定工作独立进行的原则。

（3）实行合议制的原则：这是**医疗事故鉴定工作的基本制度**。

（4）回避原则：是指回避医疗事故争议当事人、当事人的近亲或与当事人有其他关系的人、与医疗事故争议有利害关系的人等。

4.医疗事故处理程序

（1）医疗事故报告：医务人员在医疗活动中发生或发现医疗事故后，应立即按规定程序逐级上报。《条例》规定，发生重大医疗事故的医疗机构应**在12小时内报告所在地卫生行政部门**。

（2）收集、保管好医疗事故相关原始资料，封存现场实物：原始资料和现场实物均应**在医患双方在场时封存和启封**。因抢救患者未能及时书写病历的，应**在抢救结束后6小时内据实补记，并注明**（☆）。

（3）由医疗事故鉴定组对医疗事故进行调查：如遇有不能确定患者死因或对死因有异议时，应**在患者死亡48小时内进行尸检**（☆）。

（4）对医疗事故的责任人进行查处，对受害人及其家属进行经济补偿。

（5）进行医疗事故的善后工作：医疗机构的有关领导应认真作好患者及家属的安抚工作并及时支付应该赔偿的钱款。患者家属在接到医疗机构通知后应及时处理尸体，尸体存放时间**不得超过2周**（☆）。

小试身手（10~12题共用备选答案）

A.6小时内　　　　　B.12小时内　　　　　C.24小时内
D.48小时内　　　　　E.不得超过2周

10.因抢救患者未能及时书写病历的，应在抢救结束后据实补记的时间是

11.发生重大医疗事故的医疗机构，将此事故报告所在地卫生行政部门的时间是

12.如遇有不能确定患者死因或对死因有异议时，进行尸检的时间是患者死亡后

参考答案

1.B　2.E　3.A　4.C　5.D　6.D　7.E　8.A　9.D　10.A　11.B　12.D

答案与解析

1.B　英国于1919年颁布了世界上第一部护理法。

2.E　在上述5个选项中，选项E的说法是错误的。口头医嘱执行完毕，护士应让医师及时补写书面医嘱。

3.A　在临床实习过程中，如护生脱离带教护士的督导，擅自行事造成了患者的损伤，护生自身承担法律责任

4.C　护士不重视患者的主诉或尊严，引起患者的不满，属于侵权行为。

5.D　护士小李上班期间擅自离岗回家，上述行为违反了值班制度。

6.D　国务院与卫生部于2002年制定并颁布了《医疗事故处理条例》，并于2002年9月1日起施行。

7.E　医疗事故的构成要素包括4个方面：主体是医疗机构及其医务人员，行为具有违法性，过失造成了患者人身损害，过失行为与后果之间存在因果关系。

8.A　根据医疗事故的分级：造成患者死亡、重度残疾的属于一级医疗事故。

9.D　因患者家属拒绝签字导致患者死亡属于患者家属人为因素，不属于医疗事故。

10~12.A、B、D　因抢救患者未能及时书写病历的，应在抢救结束后6小时内据实补记，并注明。发生重大医疗事故的医疗机构应在12小时内报告所在地卫生行政部门。如遇有不能确定患者死因或对死因有异议时，应在患者死亡后48小时内进行尸检。

第八章 护理程序

要点分析

本章内容非常重要，每年必考。近5年的考试先后考查了护理程序的步骤和理论基础，资料的分类和收集资料的方法，护理诊断的陈述方式，护理诊断与医疗诊断的区别，医护合作性问题，护理措施的类型，护理实施后的记录，护理评价与其他步骤的关系等。整体的考查偏重于知识的记忆和应用。对于本章的复习，考生应着重掌握护理程序的步骤和理论基础，资料的分类和来源、收集资料的方法、整理资料的理论依据，护理诊断的分类和陈述方式，护理诊断与医疗诊断的区别，医护合作性问题，护理措施的类型，护理实施后的记录等内容。本章记忆性内容较多，考生可结合"锦囊妙记"中的方法进行记忆。

考点纵览

一、概述

（一）护理程序的步骤（熟练掌握）（☆☆）

护理程序包括护理评估、护理诊断、护理计划、护理实施和护理评价5个步骤。

1.护理评估　是护理程序的第一步，即护士通过各种方法和途径，系统地收集与护理对象健康有关的资料，并对资料进行分析和整理。

2.护理诊断　护士通过对评估获得的资料对照标准进行分析，以确认护理对象存在的问题。

3.计划阶段　列出护理诊断的次序，确定预期护理目标，制定相应的护理措施。

4.实施阶段　是护士执行和完成护理计划的具体护理活动。

5.评价阶段　对照预期目标进行判断，确定目标达到的程度。

锦囊妙记：关于护理程序各个步骤的主要内容，考生可简单地记忆如下：护理评估→系统收集资料；护理诊断→明确患者的护理问题；护理计划→确定护理目标并制定护理措施；护理实施→执行护理计划；护理评价→评价预期目标是否实现。

小试身手　1.护理程序的最后一个步骤是

A.评估　　　　　　　B.计划　　　　　　　C.诊断
D.评价　　　　　　　E.实施

（二）护理程序的特征（熟练掌握）

1.贯穿以服务对象为中心的观念，体现了以人为中心的整体护理。

2.有特定的目标。

3.是一个循环、动态的过程。

4.具有组织性和计划性，对护理工作有指导作用。

5.具有互动性和协作性，能鼓励患者主动参与护理，并促进形成良好的护患关系。

6.具有普遍适应性。

7.具有创造性，护士可运用护理程序创造性地为护理对象提供个性化的护理。

8.以系统论、基本需要层次性等科学理论为依据。

9.涉及生物学、心理学、社会学、人文学等多个学科的知识和技能。

（三）护理程序的理论基础（掌握）

执行护理程序需要运用很多理论，主要有一般系统论、基本需要层次论、沟通理论、应激与适应理论等。其中一般**系统论**是护理程序的理论框架。

`小试身手` 2.护理程序的理论框架是

A.系统论　　　　　　B.信息论　　　　　　C.控制论

D.应激理论　　　　　E.解决问题理论

二、护理评估

（一）资料的分类（熟练掌握）（ ☆☆ ）

1.**主观资料**　即护理对象的主诉，是其对经历、感觉、思考及担心的内容进行的诉说。

2.**客观资料**　是护士通过观察、体检或借助诊断仪器和实验室检查获得的资料。

> 锦囊妙记：主观资料和客观资料的概念不需要考生记忆，理解即可。主管资料即为患者所讲的，客观资料是护士观察到的或体检、化验所获得的。

`小试身手` 3.下列患者资料中属于客观资料的是

A.头痛　　　　　　　B.咽部充血　　　　　　C.头晕

D.睡眠不好、多梦　　E.感到恶心

`小试身手` 4.某患者存在下列护理问题，护士应首先解决的是

A.语言沟通障碍　　　　　　　　B.清理呼吸道无效

C.营养失调：低于机体需要　　　D.皮肤完整性受损

E.疼痛

（二）资料的来源（熟练掌握）

1.**护理对象的本人**　是健康资料的主要来源。

2.护理对象的家属或关系密切的人员。

3.其他健康保健人员。

4.病案记录及各种检查报告。

5.医疗和护理的文件资料。

小试身手 5.健康资料的主要来源是

A.医护人员　　　　　　B.护理对象本人　　　　C.文献资料

D.患者亲属　　　　　　E.各种检查报告

（三）收集资料的方法（熟练掌握）

1.交谈　是有计划、有目的的交流谈话。

（1）交谈的方式

1）正式交谈：护患双方按预先拟定的计划进行交谈，如病史采集。

2）非正式交谈：是护士在日常工作中与患者进行的随意交谈。

小试身手 （6~7题共用备选答案）

A.谈话环境安静　　　　　　B.谈话主题明确

C.交谈气氛轻松、自然　　　D.语句表达随意、开放

E.交流信息可靠、随机

6.和患者正式交谈的主要特点是

7.和患者非正式交谈的主要特点是

（2）交谈的发展阶段

1）开始阶段：与患者建立友善关系，**告知交谈的目的及所需的时间**。

2）进行阶段：**依交谈提纲收集资料**。

3）结束阶段：暗示要结束谈话，对患者表示感谢，并对谈话进行小结或告知下一阶段的治疗护理计划。

（3）交谈的注意事项：交谈前要作好准备；选择舒适、安静、有利于保护患者隐私的交谈环境；根据患者身体状况选择适当的交谈时间；运用沟通技巧，注意倾听、及时反馈、语句表达清晰、语意明确、语速适当等；控制好谈话的内容，引导交谈，避免跑题（☆☆）。

小试身手 8.通过交谈收集资料的方法，**错误的是**

A.告知交谈的目的和所需的时间　　B.注意倾听，及时给患者反馈

C.依照交谈提纲收集资料　　　　　D.选择适宜的交谈环境

E.让患者畅所欲言，切忌打断话题

2.观察法　是护士运用感官获得健康信息资料的方法。

3.身体评估　是护士系统地运用视、触、叩、听、嗅等体格检查手段和技术对护理对象进行检查和收集资料的方法。

4.查阅　包括查阅患者的医疗病历、护理病历及各种辅助检查结果等。

小试身手 9.患儿，2岁，肺炎，体温39.1℃，脉搏100次/分，呼吸32次/分，咳嗽，痰不易咳出，颜面潮红。护士提出体温过高这一护理诊断的必要依据是

A.颜面潮红　　　　　　B.呼吸、心跳加快　　　　C.咳嗽

D.体温高于正常范围　　E.出汗

（四）收集资料的步骤（掌握）

1.收集资料　是为确定护理诊断提供依据，同时使护士获得护理对象健康状况的基础资料，以便和以后的评估结果进行比较。

2.组织和整理资料　常用的组织、整理资料的方法有：

（1）**按Maslow的需要层次论**分类：即按生理需要、安全需要、爱与归属的需要、尊敬与被尊敬的需要、自我实现的需要**对资料进行整理**。

（2）**按NANDA的人类反应型态分类：**即按交换、沟通、关系、价值、选择、移动、感知、认知、感觉/情感9种型态进行分类。

（3）**按Majory Gordon的功能性健康型态分类**。

3.核实资料　为保证资料的真实、准确，护士需用客观资料对主观资料进行核实，如患者自觉发热，则应测量体温加以核实。对患者含糊的主诉，护士应予以进一步澄清明确。

4.分析资料　护士需要分析资料，找出异常的、有临床意义的资料，找出相关因素及危险因素，为确定护理诊断作好准备。

5.记录资料　记录资料时应注意：记录的资料必须反映事实，不能有护士主观的判断和结论；客观资料的描述应使用专业术语；资料记录应能全面、准确地反映护理对象的情况，反映不同专科疾病的特点；记录应清晰、简洁、避免错别字；记录的格式应方便护士进行记录。

三、护理诊断

（一）定义与分类（熟练掌握）

护理诊断是关于个人、家庭、社区对现存的或潜在的健康问题或生命过程反应的一种临床判断，是护士为达到预期结果选择护理措施的依据，这些预期结果是由护士负责的。

（二）组成部分（熟练掌握）

护理诊断是由名称、定义、诊断依据、相关因素4部分组成。

1.名称　对护理对象健康状态或疾病反应的概括性描述。根据名称可将护理诊断分为3类：

（1）现存的护理诊断：是对目前现存的健康状况或反应的描述。如"体温过高""焦虑"等。

（2）**危险的护理诊断**：是对现在未发生，但健康状况和生命过程中可能出现的反应的描述，是如不采取护理措施将会发生的问题。**陈述形式为："有……的危险"**。

（3）健康的护理诊断：对个体、家庭或社区具有向更高健康水平发展潜能的描述。陈述方式为："潜在的……增强"，"执行……有效"。

护理诊断的陈述方式主要有以下3种：

1）三部分陈述法：即**PES公式，P（problem，健康问题，即护理诊断名称）**

＋E（etiology，原因，即相关因素）＋S（symptoms and signs，症状和体征，也包括其他检查结果）（☆☆），多用于现存的护理诊断。如：低效性呼吸型态（P）；发绀、呼吸急促（S）；与胸部疼痛有关（E）。

2）**两部分陈述法**：即只有护理诊断名称（P）＋相关因素（E），没有症状和体征，多用于"有……的危险"的护理诊断（☆）。如：有皮肤完整性受损的危险（P）；与长期卧床、被迫体位有关（E）。

> 锦囊妙记：危险的护理诊断是描述患者有危险因素存在，但并没有产生相应症状和体征的护理问题，因此，危险的护理诊断用PE公式陈述。

3）一部分陈述法：只有护理诊断名称（P），用于健康的护理诊断。如：潜在的精神健康增强。

2.定义　对护理诊断名称的一种清晰、精确的描述。

3.诊断依据

（1）**必要依据**：即作出某一护理诊断**所必须具备的依据**（☆）。如体温过高的必要依据是体温高于正常范围。

（2）主要依据：即作出某一护理诊断通常需具备的依据。

（3）次要依据：是对作出某一护理诊断有支持作用，但每次不一定必须存在的依据。

4.相关因素　是使护理诊断成立和维持的原因或情境，如疾病、治疗、心理、情境方面因素及发展方面因素等。

（三）护理诊断与医疗诊断的区别（掌握）（☆☆）

1.**决策者不同**　前者是由护士作出的诊断，后者是由医师作出的诊断。

2.**诊断的内容不同**　护理诊断是对个体或人群的健康问题或生命过程的现存的、潜在的或健康的反应的判断；医疗诊断是用来确定个体的具体疾病或病理状态，侧重对疾病病因、病理生理变化等的临床判断。

3.每个患者的**医疗诊断数目较少且在疾病发展过程中保持相对稳定；护理诊断数目一般较多**，且随患者病情变化而随时发生变化。

4.护理诊断的预期结果是由护理负责的，而医疗诊断的结果是在医疗职责范围内的。

（四）书写护理诊断的注意事项（熟练掌握）

1.护理诊断必须采用统一规范的名称。

2.贯彻整体护理观念，护理诊断应包括生理、心理、社会各方面的问题。

3.一个护理诊断只针对一个健康问题。

4.明确每一个护理诊断的相关因素，它是制定护理措施的依据，陈述时应使用"与……有关"的方式。

5.有关"知识缺乏"的诊断，应陈述为"知识缺乏：缺乏……方面的知识"，而不是"与……有关"的方式。

（五）合作性问题——潜在并发症（掌握）

合作性问题是需要医师和护士共同合作才能解决的问题，是需要护士进行监测以及发现并发症的发生和病情的变化。其陈述方法为"**潜在并发症：……**"，或简写为"**PC：……**"（☆）。

小试身手 10.下列属于医护合作性问题的是

A.便秘：与长期卧床有关

B.知识缺乏：与缺乏高血压病自我护理知识有关

C.有皮肤完整性受损的危险：与长期卧床有关

D.潜在并发症：脑出血

E.睡眠型态紊乱：与环境陌生有关

四、护理计划

（一）种类（掌握）

护理计划可分为入院时护理计划、住院时护理计划和出院时护理计划3类。

（二）制订计划的过程（熟练掌握）

1.排列护理诊断的优先顺序

（1）护理诊断按优先顺序分类

1）**首优问题：是直接威胁患者生命、需要立即行动去解决的问题**（☆）。如"心排血量不足""气体交换受损"等。

2）中优问题：虽不直接威胁患者的生命，但也能导致身体上的不健康或情绪上变化的问题。如"体温过高""有感染的危险"等。

3）次优问题：指与此次发病关系不大，在护理过程中可稍后解决的问题。如对于阻塞性肺气肿患者，伴有肥胖，存在的"营养失调：高于机体需要量"等。

（2）护理诊断排序时的注意事项

1）**最常依据Maslow需要层次论排列优先顺序**，即优先满足患者生理需要，再考虑其他层次的需要。

2）排序时，还要考虑护理对象对解决问题顺序的意愿，尊重患者的选择。

3）分析和判断护理诊断之间的关系，对有因果关系的诊断，先解决属于原因的问题，后解决其导致的结果问题。

4）护理诊断的顺序应随患者病情的变化而变化，不是一成不变的。

5）"有……的危险"和"潜在并发症"的护理诊断，虽尚未发生，但可能威胁大，常被列为首优问题而需立即采取措施解决。

6）排序时也应注意从护理的角度，如安全性、可利用资源等方面去判断。

7）护理过程中，不是在前一个护理问题完全解决后，才解决后一个问题，常是同时解决几个问题，但重点是首优问题。

2.制订患者目标

（1）目标的种类按目标实现的时间长短可分为：①短期目标：是指在相对较短

的时间内（几小时或几天）可实现的目标；②长期目标：是指需相对较长时间才能实现的目标。

（2）目标的陈述包括5个部分：①主语是护理对象或护理对象的机体、生理功能（如皮肤、体重等）；②谓语是护理对象要完成的动作；③行为标准是行为要达到的程度；④时间状语是目标中结果的期望达到时间；⑤条件状语是护理对象完成某行为所处的条件状况。

（3）制订目标的原则

1）目标的主语必须是护理对象或护理对象的一部分。

2）目标必须现实、可行。

3）目标必须可测量、可评价，行为目标应尽量具体，避免含糊。

4）目标应是通过护理措施可达到的。

5）一个目标只能包括一个行为动词。

6）应让护理对象也参与目标的制订，可增强护理对象对自身健康的责任感。

7）对潜在并发症的目标，护士的重点是监测其发生、发展，并积极配合抢救。

3.制定护理措施

（1）护理措施分为3种类型（☆☆）

1）**依赖性的护理措施**：即遵医嘱执行的措施。

2）**相互依赖的护理措施**：是护士与其他医务人员协作采取的措施。

3）**独立的护理措施**：是不依赖医嘱，护士独立提出和采取的措施。

（2）制定护理措施的注意事项

1）护理措施要有针对性。

2）护理措施应切实可行。

3）护理措施要有科学依据。

4）护理措施要具体，可执行，可操作。

4.护理计划成文　是将护理诊断、预期目标、护理措施等按一定格式书写成文。

五、实施

（一）过程（熟练掌握）

1.实施前准备　护士在执行护理计划前，应思考好做什么（what，措施内容）、谁去做（who，实施人）、怎么做（how，技术和技巧）、何时做（when，措施时间）及在何地做（where，实施措施的场所）这5个方面的问题，即"5个W"的问题。

2.实施　护士运用各种知识、技术和技巧去实施护理措施。同时实施阶段也是评估和评价的过程。

3.实施后记录　护理记录采取PIO的方式记录护理活动。**P（problem）代表问题；I（intervention）代表措施；O（outcome）代表结果**（☆☆）。

小试身手 （11~12题共用备用选项）

A.P　　　　　　　B.I　　　　　　　C.O
D.E　　　　　　　E.S

11.在护理记录中，针对健康问题采取的护理措施的英文简称为

12.在护理记录中，护理结果的英文简称为

（二）实施过程应注意的问题（熟练掌握）

1.护理活动是以整体的人为中心，应全面考虑患者的心理、习惯等情况，尽可能满足患者的需要。

2.护理活动的实施应以科学知识和护理科研结果为基础。

3.护士在执行医嘱时，要明确其意义，对有疑问的医嘱应先澄清后执行。

4.护理措施必须保证安全，预防并发症的发生。

5.在实施过程中，应鼓励患者积极主动地参与护理活动，并注意与患者交流，给患者以支持和教育。

6.要把评估和评价贯穿于实施过程中，根据病情变化灵活实施计划。

六、评价

（一）步骤（熟练掌握）

1.收集患者目前健康状态的资料。

2.与护理目标比较，评价目标是否实现根据目标实现的程度，可分为目标完全实现、目标部分实现和目标未实现。

3.根据评价结果，调整和修订护理计划针对目标全部实现的护理诊断，停止相应护理措施；针对目标部分实现和目标未实现的护理诊断，修订相关护理计划；针对不存在或判断错误的诊断，删除相关护理计划；针对未发现或新出现的护理诊断，增加相应的护理计划。

（二）评价与其他步骤的关系（掌握）

评价相当于护理程序系统中的反馈，通过评价，护理程序成为一个连续的过程（☆）。

小试身手 13.下列关于护理评价的描述，**错误的**是

A.评价相当于护理程序中的反馈

B.护理评价结束后意味着护理程序的结束

C.通过评价，可以发现新问题，提出新的护理诊断

D.通过评价可以对以往的护理计划进行修改

E.护理评价是将患者目前的健康状况与预期目标进行比较

参考答案

1.D　2.A　3.B　4.B　5.B　6.B　7.D　8.E　9.D　10.D　11.B　12.C　13.B

答案与解析

1.D　护理程序包括护理评估、诊断、计划、实施和评价五个步骤，因此护理

程序的最后步骤为评价。

2.A 系统论是组成护理程序的理论框架，护理评估即为系统的输入，护理评价即为输出，评价的结果反过来又可影响护理评估即为反馈。

3.B 客观资料是护士经观察、体检、借助其他仪器检查或实验室检查等所获得的患者健康资料。B属于护士通过体格检查观察到的结果，因此属于客观资料。

4.B 首优问题是指直接威胁患者生命、需要立即行动去解决的问题。上述5个护理问题中，清理呼吸道无效可导致患者窒息，因此应首先解决。

5.B 护理对象的本人是健康资料的主要来源，只要是成人、意识清楚，护士应通过患者本人收集资料。

6.B 正式交谈是护患双方按预先拟定的计划进行交谈，谈话主题明确

7.D 非正式交谈是护士在日常工作中与病人进行的随意交谈

8.E 护士在利用交谈法收集资料时，应控制好谈话的内容，引导交谈，避免跑题。

9.D 必要依据是作出某一护理诊断所必须具备的依据，支持体温过高这一护理诊断的必须具备的依据是体温高出正常范围。

10.D 合作性问题是需要医师和护士共同合作才能解决的问题，是需要护士进行监测以及发现并发症的发生和病情的变化。其陈述方法为"潜在并发症：……"。选项D符合。

11~12.B、C 护理措施（I）即Intervention，护理结果（O）即Outcome。

13.B 护理评价并不意味着护理程序的结束，护理评价相当于护理程序系统中的反馈，通过评价，护理程序又开始下一个循环。

第九章　舒适、休息、睡眠与活动

要点分析

本章内容非常重要，每年必考。近5年的考试先后考查了舒适的概念、影响舒适的因素，常见的卧位、疼痛的评估、疼痛患者的护理措施，睡眠的分期，肌力和机体活动能力，ROM练习等。整体的考查偏重于知识的记忆和应用。对于本章的复习，考生应熟悉舒适的概念、影响舒适的因素，休息的概念；着重掌握常见的卧位，疼痛的评估，疼痛患者的护理措施，睡眠的分期，促进患者睡眠的护理措施，肌力和机体活动能力，ROM练习等内容。本章记忆性内容较多，考生可结合"锦囊妙记"中的方法进行记忆。同时，考生在复习常见的卧位时，可与内、外、妇、儿科护理学中具体疾病的卧位结合起来进行复习。

考点纵览

一、舒适

（一）概念（掌握）

1.舒适的概念　**舒适**是指个体在其环境中**保持平静、安宁的精神状态**，是**身心健康、没有疼痛、没有焦虑、轻松自在的感觉**（☆☆）。舒适是自我满足的主观感觉。

最高水平的舒适是一种健康状态，表现为无忧、无虑、无痛苦，心理满足，精力充沛，身体安逸，感到安全和放松。影响舒适的因素是：**身体、社会、心理、环境等因素**。

2.不舒适的概念　不舒适是指个体身心不健全或有缺陷，周围环境有不良刺激，对生活不满，身心负荷过重的一种感觉。不舒适的表现是烦躁不安、精神紧张、萎靡不振、睡眠不佳、消极失望、疲乏无力，难以坚持正常的工作和生活。疼痛会给患者带来严重的不舒适。

（二）影响舒适的因素（熟练掌握）

1.身体方面
（1）疾病引起的症状：如发热、咳嗽、恶心、呼吸困难、各种疼痛等。
（2）体位和姿势不当：使肌肉和关节过度疲劳等。
（3）活动受限：如不能随意翻身使局部过度受压，使用石膏、夹板、约束带限制活动等。
（4）自理缺陷：病重时活动受限，不能完成洗头、洗澡等清洁工作。
2.心理方面
（1）焦虑与恐惧：如对疾病的预后产生恐惧。

（2）自尊受损：被医护人员及家人忽视，受到冷落，造成不被重视不被尊重的感觉，或自尊心受到伤害等。

（3）面对压力：生病后工作不能按时完成，甚至有的还要失去现有的工作；对治疗和手术担心，对治疗和痊愈缺乏信心等。

3.社会方面

（1）角色适应不良：出现角色行为冲突、角色行为紊乱。

（2）缺乏支持系统：缺少关心和帮助，被亲朋好友忽视，缺少经济支持等。

4.环境方面

（1）陌生的环境：新入院患者对病房环境陌生，缺乏安全感，产生紧张与焦虑。

（2）物理环境：温度、湿度、光线不适宜；通风不良、噪声等都会给患者带来不适和干扰。

> 锦囊妙记：这一部分经常出病例分析题，考生在做这一类型题目时，只需要从病例中找出影响患者舒适的因素，然后进行归类，明确是身体因素、心理因素、社会因素还是环境因素。

小试身手 1.下列影响舒适的因素中属于环境因素的是

A.焦虑　　　　　　　B.环境陌生　　　　　　C.人际关系紧张

D.自尊受损　　　　　E.角色改变

小试身手 2.需考虑舒适和安全两个主要因素的环境是

A.人文环境　　　　　B.社会环境　　　　　　C.外环境

D.治疗性环境　　　　E.医院的物理环境

（三）促进患者舒适的护理措施（熟练掌握）

1.预防为主

（1）保持身体良好的清洁卫生。

（2）采取适合自己病情的舒适卧位。

（3）建立良好的休养环境。

（4）关心和尊敬患者，使其减少焦虑、恐惧和不安。

（5）促进患者角色适应，创造条件，使患者能够安心治疗、休养。

（6）加强心理支持，亲朋好友多一些关心和支持，护士多一些亲切的语言、尊敬和关心等。

2.加强观察，去除诱因

（1）观察患者非语言行为：通过对面部表情、眼神、手势、姿势、体位、活动能力、食欲等进行观察，预知患者不舒适程度。

（2）观察引起不舒适的症状：通过对疼痛、尿潴留、咳嗽、出汗等症状的观察，发现和去除诱发因素，减轻不舒适程度。

3.加强护士与患者合作与信任　护士与患者、家属之间建立互相合作与信任的关系，是心理护理的基础。护士尽量采取不做评论的倾听方式，使患者能够诉说内心的苦闷，宣泄压抑。通过护士与患者有效的沟通、积极合作，调节患者的情绪。

4.维持患者舒适体位

（1）卧位性质及作用

1）根据卧位自主性分为3种卧位

A.主动卧位：患者根据自己习惯随意采取的舒适体位。适用于轻症患者。

B.**被动卧位**：患者自己**无能力变换体位，卧于他人安置的体位**。适用于昏迷、瘫痪、极度衰弱的患者。

C.**被迫卧位**：患者意识清楚，也有变换体位的能力，但**为了减轻痛苦或治疗需要而被迫采取的体位**。如哮喘引起呼吸困难的患者常采取端坐位，膀胱镜检查采取截石位等。

> 锦囊妙记：被动卧位与被迫卧位的主要区别是是否有变换卧位的能力。被动卧位者没有变换卧位的能力，躺在被安置的卧位；被迫卧位者有变换卧位的能力，但由于病情需要，被迫采取某种卧位。

2）根据卧位平稳性分为两种卧位

A.稳定性卧位：身体支撑面大，重心低，平稳，如平卧位。

B.不稳定性卧位：身体支撑面小，重心较高，难以平稳，如身体姿势不正确的侧卧位、半坐位。

（2）要求：舒适卧位是指患者卧床时，身体各部处于轻松自在、合适的位置。

（3）常用卧位

1）仰卧位

A.去枕仰卧位

a.适用范围：**全身麻醉未清醒或昏迷患者**，去枕仰卧头偏向一侧，可防止呕吐物流入气管，引起窒息或肺部感染；椎管内麻醉或脊髓腔穿刺后的患者，可**防止颅内压降低而引起头痛**（☆☆）。

b.实施：协助患者去枕仰卧，头偏向一侧，两臂置于身体两侧，**枕头横放于床头**。

小试身手 3.椎管内麻醉后的患者必须去枕平卧6小时，其目的是

A.预防颅内压升高　　　　　　B.预防颅内压降低引起头痛

C.预防脑缺血　　　　　　　　D.预防脑部感染

E.有利于脑部血液循环

B.屈膝仰卧位

a.适用范围：腹部检查时取屈膝仰卧位，可使腹肌放松，有利于检查；导尿及会阴冲洗时，便于暴露部位。

b.实施：患者仰卧，头下垫枕，两臂置于身体两侧，两脚平踏于床上，两膝屈起并稍向外分开。

C.中凹卧位

a.适用范围：**休克患者**。

b.实施：抬高头胸部约10°~20°，抬高下肢约20°~30°（☆）。

小试身手 4.适合取中凹卧位的患者是

A.心包积液 　　　　　　　B.脑出血 　　　　　　　C.休克

D.支气管哮喘 　　　　　　E.呼吸困难者

2）侧卧位

a.适用范围：灌肠、肛门检查及配合胃镜检查等；预防压疮时，侧卧位与平卧位交替使用，便于减轻局部受压。

b.实施：患者侧卧，两臂屈肘，一手放在枕旁，一手放在胸前，下腿伸直，上腿弯曲。在两膝之间、胸腹部、背部可放置软枕支撑患者，以稳定卧位。

> 锦囊妙记：侧卧位时下腿伸直，上腿弯曲，但肌内注射取侧卧位时下腿弯曲，上腿伸直。

3）半坐卧位

a.适用范围（☆☆☆）：心肺疾病引起呼吸困难的患者采用半坐卧位；急性左心衰竭的患者；腹腔、盆腔手术后或有炎症的患者采取半坐卧位，可以使渗出液流入盆腔，使感染局限；腹部手术后的患者采取半坐卧位，可以减轻腹部切口缝合部位张力，缓解伤口疼痛，有利于愈合；某些面及颈部手术后患者采取半坐卧位，可减少局部出血；疾病恢复期体质衰弱患者采取半坐卧位，有利于逐渐向站立过渡。

小试身手 5.患者男，56岁。贲门癌引起上腹部疼痛、呕吐、厌食、黑便，行胃大部切除术后，取半坐卧位，其目的是

A.减少局部出血 　　　　　　B.使静脉回流量减少

C.减轻肺部淤血 　　　　　　D.减少呼吸困难

E.减轻伤口缝合处张力

b.实施：使用摇床时，摇起床头支架30°~50°，再摇起膝下支架。放平卧位时，先摇平膝下支架，再摇平床头支架。

4）端坐位

a.适用范围：支气管哮喘发作时，患者极度呼吸困难，被迫采取端坐呼吸；急性肺水肿、心包积液（☆☆☆），阵发性呼吸困难的患者，被迫采取端坐位。

b.实施：患者坐起，摇起床头支架或床头置一靠背架将床头抬高。床上放一跨床小桌，患者身体前倾，可扶于桌上休息。

小试身手 6.支气管哮喘发作患者宜取

A.平卧位 　　　　　　　　B.半坐卧位 　　　　　　C.俯卧位

D.头高脚低位 　　　　　　E.端坐位

5）俯卧位

a.适用范围：脊椎手术后，腰、背、臀部检查或有伤口的患者；配合胰、胆管造影检查时；俯卧位能使腹腔容积增大，可以缓解胃肠胀气引起的腹痛。

b.实施：患者俯卧，头偏向一侧，两臂屈曲置于头的两侧，两腿伸直，胸部、髋部、踝部各放一软枕。

6）头低足高位

a.适用范围：十二指肠引流，有利于胆汁排出；肺部分泌物引流，有利于痰液咳出；跟骨、胫骨结节牵引时，利用人体重力作为反牵引力。

> 锦囊妙记：对胎膜早破产妇的卧位，妇产科护理学中通常描述为左侧卧位，臀部抬高，因为产妇增大的子宫右旋，不能平卧。除此之外，考生还应知道，空气栓塞的患者也应取左侧卧位和头低脚高位。

b.实施：患者仰卧，头偏向一侧，头偏向一侧，**枕头横立于床头**，以免碰伤头部；床尾用支托物抬高。颅内压增高患者禁用。

7）头高足低位

a.适用范围：**预防脑水肿，减轻颅内压**（☆☆）；颅脑手术后；**颈椎骨折患者**进行颅骨牵引。

b.实施：患者仰卧，床头用支托物抬高15°~30°或根据病情而定，另用枕头横立于床尾。

> 锦囊妙记：对骨折患者应该取头低还是足低位，考生可简单地理解为上半身骨折取头高足低位，下半身骨折取头低脚高位。

8）膝胸卧位

a.适用范围：用于矫正**子宫后倾或胎位不正**；促进产后子宫复原；肛门、直肠及乙状结肠的检查和治疗。

b.实施：患者跪卧，两小腿平放在床上并稍分开，两大腿与床面垂直，胸部贴床面，腹部悬空，臀部抬起，头偏向一侧，两臂屈肘，置于头的两侧。

> 锦囊妙记：除上述几种疾病取膝胸卧位外，还有法洛四联症患儿缺氧发作时也应取膝胸卧位。

9）截石位

a.适用范围：会阴与肛门部位检查、治疗或手术等；产妇分娩时。

b.实施：患者仰卧在检查台上，两腿分开分别放于支腿架上，臀部齐检查床边缘，两手置于身体两侧或胸部。

二、疼痛

（一）概述（掌握）

1.概念　**疼痛**是患者最为痛苦的感受，是不舒适的最高表现形式（☆）。

2.疼痛的共同特征

（1）是一种身心不舒适的感觉。

（2）提示个体的防御功能或人的整体性受到侵害。

（3）是个体受到侵害的危险警告，常伴有生理、心理、行为和情绪反应。

（二）疼痛的原因（了解）

1.温度刺激　过高或过低的温度，接触体表后刺激神经末梢引起疼痛。

2.物理损伤　刀伤、挫伤、针刺伤、碰撞伤、肌肉受压迫、组织受牵拉等，可以使局部组织受损伤，刺激神经末梢引起疼痛。

3.化学损伤　强碱、强酸等化学物质，能直接刺激神经末梢，引起疼痛。

4.病理改变　疾病造成的局部血管腔堵塞，组织缺血、缺氧；平滑肌痉挛或过度收缩；空腔脏器过度扩张和局部炎症等均可以引起疼痛。

5.心理因素　情绪过度紧张或低落、悲痛、恐惧、愤怒等均可以引起疼痛。

（三）影响疼痛的因素（了解）

人体能感觉到的最小疼痛称为疼痛阈。个体能忍受的疼痛强度和持续时间称为疼痛耐受力。

1.年龄　**婴幼儿对疼痛的敏感性不如成年人，随着年龄的增长对疼痛的敏感性逐渐增加，老年人对疼痛的敏感性逐渐下降。**

2.经历　即个体以往对疼痛的经验及个体对疼痛原因的理解和态度。

3.注意力　个体对疼痛的注意力会影响到对疼痛的感觉程度。分散注意力如松弛疗法、看电视、听音乐等可以减轻疼痛。

4.情绪　积极愉快的情绪可以减轻或否认疼痛，消极焦虑的情绪可以使疼痛加剧。

5.疲惫　身体非常疲乏且睡眠不佳时，对疼痛的感觉增强，耐受力下降。

6.个体差异　自尊心及自控力较强的患者常常能够忍受疼痛；善于情感表达、耐受性较差的患者常主诉疼痛较多。

7.社会文化背景　患者生活在不同社会文化环境下所受的影响，可产生不同的态度、世界观、价值观，对疼痛的反应也不一样。

8.患者的支持系统　家属的支持、帮助、保护、陪伴，可以减少患者的孤独和恐惧，减轻疼痛。

9.治疗和护理　某些治疗和护理工作，如各种注射等操作可能给患者带来痛苦的感觉；患者出现疼痛时得不到必要的镇痛处理；对患者的疼痛评估方法不当使一部分患者得不到及时处理。

（四）对疼痛患者的护理（熟练掌握）

1.评估

（1）内容：①疼痛部位；②疼痛时间；③疼痛性质；④疼痛程度；⑤疼痛表达方式；⑥疼痛伴随症状及对患者的影响。

（2）方法

1）询问健康史。

2）观察身体运动情况：通过身体动作可以观察到患者疼痛的程度、部位、感受等，常见的动作有：①静止不动：患者维持在某一种舒适的体位或姿势，也可以因为患者某个部位疼痛而不愿意他人移动他的身体；②保护性动作：患者为了减少疼痛的一种反射性防御动作；③无目的动作：患者在严重疼痛时常会出现无目的的辗转乱动、烦躁不安，以分散自己对疼痛的注意力；④规律性动作：患者为了减少疼痛的程度和感受会作出规律性按摩动作。

3）倾听声音：患者因为疼痛会发出呻吟声、叹息声、尖叫声、哭泣声等。

4）观察生理及行为反应：剧烈疼痛时，常伴有面色苍白、眉头紧锁、出汗、咬唇等痛苦表情。

5）观察患者控制疼痛的模式。

6）评估疼痛程度

A.世界卫生组织（WHO）对疼痛程度的分级（☆☆）

0级：无疼痛。

1级（轻度疼痛）：有疼痛感但不严重，可忍受，睡眠不受影响。

2级（中度疼痛）：疼痛明显，不能忍受，睡眠受干扰，要求用镇痛药。

3级（重度疼痛）：疼痛剧烈，不能忍受，睡眠严重受干扰，需要用镇痛药。

小试身手 7~8题共用题干

患者男，56岁。胃癌术后三个月。患者出现背部疼痛，活动时加重，不能忍受，要求用镇痛剂。

7.该患者疼痛级别属于

A.0级 B.1级 C.2级

D.3级 E.4级

8.该患者护理措施，**错误**的是

A.松弛术 B.心理护理 C.针灸治疗

D.适度运动 E.给予麻醉性止痛药物

B.评分法测量

a.数字评分法：数字代替文字表示疼痛程度，直线一端为"0"代表无痛，另一端为"10"代表剧烈疼痛（☆☆），患者选择一个能代表自己疼痛感受的数字表示疼痛程度。

b.视觉模拟评分法：用一条直线，不做任何划分，分别在直线两端注明不痛和剧痛；患者根据自己对疼痛的感受在线上标记疼痛的程度。

2.疼痛患者的护理诊断

（1）活动无耐力 与疼痛无法活动身体有关。

（2）清理呼吸道无效 与疼痛导致无法咳嗽、深呼吸、翻身有关。

（3）焦虑 与疼痛无法解除或迁延不愈有关。

（4）语言沟通障碍 与疼痛使患者不想说话或难以说话有关。

（5）睡眠型态紊乱 与疼痛干扰睡眠，使患者无法获得充足休息有关。

3.疼痛患者的护理措施 主要护理目标是：将患者视为整体的人，正确使用镇痛药物，配合其他护理措施，使患者疼痛减轻或消失。

（1）减少或消除引起疼痛的原因。

（2）缓解或解除疼痛

1）药物止痛：①**在诊断未明确前不得随意使用镇痛药**（☆☆），以免掩盖症状、延误病情；②对慢性疼痛患者，应掌握疼痛发作的规律性，尽量**在疼痛发作前给药，使之疼痛容易控制**（☆☆）；③患者的护理活动应安排在药物显效时限内，使患者容易接受；④疼痛缓解或停止应及时停药，防止药物的副作用对身体的影响及产生耐药性；⑤对癌症患者疼痛的药物治疗，临床普遍推行WHO建议的三阶梯止痛疗法。其方法是：第一阶段：**适用于轻度疼痛患者，可选用非阿片类、解热镇痛抗炎类药物，如布洛芬、阿司匹林、对乙酰氨基酚等**；第二阶段：**适用于中度疼痛患者**，使用非阿片类药物止痛无效时，**可选用弱阿片类药物，如可待因、氨酚待因、曲马多等**；第三阶段：**适用于重度疼痛和剧烈性癌痛患者，可选用强阿片类药物，如吗啡、哌替啶、美沙酮等**。

2）物理止痛：如冷、热疗法，理疗、推拿、按摩等。

3）针灸止痛。

（3）心理护理

1）建立护患信赖友好关系。

2）尊重患者对疼痛的反应。

3）介绍应对疼痛的有关知识。

4）减轻心理压力：护士要以关心、同情、安慰、鼓励的态度支持患者，设法减轻患者的心理压力。

5）分散注意力：①组织参加有兴趣的活动，能够有效地转移患者对疼痛的注意力。②用音乐分散患者对疼痛的注意力。③指导患者有节奏地用鼻深吸气，用口慢慢呼气，反复进行。④有节律地按摩患者疼痛部位或在某一部分皮肤上做环形按摩。⑤治疗性的想象：是将患者的注意力，诱导到对某特定事物的想象，而达到特定正向效果。可以达到松弛和减轻疼痛的目的。⑥**松弛疗法：使患者全身肌肉放松，消除紧张情绪，可以减轻疼痛强度，缓解焦虑，促进睡眠**（☆☆☆）。

（4）促进舒适。

（5）健康教育包括疼痛原因、如何面对疼痛、减轻或解除疼痛的方法和技巧等。

4.对疼痛患者护理的评价

（1）疼痛患者接受护理措施后，能够重新建立行为方式，较轻松地参与日常活动，并与他人交往。对疼痛的适应能力有所增强。

（2）对疼痛的感觉减轻，精神状态与机体功能改善，自我感觉舒适，食欲增加。

（3）焦虑程度得到缓解，提高了休息和睡眠质量。

（4）某些疼痛的征象减轻或消失。

三、休息与睡眠

（一）概述（掌握）

1.休息的意义和基本条件　休息是指在一定的时间内改变当前的活动方式，使人从生理和心理上得到放松，没有紧张和焦虑，以恢复精力和体力的过程。

（1）休息的意义

1）休息有利于健康。

2）休息有利于疾病康复。

（2）休息的基本条件

1）**心理上放松**：必须减少紧张和焦虑，保持稳定情绪。

小试身手 9.通过分散患者注意力的方法达到消除紧张情绪，减轻疼痛，缓解和促进睡眠的目的，称为

A.无痛治疗　　　　　　B.心理治疗　　　　　　C.松弛疗法

D.控制疗法　　　　　　E.运动疗法

2）**生理上舒适**：休息前将不舒适减少到最低程度。护士应该加强各种舒适服务。

3）**充足的睡眠**：是促进休息的最基本的**先决条件**。

2.睡眠的意义、原理与分期

（1）睡眠的意义：睡眠的定义是：周期发生的知觉的特殊状态，由不同时相组成，对周围的环境可相对地不作出反应。

（2）睡眠原理与分期

1）睡眠原理：睡眠由睡眠中枢控制。**睡眠中枢**位于**脑干尾端**，发出的传导冲动作用于大脑皮质，与控制觉醒状态的脑干网状结构上行激动系统的作用相制约，从而调节睡眠与觉醒的相互转化。

2）睡眠的分期与各阶段变化

A.睡眠的分期：**慢波睡眠：分为Ⅰ、Ⅱ、Ⅲ、Ⅳ4个时相；快波睡眠或称异相睡眠或称快速眼球运动，即REM睡眠。**

B.各期的表现（☆☆☆）：**第Ⅰ时相：即过渡期，是入睡最浅的一期**，容易被唤醒，全身肌肉松弛，呼吸均匀，脉搏减慢；第Ⅱ时相：睡眠逐渐加深，但易被唤醒，全身肌肉松弛，呼吸均匀，脉搏减慢，体温、血压下降；第Ⅲ时相：即熟睡期，难以唤醒，肌肉完全松弛，呼吸均匀，心跳缓慢，体温、血压下降；**第Ⅳ时相**：即深睡期，极难唤醒，全身松弛，无任何活动，体温、脉搏继续下降，呼吸缓慢均匀，体内分泌大量生长激素，组织愈合加快，**可能发生遗尿和梦游**；快波睡眠：很难唤醒，眼肌活跃，眼球迅速转动，除眼肌外全身肌肉松弛，**出现梦境，血压、心率、心排血量增加，肾上腺素大量分泌**。

小试身手 10.患者，女性，30岁，入睡后全身肌肉松弛，呼吸均匀，脉搏减慢，易被外界的响声惊醒。此时患者的睡眠属于

A.第Ⅰ时相　　　　　　B.第Ⅱ时相　　　　　　C.第Ⅲ时相

D.第Ⅳ时相　　　　　　E.快波睡眠

小试身手（11~12题共用备用选项）

A.慢波睡眠第Ⅰ时相　　B.慢波睡眠第Ⅱ时相　　C.慢波睡眠第Ⅲ时相

D.慢波睡眠第Ⅳ时相　　E.快波睡眠

11.很难唤醒，血压、心率增加，肾上腺素大量分泌，此时患者的睡眠属于

12.可发生遗尿和梦游，此时患者的睡眠属于

（二）促进患者休息的护理措施（了解）

1.护士必须运用休息的有关知识制订和执行护理计划。

2.安排患者休息时间和方式时，做到因人而异。

3.护士应该协助患者解决遇到的各种问题，减少心理忧虑，最大限度地降低身体上的不适。

4.护士在安排各种治疗和护理时，应相对集中，减少对患者的打扰。

5.注意观察卧床休息会给某些患者带来的副作用，故在病情允许时对患者活动方式和活动量给予适当调整。

（三）促进患者睡眠的护理措施（熟练掌握）

1.睡眠的评估

（1）影响睡眠的因素

1）年龄：睡眠时间婴儿多于儿童，儿童多于青年，青年多于老年。

2）环境：环境变化可以改变睡眠状况。病室的光线、气味的改变、噪声的干扰等都会影响睡眠。

3）疾病：发热患者会使睡眠增多，精神分裂症等精神疾病患者常处于觉醒状态。

4）药物：长期服用镇静催眠药物的患者，停药后会产生对药物的依赖或睡眠障碍加重。

5）心理：紧张、焦虑的情绪，感情上的痛苦都会影响睡眠。对疾病的种种顾虑、不安、恐惧会加大心理压力而影响睡眠。

6）食物：肉类、豆类、乳制品等食物中含有较多的L-色氨酸，这种食物能够促进睡眠，缩短入睡时间。咖啡中含有咖啡因，会干扰睡眠，使人兴奋。浓茶亦有与咖啡相同的作用，睡眠不好的人，应该限制摄入此类饮料，避免在睡前4~5小时饮用。

（2）睡眠失调

1）原发性失眠症：原发性失眠症是一种综合征，包括难以入睡、睡眠中多醒或早醒。

2）药物依赖性失眠症：是原发性失眠后滥用药物导致的结果。

3）发作性睡眠：发作性睡眠特点是控制不住的短时间的嗜睡。

4）睡眠过度：睡眠过度而且对睡眠的要求控制不住。睡眠可持续几小时到几天，难以唤醒。

5）睡眠性呼吸暂停：睡眠性呼吸暂停是一种在睡眠中呼吸反复停顿的现象，可分为中枢性和阻塞性呼吸暂停两种。

6）梦游症：是一种睡眠失调，主要见于儿童，可能与遗传、性格、神经功能失调有关。

（3）睡眠资料收集：睡眠资料包括：每晚就寝时间；习惯睡眠时数；每天小睡次数及时间；睡眠前的习惯；入睡需要的时间；入睡后是否容易被惊醒、是否打鼾；夜间醒来次数和原因；睡眠过程有无异常情况，如说梦话、失眠、梦游等；晨起对睡眠的感觉等。

2.护理措施

（1）创造良好的物理环境：病室**温度冬季在18℃~22℃之间**、夏季在25℃左右为宜。**病室湿度以50%~60%** 为宜。白天病区较理想的噪声强度在**35~45dB**，睡眠时做到"四轻"，**即说话轻、走路轻、操作轻、关门窗轻**，尽量减少对患者的干扰。睡眠前病室通风，以保持空气新鲜，但要避免空气对流使患者着凉。床铺松软适度、躺卧安全。多人同住一个病室，应用布帘或屏风等分隔，以保留个人空间，减少互相干扰。

（2）尽量满足患者睡眠习惯。

（3）作好患者就寝前准备：在作好晚间护理基础上，还应注意检查身体各部位引流管、牵引、敷料的情况，必要时给予处理与更换敷料。对于疼痛患者，应酌情给予镇痛药物以减轻不适。调整舒适体位，以助睡眠。

（4）合理安排治疗与护理：执行治疗与护理工作时，应该减少对患者睡眠的干扰。常规的治疗与护理尽量安排在白天，必须安排在睡眠期间的治疗与护理，则应尽量间隔90分钟，因为**90分钟是一个正常睡眠周期**需要的时间（☆）。

（5）合理用药：使用镇静催眠药的原则是：**当所有促进睡眠的方法都无效时，才使用镇静催眠药**，并且用药时间越短越好。

四、活动

（一）概述（了解）

1.活动的重要性　一个人每天适量的活动，可保持良好的肌张力、促进各部位的弹性，增强全身的协调性。同时，还可以促进消化、增进松弛和睡眠、控制体重、减少肥胖。活动有助于解除心理压力，使人心情舒畅，精神焕发，增强自信心。

2.活动受限的原因

（1）疼痛。

（2）神经系统损伤：损伤严重时会永久性地改变人体的活动能力。如重症肌无力的患者、瘫痪患者等都会出现明显的活动受限，甚至不能活动。

小试身手 13.患者男，60岁。小腿胫骨骨折，实施骨牵引，翻身困难，现患者烦躁不安，精神紧张，难以入睡，护士评估患者情况后应立即实施的护理措施是

A.为患者进行床上擦浴促进身体舒适

B.为患者将患肢放好促进卧位舒适

C.提高病室温度促进环境舒适

D.请家属过来安慰患者

E.加强心理护理，使其接受治疗

（3）肌肉、关节和骨骼的器质性损伤：如挫伤、扭伤、骨折等，会引起受伤组织活动受限。

（4）精神心理因素：如抑郁型精神分裂症患者、木僵患者等，活动明显减少。

（5）治疗与护理需要：如骨折患者进行石膏固定或牵引、急性心肌梗死患者需要绝对卧床休息。

（6）其他：如残障患者、过度肥胖患者等都会出现身体活动受限。

3. 活动受限对机体的影响

（1）对皮肤的影响：长期卧床不能活动的患者，对皮肤影响最大的问题是**压力性损伤**。

（2）对骨骼和肌肉的影响：长期不活动会引起全身肌肉软弱无力、骨质疏松、关节僵硬、肌肉萎缩、足下垂等关节肌肉变形。

（3）对消化系统的影响：会引起患者食欲缺乏或出现厌食，使各种营养物质摄入量不足，加之疾病的消耗则导致负氮平衡，久而久之会出现营养不良。活动量减少使胃肠道蠕动减慢，出现便秘。

（4）对心血管系统的影响：其一，会出现**体位性低血压**，原因是当人体突然直立时，小动脉尚未收缩，而造成血压突然下降；其二，**会出现深静脉血栓**，机体不活动时间愈长，发生深静脉血栓的几率愈高。

（5）对呼吸系统的影响：主要是坠积性肺炎。

（6）对泌尿系统的影响：排尿姿势改变后出现排尿困难，若长期存在，膀胱膨胀会造成逼尿肌过度伸展，机体对膀胱胀满的感觉不敏感，形成尿潴留。长期尿潴留又会使正常排尿的冲洗作用减弱，使细菌大量繁殖，致病菌逆行造成泌尿系统感染。

（7）对社会心理方面的影响：常常会出现焦虑、忧郁、愤怒、自卑、失望、失眠、自尊受损、敌对情绪等。也会因为给家里造成经济困难而产生巨大的心理压力。

（二）促进活动的护理措施（熟练掌握）

1. 患者活动的评估

（1）一般资料。

（2）心肺功能活动：会增加机体耗氧量，加重心脏负担。有心肺疾患的患者不适合大量活动，否则会加重病情。活动还会使血压上升，有高血压的患者，活动前应该监测血压，以便调整活动方式和活动量。

（3）关节功能：通过主动运动和被动运动来观察关节活动范围有无受限，有无关节僵硬、变形，活动时有无关节疼痛和响声。

1）主动运动：是让患者自己移动每个关节，做关节的伸、屈、收、展等活动。

2）被动运动：是由护士或家属为患者移动每个关节，做关节的伸、屈、收、展等活动。

（4）骨骼肌肉状态：肌力程度一般分为以下6级（☆☆）：

0级：完全瘫痪、肌力完全丧失。

1级：可见肌肉轻微收缩，但无肢体运动。

2级：肢体可移动位置，但不能抬起。

3级：肢体能抬离床面，但不能对抗阻力。

4级：能做对抗阻力的运动，但肌力减弱。

5级：肌力正常。

> 锦囊妙记：肌力的分级按照由弱到强进行，考生可利用推导法记忆。0级：肢体全瘫；1级：肢体肌肉收缩；2级：肢体可在床上移动；3级：肢体可抬离床面，但不能对抗阻力；4级：肢体可对抗阻力；5级完全正常。

小试身手 14.患者女，45岁。腰椎损伤2年，长期卧床，经过康复锻炼，现患者下肢可轻微移动位置，但不能抬起，护士判断此肌力属于

A.0级   B.1级   C.2级

D.3级   E.4级

小试身手 15.患者，张某，58岁，高血压性脑出血后。患者左下肢可在床上移动，但不能抬起。则该患者左下肢的肌力为

A.0级   B.1级   C.2级

D.3级   E.4级

（5）肢体活动能力：一般肢体的活动能力可分为以下5度（☆☆）：

0度：完全独立，可自由活动。

1度：需要使用设备或器械（如拐杖、轮椅）。

2度：需要他人的帮助、监护和教育。

3度：既需要他人的帮助，也需要设备或器械。

4度：完全不能独立，不能参加活动。

小试身手 16.患者，男性，28岁，车祸后致右下肢骨折，入院后给予骨折复位内固定，现已能借助拐杖行走。则该患者的活动能力为

A.0度   B.1度   C.2度

D.3度   E.4度

（6）疾病性质与严重程度：如昏迷、截瘫、大手术后等患者，活动完全受限，只能卧床；慢性病、轻症患者则对活动影响较小。评估疾病的程度有利于合理安排患者的活动量。

（7）心理状况：患者心情压抑、焦虑，对活动产生恐惧、缺乏热情时，会影响活动量。

2.对患者活动的指导

（1）选择合适卧位。

（2）预防皮肤形成压力性损伤

1）避免局部组织长期受压：即保持受压部位床面平坦，使受压均匀；应用软枕架空缺乏脂肪保护的骨突处，支持身体空隙部位，**间歇性解除压力**是有效预防压疮的关键，定时变换体位，一般2小时翻身1次，必要时30分钟翻身1次；翻身时避免拖、拉、推等动作。

2）采用按摩和活动受压处皮肤等措施。

（3）保持脊柱正常生理弯曲和关节的功能位置。

（4）进行关节活动范围练习：以维持关节活动性关节活动范围练习，简称**ROM练习**，是指根据每一特定关节可活动的范围来对此关节进行主动或被动的运动。

ROM练习可分为主动性ROM练习和被动性ROM练习。主动性ROM练习指个体可以独立开始并完成关节活动范围练习。被动性ROM练习指个体需要依靠护士协助完成关节活动范围练习。

被动性ROM练习的操作要点(☆☆☆):

1)让患者采取自然放松的姿势,面向并尽量靠近操作者。

2)操作者对每个关节活动时,要观察患者的反应。抬起患者的手脚时,移动自己的重心,尽量使用腿部力量,以减少疲劳。

3)**依次对颈、肩、肘、腕、指、髋、膝、踝、趾等关节做屈曲、伸展、内收、内旋、外展、外旋等关节活动范围练习。**

4)**每个关节每次可有节律地做5~10次完整的ROM练习。**操作时关节应予以支托。活动关节时,操作者的手应做环状或支架以支撑关节远端的身体。

5)ROM练习结束后,测量生命体征,协助患者取舒适卧位,记录操作次数。

6)健康教育:护士向患者及家属强调活动关节的重要性、方法及注意事项。

(5)进行肌肉等长练习和等张练习

1)**肌肉等长练习:肌肉收缩时肌纤维不缩短**,即可增加肌肉的张力而不改变肌肉的长度。因为其不伴有明显的关节运动,故**等长练习又称静力练习**。等长练习常用于患者受损伤后以加强肌肉力量的锻炼。**肌肉等长练习的优点是不引起明显的关节运动,**可以在肢体被固定时早期应用,以预防肌肉萎缩。可在关节内损伤、积液、某些炎症存在情况下使用。肌肉等长练习的缺点主要是增加静态肌力,并有关节角度的特异性。

2)**肌肉等张练习:肌肉收缩时肌纤维缩短,肌肉长度改变**,即对抗一定的负荷做关节的活动锻炼。此练习最常用。因为其**伴有大幅度关节运动,又称动力练习**。大负荷少重复次数的练习有利于增加肌肉力量,并促进关节功能。肌肉等张练习的优点是动态运动比较符合大多数日常活动的肌肉运动方式,同时有利于改善肌肉的神经控制。

3)进行肌肉锻炼的注意事项:①掌握运动量及频度,每次练习达到肌肉适度疲劳,其后有适当间歇让肌肉充分复原,一般每日或隔日练习1次。②肌肉锻炼的效果与练习者的主观努力密切相关,必须使患者充分理解、合作,使其掌握运动要领。③肌力锻炼不应该引起明显疼痛。④肌力锻炼前要作好准备活动,锻炼后要做放松活动。⑤注意观察肌肉等长收缩引起的升压反应及增加心血管负荷作用。有轻度高血压、冠心病或其他心血管病变时慎用肌力练习,有严重心血管病变者禁忌肌力练习。

参考答案

1.B　2.D　3.B　4.C　5.E　6.E　7.C　8.E　9.C　10.A　11.E　12.D　13.E
14.C　15.C　16.B

答案与解析

1.B　在上述影响舒适的因素中，A和D属于心理因素，C和E属于社会因素，只有B属于环境因素。

2.D　治疗性环境是专业人员在以治疗为目的的前提下创造的一个适合病人恢复身心健康的环境，主要考虑舒适和安全两个主要因素。

3.B　椎管内麻醉后的患者必须去枕平卧6~8小时，防止颅内压降低引起头痛。

4.C　中凹卧位适用于休克患者。休克患者抬高头胸部可缓解呼吸困难，抬高下肢可促进下肢静脉血液回流，减轻休克的症状。

5.E　胃大部切除术待病人血压平稳后取半坐卧位，可降低腹部切口的张力，减轻疼痛，有利于切口愈合。

6.E　支气管哮喘发作时，患者宜取端坐位，以增大胸腔容量，缓解呼吸困难。

7.C　2级（中度疼痛）疼痛的特点是疼痛明显，不能忍受，睡眠受干扰，要求用镇痛药。

8.E　对于2级疼痛（中度疼痛）的病人，使用非阿片类药物止痛无效时，可选用弱阿片类药物，如可待因、氨酚待因、曲马朵等。

9.C　松弛疗法是指使患者全身肌肉放松，消除紧张情绪，可以减轻疼痛强度，缓解焦虑，促进睡眠。

10.A　根据患者在睡眠时的表现，符合第Ⅰ时相睡眠的特征。

11~12.E、D　第Ⅳ时相时，患者极难唤醒，此时相患者全身松弛，无任何活动，体温、脉搏继续下降，呼吸缓慢均匀，体内分泌大量激素，组织愈合加快，可能发生遗尿和梦游。快波睡眠时患者很难唤醒，此时相患者眼肌活跃，眼球迅速转动，除眼肌外全身肌肉松弛，出现梦境，血压、心率、心排血量增加，肾上腺素大量分泌。

13.E　上述患者因小腿胫骨骨折行牵引术出现烦躁不安，精神紧张，难以入睡，因此护士应针对患者的不良心理反应做好心理护理，使其接受治疗。

14.C　肢体可轻微移动，但不能抬起为2级肌力。

15.C　患者肢体可在床上移动，但不能抬起，可判断肌力为2级。

16.B　1度活动能力是指患者需要使用设备或器械（如拐杖、轮椅）。该患者现已能借助拐杖行走，则其活动能力为1度。

第十章 营养与饮食

要点分析

本章内容较为重要，每年必考。近5年的考试先后考查了营养素的生理功能，治疗饮食和试验饮食，营养的评估，患者进食中的护理，鼻饲法插管要点、灌注食物要点，要素饮食的保存时间等。整体的考查偏重于知识的记忆和应用。对于本章的复习，考生应着重掌握营养素的生理功能，治疗饮食和试验饮食的适用范围，营养的评估，患者进食的护理，鼻饲法插管要点、灌注食物要点，要素饮食的护理等内容。本章记忆性内容较多，考生可结合"锦囊妙记"中的方法进行记忆。

考点纵览

一、人体的营养需要

（一）热能（掌握）

1. 热能单位　国际通用的热能单位为焦耳，即"Joule"或"J"。营养学使用最多的是千焦，即"kJ"；兆焦，即"MJ"。焦耳和卡之间的换算关系是：1J=0.239cal；1cal=4.184J。

2. 热能来源　能量来源于食物中的蛋白质、脂肪、糖类，因此称蛋白质、脂肪、糖类是产热营养素。它们在体内氧化时，实际供给热能分别是：**蛋白质为4kJ/g，脂肪为9kJ/g，糖类为4kJ/g**。

3. 热能供给量　中国营养学会推荐标准是我国成年男性的热能供给量为9.41~12.55MJ/d，成年女性的热能供给量为7.53~10.04MJ/d。热能摄入过多会导致肥胖。

（二）营养素（掌握）

1. 蛋白质

（1）生理功能

1）构成和修补人体细胞组织：蛋白质是构成和修补人体组织细胞的建筑材料，体内所有组织都含有蛋白质。

2）构成酶和激素的成分。

3）维持血浆胶体渗透压。

4）构成抗体。

5）供给热能。

（2）营养价值：构成蛋白质的二十余种氨基酸可分为两类：一类是**必需氨基酸**，它在人体内不能合成或合成不足，必须从食物中获得，共8种，即**亮氨酸、异亮氨酸、色氨酸、赖氨酸、蛋氨酸、苯丙氨酸、苏氨酸、缬氨酸**；另一类是非必需氨基酸，它能在人体内合成，食物也可以供给一部分。

（3）来源与供给量

1）蛋白质的食物来源：肉、水产品、蛋、奶及奶制品等来源于动物，它含有所有必需氨基酸故称为完全蛋白质食物。豆类、种子植物及干果类多来源于植物，它只含有部分必需氨基酸称为不完全蛋白质食物。其中，**黄豆**的蛋白质营养价值较高，因此将动物蛋白质与大豆蛋白质称为优质蛋白质。谷类蛋白质含量居中，根茎、蔬菜类蛋白质含量较低。

2）供给量：一般每日供给量男性65g，女性55g。生长发育期的儿童、青少年及孕妇、哺乳期妇女均需要较多蛋白质。

2.脂肪　脂肪富含热能，包括中性脂肪和类脂质。中性脂肪是由甘油和脂肪酸组成的，又称三酰甘油。类脂是溶于脂肪或脂肪溶剂的物质。脂肪中的脂肪酸又分为饱和脂肪酸和不饱和脂肪酸。不饱和脂肪酸中的亚油酸、亚麻酸、花生四烯酸在体内不能合成，必须由食物供给，故称必需脂肪酸。

（1）生理功能

1）供给和贮存热能。

2）构成身体组织：类脂质如磷脂、胆固醇是构成组织细胞的必需成分。

3）供给必需脂肪酸：必需脂肪酸有促进发育，维持皮肤和毛细血管健康，降低胆固醇及三酰甘油，防治冠心病的作用。

4）促进脂溶性维生素吸收。

5）保护脏器，维持体温。

6）增加饱腹感。

（2）来源与供给量

1）来源：烹调油、动物性食品和坚果类含脂肪量较高，如肉、蛋黄、乳类、花生、芝麻、核桃、豆类等。植物油所含的必需脂肪酸比动物油多，故植物油的营养价值较高。

2）供给量：**一般成人50g/d左右**。

3.糖类　糖类可分为：单糖、双糖和多糖。

（1）生理功能

1）供给热能：糖类是人们饮食中热量的主要来源。

2）构成神经和细胞。

3）保肝解毒：糖原贮备充足时，肝脏对化学毒物，如乙醇、砷等有较强的解毒能力。

4）节省蛋白质：摄取充足糖类能避免蛋白质分解生热，让进入人体的蛋白质用于建造身体组织。

5）抗生酮作用：缺乏糖类时脂肪氧化不完全形成酮体，酮体积聚体内过多可引起酮症酸中毒。

（2）来源与供给量

1）来源：主要来源是谷类和根茎类食品，如粮食、薯类含有大量淀粉；其次是各种食糖，如蔗糖、麦芽糖等。蔬菜、水果中含有少量单糖，是果胶、纤维素的主要来源。

2）供给量：80~120g/d左右。占总热能的50%~65%。

4.矿物质　矿物质也称无机盐，约占成人体重的40%。它包括除碳、氢、氧、氮以外的体内各种元素。人体矿物质一般分为两类：①**常量元素：包括钙、镁、钾、钠、磷、氯、硫7种**；②微量元素：包括铁、碘、铜、锌、锰、镍、钴、锡、硒、钼、铬、硅、氟、钒等。

（1）钙

1）生理功能：①是构成骨骼和牙齿的重要成分；②调节心脏和神经的传导以及肌肉的收缩；③**参与凝血过程**（☆）；④是多种酶的激活剂；⑤降低毛细血管和细胞膜的通透性。

2）来源与供给量：①来源：乳及乳制品、绿叶蔬菜、海带、虾皮、骨粉、豆类等。②供给量：一般成人800mg/d。

（2）铁

1）生理功能：①是合成血红蛋白、肌红蛋白与细胞色素A的主要成分；②参与氧的运输；③促进生物氧化还原反应；④构成某些呼吸酶的重要成分；⑤参与组织。

2）来源与供给量：①来源：**动物肝脏、黑木耳、紫菜、动物血、蛋黄、肉鱼禽类、绿叶蔬菜、豆类等**（☆）。②供给量：成年男性12mg/d，成年女性20mg/d。

（3）磷

1）生理功能：①是构成骨骼、牙齿及软组织的重要成分；②参与多种酶和辅酶的合成；③调节能量释放；④调节酸碱平衡；⑤促进物质活化。

2）来源与供给量：①来源：动、植物食品中；②供给量：成人720mg/d。

（4）碘

1）生理功能：①是构成甲状腺素的主要成分；②参与体内热能代谢；③促进生长发育。

2）来源与供给量：①来源：海盐及海产品，如紫菜、海带、海虾、淡菜中；②供给量：成人120μg/d。

（5）锌

1）生理功能：①促进生长发育和组织再生；②是许多金属酶的功能成分或活化剂；③促进食欲；④促进维生素A的代谢和生理功能；⑤促进性器官及性功能的正常发育；⑥参与免疫过程。

2）来源与供给量：①来源：肉、海产品、黄豆、紫皮萝卜、茄子、扁豆、坚果类等；②供给量：成年男性12.5mg/d，女性7.5mg/d。

小试身手　1~2题共用备选答案

A.钙　　　　　　　　B.磷　　　　　　　C.碘

D.锌　　　　　　　　E.铁

1.参与合成血红蛋白、肌红蛋白与细胞色素A的物质是

2.调节心脏和神经传导及肌肉收缩的物质是

5.维生素

（1）脂溶性维生素

1）**维生素A**：①生理功能：**保护夜视功能**，维持视紫红质合成速度，维护上皮细胞完整性，增强机体免疫力，促进生长。②来源与供给量：来源于动物肝脏、鱼肝油、奶及奶制品、蛋黄、胡萝卜等有色蔬菜。男性800μg RAE/d，女性700μg RAE/d。

2）**维生素D**：①生理功能：**调节体内钙、磷代谢**（☆），促进钙、磷吸收及骨骼钙化，有抗佝偻病作用。②来源与供给量：来源于海鱼、鱼肝油、动物肝脏、奶类、蛋黄等。成人供给量为10μg/d。

3）**维生素E**：①生理功能：是细胞的抗氧化剂，保护红细胞的完整性，参与DNA、辅酶Q的合成。②来源与供给量：来源于植物油、大蒜、洋葱、谷类、坚果类等。成人供给量为10mg/d；孕妇、乳母、45岁以上适当增加2~3mg/d。

4）**维生素K**：①生理功能：**合成凝血因子，促进血液凝固**（☆）。②来源与供给量：肠道细菌合成及绿色蔬菜、奶酪、动物肝脏、蛋黄、水果、大豆、谷类等食物中。成人供给量为80μg/d。

（2）水溶性维生素

1）维生素B_1：①生理功能：构成脱氢酶的辅酶，参加糖类代谢过程，调节神经系统功能。②来源与供给量：来源于谷类、豆类、干酵母、坚果类、动物内脏及蛋类。成人供给量男性为1.4mg/d；女性为1.2mg/d。

2）维生素B_2：①生理功能：有明显的氧化还原功能，是组成人体多种酶的辅酶成分，参加物质代谢过程的氢传递。②来源与供给量：来源于动物内脏、禽蛋类、奶类、豆类、新鲜蔬菜、螃蟹等。成人供给量男性为1.5mg/d；女性为1.4mg/d。

3）维生素PP：①生理功能：构成脱氢酶的辅酶，参与体内代谢过程，维持皮肤与神经的健康，促进消化系统功能，扩张小血管等。②来源与供给量：来源于动物肝脏、禽蛋类、豆类、酵母、花生、谷类等。成人供给量男性为12~17mg/d；女性为11~16mg/d；孕妇18mg/d；乳母21mg/d。

4）维生素B_6：①生理功能：是组成人体多种酶的辅酶成分，参与氨基酸的合成与分解代谢，参与合成某些神经递质，如：5-羟色胺、肾上腺素等。②来源与供给量：来源于瘦肉、肝脏、蛋黄、鱼类、蔬菜、奶类、整粒谷类、豆类等，肠道细胞丛可以合成一部分。成人供给量为1.4mg/d。

5）维生素B_{12}：①生理功能：提高叶酸利用率，促进红细胞发育和成熟。②来源与供给量：肠道细菌可以部分合成，食物来源于瘦肉、贝类、肝脏、禽类、蛋类、鱼类、发酵品、豆制品等。成人供给量为2.4μg/d。

6）叶酸：①生理功能：促进红细胞生成。②来源与供给量：最丰富的食物来源是动物肝脏，其次是深绿叶蔬菜、整粒谷类、豆类、酵母及肾脏等。成人供给量为400μg DFE/g。

7）维生素C：①生理功能：参与体内羟化反应，是胶原和细胞间质组成所必需的，促进类固醇激素、肾上腺素等合成，促进伤口愈合，有助于铁在胃肠道内吸收。②来源与供给量：**来源于柑橘类、番茄、草莓、猕猴桃、山楂、辣椒、甜菜等**

蔬菜和水果中。成人供给量为100mg/d。

> 锦囊妙记：脂溶性维生素可记为"ADEK"，其余为水溶性维生素。

小试身手（3~5题共用备选答案）

A.促进血液凝固　　　　　　　B.促进钙、磷吸收

C.促进红细胞生成　　　　　　D.保护红细胞的完整性

E.有助于铁在胃肠道

3.属于维生素C生理功能的是

4.属于维生素D生理功能的是

5.属于维生素K生理功能的是

6.水

（1）生理功能

1）构成人体组织：水是构成人体组织的重要成分，水分布在身体各组织中，维持人体细胞生理活动。成年男性体内含水约占体重的70%，婴幼儿体内含水约占体重的70%~80%。

2）运输营养物质及代谢产物：血液运送氧气等依赖水，体内排泄代谢产物尿酸、尿素等废物也靠血液运送到肾脏，随尿液排出体外。

3）调节体温：高热时多饮水，既可冲淡细菌、毒素和体内的代谢产物，又可增加尿量，促进细菌、毒素和体内代谢产物的排泄；同时，使血流量增加，通过出汗使体温下降。

4）溶解营养素和代谢产物。

5）维持消化吸收功能：消化液中约有90%是水。

（2）来源与供给量：主要来源于饮用水、饮料、主食、水果等。每天饮水量因为季节、气候、劳动强度和饮食情况而不同，<u>一般成人2~3L/d</u>（☆）。

二、医院饮食

（一）基本饮食（掌握）

1.普通饮食

（1）适用范围：消化功能正常、体温正常、病情较轻或疾病恢复期，不需要限制饮食的患者。

（2）饮食原则：营养平衡、美味可口、易消化、无刺激性的食物。应限制油炸、胀气食物。

（3）热能及用法：总热能供给为2200~2600Kcal/d，每日3餐，蛋白质70~90g/d，每日3餐。

2.软质饮食

（1）适用范围：消化功能较差、低热、咀嚼不便、老人、幼儿及术后恢复期患者。

（2）饮食原则：营养平衡，食物软、碎、烂，易消化、无刺激性、少油炸、少

油腻、少粗纤维的食物。如软饭、面条、切碎煮烂的肉和菜等。

（3）热能及用法：总热能供给为2200~2400Kcal/d，蛋白质60~80g/d，每日3~4餐。

小试身手 6.患者女，40岁。诊断为"伤寒"，拟住院2周，病情处于恢复期，应给予的饮食是

A.低糖饮食　　　　B.少渣饮食　　　　C.高膳食纤维饮食

D.高蛋白饮食　　　　E.要素饮食

3.半流质饮食

（1）适用范围：**消化功能不良、中等发热、口腔疾患、咀嚼不便及术后患者**。

（2）饮食原则：营养平衡、质细软、易消化、易咀嚼、易吞咽、纤维少、少食多餐。如粥、鸡蛋羹、面条、肉末、菜末、豆腐等。

（3）热能及用法：总热能供给为1500~2000Kcal/d，蛋白质50~60g/d，**每日5~6餐**。

4.流质饮食

（1）适用范围：**病情危重、高热、口腔疾患、大手术后及急性消化道疾患患者**（☆☆）。

（2）饮食原则：食物呈流体、易消化、易吞咽、无刺激性。如乳类、豆浆、稀藕粉、米汤、肉汁、菜汁、果汁等。流质饮食所含的热量和营养素不足，故只能短期应用。

（3）热能及用法：总热能供给为800Kcal/d左右，蛋白质40~50g/d，**每日6~7餐**，即：2~3小时1次、每次200~300ml。

（二）治疗饮食（熟练掌握）

1.高热量饮食

（1）适用范围：用于**甲状腺功能亢进症、大面积烧伤、肝炎、结核病**等热能消耗较高的患者及产妇等。

（2）饮食原则及用法：总热能供给为3000Kcal/d。在基本饮食的基础上加餐两次，可进食牛奶、豆浆、鸡蛋、藕粉、蛋糕及甜食等；如半流质或流质饮食者，可加奶油、巧克力等。

2.高蛋白饮食

（1）适用范围：用于长期消耗性疾病如**结核、恶性肿瘤、严重贫血及烧伤、营养不良**、低蛋白血症等患者，以及孕妇、乳母等。

（2）饮食原则及用法：总热能供给为2500~3000Kcal/d；蛋白质供给量为1.5~2.0g/（kg·d），但每日总量不超过120g。在基本饮食的基础上增加富含蛋白质的食物，如肉、鱼、蛋、乳、豆类等。

3.低蛋白饮食

（1）适用范围：用于限制蛋白质摄入的患者，如**急性肾炎、尿毒症、肝性脑病**等（☆☆）。

（2）饮食原则及用法：应多补充蔬菜和含糖高的食物，以维持正常热能供给，

<u>成人蛋白质供给量为40g/d</u>，根据病情酌情减至20~30g/d。肾功能不全的患者应摄入动物蛋白，忌用豆制品；肝性脑病患者应以摄入植物蛋白为主。

4.低脂肪饮食

（1）适用范围：用于高脂血症，肝、胆、胰疾患，动脉硬化、高血压、冠心病，肥胖症及腹泻等患者。

（2）饮食原则及用法：**脂肪摄入量＜50g/d，肝、胆、胰疾患患者＜40g/d**，尤其要限制动物脂肪的摄入。

5.低胆固醇饮食

（1）适用范围：用于高胆固醇血症、高脂血症、动脉硬化、高血压、冠心病等患者。

（2）饮食原则及用法：**胆固醇摄入量＜300mg/d**。禁用或少用胆固醇含量高的食物，如蛋黄、鱼子、动物内脏和脑、肥肉、动物油等。

6.低盐饮食

（1）适用范围：用于**心脏病、肝硬化有腹水、先兆子痫、高血压及水钠潴留**等患者（☆☆）。

（2）饮食原则及用法：<u>成人进**食盐量＜2g/d**</u>。禁食腌制品，如咸菜、咸肉、咸蛋、皮蛋、火腿、香肠及虾皮等。

7.无盐低钠饮食

（1）适用范围：同低盐饮食，尤其是水肿较重患者。

（2）饮食原则及用法

1）无盐饮食：除食物中自然存在的钠盐以外，烹调时不放食盐，饮食中的含钠量＜0.7g/d。

2）低钠饮食：除无盐外，还需要控制摄入食物中自然存在的含钠量，即＜0.5g/d。对进食无盐低钠饮食者，要禁用腌制品，还应禁用含钠多的食物和药物，如油条、挂面、汽水等含碱食品及含碳酸氢钠等药物。烹调时可用糖、醋、无盐酱油、少钠酱油等作为调味品及调色品。

> 锦囊妙记：治疗饮食的种类，考生可进行总结归纳：肾脏疾病除肾病综合征为高蛋白饮食以外，其余肾脏疾病均为低蛋白、低盐饮食；心血管系统疾病为低盐、低脂或低胆固醇饮食；胃肠道疾病为低脂饮食。

小试身手 7.患者，男性，60岁，患慢性肺源性心脏病，为减轻其心脏负担，饮食宜采用

A.高蛋白   B.低脂肪   C.低盐

D.少渣   E.低胆固醇

小试身手 （8~10题共用题干）

患者男，52岁，右心功能不全伴双下肢轻度水肿。

8.该患者应选用的饮食是

A.高热量饮食   B.高蛋白饮食   C.低盐饮食

D.低脂肪饮食　　　　　　E.无盐低钠饮食

9.对该饮食要求描述正确的是

A.食盐的总量限制在＜2g/d

B.可以少量食用腌制品

C.摄入的蛋白质总量为 1.5~2.0g/（kg·d）

D.脂肪总量＜50g/d

E.除食物中自然含钠量外，不放食盐烹饪

10.该患者禁食的食物是

A.豆制品　　　　　　B.鸡蛋　　　　　　C.香肠

D.牛奶　　　　　　　E.鱼

11.半月后，患者双下肢水肿严重，该患者应禁食的食物**不包括**

A.油条　　　　　　　B.挂面　　　　　　C.皮蛋

D.馒头　　　　　　　E.汽水

8.高纤维饮食

（1）适用范围：用于便秘、肥胖、高脂血症、糖尿病等病人。

（2）饮食原则：饮食中多含食物纤维，如韭菜、芹菜、卷心菜、粗粮、豆类、竹笋等。

9.少渣饮食

（1）适用范围　用于伤寒、痢疾、腹泻、肠炎、食管胃底静脉曲张、咽喉部及消化道手术的病人。

（2）饮食原则　食物中少含食物纤维，不用强刺激调味品及坚硬、带碎骨的食物；肠道疾患少用油脂。

（三）试验饮食（熟练掌握）

1.胆囊B超检查饮食（☆☆）

（1）适用范围：用于行造影检查胆囊、胆管、肝胆管有无结石、慢性炎症。

（2）方法及注意事项：做胆囊造影检查**前1日中午进食高脂肪餐**，以刺激胆囊收缩和排空，有助于显影剂进入胆囊。**前1日晚餐进无脂肪、低蛋白、高糖类饮食**，晚餐后服造影剂，禁食、水、烟至次日上午。**检查当日早晨禁食，第1次X线摄片后，胆囊显影良好，可进高脂肪餐**。30~45分钟后，第2次B超检查，若效果不明显，可再等待30~45分钟后再次检查。

2.肌酐试验饮食

（1）适用范围：用于协助检查、测定肾小球滤过功能。

（2）方法及注意事项：总共3天。试验期间禁食肉、禽、鱼类，忌饮咖啡及茶，全日主食供给＜300g、蛋白质供给＜40g，以排除外源性肌酐的影响。植物油、蔬菜、水果不限，热量不足时可提供甜点、藕粉等。第3天测内生肌酐清除率及血肌酐含量。

3.甲状腺摄[131]I试验饮食

（1）适用范围：用于协助检查甲状腺功能。

（2）方法及注意事项：试验期间忌用含碘高的食物，**如海带、海蜇、海米、鱼、虾、淡菜、紫菜、卷心菜、加碘食盐等**（☆☆☆）。禁用含碘药物及对甲状腺功能测定有影响的药物，如禁止用碘做局部皮肤消毒。**试验期为两周**（☆），两周后做甲状腺摄^{131}I功能测定。

> 锦囊妙记：甲状腺摄^{131}I测定饮食禁忌的食物均为含碘较高的海产品。

小试身手 12.下列属于试验饮食的是

A.流质饮食　　　　B.低蛋白饮食　　　　C.要素饮食

D.隐血试验饮食　　E.普通饮食

小试身手 13.患者，男性，35岁，因怀疑胃十二指肠溃疡出血入院，试验前3天该患者可进食

A.动物血　　　　　B.猪肝　　　　　　　C.肉类

D.豆制品　　　　　E.绿色蔬菜

小试身手 14.患者需做^{131}I试验，护士应嘱咐患者**禁食**

A.肉类　　　　　　B.动物血　　　　　　C.绿色蔬菜

D.动物肝脏　　　　E.海带

三、饮食护理

（一）营养的评估（掌握）

1.饮食习惯评估　一般饮食型态，补充品的使用包括种类、剂量、服用时间，既往饮食调配成功或不成功的经验。

2.影响因素评估

（1）生理因素

1）年龄不同，对食物的需求有所差异，如婴幼儿、青少年正处于生长发育期，需要摄入足够的蛋白质、各种维生素及微量元素；老年人的新陈代谢速度减慢，热能的需要量在逐渐减少，但是对钙的需要量却较成年人增加。

2）活动量大的人所需热能和营养素的量，一般高于活动量小的人。

3）身材高大、魁梧的人，热能和营养素的需求量大。

4）妊娠和哺乳期妇女对热能和营养素的需求量明显增加，饮食习惯也会改变。

（2）病理因素

1）疾病：如疾病本身即可引起食欲缺乏、消化吸收不良而影响食物摄取。疾病可以给患者带来焦虑、悲哀情绪加之疼痛等因素均可以使患者食欲不佳。某些高代谢疾病、消耗性疾病等，营养需求量也高于平时。

2）食物过敏：有些患者对特定食物过敏常与免疫因素有关，如食用虾、蟹等海产品后出现荨麻疹、腹痛、腹泻、哮喘等变态反应，则对营养素摄取和吸收造成影响。

3）不耐受：通常是对特定食物的习惯性厌恶。也可以是体内某种特定酶的遗

传缺陷而引起对食物的色素、添加剂等不耐受，导致食入后出现腹泻等不良反应。

（3）心理、社会、文化因素：心情舒畅，会促进食欲。不良情绪，如焦虑、忧郁、悲哀可引起交感神经兴奋，抑制胃肠蠕动和消化液分泌，使人无食欲，甚至畏食。

（4）药物：①有些药物可对胃黏膜有刺激作用，从而影响食欲，如非肠溶性红霉素。②有些药物可增加食欲，如盐酸赛庚啶。③有些药物影响营养素的吸收，如苯妥英钠可干扰维生素C的吸收和代谢。

3.身体评估

（1）根据身高、体重、皮褶厚度，进行营养状况评估。

1）身高和体重：身高和体重可综合反映蛋白质、热能、矿物质及微量元素的摄入、利用、贮存等情况。

我国常用的标准体重计算公式：

男性：标准体重（kg）=身高（cm）-105

女性：标准体重（kg）=身高（cm）-105-2.5

实测体重与标准体重加减10%以内为正常范围；增加10%~20%为超重；**超过20%为肥胖；减少10%~20%为消瘦；低于20%以上为明显消瘦**（☆）。

小试身手 15.患者，男性，28岁，身高175cm，体重76kg，其体重范围属于

A.正常体重　　　　　　B.消瘦　　　　　　C.明显消瘦

D.肥胖　　　　　　　　E.过重

近年还常计算**体质指数（BMI），即体重（kg）/身高的平方（m^2）**。按中国标准：**正常范围为18.5~23.9，BMI<18.5为消瘦，BMI≥24为超重，BMI≥28为肥胖**。

2）皮褶厚度：又称皮下脂肪厚度简称皮脂厚度。常用测量部位为肱三头肌部，其标准值为：男性12.5mm，女性16.5mm。

（2）通过毛发、皮肤、指甲、骨骼和肌肉等方面评估护理对象的基本营养状况。

4.生化评估　通过血液、尿液等标本的生化检验，测定机体内各种营养素水平或代谢产物的含量。如血清三酰甘油、胆固醇、总蛋白、清蛋白、钙、铁、锌等测定。

（二）患者饮食护理措施（掌握）

1.患者饮食的管理　患者入院后，负责医师根据患者的病情开出饮食医嘱，护士按照饮食医嘱的种类填写饮食通知单，送交营养室负责订餐人员，以保证无论何时入院都能按时就餐。同时将饮食种类填写在患者的床头或床尾卡上，便于饮食的分发。

2.患者进食前的护理

（1）进行饮食健康宣教。

（2）提供舒适进餐环境

1）进食前询问排便需要，排便后立即移去便器、开窗通风、去除不良气味。

2）进食前暂时停止非紧急治疗、检查和护理工作。

3）尽量去除不舒适因素，如疼痛、体位不当时，给予止痛、调整体位及局部按摩等。

4）协助或督促患者洗漱，必要时行口腔护理，以促进食欲。

5）对于病情较轻患者，有条件可以安排病房餐厅就餐，集体就餐便于与病友沟通，在和谐的气氛中进餐，可以促进食欲；在病房进餐者同室有危重患者时，应以屏风遮挡。

6）对于病情较重患者要协助采取舒适的进餐姿势，取坐位或半坐位时放置床上桌及餐具；卧床患者协助侧卧或仰卧使头偏向一侧，并予以适当支托。

7）必要时经患者同意，胸前围餐巾，嘱患者作好进餐准备。

3.患者进食中的护理

（1）巡视、观察患者进食情况，检查是否按医嘱要求进食，如治疗饮食、试验饮食实施和落实情况。家属带来的食物，护士需要查看是否符合治疗原则，可食用的必要时协助加温。

（2）对禁食或限量饮食的患者，要及时检查医嘱落实情况，避免出现差错影响治疗、检查及护理。

（3）在不影响患者进食情况下，进行饮食健康教育。护士应有目的、有针对性、及时地解答患者在饮食方面的问题，纠正不良饮食习惯及不遵守医嘱的饮食行为。

（4）鼓励卧床患者自行进食，将食物、餐具等放在方便取放的位置，必要时护士给予协助。需要喂食的患者，应按照其进食习惯、次序与方法等耐心喂食。每次喂食量及速度要适中，温度适宜，饭与菜、固体与液体食物应轮流喂食（☆☆）。进食流质饮食的患者，可使用吸管。

小试身手 16.协助患者进餐时，**不妥的是**

　A.将食物、餐具放在方便取的位置　　B.鼓励长期卧床的患者自行进食
　C.对视力障碍者告知食物内容　　　　D.喂食的量及速度适中
　E.要先喂固体食物、后喂液体食物

（5）对双目失明或双眼被遮盖的患者还要告知喂食内容以增加进食兴趣，促进消化液分泌。患者要求自行进食时，可按照时钟平面图放置食物，并告知摆放食物名称及方向，利于患者自行摄取。

4.患者进食后的护理

（1）对不能自理的患者进食后及时撤去餐具，整理床单位。协助洗手、漱口，必要时为患者做口腔护理。

（2）根据需要写好护理记录。

（3）对暂时禁食或延迟进食等特殊需求患者作好交接班。

四、特殊饮食护理

（一）管饲饮食（熟练掌握）

管饲法是通过导管将营养丰富的流质饮食或营养液、水和药物注入胃内或空肠

内的方法。适用于**昏迷患者、消化道肿瘤、食管狭窄、颅脑外伤以及其他不能由口进食者**（☆☆）。

1.鼻饲法插管要点

（1）向患者讲解操作目的、过程及配合方法。

（2）插管长度：一般成人插入长度为**45~55cm**。

（3）经鼻腔插管**插入10~15cm**即咽喉部时，**嘱患者做吞咽动作**。可随吞咽动作边咽边插，也可饮用少量温开水以助鼻饲管顺利进入胃内。

（4）插管过程出现**恶心、呕吐**症状时，**可暂停插入**，嘱患者深呼吸；若出现**咳嗽、呼吸困难、发绀**等现象时，表明插入气管，**应该立即拔出**（☆☆），休息后重新插管。当插管不畅时，要检查胃管是否盘绕在口咽部，此时可将胃管拔出少许，再重新插管。

小试身手 17.插胃管时患者出现呛咳、发绀，护士应

A.立即拔出胃管　　　　　　　　　B.嘱患者深呼吸

C.指导患者做吞咽动作　　　　　　D.稍停片刻重新插入

E.继续插入

（5）昏迷患者在插管前取去枕平卧位，插管时将患者的头后仰，避免胃管误入气管。当胃管插至会厌部，即10~15cm时，将患者的头部托起，使下颌靠近胸骨柄，**以增大咽喉部通道的弧度**（☆☆☆），便于胃管顺利通过会厌部。

小试身手 18.为昏迷患者插胃管时，当胃管插至14~16cm时托起患者头部靠近胸骨柄，这样做的目的是

A.避免恶心、呕吐　　　　　　　　B.减轻患者痛苦

C.以免损伤食管黏膜　　　　　　　D.增大咽喉部通道的弧度

E.使咽部肌肉放松

小试身手 19.关于鼻饲的操作方法，**错误**的是

A.每次鼻饲量不超过200ml

B.每次灌注前应检查胃管是否通畅

C.每次鼻饲前注入少量温开水，证实胃管是否在胃内

D.药品研碎溶解后灌入

E.拔管应夹紧胃管末端快速拔出

（6）确认胃管位置的方法

1）注射器连接胃管末端**抽吸胃液时**，有胃液被抽出。

2）将听诊器置于患者胃部，**用空注射器快速向胃管内注入空气10ml**，能够听到气过水声。

3）呼气时，将胃管末端置于盛水的治疗碗内，**未见气泡逸出**（☆☆）。

2.灌注食物要点

（1）确认胃管在胃中，即可胶布固定胃管于鼻翼及颊部，防止胃管移动或滑脱。

（2）每次灌注食物和药物前均要确认胃管在胃中，并注入少量温开水。

（3）每次**鼻饲量不超过200ml，间隔时间不少于两小时。鼻饲液温度在38℃~40℃左右**（☆☆☆）。

（4）每次抽取鼻饲液注射器脱离胃管末端时，要折叠胃管末端，防止空气进入胃内造成腹胀。

（5）**鼻饲完毕，再注入少量温开水冲洗胃管**（☆☆☆），避免胃管腔内有残余鼻饲液。

（6）鼻饲后将胃管盖帽，纱布包好并用橡皮圈或调节夹系紧。

（7）协助患者清洁口腔、鼻腔，整理床单位，嘱患者保持原卧位20~30分钟。**长期鼻饲患者，每日进行2次口腔护理**。

（8）整理用物，洗手。记录插管时间、患者反应、鼻饲液种类及量等。

3.拔胃管要点

（1）停止鼻饲或长期鼻饲需要更换胃管时，需要拔管。长期鼻饲者应定期更换胃管，**乳胶胃管每周更换1次，硅胶胃管每月更换1次**。

（2）更换胃管时应该在**当天晚上最后1次灌注食物后拔管，次日晨从另一侧鼻孔插管**。

（3）拔管前，揭开固定胃管胶布，夹紧胃管末端，放在弯盘内，以防管内液体反流。

（4）用纱布包裹鼻孔处胃管，**在患者深呼气时拔管**，拔管至咽喉处时，宜快速拔出，以免胃管内残留液体流入气管。

（二）要素饮食（了解）

要素饮食又称元素饮食，是一种化学精制食物，含有人体所需、易于吸收的营养成分。其主要特点是由无渣小分子物质组成，不含纤维素，不需经过消化过程，可直接被肠道吸收，且营养全面，营养价值高。

1.目的　用于临床营养治疗，可以提高不能经口进食、消化道瘘、手术前后营养支持、非感染性严重腹泻、严重烧伤、消化吸收不良、营养不良等患者的营养水平及能量与氨基酸的摄入。

2.实施　每一种要素饮食具体的营养成分、浓度、用量、滴入速度，应根据病情由医师、营养医师、护士共同评估。根据评估后的营养需求量，配制适当浓度和剂量的要素饮食或选用现成制品。其途径有口服、鼻饲、经胃或空肠造瘘口滴入等。护士配制要素饮食前要洗手，配制器要进行消毒处理，**配制液需要保存在4℃以下冰箱内冷藏，配制好的要素饮食应保证于24小时内用完**（☆☆），放置时间过长容易变质。一般的供给方法有：

小试身手 20.在无菌环境下配置的营养液可保存

A.4小时　　　　　　　B.6小时　　　　　　　C.12小时

D.24小时　　　　　　 E.48小时

（1）口服法：开始剂量每次50ml，逐渐增加至每次100ml，依据病情6~10次/天，可添加柑橘汁、菜汤等。

（2）鼻饲、胃造瘘或空肠造瘘口法

1）分次注入：将配制的要素饮食或现成制品通过鼻饲管、胃造瘘管注入胃内，4~6次/天，每次250~400ml。主要用于非危重患者。此种方法操作方便，费用较低。但容易引起恶心、呕吐、腹胀、腹泻等胃肠道不良反应。

2）间歇滴入：将配制的要素饮食或现成制品放入有盖的吊瓶中，经输入管滴入，4~6次/天，每次400~500ml，每次滴入时间为30~60分钟。

3）连续滴入：用具与间歇滴入相同。可12~24小时内持续滴入。速度宜从40~60滴/分开始，逐渐增加至120ml/h，最高可达到150ml/h。

3.护理

（1）配制要素饮食时，应严格遵守无菌操作原则，配制用物均需灭菌后方可使用。

（2）保持鼻饲及造瘘管道通畅，注意管喂前后应用温开水或生理盐水冲洗管腔，防止食物滞留在管腔而腐败变质或堵塞管腔。

（3）保持溶液温度，要素饮食口服温度是37℃；鼻饲或造瘘管滴入液温度以38~40℃为宜。

（4）给要素饮食一般原则是由低浓度、小剂量、慢速度开始，等待患者可以耐受未出现不良反应后，逐渐增加浓度、剂量和注入速度。长期使用要素饮食者，需要补充维生素、矿物质及微量元素。

（5）管喂要素饮食过程中，加强对患者的巡视，如出现恶心、呕吐、腹胀、腹泻等症状时应查找原因，轻度反应者可适当调整浓度、剂量、温度和注入速度。重度反应者可暂停管喂。

（6）停用要素饮食时，需要逐渐减量，不可突然停用，否则会出现心慌、脉速、出汗、乏力等低血糖症状。

参考答案

1.E　2.A　3.E　4.B　5.A　6.B　7.C　8.C　9.A　10.C　11.D　12.D　13.D　14.E　15.A　16.E　17.A　18.D　19.C　20.D

答案与解析

1.E　铁是合成血红蛋白、肌红蛋白与细胞色素A的主要成分。

2.A　钙的生理功能包括：①是构成骨骼和牙齿的重要成分。②调节心脏和神经的传导以及肌肉的收缩。③参与凝血过程。④是多种酶的激活剂。⑤降低毛细血管和细胞膜的通透性。

3~5.E、B、A　维生素C有助于铁在胃肠道内吸收；维生素D可调节体内钙、磷代谢，促进钙、磷吸收；维生素K可合成凝血因子，促进血液凝固。

6.B　伤寒病人肠壁有溃疡，应给予少渣饮食，减少对肠壁的刺激。

7.C　该患者为心脏病患者，因此摄入低盐饮食，减轻水钠潴留。

8~11.C、A、C、D　右心功能不全伴双下肢轻度水肿的患者应低盐饮食，成人进食盐量＜2g/d。禁食腌制品，如咸菜、咸肉、咸蛋、皮蛋、火腿、香肠及虾皮等。

12.D　试验饮食是指在特定的时间内，通过对饮食内容的调整来协助诊断疾病或确保实验室检查结果准确的一种饮食。它包括胆囊造影饮食、肌酐试验饮食和甲状腺摄^{131}I试验饮食。

13.D　潜血试验前3天禁食肉类、肝类、血类食品，含铁剂药物及大量绿色蔬菜等，以免产生假阳性反应。

14.E　摄碘试验期间，忌用含碘高的食物，如海带、海蜇、海米、鱼、虾、淡菜、紫菜、卷心菜、加碘食盐等。

15.A　根据上述公式，该患者的标准体重为70kg（175－105），其正常范围为70±70×10%，即63－77kg。

16.E　需要喂食的患者，每次喂食量及速度要适中，温度要适宜，饭与菜、固体与液体食物应轮流喂食。

17.A　插胃管时，若患者出现咳嗽、呼吸困难、发绀等现象时，表明插入气管，应该立即拔出，休息后重新插管。

18.D　昏迷患者插胃管时，可将患者的头后仰，避免胃管误入气管。当胃管插至会厌部，即15cm时，将患者的头部托起，使下颌靠近胸骨柄，以增大咽喉部通道的弧度，便于胃管顺利通过会厌部。

19.C　每次灌注食物和药物前均要抽吸胃液，以确认胃管在胃中，同时注入少量温开水润滑胃管。

20.D　配制液需要保存在4℃以下冰箱内冷藏，24小时内有效。

第十一章 排 泄

本章内容非常重要，每年必考。近5年的考试先后考查了尿液的评估，常见的排尿异常，尿失禁和尿潴留患者的护理，导尿术的目的、方法和护理，膀胱冲洗的滴速，尿标本的收集，粪便的评估，大量不保留灌肠的实施，保留灌肠的实施，肛管排气的实施，粪标本的采集等。整体考查偏重于知识的记忆和应用。对于本章的复习，考生应着重掌握尿液的评估，常见的排尿异常，尿失禁和尿潴留患者的护理，导尿术的目的、操作要点和留置导尿的护理，膀胱冲洗的滴速和冲洗瓶的高度，尿标本的收集，粪便的评估，大量不保留灌肠的实施，保留灌肠的实施，肛管排气的实施，粪标本的采集等内容。本章记忆性内容较多，考生可结合"锦囊妙记"的方法进行记忆。

考点纵览

一、排尿的护理

（一）概述（了解）

1.泌尿系统的解剖结构与生理功能

（1）泌尿系统的解剖结构

1）肾脏：肾脏位于腹膜后紧贴腹后壁，脊柱两侧，在第12胸椎至第3腰椎之间。通常右肾位置略低于左肾。每个肾由约100万（80万~110万）个肾单位组成。每个肾单位由肾小球和肾小管两部分组成。血液通过肾小球滤过作用生成原尿，再通过肾小管重吸收和分泌作用产生终尿，经肾盂排向输尿管。

2）输尿管：输尿管左、右各一，有**3个狭窄：起始部、跨骨盆入口缘及穿膀胱壁处**。输尿管结石常嵌顿在狭窄处。

3）膀胱：膀胱是有伸展性的囊状肌性器官，位于耻骨联合的后方，小骨盆内。膀胱尿液充盈时可以在耻骨联合上缘行膀胱穿刺等。膀胱排尿时靠膀胱逼尿肌收缩来协助完成。

4）尿道：男性尿道长18~20cm左右，有3个狭窄：尿道内口、膜部、尿道外口；两个弯曲：耻骨前弯、耻骨下弯。**耻骨前弯是可以改变的弯曲，当阴茎上提时耻骨前弯消失**。耻骨下弯是不可以改变的弯曲。女性尿道长4~5cm，尿道外口位于阴蒂下方，其解剖特点是：较男性尿道短、直、粗，有扩张性。因为与阴道、肛门相邻容易发生尿路感染。

（2）泌尿系统的生理功能

1）肾脏：①排出机体内大部分代谢终产物；②调节细胞外液量和渗透压；③保留体液中的重要电解质，维持酸碱平衡。

2）输尿管：通过输尿管平滑肌蠕动波和重力作用，将尿液由肾脏输送至膀胱。

3）膀胱：主要生理功能是贮存和排泄尿液。

4）尿道：主要生理功能是将膀胱的尿液排出体外。男性尿道还与生殖系统功能有关。

2.尿的排放过程　持续不断进入肾盂的尿液被输送到输尿管。输尿管通过周期性蠕动将尿液送到膀胱。膀胱的排尿是间歇进行的。排尿活动是一种受大脑皮质控制的反射活动。当膀胱内尿量充盈到成人约400~500ml时，膀胱壁的牵张感受器受到压力刺激而兴奋并产生排尿欲。

大脑皮质等排尿反射高位中枢能控制排尿反射活动。小儿大脑发育未完善，对初级中枢的控制能力较弱，所以小儿排尿次数多，且易发生夜间遗尿现象。

（二）排尿活动的评估（掌握）

1.影响正常排尿因素的评估

2.对尿液的评估

（1）次数：一般成人日间排尿3~5次，夜间排尿0~1次。每次排尿间隔＜1.5小时或＞12小时时应予以重视。

（2）尿量：正常成人每次尿量200~400ml，24小时尿量1000~2000ml，平均1500ml左右。24小时尿量＜400ml或每小时尿量＜17ml，称为少尿。24小时尿量＜100ml或12小时无尿液产生，称为无尿。24小时尿量＞2500ml或12小时无尿液产生，称为多尿（☆☆☆）。

锦囊妙记：考生在记忆异常尿量时，可将儿科护理学、外科护理学中的内容结合起来记忆。上述尿量异常是指成人，而小儿尿量异常是指：学龄前儿童少于300ml，婴幼儿少于200ml，即为少尿；每日尿量少于50ml为无尿。除此之外，考生还需知道夜尿增多是指每晚尿量大于750ml。

小试身手（1~2题共用备选答案）

A.24小时尿量1000~2000ml　　　　B.24小时尿量大于2500ml

C.24小时尿量少于400ml　　　　　D.24小时尿量小于100ml

E.24小时尿量小于17ml

1.少尿是指

2.无尿是指

（3）颜色：正常尿液由于尿胆原和尿色素所致颜色呈淡黄色或深黄色。

小试身手 3.对尿液颜色描述正确的是

A.胆红素尿呈棕红色　　　　　　　B.乳糜尿呈乳白色

C.溶血反应的尿液呈红色　　　　　D.脓尿呈酱油色

E.正常尿液呈黄褐色

1）血尿：血尿颜色的深浅，与尿中红细胞含量有关，尿液中含大量红细胞时呈洗肉水色。血尿见于急性肾小球肾炎，输尿管结石，泌尿系统肿瘤、结核及感染等。

2）**血红蛋白尿**：大量红细胞在血管内破坏，形成血红蛋白尿，呈**浓红茶色或酱油色**，隐血试验呈阳性。见于输入**血型不合血液后的溶血**（☆☆☆）、恶性疟疾及阵发性睡眠性血红蛋白尿症等。

小试身手 4.酱油色尿多见于

A.丝虫病　　　　　　B.急性溶血　　　　　　C.阻塞性黄疸

D.肝细胞性黄疸　　　E.肾癌

3）**胆红素尿**：胆红素尿呈**深黄色或黄褐色**（☆☆），振荡尿液后出现的泡沫也呈黄色。见于**阻塞性黄疸**及肝细胞性黄疸。

4）**乳糜尿**：因其尿中含有淋巴液，故**尿液呈乳白色**。见于**丝虫病**。

小试身手 5.尿颜色与疾病相符的一项是

A.急性肾小球肾炎患者的尿液呈浓茶色

B.恶性疟疾患者的尿液呈白色浑浊

C.阻塞性黄疸患者的尿液呈黄褐色

D.丝虫病患者的尿液呈洗肉水色

E.尿道化脓性炎症患者的尿液呈乳白色

（4）透明度：新鲜尿液澄清、透明。放置后的尿液可出现微量絮状沉淀物或浑浊，是黏蛋白、核蛋白、盐类及上皮细胞等凝结而成的。新鲜尿液若出现浑浊有以下情况：

1）正常情况：尿液中含有大量的尿盐，尿液冷却后出现微量絮状沉淀物，使尿液浑浊。但给尿液加热、加酸或加碱后，尿盐即可溶解，尿液澄清。

2）异常情况：当尿液中含有大量脓细胞、红细胞、上皮细胞、细菌或炎性渗出物时，新鲜尿液即可呈白色絮状浑浊。但给尿液加热、加酸或加碱后，尿液浑浊度不变，常见于泌尿系统感染。

（5）气味：尿液久置后，尿素分解产生氨，故有氨臭味。若新鲜尿液就有**氨臭味，可怀疑有泌尿系统感染**，若有烂苹果味，可怀疑有糖尿病酮症酸中毒。（☆☆）。

（6）比重：成人在正常情况下，尿比重波动在1.015~1.025之间，一般情况尿比重与尿量成反比。

（7）pH：一般尿液pH为4.5~7.5，平均值为6.0。

3.常见的异常排尿

（1）膀胱刺激征：膀胱刺激征的主要症状是**尿频、尿急、尿痛**。

小试身手 6.可出现尿频、尿急、尿痛症状的是

A.膀胱造瘘　　　　　B.妊娠压迫　　　　　　C.膀胱炎症

D.膀胱结核　　　　　E.急性肾炎

（2）**尿潴留**：尿潴留指尿液制造功能正常，但大量尿液蓄积在膀胱内无法自主排出的状态。尿潴留时膀胱高度膨胀，膀胱容积可增至3000~4000ml，膀胱尖可至脐部。其症状是**下腹部胀痛，排尿困难**。查体可见耻骨上膨隆，扪及囊样包块，有

<u>压痛，叩诊呈实音。</u>

（3）尿失禁（☆☆☆）：尿失禁指排尿失去意识控制或不受意识控制，膀胱内的尿液不自主地流出。

1）**持续性尿失禁**：即膀胱内有存尿则会不自主地流出，使膀胱处于空虚状态。

2）**充溢性尿失禁**：即膀胱内有大量的尿液，当充盈达到一定压力时，即可不自主溢出少量尿液。膀胱内压力降低时，排尿立即停止，但膀胱仍呈胀满状态尿液不能排空。

3）**压力性尿失禁**：即当咳嗽、打喷嚏、大笑或运动时腹肌收缩，腹内压升高，使尿液不自主地少量流出。

4）**急迫性尿失禁**：由于膀胱局部炎症、出口梗阻的刺激，使病人反复**低容量不自主排尿，常伴有尿频和尿急**；或由于大脑皮质对脊髓排尿中枢的抑制减弱，引起**膀胱逼尿肌不由自主收缩或反射亢进**。主要原因包括**下尿路感染**、前列腺增生症及子宫脱垂、脑血管意外、脑瘤及帕金森病等。

（三）排尿异常患者的护理（掌握）

1.尿潴留患者的护理

（1）心理护理及健康指导。

（2）提供隐蔽的排尿环境。

（3）调整排尿的体位和姿势：酌情协助卧床患者取适当体位，如扶卧床患者略抬高上身或坐起时鼓励患者身体前倾，以手加压腹部以增加腹内压。

（4）诱导排尿：利用某些条件反射诱导排尿，如：听细细的流水声；用温水冲洗会阴或温水坐浴。

（5）热敷、按摩：热敷下腹部及用手按摩下腹部，可放松肌肉，促进排尿。切记不可强力按压，以防膀胱破裂。

（6）<u>经上述处理仍不能解除尿潴留时，遵医嘱可</u>**采用导尿术**。

2.尿失禁患者的护理

（1）心理支持。

（2）减轻诱因：如压力性尿失禁，应当积极预防和治疗咳嗽等，尽量避免打喷嚏、大笑等腹肌收缩，腹内压升高的动作。

（3）皮肤护理：对尿失禁患者可经常用温水清洗会阴部皮肤，勤换衣裤、床单、中单、尿垫等以保持局部皮肤清洁干燥，减少尿液对局部皮肤的刺激及异味。根据皮肤情况，定时按摩受压部位，防止压疮的发生。

（4）体外引流：必要时应用接尿装置体外引流尿液。

（5）重建正常的排尿功能

1）摄入适当的液体：如病情允许，指导患者每日白天摄入液体2000~3000ml。多饮水可以增加对膀胱的刺激，促进排尿反射的恢复，还可预防泌尿系统感染。

2）训练规律的排尿习惯：向患者及家属说明训练的目的、方法和所需的时间以取得患者和家属的配合。初始时每1~2小时使用便器一次，以后间隔时间逐渐延长，以促使排尿功能的恢复。使用便器时，用手按压膀胱，协助排尿，注意用力要适度。

3）肌肉力量的锻炼：**指导患者进行骨盆底部肌肉的锻炼，以增强控制排尿的能力**。

（6）导尿术：对长期尿失禁的患者，可行留置导尿术。

（四）与排尿有关的护理技术（熟练掌握）

1.导尿术 导尿术是指在严格无菌操作下，将导尿管经尿道插入膀胱引流尿液的方法。

（1）目的（☆☆）

1）为尿潴留患者，引出尿液，解除痛苦。

2）为手术患者术前及术中排空膀胱，以避免误伤膀胱或术后膀胱减压。

`小试身手` 7.解除非尿路梗阻所致的尿潴留，**不适合**首先采用

　　A.下腹部热敷　　　　　　　B.按摩下腹部　　　　　　C.听流水声

　　D.温水洗外阴　　　　　　　E.导尿术

`小试身手` 8.患者，女性，6岁，患子宫肌瘤拟行子宫肌瘤切除术，术日晨，护士为其插导尿管，请问其目的是

　　A.避免术中误伤　　　　　　　　　　B.避免术后出现尿潴留

　　C.保护肾脏　　　　　　　　　　　　D.记录尿量，观察病情变化

　　E.避免术中出现尿失禁

3）协助诊断。如：留取未受污染的尿液做尿细菌培养；了解危重及休克患者尿量，观察肾脏功能；测量膀胱容量、压力及检查残余尿容量，鉴别无尿及尿潴留；进行膀胱及尿道造影等。

4）为膀胱肿瘤患者进行膀胱内注入药物进行化疗。

`小试身手` 9.为休克患者留置导尿管的目的是

　　A.引流尿液，减轻痛苦　　　　　　B.保持会阴部清洁干燥

　　C.协助诊断　　　　　　　　　　　D.记录尿量，观察病情变化

　　E.训练膀胱功能

`小试身手` 10.休克病人留置导尿管最主要的目的是

　　A.保持床单位清洁干燥，使病人舒适

　　B.引流尿液，促进有毒物质的排泄

　　C.收集尿标本，做细菌培养

　　D.避免尿液潴留在膀胱内

　　E.测尿量及比重，了解肾血流灌注情况

（2）实施

1）护士着装整齐，洗手、戴口罩、检查无菌用物有效日期、携带用物、推车至病房。

2）为患者准备屈膝仰卧位、两腿略外展、暴露外阴，注意为患者保暖和保护患者自尊。

3）小橡皮单、治疗巾垫于臀下，以保护床单。准备进行外阴初步消毒。

4）女性导尿操作要点：①一手戴手套，一手持止血钳，用止血钳夹取消毒液浸泡后的棉球，依次初步消毒阴阜、大阴唇、小阴唇和尿道口。其顺序是<u>由外向内，自上而下</u>，注意止血钳不可触及肛门。②在患者两腿之间，按无菌操作技术打开无菌导尿包。注意嘱咐患者保持屈膝仰卧位，以免无菌区域被污染。③戴无菌手套、铺洞巾、按操作程序排列好物品。润滑导尿管前端，以减轻导尿管对尿道黏膜的刺激及减少插管时的阻力。④一手拇指、示指分开并固定小阴唇，另一手持止血钳夹取消毒液浸泡的棉球消毒尿道口、两侧小阴唇、再次消毒尿道口。污染棉球置于床尾弯盘内。注意每个棉球限用一次，避免已经消毒的部位被污染。<u>其消毒顺序是由内→外→内，自上而下依次进行消毒</u>。消毒尿道口时应停留片刻，使消毒液充分与尿道口黏膜接触，达到消毒的目的。⑤一手将无菌治疗碗移至会阴旁，持镊子夹润滑后的导尿管，<u>对准尿道口轻轻插入尿道4~6cm</u>，见尿流出后再插入1cm，用固定小阴唇的手固定导尿管，将尿液引入治疗碗内。如需做尿培养，用无菌培养瓶留取中段尿液5ml后盖好。注意插管动作要轻柔，以免损伤尿道黏膜。如<u>果导尿管误入阴道，务必重新更换导尿管</u>（☆☆☆）。⑥对膀胱高度膨胀，患者极度衰弱者，放尿液速度不可过快，<u>一次放尿量不得超过1000ml</u>（☆☆☆）。

小试身手 11.行第二次消毒时，消毒小阴唇、尿道口的顺序是

A.自下而上，由外→内　　　　　　B.自上而下，内→外→内

C.自下而上，内→外→内　　　　　　D.自上而下，外→内→外

E.自下而上，外→内→外

小试身手 12.尿潴留患者第一次放尿**不应超过**

A.500ml　　　　　　B.800ml　　　　　　C.1000ml

D.1200ml　　　　　　E.1500ml

5）男性导尿操作要点：①一手戴手套，一手持止血钳，用止血钳夹消毒棉球，依次初步消毒阴阜、阴茎、阴囊。消毒阴茎时是从阴茎根部向龟头擦拭。然后用戴手套的手取无菌纱布包裹阴茎，推包皮暴露龟头，再用消毒棉球自尿道口向外向后旋转擦拭尿道口、龟头及冠状沟数次。初步消毒完毕脱下手套置于弯盘内，移至床尾。②在患者两腿之间，按无菌操作技术打开无菌导尿包。③戴无菌手套、铺洞巾、按操作程序排列好物品。根据需要选择导尿管型号，润滑导尿管前端，以减轻导尿管对尿道黏膜的刺激及减少插管时的阻力。④一手用无菌纱布包裹并提起阴茎，使其与腹壁呈60°角，使<u>耻骨前弯消失</u>（☆☆），利于尿管插入。将包皮后推暴露尿道口。另一手用持物钳夹取消毒液浸泡后的棉球自尿道口向外向后旋转擦拭尿道口、龟头及冠状沟数次。⑤一手将无菌治疗碗移至会阴旁，嘱咐患者张口呼吸，用镊子夹润滑后的导尿管前端，对准尿道口<u>轻轻插入尿道20~22cm</u>，见尿流出后再插入1~2cm，用提起阴茎的手固定导尿管，将尿液引入治疗碗内。如需做尿培养，用无菌培养瓶留取5ml后盖好。⑥对膀胱高度膨胀，患者极度衰弱者，放尿液速度的处理同女性导尿。

小试身手 13.为男性患者导尿时，提起阴茎与腹壁呈60°角，其目的是

A.使耻骨下弯消失　　B.使耻骨前弯消失　　C.使尿道内口扩张

D.使尿道膜部扩张　　E.使尿道外口扩张

2. 留置导尿管术 是为患者导尿后，将导尿管保留在膀胱和尿道内，引流尿液的方法。

（1）目的（☆☆☆）

1）正确记录危重、休克等患者每小时尿量及尿比重情况，以密切观察患者病情变化。

2）避免手术中误伤其他器官。

3）某些泌尿系统疾病手术后留置导尿管，便于尿液引流和膀胱冲洗，并可减轻手术切口的张力，促进切口愈合。

4）为会阴部有伤口及尿失禁患者引流尿液，可保持会阴部清洁干燥。还可为尿失禁患者行膀胱功能训练。

（2）实施

1）留置导尿管操作要点：①护士着装整齐，洗手、戴口罩，检查无菌用物有效日期，携带用物推车至病房。②同导尿法操作要点至插入导尿管。排出尿液后，夹住导尿管尾端，脱去手套，移去洞巾，固定导尿管。双气囊导尿管固定法：同导尿法插入导尿管，见尿液后再插入7~10cm，根据气囊容积向气囊内注入等量无菌生理盐水，轻拉导尿管有阻力感，即可证实导尿管已经固定于膀胱内；胶布固定法：注意固定牢固导尿管，避免导尿管脱落。为男性患者固定时，胶布不得直接粘在龟头上，以免损伤龟头表皮。不得用胶布在阴茎上做环行固定，以免影响阴茎血液循环，导致阴茎充血、水肿，甚至坏死。③将导尿管末端与无菌集尿袋的引流管接头连接，开放导尿管。用橡皮圈、安全别针固定无菌集尿袋于床单上。

2）健康教育：①向患者及家属讲解留置导尿的目的、护理方法及需要注意的事项，鼓励主动参与护理。②说明适当活动和摄入足够水分对预防泌尿系统感染的重要性。每天尿量应该维持在2000ml以上。③讲解保持引流管通畅的方法，离床活动时将导尿管末端固定在大腿上，防止尿管脱出；**集尿袋不得超过膀胱的高度并避免挤压，防止尿液逆流，导致泌尿系统感染。**

（5）留置导尿管患者的护理

1）预防泌尿系统逆行感染：①切断医源性感染的途径：如护士在行膀胱冲洗和排空集尿袋等操作前应该注意洗手、戴口罩；护理完留置导尿管的患者，洗手后方可接触另一位患者；注意无菌操作，保证集尿袋接口处不被污染等。②保持患者尿道口清洁：用消毒液棉球为女患者擦拭尿道口及外阴部；为男患者擦拭尿道口龟头及包皮，每天1~2次。③集尿袋不可高于患者膀胱以防尿液反流；及时排空集尿袋，通常每周更换集尿袋1~2次，若有尿液性状、颜色改变、需及时更换，并记录尿量。④每1~4周更换导尿管1次，更换频率根据导尿管材质决定。⑤及时观察尿液性质，以便及早发现感染。发现尿液有浑浊、沉淀及结晶及时处理，每周行尿常规检查1次。

2）维持导尿管通畅：①鼓励患者多饮水，以保证尿液流出量和速度。②引流管的固定要有利于尿液的引流，防止尿管和引流管被压迫和扭曲。③定时进行膀胱冲洗，既有利于引流又可以预防尿路感染。

3）训练膀胱反射功能：可采用**间歇性夹管方式夹闭导尿管**，每3~4小时开放

1次，使膀胱定时充盈和排空，以促进膀胱功能的恢复。

3.膀胱冲洗术　膀胱冲洗是利用3通的导尿管，将无菌溶液灌注到膀胱内，再借用虹吸原理将灌注的液体引流至体外的方法。

（1）目的

1）保持留置导尿管患者尿液引流通畅。

2）清除膀胱内的凝血块、黏液、细菌等异物，以预防感染。

3）治疗某些膀胱疾病。

（2）计划

1）患者准备：患者及家属理解膀胱冲洗的目的、过程及需要注意的事项；指导患者配合操作方法，使其主动配合。

2）用物准备：灌入溶液温度在**38℃~40℃之间**。前列腺增生摘除手术后患者用冰生理盐水灌洗。

（3）实施

1）按留置导尿术进行操作，并排空膀胱。

A.开放式膀胱冲洗术操作要点：分开留置导尿管与引流管接头连接处，用75%乙醇棉球分别消毒导尿管口与引流管接头处，并将引流管接头用纱布包裹，操作中防止导尿管与引流管接头污染；膀胱冲洗器吸取冲洗溶液后，接导尿管缓慢注入膀胱，注入时避免压力过大；注入200~300ml，取下膀胱冲洗器，让冲洗液自行流出或用膀胱冲洗器轻轻吸出；流出液不得再注入膀胱。若流出液量少于注入液量，应考虑有血块或脓液堵塞留置导尿管，可增加冲洗次数或更换留置导尿管。膀胱冲洗中若患者感觉不适，应酌情减慢或停止冲洗。若膀胱冲洗过程中患者出现剧烈疼痛或流出液有鲜血，要停止冲洗，报告医师及时处理。

B.密闭式膀胱冲洗术操作要点：将膀胱冲洗装置导管针头，按无菌操作法插入冲洗溶液瓶塞中，将冲洗溶液瓶置于输液吊篮内倒挂于输液架上，将冲洗导管排气后用血管钳夹闭；分开留置导尿管与引流管接头连接处，用75%乙醇棉球分别消毒导尿管口与引流管接头处，并将导尿管口与引流管接头分别与Y形管的两个分管连接，Y形管的主管连接冲洗导管。Y形管的位置要低于耻骨联合；夹闭引流导管，开放冲洗导管，使冲洗液滴入膀胱，**速度为60~80滴/分**（ ☆ ）。当冲洗液滴入200~300ml后或患者有尿意时，夹闭冲洗导管，放开引流导管，将冲洗液全部引流出来。注意**冲洗溶液液面距离床面60cm**（ ☆ ），以便产生一定压力，使液体顺利进入膀胱。滴入速度不宜过快，以免患者产生强烈尿意，导致膀胱收缩，迫使冲洗液从导尿管与尿道之间的间隙流出尿道外。如系滴入治疗性药物时，须在膀胱内保留30分钟后再引流至体外。④冲洗量为每次500~1000ml，3~4次/天，冲洗过程中要经常询问患者感受，观察引流液性状，若患者出现不适或流出液有鲜血，要停止冲洗，报告医师及时处理。

小试身手 14.密闭式膀胱冲洗时冲洗液滴入膀胱的速度为

A.20~30滴/分　　　　B.30~50滴/分　　　　C.40~60滴/分

D.60~80滴/分　　　　E.80~100滴/分

2）冲洗完毕，取下膀胱冲洗装置，消毒导尿管口与引流管接头处并连接。清洁外阴部，固定好导尿管及引流管。

3）健康教育：向患者及家属讲解膀胱冲洗的目的、护理方法及需要注意的事项，鼓励患者主动配合和参与护理。说明摄入足够水分对预防泌尿系统感染的重要性。每天饮水量应维持在 2000ml 左右，使其产生足够的尿量冲洗尿路，预防尿路感染的发生。

（五）尿标本采集（掌握）

1.尿常规标本采集

（1）目的：检查尿液色泽、透明度、pH、比重、葡萄糖、蛋白、细胞、管型、酮体、隐血等。

（2）实施尿常规标本采集操作要点

1）核对医嘱，在化验单的附联填写病室、床号、姓名后贴于尿杯上。

2）核对患者并解释留取尿常规标本的目的与方法。女患者月经期不宜留取尿标本。做早孕诊断试验应留取晨尿标本（☆）。

3）能够自理的患者，可给其尿杯，自行留取中段尿液 10ml 左右。行动不方便的患者，可协助在床上使用清洁便器留取，然后取足量倒入尿杯中。留置导尿患者，于集尿袋下方引流口处收集。婴儿或尿失禁患者可用尿袋协助收集。收集尿常规标本时注意，会阴部分泌物过多时，应先清洁或冲洗后再收集尿常规标本。

4）及时送检。

2.中段尿培养标本采集

（1）目的：用于进行病原微生物检查和药物敏感试验，以了解病情，协助诊断与治疗。

（2）实施中段尿培养标本采集操作要点

1）核对医嘱，在化验单的附联填写病室、床号、姓名后贴于标本容器外壁。

2）核对患者并解释留取中段尿培养的目的与方法。必要时屏风遮挡患者，协助取适当卧位，放好便器。

3）按无菌导尿操作法清洁、消毒外阴部及尿道口。

4）嘱咐患者将前段尿液排于便器内，留取中段尿 5~10ml 于容器中，并盖好。其余尿排于便器内。注意留取中段尿时试管口切勿触及外阴。

5）清洁外阴，协助患者穿裤子，整理床单位。将中段尿培养标本立即送检。

3.12 小时或 24 小时尿标本采集

（1）目的：做尿生化检查及尿浓缩检查等。

（2）12 小时或 24 小时尿标本采集操作要点

1）核对医嘱，在化验单的附联填写病室、床号、姓名，并注明留尿的起止时间后贴于留尿容器上。

2）核对患者并解释留取尿液的目的、方法，注意留取时间要准确，以保证检查结果的正确性。

3）留取 12 小时尿标本时，嘱患者于晚 7：00 排空膀胱后开始留尿于容器中，至次晨 7：00 最后一次留于容器中。留取 24 小时尿标本时，嘱患者于早 7：00

排空膀胱后开始留尿于容器中，至**次晨7：00**最后一次留尿于容器中（☆）。

4）留取最后一次尿液后，要测量尿液总量，及时送检，最多不超过2小时，若不能及时送检和分析，必须采取保存措施，如冷藏或防腐。

二、排便的护理

（一）概述（了解）

1.大肠的解剖结构与生理功能

（1）大肠的解剖结构：大肠全长约1.5m，起自回肠末端，止于肛门，分为5个部分。

1）盲肠：盲肠位于右髂窝内，是大肠的起始部，下端呈盲囊状，上与升结肠相续。回肠末端开口于盲肠，并口处有回盲瓣。回盲瓣下方2~3cm处有阑尾开口。

2）阑尾：阑尾根部连于盲肠的后内侧壁，远端游离，一般长6~8cm。

3）结肠：结肠围绕在小肠周围，始于盲肠止于直肠。可分为升结肠、横结肠、降结肠和乙状结肠4部分。

4）直肠：直肠全长约16cm。位于小骨盆腔的后部，骶骨的前方。在矢状面上有两个弯曲，即骶曲和会阴曲。骶曲是直肠在骶、尾骨前面下降，形成凸向后的弯曲；会阴曲是直肠绕过尾骨尖形成凸向前的弯曲。直肠下段肠腔膨大，称为直肠壶腹。

5）肛管：肛管全长约4cm。上续直肠，末端止于肛门。

（2）大肠的生理功能

1）吸收水分和电解质，参与机体对水、电解质平衡的调节。

2）吸收由结肠内细菌产生的维生素B和维生素K。

3）形成、暂时贮存粪便，并排出体外。

（3）大肠的运动

1）袋状往返运动：是空腹时最多见的一种运动形式，由环行肌无规律的收缩引起。

2）分节或多袋推进运动：是一个结肠袋或一段结肠收缩，其内容物被推到下一段结肠的运动，进食后这种运动增加。

3）蠕动：是由一些稳定向前的收缩波组成。收缩波前方的肌肉舒张，收缩波后方的肌肉则保持在收缩状态，使这段肠管闭合并排空。

4）集团蠕动：是一种发生速度快，传播远的蠕动。它可以使结肠内压力明显增高。集团蠕动开始于横结肠，强大的蠕动波可将一部分大肠内容物推送至降结肠、乙状结肠。集团蠕动每天发生3~4次，最常发生在早餐后60分钟之内。可能是食物进入胃和十二指肠，由十二指肠–结肠反射引起。

2.排便过程　食物残渣在大肠内停留一般在10小时以上。这一过程中，食物残渣中的部分水分、无机盐和维生素被吸收。未被消化的食物残渣经过细菌发酵和腐败作用形成的产物，加上脱落的肠黏膜上皮细胞和大量的细菌共同构成粪便。

粪便主要储存于结肠下部，平时直肠内无粪便。粪便一旦进入直肠，刺激直肠壁内的感受器，冲动经盆神经和腹下神经传到脊髓腰骶段的初级排便中枢，同时上传到大脑皮质，引起便意。大脑皮质可以控制排便。在条件允许时，大脑皮质对脊髓排便中枢的抑制解除，这时，通过盆神经的传出冲动使降结肠、乙状结肠、直肠收缩，肛门括约肌舒张，同时，阴部神经传出冲动减少，肛门外括约肌舒张，使粪便排出体外。

（二）排便活动的评估（掌握）

1.影响排便因素的评估

2.对粪便的评估

（1）次数：正常成年人每天排便1~3次；婴幼儿每天排便3~5次。成年人每天排便＞3次或每周＜3次，视为排便异常。

（2）排便量：正常成年人每天排便量约为100~300g。摄入高蛋白等精细食物者，粪便量少；摄入大量蔬菜、水果等粗纤维食物者，粪便量多。

（3）颜色：正常成年人粪便的颜色呈黄褐色或棕黄色。婴儿粪便呈黄色或金黄色。非正常情况若出现粪便颜色改变可提示消化系统疾病的存在，如：**暗红色便**提示**下消化道有出血**；**柏油样便**提示**上消化道有出血**；**白陶土色便**提示**有胆道梗阻**；粪便表面有鲜血提示患有痔疮和肛裂；**果酱样便**见于**肠套叠、阿米巴痢疾**（☆☆☆）；白色"米泔水"样便见于霍乱、副霍乱。

小试身手（15~17题共用备选答案）

A.暗红色便　　　　　B.果酱样便　　　　　C.柏油样便

D.陶土色便　　　　　E.鲜血便

15.上消化道出血患者粪便呈

16.胆道完全阻塞时，粪便呈

17.阿米巴痢疾或肠套叠时，粪便呈

（4）形状：正常成年人粪便为成形软便。便秘时粪便坚硬，呈栗子状；消化不良或急性肠炎时呈稀便或水样便；**肠道部分梗阻或直肠、肛门有狭窄时，粪便可呈扁条形或带状**等。

（5）气味：粪便气味因摄入食物种类不同而异，其强度由腐败菌的活性及动物蛋白摄入量而定。食肉者气味重，食素者气味轻。**严重腹泻患者的粪便呈恶臭味；恶性肿瘤及下消化道溃疡患者的粪便呈腐臭味；柏油样便呈腥臭味**等。

（6）内容物：若粪便中混有或粪便表面附着血液、脓液或肉眼可见的黏液，提示消化道发生了感染或出血。有肠道寄生虫的患者，粪便可见蛔虫、蛲虫及绦虫节片。

3.常见的异常排便

（1）便秘：指正常的排便形态改变，排便次数减少，排出的粪便过干过硬，且排便不畅、困难。

1）原因：引起便秘的因素很多，如：排便习惯不良；某些器质性病变；中枢神经系统功能障碍；直肠、肛门手术；强烈情绪反应；缓泻药、栓剂等药物不合理使用；饮食结构不合理、饮水量少；长期卧床或活动减少等。

2）症状与体征：粪便干硬不易排出伴腹痛、腹胀、消化不良、食欲缺乏、全身乏力、舌苔厚，触诊时腹部较硬实且紧张，有时能触及包块，肛诊时能触及粪块。

（2）粪便嵌塞：指粪便持久滞留堆积在直肠内，坚硬不能排出。常发生于慢性便秘患者。

1）原因：便秘未得到及时解除，滞留在直肠内粪便的水分被持续吸收，乙状结肠排出的粪便又不断加入，最终使粪便块又大又硬不能排出，导致粪便嵌塞。

2）症状与体征：腹部胀痛，直肠、肛门疼痛，患者有排便冲动，肛门处有少量液化粪便渗出，但不能排出粪便。

（3）腹泻：指正常排便形态改变，频繁排出松散稀薄的粪便甚至水样便。短时间的腹泻可以帮助机体排出刺激物质和有害物质，是一种保护性反应。若是持续严重的腹泻，可以使机体内的大量水分和胃肠液丧失，导致水、电解质及酸碱平衡紊乱。加之机体无法吸收营养物质，长期腹泻会导致机体营养不良。

1）原因：饮食不当，如食入被细菌污染过的食物；使用泻剂不当；消化系统发育不完全；情绪焦虑、紧张；胃肠道疾病；某些内分泌疾病，如甲状腺功能亢进等均可导致肠蠕动增加，发生腹泻。

2）症状与体征：腹痛、肠痉挛、肠鸣、恶心、呕吐、疲乏无力、有急于排便的需要和难以控制的感觉。粪便松散或呈水样便。

（4）排便失禁：指肛门括约肌不受意识控制而不自主地排便。

1）原因：神经肌肉系统病变或损伤，如瘫痪、胃肠道疾病、精神障碍等。

2）症状与体征：患者不自主地排出粪便。

（5）肠胀气：指胃肠道内有过量气体积聚，不能排出。通常胃肠道内气体有150ml左右。胃内的气体可以通过口腔嗝出；肠内的气体一部分被小肠吸收，其余通过肛门排出。个体不会感觉不适。

1）原因：产气性食物食入过多；吞入大量空气；肠蠕动减少；肠道梗阻；肠道手术后。

2）症状与体征：腹部膨隆、腹胀、痉挛性疼痛、呃逆、肛门排气过多，叩诊腹部呈鼓音；当肠胀气压迫膈肌和胸腔时，可出现气急和呼吸困难。

（三）排便异常患者的护理（熟练掌握）

1.便秘患者的护理

（1）健康教育：向患者及家属宣教维持正常排便习惯的意义、方法及常识性知识；鼓励患者适当活动，按个人习惯制订活动计划；卧床患者进行床上活动；指导患者进行增强腹肌和盆底部肌肉的运动，以增强肌张力和增加肠蠕动，促进排便。

（2）帮助患者重新建立排便习惯：不能随意使用缓泻剂等方法。

（3）合理膳食：病情允许时，多摄入能促进排便的食物和饮料，如蔬菜、水果、粗粮等高纤维食物；餐前提供柠檬汁、开水等热饮料，以促进肠蠕动，刺激排便反射；每天液体摄入不少于2000ml；适当供给轻泻食物，如梅子汁等促进排便；适当食用油脂食物等。

（4）选择适宜的排便环境和姿势：给患者提供单独隐蔽的环境，避开查房、治疗、护理、吃饭等时间；病情允许时，最好采取坐姿或抬高床头，借重力作用增加腹内压促进排便，或如厕排便；对手术患者，要在手术前完成床上使用便器的训练。

（5）腹部环行按摩：排便时用手**沿结肠解剖位置由右向左环行按摩**，可增加腹内压，促使结肠内容物下移，促进排便。

（6）口服缓泻药物应遵照医嘱。老人和婴幼儿应选择药理作用缓和的泻药。慢性便秘患者可选择蓖麻油、番泻叶、酚酞、大黄等接触性泻药。长期使用或滥用泻药易造成个体对缓泻药的依赖。

（7）使用简易通便剂常用开塞露、甘油栓等。

（8）以上方法均无效时，遵照医嘱行灌肠法。

2.粪便嵌塞患者的护理

（1）粪便嵌塞：早期患者可口服缓泻药或使用简易通便剂润肠通便。

（2）必要时用油剂保留灌肠，2~3小时后再行清洁灌肠。

（3）进行人工取便，通常在清洁灌肠无效时遵照医嘱执行。操作时动作要轻柔，避免损伤直肠黏膜。人工取便法易刺激其迷走神经，所以心脏病、脊髓损伤者慎用。

（4）健康教育：向患者及家属宣教有关排便的知识，建立合理膳食结构。建立并维持正常排便习惯，防止便秘发生。

小试身手 18.患者女，68岁。长期卧床，5天未排便，医嘱给予甘油栓通便，下列操作**错误**的是

A.患者取侧卧位，膝部弯曲

B.嘱患者屏气，尽量放松

C.置入后保持侧卧位15分钟

D.将栓剂沿直肠壁朝脐部方向送入6~7cm

E.若栓剂脱出肛门外，应予重新插入

3.腹泻患者的护理

（1）去除原因：如避免食用被污染的食物和饮料；遵医嘱为肠道感染者应用抗生素。

（2）卧床休息：目的是减少肠蠕动。对不能自理的患者及时送给便器。

（3）调理膳食：鼓励患者多饮水，给予清淡的流质或半流质饮食，避免食用油腻、富含高纤维素等食物。严重腹泻患者要暂时禁食。

（4）及时补充水、电解质：遵医嘱应用止泻剂、口服补盐液或静脉输液，以防止水、电解质紊乱。

（5）维持皮肤完整性及保持床上用物清洁。

1）每次排便后，用软纸擦拭肛门后用温水清洗，并在肛门周围涂油膏以保护局部皮肤。婴幼儿、老人、身体衰弱患者由护士协助。

2）协助患者沐浴，及时更换粪便污染的衣裤及床单、被套等。使用过的便器

清洗干净后，置于易取处，方便患者使用。

（6）密切观察病情：观察并记录粪便性质、次数，严重腹泻患者注意有无水、电解质紊乱。病情危重患者注意生命体征变化。疑为传染病者按消化道隔离原则护理。

（7）健康教育：向患者宣教饮食卫生常识，腹泻的原因及如何防治，切断病从口入的途径，养成良好的卫生习惯。

4.排便失禁患者的护理

（1）心理护理。

（2）保持床上用物清洁及维持皮肤完整性：及时用温水清洗肛门周围，并涂油膏以保护局部皮肤，避免皮肤破损感染。注意骶尾部皮肤变化，防止压疮发生。

小试身手 19.排便失禁患者的护理重点是

A.保护臀部，防止发生皮肤破溃　　B.给予患者高蛋白软食

C.认真观察患者排便时的心理反应　D.鼓励患者多饮水

E.观察记录粪便性质、颜色和量

（3）重新建立控制排便能力：掌握患者排便时间和规律后，在与患者进行沟通的基础上，定时给予便器，促使患者按时排便；与医师协调使用导泻栓剂或灌肠，以刺激定时排便；教会患者进行肛门括约肌及盆底部肌肉收缩锻炼。

（4）供给液体如无禁忌，保证患者每天摄入足量液体。

（5）开窗通风去除不良气味。

5.肠胀气患者的护理

（1）向患者宣教要养成细嚼慢咽的饮食习惯。

（2）鼓励患者适当活动，病情允许时可下床活动；卧床患者护士协助在床上做翻身、转体活动，以促进肠蠕动。

（3）寻找并去除引起肠胀气的原因，勿食易产气的食物和饮料，治疗肠道疾病等。

（4）轻度腹胀时，可行腹部按摩、热敷、针灸疗法；严重腹胀时，遵医嘱应用药物治疗或行肛管排气。

（四）与排便有关的护理技术（熟练掌握）

1.灌肠法　灌肠法是将一定量的液体由肛门经直肠灌入结肠，以帮助患者清洁肠道、排便、排气或由肠道供给药物，达到确定诊断和治疗目的的方法。

（1）大量不保留灌肠

1）目的：①为患者解除便秘和肠胀气；②清洁肠道，为肠道手术、检查或分娩作准备；③稀释并清除肠道内有害物质，减轻中毒；④灌入低温液体，为高热患者降温。

2）计划：①患者准备。②环境准备。③物品准备：治疗盘内备：消毒的灌肠筒一套、肛管放入弯盘内，止血钳、润滑剂、棉签、水温计；其他用物；灌肠溶液：0.1%~0.2%的肥皂水、生理盐水。**成人用量500~1000ml，小儿用量200~500ml。溶液温度一般情况在39~41℃之间，降温时用28~32℃的溶液，中暑**

时用4℃的溶液。

3）实施

A.大量不保留灌肠操作要点：护士着装整齐，洗手、戴口罩，携带用物至患者床旁，查对并解释，要认真查对，正确选择灌肠溶液，掌握其温度、浓度及用量，**肝性脑病患者禁用肥皂液灌肠；充血性心力衰竭**和水钠潴留患者**禁用生理盐水灌肠；急腹症、消化道出血、妊娠、严重心血管疾病等患者禁忌灌肠**（☆☆☆）；协助患者取左侧卧位，双膝屈曲，暴露臀部并移至床边，臀下垫小橡胶单和治疗巾；灌肠筒挂在输液架上，筒内液面高于肛门**约40~60cm**，可保持一定灌注压力和速度。**伤寒患者灌肠时灌肠筒内液面不得高于肛门30cm，液体量不得超过500ml**（☆☆）；将弯盘置于肛门旁，连接肛管末端于玻璃接头上，润滑肛管前段，排尽橡胶管内气体，防止气体进入直肠；左手垫卫生纸分开臀部并暴露肛门口，嘱患者深呼吸，右手**将肛管轻轻插入直肠7~10cm**。小儿插入深度约4~7cm，固定肛管，开放管夹，使液体缓缓流入；密切观察筒内液面下降速度和患者的感觉，如患者感到腹胀或有便意，可嘱患者张口深呼吸以放松腹部肌肉，减轻腹压，并**降低灌肠筒的高度**以减慢流速，减少灌入溶液的压力，如患者出现**面色苍白、脉速、心慌、气促、出冷汗、剧烈腹痛，应立即停止灌肠**（☆☆）；待灌肠筒内液体即将流尽时夹管，用卫生纸包裹肛管轻轻拔出放入弯盘内，擦净肛门；协助患者取舒适的卧位，嘱其尽量**保留5~10分钟后**，再排便，使灌肠液在肠中有足够的作用时间，以利粪便充分软化容易排出，降温灌肠时，液体要保留30分钟，再排便。排便后30分钟，测量体温并记录；对于不能自理的患者，护士协助排便，擦净肛门，穿裤，整理床单位，开窗通风，去除异味；清理用物，洗手。在体温单大便栏处记录灌肠结果。如灌肠后排便一次记为1/E。灌肠后无大便记为0/E。

小试身手 20.为伤寒患者灌肠时，液体量和高度分别是

　　A.300ml，小于30cm　　　B.400ml，小于30cm　　　C.500ml，小于30cm

　　D.600ml，小于20cm　　　E.700ml，小于20cm

小试身手 21.灌肠前后分别排便一次在体温单上的记录方法是

　　A.2　　　　　　　　　B.2/E　　　　　　　　　C.1/E

　　D.1/2E　　　　　　　E.11/E

小试身手 22.患者，男性，52，肝性脑病前期，表现为躁动、意识不清，此时灌肠忌用

　　A.0.1%肥皂水　　　　　B.生理盐水　　　　　　C.1.2.3溶液

　　D.油剂　　　　　　　　E.液状石蜡

B.健康教育：向患者和家属宣教维持正常排便习惯的重要性，指导其保持健康的生活习惯。

（2）小量不保留灌肠：适用于腹部或盆腔手术后的病人、危重患者、年老体弱、小儿和孕妇等。

1）目的：①解除便秘、软化粪便。②排出肠道内的气体，减轻腹胀。

2）计划：①患者准备。②环境准备。③物品准备：治疗盘内备：消毒的小容量灌肠筒或注射器、量杯、肛管放入弯盘内，温开水5~10ml，按医嘱准备灌肠溶

液、血管钳、润滑剂、棉签、水温计；其他用物：卫生纸、小橡胶单、治疗巾、便盆、便盆巾、屏风等；灌肠溶液：**50%硫酸镁30ml、甘油60ml、温开水90ml，简称"1、2、3"溶液**；甘油或液状石蜡50ml加等量温开水；各种植物油120~180ml。溶液温度为38℃。

3）实施：小量不保留灌肠操作要点：护士着装整齐，洗手、戴口罩，携带用物至患者床旁，查对并解释；协助患者取左侧卧位，双膝屈曲，弯盘置于臀边，取左侧卧位的目的是利用重力作用使灌肠溶液顺利流入乙状结肠和降结肠；用注射器抽灌肠液，连接肛管于注射器接头上，润滑肛管前段，排气夹管；左手垫卫生纸分开臀部并暴露肛门口，嘱患者深呼吸，<u>右手将肛管轻轻**插入直肠7~10cm**</u>，小儿插入深度约为4~7cm，插管时嘱患者放松；固定肛管，开放管夹，缓慢注入溶液，注入完夹闭肛管，注入速度不宜过快过猛，以免刺激肠黏膜，引起排便反射；注入温开水5~10ml，抬高肛管末端，使肛管内液体全部流入肠道，<u>如使用小容量灌肠筒，**筒内液面距离肛门低于30cm**</u>（☆☆）；夹闭或反折肛管，用卫生纸包裹肛管轻轻拔出放入弯盘内，擦净肛门；协助患者取舒适的卧位，<u>嘱其尽量**保留溶液10~20分钟后，再排便**</u>（☆☆）；协助患者排便、整理床单位、开窗通风、清理用物、洗手、记录灌肠结果。

（3）口服高渗溶液清洁肠道：适用于结肠、直肠检查和手术前肠道准备。

1）口服硫酸镁法：患者手术前3天进半流饮食，每晚口服50%硫酸镁10~30ml。手术前1天进流质饮食，手术前1天下午2：00~4：00口服50%硫酸镁100ml+5%葡萄糖盐水100ml即25%硫酸镁200ml，然后再口服温开水1000ml。一般服后15~30分钟即可反复排便，2~3小时内可排便2~5次。

2）口服甘露醇法：患者手术前3天进半流饮食，手术前1天进流质饮食，手术前1天下午2：00~4：00口服甘露醇溶液150ml。一般服后15~20分钟即可反复排便。

（4）保留灌肠：将药液灌入到直肠或结肠内，通过肠黏膜吸收达到治疗目的。

1）目的：镇静或催眠，治疗肠道感染。

2）计划：①患者准备：患者需了解保留灌肠的目的、过程、注意事项及保留灌肠前排尽粪便配合操作；②物品准备：治疗盘内备用物，其他用物，灌肠溶液，遵医嘱准备药物及剂量，镇静、催眠常用10%水合氯醛；肠道抗感染常用2%小檗碱、0.5%~1%新霉素或其他抗生素溶液。灌肠液量**不超过200ml，溶液温度为38℃**。

3）实施

A.保留灌肠操作要点：护士着装整齐，洗手、戴口罩，携带用物至患者床旁，查对并解释，要认真查对，正确选择灌肠溶液。肠道抗感染治疗以晚睡前灌肠为宜；根据病情选择卧位，**慢性细菌性痢疾**，病变多在乙状结肠或直肠，**取左侧卧位**；**阿米巴痢疾**病变多在回盲部，**取右侧卧位**，以提高疗效（☆☆☆）；润滑肛管前段，排气夹管后。左手垫卫生纸分开并暴露肛门口，嘱患者深呼吸，<u>右手将肛管轻轻**插入直肠15~20cm**</u>，液面距离肛门不超过30cm，注入药液，为保留药液，减少对肠道的刺激，肛管要细，插入要深，注入药液速度要慢、量宜少；药液注入完毕，再注入温开水5~10ml拔出肛管后用卫生纸在肛门处轻轻按揉，嘱咐患者尽量忍耐，**保留药液1小时以上**（☆☆），使药液充分被吸收；整理床单位，开窗通风，清理用物，观察患者反应，洗手，记录灌肠结果。

小试身手 23.阿米巴痢疾病人行保留灌肠时应采取的卧位是

A.右侧卧位　　　　　B.左侧卧位　　　　　C.俯卧位

D.仰卧位　　　　　　E.膝胸卧位

小试身手 24.患者，男性，因阿米巴痢疾需做保留灌肠，置右侧卧位的目的是

A.便于护士操作　　　B.患者感觉舒适　　　C.促进灌肠液排出

D.减轻不良反应　　　E.提高治疗效果

B.健康教育：向患者和家属宣教疾病的知识，指导其建立良好健康行为。

2.肛管排气法　将肛管从肛门插入直肠，以排出肠腔内积气。

（1）目的：排除肠腔内积气，以减轻腹胀（☆☆）。

小试身手 25.患者，李某，在剖腹探查后出现腹部不适，体检腹部膨隆，叩诊呈鼓音。最佳的处理方法是

A.清洁灌肠　　　　　B.大量不保留灌肠　　C.保留灌肠

D.口服硫酸镁　　　　E.肛管排气

（2）实施

1）肛管排气法操作要点：①护士着装整齐，洗手、戴口罩，携带用物至患者床旁，查对并解释；②协助患者左侧卧位，注意遮盖患者，只暴露肛门；③将玻璃瓶系于床边，橡胶管一端插入玻璃瓶内的水中，以防止空气进入直肠内加重腹胀，并可观察气体排出情况；④玻璃接头端与肛管相连，润滑肛管前端，嘱患者张口呼吸，**将肛管自肛门轻轻插入直肠15~18cm**，用胶布固定肛管于臀部；⑤观察和记录玻璃瓶内液面下气泡逸出即排气情况，如排气不畅，可帮助患者更换体位或按摩腹部，以促进排气，**保留肛管不超过20分钟**（☆☆），因长时间留置肛管，会降低肛门括约肌的功能，甚至导致永久性松弛；⑥排气完毕，拔出肛管置于弯盘内，清洁肛门。

2）健康教育：向患者及家属宣教疾病的知识与避免腹胀的办法，指导其保持健康生活习惯。

锦囊妙记：为了方便记忆，考生可将大量不保留灌肠、小量不保留灌肠、保留灌肠、肛管排气等的插管深度、保留时间进行总结（表1-11-1）。

表1-11-1　肛管插入深度与保留时间

类型	肛管插入深度	保留时间
大量不保留灌肠	7~10cm	5~10分钟
小量不保留灌肠	7~10cm	5~10分钟
保留灌肠	15~20cm	1小时以上
肛管排气	15~18cm	不超过20分钟

（五）粪便标本采集（掌握）

1.目的

（1）粪常规标本：用于检查粪便性状、颜色、细胞等。

（2）粪培养标本：用于检查粪便中的致病菌。

（3）粪隐血标本：用于检查粪便内肉眼不能观察到的微量血液。

（4）粪寄生虫标本：用于检查粪便中的寄生虫、幼虫以及虫卵计数。

2.实施

（1）核对医嘱，贴检验单附联于留标本的容器上，以免发生差错。

（2）核对患者并向其解释目的和收集粪便的方法，得到患者的理解与合作。

（3）屏风遮挡，请患者排空膀胱，排便于清洁便盆内。避免排便时混有尿液。

（4）收集粪便标本

1）粪常规标本：用检便匙取中央部分或黏液浓血部分粪便（☆☆）约5g，置于检便盒内送检。

2）粪培养标本：用无菌棉签取脓血、黏液等异常部分粪便2~5g（☆☆），置于培养瓶内，塞紧瓶塞。患者无便意时，用长无菌棉签蘸无菌生理盐水，由肛门插入6~7cm，顺一方向轻轻旋转后退出，将棉签置于培养管内。

3）粪隐血标本：按粪常规标本留取。嘱患者检查前3天禁食肉类、肝、血、含大量绿叶素的食物和含铁剂药物，3天后收集标本（☆☆☆）。

4）粪寄生虫标本：①检查寄生虫：在粪便不同部位取带血或黏液部分5~10g（☆☆），患者服用驱虫药或做血吸虫孵化检查应该留取全部粪便；②检查蛲虫：嘱患者晚睡前或清晨未起床前，将透明胶带贴在肛门周围；取下粘有虫卵的透明胶带，粘贴在玻璃片上或将透明胶带对合，立即送检；蛲虫常在午夜或清晨时爬到肛门处产卵；③检查阿米巴原虫：将便盆加温至接近人的体温。标本在30分钟内连同便盆及时送检（☆☆）。

小试身手 26.阿米巴痢疾患者留取粪便标本的容器是

A.硬纸盒   B.玻璃瓶   C.蜡纸盒

D.无菌容器   E.加温容器

小试身手 27.检查粪便中的寄生虫卵应

A.取中间部位的粪便   B.取边缘部位的粪便

C.取不同部位的粪便   D.随意取不同部位的粪便

E.留取全部粪便

5）清洁、消毒便盆，放回原处。

6）洗手，记录粪便的形状、颜色、气味等，及时送检标本。

> 锦囊妙记：除了粪寄生虫标本须取不同部位标本，其他类型的粪标本均取中央部分或黏液脓血部分。

参考答案

1.C　2.D　3.B　4.B　5.C　6.C　7.E　8.A　9.D　10.E　11.B　12.C　13.B
14.D　15.C　16.D　17.B　18.B　19.A　20.C　21.E　22.A　23.A　24.E　25.E
26.E　27.C

答案与解析

1~2.C、D　24小时尿量＜400ml或每小时尿量＜17ml，称为少尿。24小时尿量＜100ml，称为无尿。24小时尿量＞2500ml，称为多尿。

3.B　胆红素尿呈深黄色；乳糜尿呈乳白色；溶血反应的尿液为血红蛋白尿，呈酱油色；脓尿呈白色浑浊；正常尿液呈淡黄色。

4.B　血红蛋白尿是由于大量红细胞在血管内破坏，形成血红蛋白尿，呈浓红茶色或酱油色，多见于输入血型不合的血液后的溶血。

5.C　急性肾小球肾炎尿液呈现洗肉水样，恶性疟疾为浓红茶色或酱油色，丝虫病为乳白尿，尿道化脓性炎症为白色浑浊的脓尿。

6.C　尿频、尿急、尿痛为典型的尿路刺激征症状，多出现在膀胱炎症时。

7.E　病人出现尿潴留时首先采用热敷、按摩下腹部、听流水声和温水冲洗外阴等措施促进患者排出尿液，上述措施均无效时才考虑导尿。

8.A　膀胱位于子宫的前方，子宫切除术的患者术前留置导尿，可使充盈的膀胱排空，避免术中误伤膀胱。

9.D　为休克患者导尿，可记录每小时尿量，以密切观察患者病情变化。

10.E　休克病人全身循环血容量少，留置尿管便于及时监测患者尿量，以了解肾脏血流灌注情况，便于抢救。

11.B　给女性病人导尿时初始消毒顺序为：由外→内、自上而下；再次消毒顺序为：内→外→内，自上而下。

12.C　尿潴留患者一次放尿不应超过1000ml，以防止腹内压骤降引起大量血液滞留在腹腔内引起血压下降而发生虚脱。

13.B　为男性患者导尿时提起阴茎与腹壁呈60°角，可使耻骨前弯消失，有利于尿管顺利插入。

14.D　密闭式膀胱冲洗时冲洗液滴入膀胱的速度为60~80滴/分。滴入速度不宜过快，以免患者产生强烈尿意，导致膀胱收缩，迫使冲洗液从导尿管与尿道之间隙流出尿道外。

15~17.C、D、B　异常粪便颜色可提示消化系统疾病的存在：柏油样便提示上消化道有出血；白陶土色便提示有胆道梗阻；果酱样便见于肠套叠、阿米巴痢疾。

18.B　便秘患者医嘱给予甘油栓通便时不宜屏气，以免腹内压增高造成栓剂脱出肛门外。

19.A　排便失禁患者易引起肛周皮肤破溃，因此保护臀部，维持皮肤完好无损是排便失禁患者最重要的护理措施。

20.C　伤寒患者灌肠时，溶液不得超过500ml，压力要低，液面不得超过肛门30cm。

21.E　灌肠前排便一次记为"1"，灌肠后排便一次记为1/E，灌肠前后分别排便一次在体温单上的记录方法是11/E。

22.A　针对肝性脑病的患者，灌肠溶液应选择弱酸性溶液或生理盐水，禁用肥皂液灌肠，以免加重症状。

23.A　阿米巴痢疾病变多在回盲部，采取右侧卧位灌肠，可提高治疗效果。

24.E　阿米巴痢疾病变多在回盲部，灌肠时取右侧卧位，可提高治疗效果。

25.E　根据题干提供的信息，可以判断患者术后出现了肠胀气，因此，应选择肛管排气排出肠管积气。

26.E　阿米巴原虫为嗜热性，其滋养体在37℃~45℃的环境中生长最佳。阿米巴离开人体容易死亡，因此收集阿米巴痢疾患者的粪便标本的容器应加温。

27.C　由于寄生虫卵在粪便中到处爬动，因此，在检查粪便中的寄生虫卵时应在粪便不同部位取带血黏液部分。

第十二章　医院内感染的预防和控制

要点分析

　　本章内容非常重要，每年必考。近5年的考试先后考查了医院内感染的概念和分类，消毒灭菌的概念，燃烧法、煮沸消毒法、压力蒸汽灭菌法，化学消毒剂的使用原则，戊二醛的适用范围，医院用品的危险性分类，消毒液的监测，无菌技术的操作原则，无菌持物钳的操作要点，无菌溶液的取用，传染病区的划分，隔离种类及措施，穿脱隔离衣等。整体的考查偏重于知识的记忆和应用。对于本章的复习，考生应熟悉医院内感染的概念和分类，消毒灭菌的概念，医院用品的危险性分类，消毒液的监测，传染病区的划分；着重掌握燃烧法、煮沸消毒法、压力蒸汽灭菌法，化学消毒剂的使用原则，戊二醛的适用范围，无菌技术的操作原则，无菌持物钳的操作要点，无菌溶液的取用，隔离种类及措施，穿脱隔离衣等内容。本章记忆性内容较多，考生可结合"锦囊妙记"中的方法进行记忆。

考点纵览

一、医院内感染

　　医院内感染：是指住院患者、医院工作人员在医院内获得的感染，**包括患者住院期间发生的感染和在医院内获得而出院后发生感染的症状；但不包括入院前已经感染或入院时已处于潜伏期的感染**（☆）。

> 锦囊妙记：病原体来自医院，不管患者在哪里发病都属于医院内感染，病原体不来自于医院，不管是否在医院内发病都不属于医院内感染。

小试身手 1.医院感染的主要对象是
A.住院患者　　　　　B.医生　　　　　C.护士
D.探视者　　　　　　E.陪伴者

（一）概述（了解）

　　1.医院感染的形成　医院感染的发生必须同时具备3个基本条件：感染源、传播途径、易感人群。

　　（1）感染源：感染源指感染的来源。医院感染中主要的感染源有：①已感染的患者及病原携带者：**已感染的患者**是最重要的感染源；②患者自身正常菌群；③动物感染源；④医院环境。

　　（2）传播途径：传播途径是指病原微生物从感染源传播到易感宿主的途径和方式。医院环境中主要的传播途径有：接触传播，空气传播，消化道传播，生物媒介传播，血液传播。

119

（3）易感人群：易感人群指对感染性疾病缺乏免疫力而容易感染的人。

2.医院感染的分类

（1）**内源性感染**：指患者自身携带病原体引起的感染，又称自身感染（☆）。通常寄居在人体内的正常菌群或条件致病菌是不致病的，只有当人体免疫力低下、健康不佳及正常菌群发生移位时才会发生感染。

小试身手 2.内源性感染是指

A.患者与患者之间的感染   B.医护人员与患者之间的感染

C.通过医疗器械的感染   D.自身携带的病原体引起的感染

E.饮食不当引起的感染

（2）外源性感染：又称交叉感染。病原微生物通过人与人或环境造成直接或间接传播给患者，引起感染。

（二）医院感染的管理（了解）

1.建立三级监控体系   在医院感染控制管理委员会领导下，建立医院感染管理科及三级护理管理体系，即：一级管理——病区护士长和兼职监控护士；二级管理——专科护士长；三级管理——护理部副主任。

2.健全各项规章制度   与医院感染管理相关的规章制度有：清洁卫生制度；消毒灭菌制度；消毒灭菌效果监测制度；隔离制度；手术室、分娩室、换药室、供应室、导管室、监护室、血透室等感染高发科室的卫生标准监测及感染管理制度；医务人员医院感染知识培训制度；感染管理报告制度及消毒质控标准等。

3.落实医院感染管理措施   必须切实做到切断导致医院感染发生的3个必备条件，即：感染源、传播途径、易感人群构成的感染链。其措施是：医院建筑、环境及设施布局合理；定期检查各种规章制度落实情况，如：清洁、消毒、灭菌；洗手技术、无菌技术及隔离技术；消毒灭菌效果监测；医疗污物及污水处理；合理使用抗生素等。

4.加强医院感染学教育，明确医务人员职责。

二、清洁、消毒、灭菌

（一）概念（熟练掌握）

1.清洁   指用物理方法清除物体表面的污垢、尘埃和有机物，即去除和减少微生物，并非杀灭微生物。

2.消毒   指用物理或化学方法**清除或杀灭除芽孢以外的所有病原微生物**（☆），使其达到无害化的过程。

小试身手   3.用物理或化学方法清除或杀灭除芽孢以外的所有病原微生物，使其达到无害化的过程。其概念是指

A.消毒   B.清洁   C.灭菌

D.除菌   E.杀菌

3.灭菌   指用物理或化学方法去除或杀灭全部微生物的过程。**包括致病和非致病微生物，也包括细菌芽孢和真菌孢子**（☆）。

（二）消毒灭菌的方法（熟练掌握）

1.物理消毒灭菌法

（1）热力消毒灭菌法

1）干热灭菌法：由空气导热，传热较慢。

A.燃烧法：常用于无保留价值的污染物品，如：污染纸张，带脓性分泌物的敷料，尤其是**破伤风、气性坏疽、铜绿假单胞菌等**特殊感染污染的敷料（☆☆☆）；某些金属器械、搪瓷类物品急用时及微生物实验室接种环的消毒灭菌。**锐利刀剪禁用此法**，以免锋刃变钝。

方法：可直接点燃或在焚烧炉中焚烧；金属器械可在火焰上烧灼20秒；搪瓷类容器可倒入少量95%~100%乙醇，转动容器使其分布均匀，然后点火燃烧至火焰熄灭。

> **小试身手** 4.采用燃烧法消毒搪瓷类容器时，可加入乙醇的浓度是
> A.35%　　　　　　　B.45%　　　　　　　C.65%
> D.85%　　　　　　　E.95%

B.干烤法：利用特制烤箱进行灭菌。适用于高温下不损坏、不变质、不蒸发的物品，如**粉剂、油剂、玻璃器皿及金属制品**的灭菌（☆）。不适用于塑料制品、纤维织物等的灭菌。

2）湿热消毒灭菌法：由空气和蒸气导热，传热快，穿透力强。

A.煮沸消毒法：适用于耐湿、耐高温的物品，如金属、搪瓷、玻璃及橡胶类等。消毒方法是将物品刷洗干净后，全部浸没在水中，加热。消毒时间从水沸腾后算起，中途另加物品，则再次水沸腾后重新计时。

注意事项（☆☆☆）：有轴节的器械或带盖的容器，应将轴节或盖打开再放入水中，空腔导管须先向管腔内注水；根据物品的性质决定放入水的时间及消毒时间：**玻璃器皿冷水放入**，消毒时间为10~15分钟；**橡胶制品**用纱布包裹好，**水沸后放入**，消毒时间为5~10分钟；金属和搪瓷类物品，消毒时间为10~15分钟；物品不宜放置过多，相同规格的碗、盆不能重叠，保证物品各面与水接触；水中加入**碳酸氢钠**，配成1%~2%浓度时，可提高沸点到105℃，除增强杀菌作用外，还有去污和防锈作用；**海拔每增高300m，消毒时间延长2分钟**；消毒后应将物品及时取出，置于无菌容器内。

> 锦囊妙记：碳酸氢钠的作用是一个高频考点，考生可将不同学科中碳酸氢钠的作用做一总结。1%~2%的碳酸氢钠可提高沸点，去污防锈；1%~4%的碳酸氢钠可用于口腔真菌感染；2%~4%的碳酸氢钠可用于外阴阴道假丝酵母菌病的阴道灌洗；2%的碳酸氢钠可用于鹅口疮患儿口腔的清洗。敌百虫农药中毒者禁忌使用1%~4%的碳酸氢钠洗胃。

> **小试身手** 5.煮沸消毒时，既想要防锈又想要提高沸点需要加入的溶液是
> A.乳酸钠　　　　　　B.碳酸钠　　　　　　C.碳酸氢钠

D.亚硝酸钠　　　　　E.氢氧化钠

小试身手　6.下列关于煮沸消毒法注意事项的描述，**错误的**是

A.物品需全部进入水中

B.空腔导管应预先灌水

C.玻璃类物品需在水沸腾时放入

D.如中途加入其他物品须等水再次沸腾后开始计时

E.橡胶类物品需用纱布包好，水沸腾后放入

B.压力蒸气灭菌法：是热力消毒灭菌法中效果最好的方法。常用于**耐高温、耐高压、耐潮湿的物品**，如各类器械、敷料、搪瓷、玻璃、橡胶制品及溶液等的灭菌。

当压力在102.8~122.9kPa时，温度达121℃，器械灭菌时间20分钟，敷料灭菌时间30分钟。预真空压力蒸气灭菌器当**压力在184~210.7kPa时，温度可达132℃，4分钟即可灭菌**（☆）。

注意事项：器械和物品灭菌前必须刷洗干净并晾干或擦干，包装不宜过大过紧，下排气或压力蒸汽灭菌法的物品体积不超过30cm×30cm×30cm，装载体积不得超过柜室容积的80%，必要时打开容器盖，有利于蒸气进入；包与包之间留有空隙，**布类物品放在金属、搪瓷类物品之上**（☆☆）；操作人员需经专门训练，合格后方可上岗，安全操作；尽量排尽灭菌器内冷空气。随时观察灭菌器内压力及温度情况；被灭菌的物品待干燥后才能取出备用；定期监测灭菌效果。

小试身手　7.预真空压力蒸气灭菌器的压力及温度分别是

A.103kPa，121℃　　　　B.103kPa，126℃　　　　C.137kPa，128℃

D.137kPa，130℃　　　　E.205kPa，132℃

小试身手　8.下列关于压力蒸气灭菌注意事项的描述，**错误的**是

A.物品灭菌前需洗净擦干或晾干　　B.灭菌包不易过大、过紧

C.金属物品放在布类物品上面　　　D.定期检测灭菌效果

E.灭菌物品干燥后方可取出

（2）光照消毒法：又称辐射消毒，是利用紫外线照射，使菌体蛋白发生光解变性导致细菌死亡。

1）日光暴晒法：日光具有热、干燥和紫外线的作用，有一定的杀菌力。常用于床垫、毛毯、衣服、书籍等物品的消毒。方法：物品放在直射阳光下暴晒6小时（☆），定时翻动，使物品各面均能受到日光照射。

2）臭氧灭菌灯消毒法

A.概述：臭氧靠强大的氧化作用杀菌，可杀灭病毒、细菌繁殖体、芽孢、真菌等。主要用于空气消毒、医院污水和诊断用水的消毒、物品表面的消毒。

B.注意事项：臭氧对人有毒，国家规定大气中臭氧浓度≤0.1mg/m³；臭氧的强氧化性，对物品有损坏；温度、湿度、有机物、水的浑浊度、pH等多种因素可影响臭氧的杀菌作用；空气消毒时人员必须远离，消毒后开窗通风≥30分钟人员方可进入。

（3）微波消毒灭菌法

1）概述：微波是一种穿透力强的电磁波，一般使用频率是2450MHI。在电磁波的高频交流电场中，物品中的极性分子发生极化进行高速运动，频繁改变方向，互相摩擦，使温度迅速上升，达到消毒灭菌作用。

微波可杀灭多种微生物，包括病毒、真菌、细菌繁殖体、细菌芽孢、真菌孢子等。主要用于食物、餐具的消毒。

2）注意事项：①微波对人体有一定伤害，应避免大剂量照射和小剂量长期接触；②微波无法穿透金属面，故不能使用金属容器盛放消毒物品；③水是微波强吸收介质，用湿布包裹物品或炉内放些水会提高消毒效果；④被消毒物品以小、薄为宜。

2.化学消毒灭菌法

（1）概述：化学消毒灭菌法是利用化学药物杀灭病原微生物的方法。如光学仪器、金属锐器、塑料制品、皮肤、黏膜、排泄物及环境的消毒。

1）化学消毒灭菌的原理：是使微生物蛋白凝固变性，酶蛋白活性消失，抑制微生物代谢和生长和繁殖；或破坏细菌细胞膜的结构，改变其通透性，使其破裂、溶解，而达到消毒灭菌的作用。

2）化学消毒剂的效力分类与作用

A.高效消毒剂：能杀灭细菌繁殖体、结核分枝杆菌、细菌芽孢、真菌、亲脂及亲水病毒，**如过氧乙酸、过氧化氢及部分含氯类等**（☆）。

B.中效消毒剂：能杀灭细菌繁殖体、结核分枝杆菌、真菌、亲脂及亲水病毒，**如醇类、低浓度碘类及含氯类等**（☆）。

C.低效清毒剂：能杀灭细菌繁殖体、亲脂病毒，**如胍类、酚类、季铵盐类**。

D.灭菌剂：能杀灭一切微生物的化学制剂，如戊二醛，环氧乙烷等。

3）化学消毒剂的使用原则

A.根据物品性能及病原微生物的特性，选择合适的消毒剂。

B.严格掌握消毒剂的有效浓度、使用方法及消毒时间。

C.定期更换和检测消毒剂，易挥发的要加盖，并及时调整浓度。

D.待消毒的物品必须洗净、擦干或晾干。

E.**消毒液中禁放纱布、棉花**等物品，避免吸附消毒剂降低消毒效力（☆）。

F.消毒后的物品在使用前用**无菌生理盐水冲洗**附着在表面上的消毒剂，以免刺激人体组织（☆☆☆）。

小试身手 9.关于化学消毒剂的使用原则，**错误**的是

A.待消毒的物品须先洗净、擦干

B.消毒液中一般不放置棉花、纱布等物品

C.浸泡消毒后的物品，取出后可直接使用

D.消毒物品应全部浸没在消毒液内，器械的轴节应打开

E.应定期检测消毒剂浓度

（2）化学消毒剂的使用方法

1）浸泡法。

2）擦拭法。

3）喷雾法。

4）熏蒸法。

（3）常用的化学消毒剂

1）戊二醛

A.消毒效力：灭菌剂。

B.作用原理：与菌体蛋白质反应，使其灭活。能杀灭细菌、芽孢、真菌和病毒。

C.适用范围：常用制剂有2%碱性戊二醛、2%强化酸性戊二醛；适用于**不耐热的精密仪器、医疗器械**的消毒与灭菌（☆☆）；配制好的灭菌剂最多可连续使用14天，使用中的戊二醛含量＞1.8%消毒需浸泡60分钟；**灭菌需浸泡10小时**。

小试身手 10.适用于内镜消毒的化学消毒剂是

A.甲醛   B.环氧乙烷   C.乙醇

D.碘酊   E.戊二醛

D.注意事项：每周过滤1次，每两周更换1次消毒液；灭菌效果受pH影响大，浸泡医疗器械时用碳酸氢钠调节pH至7.5~8.5，但强化酸性戊二醛，直接配成所需浓度使用即可，不需碱化；因对皮肤、黏膜有刺激性，对眼睛刺激性较大，故应注意防护。

2）过氧乙酸

A.消毒效力：高效。

B.作用原理：能产生新生态氧，将菌体蛋白质氧化，使细菌死亡。能杀灭细菌、芽孢、真菌和病毒。

C.适用范围：适用于耐腐蚀物品及环境等消毒与灭菌；常用消毒方法有浸泡、擦拭、喷洒。500~1000mg/L用于清洁条件下物品表面消毒，1000~2000mg/L用于污染条件下物品表面消毒；0.5%溶液用于耐腐蚀性物品消毒；0.05%用于食品工具设备消毒；0.2%溶液用于环境喷洒。

D.注意事项：对金属类物品有腐蚀性，对纺织品有漂白作用；易分解而降低杀菌力，应现用现配，配制时忌与碱或有机物相混合；浓溶液有刺激性和腐蚀性，配制时要戴口罩和橡胶手套；在避光、阴凉处密闭存放，防高温引起爆炸。

小试身手 11.属于高效化学消毒剂的是

A.酒精   B.过氧乙酸   C.碘伏

D.氯己定   E.季铵盐类

3）福尔马林（35%~40%甲醛溶液）

A.消毒效力：高效。

B.作用原理：使菌体蛋白变性，酶的活性消失。能杀灭细菌、芽孢、真菌和病毒。

C.适用范围：①福尔马林40~60ml/m³加高锰酸钾20~40g，用于柜内熏蒸，需密闭6~12小时；②4%~10%甲醛溶液用于大体解剖、病理组织标本固定（☆）。

D.注意事项：①器械与衣物的消毒、灭菌必须在消毒柜中进行；②蒸气穿透力弱，器械、衣物消毒时应该充分暴露；③对人体有一定刺激性和毒性，故使用时应注意防护。

4）环氧乙烷

A.消毒效力：灭菌。

B.作用原理：与菌体蛋白结合，使酶代谢受阻而杀灭微生物。能杀灭细菌、芽孢、真菌、立克次体和病毒。

C.适用范围：不损害物品且穿透力强，适用于光学仪器、电子仪器、医疗器械、书本、皮毛、棉、化纤、塑料、金属等制品；灭菌时使用100%纯环氧乙烷或环氧乙烷与二氧化碳混合气体；小型环氧乙烷灭菌器参数：药物浓度450~1200mg/L，温度37℃~63℃，相对湿度40%~80%，作用时间1~6小时。

D.注意事项：低温为液态，超过10.8℃为气态；环氧乙烷易燃易爆，具有一定毒性，故要严格遵守操作程序；存放在阴凉通风、无火源及明火处，储存温度应低于40℃，以防爆炸；灭菌后的物品，须清除环氧乙烷残留量后方可使用；每次消毒均应进行效果检测及评价。

5）含氯消毒剂：常用的有二氧化氯、酸性氧化电位水等。

A.消毒效力：中、高效。

B.作用原理：在水溶液中释放有效氯，破坏细菌酶的活性使细菌死亡。高浓度能杀灭各种致病菌、芽孢和病毒。中浓度能杀灭各种致病菌和病毒。

C.适用范围：①适用于餐具、茶具、水、环境及疫源地等的消毒；②含有效氯500mg/L的消毒液浸泡待消毒物品需10分钟；③含有效氯2000~5000mg/L的消毒液浸泡被乙肝病毒、结核分枝杆菌、细菌芽孢污染的物品需30分钟；用于喷洒时有效氯的含量、消毒时间均需加倍；按有效氯10000mg/L的干粉加入排泄物中搅拌，作用72小时（ ☆ ）。

D.注意事项：保存在密闭容器内，置于阴凉、干燥、通风处，以减少有效氯的丢失；配制溶液的性质不稳定，应现用现配，有效期≤24小时；对物品有腐蚀和漂白作用，不宜于金属制品、有色织物及油漆家具的消毒；消毒后的物品应及时用清水冲洗干净。

6）乙醇

A.消毒效力：中效。

B.作用原理：能破坏细菌胞膜的通透性屏障，使细胞质凝固丧失代谢能力。对肝炎病毒及芽孢无效。

C.适用范围：适用于皮肤、物品表面及治疗器具的消毒；70%~75%溶液多用于皮肤消毒；95%溶液用于燃烧灭菌。

D.注意事项：消毒用的浓度切勿超过80%，浓度过高或过低均影响杀菌效果；不适用于手术器械灭菌；易燃、易挥发，需加盖保存，置于避火处，并定期测定溶液浓度；有刺激性，不宜用于黏膜及创面的消毒。

7）碘酊

A.消毒效力：中效。

B.作用原理：可直接卤化菌体蛋白质，使其变性，以杀灭微生物。

C.适用范围：使用浓度为有效碘18~22g/L，用于创伤、手术及注射部位的皮肤消毒，作用1分钟后用70%~80%乙醇脱碘。还可用于体温计等的消毒。

D.注意事项：不适用于黏膜、对醇类刺激敏感部位和破损皮肤的消毒；有机物，如血、脓存在可降低杀菌效果；碘酊中的碘在室温下可挥发，应密闭保存。

8）碘伏

A.消毒效力：中效。

B.作用原理：碘与聚醇醚和聚乙烯吡咯酮类表面活性剂形成的络合物，能迅速而持久地释放有效碘，使细菌体等蛋白质氧化而失活。对细菌、病毒有杀灭作用。

C.适用范围：①手、皮肤消毒时，碘伏浓度2~10g/L，需涂擦2~3遍。②阴道黏膜消毒时，碘伏浓度250~500mg/L。③碘伏浓度1000~2000mg/L用于口腔黏膜及创面的消毒。

D.注意事项：①碘伏稀释后稳定性差，应现配现用。②应放在阴凉处，避光、密闭保存。③皮肤消毒后无需乙醇脱碘。④对二价金属有腐蚀性，不宜用做相应金属制品的消毒。⑤碘过敏者慎用。

小试身手 12.对芽孢**无效**的化学消毒剂是

A.环氧乙烷   B.碘伏   C.甲醛

D.戊二醛   E.过氧乙酸

9）胍类消毒剂：氯己定又名洗必泰。

A.消毒效力：中效。

B.作用原理：破坏细菌体胞膜的酶活性，使细胞膜破裂。对细菌的繁殖体杀菌作用较强，但不能杀灭芽孢、分枝杆菌和病毒。

C.适用范围：①有效含量≥2g/L的氯己定乙醇溶液用于手术及注射部位的皮肤消毒，2~3遍，时间需2分钟。②有效含量≥2g/L的氯己定水溶液用于冲洗口腔、阴道及伤口创面。

D.注意事项：①氯己定是阳离子表面活性剂，切勿与肥皂、洗衣粉等阴离子表面活性剂混用。②不适用于结核杆菌、细菌芽孢污染物品消毒。③密闭存放于避光、阴凉、干燥处。

（三）医院清洁、消毒、灭菌工作（掌握）

1.医院用品的危险性分类（☆☆☆☆）

（1）高度危险性物品：此类物品是**穿过皮肤、黏膜进入无菌组织**或器官内部的**器械或与破损组织、皮肤黏膜密切接触**的器材和用品，如手术器械、穿刺针、输液器、血液及血制品、注射器、脏器移植物等。

（2）中度危险性物品：此类物品**仅与皮肤、黏膜相接触，而不进入无菌组织内部**，如血压计袖带、体温计、鼻镜、耳镜、音叉、压舌板等。

（3）低度危险性物品：此类物品**不进入人体组织，不接触黏膜**，仅直接或间接地与健康无损的皮肤相接触。如衣物、被服、口罩等。

小试身手（13~14题共用备选答案）

A.衣服   B.手术器械   C.被服

D.口罩   E.体温计

13.属于高度危险性物品的是

14.属于中度危险性物品的是

2.选择消毒、灭菌方法的原则

（1）根据物品污染后的危害程度选择消毒、灭菌方法：凡是高度危险性物品，必须选用灭菌法，以杀灭一切微生物包括芽孢；凡是中度危险性物品，一般情况下达到消毒即可，可选择中效或高效消毒法；凡是低度危险性物品，一般用低效消毒法或只用于清洁处理即可。

（2）根据污染微生物的种类和数量选择消毒、灭菌方法及使用剂量：对受到致病性芽孢、真菌孢子和抵抗力强、危险程度大的病毒污染的物品，必须选用灭菌法或高效消毒法；对受到致病性细菌、真菌、亲水病毒、支原体、衣原体及螺旋体污染的物品，选用中效以上的消毒法；对受到一般细菌、亲脂病毒污染的物品，选用中效或低效消毒法。

（3）根据消毒物品的性质选择消毒方法：耐高温、耐湿器材和物品首选压力蒸气灭菌法；耐热的玻璃器材、油剂类和干粉类物品应首选干热灭菌法；怕热、忌湿和贵重物品选择环氧乙烷或甲醛气体消毒、灭菌。

（4）严格遵守消毒程序：凡是受到感染患者的血液污染的器械和物品、排泄物、分泌物等，应先预消毒，清洗，再根据物品污染后危险性种类，选择合理的消毒、灭菌方法进行消毒灭菌。

3.医院日常的清洁、消毒、灭菌

（1）医院环境：医院建筑物外的环境要做到清洁，对特殊污染的地面及空间，可以用化学消毒剂喷洒。医院门诊、病室等内环境要搞好清洁卫生并进行必要的消毒。

（2）被服、衣物的消毒：有条件的医院可将被服、衣物集中起来，经环氧乙烷灭菌后，再送到洗衣房清洗，备用。棉织品经洗涤后用高温消毒；床垫、棉胎、枕心、毛毯等可用日光暴晒或紫外线消毒；感染与非感染的被服、衣物要分开清洗、消毒；工作人员的用物应单独清洗、消毒。

（3）皮肤与黏膜的消毒：医务人员要加强手的清洗、消毒，可有效避免交叉感染。患者皮肤与黏膜的消毒可根据不同部位和需要选择消毒剂。

（4）空气净化：用物理、化学及生物等方法，使室内空气中的含菌量尽量减少到无尘、无菌状态，称为净化。其措施有：控制感染源，减少人员流动；室内定时通风；湿式清扫；紫外线消毒等。遇到传染病或严重感染疾病患者可用化学消毒剂进行空气消毒。无菌药物制剂室、手术室等室内空气可采用生物净化法进行空气净化，此法又称层流净化法。指空气通过孔隙小于0.2μm的高效过滤器以垂直或水平两种气流呈流线状流入室内，再以等速流过房间后流出，使室内的尘埃或微生物随气流方向排出房间。

（5）器械、物品的清洁、消毒、灭菌：必须根据医院用品的危险性分类及其消毒、灭菌原则进行清洁、消毒、灭菌。

4.清洁、消毒、灭菌的监测与效果评价

（1）各类环境空气、物品表面、医务人员手的消毒卫生标准：不得检出乙型溶血性链球菌、金黄色葡萄球菌及其他致病性微生物。母婴同室、早产儿室、婴儿室、新生儿室及儿科病房的物品表面和医务人员的手上，不得检出沙门菌。

（2）医疗物品消毒效果监测：进入人体无菌组织、器官或接触破损皮肤、黏膜的医疗用品必须无菌，不得检出任何微生物；**接触黏膜的医疗用品细菌菌落总数应≤20CFU/g或100cm²**，致病微生物不得检出；**接触皮肤的医疗用品细菌菌落总数应≤200CFU/g或100cm²**，致病微生物不得检出。

（3）消毒液的监测：定期测定消毒液中的有效成分，应符合规定的含量；**使用中的消毒液含菌量≤100CFU/ml**，致病微生物不得检出（☆☆）。

`小试身手` 15.消毒卫生标准规定使用中的消毒液含菌量应
A.≤20CFU/ml　　　　B.≤40CFU/ml　　　　C.≤60CFU/ml
D.≤80CFU/ml　　　　E.≤100CFU/ml

（4）压力蒸气灭菌效果的监测：化学监测法是利用化学指示卡或化学指示胶带在121℃、20分钟或130℃、4分钟后颜色或性状改变来判定灭菌是否合格；生物监测法是利用对耐受较强的非致病性嗜热脂肪杆菌芽孢作为指示剂，制成每片含106个嗜热脂肪杆菌芽孢的菌片，将10个菌纸片分别放在灭菌器四角及中心，灭菌结束，用无菌钳取出放入溴甲酚紫葡萄糖蛋白胨水培养基内，在56℃温箱中培养48小时~1周，全部菌纸片无细菌生长为灭菌合格。

（5）紫外线消毒效果的监测：紫外线照射强度和杀菌效能可用物理、化学、微生物方法测定。将紫外线强度计置于紫外线灯管的正中垂直1m处，开灯照射5分钟后判断结果：普通30W新灯管辐照强度≥90μW/cm²为合格；使用中紫外线灯管辐照强度≥70μW/cm²为合格。

三、洗手与手的消毒

（一）洗手技术（掌握）

1.目的　清除医务人员手上的污垢和大部分暂居菌，以切断经手传播感染的途径。

2.评估　在非紧急情况下，医务人员在直接接触每个病人前后；从同一病人身体的污染部位移动到清洁部位时；接触病人黏膜、破损皮肤或伤口前后；接触病人血液、体液、分泌物、排泄物、伤口敷料等之后；接触病人周围环境及物品后；穿脱隔离衣前后、脱手套之后；进行无菌操作，接触清洁、无菌物品之前；处理药物或配餐前应认真洗手。

3.实施　洗手操作要点：

（1）取下手上饰物及手表，卷袖过肘。打开水龙头，调节水流和水温。水龙头最好是感应式或能用肘、脚踏等控制的开关。水流不宜过大，以防溅湿工作服。

（2）湿润双手，关水龙头，取洗手液或肥皂涂抹双手。肥皂的质量要好并保持干燥。

（3）揉搓双手各面，方法为：①掌心相对，手指并拢相互揉搓；②掌心对手背沿指缝相互揉搓，交换进行；③掌心相对，双手交叉指缝相互揉搓；④弯曲手指使关节在另一掌心旋转揉搓，交换进行；⑤一手握另一手大拇指旋转揉搓，交换进行；⑥五个手指尖并拢在另一掌心中旋转揉搓，交换进行。

（4）打开水龙头，流水冲净双手。

（5）关闭水龙头，用纸巾或毛巾擦干双手或在干手机上烘干双手。关闭水龙头时手不可直接接触水龙头。

4.评价

（1）操作步骤正确，双手各面都已洗到、冲净。

（2）未溅湿工作服，周围环境未污染。

（3）手上未检出致病微生物。

（二）手的消毒（熟练掌握）

1.目的　预防感染及交叉感染，避免污染无菌物品和清洁物品。

2.评估　医务人员在实施插入性操作前；护理免疫力低下的患者及新生儿前；接触血液、体液和分泌物后；接触被致病微生物污染的物品后；护理传染患者后，要进行手的消毒。

3.实施　手的消毒操作要点：用消毒剂依次涂擦双手，即手掌对手掌、手背对手掌、指尖对手掌、两手指缝相对互擦，每个步骤进行3次，注意指背、指缝、指尖、指关节等处。要求选择作用速度快、不损伤皮肤、不引起变态反应的消毒剂，揉搓双手至少15秒。自然干燥，即达到消毒手的目的。

4.评价

（1）手消毒前已经洗手并保持手的干燥。

（2）手消毒完毕，离开消毒液时未接触容器边缘。

（3）卫生学检测达标。

四、无菌技术

（一）无菌技术概念与操作原则（熟练掌握）

1.概念

（1）无菌技术：无菌技术是指在医疗、护理过程中，防止一切微生物侵入人体和防止无菌物品、无菌区域被污染的技术。

（2）无菌区：无菌区指经灭菌处理且未被污染的区域。

（3）非无菌区：非无菌区指未经灭菌处理或经过灭菌处理但又被污染的区域。

（4）无菌物品：无菌物品指通过物理或化学方法灭菌后保持无菌状态的物品。

2.无菌技术的操作原则

（1）无菌操作环境应清洁、宽敞、定期消毒，物品布局合理；操作前30分钟应停止清扫工作，减少人员流动。

（2）无菌操作前，操作者要戴好帽子、口罩，修剪指甲并洗手，必要时穿无菌衣、戴无菌手套。

（3）进行无菌操作时，应首先明确无菌区、非无菌区、无菌物品的概念。

（4）无菌物品必须与非无菌物品分开放置，并且要有明显标志；无菌物品不可暴露在空气中，应放置在无菌包或无菌容器中；无菌包外需标明物品名称、灭菌日期，并按失效期先后顺序摆放；**使用纺织品材料做包装的无菌包如存放环境符合要求，有效期为14天，否则一般为7天，过期或受潮应重新灭菌**（☆☆☆）。

（5）进行无菌操作时，操作者身体应与无菌区保持一定距离；取放无菌物品时，应面向无菌区；取用无菌物品时，应该使用无菌持物钳；**手臂应保持在腰部或治疗台面以上，不可穿越无菌区，手臂也不可触及无菌物品；无菌物品一经取出，即使未用，也不可放回无菌容器内**；避免面对无菌区谈笑、咳嗽、打喷嚏；如用物疑有污染或已经被污染，应予更换并重新灭菌；非无菌物品应远离无菌区（☆☆☆）。

（6）一套无菌物品只供一位患者使用一次。

（二）无菌技术基本操作法（熟练掌握）

1. 无菌持物钳使用法

（1）目的：用于取放和传递无菌物品。

（2）评估

1）根据夹取物品的种类选择合适的持物钳。

2）操作环境是否整洁、宽敞，操作台是否清洁、干燥。

3）夹取的无菌物品放置是否合理。

无菌持物钳的存放方法：一种是经压力蒸气灭菌后浸泡在内盛消毒液、底部垫有纱布的大口有盖容器内，容器深度与钳长度比例适合，**消毒液面浸没轴节以上2~3cm或镊子长度的1/2**，每个容器只能放置一把无菌持物钳。另一种是干燥保存法，将盛有无菌持物钳的无菌干罐保存在无菌包内，治疗前开包，4~8小时更换一次。

（3）实施

1）洗手、戴口罩，根据操作目的准备环境及用物。

2）检查有效日期，将浸泡无菌持物钳的容器盖打开。容器盖闭合时不可从盖孔中取、放无菌持物钳。

3）手持无菌持物钳，使钳端闭合，从容器中央垂直取出。取放时，**不可触及容器口边缘及液面以上的容器内壁**，以免污染（☆☆☆）。

4）**使用时保持钳端向下，不可倒置向上**（☆☆☆）。

5）使用后闭合钳端，立即垂直放回容器，浸泡时松开轴节，使钳端分开。便于钳端与消毒液充分接触。

6）**到距离较远处取物时，应将持物钳和容器一起移至操作处，就地使用**（☆☆）。

7）无菌持物钳及其浸泡容器每周清洁、消毒2次，同时更换消毒液；使用频率较高的部门，如门诊换药室、注射室、手术室等应每天清洁、灭菌，更换消毒液。不可用无菌持物钳夹取油纱布（☆☆☆），防止油粘于钳端而影响消毒效果。不可用无菌持物钳换药或消毒皮肤，以防被污染。应保持无菌持物钳处于无菌状态。

小试身手 16.无菌持物钳的正确使用方法是

A.可夹取任何物品

B.取放无菌持物钳时，钳端应闭合

C.到远处取物时应速去速回

D.门诊换药室每周消毒1次

E.持物钳钳端始终向上，不可跨越无菌区

小试身手 17.下列**不符合**无菌技术操作原则的是

A.无菌包须有标记和消毒日期　　B.无菌操作时手臂位于腰部水平以上

C.无菌物品与非无菌物品分别放置　　D.无菌持物钳可夹取所有无菌物品

E.一份无菌物品仅供一位患者使用

（4）评价

1）取放无菌持物钳时将钳端闭合，未触及溶液面以上部分或罐口边缘。

2）使用过程中始终保持无菌持物钳钳端向下，未触及非无菌区。

3）使用完毕立即闭合无菌持物钳钳端，放回罐内，浸泡时将钳端打开，以便充分接触消毒液。

2.无菌容器使用法

（1）目的：用于盛放无菌物品并保持其无菌状态。

（2）评估：操作目的及环境，无菌容器的种类。

（3）实施

1）洗手、戴口罩，根据操作目的准备环境及用物。

2）检查无菌容器标记、灭菌日期、失效期、灭菌标识。

3）取物时，打开容器盖，内面向上置于稳妥处或拿在手中容器盖内面斜向下方。用无菌持物钳从无菌容器内夹取无菌物品。拿盖时，手不可触及容器盖的边缘及内面。取出无菌物品时，不可触及容器的边缘。

4）取物后，立即将容器盖盖严。避免容器内无菌物品在空气中暴露过久。

5）手持无菌容器时，应托住容器底部。手指不可触及容器边缘及内面。手臂不可在无菌容器上穿越。

（4）评价

1）无菌持物钳取物时，钳及物品未触及容器边缘。

2）手未触及无菌容器盖的内面及边缘。未穿越无菌区。

3.无菌包使用法

（1）目的：供无菌操作用。

（2）评估：操作目的及环境，无菌包名称。

（3）实施

1）洗手、戴口罩，根据操作目的准备环境及用物。

2）包扎无菌包：将需灭菌的物品放于包布中央，用包布一角盖住物品，左右两角先后盖上并将角尖向外翻折，盖上最后一角后以"+"字形系带，或用化学指示胶带贴妥，包外贴上注明物品名称及灭菌日期的标签。一般灭菌物品放于质厚、致密、未脱脂的双层纯棉布包内。

3）打开无菌包

A.核对无菌包名称、灭菌日期，有无潮湿或破损。如超过有效期，有潮湿或破损不可使用。

B.将无菌包平放在清洁、干燥、平坦的操作处，解开系带，卷放于包布下，按原折痕顺序逐层打开无菌包。不可放在潮湿处，以免因毛细现象而污染。

C.用无菌钳夹取所需物品，放在准备好的无菌区内。打开包布时手只能接触包布四角的外面，不可触及包布内面，不可跨越无菌面。

D.如包内物品未用完，按原折痕包好，系带横向扎好，并注明开包日期及时间。**包内剩余物品24小时内可使用**（ ☆☆ ）。如包内物品被污染或包布受潮，需重新灭菌。

E.包内物品需全部取出时，可将包托在手上打开，另一手将包布四角抓住，稳妥地将包内物品投放在无菌区内。将包布折叠放妥。

（4）评价

1）打开无菌包时妥善处理系带，不可拖拉。

2）开包、关包时手不可触及包布内面。

3）准确注明开包日期及时间。

4）关包时系带横向缠绕。

4.铺无菌盘法

（1）目的：将无菌治疗巾铺在洁净、干燥的治疗盘内，形成无菌区，放置无菌物品，供治疗使用。

（2）评估：操作目的及环境，治疗盘是否清洁干燥，无菌治疗巾是否在有效期内。

（3）实施：铺无菌盘法操作要点：

1）洗手、戴口罩，根据操作目的准备环境及用物。

2）取无菌巾包并检查灭菌日期，有无潮湿和破损。

3）铺盘

A.铺盘法：打开无菌巾包，用无菌持物钳夹取一块治疗巾放在治疗盘内，剩余的治疗巾，按要求包好无菌包，并注明开包日期和时间；双手捏住无菌治疗巾一边外面两角，轻轻抖开，双折铺于治疗盘上，将上层折成扇形，开口边缘向外，治疗巾内面构成无菌区，注意手不可触及治疗巾内面，放入无菌物品后，展开上层折叠层，遮盖无菌物品上，上下层边缘对齐，将治疗巾开口处向上折两次，两侧边缘分别向下折一次，露出治疗盘边缘。注意保持无菌治疗巾内物品的无菌。**铺好的无菌**

盘4小时内有效（☆☆），未能立即使用的应注明铺盘时间。

小试身手 18.2016年7月23日，护士铺无菌盘时，**不正确**的是

A.所用无菌包的灭菌日期是2016年7月14日

B.打开无菌包后，用无菌持物钳夹取治疗巾

C.打开治疗巾时，手不能触及治疗巾内面

D.铺无菌盘时，不能背对无菌区，更不能有事离开

E.铺好的无菌盘4小时有效

小试身手（19~21题共用备选答案）

A.4小时　　　　　B.24小时　　　　　C.3天

D.7天　　　　　　E.14天

19.无菌物品在未被污染的情况下有效期为

20.无菌包内无菌物品1次未使用完，包内其他物品有效期为

21.无菌盘的有效期**不超过**

B.铺盘法：打开无菌巾包，取出无菌治疗巾，双手捏住无菌治疗巾一边外面两角，轻轻抖开，从远到近，铺于治疗盘上，无菌面朝上，注意手不可触及治疗巾内面；放入无菌物品后，取出另一块无菌巾打开，从近到远覆盖于无菌物品上，无菌面朝下，两巾边缘对齐，四边多余部分分别向上反折。注意保持无菌治疗巾内物品的无菌。铺好的无菌盘4小时内有效，未能立即使用的应注明铺盘时间。

（4）评价

1）无菌巾放入无菌物品后上下层的边缘能够对齐。

2）无菌巾内物品放置有序，取用方便。

3）夹取、放置无菌物品时，手臂未穿越无菌区。

4）操作中无菌巾内面未被污染。

5.取用无菌溶液法

（1）目的：供护理操作用。

（2）评估：操作目的及环境，无菌溶液名称及有效期。

（3）实施：取用无菌溶液法操作要点：

1）洗手、戴口罩，根据操作目的准备环境及用物。

2）根据医嘱取无菌溶液密闭瓶，湿擦瓶外灰尘，认真查对瓶签上的药名、浓度、剂量、有效期，检查瓶盖有无松动、瓶体有无裂痕，倒置溶液检查有无沉淀、浑浊、絮状物及变色。检查无误后用启瓶器开启瓶盖，用拇指与示指或双手拇指将瓶塞边缘向上翻起。

3）一手示指与中指套住瓶塞将其拉出，注意手不可触及瓶塞内面及瓶口，防止瓶塞被污染；另一手拿溶液瓶，**瓶签朝向掌心**，倒出少量溶液旋转冲洗瓶口，再由原处倒出溶液至无菌容器中。倒溶液时，勿将瓶签打湿；勿使瓶口接触容器口周围。**不可将物品伸到无菌溶液瓶中蘸取溶液**；已经倒出的溶液不可再倒回瓶内（☆☆）。

4）无菌溶液倒完后，立即塞好瓶塞，以防污染。**已开启的无菌溶液瓶**内的溶液，**可保存24小时**（☆☆）。在瓶签上注明开瓶日期、时间，放回原处。

小试身手 22.下列关于取无菌溶液的操作，**错误的**是

A.首先应核对标签

B.倒取溶液时先倒少量溶液以冲洗瓶口

C.倒无菌溶液时，溶液瓶不可触及无菌容器

D.可将无菌棉签伸入无菌瓶内蘸取溶液

E.无菌溶液1次未用完，24小时内可再使用

小试身手 23.取用无菌溶液时，下列叙述正确的是

A.打开瓶盖后，立即倒入无菌容器中

B.可直接在无菌容器中蘸取

C.可用敷料堵在瓶口，使溶液缓慢流出

D.剩余溶液应在开启后24h内使用

E.溶液倒出后未使用，应及时倒回瓶中

（4）评价

1）手未触及瓶塞内面及瓶口。

2）倾倒溶液时，未浸湿瓶签及瓶体；液体未溅至桌面上。

锦囊妙记：考生可将无菌包、无菌溶液、无菌容器、无菌盘的有效期做一总结。无菌包为7天，无菌溶液、无菌容器为24小时，无菌盘和一次性口罩的有效期为4小时。

6.戴、脱无菌手套法

（1）目的：在进行严格的医疗护理操作时戴无菌手套，以确保无菌效果。

（2）评估：操作目的及环境，无菌手套型号及有效期。

（3）实施

1）修剪指甲，取下手表或手上饰物，洗手、戴口罩，根据操作目的准备环境及用物。

2）检查无菌手套袋外面的号码及灭菌日期。

3）无菌手套袋平放于清洁、干燥台面上打开。若手套袋有系带，应注意系带不要污染手套袋的内面。

4）戴手套

A.分次提取法：一手掀开手套袋开口处，另一手捏住一只手套的反折部分即手套的内面，取出手套，对准五指戴在手上，戴手套时，要防止手套外面即无菌面触及非无菌物品，已戴好手套的手不可触及未戴手套的手；掀开另一手套袋开口处，已戴好手套的手指插入另一只手套的反折内面即手套的外面，取出手套对准五指戴在手上，如手套有破洞，应立即更换，戴好手套的手应始终保持在腰部以上水平、视线范围内。

B.一次性提取法：两手同时掀开手套袋开口处，分别捏住两只手套的反折部分即手套的内面，取出手套，使五指相对；先戴一只手，再用已戴好手套的手指插入另一只手套的反折内面，同法戴好。

5）将手套的反折边套在工作服袖口外面。

6）脱手套：一手捏住另一只手套腕部外面，翻转脱下；再以脱下手套的手插入另一只手套内，将其翻转脱下。若手套上有血迹或污染严重时，应先在消毒液中清洗后再脱手套。脱手套时勿使手套的外面即污染面接触皮肤。

小试身手 24.戴无菌手套的操作方法正确的是

A.打开无菌手套袋后检查号码及灭菌日期

B.手套袋的系带缠好后放在手套袋的内面

C.用戴好手套的手捏住另一只手套的内面

D.戴好手套的手保持在腰以上水平视线范围

E.脱手套时双手分别捏住手套外面翻转脱下

（4）评价

1）戴、脱手套时没有污染，未强行拉扯手套。

2）操作始终在腰部或操作台面水平以上进行。

五、隔离技术

隔离是将传染病患者、高度易感人群安置在指定的地方，暂时避免和周围人群接触。对传染病患者采取传染源隔离，以控制传染源，切断传播途径；对易感人群采取的是保护性隔离。

（一）概述（熟练掌握）

1.传染病区设置及隔离单位　传染病区应与普通病区分开并远离水源、食堂及其他公共场所，与相邻病区楼间距离大约30m，侧面防护距离为10m，以防止空气对流传播。病区设有医务人员与患者分别进出的门。病区内配有必要的卫生、消毒设备。隔离单位可分为：

（1）以患者为隔离单位：每个患者都有独立的环境和用具，与其他患者及病种之间进行隔离。

（2）以病室为隔离单位：同一病种患者安排在同一病室，但病原体不同的患者，应分室收治。

（3）单独隔离室：凡是未确诊或发生混合感染，重、危患者以及具有强烈传染性患者应住单独隔离室。

2.工作区域的划分及隔离要求（☆☆）

（1）清洁区：**未被病原微生物污染的区域**，如医护办公室、值班室、配餐室等；病区以外的地区，如食堂、药房、营养室等。

隔离要求：患者及患者接触过的物品不得进入清洁区；工作人员接触过患者后需刷手、脱去隔离衣及鞋，方可进入清洁区。

（2）半污染区：**有可能被病原微生物污染的区域**，如病区走廊、检验室、消毒室等。

隔离要求：患者或穿隔离衣的医护人员通过病区走廊时，不得接触墙壁、家具等；检验标本要有固定的存放盘或架；检验完的标本及容器等，应按要求分别进行严格处理。

小试身手 25.传染病区内属半污染区的是

A.库房　　　　　　B.病区内走廊　　　　C.值班室

D.病室　　　　　　E.更衣室

小试身手 26.下列属于半污染区的区域是

A.医生值班室　　　B.病室及厕所　　　　C.病区内走廊

D.浴室　　　　　　E.治疗室

（3）污染区：**患者直接或间接接触的区域**，如病房、患者洗手间等。

隔离要求：污染区的物品未经消毒处理，不得带到他处；医护人员进入污染区时，务必穿隔离衣、戴帽子、口罩，必要时穿隔离鞋；离开污染区脱去隔离衣及鞋，并消毒双手。

> 锦囊妙记：关于传染病区的划分，考生可简单地理解为：清洁区主要是医护人员活动的地方；半污染区是医护人员和患者共同活动的地方；污染区主要是患者活动的地方。

（二）隔离原则（熟练掌握）

1.病房门前悬挂隔离标志，门口放用消毒液浸湿的脚垫，门外设悬挂隔离衣的架或柜，备消毒液、清水、手刷、毛巾及避污纸。

2.医务人员进入隔离病房应该按规定戴帽子、口罩、穿隔离衣，只能在规定范围内活动。一切操作要严格遵守操作规程，接触患者和污染物品后必须消毒双手。

3.穿隔离衣前，必须备齐所需物品，各种护理操作应有计划并集中时间执行，以减少穿、脱隔离衣及刷手的次数。

4.患者接触过的物品或落地的物品应视为污染，消毒后方可给他人使用；患者的衣物、书信、钱币等经煮蒸消毒后方可带出病区；患者的分泌物、呕吐物及排泄物须经消毒处理后方可排放；需送出病区处理的物品，置入污物袋内，袋外有明显标记。

5.病室需每日进行空气消毒，可用紫外线照射或消毒液喷雾；每日晨间护理后用消毒液擦拭床及床旁桌椅。

6.了解患者心理状况，尽量解除患者因隔离产生的焦虑、恐惧、孤独、自卑等心理反应，满足合理要求。

7.严格执行陪伴和探视制度，必须陪伴和探视时，应向患者及探视者宣传、解释隔离的有关知识及必须遵守的隔离制度和要求。

8.传染性分泌物3次培养结果均为阴性或已度过隔离期，医师开出医嘱后方可解除隔离。

9.终末消毒处理　终末消毒处理是指对出院、转科或死亡患者及其所住病室、用物、医疗器械等进行的消毒处理。

（1）患者的终末消毒处理：患者出院、转科前应沐浴，更换清洁衣裤，个人用物需消毒后一并带出。患者死亡后，需用消毒液做尸体护理，用消毒液浸湿的棉球填塞口、鼻、耳、阴道、肛门，然后用一次性尸单包裹尸体。

（2）病室的终末消毒处理：关闭病室门窗，打开床旁桌，展开棉被，竖起床垫，用消毒液熏蒸或用紫外线照射；然后打开门窗通风，用消毒液擦拭家具、地面；被服类消毒后清洗；床垫、棉被及枕芯用日光暴晒或用紫外线照射消毒；体温计用消毒液浸泡，血压计、听诊器进行熏蒸消毒。

（三）隔离种类及措施（熟练掌握）

1.严密隔离　严密隔离适用于经飞沫、分泌物、排泄物直接或间接传播的烈性传染病，如**霍乱、鼠疫**等（☆☆）。凡传染性强、死亡率高的传染病均需采取严密隔离。

（1）患者应住单间病室，通向过道的门窗须关闭。室内用具力求简单、耐消毒，室外门上挂有明显隔离标志，禁止探视、陪护及患者出病室。

（2）接触患者时必须戴帽子、口罩、穿隔离衣和隔离鞋，必要时戴手套，消毒措施必须严密。

（3）患者的分泌物、呕吐物及排泄物须严格消毒处理。

（4）污染敷料装袋标记后进行焚烧处理。

（5）病室内空气及地面用消毒液喷洒或紫外线照射消毒，每天1次。

2.呼吸道隔离　呼吸道隔离适用于通过空气中的飞沫传播的感染性疾病，如**肺结核、百日咳、流脑**等。

（1）同一病原体感染者可住同一病室，有条件时尽量使隔离病室远离其他病室。

（2）通向过道的门窗须关闭，患者离开病室时需戴口罩。

（3）医务人员进入病室时需戴口罩，并保持口罩干燥，必要时穿隔离衣。

（4）为患者准备专用的痰杯，口、鼻分泌物须经消毒处理后方可丢弃。

（5）病室内空气用消毒液喷洒或紫外线照射消毒，每天1次。

3.肠道隔离　肠道隔离适用于由患者的排泄物直接或间接污染了食物或水源而引起传播的疾病，如**伤寒、甲型肝炎、细菌性痢疾**等。肠道隔离可切断粪–口传播途径。

（1）不同病种患者最好分室居住，如同居一室，必须作好床边隔离，每张病床应加隔离标记，患者之间不可互换物品，以防交叉感染。

（2）接触不同病种患者时需分别穿隔离衣，接触污物时戴手套。

（3）病室应有防蝇设备，并做到无蟑螂、无鼠。

（4）患者食具、便器各自专用，严格消毒，剩余食物及排泄物均应消毒处理后才能排放。

（5）被粪便污染的物品要随时装袋，作好标记后送消毒或焚烧处理。

4.**接触隔离**　接触隔离适用于经体表或伤口直接或间接接触而感染的疾病，如**破伤风、气性坏疽**等（☆☆）。

（1）患者应住单间病室，不许接触他人。

（2）接触患者时需戴帽子、口罩、手套、穿隔离衣；医务人员的手或皮肤有破损时应避免接触患者，必要时戴手套。

（3）凡患者接触过的一切物品，如床单、被套、衣物、换药器械均应先灭菌，然后再进行清洁、消毒、灭菌。

（4）被患者污染的敷料应装袋，作好标记后送焚烧处理。

小试身手（27~28题共用题干）

患者男，28岁。因足底外伤，继而发热、惊厥、牙关紧闭呈苦笑面容入院，诊断为破伤风。

27.该患者应采取的隔离种类为

A.接触隔离　　　　　　　B.呼吸道隔离　　　　　　　C.肠道隔离

D.保护性隔离　　　　　　E.昆虫隔离

28.该患者换下的敷料应

A.先清洗后消毒　　　　　B.先灭菌后清洗　　　　　　C.先清洗后暴晒

D.先暴晒再灭菌　　　　　E.焚烧

5.**血液-体液隔离**　血液-体液隔离适用于预防直接或间接接触血液和体液传播的传染性疾病，如艾滋病、梅毒、乙型肝炎等。

（1）同种病原体感染者可同室隔离，必要时单人隔离。

（2）若血液和体液可能污染工作服时需穿隔离衣。

（3）接触血液和体液时应戴手套。

（4）注意洗手。若手被血液和体液污染或可能污染时，应立即用消毒液洗手，护理另一位患者前也应洗手。

（5）被血液和体液污染的物品，应装袋作好标记后送消毒或焚烧。

（6）严防被采血或注射针头等利器刺伤，患者用过的各种针头应放入防水、防刺破、有标记的容器内，直接送焚烧处理。

（7）被血液和体液污染的室内表面物品，立即用消毒液擦拭或喷洒。

（8）探视及陪护应采取相应的隔离措施。

6.**昆虫隔离**　昆虫隔离适用于以昆虫为媒介而传播的疾病，如**疟疾、乙型脑炎、流行性出血热、斑疹伤寒、回归热**等。

根据昆虫种类确定隔离的措施：

（1）疟疾、乙型脑炎主要由蚊子传播，所以病室内应有纱窗、纱门、蚊帐或其他防蚊设施。

（2）斑疹伤寒、回归热由虱子传播，患者入院时要灭虱处理，沐浴更衣，换下的衣物必须经灭虱处理。

（3）流行性出血热由螨传播，患者入院时要沐浴更衣，换下的衣物必须经煮沸或高压蒸汽灭螨处理。

7.**保护性隔离**　保护性隔离也称反向隔离，适用于抵抗力低下或极易感染的患者，如**早产儿及严重烧伤、白血病、脏器移植、免疫缺陷**等患者（☆☆）。

（1）设专用隔离室，患者住单间病室隔离。

（2）凡是进入病室人员，应穿、戴灭菌后的隔离衣、帽子、口罩、手套及拖鞋。

（3）接触患者前、后或护理另一位患者前均要洗手。

（4）凡患呼吸道疾病或咽部带菌者，包括医务人员，均应避免接触患者。

（5）未经消毒处理的物品不得带入隔离区。

（6）病室内空气、地面、家具等均应严格消毒并通风换气。

（7）探视者应采取相应的隔离措施。

小试身手 29.肾脏移植手术后患者应采取

A.吸道隔离　　　　　B.严密隔离　　　　　C.接触隔离

D.保护性隔离　　　　E.消化道隔离

（四）隔离技术操作法（熟练掌握）

1.口罩、帽子使用法

（1）目的：保护患者和医务人员，口罩可以防止飞沫污染无菌物品或清洁物品；帽子可以防止医务人员头发散落、头屑飘落或被污染。

（2）实施

1）洗手、戴口罩时应遮盖口鼻，戴帽子应遮盖头发。

2）戴口罩后，不可用污染的手触摸口罩。

3）口罩使用后，及时取下并将**污染面向内折叠**，放入胸前小袋内或小塑料袋内。口罩不能挂在胸前，手不可接触口罩的污染面。口罩、帽子应勤换，保持清洁。纱布口罩使用2~4小时应更换；口罩潮湿应立即更换；每次接触严密隔离患者后应立即更换口罩；使用一次性口罩**不得超过4小时**。

4）离开污染区前将口罩、帽子放入特定的污物袋内，以便集中处理。

（3）评价

1）戴口罩、帽子方法正确。

2）口罩不戴时，按要求放置，勿挂在胸前。

3）保持口罩、帽子的清洁、干燥并定时更换。

2.刷手及手的消毒

（1）目的：避免发生感染和交叉感染；避免污染无菌物品和清洁物品。

（2）评估

1）患者采取隔离的种类及措施。

2）是否接触了传染患者或污物。

（3）实施

1）进行护理操作前，取下手表，卷袖过肘，合理准备用物。

2）操作完毕，采用刷手法或浸泡消毒法进行手的消毒。

A.刷手法：用刷子蘸洗手液，按前臂、腕部、手背、手掌、手指、指缝、指甲顺序彻底刷洗，注意每日应更换刷手肥皂液一次。手刷应每日消毒，刷洗范围应超过被污染的范围；刷手30秒，用流水冲净泡沫，使污水从前臂流向指尖；同法刷另一只手，反复两次，共刷手2分钟，刷手完毕，手刷置于固定容器中，刷手时身体勿靠近水池，以免隔离衣污染水池或水溅到身上。流水洗手时，腕部要低于肘部，**使污水从前臂流向指尖**；勿使水流入衣袖内。操作中应保持水龙头清洁；用小手巾自上而下擦干双手或用烘干机吹干。

B.浸泡消毒法：将双手浸泡于盛消毒液的盆中，用小毛巾或手刷反复擦洗或刷洗2分钟，再在清水盆内洗净，用小毛巾擦干，消毒液要浸没肘部及以下，擦洗时间一定要足够，浸泡时身体勿接触水盆，以免隔离衣污染水盆或水溅到身上。

（5）评价

1）未污染清洁手刷、水龙头、洗手液等。

2）刷洗有序、全面，隔离衣未溅湿。

3.使用避污纸　取避污纸时，**从页面抓取，不可掀开撕取**；避污纸用后随即丢入污物桶内，集中焚烧处理。使用避污纸过程中，注意保持纸张清洁以防交叉感染。

4.穿、脱隔离衣

（1）目的：保护工作人员和患者，防止病原微生物播散，避免交叉感染。

（2）评估

1）患者病情、患者需求、治疗及护理情况。

2）患者目前采取的隔离种类及措施。

3）患者及家属对所患疾病防治知识、消毒隔离知识的了解程度及应用情况。

（3）实施

1）穿隔离衣

A.工作服、帽子穿戴整齐，取下手表，洗手，卷袖过肘，根据操作目的准备用物。隔离衣的长短要合适，须全部遮盖工作服。

B.手持衣领取下隔离衣，衣领和隔离衣内面为清洁面，隔离衣外面为污染面。取隔离衣时要明确清洁面或污染面。

C.将隔离衣的污染面向外，衣领两端向外折齐，对齐肩缝，露出肩袖内口，使清洁面向着操作者。注意检查隔离衣完整性，如有破洞，应补好后再穿。

D.一手持衣领，另一手伸入袖内，举起手臂，将衣袖穿上；换手持衣领，依上法穿好另一袖。应注意手不能触及隔离衣的污染面。

E.两手持衣领，由前向后理顺领边，扣上领扣。**系领扣时污染的袖口不可触及衣领、面部和帽子**（☆☆）。

小试身手 30.穿脱隔离衣要避免污染

A.胸前　　　　　　　　B.领口　　　　　　　　C.背部

D.袖子　　　　　　　　E.腰带以下

F.扣好袖口或系上袖带。必要时套上橡皮圈束紧袖口。此时的手已经污染。

G.从腰部自一侧衣缝向下约5cm处将隔离衣后身向前拉，见到衣边则捏住衣边的外面，再依法将另一边捏住。捏衣边时，手不可触及清洁面。

H.两手在背后将边缘对齐，向一侧折叠，并按住折叠处。后侧边缘须对齐，折叠处不能松散。

I.将腰带在背后交叉，回到前面打一活结，系好。穿好隔离衣后，双臂保持在腰部以上，视线范围内。不得进入清洁区，避免接触清洁物品。

2）脱隔离衣

A.解开腰带，在前面打一活结。

B.解开袖口，将衣袖向上拉，在肘部将部分衣袖塞入工作衣袖内。此时应翻起袖口，避免袖口边污染隔离衣的清洁面。

C.刷手、消毒双手并擦干。刷手时不能溅湿隔离衣，隔离衣也不能污染水池。

D.解开领扣，清洁手伸入另一侧袖口内即清洁面，拉下衣袖过手，再用衣袖遮住的手从外面拉下另一衣袖。注意保持衣领清洁。衣袖不可污染手及手臂。

E.解开在前面打活结的腰带，两手在袖内使袖子对齐，双臂逐渐退出。

F.双手持领，将隔离衣两边对齐，挂在衣钩上；不再穿的隔离衣，脱下后清洁面向外，卷好投入污物袋中。**挂在半污染区的隔离衣，应清洁面向外；挂在污染区的隔离衣则应污染面向外**。隔离衣每日更换，如有潮湿或污染，应立即更换（☆☆☆）。

小试身手 31.关于穿脱隔离衣的操作方法，**错误的是**

A.隔离衣应完全覆盖工作服　　　　B.穿隔离衣后不得进入清洁区

C.隔离衣应每天更换1次　　　　　　D.隔离衣挂在半污染区，污染面向外

E.穿隔离衣前，应备齐一切用物

（4）评价

1）穿隔离衣

A.隔离衣长短适宜。

B.扣领扣时衣袖未污染面部、颈部或帽子。

C.后侧边缘对齐，折叠处不松散。

D.衣领始终未被污染，污染面始终未污染清洁面。

2）脱隔离衣

A.刷手时，隔离衣未被溅湿，也未污染水池。

B.隔离衣应每日更换一次，污染或溅湿随时更换。

C.要保持衣领清洁。

参考答案

1.A　2.D　3.A　4.E　5.C　6.C　7.E　8.C　9.C　10.E　11.B　12.B　13.B
14.E　15.E　16.B　17.D　18.A　19.D　20.B　21.A　22.D　23.D　24.D　25.B
26.C　27.A　28.E　29.D　30.B　31.D

答案与解析

1.A　医院感染的主要对象是住院患者。

2.D　内源性感染是指患者自身携带的病原体引起的感染，又称自身感染。

3.A　消毒是指用物理或化学方法清除或杀灭除芽孢以外的所有病原微生物

使其达到无害化的过程。

4.E　采用燃烧法消毒搪瓷类容器时，应倒入少量的95%的乙醇，转动容器使其分布均匀，然后点火燃烧至火焰熄灭。

5.C　煮沸消毒时，水中加入碳酸氢钠，配成1%~2%浓度时，可提高沸点到105℃，除增强杀菌作用外，还有去污和防锈作用。

6.C　玻璃器皿应冷水放入，防止遇热水爆裂。

7.E　预真空压力蒸气灭菌器内压力达205.8kPa时，温度达132℃，5~10分钟即可灭菌。

8.C　压力蒸气灭菌时，布类物品放在金属、搪瓷类物品之上，防止蒸气遇冷凝结成水滴使包布受潮。

9.C　浸泡消毒后的物品在使用前用无菌生理盐水冲洗附着在表面上的消毒剂，以免刺激人体组织。

10.E　2%戊二醛适用于不耐热的精密仪器如内镜的灭菌，浸泡4~10小时即能达到灭菌的要求。

11.B　化学消毒剂按照效力分为高、中、低效消毒剂。高效消毒剂主要包括过氧乙酸、环氧乙烷、醛类、高浓度碘类及部分含氯类；中效消毒剂包括醇类，低浓度碘类及含氯类；低效消毒剂包括氯己定、酚类、季铵盐类。

12.B　碘伏属于中效消毒剂不能杀死芽孢。

13~14.B、E　高度危险性物品是穿过皮肤、黏膜进入无菌组织或器官内部的器械或与破损组织、皮肤黏膜密切接触的器材和用品，如手术器械、输液器、血液及血制品、注射器、脏器移植物等。中度危险性物品仅与皮肤、黏膜相接触，而不进入无菌组织内部，如血压计袖带、体温计、鼻镜、耳镜、音叉、压舌板、便器等。

15.E　化学消毒剂消毒时，应定期测定消毒液中的有效成分和细菌含量，使用中的消毒液含菌量应≤100CFU/ml，同时不得检出致病性微生物。

16.B　无菌持物钳只能夹取无菌物品；到远处取物时，应将容器一起移至操作处；门诊换药室使用频率高，应每天消毒1次；持物钳钳端始终向下。

17.D　无菌持物钳只能夹取无菌物品，但不可用无菌持物钳夹取油纱布，防止油粘于钳端而影响消毒效果。

18.A　一般无菌包灭菌后的有效期为7天，护士铺无菌盘的时间是2016年7月23日，因此无菌包在有效期内的时间是2016年7月16日。

19~21.D、B、A　无菌包的有效期一般为7天；无菌包开包后，里面剩余的物品24小时内可使用；铺好的无菌盘4小时内有效。

22.D　取用无菌溶液时，不可将物品伸到无菌溶液瓶中蘸取溶液。

23.D　开启的无菌溶液应在开启后24h内使用，ABCE均违反了无菌操作原则，易造成无菌溶液污染。

24.D　戴好手套的手应保持在肩以下和腰以上水平，保持无菌状态。

25.B　工作区域划分为清洁区、半污染区、污染区，半污染区主要是指有可能被病原微生物污染的区域，包括病区走廊、检验室、消毒室等。

26.C　半污染区是指有可能被病原微生物污染的区域，如病区走廊、检验室、消毒室等。

27~28.A、E　破伤风患者通过接触传播，因此应实施接触隔离。破伤风患者使用过的敷料应焚烧。

29.D　肾脏移植术后，患者抵抗力低下，极易感染，应采取保护性隔离。

30.B　穿脱隔离衣时要始终保持衣领口清洁，避免污染。

31.D　挂在半污染区的隔离衣，应清洁面向外；挂在污染区的隔离衣则应污染面向外。

第十三章　给　药

要点分析

　　本章内容非常重要，每年必考。近5年的考试先后考查了药物的分类保存，给药时间的外文缩写，口服药物的取药、配药，口服给药的健康教育，超声雾化吸入法和氧气雾化吸入法，皮内注射、肌内注射、肥胖患者静脉注射的角度，青霉素过敏试验阳性反应的判断、过敏反应的临床表现和急救措施，破伤风过敏试验和脱敏疗法等。整体的考查偏重于知识的记忆和应用。对于本章的复习，考生应熟悉药物的分类保存，给药时间的外文缩写，口服药物的取药、配药，链霉素过敏的抢救；着重掌握口服给药的健康教育，超声雾化吸入法和氧气雾化吸入法，皮内注射、皮下注射、肌内注射、静脉注射，青霉素过敏试验阳性反应的判断、过敏反应的临床表现和急救措施，破伤风过敏试验和脱敏疗法等内容。本章记忆性内容较多，考生可结合"锦囊妙记"中的方法进行记忆。

考点纵览

一、概述

（一）护士角色与职责（熟练掌握）

　1.严格遵守安全给药的原则

　（1）按医嘱要求准确给药。

　（2）严格执行"三查八对"制度

　"三查"：指**操作前、操作中、操作后**均须进行查对。

　"八对"：**核对床号、姓名、药名、浓度、剂量、用法和时间和有效期**。

　（3）按需要进行过敏试验：对易致变态反应的药物，用药前应做过敏试验，试验结果为阴性方可使用。

　（4）临床试验用药中的责任：护士应了解所用药物的药理作用和不良反应。在用药过程中应密切观察药物的疗效及不良反应，并做好记录。

　2.熟练掌握正确的给药方法与技术。

　3.促进疗效及减轻药物不良反应。

　4.指导患者合理用药。

　小试身手　1.患者男，41岁。慢性十二指肠溃疡，有规律性疼痛。给止痛药的正确做法是

　　A.在疼痛开始前给药　　　　　　B.在疼痛开始时给药

　　C.持续给药　　　　　　　　　　D.选择中枢镇痛药

　　E.疼痛最重时给药

5.参与药物管理

（1）药柜放置：置药柜于光线明亮处，但不宜阳光直射。

（2）药品分类保管：**剧毒药、麻醉药必须加锁、登记并交班**。

（3）药瓶有明显标签：**内服药标签为蓝色边，外用药标签为红色边，剧毒药标签为黑色边**。

（4）定期检查。

（5）分类保存（☆☆☆）

1）易氧化和遇光变质的药物：如维生素C、氨茶碱、盐酸肾上腺素等，应放入**有色瓶或避光纸盒内**，置于阴凉处。

小试身手 2.应存放在有色瓶中保存的药物是

A.易氧化的药物　　　　B.易潮解的药物　　　　C.易燃烧的药物

D.易风化的药物　　　　E.易挥发的药物

小试身手 3.护士在整理病室内的常用药物，对于氨茶碱的保管，正确的方法是

A.加锁保管　　　　　　　　　　B.单独存放

C.存放于冰箱内　　　　　　　　D.装在有色的密闭瓶中，置于阴凉处

E.置于阴凉处，并远离明火

2）易挥发、潮解或风化的药物：如乙醇、过氧乙酸、糖衣片、干酵母片等，应装瓶盖紧。

小试身手 4.对易风化潮解的药物应放在

A.有色瓶内　　　　　　B.阴凉干燥处　　　　　C.密封瓶内

D.避光纸盒内　　　　　E.冰箱内

3）易被热破坏的药物：如疫苗、胎盘球蛋白、抗毒血清等，应置于干燥阴凉处或2℃~10℃冷藏保存。

4）易燃、易爆的药物：如乙醚、环氧乙烷、乙醇等，应单独存放于阴凉低温处，远离明火。

6.特殊药物　患者个人专用的特殊药物，应单独存放，并注明床号、姓名。

（二）影响药物作用的因素（掌握）

1.药物方面

（1）药物剂量：一般而言，剂量愈大，药物在体内的浓度愈高，作用也就愈强。若药物超过有效量，则引起毒性反应。

（2）药物剂型。

（3）给药途径：药物吸收速度除静脉和动脉注射是将药液直接注入静脉和动脉进入血液循环外，其他药物吸收速度由快至慢的顺序为：**气雾吸入>吞下含服>直肠给药>肌肉注射>皮下注射>口服给药>皮肤给药**。

（4）给药时间：医院常用外文缩写及中文译意见表1-13-1。

表1-13-1　医院常用的外文缩写及中文含义

外文缩写	中文译意	外文缩写	中文译意
qd	每日1次	am	上午
bid	每日2次	pm	下午
tid	每日3次	ac	饭前
qid	每日4次	pc	饭后
qod	隔日1次	ID	皮内注射
biw	每周2次	H	皮下注射
qh	每小时1次	IM或im	肌内注射
qn	每晚1次	IV或iv	静脉注射
hs	临睡前	12n	中午12点
prn	需要时（长期）	12mn	午夜12点
sos	需要时（限用1次，12小时有效）	st	立即

锦囊妙记：考生在记忆外文缩写的中文含义时，可结合英文单词的首字母进行记忆。如hs中的s是sleep（睡眠）的首字母；iv中的V是vein（静脉）的首字母。

小试身手 5.每小时一次的外文缩写是

A.DC B.pc C.qh

D.ac E.st

小试身手 6.患者，女性，55岁，患糖尿病需皮下注射胰岛素治疗。医嘱为insulin 6U ac H，其执行时间是

A.饭前 B.饭后 C.睡前

D.必要时 E.晨起

（5）联合用药：是指为达治疗目的而将两种或两种以上药物同时或先后应用。

2.机体方面

（1）生理因素

1）年龄：国家药典规定用药剂量在14岁以下为儿童用药剂量，14~60岁为成人用药剂量，60岁以上为老人用药剂量。

2）性别：虽然性别不同对药物的反应一般无明显的差异，但女性在用药时应注意月经期、妊娠期、分娩期和哺乳期对药物作用的影响。

（2）病理状态：在病理因素中，肝、肾功能受损程度具有特别重要意义。

（3）心理、行为因素：一定程度上可影响到药物效应。

二、口服给药法

(一)目的(掌握)

1.正确提供药物的剂量、给药时间等。

2.达到预防、诊断和治疗疾病的作用。

(二)取药、配药和发药的方法(掌握)

1.取药

1)**固体药用药匙取药**。

2)水剂用量杯,更换药液品种时应将量杯洗净后再用。

3)**药液不足1ml用滴管吸取计量**(1ml为15滴)。

4)**油剂及按滴计算的药液,可先在杯中加少许冷开水,再滴入药液,以免药液吸附在药杯壁,影响剂量**(☆☆)。

5)个人专用药应单独存放,注明床号、姓名、药名、剂量。

小试身手 7.自安瓿内抽取药液,**错误的**是

A.严格执行查对制度

B.将安瓿尖端药液弹至体部

C.用砂轮在颈部划一锯痕,折断安瓿

D.将针头斜面向下放入安瓿内的液面下吸药

E.吸药时不能用手握住活塞

2.配药

1)根据服药本摆药。

2)**先配固体药,再配水剂**。

3)数种药片可放在同一药杯内;多种药液分别放置在不同药杯中。

4)全部药物配完后,重新查对一次,然后再请另一位护士查对后方可发药。

小试身手 8.关于取药、配药的方法,**错误的**是

A.取固体药用药匙   B.先配固体,再配水剂

C.药液不足1ml用滴管吸取   D.两种药液可同置一药杯内

E.油剂药液应倒入少量冷开水于杯中

3.发药

1)分发药物:在规定时间,核对、解释,分发药物。待患者服下后方可离开。

2)**危重患者应喂服;鼻饲患者须将药碾碎、溶解后从胃管内灌入;因故不能服药者,应将药取回并交班**。

3)发药时,患者如提出疑问,应虚心听取,重新核对,确认无误后给予解释,再给患者服下。

4)发药完毕,收回药杯,按规定处理。

(三)健康教育(熟练掌握)(☆☆☆)

1.**健胃药饭前服**,因其刺激味觉感受器,使胃液大量分泌,可增进食欲。

2.**助消化药**及对胃黏膜有刺激性的药物,**饭后服**,以便使药物和食物均匀混

合，有助于消化或减少对胃壁的刺激。

3.**止咳糖浆**对呼吸道黏膜起安抚作用，**服后不宜饮水**，以免冲淡药物。同时服用多种药物，应**最后服用止咳糖浆**。

小试身手 9.护士在发口服药时，**不妥**的做法是

A.告知患者稀盐酸用吸管吸　　　B.告知患者健胃药应饭前服

C.告知患者止咳糖浆服用后多饮水　D.服洋地黄前应测脉率及节律

E.患者不在，将药带回并交班

小试身手 10.同时服用下列几种药物，最后服的是

A.止咳糖浆　　　　　B.磺胺类　　　　　C.氨茶碱

D.硫酸亚铁　　　　　E.胃蛋白酶

4.**磺胺类药和解热药，服后宜多饮水**。前者由肾脏排出，尿少时易析出结晶，使肾小管堵塞；后者起发汗降温作用，多饮水可增强药物疗效。

小试身手 11.服磺胺类药物多饮水的目的是

A.减少刺激　　　　B.增强药物疗效　　　　C.增加尿量，避免结晶

D.避免损害肾脏　　　E.增加吸收

5.对牙齿有腐蚀作用和使牙齿染色的药物，如酸类、**铁剂**，可用**饮水管**服用药液，服药后漱口；服用铁剂禁忌饮茶，因茶叶中的鞣酸与铁形成铁盐妨碍吸收。

小试身手 12.服用下列药物需使用吸管的是

A.止咳糖浆　　　　　B.磺胺类　　　　　C.氨茶碱

D.硫酸亚铁　　　　　E.胃蛋白酶

6.**强心苷类药物，服用前应测脉率（心率）及节律，如脉率低于60次/分或节律异常，应停服**并报告医师。

> 锦囊妙记：在使用强心苷类药物时应注意观察心率，成人低于60次/分，婴幼儿低于80次/分应停服。

小试身手 13.护士在为心力衰竭患者使用强心苷类药物时应特别注意

A.嘱患者多饮水　　　　　B.将药物研碎

C.给药前测量脉率、心率　　D.待患者服下后离开

E.心肌梗死的患者应禁用

三、吸入给药法

（一）超声雾化吸入法（熟练掌握）

1.目的　包括：祛痰、解痉、消炎，湿化气道，改善通气功能。

2.常用药物（☆☆）

（1）**控制呼吸道感染**：抗生素类。

（2）**解除支气管痉挛**：如**异丙托溴铵**、沙丁胺醇。

（3）**稀化痰液，帮助祛痰**：如N-乙酰半胱氨酸。

（4）**减轻呼吸道黏膜水肿**：如布地奈德混悬液，丙酸倍氯米松混悬液。

小试身手 14.患者，男性，70岁，有慢性支气管炎病史，最近咳嗽加剧，痰液黏稠，伴呼吸困难，入院后给予超声雾化吸入。为该患者做雾化治疗时的首选药物是

　A.庆大霉素　　　　　B.沙丁胺醇　　　　　C.地塞米松

　D.N-乙酰半胱氨酸　　E.氨茶碱

3.方法

（1）水槽内加入冷蒸馏水250ml，浸没雾化罐底部的透声膜。

（2）雾化罐内放入药液，药液稀释至30~50ml（☆）。

（3）开电源开关，调节雾量大小。

（4）面罩覆盖于患者口鼻部或将口含嘴放入口中。嘱患者**紧闭口唇深吸气**（☆☆）。

（5）使用中发现水槽内水温超过50℃，须关闭机器调换冷蒸馏水。

（6）治疗时间每次15~20分钟。

（7）治疗完毕，**先关雾化开关，再关电源开关**（☆☆），避免损坏电子管。

（8）操作中须注意：认真执行查对制度，遵守消毒隔离原则；水槽底部的晶体换能器和雾化罐底部的透声膜薄而质脆，易破碎，注意不要损坏；水槽和雾化罐中切忌加温水或热水，只能加冷蒸馏水；需连续使用雾化器，中间应间隔30分钟。

小试身手 15.氧气雾化吸入时，正确的是

　A.患者呼气时用手指堵住出气口　　　B.药液应稀释在10ml以内

　C.湿化瓶内加蒸馏水　　　　　　　　D.嘱患者吸气时松开出气口

　E.氧流量调节至6~8L/min

小试身手 （16~17题共用备选答案）

　A.0.5小时　　　　　　B.1小时　　　　　　C.1.5小时

　D.2小时　　　　　　　E.3小时

16.超声雾化吸入器连续使用时，中间需间隔的时间是

17.手压式雾化吸入治疗，两次用药间隔的时间不少于

（二）氧气雾化吸入法（掌握）

1.目的　消炎、镇咳、祛痰、解痉。

2.常用药物　同超声雾化吸入法。

3.方法

（1）药液稀释至5ml以内，注入雾化器。

（2）嘱患者漱口以清洁口腔。

（3）雾化器直接接流量表，**湿化瓶内勿放水**，以防药液被稀释。调节氧流量达6~8L/min（☆☆）。

（4）嘱患者手持雾化器，把喷气管放入口中，**吸气时**手指**按住出气口**，做深吸气动作，使药液充分到达支气管和肺内；**呼气时，手松开出气口，防止药液丢失**（☆☆）。

（5）时间10~15分钟。

（6）吸毕，取出雾化器，关闭氧气开关。清理、消毒用物。

（7）操作时，严禁接触烟火和易燃品。

（三）手压式雾化器雾化吸入法（了解）

1.目的　吸入药物以改善通气功能，解除支气管痉挛。

2.常用药物　拟肾上腺素类药、氨茶碱或沙丁胺醇等支气管解痉药。

3.方法　取下雾化器保护盖，充分摇匀药液；将雾化器倒置，接口端放入双唇间，平静呼气；<u>在吸气开始时，按压气雾瓶顶部，使之喷药，随着深吸气的动作，药液的气雾经口吸入</u>；尽可能延长屏气（最好能坚持10秒左右），然后呼气，每次1~2喷，两次使用间隔时间不少于3~4小时。喷雾器使用后放在阴凉处（30℃以下）保存。

四、注射给药法

（一）注射原则（熟练掌握）

1.严格遵守无菌操作原则。

2.严格执行查对制度。

3.严格执行消毒隔离制度，严防交叉感染　注射时要做到一人一套物品，包括注射器、枕头、止血带、治疗巾。所有物品需按消毒隔离制度处理。

4.选择合适的注射器和针头　根据药液量、黏稠度和刺激性的强弱选择。

5.选择合适的注射部位防止损伤神经和血管。不可在<u>炎症、损伤、感染、硬结、瘢痕</u>及患皮肤病处进针。对需长期进行注射的患者应轮流更换注射部位。

6.药液应现用现配　药液按规定时间临时抽取，及时注射，以防药物效价降低或被污染。

7.排除空气　注射前应排尽注射器内空气，并应防止浪费药液。

8.检查回血　进针后，注射前应抽动活塞，检查有无回血。**静脉注射必须见回血后方可注入药液。而皮下、肌内注射，抽吸无回血，才可注入药液。**

9.掌握合适的进针深度　根据注射方法，掌握不同的进针深度。进针时不可把针梗全部刺入皮肤内，以防不慎发生断针，断针后处理更为困难。

10.熟练掌握无痛注射技术解除思想顾虑，分散注意力；体位合适，使肌肉松弛，易于进针；<u>注射时做到**"两快一慢"（进针和拔针快，推药液慢）**</u>；注射刺激性强的药物，针头宜粗长，且进针要深；同时注射几种药物，注意配伍禁忌，**一般应先注射无刺激性或刺激性弱的药物，再注射刺激性强的药物**（☆☆），且推药速度宜更慢，以减轻疼痛。

（二）注射前准备（熟练掌握）

1.注射用物准备

（1）注射盘：皮肤消毒溶液（2%碘酊溶液和75%乙醇溶液或0.5%碘伏）、无菌持物镊、砂轮、无菌棉签或棉球、弯盘等。

（2）注射器及针头：注射器由空筒和活塞两部分组成。其中**空筒内壁、乳头、**

活塞须保持无菌，不得用手接触。针头除针栓外壁以外，其余部分须保持无菌，**不得用手接触**（☆）。

（3）注射药物：按医嘱准备。

（4）医嘱单：是注射给药的依据。

> 锦囊妙记：在进行注射时，注射器除活塞柄和针栓可触摸外，其余均不能触摸。

2.药液抽吸法

（三）皮内注射法（ID）（熟练掌握）

1.定义　将少量药液注射于表皮和真皮之间的方法。

2.目的　药物过敏试验，预防接种，局部麻醉的先驱步骤。

3.部位　药物过敏试验在**前臂掌侧下段**，预防接种在三角肌下缘，局部麻醉在相应部位。

4.持针姿势　平执式，即右手拇指、中指握住空筒，示指固定针栓，**针尖斜面向上进针**。

5.进针角度　**针尖与皮肤呈5°角刺入皮内**（☆）。

6.进针深度　针尖斜面完全进入皮内。

7.注意事项

（1）患者已对注射药物有过敏史者不做皮试。

（2）**忌用碘酊消毒皮肤**（☆☆），以免脱碘不彻底影响对局部反应的观察。

（3）**注射部位不可按揉**（☆☆）。

（四）皮下注射法（H）（熟练掌握）

1.定义　将少量药液注入皮下组织的方法。

2.目的

（1）需迅速达到药效和不能或不宜经口服给药时采用。

（2）预防接种。

（3）局部供药，如局部麻醉用药。

3.部位　**上臂三角肌下缘**、两侧腹壁、后背、大腿外侧。

4.持针姿势　平执式。

5.进针角度　**针尖与皮肤呈30°~40°角刺入皮下**（☆☆）。

小试身手　18.肥胖患者静脉穿刺的角度为

A.5°~10°　　　　　　　B.10°~20°　　　　　　C.20°~30°

D.30°~40°　　　　　　E.40°~50°

6.进针深度　针梗的1/2~2/3。

7.注意事项

（1）针头刺入角度**不宜超过45°角**，以免刺入肌层。

（2）经常注射者，应更换部位，轮流注射。

（3）**药液少于1ml时，用1ml注射器吸药，保证药物剂量准确**（☆☆）。

（五）肌内注射法（IM或im）（熟练掌握）

1.定义　将药液注入肌肉组织的方法。

2.目的

（1）不宜或不能做静脉注射、要求比皮下注射更迅速发生疗效。

（2）注射刺激性较强或药量较大的药物。

3.部位选择　有臀大肌、臀中肌、臀小肌、股外侧肌、上臂三角肌，其中以臀大肌最为常用。

小试身手 19.接种卡介苗的注射部位为

A.三角肌　　　　　B.股外侧　　　　　C.三角肌下缘

D.前臂掌侧下段　　E.前臂内侧

（1）臀大肌注射定位法（☆☆☆）：包括两种定位方法：

1）**十字法**：**臀裂顶点向左或向右画一水平线，然后从髂嵴最高点做一平分线，取外上1/4处（避开内角）为注射部位。**

2）**连线法**：**髂前上棘和尾骨连线的外上1/3处为注射部位。**

小试身手 20.肌内注射选用连线法划分部位时，其注射区应选择髂前上棘与尾骨两点连线的

A.外上1/3处　　　B.外上1/2处　　　C.中1/3处

D.后1/3处　　　　E.后1/2处

（2）臀中肌、臀小肌注射定位法

1）二指法：即以示指尖和中指尖分别置于髂前上棘和髂嵴下缘处，这样髂嵴、示指、中指便构成了一个三角形，注射部位在示指和中指构成的内角内。

2）三指法：即髂前上棘外侧三横指处（以患者自己手指宽度为标准）。

（3）股外侧肌注射定位法：大腿中段外侧，成人为膝上10cm至髋关节下10cm，宽约7.5cm。

（4）三角肌注射定位法：**上臂外侧，自肩峰下2~3横指。**

4.体位

（1）侧卧位：**上腿伸直，下腿稍弯曲。**

（2）俯卧位：足尖相对，足跟分开。

（3）仰卧位：常用于危重及不能翻身的患者。

（4）坐位：便于操作。

5.持针姿势　执笔式（握毛笔式），即右手拇指、示指握住空筒，中指固定针栓进针。

6.进针角度　**针尖与皮肤呈90°角刺入肌肉组织。**

7.进针深度　针梗的1/2~2/3。

8.注意事项　**两岁以下婴幼儿因臀部肌肉发育不完善，臀大肌注射有损伤坐骨神经的危险，应选用股外侧肌、臀中肌、臀小肌注射**（☆☆）。

锦囊妙记：为了方便记忆，考生可将不同类型注射法进行总结、比较（表1-13-2）。

表1-13-2 不同类型注射法的总结比较

注射法	注射部位	进针角度	注意事项
皮内注射（ID）	前臂掌侧下段	5°	①做过敏试验需备0.1%盐酸肾上腺素；②忌用碘酊消毒；③拔针后勿用棉签按压
皮下注射（H）	上臂三角肌下缘等	30°~40°	①少于1ml的药液，用1ml注射器抽吸；②进针角度不宜超过45°
肌内注射（IM）	臀大肌，股外侧肌，臀中、小肌等	90°	2岁以下婴幼儿不宜进行臀大肌肌内注射
静脉注射（IV）	贵要静脉等	15°~30°	注射强烈刺激的药物，注射前先注入少量0.9%氯化钠溶液，以证实针头在血管内

小试身手 21.2岁以下婴幼儿肌内注射的最佳部位是

A.股外侧肌　　　　　B.臀大肌　　　　　C.臀中肌、臀小肌

D.上臂三角肌　　　　E.后背

（六）静脉注射（IV或iv）及静脉血标本采集法（熟练掌握）

1.定义　自静脉注入药液或抽取血标本的方法。

2.目的

（1）静脉注射

1）药物不宜口服、皮下或肌内注射而需迅速发生药效时采用。

2）做诊断性检查。

3）静脉营养治疗。

4）输液或输血。

（2）静脉血标本采集（☆☆）

1）**全血标本**：测定血沉及血液中某些物质如**血糖、尿素氮、肌酐、尿酸、肌酸、血氨**的含量。

2）**血清标本**：测定**肝功能、血清酶、脂类、电解质**等。

3）血培养标本：培养检测血液中的病原体。

3.部位　包括四肢浅静脉、小儿头皮静脉、股静脉等。

4.方法

（1）静脉注射：**穿刺部位上方约6cm处扎止血带**，穿刺部位的肢体下垫小枕，嘱患者握拳，**针尖斜面与皮肤呈15°~30°角**平执式进针，见回血再平行进针少许，松止血带、松拳，缓慢注入药物，拔针。

（2）静脉血标本采集：进针方法同静脉注射，见回血后，抽动注射器活塞，抽血至所需量，再松止血带、松拳，拔针，取下注射器针头，将血标本注入相应容器内。

5.静脉注射失败的常见原因

（1）针头未刺入血管内：刺入过浅或因静脉滑动，针头未刺入血管，表现为抽吸无回血，推注药液局部隆起、疼痛。

（2）针头（尖）斜面未完全进入血管内：即针头斜面部分在血管内，部分尚在皮下，表现为可抽吸到回血，但推注药液可有局部隆起、疼痛。

（3）针头（尖）刺破对侧血管壁：即针头斜面部分在血管内，部分在血管外，表现为抽吸有回血，部分药液溢出至深层组织。

（4）针头斜面穿透对侧血管壁：即针头刺入过深，穿透下面的血管壁，表现为抽吸无回血，药液注入深层组织。

6.提高静脉穿刺成功率的方法

（1）肥胖患者：穿刺时须摸准血管走向后正面刺入，**进针角度应稍大（30°~40°）**（☆）。

（2）消瘦患者：消瘦者皮下脂肪少，静脉较滑动，但较明显，穿刺时须固定静脉，正面或侧面刺入。

（3）水肿患者：水肿者静脉不明显，可按静脉走行的解剖位置，用手指压迫局部，以暂时驱散皮下水分，显露静脉后迅速穿刺。

（4）脱水患者：脱水者静脉萎陷，充盈不良，可做局部热敷、按摩，待血管扩张显露后再穿刺。

（5）老年患者：因老年人皮肤松弛，静脉多硬化，脆性增强，血管易滑动，针头不易刺入。可用手指固定穿刺段静脉上下两端后，在静脉上方直接穿刺。

（七）动脉注射及动脉血标本采集法（熟练掌握）

1.定义　自动脉注入药液或抽取血标本的方法。

2.目的　抢救重度休克患者，注入造影剂，注入抗癌药物，采集动脉血标本等。

3.部位　股动脉、桡动脉、锁骨下动脉等。

4.方法　操作者立于穿刺侧，戴手套或消毒左示指和中指，在已消毒的范围内摸到欲穿刺动脉搏动最明显处，固定于两指间；右手持注射器，在两指间垂直或与动脉走向呈45°角刺入动脉，见有鲜红色回血，右手固定穿刺针的方向及深度，左手以最快的速度注射药液或采血。操作完毕，迅速拔出针头，**局部加压止血5~10分钟**（☆）。采血做血气分析时，针头拔出后立即刺入软塞以隔绝空气，然后用手搓动注射器使血液与抗凝剂混匀，避免凝血。

五、药物过敏试验

（一）青霉素过敏试验及过敏反应的处理

1.青霉素过敏试验（熟练掌握）

（1）皮内试验法

1）皮试液剂量：青霉素过敏试验液的剂量以每ml含500U的青霉素G生理盐水溶液为标准。<u>皮内注入0.1ml含青霉素50U</u>（☆），20分钟后观察试验结果。

2）结果判断

①阴性：皮丘无改变，周围不红肿，无红晕，无自觉症状。

②<u>阳性</u>：局部皮丘隆起，出现红晕硬块，<u>直径大于1cm</u>或周围出现伪足、有痒感（☆☆）。严重时可有头晕、心慌、恶心，甚至出现过敏性休克。

<u>试验结果为阳性者禁用青霉素</u>，并应在医嘱单、病历卡、体温单、床头卡、注射卡、门诊卡上醒目地标明"青霉素阳性"，同时告知本人及其家属。

2.青霉素过敏反应

（1）青霉素过敏性休克属于Ⅰ型变态反应，发生率约为5/1万~10/1万，特点是反应迅速、强烈、消失快。

1）发生机制。

2）临床表现：青霉素过敏性休克多在用药后5~20分钟内，甚至在用药后数秒内发生。临床表现有：①<u>呼吸系统症状：由喉头水肿、支气管痉挛和肺水肿引起，表现为胸闷、气促、哮喘、呼吸困难等</u>；②循环系统症状：由于周围血管扩张导致有效循环血量不足引起，表现为面色苍白、冷汗、发绀、脉细弱、血压下降等；③中枢神经系统症状：由于脑组织缺氧引起，表现为头晕眼花、意识丧失、抽搐、大小便失禁等；④皮肤过敏症状：瘙痒、荨麻疹等。

小试身手 22.患者男，34岁。急性肺炎，在使用青霉素后发生过敏反应，出现面色苍白，出冷汗，发绀，血压下降等循环衰竭症状的原因是

A.胃肠道平滑肌痉挛　　　B.呼吸道分泌物增多　　　C.中枢系统缺氧

D.皮肤血管收缩　　　　　E.周围血管扩张

3）急救措施：①<u>立即停药</u>、患者平卧、氧气吸入、注意保暖。②常用急救药物，首选盐酸肾上腺素，<u>立即皮下注射0.1%盐酸肾上腺素</u>（☆☆☆）0.5ml，病儿酌减，它具有收缩血管、增加外周阻力、提升血压；兴奋心肌、增加心排血量及松弛支气管平滑肌的作用，如症状不缓解，可每隔15分钟皮下或深部肌内注射该药0.5ml，直至脱离危险。皮质激素：地塞米松5~10mg或氢化可的松200~400mg加入5%~10%葡萄糖注射液500ml中，静脉滴注；抗组胺类药：肌内注射异丙嗪（非那根）25~40mg或苯海拉明40mg。③对症处理，呼吸受抑：肌内注射尼可刹米或洛贝林等呼吸兴奋剂；喉头水肿影响呼吸，可行气管插管或气管切开术。心搏骤停：立即行胸外心脏按压术。血压下降不回升：需补充血容量，可用低分子右旋糖酐，必要时用多巴胺、间羟胺等升压药物。肌肉瘫痪松弛无力：皮下注射新斯的明0.5~1mg。④监测、记录：在抢救的同时，密切观察患者体温、脉搏、呼吸、血压、尿量及其他病情变化，并作好病情动态记录。

小试身手 23.患者，男性，20岁。护士为其做完青霉素皮试后数秒钟，出现胸闷气促、面色苍白、脉细弱、出冷汗，血压70/50mmHg。护士应首先采取的措施是

A.立即停药，通知医师

B.立即吸氧，静脉注射多巴胺

C.立刻注射强心剂

D.立即停药，皮下注射0.1%盐酸肾上腺素

E.肌内注射尼可刹米

（2）血清病型反应属于Ⅲ型变态反应。**一般于用药后7~14天出现症状**，临床表现和血清病相似，**有发热、关节肿痛、皮肤瘙痒、荨麻疹、全身淋巴结肿大、腹痛等**（☆☆）。

小试身手 24.患者，男性，22岁，大叶性肺炎，注射青霉素后第10天出现皮肤瘙痒，腹痛。体检：T 37.8℃，膝关节肿痛，全身淋巴结肿大，患者可能发生了

A.皮肤过敏反应　　　　B.消化道过敏反应　　　　C.血清病型反应

D.过敏性休克　　　　E.呼吸道过敏反应

（3）各器官或组织的过敏反应

1）皮肤过敏反应，主要有瘙痒、荨麻疹，严重者发生剥脱性皮炎。

2）呼吸道过敏反应，可引起哮喘或促发原有的哮喘发作。

3）消化系统过敏反应，可引起过敏性紫癜，以腹痛和便血为主要症状。

3.青霉素过敏反应的预防

（1）用药前应详细询问用药史、过敏史和家族史：对已有青霉素过敏者应禁止做过敏试验；**对已接受青霉素治疗者停药3天（72小时）后再用此药或改用不同生产批号**的青霉素制剂，则需重做皮试；对有其他药物过敏史或变态反应疾病史者应慎用（☆☆）。

（2）试验结果为可疑阳性，应做对照试验，可疑阳性表现为皮丘不扩大，周围有红晕，但直径小于1cm；或局部皮试部位皮肤阴性，但患者有胸闷、头晕等全身症状。对可疑阳性患者，应在对侧手臂皮肤相同部位用0.9%氯化钠注射液做对照试验，如出现同样结果，说明前者不是阳性。确定青霉素皮试结果阴性方可用药。

（3）药液应现用现配：青霉素水溶液极不稳定，放置时间过长除药物被污染或药物效价降低外，还可分解产生各种致敏物质引起过敏反应，因此使用青霉素应现用现配。配制试验液或稀释青霉素的等渗盐水应专用。

（4）不宜空腹进行皮肤试验或药物注射：个别患者因空腹用药或晕针、疼痛刺激等，产生头晕眼花、出冷汗、面色苍白、恶心等反应，易与过敏反应相混淆，应注意区别，因此不宜空腹进行皮肤试验或药物注射。

（5）在皮内试验和用药过程中，严密观察过敏反应，很多严重的药物过敏反应发生于药物注射后5~15分钟内，应让患者注射后在室内停留20分钟（尤其首次注射青霉素者），如无不良反应再离开，以免患者在途中发生意外，造成救治困难。皮试观察期间嘱咐患者：不可用手拭去药液和按压皮丘；20分钟内不可离开、不可剧烈活动；如有不适及时联系。

（6）配备急救药物和设备：皮内试验及注射青霉素时均应备好急救药物和设备，如盐酸肾上腺素注射液、异丙肾上腺素气雾剂、针刺毫针、氧气等。

（二）破伤风抗毒素过敏试验及脱敏注射法（熟练掌握）

曾用过破伤风抗毒素**超过1周者**，如再使用，仍须重做药物过敏试验（☆☆）。

小试身手 25.使用破伤风抗毒素，停药后必须重做皮试的时间是

A.1天　　　　　　　　B.3天　　　　　　　　C.5天

D.7天　　　　　　　　E.14天

1.皮试液剂量　每毫升含150U破伤风抗毒素（TAT）的生理盐水溶液为标准，皮内注入0.1ml含TAT 15U（☆），20分钟后观察试验结果。

2.结果判断

（1）阴性：局部无红肿、无异常全身反应。

（2）阳性：局部皮丘红肿，硬结大于1.5cm，红晕超过4cm，有时出现伪足，主诉痒感（☆☆）。全身过敏反应、血清病型反应同青霉素。

试验结果证实为阳性反应时，须用脱敏注射法。

3.阳性脱敏注射法：多次（分4次）小剂量（剂量递增）注射药液（☆☆）。

小试身手 26.破伤风抗毒素脱敏注射法是

A.分4次注射，剂量逐渐递减　　　B.分4次注射，剂量逐渐递增

C.分5次注射，剂量逐渐递减　　　D.分5次注射，剂量逐渐递增

E.分4等份，分次注射

（三）其他药物过敏试验（掌握）

1.链霉素

（1）皮试液剂量每毫升含2500U链霉素生理盐水溶液为标准，皮内注入0.1ml含链霉素250U（☆）。

（2）结果判断同青霉素。

（3）变态反应临床表现、急救措施同青霉素。此外，抢救时也可用10%葡萄糖酸钙溶液或5%氯化钙溶液（☆☆），因钙离子可与链霉素结合，从而减轻链霉素的毒性症状。

小试身手 27.抢救链霉素过敏反应的药物是

A.盐酸肾上腺素　　　　B.阿托品　　　　　　C.葡萄糖

D.葡萄糖酸钙　　　　　E.异丙肾上腺素

小试身手 28.链霉素过敏试验液0.1ml含链霉素

A.25单位　　　　　　　B.150单位　　　　　　C.250单位

D.500单位　　　　　　　E.2500单位

2.普鲁卡因

（1）皮试液剂量0.25%普鲁卡因液0.1ml（含0.25mg）做皮内注射，20分钟后观察试验结果。

（2）其余同青霉素。

3.头孢菌素（先锋霉素）

（1）皮试液剂量每毫升含500μg先锋霉素生理盐水溶液为标准，皮内注入0.1ml含先锋霉素50μg，20分钟后观察结果。

（2）其余同青霉素。

六、局部给药

（一）滴药法

1.**滴眼药法** 用滴管或眼药滴瓶将药液滴入结膜囊，以达到杀菌、收敛、消炎、麻醉、散瞳、缩瞳等治疗或诊断作用。操作步骤为：

（1）患者取坐位或仰卧位，头稍后仰，眼向上看。

（2）用棉签或棉球拭净眼部分泌物。

（3）操作者一手将患者下眼睑向下方牵引，另一手持滴管或滴瓶，手掌根部轻轻置于患者前额上，滴管距离眼睑1~2cm，将药液1~2滴滴入眼下部结膜囊内。

（4）轻轻提起上睑，使药液均匀扩散于眼球表面，以干棉球拭干流出的药液，并嘱患者闭目2~3分钟。

（5）用棉球紧压泪囊部1~2分钟。

2.**滴耳药法** 将滴耳剂滴入耳道，以达到清洁、消炎的目的。操作步骤为：

（1）患者取坐位或卧位，头偏向健侧，患耳朝上。

（2）吸净耳道内分泌物，必要时用3%过氧化氢溶液反复清洗至清洁，以棉签拭干。

（3）操作者一手将耳廓向后上方轻轻牵拉，使耳道变直，如为小儿滴耳，需将其耳廓向下牵拉，方可使耳道变直。另一手持滴瓶，将药液2~3滴滴入耳道轻压耳屏，使药液充分进入中耳。

（4）用小棉球塞入外耳道口，以免药液流出。

（5）注意避免滴管触及外耳道，而污染滴管及药物。

（6）嘱患者保持原体位1~2分钟。

3.**滴鼻药法** 从鼻腔滴入药物，治疗上颌窦、额窦炎，或滴入血管收缩剂，减少分泌，减轻鼻塞症状。方法：

（1）患者取坐位，头向后仰或取垂头仰卧位，如治疗上颌窦、额窦炎时，则取头后仰并向患侧倾斜。

（2）擤鼻，以纸巾抹净，解开衣领。

（3）操作者一手轻轻推鼻尖以充分显露鼻腔，另一手持滴管距鼻孔约2cm处滴入药液3~5滴。

（4）轻捏鼻翼，使药液均匀分布鼻腔黏膜。

（5）稍停片刻后恢复正常体位，用纸巾擦去外流的药液。

（6）观察疗效反应，并注意有无出现反跳性黏膜充血加剧，其原因与血管收缩剂连续使用时间过长（超过3天）有关。

（二）插入法

将药液栓剂塞入身体腔道内（直肠和阴道），由黏膜吸收，达到局部或全身治疗的效果。栓剂是药物与适宜基质制成的供腔道给药的固体制剂。其熔点为37℃左右，插入体腔后栓剂缓慢融化而产生疗效。

1.**直肠栓剂插入法** 直肠插入甘油栓，软化粪便，以利排出。栓剂中有效成分被直肠黏膜吸收，可产生全身治疗作用，如解热镇痛药栓剂。方法：

（1）患者取侧卧位，膝部弯曲，暴露出肛门括约肌。需要时用屏风遮挡，拉好窗帘。

（2）操作者戴上指套或手套，嘱患者张口深呼吸，尽量放松。

（3）将栓剂插入肛门，并用示指将栓剂沿直肠壁朝脐部方向送入。

（4）置入栓剂后，**保持侧卧位**15分钟，以防药物栓滑脱或融化后渗出肛门外。

（5）观察是否产生预期药效，若栓剂滑脱出肛门外，应予重新插入。

2.阴道栓剂插入法　阴道插入栓剂，以起到局部治疗作用，如治疗阴道炎。

（1）患者取仰卧位，双腿分开，屈膝或卧于检查床上，支起双腿。需要时用屏风遮挡患者。

（2）操作者利用置入器或戴上手套将阴道栓剂沿阴道下后方向轻轻送入，**达阴道穹窿**（☆）。

小试身手 29.患者，女性，50岁，患者年性阴道炎，需行阴道栓剂治疗。护士应指导患者将栓剂送入

　A.阴道上方　　　　　B.阴道下方　　　　　C.宫颈口

　D.阴道穹窿　　　　　E.阴道内口

（3）嘱患者至少平卧15分钟，以利药物扩散至整个阴道组织和利于药物吸收。

（4）为避免药物或阴道渗出物弄污内裤，可使用卫生棉垫。

（5）指导患者在治疗期间避免性交。

（6）观察用药效果。

（三）皮肤用药

1.用药前，先用温水与中性肥皂清洁皮肤，有皮炎则用清水清洁。如有破损，要注意无菌操作。

2.选用不同药物制剂

（1）溶液：是一种可溶性药物的澄清溶液，多以水为溶剂，具有清洁、消炎等作用。主要用于急性皮炎伴大量渗液或继发感染时。一般用湿敷法。

（2）软膏：由药物加凡士林或羊毛脂配制而成，具有润肤、软化痂皮、保护作用。主要用于慢性皮炎、过度角化及溃疡等。一般每日涂患处2~3次，不可过厚。此法不宜用于急性或亚急性伴急性渗出、糜烂时。

（3）粉剂：由一定量的粉末状药物加入氧化锌、滑石粉配制而成，具有保护、收敛作用。主要用于急性或亚急性皮炎而无渗液的创面。使用方法是将粉剂扑撒在皮损处，每日数次。

（4）糊剂：为含有多量粉末的半固体制剂，具有保护、收敛、消炎等作用。主要用于亚急性皮炎，有少量渗液或轻度糜烂者。一般每日涂患处1~2次，并用纱布包扎。

（5）乳膏剂：由油和水经乳化而成，分霜（水包油）和脂（油包水）两种，具有保护、消炎、润肤、止痒等作用。主要用于亚急性、慢性皮炎或瘙痒症。

（6）搽剂：由药物溶解于乙醇制成，具有消炎、止痒、杀菌等作用。主要用于

瘙痒性急、慢性皮炎。每日涂药数次，因乙醇对皮肤黏膜有一定刺激性，故不宜用于口腔及黏膜部位，也不用于已破损创面。

（7）透皮贴剂：近年来开拓的药剂学的新领域，皮肤给药除药物产生局部作用外，药物可以通过透入毛囊、汗腺、皮脂腺等附属器和角质层间隙两条途径吸收而产生全身作用，从而避免胃肠道对药物的破坏或肝脏首过消除。具有使用方便、延长药物作用等优点。如硝酸甘油口服后在胃肠道中大部分被破坏，而舌下给药作用虽然明显，但时间短暂，如为粘贴敷片，则治疗血药浓度可维持24小时。

（四）舌下给药

药物通过舌下口腔黏膜丰富的毛细血管吸收，经颈内静脉到达心脏或其他器官。舌下给药具有吸收迅速，生物利用度高的特点。<u>目前常用的药物有抗心绞痛药：硝酸甘油</u>。

1.将药片置于患者舌下，任其自然溶解，嘱患者不可嚼碎吞下。

2.告知患者不要将药片吞服；不要放在舌的上面。

3.冠心病患者舌下给药时，<u>最宜采取半卧位</u>（☆），因为半卧位时，可使回心血量减少，减轻心脏负担，使心肌供氧相对满足自身需要，从而缓解心绞痛。

小试身手 30.冠心病患者舌下给药时最宜采取

A.左侧卧位　　　　　B.平卧位　　　　　C.半卧位
D.端坐位　　　　　　E.右侧卧位

参考答案

1.A　2.A　3.D　4.C　5.C　6.A　7.C　8.D　9.C　10.A　11.C　12.D　13.C
14.D　15.E　16.A　17.E　18.D　19.C　20.A　21.A　22.E　23.D　24.C　25.D
26.B　27.D　28.C　29.D　30.C

答案与解析

1.A　在患者疼痛发作前给药，能充分减轻患者的痛苦。

2.A　易氧化和遇光变质的药物应放入有色瓶或避光纸盒内，置于阴凉处。

3.D　易氧化和遇光变质的药物，如氨茶碱，应放入有色瓶或避光纸盒内。

4.C　易挥发、潮解或风化的药物应装瓶盖紧，防止药物挥发和受潮。

5.C　每小时一次的外文缩写是qh。

6.A　ac的中文含义为饭前，因此医嘱insulin 6U ac H的含义为饭前皮下注射胰岛素6U。

7.C　安瓿颈部划痕后用75%乙醇棉签消毒颈部以后折断。

8.D　数种药片可放在同一药杯内，但多种药液分别放置在不同药杯中。

9.C　止咳糖浆对黏膜有安抚作用，服后不宜立刻饮水，以免冲淡药液。

10.A　止咳糖浆对呼吸道黏膜起安抚作用，服后不宜饮水，以免冲淡药液。同时服用多种药物，应最后服用止咳糖浆。

11.C　磺胺类药服后宜多饮水。因为磺胺类药物由肾脏排出，尿少时易析出结晶，使肾小管堵塞。

12.D　硫酸亚铁可使牙齿染色，服用时可用饮水管吸取药液，服药后漱口。

13.C　应用强心苷类药物治疗心力衰竭患者时，服用前应测脉率（心率）及节律，如脉率低于60次/分或节律异常，应停服并报告医师。

14.D　该患者痰液黏稠，雾化治疗时应用N-乙酰半胱氨酸，因N-乙酰半胱氨酸可稀释痰液，帮助患者祛痰。

15.E　氧气雾化吸入时，患者吸气时堵住出气口，呼气时松开出气口；湿化瓶内勿放水，以防药液被稀释；药液稀释至5ml；调节氧流量至6~8L/min。

16~17.A、E　如需连续使用超声雾化器，中间应间隔30分钟；手压式雾化吸入治疗，两次使用间隔时间不少于3~4小时。

18.D　肥胖患者皮下脂肪层较厚，穿刺时进针角度应稍大（30°~40°）。

19.C　卡介苗的注射方式为皮下注射，注射部位为三角肌下缘。

20.A　肌内注射可使用十字法和连线法定位，连线法定位是指髂前上棘与尾骨两点连线的外上1/3即为肌内注射部位。

21.C　2岁以下婴幼儿因臀部肌肉发育不完善，臀大肌注射有损伤坐骨神经的危险，应选用股外侧肌、臀中肌、臀小肌注射。

22.E　青霉素过敏性休克时，由于周围血管扩张导致有效循环血量不足，病人出现面色苍白、出冷汗、发绀、脉速、血压下降等。

23.D　根据上述表现，可判断患者出现了过敏性休克。此时应立即停药，皮下注射0.1%盐酸肾上腺素。

24.C　血清病型反应一般于用药后7~12天发生症状，临床表现有发热、关节肿痛、皮肤瘙痒、荨麻疹、全身淋巴结肿大、腹痛等。

25.D　曾用过破伤风抗毒素超过1周者，如再使用，仍须重做药物过敏试验。

26.B　破伤风过敏试验阳性时，应采用脱敏注射法，即多次（分4次）小剂量（剂量递增）注射药液。

27.D　链霉素过敏时，可静脉推注10%葡萄糖酸钙溶液或5%氯化钙溶液，因钙离子可与链霉素结合，从而减轻链霉素的毒性症状。

28.C　每1ml链霉素试验液含2500单位，则0.1ml含链霉素250单位。

29.D　阴道栓剂插入法给药时，操作者应将阴道栓剂沿阴道下后方向轻轻送入，达阴道穹窿。

30.C　冠心病患者舌下给药时，最宜采用半卧位，因为半卧位时，可使回心血量减少，减轻心脏负担，使心肌供氧相对满足自身需要，从而缓解心绞痛。

第十四章　静脉输液与输血

要点分析

本章内容非常重要，每年必考。近5年的考试先后考查了常用溶液及作用，小儿头皮静脉的特点，输液时间的计算，常见输液反应及护理，静脉输血的方法，常见输血反应及护理等。整体的考查偏重于知识的记忆和应用。对于本章的复习，考生应熟悉常用溶液及作用，小儿头皮静脉的特点，颈外静脉的部位，血液制品的种类，静脉输血的方法；着重掌握输液速度和时间的计算，常见输液反应（急性肺水肿、静脉炎和空气栓塞）及护理，静脉输血的方法，常见输血反应（过敏反应、溶血反应）及护理等内容。本章记忆性内容较多，考生可结合"锦囊妙记"中的方法进行记忆。

考点纵览

一、静脉输液

（一）静脉输液的原理及目的（掌握）

1. 原理　静脉输液是利用大气压和液体静压形成的输液系统内压高于人体静脉压的原理，将液体直接输入静脉内。

2. 目的

（1）补充水分及电解质，纠正水、电解质和酸碱平衡失调。

（2）补充营养，供给热量。

（3）输入药物，治疗疾病。

（4）增加循环血量，改善微循环，维持血压及微循环灌注量。

（二）常用溶液及作用（掌握）

1. 晶体溶液

（1）5%~10%葡萄糖溶液：供给水分和热量。

小试身手　1.为了给患者补充热量，应选用的溶液是

A.5%葡萄糖溶液　　　　B.5%碳酸氢钠　　　　　C.0.9%生理盐水

D.低分子右旋糖酐　　　E.50%葡萄糖溶液

（2）0.9%氯化钠（生理盐水）、5%葡萄糖氯化钠、复方氯化钠溶液：供给水分和电解质，维持体液容量和渗透压平衡。

（3）5%碳酸氢钠、11.2%乳酸钠溶液：纠正酸中毒，调节酸碱平衡。

小试身手　2.静脉输液补充5%碳酸氢钠的目的是

A.补充电解质　　　　　B.调节酸碱平衡　　　　C.改善微循环

D.维持酸碱平衡　　　　E.减轻水肿

162

（4）**20%甘露醇**、25%山梨醇、25%~50%葡萄糖溶液：**利尿脱水**（☆）。

2.胶体溶液

（1）右旋糖酐：**中分子右旋糖酐，可扩充血容量；低分子右旋糖酐，可降低血液黏稠度**（☆☆），有改善微循环和抗血栓形成的作用。

小试身手 3.具有降低血液黏稠度，改善微循环作用的药物是

A.5%葡萄糖　　　　　　B.浓缩白蛋白　　　　　　水解蛋白

D.低分子右旋糖酐　　　E.中分子右旋糖酐

小试身手 4.低分子右旋糖酐的主要作用是

A.降低血液黏稠度，改善微循环　　　B.提高血浆胶体渗透压

C.补充蛋白质、改善循环　　　　　　D.补充营养和水分，减轻水肿

E.供给热能，保持酸碱平衡

小试身手 5.患者，男性，28岁，因车祸后出现低血容量休克。查体：血压70/50mmHg，心率120次/分。为改善患者的病情，目前宜选用的溶液是

A.5%葡萄糖盐水　　　B.复方氯化钠溶液　　　C.水解蛋白注射液

D.低分子右旋糖酐　　　E.中分子右旋糖酐

（2）低分子羟乙基淀粉：增加胶体渗透压及循环血量，急性大出血时可与全血共同使用。

（3）浓缩白蛋白注射液：**维持机体胶体渗透压，补充蛋白质，减轻组织水肿**。

（4）水解蛋白注射液：补充蛋白质，纠正低蛋白血症，促进组织修复。

小试身手 6.下列溶液属于胶体液的是

A.0.9%氯化钠　　　　B.5%葡萄糖溶液　　　　C.10%葡萄糖溶液

D.20%白蛋白注射液　　E.20%甘露醇

3.静脉营养液　供给热量，维持正氮平衡，供给各种维生素和矿物质。如氨基酸、脂肪乳剂注射液等。

（三）常用静脉输液法（熟练掌握）

1.周围静脉输液法

（1）常用的静脉穿刺部位：上、下肢静脉。

（2）穿刺部位选择的原则

1）根据注射量和输液时间：一般注射量大，输液时间短可选用大静脉；长期输液则由远端小静脉开始注射。

2）根据药物性质：有刺激性、黏稠度大的药物宜选用大静脉。

3）根据患者静脉状况：一般选用平直柔软富有弹性的静脉，注意皮肤状况，已多次穿刺的部位应避免再次穿刺。

4）根据患者安全、活动和舒适的需要：避开关节，尽量选择患者活动限制最少的部位。

（3）密闭式输液法

1）一次排气成功的标志：茂菲滴管液面1/2~2/3，茂菲滴管以下输液管内无气泡，液体无外溢。

2）穿刺固定：选择静脉，备胶布，常规消毒穿刺部位，**距穿刺点上方6~8cm处结扎止血带**，嘱患者握拳，使静脉充盈。静脉穿刺见回血后，将针头平行再进入血管少许，放松止血带和调节器，嘱患者松拳，胶布固定。

3）调节滴速：根据年龄、病情及药物性质调节滴速，**一般成人每分钟40~60滴，儿童每分钟20~40滴**；年老体弱、婴幼儿、心肺疾病患者滴入速度宜慢；脱水严重、心肺功能良好者滴速可快；含钾药物、高渗溶液，升压药等滴入滴速要慢。

> 锦囊妙记：关于滴速的考点，考生可进行全面的总结：一般成人每分钟40~60滴，儿童每分钟20~40滴；膀胱冲洗时滴速为每分钟60~80滴；急性心力衰竭、肺癌患者术后滴速为每分钟20~30滴；化脓性骨髓炎开窗引流时滴速为每分钟50~60滴。

小试身手 7.一般儿童病人输液速度为每分钟

A.10~15滴   B.20~40滴   C.40~60滴

D.70~80滴   E.85~90滴

4）巡视、观察：输液过程应加强巡视，听取患者主诉，观察输液情况，及时更换输液瓶。

5）大量输液：合理安排输液顺序、合理用药。

2.头皮静脉输液法　用于婴幼儿，**小儿头皮静脉极为丰富，分支甚多，互相沟通交错成网，且静脉浅表易见，不易滑动易于固定**（☆☆），尤其在冬天选用头皮静脉，患儿不易着凉，故目前患儿多采用头皮静脉穿刺法。常用的头皮静脉有：**额静脉、颞浅静脉、耳后静脉、枕静脉等**。

小试身手 8.下列关于小儿头皮静脉的描述，**错误的是**

A.色微蓝   B.管壁薄、易压瘪   C.不易滑动

D.离心方向血流   E.注射阻力小

3.颈外静脉输液法

（1）适应证

1）长期输液而周围静脉不易穿刺者。

2）周围循环衰竭的危重者，需测中心静脉压者。

3）长期静脉内滴注高浓度、刺激性强的药物，或行静脉内高营养疗法者。

（2）穿刺点：**下颌角和锁骨上缘中点连线之上1/3处**（☆☆），在颈外静脉外缘进针。

小试身手 9.颈外静脉的穿刺点是

A.下颌角和锁骨下缘中点连线之上1/3处

B.下颌角和锁骨上缘中点连线之上1/3处

C.下颌角和锁骨下缘中点连线之上1/2处

D.下颌角和锁骨上缘中点连线之上1/2处

E.下颌角和锁骨上缘中点连线之上2/3处

（3）封管：输液结束用0.4%枸橼酸钠生理盐水1~2ml或肝素稀释液注入硅胶管

内，将无菌静脉帽与针栓部旋紧。

（4）拔管动作轻柔；长期置管者应边抽边拔，避免残留的小血块落入血管内；拔管后加压数分钟，避免空气进入静脉。

4.静脉留置针　静脉留置针又称套管针，尤其适用于需长期输液，静脉穿刺困难者。

5.注意事项

（1）严格执行无菌操作和查对制度。

（2）根据病情需要，有计划地安排输液顺序。

（3）需长期输液者，要注意保护和合理使用静脉，一般从远端小静脉开始。

（4）输液前应排尽输液管及针头内空气，药液滴尽前按需及时更换溶液瓶或拔针，严防空气栓塞。

（5）输液过程中应加强巡视，耐心听取患者的主诉。

（6）需24小时连续输液者，应每天更换输液器。

（7）颈外静脉穿刺置管，如硅胶管内有回血须及时用稀释肝素溶液冲注，以免硅胶管被血块堵塞。如遇输液不畅，须注意是否存在硅胶管弯曲或滑出血管外等情况。

（四）输液速度及时间的计算（熟练掌握）（ ☆☆☆）

静脉点滴的速度和时间可按下列公式计算。

1.已知液体总量与计划所用的时间，计算每分钟滴数：

每分钟滴数=[液体总量（ml）×滴系数]/输液时间（分钟）

2.已知每分钟滴数与输液总量，计算输液所需的时间：

输液时间（小时）=[输液总量（ml）×滴系数]/[每分钟滴数×60（分钟）]

> 锦囊妙记：在计算滴速时，考生应注意将输液时间转换为分钟。

小试身手 10.患者，女性，20岁。因脱水后需补液1500ml，每分钟滴速为65滴，液体输完的时间为

A.2小时10分　　　　　B.2小时20分　　　　　C.3小时15分

D.4小时46分　　　　　E.5小时46分

（五）常见输液故障及排除方法（熟练掌握）

1.溶液不滴

（1）针头

1）**针头滑出血管外**，液体注入皮下组织，局部有肿胀、疼痛，应**另选血管重新穿刺**。

2）**针头斜面紧贴血管壁**，妨碍液体滴入，**可调整针头位置或适当变换肢体位置**，直到滴注通畅为止。

3）**针头阻塞**，折叠滴管下输液管，同时挤压近针头端的输液管。若感觉有阻力，且无回血，则表示针头已阻塞，**应更换针头重新穿刺**（ ☆☆）。

（2）压力：压力过低，输液瓶位置过低或患者肢体位置过高所致，可适当提高输液瓶位置或降低肢体位置。

（3）血管静脉痉挛，用热水袋或热毛巾热敷注射部位上端血管，以缓解静脉痉挛。

2.滴管内液面过高

3.滴管内液面过低

4.滴管内液面自行下降　检查滴管上端输液管和滴管内有无漏气或裂隙，必要时更换输液器。

（六）常见输液反应及护理（熟练掌握）

1.发热反应

（1）原因：因输入致热物质而引起。

（2）症状：多发生于输液后数分钟到1小时，表现为发冷、寒战和发热。

小试身手　11.患者在输液开始后5分钟开始出现寒战、高热，体温达40.5℃，应考虑为

A.急性肺水肿　　　　　B.静脉炎　　　　　　　C.空气栓塞

D.发热反应　　　　　　E.过敏反应

（3）护理措施

1）预防：严格检查药液质量、输液用具的包装及灭菌有效期等，严格无菌技术操作，防止致热物质进入体内。

2）减慢滴速或停止输液，及时与医师联系，同时注意体温变化。

3）寒战时适当增加盖被、热水袋保暖、服热饮；高热时给予物理降温。

4）遵医嘱给予抗过敏药物或激素治疗。

5）保留剩余溶液和输液器，必要时送检做细菌培养，查明发热原因。

2.急性肺水肿

（1）原因：与输液速度过快、输入液量过多有关。

（2）症状：在输液过程中，**突然出现呼吸困难**、胸闷、**咳嗽、咳粉红色泡沫样痰**，严重时痰液从口鼻涌出，**两肺可闻及湿啰音**（☆☆☆），心率快且节律不齐。

> 锦囊妙记：快速大量输液时→回心血量增多→肺毛细血管静水压升高→液体、红细胞渗入肺泡→呼吸困难、咳粉红色泡沫痰。

小试身手　（12~14题共用题干）

患者，女性，45岁，因风湿性心脏病住院治疗。入院后查体心功能3级。在一次输液过程中，患者擅自将滴速调至80滴/分，输液进行20分钟以后，患者出现呼吸困难、咳嗽、咳粉红色泡沫痰。

12.根据患者的临床表现，护士考虑患者出现的输液反应是

A.急性肺水肿　　　　　B.静脉炎　　　　　　　C.空气栓塞

D.发热反应　　　　　　E.过敏反应

13.为了缓解症状，护士可协助患者取

A.半卧位　　　　　　　B.中凹卧位　　　　　　C.平卧位

D.端坐位　　　　　　　E.头高脚底位

14.护士应首先采取的措施是

A.立即停止输液　　　　B.通知医师　　　　　　C.给予强心剂、扩管药

D.高流量吸氧　　　　　E.四肢轮流结扎

（3）护理措施

1）预防：严格控制输液滴速和输液量，对心、肺疾患患者及老年人、儿童尤为重要。

2）停止输液，及时与医师联系，积极配合抢救。

3）取**端坐位，两腿下垂**（☆☆☆），以减少静脉回流，减轻心脏负担。必要时四肢轮流结扎。

4）**高流量氧气吸入，氧流量为6~8L/min**使肺泡内压力增高，减少肺泡内毛细血管渗出液的产生；同时给予**20%~30%乙醇溶液**湿化吸氧，因乙醇能**减低肺泡内泡沫的表面张力，使泡沫破裂消散**（☆☆☆），从而改善肺部气体交换，迅速缓解缺氧症状。

小试身手 15.静脉输液发生肺水肿时用20%~30%乙醇湿化吸氧，其目的是

A.降低肺泡表面张力　　　　　　　B.增加肺泡表面张力

C.降低肺泡内泡沫表面张力　　　　D.增加肺泡内泡沫表面张力

E.增加肺泡内压力

（5）遵医嘱给予镇静、平喘、强心、利尿、扩血管药物。

3.静脉炎

（1）原因：由于长期输入高浓度、刺激性较强的药液，或输液导管长时间留置，引起局部静脉壁发生化学炎性反应；也可因输液过程中未严格执行无菌操作，导致局部静脉感染。

（2）症状：**沿静脉走向出现条索状红线**（☆），局部组织发红、肿胀、灼热、疼痛，有时伴畏寒、发热等全身症状。

（3）护理措施

1）预防：严格执行无菌操作；刺激性的药物应充分稀释后应用；防止药物溢出血管外；有计划地更换注射部位。

2）**患肢抬高并制动**，局部用**50%硫酸镁溶液或95%乙醇**行热湿敷（☆☆）。

3）超短波理疗。

4）中药治疗，将如意金黄散局部外敷，具有清热、止痛、消肿的作用。

5）合并感染，用抗生素治疗。

> 锦囊妙记：静脉炎、会阴侧切口水肿均用50%硫酸镁溶液热湿敷。

4.空气栓塞

（1）原因：与大量空气经静脉输液管进入血液循环有关。

（2）症状：表现为胸闷异常不适或胸骨后疼痛，随之出现呼吸困难和严重发绀，有濒死感觉。听诊心前区可闻及一个响亮的、持续的"水泡音"（☆☆）。空气进入静脉，随血流经右心房到右心室，如空气量少，则被右心室压入肺动脉，并分散进入肺小动脉内，最后经毛细血管吸收，因而损害小；如空气量大，则在右心室内阻塞肺动脉口（☆☆），使血液不能进入肺内，可引起严重缺氧，甚至死亡。

小试身手 16.患者，女性，60岁.在输液过程中突然出现胸部异常不适、呼吸困难、发绀、心前区可闻及一个响亮持续的"水泡音"，应考虑为

A.过敏反应　　　　　B.发热反应　　　　　C.肺水肿

D.右心衰竭　　　　　E.空气栓塞

（3）护理措施

1）预防：输液前排尽输液管内空气；输液过程中密切观察；加压输液或输血时应有专人守护，以防空气栓塞发生。

2）停止输液：通知医师，配合抢救。

3）采取左侧卧位并取头低足高位（☆☆☆），此体位有利于气泡漂移至右心室尖部，从而避开肺动脉口。随着心脏的舒缩将空气混成泡沫，分次小量进入肺动脉内，逐渐被吸收。

小试身手 17.静脉输液发生空气栓塞时应取

A.平卧位　　　　　　B.端坐位　　　　　　C.半坐卧位

D.头低脚高位　　　　E.右侧卧位

4）氧气吸入。

（七）输液微粒污染（了解）

输液微粒污染是指在输液过程中，将输液微粒带入人体，对人体造成严重危害的过程。

二、静脉输血

（一）静脉输血的目的及种类（熟练掌握）

1.目的

（1）补充血容量：用于失血失液引起的血容量减少或休克患者。

（2）纠正贫血：用于血液系统疾病引起的严重贫血和某些慢性消耗性疾病的患者。

（3）供给血小板和各种凝血因子：有助于止血，用于凝血功能障碍的患者。

（4）补充抗体、补体等血液成分：增强机体免疫能力，用于严重感染的患者。

（5）补充血浆白蛋白：维持胶体渗透压，减轻组织液渗出和水肿，用于低蛋白血症患者。

（6）排除有害物质。

2.种类

（1）全血

1）新鲜血：指在2℃~6℃保存5天内的酸性枸橼酸盐葡萄糖（ACD）全血或

保存10天内的枸橼盐葡萄糖（CPO）全血均可视为新鲜血。适用于**血液病患者**（☆☆）。

> **小试身手** 18.血液病患者最宜输入

A.库存血   B.新鲜血   C.血浆

D.清蛋白   E.水解蛋白

2）库存血：**大量输注时，可引起高钾血症和酸中毒**（☆☆）。**库存血在2℃~6℃的冰箱内可保存2~3周**。适用于各种原因引起的大出血。

> **小试身手** 19.库存血在4℃的环境内可保存

A.24h   B.48h   C.72h

D.1周   E.2~3周

> **小试身手** 20.大量输血时，发生抽搐的原因是

A.高血钾   B.高血钠   C.低血钙

D.血小板破坏过多   E.酸中毒

> **小试身手** 21.大量输注库存血时要防止发生

A.碱中毒和低血钾   B.碱中毒和高血钾   C.低血钾和低血钠

D.酸中毒和低血钾   E.酸中毒和高血钾

（2）成分血

1）血浆：主要成分为血浆蛋白，不含血细胞，无凝集原。可分：①新鲜血浆，含正常量的全部凝血因子，适用于凝血因子缺乏者；②**新鲜冰冻血浆，-18℃保存，有效期为1年，用时放在37℃温水中融化**。

2）红细胞：①浓集红细胞；②洗涤红细胞；③红细胞悬液。

3）**白细胞浓缩悬液**：新鲜全血经离心后取其白膜层的白细胞，**4℃保存，48小时内有效**，用于粒细胞缺乏伴严重感染的患者。

4）**浓缩血小板**：全血离心所得，**20℃~24℃保存，24小时内有效**，用于血小板减少或功能障碍性出血的患者。

5）各种凝血制剂：如凝血酶原复合物等，适用于各种原因引起的凝血因子缺乏的出血疾病。

> **小试身手** 22.做血液气体分析的血标本采集后应密封放置于

A.清洁试管中   B.草酸钾抗凝试管中   C.无菌试管中

D.枸橼酸钠试管中   E.肝素抗凝注射器中

（3）其他血液制品

1）白蛋白液：用于低蛋白血症患者。

2）纤维蛋白原：适用于纤维蛋白缺乏症、弥散性血管内凝血（DIC）者。

3）抗血友病球蛋白浓缩剂：适用于血友病患者。

（二）血型及交叉配血试验（熟练掌握）

1.血型 指红细胞膜上特异抗原的类型。

（1）ABO血型系统：ABO血型是根据红细胞膜上是否存在凝集原A与凝集原B而将血液分为A、B、AB、O四种血型（表1-14-1）。

表1-14-1　ABO血型

血型	红细胞膜上抗原	血清中抗体
A	A	抗B
B	B	抗A
AB	A、B	无
O	无	抗A、抗B

（2）Rh血型系统：人类红细胞除含A、B抗原外，还有C、c、D、d、E、e六种抗原。Rh血型以D抗原存在与否来表示Rh阳性或阴性。汉族中99%的人为Rh阳性，Rh阴性者不足1%。

2.交叉配血试验　交叉相容配血试验的目的在于检查受血者与献血者之间有无不相合抗体。输血前为保证输血安全，在确定输血前仍需再做交叉相容配血试验。

（1）直接交叉相容配血试验：用受血者血清和供血者红细胞进行配血试验，检查受血者血清中有无破坏供血者红细胞的抗体。其结果绝对不可有凝集或溶血现象。

（2）间接交叉相容配血试验：用供血者血清和受血者红细胞交叉配合，检查输入血液的血浆中有无能破坏受血者红细胞的抗体。

（三）静脉输血的方法（熟练掌握）

1.输血前准备

（1）知情同意：输血前应取得患者的理解，同意输血，签署知情同意书。

（2）备血：填写输血申请单，采血送血库做血型鉴定和交叉配血试验。

（3）取血：间接输血法凭取血单与血库人员共同作好"三查"、"八对"："三查"为查血的有效期、血的质量和输血装置是否完好；"八对"为对姓名、床号、住院号、血瓶（袋）号、血型、交叉配血试验结果、血液种类和剂量，查对无误，在交叉配血单上签名。

（4）取血后：勿剧烈振荡血液，以免红细胞大量破坏而引起溶血。不能将血液加温，防止血浆蛋白凝固变性而引起反应，应在室温下放置15~20分钟后再输入（☆☆）。

（5）输血前：再次两人核对，确定无误方可输入。

2.输血方法

（1）间接输血法：其方法是：

1）按密闭式输液法（输液器换成输血器）先给患者输入少量生理盐水。

2）由两位护士仔细进行"三查"、"八对"，确定无误后将贮血袋以旋转动作轻轻摇匀，常规消毒贮血袋长塑料管和橡胶套管，将生理盐水瓶塞上的输血器针头拔出，插入上述消毒部位。

3）滴速开始宜慢，观察15分钟后无不良反应，再根据病情调整滴速，成人一般为每分钟40~60滴，儿童酌减。

4）输入两袋以上血液时，两袋之间输入少量**生理盐水**。输血结束时，继续滴入生理盐水（☆☆）。

小试身手 23.输血后应输入

A.0.9%生理盐水　　　　B.5%葡萄糖　　　　　　C.复方氯化钠

D.平衡液　　　　　　　E.5%葡萄糖盐水

（2）直接输血法：将供血者血液抽出后，立即输给患者称直接输血法。其方法是：

1）在准备好的无菌注射器内抽取一定量的抗凝剂（**每50ml血中加3.8%枸橼酸钠溶液5ml**）。

2）3位护士配合操作，分别担任抽血、传递和输血任务。

3）在更换注射器时不需拔出针头，用手指压迫穿刺部位前端静脉以减少出血。

4）输血完毕拔出针头，用无菌棉球按压穿刺点片刻至无出血。

3.注意事项

（1）根据配血单采集血标本，**每次为一位患者采集**，禁止同时采集两位患者的血标本，以避免发生差错。

（2）输血时须**两人核对无误**方可输入。

（3）认真检查库血质量。正常血液分为两层，上层血浆呈淡黄色，半透明；下层血细胞均匀，呈暗红色，两者之间界线清楚，无凝血块。如血浆变红，血细胞呈暗紫色，界线不清，提示血液变质，不能使用。库血取出后，30分钟内给患者输入，以免放置过久，血液变质或污染。

（4）**血液内不得随意加入其他药品**，如钙剂、酸性或碱性药物、高渗或低渗溶液，以防血液变质。

（5）输血过程中，应听取患者的主诉，密切观察有无输血反应。

（6）加压输血时，专人守护，以免发生空气栓塞。

（7）输完的血袋送回输血科保留24小时。

小试身手 24.输血注意事项的叙述，**错误**的是

A.输血时需两人核对无误后方可输入

B.输入的血液内可根据需要加入药品

C.如用库血，必须认真检查库血质量

D.如发生严重反应时，应立即停止输血

E.根据医嘱采集血标本，要求每次只为一位患者采集

（四）自体输血（掌握）

自体输血通常指采集患者体内血液或于手术中收集自体失血再回输给同一患者的方法，即输回自己的血。

1.贮存式自体血　即术前抽取患者的血液，在血库低温下保存，待手术时再输还给患者。一般于术前3~5周开始，每周或隔周采血一次。注意最后一次采血应在手术前3天，以利机体恢复正常的血浆蛋白水平。

2.稀释式自体血液回输 于手术日手术开始前采血并同时自静脉给晶体或胶体溶液，借此降低血细胞比容（HCT）而同时维持血容量。目的是稀释血液，使术中失血时实际丢失的红细胞及其他成分相应减少。

3.回收式自体输血 在手术中收集失血回输给患者。如脾破裂、输卵管破裂，血液流入腹腔6小时内，无污染和凝血时，可将血液收集起来，加入适量抗凝剂，经过滤后输还患者。

（五）常见输血反应及护理（熟练掌握）

1.发热反应 发热反应是输血中最常见的反应。

（1）原因：可由致热原引起。

（2）症状：可在输血中或输血后1~2小时内发生，有畏寒或寒战、发热，体温可达40℃，伴有皮肤潮红、头痛、恶心、呕吐等，症状持续1~2小时后缓解。

（3）护理措施

1）预防：严格管理血库保养液和输血用具，有效预防致热原，输血过程中严格执行无菌操作，防止污染。

2）处理：反应轻者，减慢滴数可使症状减轻，严重者停止输血，密切观察生命体征，给予对症处理，并通知医师。必要时按医嘱给予解热镇痛药和抗过敏药，如异丙嗪或肾上腺皮质激素等。

小试身手 25.患者，女性，22岁，输血15分钟后感觉头胀、四肢麻木、腰背酸痛、血压下降，下列处理措施中**错误的**是

A.热水袋敷腰部　　　　　　　　B.观察血压、尿量

C.余血送验做血型鉴定和交叉试验　　D.减慢输血速度

E.立即通知医师

2.过敏反应

（1）原因：患者过敏体质，输入血液中的异体蛋白同过敏机体的蛋白质结合，形成完全抗原而致敏；献血员在献血前用过可致敏的药物或食物，使输入血液中含致敏物质。

（2）症状：大多数患者发生在输血后期或即将结束时。表现轻重不一，**轻度反应出现皮肤瘙痒、荨麻疹、中度血管性水肿，如眼睑、口唇水肿；重者因喉头水肿出现呼吸困难，两肺闻及哮鸣音，重度发生过敏性休克**（☆☆☆）。

小试身手 26.患者，男性，25岁，因手术后输血出现皮肤瘙痒、眼睑、口唇水肿，应考虑为

A.过敏反应　　　　　B.枸橼酸钠中毒反应　　　　C.细菌污染

D.溶血反应　　　　　E.发热反应

（3）护理措施

1）预防：勿选用有过敏史的献血员。献血员在采血前4小时内**不吃高蛋白和高脂肪食物**，宜用少量清淡饮食或糖水。

2）处理：①过敏反应时，轻者减慢输血速度，继续观察，中、重度者立即停止输血；②呼吸困难者给予吸氧，严重喉头水肿者行气管切开，循环衰竭者应给予抗

休克治疗；③根据医嘱给予0.1%肾上腺素0.5~1ml皮下注射。

3.溶血反应 是指输入的红细胞或受血者的红细胞发生异常破坏，而引起的一系列临床症状。**为输血中最严重的反应**，可分为急性溶血反应和迟发性溶血反应。

（1）急性溶血反应

1）原因：①输入异型血；②输入变质血；③血中加入高渗或低渗溶液或能影响血液pH变化的药物。

2）症状：在输血10~15ml后症状即可出现，**初期**由于红细胞凝结成团，阻塞部分小血管，患者出现**头胀痛、四肢麻木、腰背部剧烈疼痛和胸闷**等。继而由于凝结的红细胞发生溶解，大量血红蛋白释放进入血浆，患者**出现黄疸和血红蛋白尿**（☆☆☆），同时伴有寒战、高热、呼吸急促和血压下降等症状。**后期**一方面由于大量溶解的血红蛋白从血浆进入肾小管，遇酸性物质变成结晶体，使肾小管阻塞；另一方面抗原和抗体的相互作用，又引起肾小管内皮缺血、缺氧而坏死脱落，致使肾小管阻塞，**患者出现少尿、无尿等急性肾衰竭症状**，严重可导致死亡。

3）护理措施（☆☆☆）：①预防，认真作好血型鉴定和交叉配血试验，输血前仔细查对，杜绝差错；②处理：**停止输血**并通知医师，保留余血，采集患者血标本重做血型鉴定和交叉配血试验；维持静脉输液通道，供给升压药和其他药物；**静脉注射碳酸氢钠碱化尿液，防止血红蛋白结晶阻塞肾小管；双侧腰部封闭，并用热水袋敷双侧肾区，解除肾血管痉挛，保护肾脏；**严密观察生命体征和尿量，并做好记录，对少尿、尿闭者，按急性肾衰竭处理。

（2）迟发性溶血反应：一般迟发性溶血多由Rh系统内的抗体抗-D、抗-C和抗-E所造成。

4.与大量输血有关的反应 大量输血一般指在24小时内紧急输血量大于或相当于患者总血容量。常见的反应有：

（1）循环负荷过重：其原因、症状及护理同静脉输液反应的肺水肿。

（2）出血倾向

1）原因：长期反复输血或超过患者原血液总量的大量输血，由于库血中的血小板破坏较多，使凝血因子减少而引起出血。

2）症状：表现为皮肤、黏膜瘀斑，穿刺部位大块淤血，或手术后伤口渗血。

3）护理措施：短时间内输入大量库血时，应密切观察患者意识、血压、脉搏等变化，注意皮肤、黏膜或手术伤口有无出血。

（3）枸橼酸钠中毒反应

1）原因：**与大量输血后血钙下降**有关，因大量输血随之输入大量枸橼酸钠，如肝功能不全，枸橼酸钠尚未氧化即和血中游离钙结合而使血钙下降，以致凝血功能障碍、毛细血管张力减低、血管收缩不良和心肌收缩无力等。

2）症状：表现为**手足抽搐**（☆☆☆）、出血倾向、血压下降、心率缓慢，心室颤动，甚至发生心脏停搏。

3）护理措施：严密观察患者的反应。**输入库血1000ml以上时，须按医嘱静脉注射10%葡萄糖酸钙或氯化钙溶液10ml，以补充钙离子**（☆☆☆）。

锦囊妙记：在下列情况下需使用葡萄糖酸钙：链霉素过敏、输库存血、高血钾引起心肌抑制、甲状旁腺误切引起抽搐、维生素D缺乏性手足搐搦症、小儿腹泻引起抽搐、硫酸镁中毒。

5.其他　如空气栓塞、细菌污染反应及因输血传染的疾病（如病毒性肝炎、疟疾、艾滋病及梅毒等）。

参考答案

1.A　2.D　3.D　4.A　5.E　6.D　7.B　8.D　9.B　10.E　11.D　12.A　13.D　14.A　15.C　16.E　17.D　18.B　19.E　20.C　21.E　22.E　23.A　24.B　25.D　26.A

答案与解析

1.A　5%~10%葡萄糖溶液在体内被氧化成二氧化碳、水和热量，在患者无法由口进食时，可输入5%~10%葡萄糖溶液供给热量。

2.D　机体出现重度酸中毒时，可输入5%碳酸氢钠纠正酸中毒，维持酸碱平衡。

3.D　中分子右旋糖酐主要的作用是扩充血容量。而低分子右旋糖酐主要作用是减低血液黏稠度，改善微循环。

4.A　右旋糖酐溶液包括低分子右旋糖酐和中分子右旋糖酐。低分子右旋糖酐可降低血液黏稠度，减少红细胞聚集，改善微循环；中分子右旋糖酐有提高血浆胶体渗透压和扩充血容量的作用。

5.E　该患者因车祸后出现低血容量性休克，急需补充血容量以改善病情。中分子右旋糖酐可扩充血容量，增加回心血量。

6.D　常用的胶体溶液有：右旋糖酐、低分子羟乙基淀粉、浓缩白蛋白注射液、水解蛋白注射液等。

7.B　护士应根据病人的年龄调节滴速，一般来说，成人输液速度为每分钟40~60滴，儿童输液速度为每分钟20~40滴。

8.D　小儿头皮静脉极为丰富，分支甚多，互相沟通交错成网，且静脉浅表易见，不易滑动，易于固定，血液呈向心性方向流动。

9.B　颈外静脉位于下颌角和锁骨上缘中点连线之上1/3处。

10.E　输液时间为（1500×15）/（65×60）=5.76小时（5小时46分）。

11.D　发热反应多发生于输液后数分钟到1小时，表现为发冷、寒战和发热。上述患者在输液开始后5分钟开始出现寒战、高热，体温达40.5℃，符合发热反应的表现。

12~14.A、D、A　患者擅自将滴速调快后导致大量液体快速进入体内后出现呼吸困难、咳嗽、咳粉红色泡沫样痰，应考虑为急性肺水肿。发生肺水肿时，护士应立即停止输液，及时配合医师抢救，同时安置患者取端坐位，两腿下垂，以减少静脉回流，减轻心脏负担。

15.C　急性肺水肿时，可给予20%~30%乙醇溶液湿化吸氧。因乙醇能减低肺泡内泡沫的表面张力，使泡沫破裂消散，从而增加肺部气体交换面积，迅速缓解缺氧症状。

16.E　患者在输液过程中突然出现胸部异常不适、呼吸困难、发绀、心前区可闻及一个响亮持续的"水泡音"，符合空气栓塞的典型表现。

17.D　空气栓塞时患者应取左侧卧位和头低脚高位，该卧位可使气泡漂移至右心室尖部，从而避开肺动脉口。

18.B　新鲜血适用于血液病患者。

19.E　库存血在4℃的环境内可保存2~3周。

20.C　输入大量库存血时，大量枸橼酸钠进入体内，枸橼酸钠尚未氧化即和血中游离钙结合而使血钙下降。患者表现为手足抽搐、出血倾向、血压下降、心率缓慢，心室颤动。

21.E　库存血中含有大量枸橼酸钠，大量输注后会出现酸中毒，而输注过程中血细胞破裂释放大量的钾离子使血钾升高。

22.E　做血气分析的血标本应放置于肝素抗凝试管的注射器内，防止血液凝固。

23.A　输血后应输入0.9%生理盐水，一方面可冲洗输血管道，另一方面可避免血液的浪费。

24.B　输血时严禁往血液内加入任何药品。

25.D　上述患者输血后出现头胀、四肢麻木、腰背酸痛、血压下降，应考虑为溶血反应。一旦发生溶血反应，应立即停止输血。

26.A　过敏反应的表现轻重不一，轻者出现皮肤瘙痒、荨麻疹、轻度血管性水肿，如眼睑、口唇水肿；重者因喉头水肿出现呼吸困难，两肺闻及哮鸣音，甚至发生过敏性休克。患者的上述表现符合轻型过敏反应的表现。

第十五章　冷热疗法

要点分析

　　本章内容较为重要，每年必考。近5年的考试先后考查了影响冷、热疗法效果的因素，冷疗法的作用、禁忌证和方法，热疗法的作用、禁忌证和方法等。整体的考查偏重于知识的记忆和应用。对于本章的复习，考生应着重掌握冷疗法的作用、禁忌证和方法，热疗法的作用、禁忌证和方法等内容。本章记忆性内容较多，考生可对冷热疗法的作用进行对比，同时可结合"锦囊妙记"中方法进行记忆。

考点纵览

一、概述

（一）概念（了解）

　　冷热疗法是利用低于或高于人体温度的物质作用于人体表面，通过神经传导引起皮肤和内脏器官血管的收缩或扩张，从而改变机体各系统体液循环和新陈代谢，达到治疗目的的方法。

（二）冷、热疗法的效应（掌握）

　　1.生理效应　冷、热疗法使机体产生不同的生理反应。

　　2.继发效应　指用冷或用热超过一定时间，产生与生理反应相反的作用，这种现象称为继发效应。因此，冷热疗法应用适当的时间，以**20~30分钟**为宜（☆）。

小试身手 1.用冷或用热超过一定时间，会产生继发效应，冷热疗法适宜的时间为
A.10~20min　　　　　　　B.20~30min　　　　　　C.30~40min
D.40~50min　　　　　　　E.50~60min

（三）影响冷、热疗法效果的因素（掌握）

　　1.方式　水的传导力及渗透力比空气强，因此同样的温度，**湿冷、湿热的效果优于干冷、干热**（☆☆）。

　　2.面积　**冷、热疗法的效果与面积大小呈正相关**（☆☆）。冷、热应用面积越大，则冷、热疗法的效果就越强；反之，则越弱。

　　3.时间　冷、热应用的时间对治疗效果有直接影响，在一定时间内其效应是随时间的增加而增强。如果时间过长，则会产生继发效应甚至还可引起不良反应（☆☆）。

　　锦囊妙记：冷热疗法的时间为20~30分钟，时间过长会产生继发效应。

　　4.温度　冷热疗法的温度与机体体表的温度相差越大，机体对冷、热刺激的反应越强；反之则小。其次，环境温度也可影响冷热效应，如环境温度高于或等于身

体温度时，传导散热被抑制，热效应会增强；而在干燥冷环境中用冷，散热会增加，冷效应会增强。

5.部位 皮肤较厚的区域，如足、手、对冷、热的耐受性大，效果也较差；而皮肤较薄的区域，如前臂内侧、颈部，对冷、热的敏感性强，效果也较好。血液循环也能促进冷、热疗法的效果，临床上为高热患者物理降温，将冰袋、冰囊放置在颈部、腋下、腹股沟等体表大血管流经处，以增加散热。

6.个体差异 年龄、性别、身体状况、居住习惯、肤色等影响冷热疗法的效应。对昏迷、血液循环障碍、血管硬化、感觉迟钝等患者，因其对冷、热的敏感性降低，尤其要注意防止烫伤与冻伤（☆☆☆）。

二、冷疗法的应用

（一）目的（熟练掌握）

1.减轻局部充血或出血 冷疗可使局部血管收缩，毛细血管通透性降低，减轻局部充血；同时冷疗可使血流减慢，血液的黏稠度增加，有利于控制出血。因而适用于局部软组织损伤的初期、扁桃体摘除术后、鼻出血（☆☆☆）等。

小试身手 2.在炎症早期用冷疗法的目的是
A.增强新陈代谢和白细胞的吞噬功能
B.降低细胞新陈代谢和微生物活力
C.促进炎症分泌物的吸收和消散
D.物理作用使体内的热通过热传导发散
E.通过传导和蒸发的作用使体温降低

小试身手 3.患者，男性，20岁。踝关节扭伤后2小时。查体：局部肿胀，疼痛明显，医师嘱其用冷，其目的是
A.减轻深部组织充血　　B.促进炎症局限
C.促进末梢血液循环　　D.减轻局部出血
E.使血管扩张减轻充血

2.减轻疼痛 冷疗可抑制细胞的活动，降低神经末梢的敏感性（☆☆）而减轻疼痛。

小试身手 4.冷疗减轻疼痛的作用机制是
A.降低了神经末梢的敏感性　　B.降低痛觉神经的兴奋性
C.降低细胞的新陈代谢　　D.降低了细菌活力
E.减慢血液速度

3.控制炎症的扩散 冷疗可使局部血管收缩，血流减少，细胞的新陈代谢和细菌的活力降低，从而限制炎症的扩散。适用于炎症早期（☆☆）。

4.降低体温。

> 锦囊妙记：考生应将冷疗法和热疗法的作用进行对比。冷疗是减轻局部充血或出血，而热疗是减轻深部组织的充血；冷疗是控制炎症的扩散，而热疗是促进炎症的消散。

小试身手 5.冷疗的目的不包括

A.控制炎症扩散   B.减轻深部组织充血

C.减轻疼痛   D.减低体温

E.减轻局部充血

（二）禁忌证（熟练掌握）

1.血液循环障碍 因循环不良、组织营养不足，若使用冷疗，进一步使血管收缩，加重血液循环障碍，导致局部组织缺血缺氧而变性坏死。

2.慢性炎症或深部化脓病灶 因冷疗使局部血流减少，妨碍炎症的吸收。

小试身手 6.下列禁用冷疗的是

A.烫伤   B.牙痛   C.慢性炎症

D.鼻出血   E.中暑

3.组织损伤、破裂或有开放性伤口处 因冷疗可降低血液循环，增加组织损伤，且影响伤口愈合。

4.对冷过敏（☆☆☆）。

5.冷疗的禁忌部位

（1）**枕后、耳廓、阴囊处：以防冻伤。**

（2）**心前区：以防引起反射性心率减慢。**

（3）**腹部：以防腹泻。**

（4）**足底：以防反射性引起末梢血管收缩影响散热或引起一过性冠状动脉收缩。**

小试身手 7.患者，男性，18岁，患大叶性肺炎，高热、脉速、口唇干燥，下列护理措施不妥的是

A.每天进行口腔护理2次   B.每4小时测体温1次

C.鼓励患者多饮水   D.给予流质饮食

E.足底放冰袋

6.昏迷、感觉异常、年老体弱者、婴幼儿，关节疼痛、心脏病等镇用冷疗法。

小试身手 8.禁忌用冷的部位不包括

A.耳廓   B.心前区   C.腹部

D.足底   E.腹股沟

小试身手 （9~11题共用题干）

患者，女性，27岁，因产后高热，面部潮红，呼吸急促，脉搏增快，医嘱用冰袋降温。

9.冰袋放置部位不妥的是

A.前额   B.头顶部   C.腋下

D.腹股沟   E.足底

10.因为上述部位用冷后可反射性引起

A.血管扩张   B.皮下出血   C.末梢血管收缩

D.一过性冠状动脉收缩   E.冻伤

11.当体温降至多少以下时，即可取下冰袋

A.35℃　　　　　　B.36℃　　　　　　　　C.37℃

D.38℃　　　　　　E.39℃

（三）方法（熟练掌握）

1.冰袋（冰囊）的使用　将小冰块装冰袋1/2~2/3满，排气并夹袋口，检查无破损、漏水后将冰袋装入布套，放置所需处。<u>高热降温置冰袋于前额、头顶部和体表大血管流经处；扁桃体摘除术后将冰袋置于颈前颌下</u>。

2.冰帽（冰槽）的使用　方法是将头部置冰帽中，后颈部、双耳廓垫海绵。使用冰帽降温，双耳应塞不脱脂棉签，防止冰水流入耳内；双眼覆盖凡士林纱布，保护角膜。<u>监测肛温，维持肛温在33℃左右</u>，不低于30℃，以防心室颤动等并发症出现（☆）。

3.冷湿敷　方法是受敷部位下垫橡胶单和治疗单；敷布浸入冰水中，拧至半干敷于患处；每3~5分钟更换一次敷布，持续15~20分钟。冷敷部位若为开放性伤口，则必须按无菌技术处理伤口（☆☆）。

4.温水擦浴或乙醇擦浴　温水擦浴的温度是32℃~34℃；乙醇擦浴的水温是30℃，浓度是25%~35%乙醇200~300ml。方法为擦浴时<u>冰袋置头部，热水袋置足底</u>；以离心方向擦浴；<u>心前区、腹部、后颈、足底为擦浴的禁忌部位</u>；擦浴后30分钟测量体温，若<u>低于39℃</u>，则取下头部冰袋（☆☆☆）。

> 锦囊妙记：考生应理解为什么温水擦浴时脚底放热水袋、头部放冰袋。脚底放热水袋有利于脚步血管扩张，提高了散热的效果。头部置冰袋是为了防止头部充血。

三、热疗法的应用

（一）目的（熟练掌握）

1.<u>促进炎症的消散和局限</u>（☆☆）　热疗使局部血管扩张，血液循环速度加快，促进组织中毒素、废物的排出。

2.减轻疼痛。

3.<u>减轻深部组织的充血</u>（☆☆）　热疗使皮肤血管扩张，皮肤血流量增多。由于全身血量的重新分布，减轻深部组织的充血。

4. 保暖与舒适。

（二）禁忌证（熟练掌握）（☆☆☆）

1.<u>未明确诊断的急性腹痛</u>　热疗易掩盖病情真相，贻误诊断和治疗

2.<u>面部危险三角区的感染</u>　因该处血管丰富，且与颅内海绵窦相通，<u>热疗可使</u>血管扩张，血流增多，导致细菌和毒素进入血液循环，<u>造成严重的颅内感染</u>和败血症。

小试身手　12.在有创面的部位热敷时应特别注意

A.受敷部位涂凡士林　　　　　　　B.受敷部位下垫橡胶单

C.水温为50℃~60℃　　　　　　　D.防止烫伤

E.严格执行无菌操作

小试身手 13.患者，男性，18岁，鼻唇沟处有一疖，表现为红肿热痛，前来就诊时护士告诉其禁用热，其原因是

A.加重局部疼痛　　　　　　　　　B.加重局部功能障碍

C.掩盖病情　　　　　　　　　　　D.防止出血

E.防止颅内感染

3.各种脏器内出血、出血性疾病　热疗可增加脏器的血流量和血管通透性而加重出血，血液凝固障碍的病人用热会增加出血的倾向。

4.软组织损伤或扭伤的早期（48小时内）　热疗可促进血液循环，加重皮下出血、肿胀、疼痛。

5.其他

（1）心、肝、肾功能不全者。

（2）患皮肤湿疹者。

（3）有急性炎症者。

（4）孕妇。

（5）金属移植物部位。

（6）恶性病变部位。

（7）麻痹、感觉异常者慎用。

（三）方法（熟练掌握）

1.热水袋的使用　热水袋的水温成人为60℃~70℃，**昏迷、老人、婴幼儿、感觉迟钝、循环不良等患者，水温应低于50℃**（ ☆☆☆ ）。

小试身手 14.老年患者用热水袋时水温不可超过

A.30℃　　　　　　　　B.40℃　　　　　　　　C.50℃

D.60℃　　　　　　　　E.70℃

小试身手 15.患者，女性，50岁，因胆囊切除术后回病房，患者未完全清醒，护士给予热水袋时水温应不超过

A.40℃　　　　　　　　B.50℃　　　　　　　　C.60℃

D.70℃　　　　　　　　E.80℃

小试身手 16.下列病人使用热水袋时，水温可以为60℃~70℃的是

A.昏迷病人　　　　　　B.瘫痪病人　　　　　　C.婴幼儿病人

D.老年病人　　　　　　E.腹泻病人

2.烤灯的使用　方法为保持灯距30~50cm，温热适宜，**治疗时间为20~30分钟**（ ☆☆ ）。

3.热湿敷　水温为50℃~60℃，拧至不滴水为度。时间是每35分钟更换一次敷布，持续15~20分钟。

4.热水坐浴　能达到消炎、消肿、止疼的目的，**用于会阴部、肛门疾病及手术**

后。水温为40℃~45℃，时间为15~20分钟。观察患者面色、脉搏、呼吸，倾听患者主诉，有异常应停止坐浴。坐浴部位若有伤口，坐浴盆、溶液及用物必须无菌；坐浴后应用无菌技术处理伤口。**女性患者经期、妊娠后期、产后两周内、阴道流血和盆腔急性炎症不宜坐浴**（☆☆☆），以免引起感染。

小试身手 17.不宜热水坐浴的是

A.痔疮手术后　　　　　B.肛门部充血　　　　　C.外阴部炎症
D.肛裂感染　　　　　　E.急性盆腔炎

5.温水浸泡　用于手、足、前臂、小腿部感染。水温为43℃~46℃，时间为30分钟（☆☆）。

参考答案

1.B　2.B　3.D　4.A　5.B　6.C　7.E　8.E　9.E　10.D　11.E　12.E　13.E
14.C　15.B　16.E　17.E

答案与解析

1.B　冷热疗法的时间为20~30分钟，时间过长会产生继发效用。

2.B　炎症早期用冷疗法，可使局部血管收缩，血流减少，降低细胞的新陈代谢和细菌的活力，达到限制炎症扩散的目的。

3.D　出血患者早期（24小时）用冷，可使局部血管收缩，有利于减轻局部出血。

4.A　冷疗可抑制细胞的活动，降低神经末梢的敏感性而减轻疼痛。

5.B　减轻深部组织充血属于热疗的作用，因为热疗可使外周组织血管扩张，深部组织血量减少。

6.C　慢性炎症禁用冷疗，因冷疗使局部血流减少，妨碍炎症的吸收。

7.E　高热患者降温时，足底禁忌使用冰袋，防止反射性引起末梢血管收缩影响散热或引起一过性冠状动脉收缩。

8.E　腹股沟区有大血管经过，位置表浅，有利于散热，是冷疗的部位之一。

9~11.E、D、E　高热患者降温时，足底应放置热水袋，以利于足底血管扩张、散热。如果足底使用冰袋，将会反射性地引起末梢血管收缩，影响散热；或引起一过性冠状动脉收缩。当体温降至39℃时，即可取下冰袋。

12.E　为有创面的患者热敷时，应特别注意无菌操作，防止引起感染。

13.E　鼻唇沟处的疖位于面部危险三角，该处血管丰富，且与颅内海绵窦相通，热疗可使血管扩张，血流增多，导致细菌和毒素进入血液循环，造成严重的颅内感染。

14.C　老年人对热刺激的敏感性降低，用热时容易烫伤。因此老年人用热时水温应低于50℃。

15.B　麻醉未清醒者用热时容易烫伤。因此用热时水温应低于50℃。

16.E 在使用热水袋时，水温一般为60℃~70℃，昏迷、老人、婴幼儿、感觉迟钝、循环不良等病人，水温应低于50℃。此题中E选项腹泻病人意识清楚，皮肤神经感觉良好，热水袋水温为60℃~70℃。

17.E 急性盆腔炎患者禁忌盆浴，以防止引起上行性感染。

第十六章　病情观察

本章内容较为重要，历年考试多有涉及。对于本章的复习，考生应着重掌握一般情况的观察、生命体征的观察、意识状态的观察、瞳孔的观察等内容。

一、概述

（一）病情观察的意义（了解）

病情观察，即医务人员在工作中运用视觉、听觉、嗅觉、触觉等感觉器官及辅助工具来获得患者信息的过程。对患者病情观察的主要意义有：可以为疾病的诊断、治疗和护理提供科学依据；可以有助于判断疾病的发展趋向和转归，在患者的诊疗和护理过程中做到心中有数；可以及时了解治疗效果和用药反应；可以有助于及时发现危重症患者病情变化的征象等。

（二）护理人员应具备的条件（掌握）

护理人员必须具备广博的医学知识，严谨的工作作风、一丝不苟、高度的责任心及训练有素的观察能力，做到"五勤"，即勤巡视、勤观察、勤询问、勤思考、勤记录。通过有目的、有计划、认真仔细地观察，及时、准确地掌握和预见病情变化，为危重患者的抢救赢得时间。

（三）病情观察的方法（熟练掌握）

1.直接观察法　护理人员运用各种感觉器官，全面准确收集患者资料。

2.间接观察法　通过与医师、家属亲友的交流、床边和书面交接班、阅读病历、检验报告、会诊报告及其他相关资料，获取有关病情的信息。

二、病情观察的内容

（一）一般情况的观察（掌握）

1.发育与体型　发育状态通常以年龄、智力、身高、体重及第二性征之间的关系来判断是否正常。正常成人判断标准为：胸围约等于身高的一半，两上肢展开的长度约等于身高，坐高约等于下肢的长度。

体型是身体各部发育的外观表现，包括骨骼、肌肉的成长与脂肪分布的状态等。临床上把成人的体型分为3种：

（1）均称型（正力型）：即身体各部分匀称适中，此型多见。

（2）瘦长型（无力型）：身体瘦长，颈长肩窄，胸廓扁平，腹上角<90°。

（3）矮胖型（超力型）：身短粗壮，颈粗肩宽，胸廓宽厚，腹上角>90°。

2.饮食与营养状态 应注意观察患者的食欲、食量、进食后反应、饮食习惯，有无特殊嗜好或偏食等情况。

营养状态可根据皮肤、毛发、指甲、皮下脂肪、肌肉的发育状况等综合判断。一般分为良好、中等和不良3个等级描述。

3.面容与表情 疾病可使人的表情与面容出现痛苦、忧虑、疲惫等变化。疾病发展到一定程度，可出现特征性的面容与表情。如急性病容，表现为：面色潮红、鼻翼扇动、口唇疱疹、表情痛苦。见于肺炎球菌性肺炎、疟疾等急性热病。**慢性病容，表现为：面容憔悴、面色灰暗或苍白、目光暗淡。见于恶性肿瘤、结核等慢性消耗性疾病。**二尖瓣面容：表现为双颊紫红、口唇发绀，一般见于风湿性心脏病病人。贫血面容：表现为面色苍白，唇舌及结膜色淡，见于各种类型的贫血病人。

小试身手 1.患者男，65岁，观察可见患者面容憔悴、面色苍白，目光暗淡，其面容属于

A.急性病容　　　　　B.希氏面容　　　　　C.慢性病面容

D.病危面容　　　　　E.二尖瓣面容

4.体位 指身体在卧位时所处的状态，**可分为自主体位、被动体位、强迫体位3种。**如：昏迷或极度衰竭的患者，由于不能自行调整或变换肢体的位置，而呈被动体位；胆石症、肠绞痛的患者，在腹痛发作时，常辗转反侧，坐卧不宁，患者常常采用强迫体位。

5.姿势与步态 姿势指举止的状态。步态指走动时所表现的姿态。常见的异常步态有：蹒跚步态（鸭步）、醉酒步态、共济失调步态、慌张步态、剪刀步态、间歇性跛行等。

6.皮肤与黏膜 皮肤、黏膜异常是全身性疾病的一种表现。应注意观察其颜色、温度、湿度、弹性及有无出血、水肿、皮疹、皮下结节、囊肿等情况。如贫血患者，其口唇、结膜、指甲色白；肺心病、心力衰竭等缺氧患者，其口唇、面颊、鼻尖等部位发绀；热性病皮肤发红；休克患者皮肤湿冷；严重脱水、甲状腺功能减退者，皮肤弹性差；**心源性水肿，多表现为下肢水肿；肾性水肿，多于晨起眼睑、颜面水肿**（☆）。

小试身手 2.心源性水肿的特点是

A.口唇发绀　　　　　B.下肢水肿　　　　　C.晨起眼睑水肿

D.口唇苍白　　　　　E.皮肤湿冷

（二）生命体征的观察（熟练掌握）

1.体温的变化 正常体温口腔温度为37℃，直肠温度为37.5℃，腋下温度为36.5℃。体温超过正常范围称体温过高，又称发热。常见的热型主要有：①稽留热：体温持续在39.0℃~40.0℃左右，持续数日或数周，**24小时波动范围不超过1.0℃**（☆☆），常见于肺炎球菌性肺炎、伤寒等；②弛张热：体温在39.0℃以上，但波动幅度大，**24小时体温差在2.0℃以上，最低体温仍高于正常水平**（☆☆），常见于败血症、风湿热、化脓性疾病等；③间歇热：**高热期和无热期交替出现**，常见于疟疾等；④**不规则热**：发热无一定规律，且持续时间不定，常见于流行性感冒、

癌性发热等。体温低于35℃以下称体温过低，多见于休克及极度衰竭患者。

小试身手 3.体温在39℃以上，但波动幅度大，24小时温度差在1℃以上，最低体温仍高于正常水平，该热型是

　A.回归热　　　　　　B.弛张热　　　　　　C.间歇热

　D.稽留热　　　　　　E.不规则热

小试身手 4.高热病人体温39.8℃，为其物理降温的最佳措施是

　A.头部置冰袋　　　　　　　　　B.乙醇擦浴

　C.颈腋下及腹股沟置冰袋　　　　D.头部冷湿敷

　E.头部用冰帽

2.脉搏的变化　正常脉搏指安静状态下脉率为60~100次/分；跳动均匀、规则，间隔时间相等；每搏强弱相同；动脉壁光滑、柔软、富有弹性。

3.呼吸的变化　正常呼吸指安静状态下呼吸频率为16~20次/分，节律规则，呼吸运动均匀无声且不费力，呼吸与脉搏的比例为1：4。男性及儿童以腹式呼吸为主，女性以胸式呼吸为主。

4.血压的变化　正常血压收缩压为90~139mmHg（12.0~18.5kPa），舒张压为60~89mmHg（8.0~11.8kPa），脉压为30~40mmHg（4.0~5.3kPa）。18岁以上成年人收缩压≥140mmHg和（或）舒张压≥90mmHg称为高血压。血压低于90/60mmHg（12.0/8.0kPa）称为低血压。

（三）意识状态的观察（熟练掌握）（☆☆☆）

意识障碍分为：嗜睡、意识模糊、昏睡和昏迷。

1.嗜睡　最轻度的意识障碍。患者处于持续睡眠状态，但能被言语或轻度刺激唤醒，醒后能正确、简单而缓慢地回答问题，但反应迟钝，刺激去除后又很快入睡。

小试身手 5.患者，男性，36岁，因颅内出血急诊入院，患者呈睡眠状态已3天，可以唤醒随后入睡，问患者问题可以正确、简单、缓慢回答。此患者的意识状态是

　A.意识模糊　　　　　B.浅昏迷　　　　　　C.深昏迷

　D.嗜睡　　　　　　　E.昏睡

2.意识模糊　其程度较嗜睡深，表现为思维和语言不连贯，对时间、地点、人物的定向力完全或部分发生障碍，可有错觉、幻觉、躁动不安、谵语或精神错乱。

3.昏睡　患者处于熟睡状态，不易唤醒。压迫眶上神经、摇动身体等强刺激可被唤醒，醒后答话含糊或答非所问，停止刺激后即又进入熟睡状态。

4.昏迷　最严重的意识障碍，按其程度可分为：

（1）浅昏迷：意识大部分丧失，无自主运动，对声、光刺激无反应，对疼痛刺激（如压迫眶上缘）可有痛苦表情及躲避反应。瞳孔对光反射、角膜反射、眼球运动、吞咽反射、咳嗽反射等可存在。呼吸、心跳、血压无明显改变，可有大小便失禁或潴留。

（2）中昏迷：对周围事物及各种刺激均无反应，对剧烈刺激可表现为防御反射、角膜反射减弱，瞳孔对光反射迟钝、眼球无转动。

（3）深昏迷：**意识完全丧失，对各种刺激均无反应**。全身肌肉松弛，肢体呈弛缓状态，深浅反射均消失。机体仅能维持循环与呼吸的最基本功能，呼吸不规则，血压可下降，大小便失禁或潴留。

也可用格拉斯哥昏迷评分量表（Glasgow coma scale，GCS），对意识障碍及其程度进行观察与测定。**GCS包括睁眼反应、语言反应、运动反应3个项目**，使用时分别测量3个项目并计分，然后再将各个项目的分值相加求其总和，即可得到患者意识障碍程度的客观评分。**GCS量表总分范围为3~15分，15分表示正常，3分者为深昏迷**。

小试身手 6.属于危险性最大的睡眠失调是

A.睡眠性呼吸暂停　　　　B.发作性睡眠　　　　C.睡眠过度

D.梦游　　　　　　　　　E.遗尿

（四）瞳孔的观察（熟练掌握）（☆☆☆）

1.瞳孔的大小与对称性　　正常瞳孔呈圆形，两侧等大等圆，位置居中，边缘整齐；在自然光线下，**直径为2~5mm**，调节反射两侧相等。病理情况下，**瞳孔直径小于2mm称为瞳孔缩小，小于1mm为针尖样瞳孔。双侧瞳孔缩小，常见于有机磷农药、氯丙嗪、吗啡等药物中毒**；单侧瞳孔缩小常提示同侧小脑幕切迹疝早期。**瞳孔直径大于5mm称为瞳孔散大。双侧瞳孔散大，常见于颅内压增高、颅脑损伤、颠茄类药物中毒**及濒死状态；一侧瞳孔扩大、固定，常提示同侧颅内病变（如颅内血肿、脑肿瘤等）所致的小脑幕切迹疝的发生。

小试身手 7.针尖样瞳孔是指瞳孔小于

A.1mm　　　　　　　　　B.2mm　　　　　　　　C.3mm

D.4mm　　　　　　　　　E.5mm

小试身手 8.瞳孔散大的标准是瞳孔直径

A.＜2mm　　　　　　　　B.2~3mm　　　　　　　C.3~4mm

D.4~5mm　　　　　　　　E.＞5mm

小试身手 9.双侧瞳孔散大常见于

A.有机磷农药中毒　　　　B.氯丙嗪中毒　　　　　C.吗啡中毒

D.小脑幕切迹疝　　　　　E.颅内压增高

2.形状　　瞳孔的形状改变常可因眼科疾病引起。瞳孔呈椭圆形并伴散大，常见于青光眼等；呈不规则形，常见于虹膜粘连。

3.对光反应　　正常瞳孔对光反应灵敏，并于光亮处瞳孔收缩，昏暗处瞳孔扩大。当瞳孔大小不随光线刺激而变化时，称瞳孔对光反应消失，常见于危重或深昏迷患者。

参考答案

1.C　2.B　3.B　4.B　5.D　6.A　7.A　8.E　9.E

答案与解析

1.D 慢性病面容表现为面容憔悴、面色苍白，目光暗淡。

2.B 心源性水肿，多表现为身体下垂部位出现水肿，如下肢、骶尾部等。

3.B 弛张热是指体温在39.0℃以上，但波动幅度大，24小时体温差在1.0℃以上，最低体温仍高于正常水平。

4.B 高热病人体温超过39.5℃时，应采用全身降温，即乙醇擦浴或温水擦浴。

5.D 嗜睡是指患者处于持续睡眠状态，但能被言语或轻度刺激唤醒，醒后能正确、简单而缓慢地回答问题，但反应迟钝，刺激去除后又很快入睡。

6.A 睡眠性呼吸暂停是各种原因导致的睡眠状态下反复出现呼吸暂停和低通气，引起低氧血症、高碳酸血症、睡眠中断，从而使机体发生一系列病理生理改变的临床综合征。随着病情发展可导致肺动脉高压、肺心病、呼吸衰竭、高血压、心律失常、脑血管意外等严重并发症。

7.A 在自然光线下，两侧瞳孔等大等圆，直径为2~5mm。病理情况下，瞳孔直径小于1mm为针尖样瞳孔。

8.E 正常人的瞳孔直径为2~5mm，小于2mm为瞳孔缩小，大于5mm为瞳孔散大。

9.E 双侧瞳孔散大，常见于颅内压增高、颅脑损伤等。

第十七章　危重患者的抢救和护理

要点分析

本章内容非常重要，每年必考。近5年的考试先后考查了心搏骤停的临床诊断，心肺复苏的步骤，氧疗方法、用氧注意事项，吸痰的方法和注意事项，洗胃方法，常用药物中毒的灌洗溶液和禁忌药物，人工呼吸器的使用等。整体的考查偏重于知识的记忆和应用。对于本章的复习，考生应熟悉缺氧的分类，人工呼吸器的使用；着重掌握心搏骤停的临床诊断，心肺复苏的步骤，氧疗方法、用氧注意事项，吸痰的方法和注意事项，洗胃方法，常用药物中毒的灌洗溶液和禁忌药物等内容。本章记忆性内容较多，考生可结合"锦囊妙记"中的方法进行记忆。

考点纵览

一、常用抢救技术

（一）心肺复苏技术（熟练掌握）

心肺复苏指心跳和（或）呼吸骤停者在开放气道下行人工呼吸和胸外心脏按压，将带有新鲜空气的血液运送到全身各部，尽快恢复自主呼吸和循环功能。包括开放气道（airway，A）、人工呼吸（breathing，B）、胸外心脏按压（circulation，C）3个步骤。

小试身手 1.心肺复苏是指

A.人工呼吸，药物治疗，胸外心脏按压

B.开放气道，人工呼吸，胸外心脏按压

C.开放气道，人工呼吸，电除颤

D.开放气道，人工呼吸，脑复苏

E.人工呼吸，药物治疗，胸外心脏按压

1.心搏骤停的原因

（1）心源性心搏骤停：由心脏本身的病变所致，如心肌梗死、病毒性心肌炎、传导阻滞等。

（2）非心源性心搏骤停：由其他疾患或因素影响心脏所致。包括突然的意外事故，药物中毒或过敏，严重的电解质紊乱与酸碱平衡失调，手术和麻醉意外，神经系统病变。

2.心搏骤停的临床诊断

（1）主要征象（☆☆☆）

1）**突然意识丧失**：轻摇、轻拍、呼喊患者无反应。

2）**大动脉搏动消失**。

符合上述征象即可作出心搏骤停的诊断，应立即进行心肺复苏。

锦囊妙记：对心搏骤停的判断可简单地记为"一看，二摸"。看即为判断患者是否有反应，摸即为判断大动脉有无搏动。

（2）其他症状：包括呼吸停止、瞳孔散大、皮肤苍白或发绀、心尖搏动及心音消失、伤口不出血等。

小试身手 2.心脏复苏的首要指征为

A.皮肤苍白　　　　　　　　　B.心尖搏动消失

C.意识丧失，大动脉搏动消失　　D.呼吸、心脏停搏

E.伤口停止出血

3.心肺复苏（CPR）步骤

（1）A（airway）保持气道通畅：患者仰卧，头偏向一侧；清除口鼻分泌物、呕吐物、异物；**打开气道**是解除呼吸道阻塞的重要技术。

1）仰面抬颏法：解除舌后坠效果最佳。

2）仰头抬颈法：头、颈部损伤患者禁用。

3）托下颌法：适用于怀疑有颈部损伤患者。

（2）B（breathing）人工呼吸

1）口对口人工呼吸：是人工呼吸的首选方法。方法：**抢救者**用保持患者头后仰手的拇、示指**捏住患者鼻孔，吸一口气**，屏气，双唇包住患者口部（不留空隙），用力吹气，**吹气毕，松开口鼻**。有效指标：患者胸部起伏，且呼气时听到或感到有气体逸出。

注意：首次吹气以连吹两口为宜；防止吹气时气体从口鼻逸出；频率成人为**14~16次/分；每次吹气量约为800ml**（☆☆）。

小试身手 3.按压呼吸气囊，每次可进入肺内的空气量是

A.100~150ml　　　　　B.200~300ml　　　　　C.350~450ml

D.500~1000ml　　　　　E.1200~1500ml

2）口对鼻人工呼吸：用于婴幼儿、口腔严重损伤或牙关紧闭者。

（3）C（circulation）人工循环：用人工的方法促进血液在血管内流动，使氧气运送到全身各脏器。其主要方法是胸外心脏按压术。操作要点：

1）**按压部位：胸骨中、下1/3交界处。**

2）**按压手法：**抢救者站或跪于患者左侧，左手掌根部置于按压部位，右手掌压在左手背上，双肘关节伸直，垂直向下用力按压。

3）**按压深度：胸骨下陷3~5cm。**

4）**按压频率：80~100次/分。**

5）**按压和放松时间比为1：2**（☆）。

6）**人工呼吸与胸外心脏按压比例：**单人与双人操作均为2：30（☆☆☆）。

小试身手 4.单人心肺复苏时，人工呼吸与胸外心脏按压的比例为

A.1：5　　　　　　　B.2：5　　　　　　　C.1：10

D.1：15　　　　　　E.2：30

7）有效指标：大动脉可扪及搏动，收缩压在60mmHg（8.0kPa）以上；皮肤、黏膜色泽转为红润；散大的瞳孔缩小；自主呼吸恢复；昏迷变浅，神经反射出现（☆☆☆）。

小试身手 5.心肺复苏的有效指标不包括

A.大动脉可扪及搏动 　　　　　　　B.收缩压在60mmHg以上

C.皮肤、黏膜色泽转为红润 　　　　D.肌张力降低

E.昏迷变浅，神经反射出现

8）注意事项：①部位准确；②手法准确；③压力适当；④操作中途换人应在心脏按压、吹气间隙进行，不得使抢救中断时间超过5~7秒（☆）。

（二）氧气吸入法（熟练掌握）

1.缺氧的分类和氧气疗法的适应证

（1）低张性缺氧：主要特点为动脉血氧分压（PaO_2）降低，使动脉血氧含量（CaO_2）减少，组织供氧不足。常见于高原病、慢性阻塞性肺部疾病、先天性心脏病等。

（2）血液性缺氧：由于血红蛋白数量减少或性质改变，造成血氧含量降低或血红蛋白结合的氧不易释放所致。常见于贫血、一氧化碳中毒、高铁血红蛋白血症等。

（3）循环性缺氧：由于组织血流量减少使组织供氧量减少所致。其原因为全身性循环性缺氧和局部性循环性缺氧。常见于休克、心力衰竭、栓塞等。

（4）组织性缺氧：由于组织细胞利用氧异常所致。常见于氰化物中毒、大量放射线照射等。

小试身手 6.患者，女性，66岁，胸闷气短，杵状指、桶状胸，叩诊过清音，听诊呼吸音减弱，P_2亢进，胸透见右心室大。最佳的吸氧方式是

A.持续高流量吸氧 　　B.间断中流量吸氧 　　C.持续低流量吸氧

D.间断高流量吸氧 　　E.间断低流量吸氧

2.缺氧程度的判断 对缺氧程度的判断，除临床表现外，主要根据患者PaO_2和SaO_2确定（表1-17-1）。

表1-17-1 缺氧程度的判断

缺氧程度	PaO_2〔kPa（mmHg）〕	SaO_2（%）	临床表现	氧疗
轻度	>6.67（50）	>80	无发绀	不需氧疗
中度	4~6.67（30~50）	60~80	有发绀、呼吸困难	需氧疗
重度	<4（30）	<60	显著发绀、呼吸极度困难、三四征	氧疗的绝对适应证

3.供氧装置 有氧气筒及氧气压力表和管道氧气装置（中心供氧装置）两种。

4.氧疗方法

（1）鼻导管给氧法

1）单侧鼻导管给氧法：**鼻导管插入长度为鼻尖至耳垂的2/3**。此法患者不易耐受。

2）双侧鼻导管给氧法：此法比较简单，**患者感觉比较舒适，容易接受，因而是目前临床上常用的给氧方法之一。**

（2）鼻塞法：此法刺激性小，患者较为舒适，且两侧鼻孔可交替使用。

（3）面罩法：给氧时必须有足够的氧流量，一般需**5~10L/min**。可用于病情较重，氧分压明显下降者。

（4）**氧气头罩法：此法主要用于小儿。**

（5）**氧气枕法：此法可用于家庭氧疗、危重患者的抢救或转运途中**，以枕代替氧气装置。

5.用氧注意事项

（1）用氧前，检查氧气装置有无漏气，是否通畅。

（2）严格遵守操作规程，注意用氧安全，切实作好"四防"，即防震、防火、防热、防油。氧气瓶搬运时要避免倾倒撞击。**氧气筒应放阴凉处**，周围严禁烟火及易燃品，**至少距明火5m，距暖气1m**，以防引起燃烧。氧气表及螺旋口勿上油。

（3）使用氧气时，应先调节流量后再应用。**停用氧气时，应先拔出导管，再关闭氧气开关**。中途改变流量，先将氧气和鼻导管分离，调好流量再接上（☆☆☆）。以免一旦开关出错，大量氧气进入呼吸道而损伤肺部组织。

锦囊妙记：给氧时，护士应做到"先开后停"，即给氧时先调好流量，再插鼻导管；停氧时，先拔鼻导管，再关流量开关。

小试身手 7.患者，男性，65岁，慢性支气管炎急性发作经吸氧后好转，停用氧气时护士应首先

A.关流量表　　　　　　　　　B.取下湿化瓶

C.关总开关　　　　　　　　　D.拔出鼻导管

E.拔出鼻导管的玻璃接管

（4）常用的湿化液有冷开水、蒸馏水。**急性肺水肿时用20%~30%乙醇溶液，乙醇具有降低肺泡内泡沫的表面张力**（☆☆☆），使肺泡破裂、消散，改善肺部气体交换，减轻缺氧症状的作用。

（5）**氧气筒内氧气勿用尽**，压力表至少要保留0.5mPa（5kg/cm^2），以免灰尘进入筒内，再充气时引起爆炸。

（6）对未用完或已用尽的氧气筒，应分别**悬挂"满"或"空"的标志**，既便于及时调换，也便于急用时搬运，提高抢救速度。

（7）用氧过程中，应加强监测。

6.氧疗监护

（1）缺氧症状：患者由烦躁不安变为安静、心率变慢、血压上升、呼吸平稳、

皮肤红润温暖、发绀消失，说明缺氧症状改善。

（2）实验室检查：实验室检查指标可作为氧疗监护的客观指标。**主要观察氧疗后 PaO_2**（正常值为12.6~13.3kPa或95~100mmHg）、**$PaCO_2$**（正常值为4.7~5.0kPa或35~45mmHg）、**SaO_2**（正常值为95%）等。

（3）氧气装置有无漏气，管道是否通畅。

（4）氧疗的不良反应：当氧浓度高于60%、持续时间超过24小时，可能出现氧疗不良反应。常见的不良反应有：

1）氧中毒：其特点是肺实质的改变，表现为胸骨下不适、疼痛、灼热感，继而出现呼吸增快、恶心、呕吐、烦躁、断续的干咳。预防措施是**避免长时间、高浓度氧疗**及经常做血气分析，动态观察氧疗的治疗效果。

2）肺不张：吸入高浓度氧气后，肺泡内氮气被大量置换，一旦支气管有阻塞时，其所属肺泡内的氧气被肺循环血液迅速吸收，引起吸入性肺不张。表现为烦躁、呼吸、心率增快、血压上升，继而出现呼吸困难、发绀、昏迷。预防措施是**鼓励患者做深呼吸，多咳嗽和经常改变卧位、姿势**，防止分泌物阻塞。

小试身手 8.患者女，29岁。肺大部切除术后第一天，神志清楚，体质虚弱，轻度发绀，血氧分压6.5kpa，遵医嘱给予面罩用氧8L/min，护士嘱患者勤翻身，深呼吸及多咳嗽，主要是预防

  A.呼吸道干燥   B.呼吸道分泌物阻塞   C.氧中毒

  D.肺不张   E.呼吸抑制

3）呼吸道分泌物干燥：应加强湿化和雾化吸入。氧气是一种干燥气体，吸入后可导致呼吸道黏膜干燥，分泌物黏稠，不易咳出，且有损纤毛运动。因此，**氧气吸入前一定要先湿化再吸入**，以减轻对呼吸道黏膜的刺激作用。

4）晶状体后纤维组织增生：仅见于新生儿，以早产儿多见。由于视网膜血管收缩、视网膜纤维化，最后出现不可逆转的失明，因此应控制氧浓度和吸氧时间。

5）呼吸抑制：见于 II 型呼吸衰竭者（PaO_2 降低、$PaCO_2$ 增高），由于 $PaCO_2$ 长期处于高水平，呼吸中枢失去了对二氧化碳的敏感性，呼吸的调节主要依靠缺氧对外周化学感受器的刺激来维持，吸入高浓度氧，解除缺氧对呼吸的刺激作用，使呼吸中枢抑制加重，甚至呼吸停止。**因此对 II 型呼吸衰竭患者应给予低浓度、低流量（1~2L/min）吸氧**，维持 PaO_2 在8kPa（60mmHg）即可（☆☆☆）。

7.氧浓度和氧流量的换算方法

换算公式：**吸氧浓度（%）＝21＋4×氧流量（L/min）**（☆☆）。

（三）吸痰法（熟练掌握）

吸痰法是指经口、鼻腔、人工气道将呼吸道的分泌物吸出，以保持呼吸道通畅，预防吸入性肺炎、肺不张、窒息等并发症发生的一种方法。

1.电动吸引器吸痰的方法

（1）备齐用物，携至床边，并解释。

（2）检查吸引器性能，正确连接，**调节负压为40.0~53.3kPa**（☆），生理盐水试吸，检查导管是否通畅。

（3）患者头转向操作者一侧，昏迷者可用张口器或压舌板帮助张口。

（4）护士一手将导管末端（连接玻璃接管处）折叠，以免负压吸附黏膜，引起损伤，另一手用无菌钳持吸痰导管头端插入患者口腔咽部。吸痰时动作轻稳，左右旋转，向上提拉。**每次吸痰时间不超过15秒**（ ☆☆ ），以免缺氧。**导管退出后，应用生理盐水抽吸冲洗，防止导管被痰液堵塞。**

小试身手 9.为病人进行气管内吸痰一次吸引时间不宜超过15秒，其主要原因是

A.吸痰器工作时间过长易损害　　　　B.吸痰管通过痰液过多易阻塞

C.避免引起病人刺激性呛咳造成不适　D.避免造成病人缺氧而出现发绀

E.吸痰盘暴露时间过久造成细菌感染

（5）口腔吸痰有困难，可由鼻腔吸引；气管插管或气管切开者，可按无菌操作由气管插管或套管内吸痰；**小儿吸痰时，吸痰管应细，压力<40.0kPa**（ ☆☆ ）。

（6）**患者痰液黏稠，可叩拍胸背、超声雾化吸入、缓慢滴入生理盐水或化痰药物**，使痰液稀释，便于吸出。

小试身手 10.吸痰时若痰液黏稠，护士可采取的措施不包括

A.协助患者变换体位　　　B.配合叩击　　　　C.使用超声雾化吸入

D.滴入化痰药物　　　　　E.增加负压

（7）吸痰过程中，观察吸痰前后呼吸频率的改变，并注意吸出物的性质、颜色、量及黏稠度等，做好记录。

（8）吸痰毕，关上吸引器开关，将吸痰导管重新消毒或统一处理，将吸痰玻璃接管插入消毒液试管中浸泡。

2.注意事项

（1）严格执行操作规程，治疗盘内吸痰用物每天更换1~2次，吸痰导管每次更换，勤做口腔护理。

（2）观察病情。

（3）电动吸引器贮液瓶内的液体应及时倾倒。

（4）使用呼吸机或缺氧严重者，吸痰前可加大氧流量，再行吸痰操作。

（5）吸痰动作轻柔，防止呼吸道黏膜损伤。

（四）洗胃法（熟练掌握）

1.目的

（1）解毒：清除胃内毒物或刺激物，减少毒物吸收，还可利用不同灌洗液进行中和解毒，用于急性食物或药物中毒。**服毒后4~6小时内洗胃最有效**（ ☆ ）。

（2）减轻胃黏膜水肿：幽门梗阻患者饭后常有滞留现象，引起上腹胀满、不适、恶心、呕吐等症状，通过洗胃，减轻潴留物对胃黏膜的刺激，减轻胃黏膜水肿、炎症。

（3）手术或某些检查前的准备。

2.洗胃方法

（1）口服催吐法：**适用于清醒而能合作的患者**（ ☆☆☆ ）。

1）洗胃溶液为10000~20000ml，温度为25℃~38℃。

2）患者坐位，自饮大量灌洗液后引吐，不易吐出时，用压舌板压其舌根引起呕吐，如此反复，直至吐出的灌洗液澄清无味。

3）记录灌洗液名称、液量及呕吐物的性质、颜色、气味、量和患者的一般情况等。必要时留取标本送验。

（2）漏斗胃管洗胃法：利用虹吸原理，排出胃内容物及毒物。

1）体位：坐位或半坐位，中毒较重者取左侧卧位，昏迷患者可取平卧位头偏向一侧。有活动义齿应取下。

2）插胃管：长度为鼻尖至耳垂再至剑突下，约为45~55cm，证实胃管在胃内后，即可洗胃。

3）洗胃：先将漏斗放置低于胃部的位置，挤压橡胶球，抽尽胃内容物，必要时留取标本送检。举漏斗高出头部约30~50cm，将洗胃液缓慢倒入漏斗约300~500ml，当漏斗内尚余少量溶液时，迅速将漏斗降至低于胃部的位置，倒置于盛水桶内，利用虹吸作用引出胃内灌洗液。如此反复灌洗，直至流出液澄清无味为止。每次灌入量和洗出量应基本相等。

（3）电动吸引器洗胃：利用负压吸引原理，吸出胃内容物和毒物。

1）接通电源：检查吸引器功能，安装灌洗装置。

2）插管：同漏斗胃管洗胃方法。

3）洗胃：开动吸引器，吸出胃内容物。负压宜保持在13.3kPa左右，留取第一次标本送检。关闭吸引器，夹紧贮液瓶上的引流管，开放输液管，使溶液流入胃内300~500ml。夹紧输液管，开放贮液瓶上的引流管，开动吸引器，吸出灌入的液体。反复灌洗，直至洗出液澄清无味为止。

（4）自动洗胃机洗胃法：能自动、迅速、彻底清除胃内毒物；通过自控电路的控制使电磁阀自动转换动作，分别完成向胃内冲洗药液和吸出胃内容物的过程。

1）接电源，插胃管。

2）将配好的胃灌洗液倒入水桶。将3根橡胶管分别和机器的药管、胃管和污水管口连接，将药管的另一端放入灌洗液筒内，污水管的另一端放入空水桶内，将胃管的一端与患者洗胃管相连接。调节药量流速。

3）接通电源后，依次按各键，先吸出胃内容物，再对胃进行冲洗；待冲洗干净后，按"停机"键，机器停止工作。洗胃过程中，注意保持管道通畅。

3.洗胃注意事项

（1）急性中毒患者应迅速采用口服催吐法（☆☆☆），必要时进行洗胃，以减少毒物的吸收。

小试身手 11.患者张某，急性中毒，但意识清楚合作，可采用的洗胃方法是

A.口服催吐法　　　　B.电动吸引洗胃法　　　C.漏斗胃管洗胃法

D.注射器洗胃法　　　E.自动洗胃机洗胃法

（2）中毒患者在洗胃前需留取毒物标本进行检验。当毒物性质不明时，洗胃溶液可选用温开水或生理盐水，待毒物性质明确后，再采用对抗剂洗胃。

（3）准确掌握洗胃禁忌证和适应证

1）适应证：非腐蚀性毒物中毒，如有机磷、镇静催眠药、重金属类、生物碱及食物中毒等。

2）禁忌证：**强腐蚀性毒物（如强酸、强碱）中毒**（☆☆）、肝硬化伴食管胃底静脉曲张、胸主动脉瘤、近期内有上消化道出血及胃穿孔、胃癌等。

（4）**每次灌入量以300~500ml为宜**。

（5）为幽门梗阻患者洗胃时，需记录胃内潴留量，以了解梗阻情况。**洗胃宜在饭后4~6小时或空腹时进行**。

（6）洗胃中监测面色、呼吸、脉搏、血压、抽出液的性质及有无腹痛等。如患者感到腹痛，灌洗出的液体呈血性或出现休克现象，应立即停止洗胃，并与医师联系，采取相应急救措施。

4.常用药物中毒的灌洗溶液和禁忌药物　见表1-17-2（☆☆☆）。

表1-17-2　常用洗胃溶液选择

毒物种类	洗胃溶液	禁忌药物
酸性物	镁乳、①蛋清水、牛奶、强酸药物	强碱药物
碱性物	5%醋酸、白醋、蛋清水、牛奶	强酸药物
敌敌畏	2%~4%碳酸氢钠、1%盐水、1:15000~1:20000高锰酸钾洗胃	
1605、1059、4049（乐果）	2%~4%碳酸氢钠洗胃	②高锰酸钾
敌百虫	1%盐水或清水洗胃、1:15000~1:20000高锰酸钾洗胃	③碱性药物
DDT、666	温开水或0.9%氯化钠溶液洗胃，50%硫酸镁导泻	油性泻药
巴比妥类（镇静安眠药）	1:15000~1:20000高锰酸钾洗胃，④硫酸钠导泻	巴比妥类（安眠药）
灭鼠药（磷化锌）	1:15000~1:20000高锰酸钾、0.1%硫酸铜洗胃；⑤0.5%~1%硫酸铜溶液每次10ml，每5~10分钟口服1次，配合用压舌板等刺激舌根引吐	鸡蛋、牛奶、脂肪及其他油类食物
氰化物	⑥饮3%过氧化氢溶液后引吐；1:15000~1:20000高锰酸钾洗胃	氰化物

注：①蛋清水可黏附于黏膜表面或创面上，从而起到保护作用，并可减轻患者疼痛。②**1605、1509、4049（乐果）等禁用高锰酸钾洗胃**（☆☆），否则可氧化成毒性更强的物质。③**敌百虫遇碱性药物可分解出毒性更强的敌敌畏**（☆☆☆），其分

解过程随碱性的增强和温度的升高而加速。④巴比妥类药物采用硫酸钠导泻，是利用其在肠道内形成的高渗透压，而阻止肠道水分和残存的巴比妥类药物的吸收，促其尽早排出体外。硫酸钠对心血管和神经系统没有抑制作用，不会加重巴比妥类药物的中毒。⑤**磷化锌**中毒时，**口服硫酸铜**可使其成为无毒的磷化铜沉淀，阻止吸收，并促使其排出体外。磷化锌易溶于油类物质，忌用脂肪性食物，以免促使磷的溶解吸收。⑥氧化剂可将化学性毒物氧化，改变其性能，从而减轻或去除其毒性。

小试身手 12.敌百虫中毒时禁忌的洗胃液是

A.1：1000食醋 　　　B.4%碳酸氢钠 　　　C.1：15000高锰酸钾

D.冷开水 　　　E.10%盐水

小试身手 13.误服硫酸镁后，需保护胃黏膜时可选用的溶液时

A.镁乳 　　　B.白醋 　　　C.高锰酸钾

D.过氧化氢 　　　E.碳酸氢钠

（五）人工呼吸器的使用（掌握）

1.简易呼吸器

（1）组成：由呼吸囊、呼吸活瓣、面罩及衔接管组成。

（2）操作步骤：先清除上呼吸道分泌物或呕吐物。患者头后仰，托起下颌，扣紧面罩。挤压呼吸囊，空气自气囊进入肺部；放松时，肺部气体经活瓣排出，**一次挤压可有500ml左右的空气进入肺内**（☆）、**10次/分的速度**（☆），反复而有规律地进行，通气效果良好。

小试身手 14.在使用人工呼吸气囊时，挤压的频率为

A.6次/分 　　　B.8次/分 　　　C.10次/分

D.16次/分 　　　E.20次/分

2.人工呼吸机

（1）开机前调节呼吸机各个预置参数，通气参数见表1-17-3。

表1-17-3　通气参数

项目	数值
呼吸频率（R）	10~16次/分
每分通气量（VE）	8~10L/min
潮气量（Vr）	10~15ml/kg
吸/呼时间比（I/E）	1：（1.5~3.0）
呼气相压力（EPAP）	0.147~1.96kPa（一般＜2.94kPa）
呼气末正压（PEEP）	0.49~0.98kPa
供氧浓度	30%~40%（一般＜60%）

（2）呼吸机与患者气道紧密相连：面罩法是面罩盖住患者口、鼻后与呼吸机连接；气管插管法是气管内插管后与呼吸机连接；气管切开法是气管切开放置套管后

与呼吸机连接。

（3）监测

1）病情变化。

2）注意呼吸机工作状况。

3）观察通气量：通气量合适患者吸气时胸廓隆起，呼吸音清晰，生命体征平稳。**通气量不足患者可出现烦躁不安、多汗、皮肤潮红、血压升高、脉搏增快。过度通气，患者可出现昏迷、抽搐等碱中毒症状**（☆）。

小试身手 15.在使用呼吸机时，通气量不足的表现不包括

A.烦躁不安　　　　　　B.皮肤潮红　　　　　　C.脉搏增快

D.血压升高　　　　　　E.昏迷、抽搐

（4）呼吸机撤离指征：神志清楚，呼吸困难的症状消失，缺氧完全纠正。血气分析基本正常；心功能良好，生命体征稳定，无严重心律失常，无威胁生命的并发症。

二、危重患者的护理

（一）危重患者常见的护理问题（掌握）

包括有误吸的危险，有皮肤完整性受损的危险，营养失调，自理缺陷等。

（二）危重患者的支持性护理（熟练掌握）

1.严密观察病情变化，作好抢救准备。

2.保持呼吸道通畅　清醒患者应鼓励定时做深呼吸或轻拍背部，以助分泌物咳出；昏迷患者常因咳嗽、吞咽反射减弱或消失，呼吸道分泌物及唾液等积聚喉头，而引起呼吸困难甚至窒息，故应使患者头偏向一侧，及时吸出呼吸道分泌物，保持呼吸道通畅。

小试身手 16.患者男，70岁。昏迷，3天未排大便，喉部有痰鸣音，下列健康问题中应优先解决的是

A.躯体活动障碍　　　　　　　B.语言沟通障碍

C.清理呼吸道无效　　　　　　D.有皮肤完整性受损的危险

E.便秘

3.加强临床基础护理

（1）眼部护理：对眼睑不能自行闭合者应注意眼睛护理，**可涂眼药膏或覆盖油性纱布**，以防角膜干燥而致溃疡、结膜炎。

小试身手（17～18题共用题干）

患者女，55岁。脑出血后1个月，患者眼睑不能闭合，尿失禁，留置有尿管，每日给予鼻饲、翻身按摩等护理。

17.对患者眼睛最好的保护措施是

A.滴眼药水　　　　　　B.热敷眼睑　　　　　　C.湿纱布覆盖

D.按揉到闭合　　　　　E.盖凡士林纱布

18.对留置的尿管应特别注意做到

A.保持尿管通畅　　　B.定时膀胱冲洗　　　C.据情况更换尿管

D.及时倾倒尿袋　　　E.定期做尿常规检查

（2）口腔护理：保持口腔卫生，增进食欲。对不能经口腔进食者，更应作好口腔护理，防止发生口腔炎症、口腔溃疡、腮腺炎、中耳炎、口臭等。

（3）皮肤护理：**做到"六勤一注意"，即：勤观察、勤翻身、勤擦洗、勤按摩、勤更换、勤整理，注意交接班。**

4.患者肢体被动锻炼　病情平稳时，应尽早协助患者进行被动肢体运动，每天2~3次，轮流将患者的肢体进行伸屈、内收、外展、内旋、外旋等活动，并同时做按摩。

5.补充营养和水分。

6.维持排泄功能　协助患者大小便，必要时给予人工通便及在无菌操作下行导尿术。留置尿管者执行尿管护理常规。

7.保持导管通畅　危重患者身上有时会有多根引流管，应注意妥善固定、安全放置，防止扭曲、受压、堵塞、脱落，保持其通畅。同时注意严格执行无菌操作技术，防止逆行感染。

8.确保患者安全　对谵妄、躁动和意识障碍的患者，要注意安全，合理使用保护具；防止意外发生。牙关紧闭、抽搐的患者，可用牙垫、开口器，防止舌咬伤，同时室内光线宜暗，工作人员动作要轻，避免因外界刺激而引起抽搐。准确执行医嘱，确保患者的医疗安全。

小试身手 19.患者男，70岁。因冠心病病情危重住院治疗，后由于经济原因，患者及家属执意要求出院。此时护士应

A.报告上级行政部门

B.让患者去找值班医生

C.按患者及家属意愿同意患者出院

D.本着救死扶伤的原则，强制留患者住院治疗

E.让患者或其法定监护人在自动出院一栏上签字，做好护理记录后让患者出院

9.心理护理。

参考答案

1.B　2.C　3.D　4.E　5.D　6.C　7.D　8.D　9.D　10.E　11.A　12.B　13.A
14.C　15.E　16.C　17.E　18.A　19.D

答案与解析

1.B　心肺复苏指心跳和（或）呼吸骤停者在开放气道下行人工呼吸和胸外心脏按压，将带有新鲜空气的血液运送到全身各部，尽快恢复自主呼吸和循环功能。包括开放气道（airway，A）、人工呼吸（breathing，B）、胸外心脏按压（circulation，C）3个步骤。

2.C 心脏复苏应在心搏骤停后立即进行,而判断心搏骤停的主要依据是突然意识丧失、大动脉搏动消失。

3.D 每次挤压呼吸气囊可进入肺内的空气量是500~1000ml。

4.E 无论单人与双人操作,人工呼吸与胸外心脏按压比例均为2∶30。

5.D 心肺复苏的有效指标包括:大动脉可扪及搏动,收缩压在60mmHg(8.0kPa)以上;皮肤、黏膜色泽转为红润;散大的瞳孔缩小;自主呼吸恢复;昏迷变浅,神经反射出现。

6.C 根据题干分析患者患有慢性阻塞性肺疾病(COPD),对COPD患者应低流量持续性吸氧。

7.D 停用氧气时,应先拔出导管,再关闭氧气开关。以免一旦开关出错,大量氧气进入呼吸道而损伤肺部组织。

8.D 吸入高浓度氧气后,肺泡内氮气被大量置换,一旦支气管阻塞,其所属肺泡内的氧气被肺循环血液迅速吸收,引起吸入性肺不张。主要的预防措施是鼓励病人深呼吸,经常咳嗽和改变卧位、姿势,防止分泌物阻塞气道。

9.D 吸痰时间应少于15s,以免造成患者缺氧而出现发绀。

10.E 对痰液黏稠的患者,护士可通过湿化呼吸道、拍背等方法促进痰液松动,不宜增加负压吸引,以免造成黏膜损伤。

11.A 对意识清醒又能合作的患者,首选的洗胃方法是口服催吐法。

12.B 敌百虫遇碱性药物可分解出毒性更强的敌敌畏。

13.A 硫酸镁中度时常用洗胃溶液有镁乳、蛋清水、牛奶,可附于黏膜表面或创面上,保护胃黏膜,并减轻病人疼痛。

14.E 人工呼吸气囊一次挤压可有500ml空气进入肺内。以10次/分的速度,反复而有规律地进行,通气效果良好。

15.E 使用呼吸机时,通气量不足患者可出现烦躁不安、多汗、皮肤潮红、血压升高、脉搏增快。

16.C 护士应优先解决威胁患者生命的健康问题,即清理呼吸道无效。

17.E 危重病人眼睑不能闭合时可涂金霉素眼药膏或覆盖凡士林纱布。

18.A 对留置导尿的病人应特别注意做到保持尿管通畅,避免尿路感染。

19.D 冠心病急性发作时病情危重,如不及时采取治疗,会有进一步发展为心肌梗死的可能,危及病人生命,相比患者的经济困难,生命是第一位的,因此,护士应本着救死扶伤的原则,强制留患者住院治疗。

第十八章 临终护理

要点分析

本章内容较为重要，历年考试多有涉及。近5年的考试先后考查了脑死亡的标准，死亡过程的分期，临终关怀的理念，临终患者的生理变化，临终患者的心理变化及护理，尸体护理的操作步骤等。整体的考查偏重于知识的记忆和应用。对于本章的复习，考生应着重掌握脑死亡的标准，死亡过程的分期，临终关怀的理念，临终患者的心理变化及护理，尸体护理的操作步骤等内容。本章记忆性内容较多，考生可结合"锦囊妙记"中的方法进行记忆。

考点纵览

一、概述

（一）濒死与死亡的概念（掌握）

1.濒死 是指患者已经接受治疗性和姑息性的治疗后，虽然意识清楚，但病情加速恶化，各种迹象显示生命即将终结。因此濒死是生命活动的最后阶段。

小试身手 1.患者意识丧失，各种反射逐渐消失、肌张力消失、心跳减弱、呼吸微弱，根据这些征象，医学上应诊断为

A.临床死亡期　　　　B.濒死期　　　　　　C.否认期

D.生物学死亡期　　　E.接受期

2.死亡 是指个体生命活动的永久终止。

（二）死亡标准（熟练掌握）

1.传统死亡标准 数千年来，人们将心跳、呼吸停止作为判断死亡的标准。

2.脑死亡标准 目前医学界提倡用**脑死亡**作为判断死亡的标准。1968年美国哈佛大学提出的脑死亡标准是：**无感受性及反应性、无运动、无呼吸、无反射、脑电波平坦**（☆☆）。

小试身手 2.目前医学界主张死亡的判断标准是

A.心脏停搏　　　　　B.呼吸停止　　　　　C.脑死亡

D.心电图平直　　　　E.瞳孔散大

小试身手 3. 脑死亡判断标准不包括

A.心电图呈直线　　　B.无感受性及无反应性　　C.无运动、无呼吸

D.无反射　　　　　　E.脑电波平坦

（三）死亡过程的分期（熟练掌握）

1.濒死期 **濒死期**又称临终状态，是死亡过程的开始阶段。此期生命处于可逆

200

阶段，如能采取及时有效的抢救治疗，生命可复苏；否则，将进入临床死亡期。

2.临床死亡期　表现为心跳、呼吸完全停止，瞳孔散大，各种反射消失，但各种组织细胞仍有微弱而短暂的代谢活动。此期一般持续5~6分钟，如超过这个时限，大脑将发生不可逆的损害。

3.生物学死亡期　**生物学死亡期是死亡过程的最后阶段**。随着此期的进展，相继出现尸冷、尸斑、尸僵、尸体腐败等。

（1）尸冷：是**最先发生的尸体现象**（☆）。死亡后尸体温度下降的规律是：一般死后10小时内尸体温度下降速度约为每小时1℃，10小时后为每小时0.5℃，大约24小时左右，尸温与环境温度相同。

（2）尸斑：**尸斑出现时间是死亡后2~4小时**。若患者死亡时为侧卧，则应将其转为仰卧，以防面部出现尸斑而颜色改变。

（3）尸僵：**尸僵一般在死后1~3小时开始出现，4~6小时扩展到全身，12~16小**时发展至高峰，24小时尸僵缓解。

（4）尸体腐败：**一般在死亡24小时后出现**。尸绿是尸体腐败时出现的色斑，一般在死后24小时先在**右下腹出现**。

小试身手 4.死亡后，尸绿首先出现的部位是

A.脐周　　　　　　B.左上腹　　　　　　C.右上腹

D.左下腹　　　　　E.右下腹

二、临终关怀

（一）临终关怀的概念（掌握）

临终关怀是向临终患者及家属提供一种包括生理、心理、社会等方面的照料，使临终患者的生命得到尊重，症状得到控制，生命质量得到提高，家属的身心健康得到维护和增强，使患者在临终时能够无痛苦、安宁、舒适地走完人生的最后旅程。

（二）临终关怀的发展（了解）（☆）

桑德斯博士**1976年在英国创办了世界上第一所**"圣克里斯多弗临终关怀医院"。**1988年7月我国天津医学院成立了中国第一个临终关怀研究中心**，同年10月上海诞生了中国第一家临终关怀医院——南汇护理院。

> 锦囊妙记：现代护理诞生于英国，世界上第一所护士学校、第一部护理立法、第一所临终关怀院均创办或建立于英国。

（三）临终关怀的研究对象（了解）

临终关怀是一门以探讨临终患者的生理、心理发展和为临终患者提供全面照料，减轻患者家属精神压力为研究对象；是与医学、护理学、社会学、心理学、伦理学、卫生经济学、政策学、法学等多种学科领域密切相关的新兴边缘学科。

（四）临终关怀的组织形式和理念（了解）

1.临终关怀的组织形式　主要有3种：临终关怀专门机构，综合性医院内附设临终关怀病房，居家照料。

2.临终关怀的理念（☆☆☆）

（1）以治愈为主的治疗转变为以对症为主的照料。

小试身手　5.临终关怀是以

A.治疗为主　　　　　B.延长生存时间为主　　　C.治愈为主

D.对症治疗为主　　　E.生活照料为主

小试身手　6.患者，男性，68岁，肝癌晚期，极度衰弱，此时医护人员应采取的主要措施是

A.以治愈疾病为主　　　　　　B.放弃一些治疗

C.实施安乐死　　　　　　　　D.以对症治疗为主

E.尽量延长患者的生存时间

（2）以延长患者的生存时间转变为**提高患者的生命质量**：临终关怀不以延长生存时间为重点，而以丰富患者有限生命，**提高其临终阶段生命质量为宗旨**。

（3）尊重临终患者的尊严和权利。

（4）注重临终患者家属的心理支持：在对临终患者全面照料的同时，也提供临终患者家属心理、社会支持。

（5）加强死亡教育使其接纳死亡。

三、临终患者的护理

（一）临终患者生理变化及护理（熟练掌握）

1.评估

（1）感知觉、意识改变：表现为视觉逐渐减退到视力消失。眼睑干燥，分泌物增多，瞳孔放大，**听觉常常是人体最后消失的一个感觉**（☆）。

小试身手　7.临终患者最后消失的感觉是

A.听觉　　　　　　　B.视觉　　　　　　　　C.味觉

D.触觉　　　　　　　E.嗅觉

（2）肌张力丧失：表现为尿失禁、大便失禁，吞咽困难，无法维持良好舒适的姿势，肢体软弱无力，不能进行自主躯体活动，面部外观呈希氏面容。

（3）胃肠道蠕动减弱：表现为食欲缺乏、腹胀、恶心、呕吐、便秘、脱水、口干等。

（4）循环能力减退：表现为皮肤苍白、湿冷、大量出汗，四肢发绀、斑点，脉搏快而弱、不规则或测不出，血压降低或测不出，心尖搏动常为最后消失。

（5）呼吸功能减退：表现为呼吸频率由快变慢，呼吸深度由深变浅，出现鼻翼呼吸、潮式呼吸、张口呼吸等，最终呼吸停止。

（6）疼痛：表现为烦躁不安，血压及心率改变，呼吸变快或减慢，不寻常的姿

势，疼痛面容，如：五官扭曲、眉头紧锁、眼睛睁大或紧闭、双眼无神、咬牙等。

（7）临近死亡的体征：各种生理反射逐渐消失，肌张力减退、丧失，脉搏快而弱，血压降低，呼吸急促、困难，出现潮式呼吸，皮肤湿冷。

2.护理措施

（1）促进患者舒适

1）维持良好、舒适的体位，加强皮肤护理。

2）重视口腔护理，晨起、餐后、睡前协助患者漱口，保持口腔清洁、舒适。

（2）营养支持

1）主动向患者和家属解释出现消化系统症状的原因，以减少焦虑，取得心理支持。

2）注意食物的色、香、味，少量多餐，以减轻恶心，增进食欲。

3）给予流质或半流质饮食，以利于患者吞咽，必要时采用鼻饲法或完全胃肠外营养，保证患者能量供应。

4）加强监测，观察患者电解质指标及营养状况。

（3）促进血液循环

1）观察患者生命体征，皮肤色泽和温度。

2）患者四肢冰冷不适时，应加强保暖，必要时给予热水袋，但**水温不宜超过50℃**（☆☆）。

3）注意皮肤清洁、干燥。

（4）改善呼吸功能

1）保持室内空气新鲜，定时通风换气。

2）神志清醒者，采用半卧位以扩大胸腔容量，减少回心血量，改善呼吸困难。昏迷者，采用仰卧位头偏向一侧或侧卧位。

3）必要时使用吸引器吸出痰液，保持呼吸道通畅。

4）视呼吸困难程度给予吸氧，纠正缺氧状态，改善呼吸功能。

（5）减轻感觉与知觉刺激

1）提供安静、空气新鲜、通风良好、有一定的保暖设施、适当的照明的环境，避免因患者视觉模糊产生害怕、恐惧心理，增加安全感。

2）及时用湿纱布拭去眼部分泌物，患者眼睑不能闭合时可涂金霉素等眼药膏或覆盖凡士林纱布。

3）护理中应防止在患者周围窃窃私语，以免增加患者的焦虑。可采用触摸患者等非语言交流方式，配合柔软温和的语调、清晰的语言交谈，使临终者感到即使在生命的最后时刻，也并不孤独。

（6）减轻疼痛

1）观察疼痛的性质、部位、程度及持续时间。

2）协助患者选择减轻疼痛的最有效方法。注意观察用药后的反应，把握好用药的阶段，选择适当的剂量和给药方式，达到控制疼痛的目的。

3）适时采用非药物止痛方法，如松弛术、音乐疗法、催眠意象疗法、外周神经阻断术、针灸疗法、生物反馈法等。

4）护理人员采用同情、安慰、鼓励方法与患者交谈，稳定患者情绪，并适当引导转移注意力以减轻疼痛。

（二）临终患者的心理变化及护理（熟练掌握）（☆☆☆）

1.评估　心理学家罗斯博士提出临终患者通常经历5个心理反应阶段。即：否认期、愤怒期、协议期、忧郁期、接受期。

（1）否认期：患者得知自己病重将面临死亡，**其心理反应是"不，这不会是我，那不是真的！"以此极力否认、拒绝接受事实**，他们怀着侥幸的心情四处求医，希望是误诊。

小试身手 8.临终患者最早出现的心理反应期一般是

A.否认期　　　　　　　B.愤怒期　　　　　　　C.协议期

D.忧郁期　　　　　　　E.接受期

小试身手 9.临终患者最后出现的心理反应期是

A.忧郁期　　　　　　　B.愤怒期　　　　　　　C.否认期

D.接受期　　　　　　　E.协议期

（2）愤怒期：当否认无法再持续下去时，<u>患者常表现为生气与激怒</u>，产生"为什么是我，这不公平"的心理，<u>往往将愤怒的情绪向医护人员、朋友、家属等接近他的人发泄</u>，或对医院的制度、治疗等方面表示不满，以弥补内心的不平。

小试身手 10.患者，男性，50岁。尿毒症晚期，近来病情加重，患者要求停止治疗，对家人大发雷霆，怨恨家人照顾不周。此心理反应属于

A.否认期　　　　　　　B.愤怒期　　　　　　　C.协议期

D.忧郁期　　　　　　　E.接受期

（3）协议期：患者愤怒的心理消失，接受临终的事实。患者为了尽量延长生命，作出许多承诺作为交换条件，出现"请让我好起来，我一定……"的心理。此期患者变得和善，对自己的病情抱有希望，能配合治疗。

（4）忧郁期：当患者发现身体状况日益恶化，协商无法阻止死亡来临，<u>产生很强烈的失落感"好吧，那就是我"，**出现悲伤、退缩、情绪低落、沉默、哭泣**等反应</u>，要求与亲朋好友见面，希望由他喜爱的人陪伴照顾。

（5）接受期：这是临终的最后阶段。在一切的努力、挣扎之后，患者变得平静，产生"好吧，既然是我，那就去面对吧"的心理，接受即将面临死亡的事实，患者喜欢独处，睡眠时间增加，情感减退，静等死亡的到来。

> 锦囊妙记：临终患者的心路历程与学生遭受挫折（如考试不及格）时的心理反应是一样的。考生在复习时可将书本知识生活化。下面是学生得知考试不及格后与老师的对话：
>
> 学生："不可能，我不可能不及格，您改错了吧？"（否认期）
>
> 老师："你自己看试卷吧。"
>
> 学生："没有改错，但是这太不公平，我复习了1个星期还没考过，我们寝室的××复习

1个晚上居然考过了。"（愤怒期）

老师："你平时每次都来上课了吗？你应该从自己身上找原因。"

学生："老师，能不能帮我改过了？不及格就拿不成奖学金了。"（协商期）

老师："不可能，做老师要有原则。"

学生：（开始哭泣）"我不知道怎么去面对父母。"（忧郁期）

老师："不要太悲伤了，没考过，下次还可以再来，只要你好好学习，一定会考过的。"

学生："那好吧，我下学年会坚持到课，争取考过"。（接受期）

2.护理措施

（1）否认期

1）护理人员应具有真诚、忠实的态度，不要急于揭穿患者的防御心理，也不要欺骗患者，坦诚温和地回答患者对病情的询问，且注意医护人员对患者病情的言语一致性。

2）经常陪伴在患者身旁，注意非语言交流，协助患者满足心理方面的需要，让他感到他并没有被抛弃，时刻受到护理人员的关心。

3）在与患者沟通中，护理人员要采取理解、同情的态度，注意自己的言行。

（2）愤怒期

1）护理人员要认真倾听患者的心理感受，理解患者的发怒是缘于害怕和无助，并将患者的发怒看成是一种有益健康的正常行为，允许患者以发怒、抱怨、不合作行为来宣泄内心的不快，但应注意预防意外事件的发生。

2）作好患者家属的工作，给予患者宽容、关爱和理解。

（3）协议期

1）此时期的患者对治疗是积极的，试图通过与他人合作及友善的态度来改变命运，延长生命。

2）护理人员应当给予指导和关心，尽量满足患者的要求。

3）患者的协议行为可能是私下进行的，护理人员在交谈中，应鼓励患者说出内心的感受，尊重患者的信仰，积极引导，减轻压力。

（4）忧郁期

1）护理人员应多给予患者同情和照顾，经常陪伴患者，允许其用不同方式宣泄情感，如忧伤、哭泣等。

2）给予精神支持，尽量满足患者的合理要求，安排亲朋好友见面、相聚，并尽量让家属陪伴身旁。注意患者安全，预防自杀倾向。

3）若患者因心情忧忽视个人清洁卫生，护理人员应协助和鼓励患者保持身体的清洁与舒适。

（5）接受期

1）尊重患者，不要强迫与其交谈，给予临终患者一个安静、明亮、单独的环境，减少外界干扰。

2）继续保持对患者的关心、支持，加强生活护理，让其安详、平静地离开人间。

四、死亡后护理

（一）概述（掌握）

作好尸体护理不仅是对死者人格的尊重，而且是对死者家属心灵上的安慰，体现了人道主义精神和崇高的护理职业道德。**尸体护理**是在确认患者死亡，**医师开具死亡诊断书**后尽快进行的。

小试身手 11.实施尸体护理的时间为

A.患者心跳呼吸停止立即进行　　B.患者脑死亡时立即进行

C.家属要求时进行　　D.医生下达死亡诊断书后进行

E.患者安葬前进行

（二）尸体护理（熟练掌握）

1.目的　维持良好的尸体外观，易于辨认；安慰家属，减轻哀痛。

2.评估

（1）患者诊断、治疗、抢救过程、死亡原因及时间。

（2）尸体清洁程度、有无伤口、引流管等。

（3）死者家属对死亡者的态度。

3.实施

（1）洗手、戴口罩，填写3张尸体识别卡，备齐用物携至床旁，用屏风遮挡尸体。

（2）劝慰家属，请家属暂时离开病房。若家属不在，应尽快通知家属来院探视遗体。

（3）撤去一切治疗用物，便于尸体护理。防止尸体受压，引起皮肤损伤。

（4）将床放平，使尸体仰卧，**头下置一枕头，防止面部淤血变色**（☆☆）。床上留一大单遮盖尸体。

小试身手 12.尸体护理时头部垫枕头的主要目的是

A.安慰家属　　B.保持舒适　　C.防止面部淤血

D.保持姿势　　E.便于辨认

（5）洗脸。有义齿者代为装上，可避免脸形改变。闭合口、眼，若眼睑不能闭合，可用毛巾湿敷或于上眼睑下垫少许棉花。嘴不能闭紧者，轻柔下颌或用四头带托起下颌。

（6）用血管钳将未脱脂棉花垫塞于口、鼻、耳、肛门、阴道等孔道，防止液体外溢，但棉花勿外露。

（7）脱去衣裤，擦净全身，更衣，梳发。用松节油擦去胶布痕迹。有伤口者更换敷料，有引流者拔出引流，缝合伤口或用蝶形胶布封闭后包扎。

（8）将一张尸体识别卡系在尸体右手腕部，尸单包裹尸体后，用绷带在胸部、腰部、踝部固定牢固，将第二张尸体识别卡缚在尸体腰前的尸单上。便于尸体运送及识别。

（9）转移尸体于平车上，盖上大单，送往太平间，置于停尸屉内。将第三张尸体识别卡插在尸屉外面，便于识别尸体。

（10）处理床单。非传染患者按一般出院患者方法处理，传染患者按传染患者终末消毒方法处理。

（11）整理病历，完成各项记录，按出院手续办理结账。体温单上记录死亡时间，注销治疗、药物、饮食卡等执行单。

（12）整理患者遗物交家属。若家属不在，应由两人清点后，列出清单交护士长保管。

五、临终患者家属及丧亲者护理

（一）临终患者家属的护理（掌握）

1.临终患者家属的压力　临终患者家属也会经历否认、愤怒、协议、讨价还价、忧郁等阶段。临终患者家属可出现的改变有：

（1）个人需求的推迟或放弃。

（2）家庭中角色与职务的调整与再适应。

（3）压力增加，社会性互动减少。

2.对临终患者家属的护理要点

（1）满足家属照顾患者的需要

1）了解患者病情、照顾等相关问题的发展。

2）了解临终关怀医疗小组中，哪些人会照顾患者。

3）参与患者的日常照顾。

4）知道患者受到临终关怀医疗小组的良好照顾。

5）被关怀与支持。

6）了解患者死亡后相关事宜及处理后事。

7）了解有关资源：经济补助、社会资源、义工团体等。

（2）鼓励家属表达感情：护理人员要与家属积极沟通，建立良好的关系，取得家属的信任。与家属交谈时，提供安静、能谈隐私的环境，耐心倾听，鼓励家属诉说心理感受及遇到的困难。解释临终患者生理及心理变化的原因，减少家属的疑虑。

（3）指导家属对患者的生活照料：指导、讲解、示范有关的护理技术，使其在照料亲人的过程中获得心理慰藉。

（4）协助维持家庭的完整性：协助家属在医院环境中安排日常的家庭活动，以增进患者的心理调适，保持家庭完整性。

（5）满足家属本身的生理、心理和社会方面的需求。

（二）丧亲者的护理（掌握）

丧亲者即死者家属，主要指失去父母、配偶、子女等直系亲属。

1.丧亲者的心理反应　根据安格尔理论，丧亲者的心理反应可分为6个阶段：

（1）冲击与怀疑期　此阶段特点是丧亲者不接受丧失、否认丧失。其特点在意外死亡事件中表现最明显。

（2）逐渐承认期　丧亲者意识到亲人已故去，可出现自责、哭泣、发怒等表现。

（3）克服失落感期　丧亲者设法克服空虚感，常回忆过去的事情。

（4）恢复常态期　丧亲者着手处理死者的后事。

（5）理想化期　丧亲者认为逝去的人很完美，为曾对逝者的不良行为自责。

（6）恢复期　丧亲者的悲伤感觉不会消失，常忆起逝者。恢复的程度因逝者对其重要性及悲伤体验的不同而异。

心理反应阶段持续时间不定，丧亲者一般约需1年左右，丧偶者可能需要2年或更久。

小试身手 13.患者女，28岁，其母因突发心肌梗死死亡，几天后带着悲痛的情绪着手处理后事和准备丧礼，根据安格尔理论，此患者的心理反应阶段处于

A.逐渐承认期　　　　B.恢复期　　　　　C.恢复常态期

D.冲击与怀疑期　　　E.不相信

2.影响丧亲者调适的因素

（1）对死者的依赖程度：家人对死者经济上、生活上、情感上依赖性越强，面对患者死亡后的调适越困难，常见于配偶关系。

（2）病程的长短：急性死亡病例，由于家人对突发事件毫无思想准备，易产生自责、内疚心理；慢性死亡病例，家人已有预期性心理准备，则较容易调适。

（3）死者与家人的年龄：死者的年龄越轻，家人越易产生惋惜和不舍，增加内疚和罪恶感。家属的年龄反映人格的成熟，影响到解决、处理后事的能力。

（4）其他支持系统：家属存在其他支持系统，如亲朋好友、各种社会活动、宗教信仰、宠物等，且能满足其需要，则较易调整哀伤期。

（5）失去亲人后的生活改变：失去亲人后生活改变越大，越难调适，如中年丧夫、老年丧子。

3.丧亲者的护理　护士对丧亲者采取的护理措施包括：认真进行尸体护理；鼓励家属宣泄感情；心理疏导；尽力提供生活指导、建议；随访丧亲者。

参考答案

1.B　2.C　3.A　4.E　5.D　6.D　7.A　8.A　9.D　10.B　11.D　12.C　13.C

答案与解析

1.B　死亡过程的分期依次为：濒死期→临床死亡期→生物学死亡期。濒死期是死亡过程的开始阶段，病人意识丧失，各种反射逐渐消失、肌张力消失、心跳减弱、呼吸微弱，如采取及时有效的治疗，生命可复苏；临床死亡期主要表现为心跳、呼吸骤停；生物学死亡期是死亡的最后阶段。

2.C 目前医学界提倡用脑死亡作为判断死亡的标准。

3.A 脑死亡标准包括无感受性及反应性；无运动、无呼吸；无反射；脑电波平坦。

4.E 尸绿是尸体腐败时出现的色斑，一般在死后24小时先在右下腹出现。

5.D 临终关怀的理念是以治愈为主的治疗转变为以对症为主的照料。

6.D 题干提示该患者为临终患者，对临终患者治疗的理念是以对症治疗为主，提高患者的生存质量。同时在我国没有安乐死的法律依据，医护人员不能为患者实施安乐死。

7.A 听觉是临终患者最后消失的感觉。

8.A 临终患者心理反应依次是否认期、愤怒期、协议期、忧郁期和接受期。因此，临终患者最早出现的心理反应是否认期。

9.D 临终患者的心理反应历程依次为否认期、愤怒期、协议期、忧郁期、接受期。

10.B 临终患者的心理反应分为否认期、愤怒期、协议期、忧郁期、接受期。其中愤怒期的主要表现为生气与激怒，常将愤怒的情绪向医护人员、朋友、家属等接近他的人发泄。

11.D 尸体护理应在确认病人死亡，医生开具死亡诊断书后尽快进行。

12.C 尸体护理时，应将床放平，使尸体仰卧，头下置一枕头，防止面部淤血变色。

13.C 丧亲者的心理反应按照时间顺序会经历以下几个阶段：冲击与怀疑期–逐渐承认期–克服失落感期–恢复常态期–理想化期–恢复期。家属带着悲痛的情绪着手处理死者后事、准备丧礼是属于恢复常态期的表现。

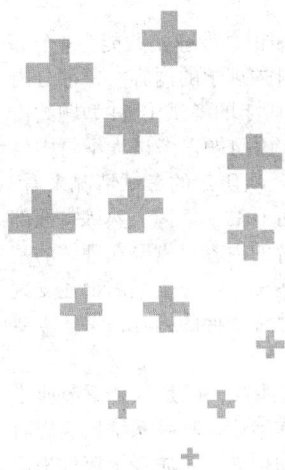

第二篇　内科护理学

考情分析

护师资格考试分为基础知识、相关专业知识、专业知识、专业实践能力4个部分。其中基础知识、相关专业知识、专业知识均考查内科护理学的内容。每部分内科护理学约占35%，涉及A1、A2、A3/A4和B型题。在历年的考试中A1型题约占15题，A2型题约占10题，A3/A4型题约占6题，B型题约占4题。考试大纲将内科护理学的考核内容分为了解、掌握、熟练掌握3个层次。从历年的考试情况来看，考试大纲中要求考生了解的部分相对来说考查较少，约占10%，掌握、熟练掌握部分是考查的重点。因此，考生在复习的过程中，对于了解的内容只需要在理解的基础上记住重要内容即可。如了解支气管哮喘的病因与发病机制，考生只需记住支气管哮喘的发生与气道的变应性炎症有关。而对于掌握、熟练掌握的内容，考生需要仔细复习并加以针对性的训练。

内科护理学共计10章，历年的考试中几乎每章均有涉及，但是各个章节所占比例不同。分析历年的考试，考核的重点章节主要分布在绪论、呼吸系统疾病患者的护理、循环系统疾病患者的护理、消化系统疾病患者的护理、泌尿系统疾病患者的护理、血液及造血系统疾病患者的护理、内分泌代谢性疾病患者的护理、风湿性疾病患者的护理、神经系统疾病患者的护理。上述章节在考试中约占90%的比例。考生在第一轮复习时，可参照考点纵览对所有章节的主要考点进行全面细致的复习。在考前冲刺时，考生只需对上述重点章节进行复习，以提高复习的有效性和针对性。

从命题的趋势来看，近年来考查单纯识记的题目逐渐减少，考查理解、分析及应用的试题逐渐增多。因此这就要求考生在对记忆主要知识点的基础上，通过针对性训练以加强对相应知识点的理解和应用。

另一个命题趋势体现在通过一个题目只考查某一个知识点的这一类型的试题逐渐减少，更多的是通过一个题目考查某一知识点的多个不同方面和角度，或者不同知识点。这就要求考生备考时注重对知识的全面复习，横向掌握相关知识，有联系有比较地总结及掌握所有知识点。

第一章 绪 论

第一节 护理体检

要点分析

本节内容非常重要，每年必考。近5年的考试先后考查了常见的异常脉搏、呼吸气味的改变、意识障碍的程度、常见的病态面容、皮肤黏膜检查、肺部正常和异常叩诊音、心脏的视诊、腹部的视诊、瞳孔大小等。整体的考查偏重于知识的记忆和应用。对于本节的复习，考生应着重掌握常见的异常脉搏、呼吸气味的改变、血压异常、意识障碍的程度、常见的病态面容、皮肤黏膜检查、异常胸廓外形、肺部正常和异常叩诊音、心脏的视诊、腹部的视诊、瞳孔大小等内容。本节记忆性内容较多，考生可结合"锦囊妙记"中的方法进行记忆。

考点纵览

护理体检是指护士通过眼、耳、鼻、手等感觉器官或借助听诊器、叩诊锤等检查工具，对病人全身或局部进行系统检查，以了解病人身体健康状况的一种基本方法。

一、护理体检的准备工作和基本检查方法（掌握）

1.准备工作 检查前做好物品准备、环境准备和病人准备。

2.基本方法

分类	检查方法
视诊	通过视觉进行观察和了解病人全身或局部的病变特征
触诊	通过手的触摸对病人的某些器官或组织的物理特征进行判断。触诊一般用手掌面或其尺侧、掌指关节部掌面和手指指腹进行。触诊时护士的手不宜过凉，指甲不可过长，压力适当，**由浅入深，先触诊健侧后触诊患侧**
叩诊	根据振动和音响特点判断被检查部位的脏器有无异常
听诊	用手指叩击病人身体某部的表面，使之产生振动而发出音响
嗅诊	用手将病人散发的气味扇向自己的鼻部，判断气味性质

二、一般状态检查（熟练掌握）

（一）全身一般状况

1.体温（T） **低于35℃称体温过低**，见于慢性消耗性疾病、极度衰弱、甲减、休克、急性大出血等；**当腑下温度超过37℃或口腔温度超过37.3℃称为发热**，见于感染、炎症、恶性肿瘤、免疫性疾病和内分泌疾病等。

2.脉搏（P）

异常脉搏	含义	所见疾病
速脉	超过100次/分	*发热、贫血、甲亢、心功能不全、周围循环衰竭、心肌炎等*
缓脉	低于60次/分	*颅内压增高、黄疸、甲减、病态窦房结综合征*
水冲脉	脉搏骤起骤落，急促有力	*主动脉瓣关闭不全、甲亢*
交替脉	脉搏一强一弱交替出现但节律正常	**左心衰竭**
奇脉（停脉）	平静吸气时脉搏明显减弱或消失	心包积液和缩窄性心包炎
脉搏短绌	**脉率少于心率**	**心房颤动（计数脉搏1分钟）**

小试身手 1.某心脏病患者测脉搏时发现心率大于脉率，这种情况属于

A.脉搏短绌 　　　　 B.不整脉 　　　　 C.奇脉

D.交替脉 　　　　 E.水冲脉

小试身手 2.左心衰竭患者的早期脉搏表现是

A.脉搏短绌 　　　　 B.不整脉 　　　　 C.奇脉

D.交替脉 　　　　 E.水冲脉

小试身手 3.缩窄性心包炎多见的脉搏异常为

A.洪脉 　　　　 B.水冲脉 　　　　 C.交替脉

D.奇脉 　　　　 E.不整脉

3.呼吸（R） 正常成年人静息时呼吸频率为**每分钟16~20次**。

（1）异常呼吸

1）频率异常：每分钟呼吸次数超过24次，为呼吸增快；每分钟呼吸次数少于12次，为呼吸减慢。

2）**潮式呼吸（亦称陈–施呼吸）：呼吸由浅慢逐渐变为深快**，达到最大强度后，**再由深快变为浅慢，继之呼吸暂停数秒钟**，随后又重复出现上述节律，为呼吸中枢兴奋性降低所所致。

3）**间停呼吸**（亦称毕奥呼吸）：呼吸次数明显减少，每隔一段时间即呼吸暂停数秒，呈现一定规律，是呼吸中枢兴奋性显著降低的表现，**是病情危急的征象**。

4）**酸中毒大呼吸**（亦称库氏呼吸）：呼吸加深且频率加快，**见于代谢性酸中毒病人**。

5）呼吸浅快：见于呼吸道阻塞、肺气肿、呼吸衰竭病人。

（2）呼吸气味异常：呼吸气味的改变有助于护士判断病情变化。

呼吸气味	所见疾病
恶臭味	**支气管扩张或肺脓肿**
肝腥（肝臭）味	肝性脑病（肝昏迷）
氨（尿）味	尿毒症
烂苹果味	**糖尿病酮症酸中毒**
刺激性大蒜味	**有机磷农药中毒**

（4）血压（BP） 正常血压高值为：**收缩压<18.6kPa（140mmHg），舒张压<12.0kPa（90mmHg）**。

（5）意识障碍

分类		表现
嗜睡		处于睡眠状态，**可被唤醒，醒后尚能短时间醒觉，但反应较迟钝，一旦刺激去除，又迅速入睡**
意识模糊		**定向障碍、思维和语言也不连贯**，可有错觉、幻觉、躁动、精神错乱等。以兴奋性增高为主的意识模糊，伴有知觉障碍，称为谵妄，表现为定向力丧失，感觉错乱，乱语躁动
昏睡		处于熟睡状态，不易唤醒，虽在强烈刺激下（如压迫眶上神经）可被唤醒，**但很快再入睡，醒时答话含糊或答非所问**
昏迷	浅昏迷	瞳孔对光反射、角膜反射、吞咽、咳嗽及**各种防御反射仍存在**
	深昏迷	对强烈刺激也全无反应，瞳孔散大，**所有反射均消失**

6.面容和表情

分类	表现
急性病容	面颊潮红、烦躁不安、呼吸急促、痛苦呻吟等
慢性病容	面容憔悴，面色苍白或灰暗，精神萎靡、瘦弱无力
病危面容	面容枯槁，面色灰白或发绀，表情淡漠，眼眶凹陷，目光无神，皮肤湿冷，甚至大汗淋漓
二尖瓣面容	面容晦暗，口唇微绀，两面颊呈淤血性的发红
甲亢面容	面容惊愕、眼裂增宽、眼球突出、目光炯炯有神、情绪激动易怒
满月面容	面容圆如满月、皮肤发红、常伴痤疮和毳毛
肢端肥大症面容	头颅增大、面部变长、眉弓及两侧颧部隆起、耳鼻增大、唇舌肥厚、下颌增大向前突出。

小试身手 4.面容枯槁、面色苍白或铅灰、表情淡漠、眼眶凹陷称为

A.急性病容　　　　　B.慢性病容　　　　　C.病危面容

D.二尖瓣病容　　　　E.满月面容

7.**发育和体型**　一般判断成人正常发育的指标为：胸围等于身高的一半；两上肢水平展开的长度约等于身高；坐高等于下肢的长度。

8.**营养状态**　分为良好、中等、不良、肥胖四个等级。

9.**体位**　病人可因疾病性质或意识状态不同，采取不同体位。

10.**四肢、脊柱与步态**　健康人躯干端正、脊柱无畸形、肢体动作自如、步态稳健协调。

（二）皮肤、黏膜检查

1.**弹性**　皮肤弹性与年龄、营养状况及组织间隙所含液体多少有关。

2.**湿度**　皮肤湿度与出汗有关，出汗增多见于结核病、风湿热、休克等。**如出汗发生在夜间熟睡后，称为夜间盗汗，见于结核病**；如出汗伴皮肤厥冷，称为冷汗；**皮肤干燥无汗可见于脱水、黏液性水肿、维生素A缺乏**等。

3.**颜色**

皮肤颜色	所见疾病
苍白	多由血红蛋白量减少或末梢毛细血管充盈不足所引起，见于贫血
发红	毛细血管扩张充血、血流加速或红细胞量增多，见于发热性疾病、某些物质（如阿托品）引起的中毒等
发绀	血液中还原血红蛋白的绝对量超过50g/L，易在舌、唇、耳廓、面颊、肢端出现，多见于先天性心脏病、心肺功能不全和某些中毒者
黄染	见于胆道阻塞、肝细胞损害或溶血性疾病
色素沉着	慢性肾上腺皮质功能减退及肝硬化等

4.**水肿**　若以手指加压，局部组织出现凹陷，称为凹陷性水肿。黏液性水肿经指压后局部组织无凹陷，称为非凹陷性水肿。

5.**皮疹**　包括斑疹、玫瑰疹、丘疹、斑丘疹、荨麻疹等。

6.**皮肤或黏膜下出血**　直径**不超过2mm者称瘀点（出血点）**；直径在3~5mm称**紫癜**；**直径在5mm以上者称瘀斑**；片状出血伴局部皮肤隆起者称为血肿。

小试身手 5.皮下紫斑、直径5.5mm，压之不褪色的皮疹称为

A.玫瑰疹　　　　　　B.荨麻疹　　　　　　C.紫癜

D.瘀斑　　　　　　　E.出血点

小试身手 6.过敏性紫癜首发症状是

A.皮肤紫癜　　　　　B.关节炎　　　　　　C.腹痛

D.血尿　　　　　　　E.蛋白尿

7.**蜘蛛痣**　由于皮肤小动脉末端扩张。**其产生与肝脏对体内雌激素灭活功能减**

弱有关。

小试身手 7.皮肤有蜘蛛痣见于

A.肺炎　　　　　　　　B.再生障碍性贫血　　　　C.缺铁性贫血

D.严重肝硬化　　　　　E.肾盂肾炎

（三）淋巴结检查

1.检查方法、顺序和内容

（1）方法：检查部位皮肤和肌肉放松，护士指腹紧贴检查部位，由浅入深进行滑行触诊。

（2）顺序：从耳后开始，依次检查颌下、颈部、锁骨上窝、腋下、腹股沟和腘窝的淋巴结。

（3）内容：检查淋巴结数目、大小、硬度、有无触痛、粘连，局部皮肤有无红肿。

2.临床意义

分类	临床意义
非特异性淋巴结炎	一般有压痛，质软，无粘连
恶性肿瘤淋巴结转移	局部性，质硬、无压痛，与周围组织粘连而固定。肺癌多向右侧锁骨上窝或腋窝淋巴结群转移；胃癌多向左侧锁骨上窝淋巴结转移
淋巴结结核	多发生在颈部，与周围组织粘连或相互粘连。晚期破溃后形成溃疡
全身淋巴结肿大	大小不等，遍及全身，无粘连。见于淋巴瘤、白血病、传染性单核细胞增多症等

三、胸部检查（熟练掌握）

（一）胸部体表标志及意义

1.胸骨角　胸骨柄与胸骨体交界处的突起。**胸骨角与第2肋软骨相连接，是计数肋骨的重要标志。**

2.颈椎棘突　低头时第7颈椎棘突最突出，是计数椎骨的骨骼标志。

3.胸部体表垂直标志线　包括前正中线、锁骨中线、腋前线、腋中线、腋后线、肩胛线、后正中线等。

（二）胸廓与胸壁

1.正常胸廓　两侧肩部、肩胛骨、锁骨、肋骨大致对称，成年人胸廓前后径小于左右径。

2.异常胸廓

（1）扁平胸：胸廓扁平，前后径小于左右径的一半。

（2）**桶状胸**：胸廓呈桶状，**前后径明显增大，甚至与左右径相等**，肋间隙增宽。见于慢性阻塞性肺疾病。

（3）佝偻病胸：胸廓的前后径略大于左右径，胸部上下长度较短，胸骨的中下段前突形似鸡胸；若胸骨下部剑突处显著内陷，形成漏斗胸，称为佝偻病漏斗胸；肋骨与肋软骨连接处隆起呈串珠状，称为佝偻病串珠。

（4）局部异常隆起和凹陷：**隆起可见于大量胸腔积液、气胸、胸腔肿瘤患者；凹陷见于肺不张、广泛胸膜粘连患者。**

3.胸壁　观察有无皮下气肿、局部压痛、静脉充盈或曲张，乳房有无压痛、肿物、下陷等。

（三）气管、肺和胸膜

1.视诊

（1）呼吸运动：一侧胸壁、胸膜或肺部病变可使病侧呼吸运动减弱；健侧出现代偿性的呼吸运动增强。

（2）三凹征：表现为吸气费力、吸气时间延长，严重者在**吸气时出现胸骨上窝、锁骨上窝、肋间隙（及腹上角）凹陷，称为三凹征。**

2.触诊

（1）气管触诊　用右手示指和无名指分别放在病人两侧胸锁关节处，中指触摸气管，如中指距示指与无名指的距离不等，提示气管偏移。如有大量胸膜腔积液、气胸或纵隔肿瘤气管移向健侧，如有广泛胸膜粘连、肺不张气管移向患侧。

（2）触觉语颤：**语颤减弱见于肺气肿、阻塞性肺不张、大量胸膜腔积液、气胸；语颤增强见于肺组织炎症或肺实变者。**

小试身手（8~9题共用备选选项）

A.肺气肿　　　　　B.支气管阻塞　　　　　C.气胸
D.肺实变　　　　　E.胸腔积液
8.语颤增强见于
9.语颤减弱或消失见于

3.叩诊

分类	叩诊音	意义
正常叩诊音	清音	正常肺部叩诊音
	浊音	肺部与实质性脏器（心、肝）相重叠部分的叩诊音
	鼓音	左前胸第5、6肋间隙以下为胃泡鼓音区
异常叩诊音	过清音	见于肺气肿患者
	浊音或实音	肺炎、胸膜腔积液、肺部肿瘤患者
	鼓音	见于气胸患者

4.听诊

（1）正常呼吸音　①肺泡呼吸音：吸气时间长于呼气时间。②支气管呼吸音：呼气时间长于吸气时间。③支气管肺泡呼吸音：呼气时间等于吸气时间。

（2）异常呼吸音

1）干啰音：气流通过狭窄的支气管或冲击支气管内的黏稠分泌物使之振动而产生的声音。

2）湿啰音：是由于气管或支气管**内有稀薄的分泌物**，随呼吸气体通过时，形成的水泡即刻破裂所产生的声音。**湿啰音如局限于肺的某部，提示该部有炎症；如发生在两侧肺底，见于肺下部炎症或肺淤血；如两肺布满湿啰音见于急性肺水肿。**

3）胸膜摩擦音：当胸膜发生炎症时，胸膜脏层和壁层随呼吸运动产生摩擦的声音。

（四）心脏和血管

1.视诊

（1）心前区隆起：属异常情况，见于小儿心脏疾患伴有心脏增大，成人心包大量积液。

（2）心尖搏动：**正常心尖搏动位置在胸骨左缘第5肋间，锁骨中线内0.5～1.0cm。**引起心尖搏动位置变化的主要因素有：

1）心脏疾病：左心室增大时，心尖搏动向左下移位；右心室增大时，心尖搏动向左移位，但不向下；双室都增大时，心尖搏动向左下移位并伴心界的扩大。

2）胸部疾病：一侧胸膜腔积液或积气，心尖搏动移向健侧；一侧肺不张，心尖搏动移向患侧。

3）腹部疾病：凡能使腹内压增高，膈位置上升的疾病，如大量腹水、腹腔巨大肿瘤等。

（3）颈静脉怒张和肝—颈静脉回流征：**颈静脉怒张，提示上腔静脉回流受阻**，静脉压增高。肝-颈静脉回流征阳性，为右心功能不全的重要征象之一。

小试身手 10.患者，女性，45岁，查体时发现其心前区饱满，颈静脉怒张，肝颈静脉回流征阳性。应考虑为

A.左心衰竭　　　　　　B.右心衰竭　　　　　　C.心包积液

D.先天性心脏病　　　　E.心肌炎

（4）颈动脉搏动：常见于**主动脉瓣关闭不全、甲状腺功能亢进症及严重贫血。**

（5）毛细血管搏动征　用手指轻压病人指甲末端，或以玻璃片轻压病人口唇黏膜，引起局部变白与发红交替出现，这种节律性的毛细血管搏动现象即为毛细血管搏动征。

2.触诊

（1）心尖搏动及心前区搏动　左心室肥大时，触诊手指会被强有力的心尖搏动抬起。

（2）震颤　常见于某些先心病及心脏瓣膜狭窄。

（3）心包摩擦感　提示心包膜炎。

3.叩诊　心脏叩诊为浊音。左心室增大，心左界向左下扩大，常见于主动脉瓣关闭不全、高血压性心脏病患者。右心室轻度增大，叩诊心界变化不大，显著增大时，心界向左增大明显，常见于肺心病、单纯二尖瓣狭窄。

4.听诊

（1）心脏瓣膜听诊区

瓣膜区	听诊部位
二尖瓣区	**位于心尖搏动处，即第5肋间左锁骨中线内侧**
肺动脉瓣区	胸骨左缘第2肋间
主动脉瓣区	第一听诊区在胸骨右缘第2肋间，第二听诊区在胸骨左缘第3肋间
三尖瓣区	胸骨体下端左缘，即胸骨左缘第4、5肋间处

（2）听诊顺序：二尖瓣区→肺动脉瓣区→主动脉瓣第一听诊区→主动脉瓣第二听诊区→三尖瓣区。

（3）听诊内容

1）心率：正常人心率为60~100次/分，女性稍快，3岁以下儿童较快，老年人较慢。成年人心率超过100次/分为窦性心动过速，常见于剧烈运动、情绪紧张、高热等。心率低于60次/分为窦性心动过缓，常见于运动员、迷走神经兴奋性增高和冠心病病人。

2）心律　正常成人心律规则，儿童和青少年心律稍有不齐，吸气时心率增快，呼气时心率减慢，这种随呼吸运动而出现的心率改变称窦性心律不齐。

3）心音：①心音改变：心音增强常见于二尖瓣狭窄、发热、甲亢，心音减弱常见于心肌炎、心肌梗死、休克等。②额外心音：舒张期附加心音与原有心音构成的三音律，其心率在100次/分以上，像马奔跑时马蹄的声音，称为舒张期奔马律，常见于动脉粥样硬化性心脏病、心肌炎等重症心脏病患者，提示左心室心肌极度衰弱。③心脏杂音：发生在第一心音及第二心音之间的杂音为收缩期杂音，局限于心尖部的较轻杂音多为功能性的，较响且沿血流方向传导的杂音多为病理性的。舒张期杂音多为病理性杂音。

四、腹部检查（熟练掌握）

（一）腹部分区

临床上常用四区法和九区法。四区法是通过脐做一水平线和一垂直线，将腹部分为右上腹、右下腹、左上腹和左下腹四区。九区法是由连接左右肋弓下缘及连接左右髂前上棘的两条水平线，将腹部分为上、中、下三部；再分别通过左右髂前上棘至前正中线之中点做两条垂直线将上、中、下腹部各分为左、中、右三部，共9个区域。

（二）腹部视诊

1.腹部外形　过度肥胖、妊娠晚期、大量腹水、胃肠胀气、急性胃扩张、腹腔内巨大肿瘤等可出现腹部膨隆；**极度消瘦、重度脱水、恶病质者腹部凹陷，甚至出现"舟状腹"**。

小试身手 11.舟状腹常见于

A.肝硬化　　　　　B.低血糖　　　　　　C.严重脱水

D.腹膜炎　　　　　E.胃扩张

2.腹壁静脉曲张　当门静脉循环障碍或上、下腔静脉回流受阻时，由于侧支循环形成，腹壁静脉显而易见，甚至出现曲张。

3.胃肠蠕动波和肠型　**幽门梗阻时，上腹部可见自左向右移动的胃蠕动波**；肠梗阻时，腹壁可见肠蠕动波和肠型。

（三）腹部触诊

1.腹壁紧张度　**急性胃穿孔**引起急性弥漫性腹膜炎时，全腹肌肉紧张，硬如木板，称"**板状腹**"。**结核性腹膜炎**由于慢性炎症，腹膜增厚，触诊腹壁有柔韧感，似揉面团样的感觉，称"**揉面感**"。

2.压痛及反跳痛　腹部触诊有压痛后，如触诊的手指在原处继续加压稍停片刻，然后迅速将手指抬起，此时病人腹痛明显加重，称为反跳痛。当腹内脏器或腹膜有炎症时，相应部位会出现压痛。反跳痛是壁腹膜已有炎症累及的征象。

3.腹部包块　腹部触及肿块时，应注意位置、大小、形态、硬度，有无压痛，是否移动，以及与周围脏器和腹壁的关系等。

4.肝脏触诊　正常成人的肝脏一般摸不到。腹壁松弛者，深吸气时在肋下缘可触及肝下缘，但在1cm以内；在剑突下可触及肝下缘，多在3cm以内；其质地柔软，表面光滑，边缘规则，无压痛和搏动。

5.脾脏触诊　正常情况下，脾脏不能触及。脾脏增大分为轻度增大（深吸气时，脾下缘在左侧肋下不超过3cm）、中度增大（脾下缘在肋缘下3cm至脐水平线）和重度增大（脾下缘超过脐水平线下或前正中线）。

6.膀胱触诊　对判断有无尿潴留有意义。检查时，护士右手自病人的脐部开始向耻骨方向触诊，触到肿物要注意鉴别是否为胀大的膀胱。胀大的膀胱触诊有囊性感，按压膀胱时有尿意，排空膀胱后，肿物缩小或消失。

（四）腹部叩诊

1.正常叩诊音　正常腹部叩诊除肝、脾所在部位呈浊音或实音外，其余部位均为鼓音。明显鼓音见于胃肠高度胀气、胃肠穿孔等病人。

2.肝浊音界　位于右锁骨中线第5肋间水平至右肋弓下缘，**肝浊音界扩大见于肝癌、肝脓肿，缩小见于肝硬化、急性肝坏死，消失见于急性胃肠道穿孔**。

3.移动性浊音　当腹腔内含有一定量液体（**游离腹水超过1000ml**）时，可查到随体位不同而变动的浊音，称**移动性浊音，见于肝硬化腹水、结核性腹膜炎**等。

4.叩击痛　护士以左手掌平放在被检脏器的体表位置上，右手半握拳，由轻到中等强度力量叩左手背，如病人感到疼痛，称叩击痛。正常人各脏器无叩击痛，肝炎患者在肝区可有叩击痛；肾周围炎、肾盂肾炎在肾区有叩击痛。

（五）腹部听诊

1.肠鸣音　当肠蠕动时，肠腔内液体与气体随之流动，产生一种断断续续的咕噜声，称肠鸣音。正常人肠鸣音每分钟4~5次，**若超过10次称肠鸣音亢进**，见于急性肠炎；**如持续3~5分钟以上才听到1次或听不到肠鸣音，称肠鸣音减弱或消失，见于肠麻痹。**

小试身手 12.肠鸣音亢进是指每分钟超过

A.3次 　　　　　　　B.5次 　　　　　　　C.7次

D.10次 　　　　　　E.15次

2.**胃振水音** 病人仰卧，护士以稍弯曲而并拢的四指，连续迅速地冲击病人上腹部，若听到胃内气体与液体相撞击而发出的声音，称振水音。正常人仅在饭后多饮时出现，**如在空腹或饭后6~8小时以上，胃部仍有振水音，则提示胃排空不良，见于幽门梗阻、胃扩张等。**

五、神经系统检查（熟练掌握）

（一）瞳孔

1.瞳孔大小 正常人**两侧瞳孔**对称、等大等圆，**直径约3~4mm**。

异常瞳孔	所见疾病
瞳孔缩小	**有机磷、巴比妥类、吗啡等药物中毒**
瞳孔散大	视神经萎缩、**阿托品药物中毒及深昏迷**
两侧瞳孔大小不等	**颅内病变**，如颅内出血、脑肿瘤及脑疝等

2.瞳孔对光反射

（1）直接对光反射：正常人的眼受到光线刺激后两侧瞳孔立即缩小。

（2）间接对光反射：正常时一侧受光刺激，对侧瞳孔立即缩小。

（3）瞳孔对光反射迟钝或消失，见于昏迷病人。

（4）两侧瞳孔散大并伴有对光反射消失为濒死状态。

（二）生理反射

生理反射分为浅反射（如角膜反射、腹壁反射）和深反射（如膝腱反射）。

1.浅反射刺激 皮肤或黏膜所引起的反射。

（1）角膜反射：深昏迷者角膜反射消失。

（2）腹壁反射：正常时两侧腹壁肌受到刺激后立即收缩，腹壁反射消失见于胸髓受损、锥体束受损及昏迷病人。

2.**深反射** 刺激肌腱或骨膜所引起的反射。**膝腱反射**：膝腱反射减弱或消失见于器质性病变，如末梢神经炎、神经根炎等下运动神经元病变；膝腱反射亢进见于上运动神经元病变。

3.病理反射 锥体束病变时可出现病理反射，见于脑出血、脑肿瘤等。

巴宾斯基征：正常反应为各趾向跖面屈曲。巴宾斯基征阳性表现为踇趾背伸，其他四趾呈扇形展开。

4.**脑膜刺激征** 见于各种脑膜炎、蛛网膜下隙出血、脑脊液压力增高等患者。

脑膜刺激征包括：**颈项强直、凯尔尼格（Kernig）征、布鲁津斯基（Brudzinski）征。**

（1）颈项强直 病人仰卧，下肢伸直，护士用手托其枕部，使其被动屈颈，正常时下颌可靠近前胸。如病人感颈后疼痛，下颏不能贴近前胸，且护士感觉有抵抗时，即为颈项强直。

（2）凯尔尼格征 病人仰卧，护士将其一侧髋关节屈成直角，再用手抬高小腿。正常时可使膝关节伸达135°以上。如在135°以内出现抵抗感伴有疼痛与屈肌痉挛，即为阳性。

（3）布鲁津斯基征 病人仰卧，下肢自然伸直，护士一手托病人枕部，一手置于病人胸前，然后使头部前屈。如病人两下肢发生不自主的屈曲，即为阳性。

第二节 常用实验室检查

要点分析

本节内容较为重要，历年考试偶有涉及。对于本节的复习，考生应着重掌握血液检查、尿液和粪便检查等内容。

考点纵览

一、实验室检查护理准备

1.做好检查前准备和解释工作 检查前须根据检查项目的要求做好准备工作，向病人做好解释。

2.正确采集标本 按不同的检查项目，正确地采集标本。

（1）不能从输液针头或输液同侧肢体的血管抽血。

（2）尽量缩短止血带压迫血管的时间。压迫时间过久，可使局部静脉扩张、淤血，血液成分的含量发生变化。

（3）避免人为溶血。避免溶血的方法：注射器及针头洁净、干燥，止血带不要绑太紧，针刺时不要过多损伤局部组织，不能用手挤压局部组织迫使血液流出。

3.标本采集后的处理 及时送检。

二、血液检查

（一）一般检查

1.血红蛋白和红细胞数测定

血红蛋白：成年男性120~160g/L，成年女性110~150g/L。

小试身手 13.最能反映贫血的实验室检查指标为

A.红细胞计数　　　　　B.红细胞沉降率　　　　　C.网织红细胞计数

D.血红蛋白定量　　　　E.血清蛋白总量

红细胞：成年男性（4.0~5.5）×10^{12}/L，成年女性（3.5~5.0）×10^{12}/L。

2.白细胞计数　参考值为：（4.0~10.0）×10⁹/L。

白细胞分类计数：中性粒细胞：杆状核细胞0.01~0.05，分叶核细胞0.5~0.7；嗜酸性粒细胞0.005~0.05，嗜碱性粒细胞0~0.01，淋巴细胞0.3~0.4，单核细胞0.03~0.08。

3.血小板计数　血小板由骨髓成熟巨核细胞产生，其功能为保护毛细血管的完整性，并参与止血和凝血过程。许多出血性疾病常与血小板质与量的变化有关。参考值：（100~300）×10⁹/L（10万~30万/μl）。

（二）其他常用血液检查

1.网织红细胞计数　网织红细胞的增减，可反映骨髓造血功能的盛衰。参考值：成人0.5%~1.5%；绝对值（24~84）×10⁹/L（24000~84000/μl）。

2.红细胞沉降率　是指红细胞在一定条件下沉降的速度。参考值：魏氏法成年男性0~15mm/h；成年女性0~20mm/h。

3.出血时间　参考值：Duke法1~3分钟，>4分钟为延长。

4.凝血时间　是指血液离体后至凝固所需的时间。参考值：试管法4~12分钟；玻片法2~5分钟；毛细血管法2~6分钟。

5.血块退缩试验　主要与血小板的数量和功能有关。参考值：正常时于血液凝固后0.5~1小时开始退缩，24小时内完全退缩。

三、尿液检查

（一）尿液一般检查

1.标本采集法　清洁容器随时留取新鲜尿液100~200ml，肾脏疾病或做妊娠试验时应收集晨尿。成人女性留取标本时，避免月经、白带混入尿液。

2.检查内容、参考值及临床意义

（1）一般检查

1）量：正常尿量为1000~2000ml/d，当尿量<400ml/d时为少尿，<100ml/d为无尿。

2）颜色：①胆红素尿：尿液含有大量胆红素，多见于阻塞性黄疸及肝细胞性黄疸。②血尿：尿液含有一定量红细胞，颜色为淡红色或红色。③血红蛋白尿：尿液呈酱油色，见于急性溶血、恶性疟疾和血型不合引起的输血反应等。④乳糜尿：为白色乳样尿液，见于晚期血丝虫病。

3）透明度：新鲜尿液透明，放置后可出现微量絮状沉淀，是由少量上皮细胞和黏蛋白组成。

4）气味：尿液放置较久，因尿素分解出现氨臭味，如新鲜尿液即有氨味，多见于慢性膀胱炎及尿潴留。糖尿病酮症酸中毒病人，尿液呈烂苹果样气味。膀胱直肠瘘病人尿液呈粪臭味。

5）酸碱度：一般尿液为弱酸性，进素食者尿液呈中性或弱碱性，进食肉类食物时尿液呈酸性。

6）比重：尿比重为1.015~1.025。

（2）化学检查

1）蛋白质定性检查：如果检验尿液发现有蛋白质，称蛋白尿。

2）尿糖定性试验：包括班氏法和试纸法两种。

3）显微镜检查

分类	含义
红细胞	离心沉淀后的尿沉渣在每高倍视野中见到3个以上红细胞，称镜下血尿
白细胞及脓细胞	如每高倍视野中超过5个即为增多，称镜下脓尿
上皮细胞	出现大量上皮细胞，常表示泌尿系统有炎症
管型	当尿内出现多量管型时，表示肾实质有病变

小试身手 14.镜下脓尿是指每高倍镜视野白细胞及脓细胞数超过

A.2个   B.3个   C.5个

D.7个   E.10个

（二）其他检查

1.尿酮体检查 酮体是 β-羟丁酸、乙酰乙酸和丙酮的总称。剧烈运动、高脂饮食、饥饿、妊娠呕吐、重症不能进食者等可出现酮尿。糖尿病酮症病人尿酮体呈阳性。

2.1小时细胞排泄率测定

（1）标本采集法：留取下午3小时的全部尿液送检。

（2）参考值：男性：红细胞<3万/小时，白细胞<7万/小时；女性：红细胞<4万/小时，白细胞<14万/小时。

（3）肾盂肾炎白细胞排出增加，可达40万/小时；急性肾炎时红细胞排出增多。

四、粪便检查

（一）粪便常规检查

1.采集方法 留取蚕豆大小带有脓血、黏液部分的粪便，置于清洁不吸水的纸盒内。采集标本时必须新鲜，防止尿液混入。

2.检查内容及临床意义

1）颜色和性状：正常成人粪便为黄褐色圆柱状软便，婴儿粪便呈金黄色。病理情况下的改变：①食糜样或稀汁样便；②黏液、脓样或脓血便；③胨状便：过敏性结肠炎病人常于腹部绞痛之后，排出黏胨状便；④柏油样便：黑色富有光泽，呈柏油样；⑤**鲜血便：见于肠道下段出血性疾病**；⑥**白陶土样便，见于阻塞性黄疸**；⑦绿色稀便：见于小儿消化不良，因肠蠕动过快，胆绿素由粪便中排出所致；⑧**细条状便**：经常排细条状或扁条状粪便，**提示肠狭窄**；⑨**米泔样便**：呈白色淘米水样，内含黏液片块、量多，**见于霍乱**。

小试身手 15.细条状便见于

A.肠炎   B.细菌性痢疾   C.消化道出血

D.痔疮 　　　　　　　　E.肠狭窄

2）气味：正常粪便因含吲哚及粪臭素，故有臭味。慢性胰腺炎、肠道消化不良或直肠癌溃烂继发感染时有恶臭。

3）寄生虫体：肉眼可见蛔虫、蛲虫、绦虫节片等较大虫体。

（2）显微镜检查

1）寄生虫卵和原虫：对寄生虫病和原虫感染有确诊价值。

2）细胞：肠道下段炎症或出血病人粪便镜检见红细胞。肠炎病人粪便镜下可见少量白细胞，**细菌性痢疾病人粪便于镜下可见大量与黏液相混的脓细胞和巨噬细胞。**

（二）粪便隐血试验

1.标本采集法：隐血检查前3天，指导**病人避免服用铁剂、维生素C、动物血、肝脏、瘦肉以及大量绿叶蔬菜。**

小试身手 16.做大便隐血试验前3天内可摄取

A.牛奶 　　　　　　　　B.瘦肉 　　　　　　　　C.大量绿叶蔬菜
D.动物血 　　　　　　　E.动物内脏

2.参考值：正常人呈阴性。

3.临床意义　在消化性溃疡时阳性率为40%~70%，呈间断阳性，胃癌阳性率可达95%，呈持续阳性。其他各种疾病所致的消化道出血，均呈阳性反应。

五、常用肾功能检查

（一）内生肌酐清除率

1.标本采集法

（1）试验前和试验日进食低蛋白饮食，共3天，**禁食肉类（无肌酐饮食）**，避免剧烈运动。

（2）试验日晨8时排空膀胱，此后至次日晨8时的24小时尿液收集于加有甲苯防腐剂的标本瓶内。

2.参考值　正常范围是109~148L/24h（或80~120ml/min），平均值为128L/24h（或100ml/min）。

（二）血尿素氮和血肌酐测定

参考值：血清尿素氮测定为3.2~7.1mmol/L；血清肌酐测定为50~110μmol/L。

（三）尿浓缩与稀释功能试验

1.标本采集法　昼夜尿比重测定法。

2.参考值　日间尿量与夜间尿量之比为3~4∶1；12小时夜间尿量不应超过750ml；尿液最高比重应在1.020以上；最高比重与最低比重之差不应少于0.009。

小试身手 17.能对肾功能进行监测的是

A.血尿素氮 　　　　　　B.黄疸指数 　　　　　　C.中心静脉压
D.凝血酶原时间 　　　　E.3P试验

六、常用肝功能检查

1.血蛋白总量及白蛋白与球蛋白比值（A/G）测定　**参考值：正常人A/G之比约为1.5~2.5∶1。**

2.血蛋白电泳

3.血清总胆红素和血清结合胆红素测定

4.血清丙氨酸氨基转移酶测定（ALT）　**参考值：80U/L以上有诊断价值。ALT显著增高见于急性肝炎**；中度增高见于肝硬化、肝癌、慢性肝炎；轻度增高见于胆道疾病、心肌炎、脑血管疾病等。

小试身手 18.血清白蛋白显著减低应考虑为

A.肝脓肿　　　　　　B.肝硬化　　　　　　C.肝癌

D.右心衰竭　　　　　E.急性胰腺炎

小试身手 19.丙氨酸氨基转移酶增高者首先考虑是

A.心肌炎　　　　　　B.肝癌　　　　　　　C.胆结石

D.肝硬化　　　　　　E.肝炎

第三节　其他检查

要点分析

本节内容较为简单，历年考试基本未涉及。对于本节的复习，考生应熟悉X线检查、超声检查、甲状腺吸碘功能测定等内容。

考点纵览

一、心电图检查（见循环系统）

二、X线检查

（一）X线检查前准备

1.透视检查　除去透视部位的厚层衣物及影响X线穿透的物品，如发夹、金属饰物、膏药、敷料等。

2.胃肠钡餐检查　检查前3日禁服影响胃肠道功能的药物和含钾、镁、钙等重金属药物；禁食10小时以上；有幽门梗阻者检查前应先抽出胃内滞留物。

小试身手 20.行胃肠钡餐检查至少需禁食

A.检查前6小时　　　B.检查前8小时　　　C.检查前10小时

D.检查前12小时　　　E.检查前14小时

3.钡剂灌肠检查　检查前1日进少渣半流质饮食，下午至晚上饮水1000ml左右；如作钡气双重造影，检查前1日晚需服用番泻叶导泻；检查当日禁早餐；检前2小时做彻底清洁灌肠。

（三）其他影像学检查

1.CT扫描　胸腹部扫描前**禁食6~8小时；盆腔扫描前3天进食少渣、少胀气饮食**。

2.MRI扫描　MRI扫描前需去除患者随身携带的任何可干扰磁场的金属物件，包括义齿、节育环、起搏器等体内金属性异物。

三、超声检查

（一）概要

由于人体组织的密度不同，超声诊断仪可形成各种不同的回声图像，这是超声诊断的基础。

（二）超声检查前的准备

1.**腹部检查**　要求前1日晚餐进清淡饮食，晚餐后即禁食。

2.盆腔检查　检查前需要多饮水，保持膀胱充盈。

四、放射性核素检查

（一）脏器显像及功能检查

1.检查前准备

（1）脑平面显像：检查前给病人口服过氯酸钾400mg。

（2）心肌显像：用显像剂铊（^{201}Tl），需在检查前4小时开始禁食；用显像剂锝（^{99m}Tc）在注药后30分钟进脂肪餐，以加速显像剂从胆囊排出，减少对心肌的干扰。

（3）甲状腺吸碘功能测定：**检查前停服含碘食物（海带、海蟹、紫菜等）及药物（碘含片、芦戈液、昆布、海藻等）4~6周**，也不可服用甲状腺片、抗甲状腺药物2周，抗结核药、溴剂、激素和避孕药。在检查当天早晨空腹服^{131}Na I后，禁食2小时。

（4）胆系造影：**检查前禁食6小时**，检查胆囊收缩功能时，在胆囊显影后进脂肪餐。

2.常用检查种类及其意义

（1）脑平面显像：主要用于脑肿瘤、急性脑血管病硬脑膜下出血的检查。

（2）心肌显像：能检测心肌梗死和心肌缺血的部位和范围。

（3）甲状腺吸碘功能测定：可诊断甲状腺功能亢进症、甲状腺功能减退症等。

（二）放射免疫分析检查

1.检查前准备

（1）采血前日晚禁食油腻食物和饮酒。

（2）检查当日晨空腹静脉采血。

（3）采血时抽血速度不能过快，以免血液产生气泡容易溶血。

（4）采血后及时送检，防止生物活性物质发生酶解、降解和变质。或可将血样置于20℃保存，避免反复冻融。

（5）测定 β_2 微球蛋白时，应弃晨尿后饮水300ml左右，间隔30~60分钟收集尿液，同时静脉采血，以准确反映肾小球的滤过功能和肾小管的重吸收功能。

2.常用分析项目、意义及其标本

三碘甲状腺原氨酸（ FT_3 ），甲亢、甲减诊断，血清

甲状腺素（ FT_4 ），甲亢、甲减诊断，血清

血管紧张素Ⅰ（AT-Ⅰ），高血压，血浆

血管紧张素Ⅱ（AT-Ⅱ），高血压，血浆

β_2 微球蛋白（ β_2-MG ），肾功能、血液病、肿瘤，血清、尿甲胎球蛋白（AFP），原发性肝癌、胚胎性肿瘤，血清

参考答案

1.A　2.D　3.D　4.C　5.D　6.A　7.D　8.D　9.A　10.B　11.C　12.D　13.D
14.C　15.E　16.A　17.A　18.B　19.E　20.D

答案与解析

1.A　脉搏短绌是指脉率少于心率，多见于心房颤动患者。

2.D　交替脉是指脉搏一强一弱交替出现但节律正常。它是左心衰竭的重要体征。

3.D　奇脉（停脉）是指平静吸气时脉搏明显减弱或消失，见于心包积液和缩窄性心包炎患者。

4.C　病危面容的主要表现为患者面容枯槁、面色灰白或发绀，表情淡漠，眼眶凹陷，目光无神，皮肤湿冷，甚至大汗淋漓。

5.D　皮下紫斑直径在5mm以上者称瘀斑。

6.A　过敏性紫癜皮肤表现多数以皮肤紫癜为首发症状。常出现于四肢、远端伸侧，臀背部，而面部及躯干少见。紫癜呈对称分布，分批出现，大小不一，并可融合成片，甚至形成出血性疱疹和出血性坏死。

7.D　肝硬化时，由于肝功能减退对雌激素灭活能力减退，在患者面部、颈、上胸、等上腔静脉引流部位可见蜘蛛痣。

8~9.D、A　语颤减弱见于肺气肿、阻塞性肺不张、大量胸膜腔积液的患者；语颤增强见于肺组织炎症或肺实变的患者。

10.B　颈静脉怒张为右心衰竭的重要征象之一。其发生机制为右心衰竭时，由于体循环淤血，导致外周静脉回流受阻，颈静脉怒张。

11.C　极度消瘦、严重脱水、恶病质者腹部凹陷，呈"舟状腹"。

12.D　正常人的肠鸣音每分钟4~5次，若超过10次称肠鸣音亢进，见于急性

肠炎。

13.D 血红蛋白是诊断贫血的最有效指标。

14.C 镜下脓尿是指每高倍镜视野白细胞及脓细胞数超过5个。

15.E 经常排细条状或扁条状粪便，说明有肠狭窄，如直肠癌患者。

16.A 粪便隐血试验前3天，患者应避免服用铁剂、维生素C、动物血、肝脏、瘦肉以及大量绿叶蔬菜，以免造成假阳性。

17.A 血尿素氮可反映肾功能的情况。

18.B 肝硬化患者血清总蛋白可正常、降低或增高，但白蛋白降低、球蛋白增高。

19.E 血清丙氨酸氨基转移酶增高者常见于急性肝炎。

20.D 行胃肠钡餐检查前至少需禁食12小时。

第二章 呼吸系统疾病患者的护理

要点分析

本节内容非常重要，每年必考。近5年的考试先后考查了痰液的性状、量及气味，促进排痰的护理措施，咯血的临床表现和护理措施，呼吸困难的分型和护理措施等。整体的考查偏重于知识的记忆和应用。对于本节的复习，考生应着重掌握痰液的性状、量及气味，促进排痰的护理措施，咯血的临床表现和护理措施，呼吸困难的分型、分度和护理措施等内容。

考点纵览

第一节 常见症状护理

一、咳嗽、咳痰的护理（熟练掌握）

（一）原因

主要包括**细菌、病毒感染**；理化因素吸入或刺激，如吸入尘埃、刺激性气体、过冷或过热的空气等。

（二）临床表现

1.咳嗽性质 无痰或痰量极少的咳嗽为干咳，多见于咽炎、上呼吸道感染、气管异物、肺癌早期等。伴有痰液的咳嗽为湿性咳嗽，多见于慢性支气管炎、支气管扩张等。

2.咳嗽的音色 嘶哑性咳嗽多见于声带发炎、喉炎、喉结核、喉返神经麻痹等；犬吠样咳嗽见于会厌、喉部疾患或气管受压；**金属音调咳嗽见于纵隔肿瘤、支气管肺癌**。

> 锦囊妙记：肺癌患者咳嗽的特点为：刺激性咳嗽，呈金属音。

小试身手 1.患者出现带金属音的咳嗽应首先考虑为

A.支气管扩张　　　　B.支气管哮喘　　　　C.急性肺水肿

D.支气管肺癌　　　　E.肺脓肿

3.咳嗽的时间 突然发作多与吸入过敏原有关；慢性连续性咳嗽，见于慢性支气管炎、支气管扩张症、肺脓肿和空洞型肺结核等；夜间咳嗽多见于左心衰竭、肺结核等。

4.咳嗽、咳痰与体位　咳嗽于清晨或变动体位时加剧，且痰量较多，见于慢性支气管炎、支气管扩张症、肺脓肿等。

5.痰的性状、量及气味

（1）性状：

痰液	疾病	痰液	疾病
白色泡沫样或黏液痰转为黄色	细菌性感染	痰中呈红色或红棕色	支气管扩张症、肺癌、肺结核
草绿色痰	**铜绿假单胞菌（绿脓杆菌）感染**	红褐色或巧克力色痰	阿米巴肺脓肿
铁锈样痰	**肺炎链球菌感染**	果酱样痰	肺吸虫病
红棕色胶冻状痰	肺炎克雷伯杆菌感染	**粉红色泡沫样痰**	**急性左心衰竭**
恶臭味	**厌氧菌感染**		

小试身手 2.急性肺水肿患者痰液的特点是

A.草绿色痰　　　　　　B.铁锈样痰　　　　　C.红棕色胶冻状痰

D.粉红色泡沫样痰　　　E.恶臭痰

小试身手 3.患者咳出的痰液呈恶臭味提示

A.病毒感染　　　　　　B.真菌感染　　　　　C.厌氧菌感染

D.铜绿假单胞菌感染　　E.化脓菌感染

小试身手 4.患者女，45岁，背部大片烫伤后感染，创面脓液为绿色，特殊的甜腥臭味，感染的细菌可能是

A.金黄色葡萄球菌　　　B.溶血性链球菌　　　C.大肠埃希菌

D.铜绿假单胞菌　　　　E.变形杆菌

（2）痰量：24小时咳痰量>100ml为大量咳痰。**肺脓肿的典型症状为咳大量痰，痰液静置后出现分层现象**，上层为泡沫，中层为浆液，下层为脓液及坏死性物质。

（三）护理措施

1.避免诱因。

2.室内空气新鲜、流通，**室温18℃~20℃，湿度50%~60%**；

3.给予高蛋白、高维生素、高热量饮食。**多饮水，每日饮水量保持在1500ml以上**；

> 锦囊妙记：考生在复习时，可将需要多饮水的疾病做一个总结：痰液黏稠者、尿失禁者、腹泻、肾盂肾炎、肾结石、高热者等。

4.观察咳嗽、咳痰情况，详细记录痰液量、颜色和性状。

5.促进排痰　除遵医嘱使用祛痰药外，还可通过下列措施促进排痰：

（1）指导有效咳嗽：适用于**神志清醒并能咳嗽者**。

（2）拍背与胸壁振荡：适用于**长期卧床、排痰无力者**。从肺底由外向内、由下向上轻拍。

（3）湿化呼吸道：适用于**痰液黏稠**不易咳出者。

小试身手　5.针对痰液黏稠不易咳出者的排痰措施是

A.指导有效咳嗽　　　　　B.拍背与胸壁振荡　　　　C.湿化呼吸道

D.体位引流　　　　　　　E.机械吸痰

（4）**体位引流**：适用于痰量较多、呼吸功能尚好的**支气管扩张症、肺脓肿**等病人。

小试身手　6.体位引流适用于

A.肺脓肿患者　　　　　　B.气管切开患者　　　　　C.昏迷患者

D.痰稠不易咳出患者　　　E.肺癌患者

（5）机械吸痰：适用于**痰量较多、排痰困难、无力咳痰的病人**，尤其是昏迷或已行气管切开、气管插管的病人。

6.预防并发症　如病人突然烦躁不安、神志不清、面色明显苍白或发绀、出冷汗、呼吸急促、咽喉部有明显的痰鸣音，应考虑发生了窒息。

小试身手　7.协助拍背的手法是

A.五指握拳，用力叩打

B.五指并拢，稍向内合拳，由上向下，由外到内地轻拍背部

C.五指并拢，稍向内合拳，由下向上，由外到内地轻拍背部

D.五指并拢，稍向内合拳，由下向上，由内到外地轻拍背部

E.五指并拢，稍向内合拳，由上向下，由内到外地轻拍背部

二、咯血的护理（熟练掌握）

（一）病因

呼吸系统疾病、心血管疾病和血液病等均可引起咯血。

（二）临床表现

根据咯血量不同，咯血分为痰中带血、**少量咯血**（<100ml/d）、**中等量咯血**（100~500ml/d）、**大量咯血**（>500ml/d或一次>100ml）。

咯血时除出现原发病的体征外，可出现出血部位呼吸音减弱和（或）湿啰音。大咯血者常有紧张不安、血压下降等表现。**休克和窒息是咯血的主要并发症**。大咯血时出现咯血不畅、胸闷气促、情绪紧张、喉部有痰鸣音或喷射性大咯血突然中止，是窒息的先兆，若病人出现表情恐怖、张口瞪目、抽搐、大汗淋漓、牙关紧闭或神志丧失，提示发生了窒息。

（三）护理措施

1.安静休息　大咯血应绝对卧床休息，协助病人**取患侧卧位**，有利于健侧通气。

2.药物应用　①止血药物：**如垂体后叶素**缓慢静脉推注，或垂体后叶素10~20U+10%葡萄糖注射液250ml静脉滴注。因垂体后叶素可收缩血管和子宫平滑肌，冠心病、高血压及妊娠者禁用；②镇静剂：地西泮5~10mg肌注，**禁用吗啡、哌替啶，以免抑制呼吸**；③镇咳剂：年老体弱、肺功能不全者慎用。

> 锦囊妙记：考生在复习时，可将禁忌使用吗啡的疾病做一总结：呼吸困难或咯血者、胆道疾病、胰腺疾病、颅脑损伤者等。

3.饮食　**大咯血者暂禁食，小量咯血者进少量温凉流质饮食**。

4.窒息的预防及抢救

（1）密切观察病情变化，观察有无窒息先兆。向病人说明**咯血时不要屏气，尽量将血轻轻咯出**。

（2）准备好抢救物品：如吸痰器、气管插管和气管切开包等。**一旦出现窒息，立即将病人置于头低足高位**；或迅速机械吸引，**清除气道内积血**，必要时行气管插管或气管镜直视下吸出血块。

小试身手 8.患者，男性，咯血约200ml后突然呼吸困难，喉部有痰鸣音，表情恐怖，两手乱抓，护士应首先采取的措施是

A.给氧　　　　　　B.立即通知医师　　　　C.立即气管插管

D.使用呼吸兴奋剂　E.清除气道积血

（3）气道通畅后，若患者自主呼吸未恢复，应行人工呼吸，给予高流量吸氧，按医嘱应用呼吸中枢兴奋剂。

> 锦囊妙记：考生在复习时，可将取头低脚高位做一总结：窒息者、胎膜早破、空气栓塞、下肢骨折、肺部分泌物引流。

三、肺源性呼吸困难的护理（熟练掌握）

（一）分型与病因

分型	临床表现	常见疾病
吸气性呼吸困难	**吸气困难**，重者出现三凹征，即胸骨上窝、锁骨上窝及肋间隙在吸气时明显下陷，常伴有干咳及高调的吸气性哮鸣音	**喉水肿、痉挛**，气管异物、气管受压或肿瘤等引起上呼吸道梗阻
呼气性呼吸困难	**呼气费力、呼气时间延长伴有广泛哮鸣音**	**支气管哮喘、喘息型慢性支气管炎**、慢性阻塞性肺气肿
混合性呼吸困难	吸气和呼气均感费力，呼吸浅而快。常伴有呼吸音减弱或消失	重症肺炎、重症肺结核、大量胸腔积液、气胸

小试身手 9.下列哪种疾病可出现呼气性呼吸困难

A.支气管异物　　　　　　B.肺癌　　　　　　C.支气管哮喘

D.大叶性肺炎　　　　　　E.胸腔积液

小试身手 10.吸入性呼吸性困难见于

A.气胸　　　　　　　　　B.肺气肿　　　　　　C.气管异物

D.胸腔积液　　　　　　　E.支气管哮喘

（二）临床表现

1.分度

（1）**轻度**：重体力活动时出现呼吸困难；

（2）**中度**：轻微体力活动如日常活动、走路等时出现呼吸困难；

（3）**重度**：在安静休息状态下出现呼吸困难，表现为端坐呼吸，平卧时呼吸困难加重。

小试身手 11.患者在洗漱、如厕等活动时出现呼吸困难，其呼吸困难程度为

A.无呼吸困难　　　　　　B.轻度　　　　　　C.中度

D.重度　　　　　　　　　E.极重度

2.病人呼吸频率、深度、节律出现改变。

3.伴随有咳嗽、咳痰、胸痛、发热、神志改变。

（三）护理措施

1.室内空气新鲜，温湿度适宜。

2.给予高热量、高维生素、易消化饮食，**补充足够水分，防止痰液黏稠**。

3.及时清除呼吸道分泌物，保持呼吸道通畅。做好口腔护理，每日清洁口腔2~3次。

4.消除病人紧张情绪，增加安全感。

5.给氧　是纠正缺氧、缓解呼吸困难最有效的方法。如病人血气分析PaO_2在6.7~8.0kPa（50~60mmHg），$PaCO_2$在6.7kPa（50mmHg）以下，给氧流量（2~4L/min），氧浓度（29%~37%）；如病人PaO_2在5.3~6.7kPa（40~50mmHg），$PaCO_2$正常，间歇高流量（4~6L/min）、高浓度（45%~53%）给氧。如缺氧伴二氧化碳潴留者，用鼻导管或鼻塞法给氧。如患者PaO_2低于8.0kPa（60mmHg），$PaCO_2$在6.7kPa（50mmHg）以上时，应持续低流量（1~2L/min）低浓度（25%~29%）给氧。

> 锦囊妙记：考生应理解为什么Ⅱ型呼吸衰竭患者（PaO_2低于60mmHg，$PaCO_2$高于50mmHg）必须持续性低流量、低浓度给氧。因为Ⅱ型呼吸衰竭患者呼吸的维持主要靠低氧血症的刺激，如果高浓度、高流量地给氧，患者的低氧血症很快缓解，这时候呼吸中枢失去了低氧血症的刺激，患者会出现呼吸抑制。

6.合理安排休息和活动量。

第二节　急性上呼吸道感染患者的护理

要点分析

　　本节内容较为简单，历年考试基本未涉及。对于本节的复习，考生应熟悉上呼吸道感染的病因和辅助检查，着重掌握上呼吸道感染的临床表现、治疗原则和护理措施等内容。

考点纵览

（一）病因及发病机制（了解）

　　急性上呼吸道感染约70%~80%由病毒感染引起，常见病毒包括鼻病毒、流感病毒、副流感病毒、呼吸道合胞病毒、腺病毒、柯萨奇病毒、麻疹病毒等。全年均可发病，冬春季节多见，病原体主要通过飞沫、被污染的用具传播。

小试身手 12.成人急性上呼吸道感染最常见的病因是

A.吸烟　　　　　　　　B.变态反应　　　　　　　C.理化因素

D.粉尘　　　　　　　　E.病毒

小试身手 13.急性上呼吸道感染最常见的病原体是

A.病毒　　　　　　　　B.细菌　　　　　　　　　C.衣原体

D.真菌　　　　　　　　E.支原体

（二）临床表现（熟练掌握）

　　1.普通感冒　俗称"伤风"，多由鼻病毒、副流感病毒感染引起。起病急，以鼻咽部症状为主，早期咽干痒，继而打喷嚏、鼻塞、开始流清水样鼻涕，2~3天后变稠，可伴咽痛、少量咳嗽。一般无发热及全身症状，或有低热、不适、轻度畏寒、头痛。

　　2.病毒性咽炎、喉炎　急性病毒性咽炎以咽部发痒和烧灼感为主，疼痛不明显。出现吞咽疼痛提示链球菌感染。急性病毒性喉炎以声音嘶哑为主要症状。

　　3.细菌性咽、扁桃体炎　起病急，咽痛明显、畏寒、发热，体温可达39℃以上。咽部充血，扁桃体肿大、充血，有黄色点状渗出物，有时伴有颌下淋巴结肿大、有压痛。

（三）辅助检查（了解）

　　1.血常规　病毒感染时血白细胞计数正常或偏低，淋巴细胞比例升高。细菌感染时血白细胞计数和中性粒细胞升高，重者出现核左移现象。

　　2.病原学检查　病毒分离、病毒抗原血清学检查等，判断病毒类型。细菌培养可判断细菌类型，进行药物敏感试验，以指导临床合理用药。

（四）治疗原则（了解）

　　1.对症治疗　注意休息、多饮水、戒烟。发热、全身酸痛者选用解热止痛药；

鼻塞用1%新麻滴鼻液点鼻；咽痛时含消炎喉片等。

2.病因治疗　病毒感染者早期应用抗病毒药有一定疗效。细菌感染时根据病原菌选择敏感药物。

3.中药治疗　有助于改善症状，缩短病程。

（五）护理措施

（1）监测体温和病情变化。病人寒战时注意保暖，出汗多的病人保持皮肤清洁。高热者降温。防止口腔感染，进食后漱口或口腔护理。

（2）室内空气流通，温湿度适宜。适当休息，病情较重或年老者卧床休息。实施呼吸道隔离，减少探视，防止交叉感染。

（3）给予清淡、高热量、高维生素、易消化食物，多饮水。

（4）指导病人遵医嘱用药，勿滥用抗生素。

小试身手　14.关于急性上呼吸道感染患者的护理措施，**错误的是**

A.注意体温的变化，观察病情变化

B.防止口腔感染，作好口腔护理

C.给予清淡、高热量、易消化的流质饮食

D.鼓励患者多饮水

E.尽早使用抗生素

第三节　支气管哮喘患者的护理

要点分析

本节内容较为重要，历年考试多有涉及。近5年的考试先后考查了哮喘的诱发因素、临床表现，控制哮喘发作的药物，哮喘患者的护理措施等。整体的考查偏重于知识的记忆和理解。对于本节的复习，考生应熟悉哮喘的诱发因素、辅助检查；着重掌握哮喘的临床表现，控制哮喘发作的药物，哮喘患者的护理措施等内容。本节记忆性内容较多，考生可结合"锦囊妙记"中的方法进行理解式记忆。

考点纵览

（一）病因及发病机制（了解）

1.病因和诱因　哮喘受遗传和环境因素的双重影响。环境中哮喘的诱发因素有：

（1）**过敏原以吸入为主**，如花粉、动物毛屑、尘螨、二氧化硫、氨气等。

（2）感染：如病毒、细菌、原虫、寄生虫等感染。

（3）鱼、虾蟹、蛋类、牛奶等食物。

（4）其他：某些药物、气候变化、剧烈运动以及精神因素等均可诱发哮喘。

2.发病机制　速发型及迟发型哮喘发生均**与气道的变应性炎症**有关。

> 锦囊妙记：哮喘的诱发因素常考病例分析题，考生只需要根据题干的情景学会判断即可。

小试身手 15.支气管哮喘的发病机制是

A.支气管狭窄 　　　　B.支气管痉挛 　　　　C.气道的变应性炎症

D.肺泡充血水肿 　　　　E.肺泡通气不足

小试身手 16.支气管哮喘的发生与气道的变态反应性炎症有关，参与此过程的细胞**不包括**

A.肥大细胞 　　　　B.嗜酸性粒细胞 　　　　C.红细胞

D.中性粒细胞 　　　　E.巨噬细胞

（二）临床表现（熟练掌握）

典型症状是反复发作的伴有哮鸣音的**呼气性呼吸困难**。

1.症状 　发病前多有干咳、打喷嚏、流泪等先兆症状，继而出现**发作性呼气性呼吸困难**，伴哮鸣音、胸闷、咳嗽、咳白色泡沫样痰，病人被迫坐起。发作严重时，病人张口抬肩、大汗、喘气费力、烦躁不安，甚至发绀。

> 锦囊妙记：哮喘患者气道高反应性→在诱因的刺激下→支气管痉挛→气体呼出受阻→呼气性呼吸困难。

小试身手 17.支气管哮喘的主要临床表现是

A.咳嗽、流清涕 　　　　B.伴有哮鸣音的呼气性呼吸困难

C.发作性呼吸困难 　　　　D.胸闷

E.端坐卧位

重度哮喘**发作持续24小时以上**，经治疗不能缓解者，**称之为哮喘持续状态**。表现为极度呼吸困难、发绀、端坐呼吸、大汗淋漓，甚至出现呼吸循环衰竭。

2.体征 　发作时双肺呈过度充气状态，**双肺广泛哮鸣音，呼气音延长**，但重度哮喘或轻度哮喘时可不出现哮鸣音。发绀、心率增快、奇脉、颈静脉怒张、胸壁反常运动出现在严重哮喘患者中，非发作期体检可无异常。

（三）辅助检查（了解）

1.血常规检查 　发作时**嗜酸性粒细胞升高**，并发感染时白细胞计数和中性粒细胞比例升高。

2.动脉血气分析 　哮喘发作时PaO_2不同程度降低，缺氧引起反射性过度通气导致$PaCO_2$降低，呼吸性碱中毒。重症哮喘，气道严重阻塞，PaO_2降低而$PaCO_2$增高，表现为呼吸性酸中毒。如缺氧明显出现代谢性酸中毒。

3.X线检查 　哮喘发作时两肺透亮度增加，呈过度充气状态。

4.肺功能检查 　哮喘发作时用力肺活量（VC）降低，残气量、功能残气量、肺总量增加，残气/肺总量比例升高。

5.痰液涂片检查 涂片可见较多的嗜酸性粒细胞和黏液栓。

（四）治疗原则（熟练掌握）

1.消除诱因 脱离过敏原及引起哮喘的诱发因素。

2.缓解哮喘发作药物

药物	作用机制	代表药物	不良反应
β₂受体激动剂（控制症状的首选药）	松弛支气管平滑肌，具有一定的抗气道炎症，增强黏膜纤毛功能	**沙丁胺醇**、特布他林、福莫特罗。**首选吸入法**	
茶碱类	松弛支气管平滑肌作用，增强呼吸肌收缩、抗气道炎症，增强黏膜纤毛功能	氨茶碱、多索茶碱	**胃肠道、心血管症状**、呼吸中枢兴奋，重者引起抽搐、死亡
抗胆碱能药物	舒缓支气管、减少分泌物，对于夜间哮喘、痰多患者尤其适用	异丙托溴铵	

3.抗炎药物

（1）**糖皮质激素**：是当前控制哮喘**最有效的抗炎药物**。通过抑制气道变应性炎症，降低气道高反应性发挥作用。**常用泼尼松**口服。重症者及早静脉给予琥珀氢化可的松100~400mg/d，用后4~6小时起作用，或甲泼尼龙80~160mg/d，起效时间更短。

（2）**色甘酸钠**：对预防运动和过敏原诱发的**哮喘最有效**。

（3）伴呼吸道感染者应根据病原菌选择敏感抗生素。

锦囊妙记：沙丁胺醇——控制哮喘症状的首选药。
　　　　　泼尼松——控制哮喘最有效的药物。
　　　　　色甘酸钠——预防运动型哮喘。

小试身手 （18~19题共用备选答案）

A.氨茶碱　　　　　B.地塞米松　　　　　C.色甘酸钠

D.氯苯那敏　　　　E.沙丁胺醇

18.控制哮喘症状的首选药是

19.用于预防运动和过敏原诱发的哮喘最有效的药物是

（五）护理措施（熟练掌握）

1.环境安静、舒适保持空气流通。避免花草、地毯、皮毛、烟及尘埃飞扬等诱因。

2.给予营养丰富、高维生素、清淡饮食，多吃水果和蔬菜，避免食用鱼、虾、蛋等可能诱发哮喘的食物。

3.鼓励病人多饮水，水量>2500ml/d。

4.定期协助病人翻身、拍背,促使痰液排出。

5.应教会患者正确掌握定量雾化吸入器和干粉吸入器的使用方法。

6.观察病人神志、发绀、呼吸困难程度,监测呼吸音、哮鸣音变化。

7.遵医嘱使用支气管解痉药物和抗炎药物,指导病人正确使用吸入剂,提高治疗效果。

8.预防哮喘复发

(1)日常生活中避免接触变应原及非特异性刺激物。

(2)注意劳逸结合,合理饮食、戒烟、增强体质、预防感冒。避免精神紧张和剧烈活动。

(3)应用糖皮质激素吸入剂预防发作。

(4)发作季节前3个月,在医生指导下使用增强免疫力的制剂,如接种菌苗等。

(5)一旦哮喘发作应及时就医。

小试身手(20~21题共用题干)

患者,女性,20岁,既往有哮喘病史。春季外出旅游后出现咳嗽、咳痰伴喘息24小时后就诊。查体:脉搏92次/分,呼吸28次/分,肺部听诊有哮鸣音。

20.该患者哮喘发作最可能的诱因是

A.尘螨　　　　　　　　B.花粉　　　　　　　　C.病毒

D.精神紧张　　　　　　E.动物毛屑

21.针对该患者的护理措施,错误的是

A.给予祛痰药物　　　　　　　　　B.给予糖皮质激素

C.给予低流量吸氧　　　　　　　　D.每日饮水量在2000ml以上

E.在病室摆放鲜花

第四节　慢性支气管炎和阻塞性肺气肿患者的护理

要点分析

本节内容较为重要,历年考试多有涉及。近5年的考试先后考查了慢性支气管炎、阻塞性肺气肿的病因,肺气肿的临床表现,慢性支气管炎、阻塞性肺气肿的治疗原则和护理措施等。整体的考查偏重于知识的记忆和应用。对于本节的复习,考生应着重掌握肺气肿的临床表现,慢性支气管炎、阻塞性肺气肿的治疗原则和护理措施等内容。

考点纵览

(一)病因及发病机制(掌握)

1.**吸烟**　是重要的发病因素。

2.**感染**　病毒、细菌和支原体感染。常见病毒为鼻病毒、流感病毒、腺病毒及呼吸道合胞病毒,常见细菌为肺炎球菌、流感嗜血杆菌和葡萄球菌等。

3.气候　冷空气刺激、气候突然变化，使呼吸道黏膜防御能力下降，易继发感染。

4.遗传因素　α_1抗胰蛋白酶缺乏，与肺气肿发生密切相关。

（二）临床表现（熟练掌握）

1.症状

慢性支气管炎病人在气候寒冷或气候突变时出现轻微咳嗽，病情严重者四季咳嗽。晨间咳嗽较重，痰液为白色黏液或泡沫状，感染时痰量增多，清晨起床或变动体位时较明显，可咳黄绿色脓性痰，偶带血。**阻塞性肺气肿**的症状除有慢性支气管炎症状外，同时伴有逐渐加重的呼吸困难。

> 锦囊妙记：肺气肿患者由于肺泡弹性下降→肺泡内气体不能有效排出→呼吸活动减弱→出现逐渐加重的呼吸困难。

小试身手 22.慢性支气管炎发展为阻塞性肺气肿突出的症状为

A.反复咳嗽，进行性加剧　　　　B.发热、咳嗽、咳脓痰

C.咳大量脓痰　　　　　　　　　D.反复感染、咯血

E.逐渐加重的呼吸困难

2.体征　慢性支气管炎急性发作时肺部啰音增多。

典型肺气肿体征：桶状胸，胸部呼吸运动减弱；语颤减弱；叩诊过清音，心浊音界缩小，肝上界下移；**听诊呼吸音减弱，呼气延长，心音遥远**。晚期病人因呼吸困难，出现身体前倾，缩唇呼气。

（三）辅助检查（熟练掌握）

1.血常规　细菌感染时白细胞计数升高、核左移及中性粒细胞比例升高。

2.血气分析　阻塞性肺气肿感染加重时　PaO_2下降、$PaCO_2$升高。

3.X线检查　肺纹理增多，两下肺较明显。肺气肿时两肺透亮度增加，肋间隙增宽。

4.肺功能检查　早期无异常。如有小气道阻塞时，最大呼气流速–容量曲线在75%和50%肺容量时流量明显降低。当使用支气管扩张剂后**第一秒用力呼气容积（FEV_1）与用力肺活量（FVC）的比值（FEV_1/FVC）<0.70提示已发展为慢性阻塞性肺疾病**。

5.痰液检查　痰培养可见肺炎链球菌、流感嗜血杆菌等致病菌。涂片见中性粒细胞及已破坏的杯状细胞。

（四）治疗要点（掌握）

1.缓解期

（1）指导病人戒烟，避免诱发因素，加强体育锻炼，增强病人体质。

（2）应用药物预防和减轻症状，如沙丁胺醇和（或）氨茶碱。痰不易咳出者使用羧甲司坦和盐酸氨溴索等祛痰药。对重度和极重度、反复加重的患者，研究显示

长期吸入糖皮质激素与长效 β$_2$ 肾上腺素受体激动剂，可减少急性发作频率。

（3）长期氧疗：**低流量吸氧，1~2L/min，吸氧时间>15h/d**。

2.急性加重期

（1）控制感染：根据致病菌性质及药物敏感程度选择抗生素。

（2）急性发作期病人考虑使用糖皮质激素治疗。

（3）祛痰镇咳，解痉平喘治疗药物同稳定期用药。

（4）合理吸氧，根据血气分析结果调整给氧方式和给氧浓度。一般通过**鼻导管、低流量（1~2L/min）低浓度（25%~29%）持续给氧**。

（五）护理措施（熟练掌握）

1.观察病人咳嗽、咳痰、呼吸困难进行性加重的程度，全身症状、体征和并发症。

2.遵医嘱使用抗感染药物，观察药物疗效和不良反应。

3.**合理用氧**，对呼吸困难伴低氧血症者，**低流量持续给氧，氧流量1~2L/min。每天氧疗时间不少于15小时，睡眠时间不可间歇**。

4.**协助病人呼吸训练**，改善呼吸状态。

（1）**缩唇呼吸**：作用是提高支气管内压，**防止呼气时小气道过早陷闭**，促进肺泡气体排出。将缩唇呼气融入腹式呼吸中，能有效增加呼吸运动的力量和效率，调动通气的潜能。

锦囊妙记：缩唇呼吸→呼气时间延长→气体在支气管内时间延长→气管内压升高→小气道闭合时间延长→肺泡内气体排出增多→肺气肿的患者呼吸困难的症状得到改善。

小试身手 23.缩唇呼吸的重要性是

A.加强呼吸运动　　　　B.减少呼吸困难　　　　C.减少小气道塌陷

D.减轻呼吸肌劳累　　　E.减少胸痛

小试身手 （24~25题共用题干）

患者，男性，62岁，咳嗽20余年，近日咳大量脓痰、胸闷气短，诊断为慢性阻塞性肺疾病。

24.下列哪种措施能有效改善该患者的呼吸困难

A.祛痰剂　　　　　　　B.超声雾化　　　　　　C.插管吸痰

D.呼吸器　　　　　　　E.缩唇呼吸训练

25.该患者应采取何种给氧方式

A.高压氧舱　　　　　　B.高浓度间断吸氧　　　C.高浓度持续吸氧

D.低浓度间断吸氧　　　E.低浓度持续吸氧

（2）腹式呼吸：通过腹肌的主动舒张与收缩加强腹肌训练，降低呼吸阻力，增加肺泡通气量，提高呼吸效率。

5.补充营养：给予高热量、高蛋白、高维生素饮食，少吃产气食品。

6.功能锻炼：病情缓解期后加强全身运动锻炼，结合呼吸训练，挖掘呼吸功能潜力。

小试身手（26~28题共用题干）

患者男，45岁，慢性咳嗽，咳痰3年多，冬重夏轻，3天前咳嗽加重，咳黄痰，查体：双飞散在干、湿啰音，心脏正常。实验室检查：WBC $11 \times 10^9/L$。胸片示：双肺野纹理增强。

26.最可能的诊断是

A.支气管哮喘　　　　B.慢性支气管炎　　　　C.支气管扩张

D.细菌性肺炎　　　　E.支气管肺癌

27.目前最重要的保护措施是

A.有效控制呼吸道感染　　　　　B.合理用氧

C.协助患者呼吸训练　　　　　　D.注重患者营养摄入

E.注意患者的心理保护

28.最常发生的并发症是

A.呼吸功能衰竭　　　　　　　　B.支气管扩张

C.慢性肺源性心脏病　　　　　　D.慢性阻塞性肺气肿

E.肺间质纤维化

第五节　慢性肺源性心脏病患者的护理

要点分析

本节内容较为重要，历年考试多有涉及。近5年的考试先后考查了慢性肺源性心脏病的病因、失代偿期的临床表现、辅助检查和护理措施等。整体的考查偏重于知识的记忆和应用。对于本节的复习，考生应着重掌握慢性肺源性心脏病失代偿期临床表现、辅助检查和护理措施等内容。

考点纵览

（一）病因及发病机制（掌握）

1.病因

（1）**约80%~90%由慢性阻塞性肺疾病（COPD）引起**，其次为支气管哮喘、支气管扩张症、重症肺结核、肺尘埃沉着症、结节病等。

小试身手 29.慢性肺心病最常见的病因是

A.支气管扩张　　　　B.支气管哮喘　　　　C.肺结核

D.慢性阻塞性肺疾病　　E.脊柱侧弯

（2）胸廓运动障碍性疾病，如脊柱后侧凸、胸廓畸形和运动受限等。

（3）肺血管疾病，如肺小动脉栓塞等。

2.发病机制　缺氧、高碳酸血症和呼吸性酸中毒均可导致肺血管收缩、痉挛，肺血管阻力升高，形成**肺动脉高压**。

小试身手 30.肺源性心脏病肺动脉高压形成的最主要因素

A.肺部毛细血管减少　　　　　B.血液黏稠度增加

C.血容量增加　　　　　　　　D.肺部毛细血管网栓子形成

E.肺小血管收缩痉挛

肺循环阻力增加，**肺动脉高压导致右心室后负荷加重**，右心室代偿性肥厚、扩张，逐渐发展为慢性肺源性心脏病。

（二）临床表现（熟练掌握）

1.肺、心功能代偿期

（1）症状：咳嗽、咳痰、气急、喘息，活动后心悸、呼吸困难、乏力、活动耐力下降等。

（2）体征：有不同程度发绀；偶闻及干湿性啰音；心音遥远，肺动脉瓣听诊区第二心音亢进。

2.肺、心功能失代偿期

（1）呼吸衰竭：**头痛、白天嗜睡、晚上兴奋**；加重时出现**神志恍惚、谵妄、躁动、抽搐**、生理反射迟钝等**肺性脑病表现。肺性脑病是肺心病病人死亡的首要原因。**

体征：发绀明显、球结膜水肿、多汗、皮肤潮红，水肿、颅内压增高等。

（2）心力衰竭症状：**以右心衰竭为主**，心悸、气促加重、乏力、食欲减退、上腹痛、少尿。

体征：**发绀、颈静脉怒张，肝-颈静脉回流征阳性，肝大和压痛，心率增快**，心律失常，剑突下闻及收缩期杂音。下肢乃至全身水肿，甚至出现腹水。

3.并发症　肺性脑病、电解质紊乱、酸碱失衡、消化道出血、DIC等。

（三）辅助检查（熟练掌握）

1.血常规检查　**红细胞和血红蛋白均升高。**

锦囊妙记：慢性肺源性心脏病患者由于长期缺氧→红细胞代偿性增多→红细胞和血红蛋白升高。

小试身手 31.下列哪种疾病会出现红细胞和血红蛋白增高

A.高血压性心脏病　　　B.风湿性心脏病　　　C.冠心病

D.贫血性心脏病　　　　E.肺源性心脏病

2.X线检查　**肺动脉高压和右心室肥大的征象皆为诊断肺心病的主要依据。**

小试身手 32.慢性肺源性心脏病早期可出现

A.左心室肥大　　　　　B.右心室肥大　　　　　C.全心肥大

D.左房肥大　　　　　　E.心包积液

3.动脉血气分析　低氧血症和（或）高碳酸血症，**如$PaO_2 < 60mmHg$和（或）**

$PaCO_2>50mmHg$ 时，提示发生了呼吸衰竭。

4.心电图检查　主要表现为右心室肥大、肺型P波等。

5.超声心动图检查

（四）治疗要点（掌握）

治疗原则是以治肺为本，治心为辅。

1.急性加重期治疗

（1）**控制感染**：根据痰培养和药物敏感试验结果选择抗生素。院外感染多以革兰阳性菌为主，院内感染多以革兰阴性菌占多数。一般主张联合使用抗菌药物。

（2）氧疗：纠正缺氧和二氧化碳潴留。**低浓度、低流量持续给氧，氧流量1~2L/min**，24小时持续不间断给氧。

（3）控制心力衰竭：避免大剂量利尿造成血液浓缩、痰液黏稠，加重气道阻塞及低钾血症。肺心病人使用**利尿药时应缓慢、小量、间歇**。

当感染控制和呼吸功能改善后，心力衰竭仍不能控制时加用强心药。**肺心病病人使用洋地黄类药时应快速、小剂量使用**，用药前积极纠正缺氧和低钾血症，用药过程中密切观察药物不良反应。

2.缓解期治疗

（1）应用中西结合方法，积极治疗原始疾病，避免诱因，减少急性发作，改善心肺功能。

（2）接种流感疫苗和肺炎球菌疫苗，提高机体免疫力。

（3）进行家庭氧疗，改善呼吸功能。

（五）护理措施（熟练掌握）

1.鼓励病人咳嗽，拍背，促进排痰，改善肺泡通气。

2.经鼻导管**持续低流量给氧，氧浓度一般在25%~29%，氧流量1~2L/min**。

| 小试身手 | 33.关于慢性肺源性心脏病的护理措施，**错误的是**

A.给予氧疗，氧流量为4~6L/min　　　B.慎用镇静剂

C.有水肿的患者宜限制水、盐摄入　　D.鼓励患者咳嗽，促进痰液排出

E.给予高蛋白、高维生素、清淡饮食

3.**水肿者限制水盐摄入**；准确记录24小时出入液量。遵医嘱使用利尿药，尽可能白天使用利尿药，避免夜间因频繁排尿影响睡眠，注意观察水肿变化，特别是骶尾部及身体下垂部位有无水肿。做好皮肤护理，避免皮肤长时间受压引起压疮。

4.补充营养　给予**高蛋白、高维生素、易消化、清淡饮食。避免含糖高的食物，以免造成痰液黏稠**。

5.指导病人进行腹式呼吸、缩唇呼气训练，加强呼吸肌肌力和机体耐力。

6.监测呼吸衰竭、电解质紊乱等，指导病人**勿随意使用镇静催眠药，以免诱发或加重肺性脑病**。

7.改善睡眠　病室环境安静、舒适，避免强光刺激和噪声。

| 小试身手 | 34.改善呼吸功能的措施**不包括**

A.加强气道管理　　　　B.给氧　　　　　C.应用呼吸兴奋剂

D.机械通气　　　　　　E.使用利尿剂

第六节　支气管扩张症患者的护理

要点分析

本节内容较为重要，历年考试多有涉及。近5年的考试先后考查了支气管扩张症的病因、痰液特点、治疗原则和体位引流的护理等。整体的考查偏重于知识的记忆和应用。对于本节的复习，考生应着重掌握支气管扩张症的痰液特点、治疗原则和体位引流的护理等内容。

考点纵览

（一）病因及发病机制（掌握）

1.大多数支气管扩张症由于支气管、肺组织感染和支气管阻塞引起。病因以婴幼儿期的麻疹、百日咳、支气管肺炎最多见。

2.先天性支气管发育缺损和遗传因素也可形成支气管扩张症。

小试身手 35.继发性支气管扩张的常见原因**不包括**

A.支气管感染　　　　B.支气管阻塞　　　　C.遗传因素

D.COPD　　　　　　　E.肺结核

（二）临床表现（熟练掌握）

1.症状

（1）**慢性咳嗽、咳大量脓痰**，痰液静置后分为三层：上层为泡沫、中层为黏液、下层为脓性物和坏死组织。

小试身手 36.下列哪种疾病的痰液静置后可出现3层

A.慢性支气管炎症　　　B.支气管扩张症　　　C.肺结核

D.COPD　　　　　　　E.慢性肺源性心脏病

小试身手 37.下列符合支气管扩张症病人咳嗽咳痰特点的描述是

A.慢性咳嗽，咳黏液痰

B.咳嗽、咳痰和体位变化无关

C.慢性咳嗽，咳红棕色胶冻状痰

D.夜间阵发性咳嗽，咳粉红色泡沫样痰

E.慢性咳嗽，咳大量脓痰，痰液静置后分三层

（2）约50%~70%的病人有不同程度咯血。部分病人以**反复咯血为唯一症状**，临床称之为"**干性支气管扩张症**"。

（3）继发肺部感染：同一部位反复发生肺炎。

（4）全身症状：发热、食欲下降、乏力、消瘦等。

2.体征　继发感染时在病变部位听到局限性、固定性湿啰音，有时可闻及哮鸣音，部分病人伴杵状指（趾）。

（三）辅助检查（了解）

1.X线检查　见一侧或双侧下肺纹理增多或增粗，典型者见**不规则的蜂窝状透亮阴影或沿支气管的卷发状阴影**，感染时阴影内见液平面。高分辨率CT检查可显示管壁增厚的柱状扩张或成串成簇的囊性改变。

2.纤维支气管镜检查　有助于鉴别管腔内异物、肿瘤或其他阻塞性因素引起的支气管扩张。

（四）治疗原则（熟练掌握）

1.控制感染　急性感染时根据症状、体征、痰液性状，必要时根据痰培养及药物敏感试验结果选择抗生素。

2.痰液引流　是重要治疗方法，可保持气道通畅，减少继发感染和减轻全身中毒症状。

（1）祛痰剂：有气道反应性增高者加入支气管扩张药，以提高祛痰效果。

（2）**体位引流**：根据病变部位采取不同体位进行引流。

3.咯血的处理　参见肺结核。

4.手术治疗　病灶较局限者，内科治疗无效时考虑手术治疗。

（五）护理措施（熟练掌握）

1.遵医嘱使用祛痰药，指导病人有效咳嗽，拍背，促进痰液排出。

2.体位引流

（1）**在饭前进行**，引流前向病人解释引流目的及如何配合。

> 锦囊妙记：体位引流应在饭前进行，防止饭后引流引起呕吐误吸。

（2）依病变部位不同选择不同体位。原则上**抬高患肺位置，引流支气管开口向下**，有利于分泌物随重力作用流入大支气管和气管排出。

（3）引流时间**每次15~30分钟，每日2~3次**。嘱病人间歇做深呼吸后用力咳痰，同时叩患部以提高引流效果。

（4）引流完毕嘱病人漱口并记录引流出痰液的量及性状。

（5）引流过程严密观察病情，若病人出现咯血、发绀、头晕、出汗、疲劳等情况，**应及时终止引流**；痰量较多引流时，**注意将痰液逐渐咳出，以防大量痰液同时涌出引起窒息**；**高血压、心力衰竭及高龄者禁止体位引流**。

小试身手 38.支气管扩张患者排痰最有效的措施是

A.体位引流　　　　　　B.有效咳嗽　　　　　　C.拍背与胸壁震荡

D.机械吸痰　　　　　　E.湿化呼吸道

小试身手 39.支气管扩张患者行体位引流时的护理措施，**错误的是**

A.谨防窒息 B.依病变部位不同采取不同的体位

C.引流宜在饭后进行 D.引流过程中注意观察病情

E.患有高血压的患者禁止引流

3.给予高热量、高蛋白质、高维生素饮食。**鼓励病人多饮水，每天饮1500ml以上**，稀释痰液，促进排痰。

4.急性感染期病人卧床休息，大咯血者绝对卧床。

5.加强病情观察，防止发生窒息等并发症。

第七节　肺炎患者的护理

要点分析

本节内容较为重要，历年考试多有涉及。近5年的考试先后考查了肺炎的分类，肺炎链球菌肺炎的临床表现、首选药物和护理措施等。整体的考查偏重于知识的记忆和应用。对于本节的复习，考生应着重掌握肺炎链球菌肺炎的临床表现、首选药物和护理措施等内容。

考点纵览

一、肺炎的分类（掌握）

1.按解剖位置分类　分为大叶性肺炎、小叶性肺炎和间质性肺炎。

2.按病因学分类

（1）**细菌性肺炎：最为常见，最常见的致病菌是肺炎球菌**，其次为葡萄球菌、肺炎杆菌。

（2）病毒性肺炎：如冠状病毒、流感病毒、腺病毒、麻疹病毒等。

（3）非典型病原体肺炎：如支原体、衣原体、军团菌等感染。

（4）真菌性肺炎：如白色念珠菌、放线菌等感染。

小试身手　40.患者男，37岁，平素体健，淋雨后突发寒战、高热、咳嗽，咳铁锈色痰，X线胸片示右肺中叶呈均匀一致的致密阴影，引发患者肺部病变最可能的病原体是

A.病毒 B.细菌 C.真菌

D.衣原体 E.支原体

3.根据感染来源分类

（1）**社区获得性肺炎**：在医院外感染的感染性肺实质炎症。主要病原菌为**肺炎链球菌**、流感嗜血杆菌、非典型病原体等。

（2）**医院获得性肺炎**：也称医院内肺炎，常见病原菌为铜绿假单胞菌、鲍曼不动杆菌、肺炎克雷伯菌、大肠埃希菌、金黄色葡萄球菌等。

小试身手（41~42共用备选答案）

A.葡萄球菌 B.肺炎链球菌 C.铜绿假单胞菌

D.肺炎球菌　　　　　　E.支原体

41.细菌性肺炎最常见的病原菌是

42.社区获得性肺炎的主要病原菌是

二、肺炎链球菌肺炎的护理

肺炎链球菌肺炎是由肺炎链球菌引起的肺炎，典型病变呈大叶性分布。冬季与初春好发。

（一）病因及发病机制（掌握）

本病由肺炎链球菌或称肺炎球菌感染发病。肺炎链球菌在干燥的痰液中可存活数月，但阳光直射1小时，或加热至52℃10分钟可杀灭，对苯酚等消毒剂也较敏感。

（二）临床表现（熟练掌握）

1.典型表现　急骤起病，寒战、高热，数小时内体温升高达39℃~40℃，呈<u>稽留热</u>。干咳，少量黏痰，<u>典型者发病2~3日咳铁锈色痰</u>。严重感染中毒者易发生<u>休克型肺炎，病人出现烦躁不安、意识模糊、嗜睡、面色苍白、出冷汗、四肢厥冷、少尿或无尿。</u>

> **小试身手** 43.肺炎球菌性肺炎的痰液特点为
> A.大量脓臭痰　　　　B.红棕色胶冻样　　　　C.粉红色泡沫样痰
> D.铁锈色痰　　　　　E.黄色脓痰

2.体征　<u>急性病容，面颊绯红、鼻翼扇动、呼吸浅快、口唇青紫。肺实变时患侧呼吸运动减弱，语颤增强，</u>叩诊浊音，听诊支气管呼吸音，干湿性啰音，累及胸膜时可闻及胸膜摩擦音。

（三）辅助检查（熟练掌握）

1.血常规　<u>白细胞计数达（10~20）×10⁹/L</u>，中性粒细胞比例升高，在80%以上，核左移和（或）细胞内出现中毒性颗粒。

2.X线胸片　早期肺纹理增多或受累肺段、肺叶稍模糊。

（四）治疗原则（熟练掌握）

1.使用抗生素治疗，<u>首选青霉素治疗</u>。

> 锦囊妙记：考生在复习过程中可将首选青霉素治疗的疾病进行总结：肺炎链球菌肺炎、猩红热、梅毒等。

> **小试身手** 44.治疗肺炎链球菌肺炎首选
> A.青霉素　　　　　　B.红霉素　　　　　　C.林可霉素
> D.头孢霉素　　　　　E.庆大霉素

2.卧床休息，避免劳累、醉酒等使病情加重的因素，尽量不用退热药，避免大量出汗影响临床判断。禁用抑制呼吸的镇静药。

3.休克型肺炎出现末梢循环衰竭时<u>首先应补充血容量</u>，根据中心静脉压调整；使用适量的血管活性药物，维持收缩压在12~13.3kPa（90~100mmHg），同时选用2~3种广谱抗菌药联合、大剂量、静脉给药。

小试身手 45.休克型肺炎首选的治疗是

A.补充血容量　　　　　　　　B.血管活性物质的应用

C.糖皮质激素的应用　　　　　D.纠正水、电解质及酸碱平衡紊乱

E.防治并发症

（五）护理措施（熟练掌握）

1.卧床休息，给予高蛋白质、高热量、高维生素饮食，鼓励病人多饮水。寒战时增加盖被、使用暖水袋保暖；高热者在头部、腋下、腹股沟等处放置冰袋，温水擦浴。**胸痛者协助病人取患侧卧位**。

2.气急者协助其取半卧位，或遵医嘱给予氧气吸入，氧流量2~4L/min。痰液黏稠不易咳出时给予蒸汽或超声雾化吸入，配合翻身拍背促进痰液排出。

3.严密观察病情，高热常在抗菌药物使用后24小时内消退，或数日内逐渐下降。

4.<u>如发生感染性休克，应密切观察病人生命体征及尿量变化</u>，遵医嘱使用抗休克及抗感染药物。加强护理，去枕平卧位，保暖忌用热水袋；迅速建立静脉通路，输液速度不宜太快，防止发生心力衰竭和肺水肿。

第八节　肺结核患者的护理

要点分析

本节内容较为重要，历年考试多有涉及。近5年的考试先后考查了结核分枝杆菌的特性、肺结核患者的辅助检查、对症治疗和护理措施等。整体的考查偏重于知识的记忆和应用。对于本节的复习，考生应着重掌握肺结核患者的辅助检查、对症治疗和护理措施等内容。

考点纵览

（一）病因及发病机制（掌握）

结核菌为分枝杆菌，染色具有抗酸性。引起人类结核病的主要是人型菌，其次是牛型菌。结核菌对外界抵抗力强，在阴湿处可生存5个月以上；但**在烈日下暴晒2小时或煮沸5分钟可被杀死**，70%乙醇接触2分钟可杀菌。结核病主要通过呼吸道传播，也可通过污染的食物或食具传播。**结核菌侵入人体后4~8周**，身体组织对结核菌及其代谢产物所发生的反应称为**变态反应**。

小试身手 46.可杀灭结核分枝杆菌的条件是

A.放在阴湿处　　　　B.烈日下暴晒2小时　　　C.60℃水浸泡数分钟

D.放在有风处2小时　　　E.放在阴凉干燥处2小时

小试身手 47.成人结核最常见的类型是

A.原发性肺结核　　　　B.血行播撒型肺结核　　　C.继发性肺结核

D.结核性胸膜炎　　　　E.肺外结核

（二）临床表现（熟练掌握）

1.症状　缓慢起病，午后低热、盗汗、乏力、食欲低下、消瘦等。病人咳嗽，多以干咳为主，咯血（易引起窒息）、胸痛及呼吸困难。

2.体征　病变范围大而浅表者或干酪样坏死出现实变体征，如患侧呼吸运动减弱，语颤增强，叩诊浊音，听诊呼吸音减弱等。结核性胸膜炎早期有局限性胸膜摩擦音，有渗出后出现胸腔积液体征。

（三）辅助检查（熟练掌握）

1.<u>痰结核菌分枝杆检查　是确诊肺结核最特异的方法</u>。痰菌阳性提示病灶开放，具有传染性。

2.影像学检查　<u>胸部X线检查是早期诊断肺结核的主要方法</u>。

3.<u>结核菌素试验（PPD试验）　测定人体是否受过结核菌感染</u>。结核菌素试验阳性表示曾有结核感染，但不一定患病。<u>若呈强阳性，提示活动性结核病</u>。

> 锦囊妙记：考生在复习辅助检查这一部分内容时，需掌握疾病最简单或早期的检查方法及疾病确诊的方法。

小试身手 48.确诊肺结核最特异的方法是

A.X线检查　　　　　　B.结核菌素试验　　　　C.CT检查

D.痰结核菌检查　　　　E.纤维支气管镜检查

（四）治疗原则（掌握）

1.抗结核化学药物治疗（简称化疗）　<u>化疗原则是早期、联合、适量、规律和全程</u>。

（1）常用药物：杀菌剂包括异烟肼、利福平、链霉素和吡嗪酰胺；抑菌剂包括对氨水杨酸、乙胺丁醇、氨硫脲、卡那霉素等。

（2）方法：严格执行统一标准方案、必须全程督导化疗管理，保证预期效果。

小试身手 49.应用异烟肼进行预防性化疗时的疗程是

A.1~3个月　　　　　　B.3~6个月　　　　　　C.6~9个月

D.9~10个月　　　　　E.12~18个月

2.对症治疗

（1）高热或大量胸腔积液者在使用抗结核药物的同时短期加用糖皮质激素。

（2）咯血治疗：**镇静、止血、患侧卧位**，必要时使用小量镇静、镇咳药。但**年老体弱、肺功能不全者慎用**，以免抑制咳嗽反射造成窒息。**咯血较多时给予垂体后叶素5U+50%葡萄糖注射液40ml中，缓慢推注**。垂体后叶素可引起冠状动脉、肠道和子宫平滑肌收缩，故高血压、冠心病及孕妇禁用。

（3）手术治疗：主要适应证是化学治疗无效、结核性脓胸保守治疗无效者。

> 锦囊妙记：穿刺放液多个"1"。尿潴留患者一次放液不超过1000ml，胸腔积液的患者一次放液不超过1000ml。

小试身手 50.结核性胸膜炎患者需及时抽液以缓解症状，每次抽液量一般不超过

A.200ml B.500ml C.1000ml

D.1500ml E.2000 ml

（五）护理措施（熟练掌握）

1.活动期病人注意休息，避免劳累，戒酒及合理营养，有高热等明显中毒症状及咯血者应卧床休息；轻症及恢复期病人不必限制活动。

2.**化疗是治疗结核病的关键**，向病人及家属解释化疗的意义，用药时的注意事项及药物不良反应，如**利福平引起黄疸、转氨酶一过性升高**及变态反应；**链霉素造成耳聋**和肾功能损害；对氨水杨酸引起胃肠道刺激、变态反应；**异烟肼引起周围神经炎**、中毒性反应；**乙胺丁醇出现球后视神经炎**。

小试身手 51.为了彻底治愈肺结核，针对患者健康教育中最重要的是

A.保证充分的休息和营养 B.戒烟和或酒

C.坚持规划全程治疗 D.定期监测病情

E.消毒隔离

小试身手 52.某肺结核复治患者接受标准化疗后出现视力减退，视野缩小，对红绿颜色分辨能力减退。可能由哪种药物所致

A.利福平 B.吡嗪酰胺 C.链霉素

D.异烟肼 E.乙胺丁醇

3.为病人提供**高热量、高维生素、高蛋白质**饮食。

4.做好高热病人的护理。出汗多的病人及时用毛巾擦干汗液，更换衣被，预防感冒。

5.做好隔离，预防传染

（1）进行呼吸道隔离，每日用紫外线消毒，病人外出时戴口罩。

（2）嘱病人咳嗽或打喷嚏时，用双层纸巾遮盖口鼻，防飞沫传播。不要随地吐痰，**将痰吐在纸上焚烧**。接触痰液后用流水清洗双手。

小试身手 53.肺结核患者痰液最简易的消毒办法是

A.消毒灵浸泡 B.紫外线消毒

C.痰吐在纸上用火焚烧 D.甲酚消毒

E.酒精消毒

小试身手 54.患者男，8岁。左髋部疼痛、跛行、伴低热、盗汗、食欲不振3周。查体：体温37.6℃、左髋部活动受限，Thomas（+），髋关节X线片见关节间隙

略窄，边缘性骨破坏。下列处置**不恰当**的是

  A.抗结核药物治疗   B.固定制动   C.加强功能锻炼

  D.支持疗法   E.局部注药

（3）病人餐具煮沸消毒或用消毒液浸泡消毒，同桌共餐时使用公筷，预防传染。

（4）**接种卡介苗可使人体产生针对结核菌的特异性免疫力**，减少肺结核发生。

第九节　自发性气胸患者的护理

要点分析

  本节内容较为重要，历年考试偶有涉及。对于本节的复习，考生应着重掌握自发性气胸的临床表现、辅助检查、治疗原则和护理措施等内容。

考点纵览

（一）病因及发病机制（掌握）

  自发性气胸常继发于**慢性阻塞性肺疾病和肺结核**，其次是原发性气胸。原发性气胸X线检查肺部无明显病变，但胸膜下（多在肺尖部）有肺大疱，一旦破裂形成的气胸即为原发性气胸。自发性气胸分为：①闭合性气胸，胸膜破裂口较小，破口可自行关闭；②开放性气胸，吸气与呼气时空气自由进出胸膜腔；③张力性气胸，吸气时胸廓扩大胸腔内压变小而开启，空气进入胸膜腔，呼气时活瓣关闭，胸膜腔内气体不断积聚，胸膜腔内压力持续升高。

  原发性气胸多见于瘦高体形的男性青壮年，肺大疱可能与非特异性炎症瘢痕或先天性弹力纤维发育不良有关。

小试身手 55.自发性气胸最常见继发于

  A.原发性气胸   B.支气管哮喘   C.慢性阻塞性肺疾病

  D.肺癌   E.大叶性肺炎

（二）临床表现（熟练掌握）

  1.症状　起病急骤，部分病人因剧烈咳嗽、用力、剧烈运动等诱发，但多数病人是在日常生活或休息时，**突感一侧胸痛，如刀割样或针刺样，随即胸闷、呼吸困难，气促**，伴刺激性咳嗽。张力性气胸时，病人出现烦躁不安、表情紧张、胸闷、挣扎坐起、发绀、冷汗、脉速、虚脱、心律失常，甚至发生意识不清、呼吸衰竭。血气胸时，如失血量多，血压下降，甚至发生失血性休克。

  2.体征　大量气胸时，气管向健侧移位，**患侧胸部膨隆，肋间隙增宽，呼吸运动和语颤减弱，叩诊呈过清音或鼓音**；右侧气胸导致肝浊音界下降。并发纵隔气肿时可在左心缘处听到心脏搏动相一致的气泡破碎音，称为Hamman征。

锦囊妙记：发生气胸时→气体大量积聚于胸膜腔→患侧胸部膨隆，肋间隙增宽，呼吸运动和语颤减弱，叩诊呈过清音或鼓音。

小试身手 56.患者，男性，65岁，患慢性阻塞性肺疾病8年，近3天出现咳嗽、发绀、呼吸困难，今晨突然出现呼吸困难、胸痛。查体：患侧胸廓饱满，呼吸音消失，叩诊呈鼓音。应考虑为

A.急性呼吸衰竭　　　　B.自发性气胸　　　　C.肋间神经痛

D.肺性脑病　　　　　　E.肺炎

小试身手 57.患者男，64岁，慢性支气管炎8年，高血压3年，今晨排便时突感右胸刀割样疼痛，随即胸闷，呼吸困难，最可能的原因是

A.低血压　　　　　　　B.急性胸膜炎　　　　C.急性心包炎

D.自发性气胸　　　　　E.心脏神经官能症

（三）辅助检查（熟练掌握）

1.X线胸片检查　是诊断气胸的重要方法。

小试身手 58.诊断气胸的重要方法是

A.胸部X线　　　　　　B.胸部CT　　　　　　C.血气分析

D.痰液培养　　　　　　E.B超

2.CT　见胸膜腔内出现极低密度气体影，伴肺萎缩。

3.血气分析　提示不同程度的低氧血症。

（四）治疗原则（熟练掌握）

治疗原则是**促进患侧肺复张、消除病因、减少复发**。

1.保守治疗　闭合性气胸积气量少于胸腔容积的20%时，不需排气治疗，气体可自行吸收，气胸患者应卧床休息，给氧。酌情给予镇静、镇痛药物。

2.排气治疗　分为胸腔穿刺抽气和胸腔闭式引流。

3.化学性胸膜固定术　适用于气胸反复发生，肺功能不佳、不宜手术者。

4.外科手术　适用于内科治疗无效者。

5.积极治疗原始疾病及并发症。

（五）护理措施（熟练掌握）

1.休息　绝对卧床休息，如置有胸腔引流管，翻身时注意防止引流管脱落。

2.吸氧　通过鼻导管或鼻塞给氧，必要时面罩吸氧。氧流量2~5L/min。

3.病情观察　严密观察呼吸频率、深度、呼吸困难及血氧饱和度变化，必要时监测血气。大量气胸，尤其是张力性气胸时，应注意观察心律、血压变化，如病人出现心率增快、血压下降、发绀、出冷汗、心律失常时，要及时通知医生抢救。

4.排气疗法的护理

（1）术前说明排气疗法的目的、过程及注意事项。

（2）行胸腔闭式引流术。引流瓶内放入适量无菌蒸馏水或生理盐水；标记液面

水平。**将连接胸腔引流管的玻璃管一端置于水面下1~2cm**，引流瓶塞上的另一短玻璃管为排气管，其下端须在液面以上。

（3）引流瓶低于病人胸部，其液平面应**低于引流管胸腔出口平面60cm**，以防瓶内的液体反流入胸腔。保持引流管通畅，观察有无气体自液面逸出。

（4）正确固定引流管于床旁，长度适宜，既要方便病人翻身活动，又要避免过长扭曲受压。

（5）伤口护理、更换引流瓶时应严格执行无菌操作。引流瓶上的排气管外端用1~2层纱布包好，避免空气中尘埃进入引流瓶内。伤口敷料每1~2日更换1次，如敷料被分泌物渗湿或污染，应及时更换。

（6）**更换引流瓶时或搬动患者时需要用两把血管钳将引流管双重夹紧。若胸腔引流管不慎滑出胸腔时，应嘱患者呼气，同时迅速用凡士林纱布及胶布封闭引流口**，并立即通知医生进行处理。

（7）鼓励病人每2小时进行一次深呼吸、咳嗽练习或吹气球，以促进受压萎缩的肺组织复张，加速胸腔内气体排出，促进肺尽早复张。指导病人尽量避免用力咳嗽。

（8）**引流管无气体逸出1~2日后夹闭引流管1日**，如病人无气急、呼吸困难，胸片提示肺已全部复张时，可考虑拔管。

> 锦囊妙记：下列两种情况在拔除引流管之前需夹管：胆道疾病的"T"型管引流，胸腔疾病的胸腔闭式引流。

小试身手 59.关于自发性气胸的护理措施，**错误的是**

A.应绝对卧床休息

B.给予鼻导管吸氧，氧流量控制在2~5L/min

C.引流瓶应低于胸腔出口平面40cm

D.搬动患者时需要用两把血管钳将引流管夹紧

E.鼓励患者每2小时进行1次深呼吸、咳嗽练习

5.预防感染　嘱病人注意保暖，防止受凉，避免上呼吸道感染。

6.保持大便通畅　防止用力排便引起胸痛或伤口疼痛以及气胸复发。

第十节　原发性支气管肺癌患者的护理

要点分析

本节内容较为重要，历年考试偶有涉及。对于本节的复习，考生应着重掌握肺癌的分类、肺癌的临床表现、辅助检查、治疗原则等内容。本节记忆性内容较多，考生可结合"锦囊妙记"中的方法进行记忆。

考点纵览

临床上原发性支气管肺癌（简称肺癌）有两种分类方法：

分类依据	类型	特点
按解剖学分类	中央型和周围型肺癌	
组织病理学	鳞状上皮细胞癌（鳞癌）	**最常见**，鳞癌细胞生长缓慢，转移较晚
	小细胞未分化癌（小细胞癌）	**恶性度最高。小细胞癌对化疗、放疗较其他类型敏感**
	大细胞未分化癌（大细胞癌）	恶性度较高，但转移较小细胞癌晚
	腺癌（女性多见）	恶性度介于鳞癌与小细胞癌之间，症状出现较晚，对化疗、放疗敏感性较差

> 锦囊妙记：关于小细胞癌的特性可记为"小恶、小敏"，即小细胞癌恶性程度最高，对放化疗最敏感。

小试身手 60.肺癌中恶性程度最高的一种组织类型是

A.鳞状上皮细胞 　　　B.小细胞未分化癌 　　　C.大细胞未分化癌

D.腺癌 　　　E.肺泡癌

小试身手 61.在各型肺癌中预后最差的是

A.鳞状细胞癌 　　　B.腺癌 　　　C.小细胞癌

D.大细胞癌 　　　E.浸润型癌

（一）病因及发病机制（了解）

1.吸烟　**吸烟是肺癌的重要危险因素**，吸烟量越多，吸烟时间越长，肺癌死亡率越高。

小试身手 62.与肺癌发病关系最密切的因素是

A.慢性肺部疾病 　　　B.免疫缺陷 　　　C.长期吸烟

D.职业性粉尘 　　　E.遗传因素

2.职业因素　从事接触石棉、砷、沥青、烟尘等职业者发病率高。

3.空气污染　环境污染与肺癌发病有关。

4.电离辐射　大剂量电离辐射可引起肺癌。

5.饮食与营养　食物中维生素A含量低或血清维生素A低，患肺癌的风险高。

6.其他　遗传因素、肺部慢性炎症、结核瘢痕等可导致肺癌的发生。

（二）临床表现（掌握）

1.由原发肿瘤引起的症状及体征

（1）咳嗽：早期症状是**阵发性刺激性呛咳**，无痰或咳少许白色黏液痰；肿瘤长大引起支气管狭窄，病人咳嗽呈高金属音。

小试身手 63.肺癌最常见的早期症状是

A.发热　　　　　　　B.咯血　　　　　　　C.刺激性咳嗽

D.胸痛　　　　　　　E.发热

（2）血痰或咯血：部分病人以咯血为首发症状，痰中带血或间断血痰。当癌肿侵犯大血管时可引起大咯血。

（3）气短或哮鸣：病人可有呼吸困难、气短、喘息，偶可表现为喘鸣。

（4）体重下降：病人食欲减退、消瘦或呈恶病质。

（5）发热：肿瘤坏死出现发热，但多数发热是由于肿瘤引起的继发性感染所致。

小试身手 64.患者男，42岁，吸烟15年，咳嗽，咳痰8个月，近1个月来加重并痰中带血1周，胸部X线示：右肺块状阴影，边缘不清，周围有毛刺，患者可能的临床诊断是

A.肺结核　　　　　　B.支气管扩张　　　　C.肺癌

D.纵隔肿瘤　　　　　E.肺部炎症

2.肺内肺外扩展引起的症状及体征

（1）胸痛：呈持续、固定、剧烈的胸痛，由于病变累及胸膜或胸壁所致。

（2）呼吸困难：癌肿阻塞气道及并发肺炎、肺不张或胸腔积液等，病人出现胸闷、呼吸困难。

（3）声音嘶哑：癌肿压迫喉返神经引起。

（4）咽下困难：癌肿侵犯或压迫食管引起。

（5）胸水：约10%的病人有不同程度的胸水。

（6）**上腔静脉压迫综合征**：头面部、**颈**部和上肢水肿，胸前部淤血和**静脉曲张**，头痛、头昏或眩晕，是由癌肿侵犯纵隔，**压迫上腔静脉**使其回流受阻引起。

> 锦囊妙记：肺癌患者癌肿压迫上腔静脉、右心衰竭时均可出现颈静脉怒张。

小试身手 65.肺癌患者出现头颈部静脉怒张的原因是

A.侵犯膈神经　　　　B.压迫上腔静脉　　　C.侵犯胸膜

D.侵犯纵隔　　　　　E.压迫食管

（7）其他：Horner综合征、臂丛神经压迫综合征、异位内分泌综合征、神经肌肉综合征及肥大性骨关节病、高钙血症，锁骨上及腋下淋巴结肿大，部分肺癌病人有杵状指（趾）等。

（三）辅助检查（熟练掌握）

1.影像学检查　　中央型肺癌可见单侧不规则的肺门肿块；周围型肺癌出现边界毛糙的结节状或团块状阴影。

2.**痰液脱落细胞检查**　　是简单有效的早期诊断肺癌的方法之一。

3.纤维支气管镜检查 可直接观察并配合刷检、活检等手段诊断肺癌。

（四）治疗原则（熟练掌握）

1.化疗 对小细胞未分化癌最敏感，鳞癌次之，腺癌治疗效果最差。常用化疗药物有环磷酰胺和盐酸氮芥。小细胞肺癌的治疗方案为化疗+放疗+手术；非小细胞肺癌先手术，然后放疗和化疗。

2.放射治疗 小细胞未分化癌效果较好，鳞癌次之，腺癌效果最差。

3.生物反应调节剂 如小剂量干扰素的间歇疗法。

4.中医治疗可与西医治疗起协同作用。

5.对症治疗 使用药物持续控制疼痛，增加舒适感。

（五）护理措施（熟练掌握）

1.疼痛护理 减少诱发和加重疼痛的因素，协助病人取舒适体位，指导、协助胸痛病人用手或枕头护住胸部，减轻深呼吸、咳嗽或变换体位时引起的胸痛。遵医嘱使用镇痛药物，观察药物作用及不良反应。

2.补充营养 给予高蛋白、高热量、高维生素易消化饮食，注意食物的色、香、味，增进病人食欲。不能进食者或吞咽困难者给予鼻饲饮食，或通过静脉补充营养。

3.呼吸困难护理 协助病人取高枕或半卧位，给氧。据病情鼓励病人下床活动，增加肺活量。做好皮肤护理，防止发生压疮。大量胸腔积液者，协助医生进行胸腔穿刺抽出胸腔积液。

4.化疗期间护理

（1）做好保护性隔离，预防感染。加强口腔护理，每日用盐水或复方硼砂溶液漱口，预防细菌或真菌感染。用软牙刷刷牙，避免口腔黏膜损伤和牙龈出血。

（2）化疗药物刺激性强，疗程长，要合理使用静脉。

（3）化疗前后2小时内避免进餐，避免不良气味等刺激，减轻恶心、呕吐症状。少量多餐，避免过热、粗糙、酸、辣刺激食物。恶心时做深而缓慢的呼吸、饮少量碳酸饮料、吸吮硬而略带酸味的糖果，可抑制恶心反射。

第十一节 慢性呼吸衰竭患者的护理

要点分析

本节内容较为重要，历年考试偶有涉及。近5年的考试先后考查了慢性呼吸衰竭的临床表现、辅助检查和给氧方式等。整体的考查偏重于知识的记忆和应用。对于本节的复习，考生应着重掌握慢性呼吸衰竭的临床表现，呼吸衰竭的诊断标准，Ⅱ型呼吸衰竭患者的给氧方式等内容。本节记忆性内容较多，考生可结合"锦囊妙记"中的方法进行理解式记忆。

考点纵览

（一）病因及发病机制（掌握）

1. 气道阻塞病变　如喉头水肿、气管-支气管炎、哮喘、呼吸道被分泌物或异物阻塞等。

2. 肺组织病变及肺血管病变　如肺气肿、各种肺炎、重症肺结核、硅沉着病等。肺血管病变可使部分静脉血未经氧合进入肺静脉，通气/血流比例失调加重，导致呼衰。

3. 胸廓病变　如胸廓畸形、外伤、胸腔积液、大量气胸等。

4. 神经肌肉疾病　脑血管病变、脑外伤、多发性神经炎及重症肌无力等导致呼吸肌无力，肺通气不足，导致呼吸衰竭。

小试身手 66. 引起Ⅱ型呼衰最常见的诱因是

A. 过度劳累　　　　　　B. 精神紧张　　　　　　C. 呼吸道感染

D. 营养不良　　　　　　E. 长期吸烟

（二）临床表现（熟练掌握）

1. **呼吸困难**　是**最早、最突出症状**，表现为呼吸浅快，出现"三凹征"。

2. **发绀**　是**缺氧的典型表现**，口唇、指甲处发绀。

3. 精神神经症状　轻度二氧化碳潴留出现兴奋症状，如多汗、烦躁、白天嗜睡、夜间失眠；**二氧化碳潴留**加重可抑制中枢神经系统，表现为**神志淡漠**、幻视、幻听、**抽搐、昏睡甚至昏迷**等二氧化碳麻醉现象，称之为"**肺性脑病**"。

4. 心血管系统症状　缺氧早期脑血流量增加，出现搏动性头痛；二氧化碳潴留引起外周血管扩张，病人皮肤红润、温暖多汗、早期血压升高，心率加快，晚期心率减慢、血压下降、心力衰竭、心律失常甚至心脏停搏。

（三）辅助检查（熟练掌握）

血气分析见 $PaO_2 < 60mmHg$ 和（或）$PaCO_2 > 50mmHg$；血 pH 常降低。

锦囊妙记：考生应能够根据 PaO_2 和 $PaCO_2$ 的结果判断呼吸衰竭的类型。$PaO_2 < 60mmHg$ 属于Ⅰ型呼吸衰竭；$PaO_2 < 60mmHg$ 和 $PaCO_2 > 50mmHg$ 属于Ⅱ型呼吸衰竭。

小试身手 67. 患者，男性，60 岁，长期咳痰，呼吸困难，PaO_2 为 50mmHg，$PaCO_2$ 为 55mmHg，应考虑为

A. 慢性支气管炎　　　　B. 支气管哮喘　　　　　C. Ⅱ型呼吸衰竭

D. 大叶性肺炎　　　　　E. 阻塞性肺气肿

（四）治疗原则（熟练掌握）

治疗原则是：保持气道通畅；合理给氧，纠正缺氧；增加通气量，改善 CO_2 潴

留；及时纠正电解质酸碱失衡；积极治疗原始疾病或诱因，维持心、脑、肾等重要脏器功能，预防和治疗并发症。

（五）护理措施（熟练掌握）

1.保持呼吸道通畅，改善通气

（1）及时清除痰液，清醒病人鼓励其用力咳痰，痰液黏稠者给予雾化，稀释痰液。对于咳嗽无力或昏迷病人，应定时翻身、拍背、促进排痰，必要时机械吸痰，保持气道通畅。

（2）遵医嘱使用支气管舒张药，如氨茶碱等。

（3）对于危重或昏迷病人行气管插管或气管切开，使用人工呼吸机机械通气。

2.合理用氧　对Ⅱ型呼吸衰竭者**低浓度（25%~29%）、低流量（1~2L/min）鼻导管持续吸氧**，以免缺氧纠正过快造成呼吸中枢抑制。如同时使用呼吸机和呼吸中枢兴奋剂可稍提高给氧浓度。

`小试身手` 68.Ⅱ型呼吸衰竭患者的给氧方式是

A.高压给氧　　　　　　　　B.高浓度给氧

C.酒精湿化给氧　　　　　　D.低浓度间断吸氧

E.低浓度低流量持续性给氧

3.用药护理

（1）遵医嘱使用抗生素控制呼吸道感染。

（2）遵医嘱使用呼吸兴奋药　**对烦躁不安、失眠者，慎用镇静催眠药，以免抑制呼吸。**

> 锦囊妙记：Ⅱ型呼吸衰竭患者呼吸的维持主要靠低氧血症的刺激，如果高流量、高浓度的给氧，患者低氧血症很快得到缓解，呼吸中枢失去了低氧血症的刺激，反而会引起呼吸抑制。

4.观察病情，防治并发症　密切观察生命体征及神志改变，及时发现肺性脑病、休克；观察尿量及粪便颜色，及时发现上消化道出血。

参考答案

1.D　2.D　3.C　4.D　5.C　6.A　7.C　8.E　9.C　10.C　11.C　12.E　13.A
14.E　15.C　16.C　17.B　18.E　19.C　20.B　21.E　22.E　23.C　24.E　25.E
26.B　27.A　28.D　29.D　30.E　31.E　32.C　33.A　34.E　35.C　36.B　37.E
38.A　39.C　40.E　41.D　42.B　43.D　44.A　45.A　46.B　47.C　48.D　49.C
50.C　51.C　52.E　53.C　54.C　55.C　56.B　57.D　58.A　59.C　60.B　61.C
62.C　63.C　64.C　65.B　66.C　67.C　68.E

答案与解析

1.D　带金属音的刺激性咳嗽是支气管肺癌最早出现的症状。

2.D　急性肺水肿时，体循环淤血，毛细血管静水压升高，内皮细胞间隙增大，血管内液体和红细胞渗入肺泡，患者咳粉红色泡沫样痰。

3.C　厌氧菌感染时，患者咳出的痰液呈恶臭味。

4.D　患者背部大片烫伤后感染，创面脓液为绿色，有特殊的甜腥臭味，多为铜绿假单胞菌（绿脓杆菌）感染引起。

5.C　对于痰液黏稠不易咳出者，应湿化呼吸道，使痰液稀释，便于咳出。

6.A　体位引流适用于痰量较多、呼吸功能尚好的支气管扩张症、肺脓肿等患者。

7.C　协助拍背的手法是：五指并拢，稍向内合拳，由下向上，由外到内地轻拍背部。

8.E　根据上述表现，患者出现了先兆窒息，护士应首先清除患者气道积血，防止窒息的发生。

9.C　呼气性呼吸困难以呼气费力、呼气时间延长伴有广泛哮鸣音为特点，多见于支气管哮喘、喘息型慢性支气管炎、慢性阻塞性肺气肿等。

10.C　吸入性呼吸困难主要见于上呼吸道梗阻，如喉头水肿、气管异物等。

11.C　中度呼吸困难是指轻微体力活动如日常活动、走路等时出现呼吸困难。患者在洗漱、如厕时出现呼吸困难，应为中度呼吸困难。

12.E　急性上呼吸道感染约有70%~80%由病毒引起。常见病毒有鼻病毒、流感病毒、副流感病毒、呼吸道合胞病毒等。

13.A　急性上呼吸道感染主要由病毒引起。

14.E　上呼吸道感染大多为病毒感染，早期应用抗病毒药有一定的疗效。当继发细菌感染时，才考虑使用抗生素。

15.C　无论速发型还是迟发型哮喘发生均与气道的变应性炎症有关。

16.C　哮喘的本质是气道的慢性炎症，嗜酸性粒细胞、肥大细胞、嗜碱性粒细胞、巨噬细胞、淋巴细胞、中性粒细胞、血小板等均参与了气道变态反应性炎症的发生和发展过程。

17.B　哮喘发作典型的临床表现是反复发作的伴有哮鸣音的呼气性呼吸困难。其机制为：哮喘患者气道高反应性→在诱因的刺激下→支气管痉挛→气体呼出受阻→呼气性呼吸困难。

18~19.E、C　β_2受体激动剂能迅速松弛支气管平滑肌，同时还有一定的抗气道炎症、增强黏膜纤毛功能的作用，是控制症状的首选药，如沙丁胺醇。色甘酸钠对预防运动和过敏原诱发的哮喘最有效。

20.B　春季是春暖花开的季节，该患者外出旅游后出现哮喘的症状，极有可能是旅游过程中接触了花粉。

21.E　哮喘患者日常生活中应避免接触变应原及非特异性刺激物，该患者对花粉过敏，因此不应在病室摆放鲜花。

22.E　阻塞性肺气肿除有慢性支气管炎症状外，同时伴有逐渐加重的呼吸困难。其中A、B、C、D均为慢性支气管炎的症状。

23.C　阻塞性肺气肿患者通过缩唇呼吸，可延长呼气时间，提高气管内压，防止呼气时小气道塌陷。

24~25.E、E　肺气肿患者通过缩唇呼气可提高支气管内压，防止呼气时小气道过早陷闭，以利肺泡气排出和呼吸困难的改善。肺气肿患者出现呼吸困难伴低氧血症者，应采用低流量、低浓度持续性给氧，氧流量为1~2L/min，每天氧疗时间不少于15小时。

26.B　上述患者慢性咳嗽、咳痰3年多，冬季加重，考虑为慢性支气管炎，3天前咳嗽加重，咳黄痰，查体：双飞散在干湿性啰音、WBC11×10⁹/L。胸片显示双肺野纹理增强，考虑为慢性支气管炎急性发作。

27.A　慢性支气管炎急性发作期最重要的措施是有效控制呼吸道感染。

28.D　慢性支气管炎最易并发慢性阻塞性肺气肿。

29.D　80%~90%的慢性肺源性心脏病是由慢性阻塞性肺疾病引起的。

30.E　肺源性心脏病患者由于缺氧，导致肺小血管收缩痉挛，病人出现肺动脉高压的病理改变。

31.E　慢性肺源性心脏病患者由于长期缺氧→红细胞代偿性增多→红细胞和血红蛋白升高。

32.B　慢性肺源性心脏病患者肺动脉压升高→右心室回心血量减少→右心室舒张末期血容量增多→右心室肥大。

33.A　慢性肺源性心脏病应低流量持续性给氧，氧浓度一般在25%~29%之间，氧流量为1~2L/min。

34.E　利尿剂主要是增加尿量，消除水肿的药物，不属于改善呼吸功能的措施。

35.C　支气管扩张分为先天性和继发性，继发性支气管扩张大多由于支气管、肺组织感染和支气管阻塞所引起。而先天性支气管扩张主要是由于支气管发育缺损和遗传因素引起。

36.B　支气管扩张症患者常有慢性咳嗽、咳大量脓痰，痰液静置后可出现分层现象：上层为泡沫，中层为黏液，下层为脓性物和坏死组织。

37.E　支气管扩张症病人主要症状为慢性咳痰，咳大量脓痰，痰液静置后分3层。

38.A　支气管扩张患者咳大量脓痰，通过体位引流可保持气道通畅，减少继发感染和减轻全身中毒症状。

39.C　引流宜在饭前进行，防止饭后引起呕吐误吸。

40.B　患者淋雨后突发寒战、高热、咳嗽，咳铁锈色痰，X线胸片示右肺中叶呈均匀一致的致密阴影，考虑为肺炎链球菌感染。肺炎链球菌肺炎大多为细菌感染引起。

41~42.D、B　细菌性肺炎最常见的病原菌是肺炎球菌，其次为葡萄球菌、肺炎杆菌。社区获得性肺炎是指在医院外感染的感染性肺实质炎症，其主要病原菌为肺炎链球菌。

43.D　肺炎球菌性肺炎大多急性起病，寒战、高热、咳嗽，痰液呈铁锈色。

44.A　大叶性肺炎一经诊断应立即给予抗生素治疗，首选青霉素治疗。

45.A　休克型肺炎伴末梢循环衰竭时，首先应注意补充血容量，维持收缩压在90~100mmHg。

46.B　在烈日暴晒下2小时或煮沸5分钟能杀灭结核分枝杆菌，70%乙醇接触2分钟，亦可杀菌。

47.C　成人结核最常见的类型是继发性肺结核。

48.D　痰结核菌培养找到结核分枝杆菌就可确诊肺结核。

49.C　应用异烟肼进行预防性化疗时的疗程是6~9个月。

50.C　结核性胸膜炎引起胸腔积液时，一般每次抽液量不超过1L，防止抽液过多使纵隔复位太快，引起循环障碍。

51.C　肺结核的治疗原则是早期、联合、适量、规律和全程治疗。

52.E　乙胺丁醇的主要不良反应是引起球后视神经炎，患者会出现视力减退、视野缩小等。

53.C　肺结核患者痰液处理的最简单方法是将痰吐在纸上用火焚烧。

54.C　有明显结核中毒症状及高度衰弱者应卧床休息。

55.C　自发性气胸以继发于慢性阻塞性肺疾病及肺结核最为常见。

56.B　该患者既往有慢性阻塞性肺疾病病史，今晨突然出现呼吸困难、胸痛，同时体检发现患侧胸廓饱满、呼吸音消失、叩诊呈鼓音，因此应考虑为气胸引起胸腔积气。

57.D　慢性支气管炎患者在排便时突感一侧胸痛，如刀割样或针刺样，随即胸闷、气促、呼吸困难，考虑并发了自发性气胸。

58.A　X线检查是诊断气胸的重要方法，通过X线可以发现肺萎缩的程度、胸腔积气的情况。

59.C　胸腔闭式引流时，引流瓶的液平面应低于引流管胸腔出口平面60cm，以防瓶内的液体反流进入胸腔。

60.B　小细胞未分化癌（小细胞癌）是肺癌中恶性度最高的一种。

61.C　小细胞癌对放射和化学药物治疗虽较敏感，但在各型肺癌中预后最差。

62.C　目前认为，肺癌与长期吸烟、吸入职业性粉尘及大气污染等因素有关，其中与肺癌发病关系最密切的因素是长期吸烟。

63.C　肺癌患者早期无明显症状，随癌肿增大后，常出现刺激性咳嗽，痰中带血点或少量咯血。

64.C　长期吸烟的病人出现咳嗽、痰中带血1周，胸部X线示右肺块状阴影，边缘不清，周围有毛刺，考虑为肺癌。

65.B　当肺癌患者癌肿压迫上腔静脉时，面部、颈部、上肢和上胸部静脉怒张，皮下组织水肿。

66.C 引起Ⅱ型呼衰最常见的诱因是呼吸道感染。

67.C 根据题干分析患者的PaO_2为50mmHg，小于60mmHg；$PaCO_2$为55mmHg，大于50mmHg，符合Ⅱ型呼吸衰竭的诊断标准。

68.E 对Ⅱ型呼吸衰竭患者应给予低浓度（25%~29%）、低流量（1~2L/min）持续吸氧。因为Ⅱ型呼吸衰竭患者呼吸的维持主要靠低氧血症的刺激，如果高流量、高浓度的给氧，患者低氧血症很快得到缓解，呼吸中枢失去了低氧血症的刺激，反而会引起呼吸抑制。

第三章　循环系统疾病患者的护理

第一节　常见症状的护理

　　本节内容较为重要，历年考试偶有涉及。近5年的考试先后考查了心源性呼吸困难的临床表现和护理措施，心前区疼痛的临床表现，心悸的病因和护理措施，心源性水肿的临床表现和护理措施，心源性晕厥等。整体的考查偏重于知识的记忆和应用。对于本节的复习，考生应着重掌握心源性呼吸困难的临床表现和护理措施，心前区疼痛的临床表现，心悸的病因和护理措施，心源性水肿的临床表现和护理措施等内容。

考点纵览

一、循环系统解剖生理

　　循环系统由心脏、血管和调节血液循环的神经、体液组成。其功能是为全身各组织器官运输血液，将氧、营养物质输送到组织，并在内分泌腺和靶器官之间传递激素，同时将组织代谢产生的废物和二氧化碳运走，以保证人体新陈代谢的正常进行，维持机体内部理化环境的相对稳定。

（一）心脏

　　1.心脏结构　　心脏是一个中空器官，分四个腔室，即左心房、左心室、右心房、右心室。左、右心房之间，左、右心室之间各有肌性的房间隔和室间隔相隔，左右心之间互不相通。**左心房、室之间有二尖瓣**，左房、室间通过二尖瓣相通，**右心房、室之间有三尖瓣**，右房、室间通过三尖瓣相通，左、右房室瓣均有腱索与心室乳头肌相连；**左心室与主动脉之间有主动脉瓣**，左心室和主动脉通过主动脉瓣相通，**右心室与肺动脉之间有肺动脉瓣**，右心室和肺动脉通过肺动脉瓣相通；心瓣膜具有防止心房和心室在收缩或舒张时出现血液反流的功能。**心脏壁分为3层，由外向内依次为心外膜、肌层、心内膜**，心外膜即心包的脏层紧贴于心脏表面，与心包壁层形成心包腔，**腔内含少量浆液起润滑作用**。感染累及心脏可发生心内膜炎、心肌炎、心包炎，当心包腔内积液量增多达到一定程度时可产生心脏压塞的症状和体征。

　　2.心脏传导系统　　**心脏传导系统**是由位于心肌内能够产生和传导冲动的特殊心肌细胞构成，**包括窦房结、结间束、房室结、房室束、左右束支和浦肯野纤维**等。**窦房结是正常心率的起搏点**，位于上腔静脉入口与右心耳之间的心外膜下方，正常心电活动的顺序是冲动在窦房结形成后，随即由结间通道和普通心房肌传递，抵达房室结及左心房，冲动在房室结内传导速度极为缓慢，抵达房室束后传导速度加快，左右束支及浦肯野纤维的速度均极为快捷，使全部心室肌几乎同时被激动，最后，冲动抵达心外膜，完成1次心动周期。

3.**冠状动脉 是营养心脏的血管**，起源于主动脉根部，有左、右两支，围绕在心脏的表面并穿透到心肌内。**左冠状脉**又分成前降支和回旋支，**主要负责左心房、左心室前壁、侧壁及室间隔前2/3部位心肌的血液供应**；**右冠状动脉**主要供给右心房、右心室、左心室后壁、室间隔后1/3部位的心肌和窦房结、房室交界区等处。

（二）血管

心脏的血液供应来自左、右冠状动脉。**动脉**是引导血液出心脏的管道，主要功能是输送血液到组织器官，动脉管壁有肌纤维和弹力纤维，能在各种血管活性物质的作用下收缩和舒张，**改变外周血管的阻力，又称"阻力血管"，静脉**的主要功能是汇集从毛细血管来的血液，将血液送回心脏的管道，其容量大，机体的血液约有60%~70%存在于静脉中，**又称"容量血管"**，毛细血管位于小动脉与小静脉之间，呈网状分布，其管壁由单层的内皮细胞和基膜组成，是血液与组织液进行物质交换的场所，**又称"功能血管"**。

（三）调节循环系统的神经、体液

1.调节循环系统的神经　主要包括交感神经和副交感神经，**交感神经兴奋**时，**心率加快、心肌收缩力增强、外周血管收缩、血管阻力增加、血压升高；副交感神经兴奋**时，**心率减慢、心肌收缩力减弱、外周血管扩张、血管阻力减小、血压下降**。

2.调节循环系统的体液因素　有肾素-血管紧张素-醛固酮系统、血管内皮因子、某些激素和代谢产物等。肾素-血管紧张素-醛固酮系统对调节钠钾平衡、血容量和血压起重要作用；血管内皮细胞生成的收缩物质，如内皮素、血管收缩因子等具有收缩血管作用；内皮细胞生成的舒张物质，如前列环素、一氧化氮等具有扩张血管作用。这两类物质的平衡对维持正常的循环功能起重要作用。

二、心源性呼吸困难护理（了解）

（一）原因

左心功能不全引起的呼吸困难，是由于肺淤血引起肺循环毛细血管压升高，**组织液聚集在肺泡**和肺组织间隙中形成肺水肿所致。肺水肿形成后影响肺泡壁毛细血管气体交换，妨碍肺扩张和收缩，造成通气和换气功能障碍，致使肺泡内氧分压降低、二氧化碳分压升高，刺激和兴奋呼吸中枢，病人感觉呼吸费力。

根据严重程度不同，心源性呼吸困难分为劳力性呼吸困难、夜间阵发性呼吸困难、端坐呼吸、心源性哮喘和急性肺水肿。

（二）临床表现

分类	表现
劳力性呼吸困难	**最早出现**，是最轻的呼吸困难，体力活动时发生或加重，休息即缓解
夜间阵发性呼吸困难	**最典型**，常发生在夜间，**病人平卧时肺淤血加重**，睡眠中突然憋醒，被迫坐起。也有病人呼吸深快，闻及哮鸣音，称为"心源性哮喘"
端坐呼吸	**最严重**，是心功能不全的后期表现，病人不能平卧，被迫取端坐位

（三）护理措施

1.病情观察　观察呼吸困难的程度、持续时间和伴随症状。

2.休息　根据心功能等级安排活动，**适当休息，以减轻心脏负担**。

3.体位　协助病人取舒适体位，对心力衰竭的病人，夜间睡眠时保持半卧位，以减少回心血量，减轻呼吸困难症状。发生**急性肺水肿时取端坐位，双腿下垂**。

4.给氧　间断或持续吸入氧气，根据缺氧程度调节氧流量。**一般给予中等流量（2~4L/min）中等浓度（29%~37%）氧气吸入。急性肺水肿病人吸入经20%~30%乙醇湿化**的氧气。

> 锦囊妙记：急性肺水肿的患者最典型的症状是咳粉红色泡沫样痰，吸氧时，可给予酒精湿化，以减轻肺泡内泡沫的表面张力。

5.用药护理　遵医嘱给予抗心衰、抗感染等药物治疗，观察药物副作用。静脉输液时**严格控制滴速，不超过20~30滴/分**，防止发生急性肺水肿。

> 锦囊妙记：不同情况下液体的滴速已替考生总结，详细情况见基础护理学静脉输液章节。

小试身手（1~2题共用题干）

患者，男性，70岁，反复咳嗽、咳痰十余年，近3年来劳累后心悸、气促。入院时咳嗽、咳粉红色泡沫样痰，呼吸困难，双肺布满湿啰音。

1.该患者应取

A.仰卧位　　　　　　B.侧卧位　　　　　　C.头高足低位

D.半卧位　　　　　　E.膝胸位

2.患者取上述卧位的目的是

A.减轻肺淤血　　　　B.减轻下肢水肿　　　C.避免血压升高

D.避免体循环淤血　　E.促进下肢血液回流

三、心前区疼痛护理（了解）

（一）原因

引起心前区疼痛最常见的疾病是心绞痛、心肌梗死。肥厚型梗阻性心肌病、急性主动脉夹层动脉瘤、心包炎、胸膜炎等也可引起心前区疼痛。

（二）临床表现

1.心绞痛、急性心肌梗死病人：典型**疼痛位于胸骨后，呈阵发性压榨样疼痛，**常伴焦虑、濒死感。**心绞痛病人经休息或含服硝酸甘油后疼痛可缓解；急性心肌梗死病人含服硝酸甘油后疼痛不能缓解。**

> 锦囊妙记：在做病例分析题时，考生可通过口含硝酸甘油疼痛是否缓解来判断是心绞痛还是心肌梗死。

2.急性主动脉夹层动脉瘤：胸骨后或心前区撕裂样剧痛或烧灼痛，向背部放射。

3.急性心包炎、胸膜炎：呈刺痛，持续时间较长，伴有咳嗽、呼吸困难等，咳嗽时疼痛加重。

（三）护理措施

1.病情观察　评估疼痛的部位、持续时间、性质、诱因以及伴随症状等。

2.减轻疼痛　针对病因进行治疗。遵医嘱使用镇静药、镇痛药、扩血管药。指导病人采用行为疗法及放松技术如深呼吸、全身肌肉放松等减轻疼痛。

3.心理护理　向病人解释疼痛的发生、发展过程，消除病人的恐惧感。

四、心悸护理（了解）

（一）原因

各种原因均可引起心悸，如心动过速、心动过缓、期前收缩、心房扑动、心房颤动等。各种器质性心脏病、全身性疾病如甲亢、重度贫血、高热等及心血管神经症都可引起心悸；此外，健康人剧烈活动、精神高度紧张、大量饮酒、饮浓茶和咖啡或使用阿托品、咖啡因、氨茶碱、肾上腺素等药物也可引起心悸。

（二）护理措施

1.病情观察　**注意脉搏和心跳的频率及节律变化，一次观察时间不少于1分钟，**同时注意观察有无伴随症状。对心律失常引起的心悸，应测量心率、心律、血压，必要时做心电图和监测血压。对严重心律失常引起心悸者，应卧床休息，进行心电监护。如出现呼吸困难、发热、胸痛、晕厥、抽搐等，应及时通知医生处理。

2.心理护理　向病人说明心悸发生原因和对病人的影响。帮助病人调节自我情绪，如散步、看书、交谈等。增加休息时间，睡前用小剂量镇静药改善睡眠。指导病人避免刺激性食物和饮料，及时停用引起心悸的药物。

五、心源性水肿护理（了解）

（一）原因

最常见的原因是右心衰竭或全心衰竭。右心功能不全时，体循环静脉淤血，继发性醛固酮分泌增加引起水钠潴留。另外，静脉淤血使静脉压升高，以致毛细血管静水压升高，引起组织水肿。

（二）临床表现

心源性水肿最早出现在**身体低垂及组织疏松部位**，卧床病人水肿常发生在背、**骶尾**、会阴部及胫前、足踝部，逐渐遍布全身。用指端加压水肿部位，呈凹陷性，称为凹陷性水肿。

> 锦囊妙记：考生在复习时，可将心源性水肿与肾性水肿进行比较。心源性水肿通常出现在身体低垂及组织疏松的部位，而肾性水肿通常出现在面部及眼睑。

小试身手 3.心源性水肿的特点是

A.身体下垂部位及会阴部水肿　　　　B.颜面部水肿

C.一定伴有胸腔积液　　　　　　　　D.一定伴有腹水

E.渗出性水肿

（三）护理措施

1.维持体液平衡　每日摄入液体量为**前一天尿量加500ml左右**，保持出入量平衡。静脉输液速度一般以1~1.5ml/min为宜。

2.饮食护理　给予**低盐、高蛋白、易消化饮食**。指导病人尽量**不食用各种腌制品、干海货、发酵面点、含钠饮料和调味品**等，以免加重水肿，可用糖、醋等调节口味，以增进食欲。

小试身手 4.心源性水肿患者应限制的食物**不包括**

A.腌制品　　　　　　B.干海货　　　　　　C.碳酸饮料

D.发酵面点　　　　　E.糖

3.皮肤护理　保持床单、内衣清洁干燥；如需使用**热水袋**取暖，**水温以40℃~50℃为宜**，以免烫伤；保持会阴部皮肤清洁干燥，**有阴囊水肿的男性病人用托带托起阴囊，防止破溃**；水肿液外渗的局部要防止继发感染；注意观察有无褥疮发生。

> 锦囊妙记：下列几种情况需托起阴囊，减轻阴囊水肿或积液：心源性水肿、肾病综合征、疝气术后、流行性腮腺炎出现睾丸炎者。

小试身手 5.心源性水肿患者使用热水袋时，适宜的水温是

A.30℃~40℃　　　　B.40℃~50℃　　　　C.50℃~60℃

D.60℃~70℃　　　　E.70℃~80℃

六、晕厥护理（熟练掌握）

（一）原因

严重心律失常、主动脉瓣狭窄、急性心肌梗死引起急性心源性脑缺血综合征、

高血压脑病等均可引起晕厥。

（二）护理措施

1.详细评估病史　了解病人晕厥发作前有无恐惧、紧张、剧痛等诱因，有无头晕、眼花、恶心、呕吐、出汗等先兆表现；了解晕厥的发生时间、体位、持续时间以及缓解方式；发作时是否有心率增快、血压下降、心音低钝或心音消失、抽搐、瘫痪等伴随症状。

2.发作时的处理　一旦发作应将病人置于通风处，头低脚高位，松解领口，及时清除口、咽分泌物，防止窒息。

3.积极治疗相关疾病　心动过缓的病人可遵医嘱给予阿托品、异丙肾上腺素等药物治疗，或配合人工心脏起搏治疗；对其他心律失常的病人可遵医嘱给予抗心律失常药物。有手术指征的病人尽早接受手术治疗。

4.避免诱因　指导病人避免过度疲劳、情绪激动或突然改变体位，一旦有头晕、黑矇等先兆时立即平卧，以免摔伤。

第二节　心力衰竭患者的护理

要点分析

本节内容非常重要，每年必考。近5年的考试先后考查了慢性心力衰竭的诱因、临床表现、正性肌力药物的应用和护理措施，急性心力衰竭的临床表现、治疗原则和护理措施等。整体的考查偏重于知识的记忆和应用。对于本节的复习，考生应着重掌握慢性心力衰竭的临床表现、肌力分级、正性肌力药物的应用和护理措施，急性心力衰竭的临床表现、治疗原则和护理措施等内容。本节记忆性内容较多，考生可结合"锦囊妙记"中的方法进行记忆。

考点纵览

一、慢性心力衰竭

（一）病因及发病机制（掌握）

1.病因

（1）心肌损害：如冠心病心肌缺血、心肌梗死、心肌炎，心肌代谢障碍性疾病等。

（2）心脏负荷过重

1）容量负荷（前负荷）过重：见于二尖瓣、主动脉瓣关闭不全；房间隔缺损、室间隔缺损、动脉导管未闭；以及全身血容量增多疾病，如甲亢、慢性贫血等。

> 锦囊妙记：容量负荷过重主要见于瓣膜关闭不全引起反流或心房、心室之间存在异常通道；压力负荷过重主要见于瓣膜狭窄导致心脏射血受阻。

2）<u>压力负荷（后负荷）过重</u>：见于高血压、主动脉瓣狭窄、肺动脉高压、肺动脉瓣狭窄等，以及左右心室收缩期射血阻力增加的疾病。

2.诱因

1）<u>感染</u>：<u>尤其是上呼吸道感染</u>。

小试身手 6.心力衰竭最常见的诱发因素是

A.心律失常　　　　　　　B.洋地黄中毒　　　　　C.呼吸道感染

D.过度劳累　　　　　　　E.摄盐过多

2）生理或心理压力过大：过度劳累、精神紧张、情绪激动等。

3）循环血量增加或锐减：如过多过快输液、高盐饮食、妊娠及大量失血、重度脱水等。

4）严重心律失常：各种快速性心律失常，如心房颤动。

5）治疗不当：如洋地黄不足或过量、不恰当使用抑制心肌收缩力的药物等。

小试身手 7.慢性心功能不全的诱因**不包括**

A.感染　　　　　　　　　B.心肌炎　　　　　　　C.分娩

D.中重度贫血　　　　　　E.剧烈运动

（二）临床表现（熟练掌握）

1.早期　无症状或仅出现心动过速、面色苍白、出汗、疲乏和活动耐力下降等。

2.<u>左心衰竭</u>　<u>主要表现为肺循环淤血</u>。

1）呼吸困难：<u>劳力性呼吸困难是最早出现的症状</u>，经休息后缓解；最典型的症状是阵发性夜间呼吸困难，严重者发生急性肺水肿；晚期出现端坐呼吸。

2）咳嗽、咳痰、咯血：早期即可出现咳嗽、咳痰，咳嗽多在夜间发生，坐立时可减轻，咳白色泡沫样痰。

3）其他：倦怠、头晕、乏力、失眠、嗜睡、烦躁等。

4）体征：心率加快、第一心音减弱、心尖区舒张期奔马律，部分病人出现<u>交替脉，是左心衰竭的特征性体征</u>。

小试身手 8.左心衰竭的临床表现**不包括**

A.呼吸困难　　　　　　　B.咳嗽　　　　　　　　C.疲乏无力

D.发绀　　　　　　　　　E.身体下垂部位出现水肿

3.<u>右心衰竭</u>　<u>主要表现为体循环静脉淤血</u>。

1）<u>水肿</u>：早期在身体的<u>下垂部位和组织疏松部位出现水肿，呈凹陷性</u>。

2）<u>颈静脉怒张和肝–颈静脉回流征阳性</u>：右心衰竭者出现颈静脉怒张；压迫病人腹部或肝脏，见颈静脉怒张更加明显，称肝–颈静脉回流征阳性。

> 锦囊妙记：除了右心衰竭可引起颈静脉怒张以外，肺癌时，如癌肿压迫上腔静脉也可引起颈静脉怒张。

小试身手 9.右心衰竭患者查体时可出现

A.交替脉　　　　　　　B.阵发性夜间呼吸困难　　C.颈静脉怒张

D.肺部湿啰音　　　　　　　E.心尖区舒张期奔马律

3）**肝大和压痛**：出现肝大和压痛。持续慢性右心衰竭者可发展为心源性肝硬化，此时肝压痛不明显，肝-颈静脉回流征不明显，伴黄疸和肝功能损害。

4）**发绀**：因体循环静脉淤血，血流缓慢使血液中还原血红蛋白增多所致。

小试身手（10~11题共用备选答案）

A.心源性呼吸困难　　　B.心前区疼痛　　　　　　C.心悸

D.心源性水肿　　　　　E.心源性晕厥

10.左心衰竭常见的症状为

11.右心衰竭常见的症状为

（三）心功能分级（熟练掌握）

根据临床表现和活动能力，心功能分为四级：

分级	表现
Ⅰ级	心脏病病人日常活动量不受限制，一般活动不引起疲乏、心悸、呼吸困难等症状
Ⅱ级	心脏病病人体力活动轻度受限，休息时无自觉症状，但平时一般活动可出现心衰症状
Ⅲ级	心脏病病人体力活动明显受限，休息时无症状，低于平时一般活动量时即可出现心衰症状
Ⅳ级	心脏病病人不能从事任何体力活动，休息时亦有心衰症状，活动后加重

> 锦囊妙记：考生应能根据病例中提供的信息判断患者心功能的级别。事实上，心功能Ⅰ级（不受限制）、心功能Ⅳ级（完全受限制）是两个极端，不需记忆，考生只需区别心功能Ⅱ级、Ⅲ级。Ⅱ级是日常活动会引起气急、心悸，Ⅲ级是稍微活动会引起气急、心悸。

（四）辅助检查（了解）

包括X线检查、超声心动图、有创性血流动力学检查、放射性核素检查。

（五）治疗要点（熟练掌握）

1.治疗病因、消除诱因

2.减轻心脏负担

（1）**休息**：限制体力劳动，避免情绪紧张，减轻心脏负荷。

小试身手 12.减轻心脏负担的主要措施是

A.卧床休息　　　　　B.低盐饮食　　　　　　C.应用强心药

D.控制入量　　　　　E.注意保暖

（2）**饮食**：**低盐饮食**，少食多餐。水肿明显者限制水的摄入量。

（3）**吸氧：持续给氧，流量2~4L/min**。

（4）使用利尿药：常用利尿药有：①排钾利尿药：有噻嗪类利尿药如氢氯噻嗪；袢利尿药如呋塞米、丁脲胺，排钾利尿药主要不良反应是低钾血症，应补充氯化钾或与保钾利尿药一起使用。②保钾利尿药：常用螺内酯、氨苯蝶啶。利尿作用弱，常与排钾利尿药合用以加强利尿效果，减少排钾。

3.使用扩血管药

（1）扩张小静脉：以硝酸酯制剂为主，如硝酸甘油，硝酸异山梨酯（消心痛）。

（2）扩张小动脉：如血管紧张素转换酶抑制剂（ACEI），是目前治疗慢性心衰的首选药物。常用药物有卡托普利、贝那普利；α_1 受体阻滞剂哌唑嗪等；直接舒张血管平滑肌的制剂如双肼屈嗪等。

4.正性肌力药物　**是治疗心力衰竭的主要药物**，对心腔扩大引起的低心排出量心力衰竭，伴快心律失常者作用效果最好。

（1）洋地黄类药物

1）适应证：充血性心力衰竭，特别是对伴心房颤动和心室率增快的心力衰竭。

2）**禁忌证：急性心肌梗死24小时内**、严重房室传导阻滞、肥厚型梗阻性心肌病、不宜使用。洋地黄中毒或过量者为绝对禁忌证。

3）常用洋地黄制剂：地高辛为口服制剂，毛花苷C为静脉注射制剂。

4）洋地黄类药物毒性反应：洋地黄治疗剂量和中毒剂量接近，易发生中毒。易导致洋地黄中毒的情况：急性心肌梗死、急性心肌炎引起心肌损害、低钾血症、严重缺氧、肾衰竭、老年人等情况。

常见毒性反应：**胃肠道表现：食欲缺乏、恶心、呕吐等**。

神经系统表现：头晕、头痛、视力模糊、黄视、绿视等。

心血管系统表现：是较严重的毒性反应，常出现各种心律失常，**室性期前收缩二联律最常见**，尚有室上性心动过速伴房室传导阻滞、房室传导阻滞、窦性心动过缓等，长期心房颤动病人使用洋地黄后心律变得规则，心电图ST段出现鱼钩样改变，应注意有发生洋地黄中毒的危险。

锦囊妙记：关于洋地黄的毒性反应，不需要考生进行具体地记忆，考生只需知道毒性反应有神经系统表现、胃肠道表现、心血管系统表现即可。考试时运用排除法即能作出选择。

小试身手 13.洋地黄中毒的主要表现**不包括**

A.室性期前收缩　　　　　B.黄视或绿视　　　　　C.水肿、蛋白尿

D.恶心、呕吐　　　　　　E.视力模糊

（2）β受体兴奋剂：多巴酚丁胺、多巴胺静脉点滴，由小剂量开始，逐渐增加用量。**适用于急性心肌梗死伴心力衰竭者。**

（3）磷酸二酯酶抑制剂：氨力农、米力农等。

5.β受体阻滞剂　小剂量应用于以舒张功能不全为特征的轻、中度心力衰竭的治疗。

6.护理措施

（1）休息与活动：根据心功能分级安排活动量，尽量保证病人体力和精神，**以减轻心脏负荷**。

（2）病情观察：观察水肿消长情况，每日测量体重，准确记录出入量。

（3）输液的护理：控制输液量和输液速度，防止发生急性肺水肿。

（4）饮食护理：**给予高蛋白、高维生素、易消化清淡饮食**，注意补充营养，改善病人营养状况。**少量多餐，避免过饱；限制水钠摄入，每日食盐摄入量少于5g**，服利尿药者可适当放宽。

（5）用药护理

（1）使用利尿药的护理：遵医嘱正确使用利尿药，注意监测不良反应。

（2）洋地黄的护理

1）遵医嘱给药，用药之前测脉搏，**当病人脉搏<60次/分或节律不规则应暂停给药并通知医生**。

> 锦囊妙记：如果是婴幼儿使用洋地黄时，当心率小于80次/分时应停药。

小试身手 14.使用洋地黄时，当患者脉搏低于多少时应考虑停药

A.90次/分　　　　　　B.80次/分　　　　　　C.70次/分

D.60次/分　　　　　　E.50次/分

患者脉搏<60次/分或节律不规则时应暂停服药并通知医师。

小试身手 15.护士发地高辛给患者时，应特别注意观察患者的

A.呼吸　　　　　　　　B.体温　　　　　　　　C.心率

D.尿量　　　　　　　　E.血压

2）不宜与奎尼丁、普罗帕酮（心律平）、维拉帕米（异搏定）、钙剂、胺碘酮等合用。

3）严密观察病人用药后的毒性反应，注意监测血清地高辛浓度。

4）毒性反应的处理：**立即停用洋地黄类药，停用排钾利尿药，积极补充钾盐**；③使用**硝酸酯制剂**应注意观察和预防不良反应，如头痛、面红、心动过速、血压下降等，尤其是硝酸甘油静滴时应严格掌握滴速，监测血压；应用ACE抑制剂时需预防直立性低血压、皮炎、蛋白尿、咳嗽、间质性肺炎等不良反应。

二、急性心力衰竭

（一）病因及发病机制（了解）

急性广泛心肌梗死、严重心律失常、输液过多过快、高血压急症等，使心脏收缩力突然严重下降，心排出量急剧减少，导致肺静脉压快速升高，肺毛细血管压随之升高，血管内液体渗入到肺间质和肺泡内，形成急性肺水肿。

> 锦囊妙记：左心衰竭时→左心室舒张末期血容量增加，压力升高→肺毛细血管静水压升高→液体、红细胞渗入肺泡→呼吸困难、咳粉红色泡沫样痰，肺部听诊有湿啰音。

（二）临床表现（熟练掌握）

发生急性左心衰竭时，病人的特征性表现是突发严重呼吸困难，呼吸频率达30~50次/分、咳嗽、**咳大量粉红色泡沫样痰**、乏力、尿少、血压下降等。

病人极度烦躁不安、大汗淋漓、口唇青紫、面色苍白，被迫取坐位，两腿下垂。查体见心率和脉率增快，**两肺满布湿啰音和哮鸣音**，心尖部可闻及舒张期奔马律。

（三）治疗原则（熟练掌握）

1.体位　协助病人**两腿下垂坐位或取半卧位**，减少静脉回流。

> 小试身手 16.急性左心衰发生时，病人需采取
>
> A.半卧位　　　　B.坐位，两腿下垂　　　C.头低脚高位
>
> D.平卧位　　　　E.俯卧位

2.吸氧　吸入高流量（6~8L/min）氧气，加入**20%~30%乙醇湿化，降低肺泡及气管内泡沫的表面张力**，使泡沫破裂、消散。

> 锦囊妙记：考生在复习时可将几种特殊情况的吸氧进行总结：Ⅱ型呼吸衰竭、急性肺水肿、小儿肺炎等。

> 小试身手 17.风湿性心脏病二尖瓣狭窄患者，因发生"急性肺水肿"而急诊入院，给予酒精湿化吸氧，静脉注射吗啡5mg，呋塞米20mg等治疗。给酒精湿化吸氧的目的是
>
> A.清除呼吸道分泌物　　　　　B.兴奋呼吸中枢
>
> C.扩张支气管　　　　　　　　D.降低肺泡内泡沫的表面张力
>
> E.稀释痰液

3.镇静　吗啡具有镇静作用和扩张静脉及小动脉作用。伴颅内出血、神志障碍、慢性肺部疾病时禁用。

4.快速利尿　静脉注射呋塞米20~40mg利尿，同时可扩张静脉，减轻心室前负荷。

5.扩张血管　硝普钠可扩张小动脉和小静脉，应缓慢静脉滴注，严密监测血压。因硝普钠含有氰化物，用药时间不宜连续超过24小时。硝酸甘油扩张小静脉，降低回心血量，降低左心室舒张末压和肺毛细血管压。酚妥拉明扩张小动脉及毛细血管，静脉滴注。

6.其他　强心、平喘、糖皮质激素等。

（四）护理措施（熟练掌握）

1.保证休息　**协助病人取半卧位或坐位休息**，降低心率，减少心肌耗氧量。

2.饮食　给予**高营养、高热量、少盐、易消化**清淡饮食。准确记录出入量，做好容量管理。

3.病情监测　严密观察呼吸频率、深度，意识，精神状态，皮肤颜色、温度和血压变化。观察肺部啰音变化，监测血气分析结果。**控制输液速度，一般每分钟**

20~30滴。

4.用药护理　使用吗啡时注意有无呼吸抑制、心动过缓；使用利尿剂时严格记录尿量，注意水、电解质变化和酸碱平衡情况；使用扩血管药时注意调节输液速度、监测血压，防止低血压；用硝普钠时现用现配，避光滴注；洋地黄类药应稀释后静脉使用，推注速度宜慢，同时观察心电图变化。

第三节　心律失常患者的护理

要点分析

本节内容较为重要，历年考试多有涉及。对于本节的复习，考生应着重掌握期前收缩的定义、心电图特征、治疗原则，心室颤动的心电图特征和治疗原则等内容。

考点纵览

一、窦性心律失常（熟练掌握）

心脏的正常起搏点位于窦房结，其冲动产生频率是60~100次/分，产生的心律称为窦性心律。心电图特征：P波在Ⅰ、Ⅱ、aVF导联直立，aVR导联倒置，P-R间期0.12~0.20秒。

小试身手　18.心脏正常起搏点
A.房室结　　　　　　B.房室束　　　　　　C.左束支
D.右束支　　　　　　E.窦房结

（一）窦性心动过速

成人窦性心律在100~150次/分，偶可高达200次/分，称窦性心动过速。

1.病因　多数情况属生理现象，健康人在吸烟、喝茶、咖啡、酒、剧烈运动或情绪激动时可发生。某些疾病也可发生，如发热、甲亢、贫血、心肌缺血、心力衰竭、休克等。使用肾上腺素、阿托品等药物亦可引起窦性心动过速。

2.心电图特征　窦性P波规律出现，频率>100次/分，P-P间隔<0.6秒。

3.治疗原则　一般无需特殊治疗。去除诱发因素和针对原发病做相应处理即可。必要时使用β受体阻滞剂如美托洛尔，减慢心率。

（二）窦性心动过缓

成人窦性心律频率<60次/分，称窦性心动过缓，常同时伴窦性心律不齐（不同PP间期的差异大于0.12秒）。

1.病因　多见于健康的青年人、运动员、睡眠状态，为迷走神经张力增高所致。颅内压增高、器质性心脏病、严重缺氧、甲状腺功能减退症、阻塞性黄疸等亦可引起。服用抗心律失常药物如β受体阻滞剂、胺碘酮、钙通道阻滞剂和洋地黄过量等也可发生。

2.心电图特征 窦性P波规律出现，**频率<60次/分，P-P间隔>1秒**。

3.临床表现 一般无自觉症状，当心率十分缓慢，出现心排出量不足，可出现胸闷、头晕甚至晕厥等症状。

4.治疗原则 无症状时一般不需治疗。病理性心动过缓应针对原因进行相应治疗。如因心率过慢而出现症状者可用阿托品、异丙肾上腺素等药物，但不宜长期使用。症状不能缓解者可考虑心脏起搏治疗。

（三）窦性心律不齐

窦性心律频率在60~100次/分，快慢不规则称之为窦性心律不齐。心电图特征：窦性P波，P-P或R-R间隔长短不一，相差>0.12秒以上。

二、期前收缩（掌握）

期前收缩是窦房结以外的异位起搏点兴奋性增高，过早发出冲动引起心脏搏动。根据异位起搏点部位的不同，可分为房性、房室交界区性和室性期前收缩。临床上将偶尔出现的期前收缩称偶发性期前收缩，**如期前收缩>5个/分称频发性期前收缩。如每一个窦性搏动后出现一个期前收缩，称为二联律；每两个窦性搏动后出现一个期前收缩，称为三联律**；每一个窦性搏动后出现两个期前收缩，称成对期前收缩。

小试身手 19.频发性室性期前收缩是指室性期前收缩发作频率超过

A.2次/分　　　　　　B.5次/分　　　　　　C.8次/分

D.12次/分　　　　　　E.15次/分

小试身手 20.每隔两个正常的搏动后出现1次期前收缩，称为

A.间歇脉　　　　　　B.脉搏短绌　　　　　　C.二联律

D.三联律　　　　　　E.脉率异常

（一）病因

健康人在情绪激动、过度劳累、大量吸烟和饮酒、饮浓茶、喝咖啡因等可引起期前收缩。各种器质性心脏病，如冠心病、风湿性心脏病、心肌炎、心肌病等均可以引起期前收缩。

（二）心电图特征

1.房性期前收缩 **P波提早出现，其形态与窦性P波不同，P-R间期>0.12秒**。QRS波群形态正常，期前收缩后有不完全代偿间歇。

2.房室交界区性期前收缩 提前出现QRS波群，其形态与窦性心律相同；P为逆行型（在Ⅱ、Ⅲ、aVF导联中倒置）出现在QRS波群前，P-R间期<0.12秒。或出现在QRS波后，R-P间期<0.20秒。也可出现在QRS波之中。期前收缩后大多完全代偿间歇。

3.室性期前收缩 **QRS波群提前出现，形态宽大畸形，QRS时限>0.12秒**，与前一个P波无相关；T波常与QRS波群的主波方向相反；期前收缩后有完全代偿间歇。

（三）临床表现

偶发期前收缩多无症状，可有心悸或感到一次心跳加重或有心跳暂停感。频发性期前收缩可使心排出量减少，引起乏力、头晕、胸闷等。查脉搏检查可有脉搏不齐，有时期前收缩本身的脉搏减弱。听诊呈心律不齐，期前收缩的第一心音常增强，第二心音相对减弱甚至消失。

（四）治疗要点

对**频发房性、交界区性期前收缩常选用维拉帕米、β受体阻滞剂等**；**室性期前收缩常选用利多卡因、美西律、胺碘酮等**。洋地黄中毒引起的室性期前收缩应立即停用洋地黄，给予钾盐和苯妥英钠治疗。

三、颤动（熟练掌握）

当异位搏动的频率超过阵发性心动过速的范围时，形成的心律称为扑动或颤动。可分为心房颤动（简称房颤）、心室颤动（简称室颤）。

（一）心房颤动

1.病因　常发生于器质性心脏病病人，如风湿性心瓣膜病、冠心病、心力衰竭、心肌病、高血压性心脏病、甲亢、感染性心内膜炎、肺源性心脏病等。

2.心电图表现　**窦性P波消失**，代之以大小形态及规律不一的**f波，频率350~600次/分**。

3.临床表现　房颤心室率**<150次/分，出现心悸、气促、心前区不适等症状**，心室率极快者>150次/分，因心排出量降低而发生晕厥、急性肺水肿、心绞痛或休克。持久性房颤易形成左心房附壁血栓，血栓脱落可引起动脉栓塞。如脑栓塞、肢体动脉栓塞、视网膜动脉栓塞。

心脏听诊第一心音强弱不一，心律绝对不规则。脉搏快慢不均，强弱不等，发生脉搏短绌。

4.治疗原则　急性期**首选电复律治疗**。如心室率快，且发作时间长，可用洋地黄减慢心室率，维拉帕米、地尔硫䓬等药物终止房颤。

（二）心室颤动

心室完全丧失射血能力，**是最严重的心律失常**，相当于心室停搏。

小试身手　21.下列哪种心律失常最严重

A.室性期前收缩　　　B.房性期前收缩　　　C.心房颤动

D.室性心动过速　　　E.心室颤动

1.病因　**常见于急性心肌梗死**、洋地黄中毒、严重低钾血症、心脏手术、电击伤以及胺碘酮、奎尼丁中毒等。

2.临床表现　室颤一旦发生，表现为意识突然丧失、抽搐、发绀，继而呼吸停止，瞳孔散大甚至死亡。查体心音消失、脉搏摸不到，血压测不出。

3.心电图表现　**QRS波群与T波消失，呈完全无规则的波浪状曲线**，形状、频率、振幅高低各异。

4.治疗要点　室颤可致心跳骤停，<u>一旦发生应立即作非同步直流电除颤</u>，同时配合胸外心脏按压及人工呼吸，保持呼吸道通畅，迅速建立静脉通路，并经静脉注射复苏和抗心律失常药物。

小试身手 22.患者发生心室颤动时首选的治疗措施是

　　A.静脉推注利多卡因　　　B.同步直流电复律　　　C.非同步直流电复律

　　D.安装起搏器　　　　　　E.应用洋地黄类药物

小试身手 23.患者男，46岁，心肌梗死急诊入院2小时后，突发意识不清，心电图显示各导联P-QRS-T波群消失，代之形态、频率、振幅完全不规则的"波浪状"曲线，频率300次/分。首要的处理措施是

　　A.吸氧　　　　　　　　　B.利多卡因静脉注射　　　C.胸外心脏按压

　　D.肾上腺素静脉注射　　　E.非同步直流电复律

四、护理措施

1.休息与活动

（1）对功能性和轻度器质性心律失常，血流动力学改变不大的病人，应注意劳逸结合，避免劳累及感染，一般可维持正常工作和生活。

（2）对影响心脏排血功能或有可能导致心功能不全的心律失常病人，应绝对卧床休息，协助完成日常生活。

2.心理护理

（1）对轻度心律失常病人，应给予必要的解释和安慰，以稳定情绪。

（2）对严重心律失常病人，要消除恐惧心理，加强巡视，加强生活护理，给予心理支持，以增强病人的安全感。

3.饮食护理　宜选择**低脂、易消化、营养丰富饮食，少量多餐；保持大便通畅；避免吸烟、酗酒、刺激性或含咖啡因的饮料或饮食**。

4.病情观察　密切观察脉搏、呼吸、血压、心率、心律，以及神志、面色（发绀或苍白）、出汗等全身变化。此外还应对严重心律失常病人进行心电监护，特别注意有无引起猝死的危险征兆。

（1）潜在引起猝死危险的心律失常：频发性、多源性、成联律、R-on-T室性期前收缩，阵发性室上性心动过速，心房颤动，二度Ⅱ型房室传导阻滞。

（2）**随时有猝死危险**的心律失常：**阵发性室性心动过速、心室颤动、三度房室传导阻滞**等。

（3）如发现上述情况，应列为紧急情况，密切监测心律变化，立即报告医师进行及时处理。嘱咐病人卧床、吸氧、开放静脉通道、准备抗心律失常药物、除颤器、临时起搏器等。**一旦发生心室颤动须即刻紧急配合抢救（除颤）**。

5.用药护理　正确、准确使用抗心律失常药物，观察药物不良反应。应用利多卡因须注意静脉注射不可过快、过量，以免导致传导阻滞、低血压、抽搐甚至呼吸抑制和心脏停搏。奎尼丁有较强的心脏毒性作用，给药前须测血压、心率，在使用期间应经常监测血压、心电图，如有明显血压下降、心率减慢或不规则，心电图示

Q-T间期延长时，须暂停给药，并报告医师处理。

6.心脏电复律护理

（1）心脏电复律适应证：**同步电复律适用于有R波存在的各种快速异位心律失常，如室性阵发性心动过速、持续性房颤**等。非同步电复律适用于室颤、持续性室性心动过速。

（2）心脏电复律禁忌证：病史长、心脏明显扩大，同时伴有二度Ⅱ型或三度房室传导阻滞的心房颤动和心房扑动病人；洋地黄中毒或低血钾病人。

（3）操作配合：准备用物如除颤器、氧气、吸引器、心电血压监护仪、抢救车等。病人仰卧于绝缘床上，连接心电监护仪、建立静脉通道，遵医嘱静脉注射地西泮。电极板须用盐水纱布包裹或均匀涂上导电糊，**电极板分别置于心底部（胸骨右缘第2、3肋间）和心尖部（左腋前线第5肋间）**，2个电极板之间距离不小于10cm，并紧贴皮肤，放电过程中医护人员注意身体的任何部位均不要直接接触床及病人，以防发生意外。

（4）电复律后护理：严密观察心律、心率、呼吸、血压，每半小时测量并记录1次直至平稳，并注意面色、神志、肢体活动，电击局部皮肤如有灼伤，应给予处理；按医嘱给予抗心律失常药物维持窦性心律，观察药物副作用。

7.心脏起搏器安置术后护理

（1）**术后心电监护24小时**，注意起搏频率和心率是否一致；**遵医嘱绝对卧床1~3天**，取平卧位或半卧位，不要压迫植入侧；**病人6周内应限制体力活动，植入侧手臂、肩部应制动，避免剧烈咳嗽和深呼吸等以防电极移位或脱落。**

（2）遵医嘱给予抗生素治疗，注意伤口有无渗出和感染。

（3）指导病人如何观察起搏器工作情况和故障，定期复查；嘱病人随身携带"心脏起搏器卡"等。

第四节　心脏瓣膜病患者的护理

要点分析

本节内容较为重要，历年考试多有涉及。对于本节的复习，考生应着重掌握二尖瓣狭窄的临床表现，二尖瓣关闭不全的临床表现，主动脉瓣狭窄的临床表现，主动脉瓣关闭不全的临床表现，心脏瓣膜病的并发症和护理措施等内容。本节记忆性内容较多，考生可结合"锦囊妙记"中的方法进行记忆。

考点纵览

一、临床类型与表现

（一）二尖瓣狭窄

1.病理生理（熟练掌握）　正常成人二尖瓣口面积约4~6cm²。当瓣口达到中度狭窄（<1.5cm^2）甚至重度狭窄（<1cm^2）时引起右心室肥大，甚至右心衰竭，病人出现体循环淤血的表现。

2.临床表现（熟练掌握）

（1）症状：**劳力性呼吸困难是最常出现的早期症状**，常伴咳嗽、咯血。随着瓣膜口狭窄加重，可出现阵发性夜间呼吸困难，严重时出现急性肺水肿，咳嗽、咳粉红色泡沫样痰。常出现心律失常尤其是房颤，可有心悸、乏力、疲劳，甚至出现食欲减退、腹胀、肝区疼痛、下肢水肿。

小试身手 24.二尖瓣狭窄患者心衰时最早出现的症状是

　　A.劳力性呼吸困难　　　B.咳粉红色泡沫样痰　　　C.食欲缺乏、腹胀

　　D.心律失常　　　　　　E.阵发性夜间呼吸困难

（2）体征：面部**两颧绀红、口唇轻度发绀，称"二尖瓣面容"。心尖部可闻及舒张期隆隆样杂音，是最重要的体征。**

（3）并发症　血栓栓塞为二尖瓣狭窄的严重并发症，约20%病人在病程中发生。

3.辅助检查（熟练掌握）

（1）X线：左心房增大，后前位左缘变直，右缘双心房影。左前斜位见左主支气管上抬，右前斜位见食管下端后移等。

（2）心电图：二尖瓣重度狭窄出现"二尖瓣型P波"，P波宽度>0.12秒，并伴切迹。

（3）**超声心动图：是明确诊断的可靠方法。**

（二）二尖瓣关闭不全

1.病理生理（了解）　心室收缩，由于二尖瓣关闭不全，部分血液反流入左心房，左心房压力升高。心室舒张期左心房流入左心室的血液增多，最终导致左心房和左心室肥大。

2.临床表现（了解）

（1）症状：轻者无症状，重者出现左**心功能不全，如疲倦、心悸、劳力性呼吸困难等。**

（2）体征：**心尖区全收缩期粗糙吹风样杂音是最重要体征。**

3.辅助检查（了解）

（1）X线：左心房增大，伴肺淤血。重者左心房、左心室增大，出现间质性肺水肿。

（2）心电图：急性者出现窦性心动过速。重者左心房增大、左心室肥厚，ST-T非特异改变。也可见右心室肥厚，出现房颤。

（3）超声心动图：可明确诊断。

小试身手 25.患者女，28岁，乏力，心悸，两颧部发红，口唇发绀。查体：第一心音增强，心尖部可闻及舒张期隆隆样杂音。其杂音产生的原因是

　　A.二尖瓣狭窄　　　　　B.二尖瓣关闭不全　　　C.主动脉瓣狭窄

　　D.主动脉瓣关闭不全　　E.肺动脉瓣狭窄

（三）主动脉瓣狭窄

1.病理生理（熟练掌握） 主动脉瓣狭窄，左心室后负荷增加，收缩期射血受阻，左心室代偿性肥大，左心室顺应性降低，引起左心室舒张末压升高，导致左心房后负荷加重。最终引起左心衰竭。

2.临床表现（熟练掌握）

（1）症状：**劳力性呼吸困难、心绞痛、晕厥是主动脉瓣狭窄三联征。劳力性呼吸困难为晚期肺淤血引起的首发症状。**

小试身手 26.风湿性心脏病患者易发生晕厥的病变基础是

　　A.二尖瓣狭窄　　　　　　B.二尖瓣关闭不全　　　　C.主动脉瓣狭窄

　　D.主动脉瓣关闭不全　　　E.三尖瓣关闭不全

（2）体征：**主动脉瓣区闻及响亮、粗糙的收缩期喷射性杂音是主动脉瓣狭窄最重要的体征。**

3.辅助检查（熟练掌握）

（1）X线：心影正常或左心房、左心室轻度增大，升主动脉根部见狭窄后扩张。重者出血肺淤血征。

（2）心电图：重度狭窄者左心房增大、左心室肥厚并有ST-T改变。可出现房颤、房室传导阻滞及室性心律失常。

（3）超声心动图：是明确诊断、判断狭窄程度的重要方法。

（四）主动脉瓣关闭不全

1.病理生理（了解） 主动脉瓣关闭不全，左心室在舒张期同时接受左心房流入的血液和主动脉反流回来的血液，导致左心房、左心室代偿性肥大和扩张，逐渐引起左心衰竭，出现肺淤血，继而肺动脉高压。

2.临床表现（了解）

（1）症状：轻者无症状。重者心悸，心前区不适、头部强烈的震动感，出现体位性头晕。

（2）体征：**主动脉瓣区闻及舒张早期叹气样杂音。**颈动脉搏动明显，收缩压升高，舒张压降低，脉压增大，**周围血管征阳性**，如毛细血管搏动征、**水冲脉**、股动脉枪击音等。

小试身手 27.下列哪种瓣膜病可出现水冲脉

　　A.二尖瓣狭窄　　　　　　B.二尖瓣关闭不全　　　　C.主动脉瓣狭窄

　　D.主动脉瓣关闭不全　　　E.三尖瓣关闭不全

3.辅助检查（了解）

（1）X线：急性期出现肺淤血或肺水肿体征。慢性期左心房、左心室增大，升主动脉继发性扩张。可累及整个主动脉弓。左心衰竭时出现肺淤血征。

（2）心电图：急性者见窦性心动过速和ST-T非特异改变，慢性者左心室肥厚。

（3）超声心动图：M超声型显示二尖瓣前叶或室间隔舒张期纤细扑动，是可靠的诊断征象。

二、并发症（熟练掌握）

1.**充血性心力衰竭** 是首要的并发症，也是**就诊和致死的主要原因**。感染、风湿活动、心律失常、洋地黄使用不当、劳累和妊娠等是诱发因素。

2.心律失常 **房颤是风湿性心瓣膜病最常见的心律失常**。

3.**亚急性感染性心内膜炎** 主动脉瓣关闭不全发生率较高，**常见致病菌为草绿色链球菌**。病人出现发热、寒战、皮肤黏膜瘀点、进行性贫血，病程长者出现脾大、杵状指（趾）等全身症状。心内膜赘生物如脱落可引起周围动脉栓塞，**以脑动脉栓塞为多见**。

4.**栓塞** 多见于二尖瓣狭窄伴房颤者，**血栓脱落引起周围动脉栓塞，以脑动脉栓塞常见**。重症心力衰竭病人因长期卧床，下肢静脉形成血栓，如血栓脱落可导致栓塞等。

> 锦囊妙记：考生在复习时可将引起脑栓塞的疾病进行总结：瓣膜病、法洛四联症等。

小试身手 28.二尖瓣狭窄患者易发生血管栓塞的原因是

A.下肢静脉淤血　　　　B.血管本身病变　　　　C.肺淤血

D.房颤导致栓子脱落　　E.肺动脉淤血

小试身手 29.风湿性心脏病患者并发哪种心律失常时易引起栓塞

A.窦性心动过缓　　　　B.窦性心动过速　　　　C.心房颤动

D.期前收缩　　　　　　E.第三度房室传导阻滞

小试身手 30.患者，女性，36岁，患风湿性瓣膜病10年，今晨突然出现右侧上下肢活动不便，不能下床，口角歪斜，应考虑为

A.脑栓塞　　　　　　　B.蛛网膜下隙出血　　　C.脑血栓形成

D.脑出血　　　　　　　E.短暂性脑缺血发作

三、治疗要点（熟练掌握）

内科治疗以维持和改善心脏代偿功能、积极预防及控制风湿活动及并发症为主。**外科手术是治疗本病的根本方法**，如二尖瓣交界分离术、人工心脏瓣膜置换术等。

四、护理措施（熟练掌握）

1.活动与休息 合并主动脉病变者须限制活动，风湿活动时卧床休息，活动时如出现不适，应立即**停止活动并吸氧，3~4L/min**。

2.风湿的预防与护理 **病变关节制动、保暖，用软垫固定、避免受压和碰撞，局部热敷或按摩，增加血液循环，减轻疼痛**，必要时遵医嘱使用镇痛药如口服非甾体抗炎药阿司匹林等。

3.心力衰竭的预防与护理 预防呼吸道感染及风湿活动、注意休息、保持大便

通畅、严格控制入量及静脉输液速度,如发生心力衰竭者取半卧位,给氧,给予低热量、易消化饮食,少量多餐,适量补充营养,提高机体抵抗力。

4.防止栓塞

(1)指导病人避免长时间盘腿或蹲坐,勤换体位、保持肢体功能位,腿部常活动保持肌肉张力,**预防下肢静脉血栓**。

(2)合并房颤者服阿司匹林,防止附壁血栓形成。

(3)观察栓塞发生的征兆,**脑栓塞者出现言语不清、肢体活动受限、偏瘫;四肢动脉栓塞可引起肢体剧烈疼痛、皮肤颜色及温度改变;肾动脉栓塞病人出现剧烈腰痛;肺动脉栓塞出现突然剧烈胸痛和呼吸困难、发绀、咯血、休克**等。

5.亚急性感染性心内膜炎的护理 严格执行无菌操作规程,预防风湿复发;出现亚急性细菌性心内膜炎时注意休息,做血培养以明确病原菌;注意观察体温、血红蛋白、新出血点、栓塞等情况。合理饮食,补充营养和铁,提高抵抗力。

第五节 冠状动脉粥样硬化性心脏病患者的护理

要点分析

本节内容非常重要,每年必考。近5年的考试中先后考查了心绞痛的诱因、临床表现、首选药物,急性心肌梗死的临床表现、辅助检查、心律失常的处理,心肌梗死的护理措施等。整体的考查偏重于知识的记忆和应用。对于本节的复习,考生应着重掌握心绞痛的诱因、临床表现、治疗原则和护理措施,急性心肌梗死的临床表现、辅助检查、心律失常的处理,心肌梗死的护理措施等内容。本节记忆性内容较多,考生可结合"锦囊妙记"中的方法进行记忆。

考点纵览

一、心绞痛

(一)病因及发病机制(掌握)

冠状动脉粥样硬化导致冠脉狭窄和(或)部分分支闭塞时,心肌供血处于相对稳定状态。当心脏负荷突然增加,冠状动脉不能相应扩张以满足心肌需血量;或是各种原因引起冠状动脉痉挛,不能满足心肌需血量,心肌缺血、缺氧,产生代谢产物,刺激心脏内的传入神经末梢而产生心绞痛。因劳累、情绪激动、饱餐、寒冷、急性循环衰竭诱发。

小试身手 31.冠心病最常见的病因是

A.重度主动脉瓣病变　　　B.冠状动脉栓塞　　　　C.冠状动脉粥样硬化

D.肥厚型心肌病　　　　　E.冠脉痉挛

(二)临床表现(掌握)

1.症状　典型心绞痛特点是阵发性胸痛或心前区不适。

小试身手 32.典型心绞痛的特点是

A.持续15分钟左右　　B.发作性胸痛　　　　C.无明显诱因

D.休息后不能缓解　　　E.疼痛剧烈，难以忍受

（1）疼痛部位：胸骨体中段或上段之后，可波及心前区。向左肩、左臂内侧放射，甚至达左手无名指和小指，向上放射至颈、咽部和下颌部。

（2）疼痛性质：**压迫感**、发闷、**紧缩感**，烧灼感，偶伴濒死感。

（3）持续时间：多在**3~5分钟内，一般不超过15分钟**。

（4）缓解方式：**休息或含服硝酸甘油后几分钟内缓解**。

小试身手 33.能迅速终止心绞痛发作的药物是

A.美托洛尔　　　　　　B.硝酸异山梨酯　　　　C.硝苯地平

D.阿司匹林　　　　　　E.卡托普利

（5）诱发因素：**体力劳动或情绪激动时**、**饱餐**、**寒冷**、吸烟、心动过速、休克等**诱发**。

2.体征　发作时心率增快，血压升高、出现冷汗、面色苍白、表情焦虑等。

（三）辅助检查（掌握）

1.**心电图检查**　发作时见ST段压低>0.1mV，T波低平或倒置。

2.冠状动脉造影　当管腔直径缩小70%~75%以上时，将严重影响心肌供血。

3.运动负荷试验　运动中出现典型心绞痛，心电图有ST段水平型或下斜型压低≥0.1mV，持续2分钟即为运动负荷试验阳性。

（四）治疗原则（掌握）

1.心绞痛发作期治疗

（1）发作时立即休息。

（2）使用**硝酸酯制剂**：**是最有效、作用最快终止心绞痛发作的药物**，可扩张冠状动脉，增加冠脉血流量，同时扩张外周血管，减轻心脏负担。**如舌下含化硝酸甘油**0.3~0.6mg，1~2分钟开始起效，维持30分钟左右；或舌下含化硝酸异山梨醇酯5~10mg，2~5分钟起效，作用持续2~3小时。

2.缓解期治疗

（1）尽量避免诱发因素。

（2）使用硝酸酯制剂，如硝酸异山梨醇酯等。

（3）使用 β 受体阻滞剂，如普萘洛尔、阿替洛尔、美托洛尔等，以减慢心率，降低血压，减低心肌收缩力和耗氧量，预防心绞痛发作。

（4）使用钙离子拮抗剂，如硝苯地平、地尔硫草等。**抑制钙离子进入细胞内，从而抑制心肌收缩**，减少心肌耗氧。

（5）应用抑制血小板聚集的药物，如肠溶阿司匹林等。

（五）护理措施（熟练掌握）

1.一般护理　**心绞痛发作时立即停止活动，舌下含服硝酸甘油**。平时携带保健药盒，硝酸甘油应避光保存，定期更换，以备急用。

2.**病情观察** 评估心绞痛发作的诱因、疼痛部位、性质、持续时间、缓解方式、伴随症状等。如疼痛发作频繁、程度加剧、持续时间延长、休息或药物不能缓解时，应警惕急性心肌梗死。

3.**观察药物不良反应** **使用硝酸甘油时嘱病人舌下含服，或嚼碎后含服。**指导病人舌下保留一些唾液，促进药物溶解吸收。**含药后平卧，预防体位性低血压。**服用硝酸酯制剂后出现头胀、面红、头晕、心悸等血管扩张的表现，一般用药数天后可自行好转。

4.**饮食护理** **低热量、低脂肪、低胆固醇、少糖、少盐、适量蛋白质、纤维素和丰富维生素饮食**，宜少食多餐，不宜过饱，不饮浓茶、咖啡，避免辛辣刺激性食物。

二、急性心肌梗死

（一）病因及发病机制（熟练掌握）

在冠状动脉严重狭窄的基础上，一旦心肌需血量猛增或冠状动脉血供锐减，心肌缺血达20~30分钟以上，即可发生急性心肌梗死。

（二）临床表现（熟练掌握）

1.**先兆** 半数以上病人发病数日或数周前出现胸闷、心悸、乏力、恶心、大汗、烦躁、血压波动、心律失常、心绞痛等前驱症状。以新发生的心绞痛，**或原有心绞痛发作频繁且程度加重、持续时间长、硝酸甘油使用效果不好为常见。**

2.主要症状

（1）**疼痛：为最早最突出的症状**，疼痛性质和部位与心绞痛相似，但疼痛程度更剧烈，伴烦躁、大汗、濒死感。一般无明显诱因，疼痛持续数小时或数天，**经休息和含服硝酸甘油不缓解。**

小试身手 34.急性心肌梗死患者最突出的表现是

A.心悸 　　　　　B.头晕 　　　　　C.心前区疼痛

D.呼吸困难 　　　E.心律失常

（2）**全身症状**：一般疼痛发生24~48小时后出现发热、心动过速、白细胞计数升高、红细胞沉降率加快。**一般体温在38℃左右，多在1周内恢复正常。**

（3）**心源性休克**：疼痛时血压下降，如疼痛缓解时收缩压<10.7kPa（80mmHg），**同时伴烦躁不安、面色苍白或青紫、皮肤湿冷、脉搏细速、尿量减少**、反应迟钝，则为休克表现，**常在心肌梗死后数小时至1周内发生。**

（4）**心律失常**：是急性心肌梗死病人死亡的主要原因。各种心律失常以室性心律失常最多见，多发生在病后1~2日内，前24小时内发生率最高，也最危险。**心室颤动常是急性心肌梗死致死原因。**

小试身手 35.急性心肌梗死患者死亡的主要原因是

A.心源性休克 　　　B.心力衰竭 　　　C.疼痛

D.高热 　　　　　　E.心律失常

（5）**心力衰竭**：约半数病人在起病最初几天，疼痛或休克好转后，出现呼吸困难、咳嗽、发绀、烦躁等左心衰竭表现，重者发生急性肺水肿。

小试身手 36.患者男，65岁，突然急性广泛心肌梗死，咳大量粉红色泡沫样痰，其咳痰病因是

A.急性气胸　　　　　　B.急性肺气肿　　　　　　C.肺囊肿

D.急性肺水肿　　　　　E.肺不张

3.体征　心率增快或变慢，心尖部闻及舒张期奔马律，心音减弱。

4.并发症　栓塞、乳头肌功能不全、心室膨胀瘤、心脏破裂等。

锦囊妙记：考生在复习时应将心绞痛与心肌梗死的临床表现进行比较：心肌梗死疼痛性质与心绞痛相似，只不过是疼痛更加剧烈；心肌梗死疼痛持续时间比心绞痛长；心肌梗死含服硝酸甘油无效，而心绞痛含服硝酸甘油几分钟内缓解；心肌梗死一般无诱因，而心绞痛常因诱因而发作。

小试身手 37.典型急性心梗与典型心绞痛病人在症状上最大的区别是

A.疼痛的放射部位　　　B.疼痛的部位　　　　　　C.疼痛的持续时间

D.疼痛的性质　　　　　E.疼痛的症状

（三）辅助检查（熟练掌握）

1.心电图改变

（1）特征性改变

1）面向坏死区的导联，出现**宽而深的异常Q波**；

小试身手 38.急性心肌梗死患者心电图的特征性表现为

A.深而宽的Q波　　　　B.S-T段压低　　　　　　C.T波高耸

D.S-T段抬高　　　　　E.T波倒置

2）在面向坏死区周围损伤区的导联，出现**S-T段抬高呈弓背向上**；

3）在面向损伤区周围心肌缺氧区的导联，出现**T波倒置**；

4）在背向心肌梗死的导联出现**R波增高、S-T段压低、T波直立并增高**。

（2）动态性改变：起病数小时后S-T段弓背向上抬高，与直立的T波连接成单向曲线；2日内出现病理性Q波，R波减低；数日后S-T段恢复至基线水平，T波低平、倒置或双向；数周后T波倒置，病理性Q波永久遗留。

2.血心肌坏死标志物

（1）肌红蛋白：起病后2小时内升高，12小时内达高峰，24~48小时恢复正常。

（2）肌钙蛋白I或T：起病后3~4小时升高。肌钙蛋白I　11~24小时达高峰，7~10天恢复正常。肌钙蛋白T　24~48小时达高峰，10~14天恢复正常。

3.血清心肌酶测定　肌酸磷酸激酶同工酶、肌酸磷酸激酶、天门冬氨酸氨基转移酶、乳酸脱氢酶升高，**其中肌酸磷酸激酶是出现最早、恢复最快的酶**。

小试身手 39.急性心肌梗死时，下列哪种血清酶升高最早、恢复最快

A.肌酸磷酸激酶同工酶　　　　　　　　B.肌酸磷酸激酶

C.天门冬氨酸氨基转移酶　　　　　　　D.乳酸脱氢酶

E.谷草转氨酶

4.发病24~48小时后白细胞计数升高（10~20）×10^9/L，中性粒细胞增加，嗜酸性粒细胞减少；红细胞沉降率加快；C反应蛋白升高。

（四）治疗原则（掌握）

1.一般治疗

（1）休息：**急性期卧床休息12小时**，若无并发症，24小时内鼓励病人床上活动肢体，第3日床边活动，第4天起逐步增加活动，一周内左右每日3次步行100~150m。

> 锦囊妙记：心肌梗死患者急性期应绝对卧床休息，患者的各种生理需要应由护士协助满足。

小试身手 40.急性心肌梗死患者12小时内

 A.可在床上活动   B.可上下楼梯

 C.可坐起在床边活动   D.可如厕进行大小便

 E.绝对卧床，限制探视

（2）监护：急性期进行心电图、血压、呼吸监护，密切观察生命体征和心功能变化，防止并发症。

（3）吸氧：急性期持续吸氧4~6L/min，如发生急性肺水肿，氧流量6~8L/min，并用25%~35%乙醇湿化。

（4）抗凝治疗：无禁忌证者嚼服肠溶阿司匹林150~300mg，连服3日。

2.解除疼痛 哌替啶50~100mg肌内注射或吗啡5~10mg皮下注射，或罂粟碱30~60mg肌内注射。也可用硝酸甘油静脉点滴。

3.心肌再灌注 溶栓疗法（尿激酶、链激酶或重组组织型纤溶酶原激活剂静脉滴注）、经皮腔内冠状动脉成形术、支架置入术等。

4.心律失常 **室性心律失常立即给予利多卡因静脉注射；发生室颤时立即实施电复律**；对房室传导阻滞，用阿托品、异丙肾上腺素，严重者需安装人工心脏起搏器。

小试身手 41.急性心肌梗死患者发生室性心律失常的首选药物是

 A.阿托品   B.洋地黄   C.地塞米松

 D.利多卡因   E.普鲁卡因胺

5.控制休克 补充血容量，使用升压药物及扩血管药，纠正酸碱平衡失衡。

6.治疗心力衰竭 急性左心衰竭使用吗啡或哌替啶、呋塞米为主，应用扩血管药以减轻心脏前负荷，或用多巴酚丁胺有较好疗效。**急性心肌梗死24小时以内禁止使用洋地黄制剂**。

小试身手 42.急性心肌梗死24小时内应禁用的药物是

 A.链激酶   B.洋地黄   C.呋塞米

 D.利多卡因   E.硝酸甘油

（五）护理措施（熟练掌握）

1.保证休息 **急性期绝对卧床，减少心肌耗氧量**，缓解疼痛。避免诱因减少疼痛发作。

小试身手 (43~44题共用题干)

患者，男性，68岁，离退休。既往有心绞痛发作史。4小时前因体育锻炼后出现心前区剧烈疼痛，含服硝酸甘油无效，急诊入院。

43.患者入院后应先做下列哪项检查

A.心脏X线检查　　　　B.心电图　　　　C.心肌酶学检查

D.血压　　　　　　　E.超声心动图

44.针对该患者的护理措施，**错误的是**

A.持续吸氧　　　　　B.给哌替啶止痛　　　　C.给镇静剂

D.鼓励患者下床活动　　E.抗凝治疗

2.改善活动耐力　限制最大活动量的指标是病人活动后出现呼吸加快或困难、脉搏过快或活动停止后3分钟未恢复。

3.观察病情　监测心电图、心率、心律、血压、血流动力学变化。发现室性心律失常和严重房室传导阻滞、休克，应及时报告医师处理。观察尿量、意识改变，如尿量>40ml/h，神志转清，提示休克好转。

4.防止便秘　**食用高纤维食物、注意饮水**，遵医嘱长期服用缓泻剂，**保持大便通畅。必要时遵医嘱使用润滑剂、低压灌肠等。**

5.饮食护理　给予**低热量、低脂、低胆固醇饮食**，总热量不宜过高。

6.用药护理　使用抗凝药物如阿司匹林、肝素，使用过程中严密观察有无出血倾向。应用溶栓治疗时应严密监测出凝血时间和纤溶酶原，防止出血，注意观察有无牙龈、皮肤、穿刺点、胃黏膜等浅表小量出血，如有发生可压迫止血。如大出血时需立即停止溶栓、输鱼精蛋白、输血。

7.经皮腔内冠状动脉成形术后护理　防止出血与血栓形成，停用肝素4小时后复查全血凝固时间，凝血时间在正常范围之内，**拔除动脉鞘管**，压迫止血，加压包扎，**股动脉穿刺病人需要卧床24小时，术肢制动。**

8.健康教育

（1）养成良好生活习惯，调整生活方式，减轻压力，克服不良情绪。**避免饱餐、寒冷刺激。不在饱餐和饥饿时洗澡**，水温和体温相当，时间不要过长。

（2）防治危险因素：积极治疗高血压、高脂血症、糖尿病、控制体重，戒烟。

（3）了解药物作用、不良反应，随带药物和保健卡。

第六节　病毒性心肌炎患者的护理

要点分析

本节内容较为重要，历年考试偶有涉及。近5年的考试先后考查了病毒性心肌炎的病因、临床表现等。整体的考查偏重于知识的记忆和应用。对于本节的复习，考生应着重掌握病毒性心肌炎的临床表现、治疗原则和护理措施等内容。

考点纵览

（一）病因及发病机制（掌握）

1.病因　由各种病毒感染引起，尤其是能引起肠道和呼吸道感染的病毒最常见，如柯萨奇病毒A、柯萨奇病毒B、脊髓灰质炎病毒、埃可病毒、流感和斑疹病毒，**其中柯萨奇病毒B最多见**。

> 锦囊妙记：有下列几种疾病发作前常有呼吸道感染史：心力衰竭、病毒性心肌炎、小儿急性肾小球肾炎。

小试身手 45.引起病毒性心肌炎的最常见病毒是

A.鼻病毒　　　　　　B.腺病毒　　　　　　C.流感病毒
D.柯萨奇病毒B　　　　E.埃可病毒

2.发病机制　当各种因素导致机体抵抗力下降时，病毒直接侵犯心肌，导致心肌细胞溶解。同时由于免疫反应造成心肌损伤。

（二）临床表现（熟练掌握）

1.症状　本病多见于儿童和青少年，**发病前1~3周常有**发热、疲倦、呕吐、腹泻等**呼吸道或肠道感染病史**。轻者可无症状，多数病人出现疲乏、胸闷、心悸、心前区隐痛等心肌受累的症状。重症者出现心力衰竭、严重心律失常、心源性休克甚至猝死。

2.体征　**出现与体温不成比例的心动过速、各种心律失常**。听诊闻及第一心音低钝，心尖区可闻及舒张期奔马律，有交替脉。也可出现水肿、颈静脉怒张、肺部湿啰音、心脏扩大等。

小试身手 46.与病毒性心肌炎体征**不符**的是

A.第一心音增强　　　　B.舒张期奔马律　　　　C.心动过速
D.交替脉　　　　　　　E.心脏扩大

（三）辅助检查（掌握）

1.实验室检查　血清心肌酶升高；测定病毒中和抗体效价恢复期较急性期升高4倍；白细胞计数升高、红细胞沉降率加快、C反应蛋白升高。

2.心电图检查　可出现房室传导阻滞、室性期前收缩等各种心律失常。可出现ST-T改变、R波降低、病理性Q波。

（四）治疗要点（掌握）

1.一般治疗　**急性期绝对卧床休息**，补充营养。

2.**改善心肌营养与代谢**　补充大剂量维生素C、ATP、辅酶A、极化液、复方丹参等药物。

3.对症治疗　针对心力衰竭使用利尿药、扩血管药、血管紧张素转换酶抑制剂。针对完全性房室传导阻滞者可使用临时起搏器。

（五）护理措施（熟练掌握）

1.一般护理　活动期或伴严重心律失常、心力衰竭者要绝对卧床休息4周至2~3个月，以减少心肌耗氧量。

2.病情观察　行心电监护，观察有无心律失常和心功能改变。当病人出现二度与第三度房室传导阻滞交替出现或频发性多源性室性心律失常时，应做好抢救准备和随时安装临时心脏起搏器的准备。

3.饮食护理　给予易消化、高维生素和优质蛋白饮食，心力衰竭者限制钠盐摄入，避免浓茶、浓咖啡等刺激性食物，戒烟、酒。

4.健康教育　出院后继续休息，**1年内避免重体力劳动**。避免过劳、缺氧、营养不良、感冒、寒冷、酗酒等诱因。坚持药物治疗，定期随访，病情变化时及时就医。

小试身手 47.急性病毒性心肌炎患者最重要的护理措施是

A.保证患者绝对卧床休息　　　　B.保证蛋白质的供给

C.给予易消化的饮食　　　　　　D.给予多种维生素

E.严格记录每日出入液量

第七节　原发性高血压患者的护理

要点分析

本节内容较为重要，历年考试多有所涉及。近5年的考试先后考查了高血压病的病因、临床表现、治疗原则等。整体的考查偏重于知识的记忆和应用。对于本节的复习，考生应着重掌握高血压病的临床表现、治疗原则和护理措施等内容。本节记忆性内容较多，考生可结合"锦囊妙记"中的方法进行记忆。

考点纵览

（一）病因及发病机制（熟练掌握）

1.病因　可能的致病因素包括：**遗传、高盐饮食、体重超重、精神过度紧张**等。

2.发病机制

（1）**高级神经中枢功能失调在发病中占主导地位**，长期过度紧张与精神刺激，引起交感神经兴奋、儿茶酚胺分泌增多，使心排出量和外周血管阻力增加。

小试身手 48.高血压发病机制中占主导地位的是

A.血容量过多　　　　　　　　　B.内分泌因素

C.肾功能异常　　　　　　　　　D.高级神经中枢功能失调

E.血管内皮功能异常

（2）各种原因引起的肾性水钠潴留和血容量增加，机体为避免心排出量增加，外周血管阻力升高，导致血压升高。

（3）肾素–血管紧张素–醛固酮系统失调，使肾上腺分泌去甲肾上腺素增多，导致小动脉平滑肌收缩，外周阻力增加；同时醛固酮分泌增加，导致水钠潴留。以上因素均可使血压升高。

（二）临床表现（熟练掌握）

1.症状

（1）一般表现：病情发展缓慢，常有头痛、头晕、耳鸣、颈部紧板、眼花、乏力、失眠等，有时出现心悸和心前区不适等症状，紧张或劳累后加重。

（2）并发症：血压持续性升高可造成**脑、心、肾、眼底等脏器损伤**并出现相应症状。

小试身手 49.高血压可造成哪些靶器官的损伤

A.心、肺、肾 　　　　B.心、肝、肾 　　　　C.肝、肺、肾

D.心、脑、肾 　　　　E.肺、脑、肾

（3）预后：取决于高血压的水平和危险因素。

血压水平的定义和分类（mmHg）

类别	收缩压（mmHg）	舒张压（mmHg）
正常血压	<120　　　和	<80
正常高值血压	120~139　　　和（或）	80~89
高血压	≥140　　　和（或）	≥90
Ⅰ级高血压（轻度）	140~159　　　和（或）	90~99
Ⅱ级高血压（中度）	160~179　　　和（或）	100~109
Ⅲ级高血压（重度）	≥180　　　和（或）	≥110
单纯收缩期高血压	≥140　　　和	<90

注：当收缩压和舒张压分属于不同分级时，以较高的级别作为标准。以上标准适用于任何年龄的成年男性或女性。

锦囊妙记：高血压的分级遵循一定规律：收缩压增加20mmHg，舒张压增加10mmHg，考生记住Ⅰ级高血压后，Ⅱ级、Ⅲ级血压值就很容易推导出来。

小试身手 50.WHO规定一级高血压的诊断标准是

A.收缩压120~129mmHg，舒张压80~85mmHg

B.收缩压130~139mmHg，舒张压85~89mmHg

C.收缩压140~149mmHg，舒张压90~99mmHg

D.收缩压150~159mmHg，舒张压95~99mmHg

E.收缩压160~179mmHg，舒张压100~109mmHg

小试身手 51.患者，男性，48岁，患原发性高血压5年，血压175/105mmHg，近日出现尿蛋白（＋），应诊断为

A.高血压Ⅰ级　　　　　B.高血压Ⅱ级　　　　　C.高血压Ⅲ级

D.肾小球肾炎　　　　　E.肾衰竭

（三）辅助检查（熟练掌握）

1.尿常规。

2.血生化检查　血脂、血糖、肾功能、血尿酸、血电解质。

3.心电图、超声心电图。

4.检查眼底。

（四）治疗要点（熟练掌握）

1.建立健康的行为

（1）减轻体重，尽量将体重指数控制在<25。

（2）限制钠盐摄入，**每日食盐摄入量不超过6g**。补充钙和钾盐，减少脂肪摄入，限制饮酒。

（3）适当运动，避免剧烈运动。

（4）减少脂肪摄入，戒烟，限制饮酒。

（5）减少精神压力，保持心理平衡。

2.药物治疗

药物	用法	不良反应
利尿药	呋塞米20~40mg，1~2次/日	电解质紊乱和高尿酸血症
β受体阻滞剂	阿替洛尔50~200mg，1~2次/日	心动过缓和支气管收缩。阻塞性支气管疾病禁用
钙通道阻滞剂	硝苯地平5~20mg，3次/日 维拉帕米40~120mg，3次/日	颜面潮红，头痛 长期服用硝苯地平可出现胫前水肿
血管紧张素转换酶抑制剂（ACEI）	卡托普利12.5~25mg，2~3次/日	干咳、味觉异常、皮疹等
α₁受体拮抗剂	哌唑嗪0.5mg，2次/日，逐渐增至5mg/次	心悸、头痛、嗜睡

（五）护理措施（熟练掌握）

1.保证身心休息，提高机体活动能力　轻度高血压应调整生活节奏，合理休息

和充足睡眠。高血压初期可从事一般性的体力活动，但应避免重体力活动。血压较高、症状较重或有并发症时应卧床休息，避免体力劳动和过度兴奋。

2.高血压脑血管意外时应协助病人取半卧位，避免活动和情绪激动，遵医嘱给予镇静药，<u>血压增高时遵医嘱给予硝普钠治疗</u>。

3.心力衰竭时吸氧，流量4~6L/min，急性肺水肿时给予20%~30%乙醇湿化给氧，流量6~8L/min。

4.限制钠盐　<u>食盐摄入量<6g/d</u>，以减少水钠潴留，减轻心脏前负荷，达到降低血压，改善心功能的目的。

5.控制体重，特别是向心性肥胖的病人，应限制总热量的摄入。

6.运动　从事轻度体力活动，如跑步、行走、游泳。

7.用药护理　一般<u>从小剂量开始给药</u>，可联合用药以增强疗效，减少不良反应。应在<u>医生的指导下调整剂量，不得自行增减和撤换药物，需长期用药。某些降压药物可导致直立性低血压</u>，应指导病人在改变体位时要动作缓慢，当出现头晕、眼花、恶心、眩晕时，应立即平卧，以增加回心血量，改善脑部血液供应。

8.避免诱因　情绪激动、精神紧张、过度劳累、精神创伤等均可使血压升高。指导病人控制情绪，调整生活节奏，环境安静，避免噪声刺激和引起精神过度兴奋的活动。冬天外出时注意保暖，室温不宜过低。保持大便通畅，避免剧烈运动和用力咳嗽，以防发生脑血管意外。<u>避免突然改变体位，不用过热的水洗澡和蒸汽浴，禁止长时间站立</u>。

9.教病人自测血压，每日定时、定位测量血压，定期复查，病情变化时及时就诊。

小试身手 52.患者男，41岁，患高血压3年，经过1周住院治疗后，病情好转，准备出院。出院前责任护士与其同探讨出院后的饮食，此时护士扮演的角色是

A.计划者　　　　　　　B.教育者　　　　　　　C.护理者
D.协调者　　　　　　　E.管理者

参考答案

1.D　2.A　3.A　4.E　5.B　6.C　7.B　8.E　9.C　10.A　11.D　12.A　13.C
14.D　15.C　16.B　17.D　18.E　19.B　20.D　21.E　22.C　23.E　24.B　25.A
26.C　27.D　28.D　29.C　30.A　31.C　32.B　33.B　34.C　35.E　36.D　37.C
38.A　39.B　40.E　41.D　42.B　43.B　44.D　45.D　46.A　47.A　48.D　49.D
50.C　51.B　52.B

答案与解析

1~2.D、A　患者出现咳嗽、咳粉红色泡沫样痰，呼吸困难等症状，听诊双肺满布湿啰音。符合急性左心衰竭的典型表现。急性左心衰竭时，护士应协助患者取半卧位，以减少下肢静脉回流，从而减轻肺淤血。

3.A　心源性水肿的特点是早期出现在身体低垂及组织疏松的部位，如骶尾部、会阴部及胫前、足踝部等。

4.E　心源性水肿患者应给予低盐、高蛋白、易消化饮食。嘱咐患者尽量不食用各种腌制品、干海货、发酵面点、含钠的饮料和调味品，以免加重水肿，可用糖、醋等调节口味，以增进食欲。

5.B　心源性水肿患者如需使用热水袋取暖，水温以40℃~50℃为宜，以免烫伤。

6.C　感染，特别是呼吸道感染是诱发心力衰竭最常见的因素。

7.B　选项B为慢性心功能不全的病因，其余4个选项均为诱因。

8.E　身体下垂部位出现水肿是右心衰竭的临床表现。右心衰竭时，体循环静脉淤血，外周静脉回流受阻，身体下垂部位出现水肿。

9.C　右心衰竭时，体循环静脉淤血，外周静脉回流受阻，出现颈静脉怒张。

10~11.A、D　左心衰竭患者的主要表现为肺循环淤血，患者最早出现的是劳力性呼吸困难，经休息后缓解。右心衰竭患者的主要表现为体循环静脉淤血。早期在身体的下垂部位和组织疏松部位，出现凹陷性水肿。

12.A　心力衰竭患者应限制体力活动，卧床休息，减轻心脏负荷。

13.C　洋地黄的毒性反应有神经系统表现、胃肠道表现、心血管系统表现，在上述选项中C属于泌尿系统表现。

14.D　使用洋地黄时，护士应严格遵医嘱给药，同时注意观察患者的心率，当病人脉搏<60次/分时应考虑停药。

15.C　地高辛为强心药物，在使用时护士应注意观察患者的心率，防止药物中毒。

16.B　一旦发生急性左心衰，应协助病人取端坐位，两腿下垂以减少静脉回流。

17.D　急性肺水肿患者可给予酒精湿化吸氧，在湿化瓶内加入30%~50%乙醇湿化，可降低肺泡及气管内泡沫的表面张力，使泡沫破裂，改善肺通气。

18.E　心脏的正常起搏点位于窦房结，其冲动产生的频率是60~100次/分。

19.B　临床上将偶尔出现期前收缩称偶发性期前收缩，但期前收缩>5个/分称频发性期前收缩。

20.D　每一个窦性搏动后出现一个期前收缩，称为二联律；每两个窦性搏动后出现一个期前收缩，称为三联律。

21.E　心室颤动时，心室完全丧失射血能力，是最严重的心律失常，相当于心室停搏。

22.C　室颤可致心搏骤停，一旦发生应立即做非同步直流电除颤。

23.E　上述患者心电图QRS波群消失，呈完全无规则的波浪曲线，形态、频率、振幅高低各异，考虑为室颤。患者一旦发生室颤应立即非同步直流电复律。

24.B　二尖瓣狭窄时→左心房流入左心室血液减少→左心房压力升高、心肌肥厚→左心衰竭→肺循环淤血→肺水肿，咳嗽、咳粉红色泡沫样痰。

25.A 面部两颧绀红，口唇发绀，心尖部可闻及舒张期隆隆样杂音，属于二尖瓣狭窄的体征。

26.C 晕厥是主动脉瓣狭窄典型的症状之一，其发生机制是：主动脉瓣狭窄时→心排血量减少→外周组织缺血→晕厥。

27.D 主动脉瓣关闭不全，血压收缩压升高，舒张压降低，脉压增大而产生周围血管征，如毛细血管搏动征、水冲脉。

28.D 二尖瓣狭窄伴有房颤的患者，容易引起血栓脱落导致周围动脉栓塞，以脑动脉栓塞常见。

29.C 房颤是风湿性心瓣膜病最常见的心律失常。

30.A 栓塞是风湿性瓣膜病的并发症之一，脑栓塞时，患者可出现言语不清、肢体活动受限、偏瘫。

31.C 冠心病主要是因为冠状动脉粥样硬化造成管腔狭窄，心肌缺血缺氧引起。

32.B 发作性胸痛或心前区不适是典型心绞痛的特点。

33.B 硝酸酯是最有效、作用最快终止心绞痛发作的药物。

34.C 疼痛为心肌梗死最早、最突出的症状，其性质为压榨性、窒息性。

35.E 约有75%~95%的心肌梗死患者会发生心律失常，是急性心肌梗死患者死亡的主要原因。

36.D 咯大量粉红色泡沫样痰主要见于急性左心衰和急性肺水肿。

37.C 心绞痛持续时间多在3~5分钟内，一般不超过15分钟。急性心肌梗死疼痛可持续数小时或数天。

38.A 心肌梗死患者心电图检查时，在面向坏死区的导联，会出现宽而深的异常Q波。

39.B 心肌梗死患者行血清心肌酶测定时会出现肌酸磷酸激酶同工酶、肌酸磷酸激酶、天门冬氨酸氨基转移酶、乳酸脱氢酶升高，其中肌酸磷酸激酶是出现最早、恢复最早的酶。

40.E 急性心肌梗死患者急性期应卧床休息12小时，从而减少心肌耗氧，缓解疼痛。

41.D 心律失常是心肌梗死患者死亡的主要原因，发生室性心律失常时应立即给予利多卡因静脉注射。

42.B 急性心肌梗死24小时以内禁止使用洋地黄制剂。

43~44.B、D 根据题干分析，该患者疑患急性心肌梗死，因此应首先做心电图检查，以明确诊断。急性心肌梗死患者急性期应绝对卧床休息，减少心肌耗氧。

45.D 各种病毒均可引起病毒性心肌炎，以引起肠道和呼吸道感染的病毒最常见，尤其是柯萨奇病毒B。

46.A 心肌炎患者听诊可闻及第一心音低钝，心尖区可闻及舒张期奔马律，有交替脉。

47.A　急性病毒性心肌炎患者活动期或伴有严重心律失常、心力衰竭者要绝对卧床休息4周至2~3个月，以减少心肌耗氧量。

48.D　目前认为：高级神经中枢功能失调在高血压发病中占主导地位，反复过度的紧张与精神刺激可引起交感神经兴奋、儿茶酚胺分泌增加，使心排血量和外周血管阻力增加。

49.D　高血压患者血压持续性升高，会造成脑、心、肾、眼底等损伤，出现相应表现。

50.C　WHO规定Ⅰ级高血压为：140~159/90~99mmHg。

51.B　该患者的血压为175/105mmHg，在Ⅱ级高血压（160~179/100~109mmHg）的范围之内。

52.B　教育者是指每个护士都应该依据护理对象的不同特点进行健康教育，向其传授日常生活的保健知识、疾病的预防和康复知识，以改善护理对象的健康状态和健康行为。

第四章　消化系统疾病患者的护理

第一节　常见症状的护理

要点分析

　　本节内容较为重要，历年考试偶有涉及。近5年的考试先后考查了腹胀的护理，腹痛的护理，腹泻的护理，呕血与黑便的护理，黄疸的定义等。整体的考查偏重于知识的记忆。对于本节的复习，考生应着重掌握腹胀的护理，腹痛的护理，腹泻的护理，呕血与黑便的护理等内容。

考点纵览

一、恶心、呕吐的护理

（一）病因

　　病因广泛，在消化系统疾病中常因胃、十二指肠疾病引起。

（二）临床表现

　　恶心是一种欲将胃内容物经口吐出的感觉。慢性胃炎有明显恶心，急性胃炎可出现恶心、呕吐，伴上腹不适或疼痛，呕吐后缓解，**幽门梗阻**时呕吐重、呕吐量大，**呕吐隔夜宿食**，呈腐臭味。急性肠炎病人恶心、呕吐时伴腹泻。剧烈频繁的呕吐使胃液大量丢失，出现脱水、电解质紊乱及营养障碍。

> 锦囊妙记：考生除了掌握幽门梗阻患者会出现呕吐宿食以外，还应掌握幽门梗阻者容易出现低氯低钾性碱中毒。

（三）护理措施

　　1.呕吐时协助病人头偏向一侧，以免呕吐物误吸。及时清除呕吐物，保持病房干净舒适。

　　2.观察生命体征，观察病人有无乏力，口渴，皮肤黏膜干燥、弹性下降等症状。病人呕吐时注意观察呕吐的特点，记录呕吐的量、次数、性质、颜色和气味。~~持续性呕吐者可因丢失大量胃液而发生代谢性碱中毒。~~

　　3.准确记录出入量，定期观察体重、尿比重等的变化。

二、腹胀的护理

（一）病因

　　急慢性胃炎、肠梗阻、肠麻痹、低钾血症、消化性溃疡等可出现腹胀，肠内气体通过障碍、腹水或腹部肿瘤等也可引起胃肠道胀气。

（二）临床表现

腹部膨隆、胀满不适、嗳气、肛门排气过多。当腹胀严重时伴胀痛感、恶心、呕吐、畏食等症状。如有腹水，腹胀加重，甚至可出现水肿、呼吸困难等症状。

（三）护理措施

1.采用**肛管排气减轻腹胀**。通过灌肠或软便剂导泻，应用薄荷油热敷腹部缓解不适。

2.严重腹胀时应**禁食并进行间歇性胃肠减压**，以减轻腹胀。

3.饮食护理：**鼓励病人少食多餐，多食用蔬菜、高纤维食物，限制易产气食物**和易引起便秘的豆类、牛奶、干果、坚果等。

小试身手 1.腹泻患者最适宜的饮食为

A.高蛋白饮食   B.高糖饮食   C.低胆固醇饮食

D.低脂少渣饮食   E.高膳食纤维饮食

4.鼓励病人多活动，特别是饭后适当活动，以促进肠蠕动，缓解症状。

5.腹水病人应每日测量腹围、体重，做好记录。

6.腹腔穿刺放腹水的护理 操作中严密观察生命体征、神志和面色；严格执行无菌操作，预防感染，穿刺部位用无菌纱布覆盖，注意观察有无液体渗出；详细记录腹水颜色、性状和量，**每次放腹水不宜过多，应<2500ml/次**；大量放腹水后病人**卧床休息8~12小时**。

三、腹痛的护理

（一）病因

1.急性腹痛：多见于急性胃肠炎、急性胰腺炎、急性胆囊炎、急性阑尾炎等炎症性疾病；空腔脏器扭曲、梗死，如肠梗阻；肝脾破裂，胃十二指肠穿孔等。

2.慢性腹痛：多见于消化性溃疡、溃疡性结肠炎、肝炎、腹部肿瘤等。

（二）临床表现

腹腔内实质性脏器病变时腹痛多呈持续性疼痛，进行性加重，空腔脏器病变时呈阵发性绞痛。

（三）护理措施

1.严密观察疼痛的变化。评估疼痛特点，重视病人主诉，通过观察神志、表情、生命体征等指标判断疼痛的严重程度。

2.协助病人取合适体位，以减轻疼痛。对于烦躁不安者应加强防护，避免坠床。

3.急性腹痛未明确诊断时，应**禁食**，必要时行**胃肠减压**。

4.遵医嘱使用药物镇痛，应**严禁在未确诊前随意使用强效镇痛药或激素**。

小试身手 2.关于急性腹痛的护理措施，**错误的是**

A.严密观察疼痛的变化   B.协助患者采取有利于减轻疼痛的体位

C.禁食、胃肠减压   D.使用镇痛药减轻疼痛

E.教给患者缓解疼痛的方法

5.根据情况选择局部热敷、针灸等方法缓解疼痛，<u>但急腹症严禁热敷</u>。

小试身手 3.患者，女性，35岁，急性胃肠炎，腹痛，护士可在患者腹部

A.放置冰袋   B.放置热水袋   C.红外线照射

D.按摩   E.温水擦浴

6.针对发生腹痛的原因，指导病人掌握缓解或预防腹痛的方法。

四、腹泻的护理

（一）病因

肠道炎症、溃疡；消化道疾病引起的消化不良或肠道吸收功能障碍；胃肠道疾病引起的水电解质分泌过多或吸收障碍，如霍乱等。

（二）临床表现

腹泻常伴腹痛、大便紧迫感及肛周不适感。长期腹泻可导致营养不良、体重下降、营养不良性水肿等。

1.肠道炎症、溃疡等造成大量渗出，引起腹泻：腹泻特点是粪便含水量大，伴有脓血或黏液，多伴有腹痛、发热。

2.胃、胰、肝胆疾病引起消化不良或肠道吸收障碍：腹泻特点是粪便带有不消化食物、泡沫及恶臭，多不伴腹痛，禁食后腹泻可缓解。

3.胃肠道水和电解质分泌过多或吸收障碍引起：如霍乱，腹泻呈水样便，量多，粪便无脓血、黏液。

（三）护理措施

1.严格记录出入量、病人排便次数、性状和量。

2.对于频繁腹泻者，必要时提供床旁便器。注意保护肛周皮肤，指导病人便后用软纸擦拭，每日用温水清洗肛门，涂凡士林保护皮肤。

3.腹部保暖，用热水袋热敷，以缓解腹痛症状。

4.给予<u>少渣、低脂、易消化、低纤维素的流食</u>、半流食，避免生冷、刺激性食物。

五、呕血与黑便的护理

（一）病因

消化性溃疡出血、食管胃底静脉曲张破裂出血、胃黏膜病变及胃癌出血等**是常见原因**。**呕血与黑便是上消化道出血的特征性表现**。呕血一般伴有黑便，但黑便不一定伴有呕血。呕血与黑便的颜色取决于上消化道出血的量和速度，<u>上消化道出血量为5ml左右粪便隐血试验即可呈阳性，出血量达60ml时可产生黑便</u>。

小试身手（4~5题共用备选答案）

A.5ml   B.60ml   C.200ml

D.500ml　　　　　　　　E.1000ml

4.上消化道出血时，出现黑便时提示出血量达

5.上消化道出血时，粪便试验阳性提示出血量达

（二）临床表现

呕血时可伴恶心、胃部不适、腹痛。黑便可无任何症状，也可有腹痛、腹胀。当出血量达到500ml以上时，病人出现循环衰竭症状，如头晕、心悸、出汗、四肢湿冷，精神萎靡、烦躁不安，甚至出现意识模糊。

（三）护理措施

1.严密观察病情变化，注意呕血持续时间、频率、呕血量、颜色、有无混杂物；黑便次数和量。

2.严密观察生命体征、血常规和血电解质的变化，防止病情恶化。

3.必要时建立静脉通路补液，遵医嘱补充液体和给予止血药。

4.禁食。禁食期间保持口腔清洁。

5.卧床休息，减少活动，协助病人完成生理自理。

六、黄疸的护理

（一）病因

血清总胆红素超过2.0mg/dl（34.2μmol/L）时，临床上即可见到**黄疸**。引起黄疸的消化道疾病常见于肝炎、肝硬化、肝癌引起的肝细胞性黄疸，胆道阻塞性疾病如炎症、水肿、结石、肿瘤、蛔虫等引起的阻塞性黄疸。

小试身手 6.当血清胆红素超过多少时，临床上可查到黄疸

A.0.5mg/dl　　　　　　B.1.0mg/dl　　　　　　C.1.5mg/dl

D.2.0mg/dl　　　　　　E.5.0mg/dl

（二）临床表现

巩膜、黏膜和皮肤黄染，可伴全身皮肤瘙痒。

（三）护理措施

1.密切观察病情变化，注意黄染的分布、深浅和大小便的颜色。

2.指导病人充分休息，作好皮肤护理，减少刺激，增加舒适感。保持大便通畅，养成定时排便的习惯，减轻黄疸症状。

3.根据病因合理安排饮食，保证营养摄取，适当进食粗纤维食物。

第二节　胃炎患者的护理

要点分析

本节内容较为重要，历年考试多有涉及。近5年的考试先后考查了急性单纯性胃炎的病因，急性糜烂性胃炎的辅助检查，急性腐蚀性胃炎的治疗原则，慢性胃

的病因、辅助检查、治疗原则，急慢性胃炎的护理措施等。整体的考查偏重于知识的记忆和应用。对于本节的复习，考生应着重掌握急性糜烂性胃炎的辅助检查，急性腐蚀性胃炎的治疗原则，慢性胃炎的病因、辅助检查、治疗原则，急慢性胃炎的护理措施等内容。

考点纵览

一、急性单纯性胃炎

（一）病因（了解）

1. 细菌毒素或微生物感染　以**沙门菌属、嗜盐菌**最为常见，毒素以**金黄色葡萄球菌毒素**最多见。

2. 化学因素　如长期饮浓茶、烈性酒，服用药物等。

3. 物理因素　如进食过冷、过热、粗糙食物，暴饮暴食等。

4. 应激状态、精神神经功能障碍等。

小试身手 7.急性单纯性胃炎的病因**不包括**

A.进食过冷、过热食物　　　　　B.暴饮暴食

C.饮用烈性酒　　　　　　　　　D.食用被细菌毒素污染的食物

E.误食强酸、强碱

（二）临床表现（了解）

1. 症状　进食后数小时至24小时即出现症状，表现为中上腹不适、疼痛、食欲减退、恶心呕吐等，呕吐物为不消化食物。若伴有肠炎可出现腹泻，严重者出现发热、脱水、酸中毒，甚至休克。

2. 体征　上腹部或脐部轻压痛，肠鸣音亢进。

（三）辅助检查（了解）

粪便检查：若有胃肠炎，粪便常规检查可发现阳性结果。

胃镜检查：因病变可在短期内消失，胃镜检查应在大出血后24~48小时内进行。

（四）治疗要点（了解）

1. 祛除病因，卧床休息，暂时禁食1~2顿或给予清淡流质食物，多饮水。

2. 频繁呕吐或腹泻出现脱水和电解质紊乱时，遵医嘱静脉补液以纠正水电解质紊乱。

3. 腹痛剧烈者遵医嘱给予局部热敷或解痉剂。

二、急性糜烂性胃炎

（一）病因及发病机制（了解）

1. 长期服用非甾体类抗炎药和化疗药　非甾体抗炎药可直接损伤胃黏膜上皮，

抑制胃黏膜生理性前列腺素的合成；某些抗肿瘤药对胃肠道黏膜细胞产生明显的细胞毒性作用；上述因素均可破坏胃黏膜而发生糜烂、出血。

2.严重创伤、大面积烧伤、大手术后、颅内病变、休克及重要器官衰竭等，使机体处于应激状态而引起急性胃黏膜缺血、缺氧，黏膜屏障受损，引起出血。

3.饮烈性酒　高浓度酒可直接破坏胃黏膜，胃腔内的氢离子进入胃黏膜内，加重胃黏膜损害，导致胃黏膜糜烂、出血。

（二）临床表现（了解）

主要表现为**上消化道出血**，多有呕血及黑便，呈间歇性发作，可自止。部分病人有上腹部不适、恶心、呕吐、腹痛等症状，一部分病人症状很轻或无症状。

（三）辅助检查（了解）

1.粪便检查　粪便隐血试验阳性。

2.纤维胃镜检查　在出血后24~48小时内进行。内镜下可见胃黏膜多发性糜烂、出血和水肿，表面附有黏液和炎性渗出物。

小试身手 8.急性糜烂性胃炎患者进行纤维胃镜检查的时间是出血后

A.2~6小时　　　　　　　B.6~12小时　　　　　　　C.12~24小时

D.24~48小时　　　　　　E.48~72小时

（四）治疗要点（了解）

1.针对病因治疗原始疾病，去除各种诱发因素。

2.服用抑酸剂，降低胃内酸度。常用质子泵抑制剂和H_2受体拮抗剂。

3.保护胃黏膜　可服用硫糖铝、胶体铋等。

三、急性腐蚀性胃炎

（一）病因（掌握）

吞服强酸、强碱或其他腐蚀剂引起胃黏膜的急性炎症。

（二）临床表现（掌握）

口腔、咽喉、胸骨后及上腹部剧痛，伴有吞咽疼痛、吞咽困难。病人频繁出现恶心、呕吐，呕吐物为出血性黏膜腐烂组织。因服用的腐蚀剂不同，在唇、口腔、咽喉部黏膜上呈不同颜色的灼痂，如硫酸为黑色痂、盐酸为灰棕色痂、硝酸呈深黄色痂、醋酸或草酸为白色痂，强碱呈透明水肿。重者出现休克、食管或胃穿孔。

（三）治疗要点（掌握）

1.积极抢救，**一般禁忌洗胃**。如有休克症状，应首先抢救休克。

锦囊妙记：吞服强酸、强碱的患者禁忌洗胃，以免引起穿孔。

小试身手 9.急性腐蚀性胃炎的治疗原则**不包括**

A.洗胃   B.禁食

C.给予解毒药物   D.给予广谱抗生素

E.有休克症状者，首先抢救休克

2.禁食。给予肠外营养并密切监护。

3.给予解毒药物 吞服**强酸**者立即口服**牛奶、蛋清**或**弱碱溶液如镁乳、氢氧化铝**等。吞服**碱性**毒物用稀释的**食醋或果汁中和**。

4.给予抗生素治疗。

5.后期并发食管狭窄者行食管扩张术。

四、慢性胃炎

（一）病因及发病机制（熟练掌握）

1.幽门螺杆菌（Hp）感染 慢性胃炎约90%由**幽门螺杆菌感染**引起。

小试身手 10.引起慢性胃炎的主要细菌是

A.链球菌   B.铜绿假单胞菌   C.大肠埃希菌

D.幽门螺杆菌   E.金黄色葡萄球菌

小试身手 11.慢性胃炎的主要病因

A.自身免疫反应   B.十二指肠反流   C.幽门螺杆菌感染

D.理化因素   E.机械损伤

2.自身免疫反应 以富含壁细胞的胃体和胃底部黏膜萎缩为主。壁细胞损伤后作为抗原刺激病人体内产生抗体，自身抗体攻击壁细胞，使其总数减少，导致胃酸分泌减少、丧失；壁细胞分泌的内因子减少、丧失，影响维生素 B_{12} 的吸收而发生恶性贫血。

3.药物和毒物 胆汁反流、长期服用非甾体类抗炎药物、长期饮浓茶、烈性酒、咖啡以及食用过冷、过热、过于粗糙的食物等均可引起胃黏膜损害。

4.十二脂肠–胃反流 与各种原因引起的胃肠道动力异常，胆道疾病及远端消化道梗阻有关。

（二）临床表现（熟练掌握）

慢性胃炎病程迁延，多无明显症状。部分病人有消化不良的症状，**多数为上腹部隐痛或不适**、反酸、上腹部饱胀、嗳气、食欲不振、恶心、呕吐等，少数病人有呕血与黑便。

本病多无明显体征，部分病人上腹部轻压痛。自身免疫性胃炎病人可有舌炎及贫血。

小试身手 12.慢性胃炎最常见的临床表现是

A.无症状   B.反复黑便   C.呕吐咖啡色液

D.饥饿痛，夜间痛   E.上腹饱胀不适、疼痛

（三）辅助检查（熟练掌握）

1.幽门螺杆菌检测 活组织病理检查时可同时检测，也可通过13C或14C尿素呼气试验检测。

2.**胃镜及活组织检查**　**胃镜检查是最可靠的确诊方法**，活组织检查可进行病理诊断。

小试身手 13.慢性胃炎最可靠的诊断方法是

A.胃液酸度分析　　　　　　B.纤维胃镜检查　　　　　　C.血清抗体测定

D.钡餐　　　　　　　　　　E.病史及临床表现

3.**胃液分析**　自身免疫性胃炎患者有胃酸缺乏。

4.**血清学检查**　血清促胃液素水平可降低或正常，可存在抗壁细胞抗体，但滴度低。

（四）治疗要点（熟练掌握）

1.幽门螺杆菌感染引起的慢性胃炎，尤其有活动性者应给予灭菌治疗。目前倡导的联合方案为**含有铋剂的四联方案**，即**1种质子泵抑制剂（PPI）+2种抗生素和1种铋剂**，疗程10~14天。

2.根据病因给予相应处理，有胆汁反流者用考来烯胺或氢氧化铝凝胶吸附。因服用药物引起的应立即停服并用抑酸剂或硫糖铝等胃黏膜保护剂，**硫糖铝在餐前1小时**与睡前服用效果最好，如需同时使用抑酸药，抑酸药应在硫糖铝服前半小时或服后1小时给予。还可使用多潘立酮（吗丁啉）等胃肠动力药，加速胃排空，应在饭前服用，不宜与阿托品等解痉剂合用。

3.对有烟酒嗜好患者，应劝其戒烟酒。

4.有恶性贫血者注射维生素B_{12}加以纠正。

五、急、慢性胃炎病人的护理措施（熟练掌握）

1.**休息**　急性发作期应卧床休息；恢复期生活规律，避免过度劳累。

2.**饮食护理**　**急性发作期**给予**无渣、半流质温热饮食**，如病人有少量出血可**给予牛奶、米汤等以中和胃酸**。**剧烈呕吐、呕血者禁食**，通过静脉补充营养。

3.**疼痛护理**　遵医嘱给予局部热敷、按摩、针灸或镇痛药物等。

4.急性胃炎病人应及时治疗，以免发展为慢性胃炎。因慢性胃炎可有10%病人转为胃癌，慢性胃炎病人坚持定期门诊复查，防止病情进展是很重要的。

5.**心理护理**　安慰病人以使其精神放松，消除因症状反复发作而产生的紧张、焦虑、恐惧情绪，增强病人对疼痛的耐受性。指导病人掌握有效的自我护理和保健，减少本病复发。

第三节　消化性溃疡患者的护理

要点分析

本节内容非常重要，每年必考。近5年的考试先后考查了消化性溃疡的病因、临床表现、辅助检查、治疗原则和护理措施等。整体的考查偏重于知识的理解和应用。对于本节的复习，考生应着重掌握消化性溃疡的临床表现、辅助检查、治疗原则和护理措施。本节记忆性内容较多，"锦囊妙记"中给出了较多记忆方法。

考点纵览

（一）病因及发病机制（熟练掌握）

消化性溃疡的病因和发病机制较为复杂，研究表明，与幽门螺杆菌感染、胃酸分泌过多、胃黏膜保护作用减弱等因素有关。

1.幽门螺杆菌（Hp）感染　**Hp感染是消化性溃疡的重要发病原因**。Hp感染破坏了胃十二指肠的黏膜屏障，Hp分泌的空泡毒素蛋白和细胞毒素相关基因蛋白可造成胃十二指肠黏膜上皮细胞受损和炎症反应，损害了黏膜的防御修复机制。Hp感染还可引起高胃泌素血症，胃酸分泌增加，这两方面协同作用使胃十二指肠黏膜损害，形成溃疡。

2.**胃酸和胃蛋白酶**　在损害因素中，胃蛋白酶的蛋白水解作用和胃酸对胃和十二指肠黏膜都有侵袭作用，**胃酸的作用占主导地位**。胃酸分泌过多在十二指肠溃疡的发病机制中起主要作用。

小试身手 14.胃黏膜层的壁细胞主要分泌

A.碱性黏液　　　　　　B.胃蛋白酶　　　　　　C.凝乳酶原

D.生长抑素　　　　　　E.盐酸

小试身手 15.消化性溃疡重要的发病原因是

A.胃酸对胃黏膜的侵袭作用　　　　B.幽门螺杆菌感染

C.胃蛋白酶的蛋白水解作用　　　　D.过度精神紧张

E.遗传因素

3.非甾体类抗炎药　如阿司匹林、布洛芬、吲哚美辛等药物一方面可直接损伤胃黏膜，另一方面还能抑制前列腺素和前列环素的合成，损伤了黏膜的保护作用。另外，肾上腺皮质激素与溃疡的形成和再活动有关。

4.粗糙和刺激性食物或饮料　可引起黏膜的物理性、化学性损伤。进食不规律会破坏胃酸的分泌规律。刺激性饮料、烈性酒除直接损伤黏膜外，还可刺激胃酸过度分泌。

5.吸烟　可增加胃十二指肠溃疡的发病率，还可影响溃疡的愈合。

6.精神因素　持久和过度精神紧张、情绪激动可引起大脑皮质功能紊乱，迷走神经兴奋，肾上腺皮质激素分泌增加、导致胃酸和胃蛋白酶分泌增多，促使溃疡形成。

7.遗传因素　胃十二指肠溃疡的发病与遗传因素有关，O型血型者比其他血型患DU的发病率高达1.4倍。家族中有患消化性溃疡倾向者，其亲属患病几率比没有家族倾向者高3倍。

（二）临床表现（熟练掌握）

典型症状为**慢性病程、周期性发作和节律性上腹痛**，一般春秋季节多发，易复发。

1.症状　上腹痛为消化性溃疡的主要症状。

区别	胃溃疡	十二指肠溃疡
疼痛性质	烧灼或痉挛痛	钝痛、灼痛、胀痛、剧痛、或仅有饥饿样不适
疼痛部位	剑突下正中或稍偏左	上腹正中或稍偏右
疼痛时间	**餐后30~60分钟**，较少发生于夜晚，持续时间约1~2小时	**餐后1~3小时**，也常发生于午夜至凌晨，持续时间为饭后2~4小时
规律	**进食-疼痛-缓解**	**疼痛-进食-缓解**

锦囊妙记：考生可通过疼痛发作的时间鉴别胃溃疡和十二指肠溃疡：胃溃疡是进食后疼痛，十二指肠溃疡为饥饿痛，进食后缓解。

小试身手 16.胃溃疡的疼痛节律为
A.餐后两小时出现，进餐缓　　　　B.餐后3~4小时出现，进餐缓解
C.餐后0.5~1小时出现，至下餐缓解　D.餐前30分钟出现，进餐缓解
E.餐后即开始，持续2小时缓解

小试身手 17.患者男，50岁。夜间上腹痛烧灼痛发作2月余，进食或服用阿托品后迅速缓解，诊断为十二指肠溃疡，该患者疼痛发生的主要机制是
A.交感神经兴奋　　　B.胃酸刺激溃疡面　　　C.胃蛋白酶增加
D.平滑肌松弛　　　　E.迷走神经张力增加

2.体征　缓解期多无明显体征，发作时可有上腹部局限性压痛。

3.并发症

并发症	表现
出血	最常见的并发症，主要表现为呕血和黑便
穿孔	腹部剧痛和具有急性腹膜炎
幽门梗阻	餐后上腹部饱胀，频繁呕吐宿食
癌变	疼痛节律性消失，隐血试验阳性

小试身手 18.某十二指肠溃疡患者，典型夜间腹痛两年，近1个月疼痛节律性消失，变为餐后腹痛伴呕吐，吐出大量隔宿食物，应考虑并发了
A.出血　　　　　　　B.慢性穿孔　　　　　　C.急性穿孔
D.幽门梗阻　　　　　E.癌变

小试身手 19.患者，男性，34岁，患十二指肠溃疡多年。2小时前饱餐后出现上腹剧烈疼痛、腹肌紧张及休克。首先应考虑并发了
A.急性穿孔　　　　　B.出血　　　　　　　　C.幽门梗阻
D.急性胰腺炎　　　　E.急性胆囊炎

（三）辅助检查（熟练掌握）

1.**胃镜检查与胃黏膜活组织检查** 对消化性溃疡有**确诊价值**。

2.X线钡餐检查 溃疡的X线直接征象为龛影，是诊断溃疡的重要依据。

3.幽门螺杆菌检测

4.胃液分析 GU病人胃酸分泌正常或稍低于正常，DU病人常有胃酸分泌过高。

5.粪便潜血试验 粪便隐血试验阳性，一般经治疗1~2周内转阴，若GU病人粪便隐血试验持续阳性，考虑为癌变。

（四）治疗原则（熟练掌握）

1.根除Hp治疗 **质子泵阻滞剂或胶体铋剂**和**两种抗菌药物**如氨苄西林、克拉霉素、甲硝唑等三联治疗，可使Hp根除率达80％以上。

2.抑制胃内酸度的药物

药物类型	作用机制	常见药物
H_2受体拮抗剂	**阻止组胺与H_2受体结合**，使壁细胞分泌胃酸减少	西咪替丁、雷尼替丁和法莫替丁 主要不良反应：乏力、头昏、嗜睡和腹泻
质子泵阻滞剂	最强的**胃酸分泌抑制剂**，抑制壁细胞分泌H^+的最后环节H^+-K^+-ATP酶，减少胃酸分泌	**奥美拉唑、兰索拉唑**
制酸剂	降低胃内酸度	**氢氧化铝**、碳酸氢钠、铝碳酸镁

3.保护胃黏膜的药物

（1）枸橼酸铋钾：形成一层防止酸和胃蛋白酶侵袭的保护屏障。还具有杀灭幽门螺杆菌的作用。枸橼酸铋钾240mg，每日2次口服。

（2）硫糖铝：是一种硫酸化蔗糖的氢氧化铝盐，与溃疡面上带正电荷的渗出蛋白质结合，还能刺激局部内源性前列腺素合成，对黏膜起保护作用。

（3）前列腺素类药物：如米索前列醇，具有增强胃黏膜防御能力的作用。

4.手术治疗 对于大量出血**经内科治疗无效、急性穿孔、瘢痕性幽门梗阻、胃溃疡疑有癌变**及正规治疗无效的顽固性溃疡**可选择手术治疗**。

（五）护理措施（熟练掌握）

1.病情较重的活动性溃疡病人或粪便隐血试验阳性者应卧床休息，病情较轻者可边工作边治疗，注意劳逸结合。有烟酒嗜好的病人，应劝其戒除。

2.观察病人疼痛的特点，有无出现放射痛、恶心、呕吐等伴随症状。

3.遵医嘱正确服用药物，如**抗酸药**应在**餐后1小时**及睡前服用，避免与牛奶同时服用；抗胆碱能药及胃动力药如**多潘立酮**等应在**餐前1小时**及睡前1小时服用。

> 锦囊妙记：在这一部分，考生可将抗酸药、胃动力药的服用时间做一总结：硫糖铝在餐前1小时服用；抗酸药应在餐后1小时及睡前服用；胃动力药如多潘立酮等应在餐前1小时及睡前1小时服用。

4.嘱病人定时进餐，少量多餐。进餐时细嚼慢咽，不宜过快、过饱，活动期病人每天可进餐5~6次。以清淡、富有营养的饮食为主，以面食为主食，或软饭、米粥。避免粗糙、过冷、过热、刺激性食物或饮料，如油煎食物、浓茶、咖啡、辛辣调味品等。两餐之间可给适量的脱脂牛奶，但不宜多饮。

小试身手 20.消化性溃疡病人饮食护理正确的是

A.进食生、冷食物　　　　　　　　B.少量出血时可进食热流质

C.进食高热量，高营养食物　　　　D.进食含纤维素多的蔬菜水果

E.急性发作期病人应给予普食

5.对于年龄偏大的胃溃疡病人，应指导其定期到门诊复查，防止癌变。

6.关注病人心理变化，鼓励其说出心中的顾虑与疑问。

第四节　溃疡性结肠炎患者的护理

要点分析

　　本节内容较为简单，历年考试较少涉及。近5年的考试先后考查了溃疡性结肠炎患者的临床表现和首选药物等。整体的考查偏重于知识的记忆和应用。对于本节的复习，考生应着重掌握溃疡性结肠炎患者的临床表现、治疗原则和护理措施等内容。

考点纵览

（一）病因及发病机制（了解）

病因未明，可能与遗传、感染、精神因素和免疫机制异常有关。

1.**免疫因素**　溃疡性结肠炎病人肠黏膜存在异常的上皮细胞，分泌异常黏液糖蛋白，正常防御功能减弱，影响肠黏膜屏障的完整性，使一般不易通过正常肠黏膜及对人体无害菌群、食物等抗原，可进入肠黏膜，激发一系列免疫反应与炎性变化。

2.**氧自由基损伤**　在肠内黄嘌呤氧化酶等的作用下，大量氧自由基形成，损伤肠黏膜。

3.**遗传因素**　病人直系亲属中有10%~20%的人发病，其遗传性与Ⅱ类组织相容复合物HLA-DR2区的基因组有关。

4.**感染因素**　尚不确定，可能与痢疾杆菌或溶组织阿米巴感染有关。

5.**精神因素**　应激事件、重大精神创伤可诱发本病。

小试身手 21.溃疡性结肠炎的发作诱因**不包括**

A.感染　　　　　　B.劳累　　　　　　　C.精神刺激

D.饮食失调　　　　E.使用糖皮质激素

（二）临床表现（了解）

多数缓慢起病，感染、劳累、精神刺激、饮食失调为本病的诱因，病程长，可

迁延数年，病程呈反复发作的腹泻、黏液脓血便及腹痛。

1.症状

（1）消化系统：腹泻，轻者排便2~3次/日，重者可达10余次/日，**粪便呈黏液、脓血便**，甚至血便，**常有里急后重感**。中度腹痛，局限于左下腹或下腹部，**排便后疼痛可减轻或缓解**。若并发中毒性结肠扩张或炎症波及腹膜，呈持续性剧烈腹痛。还伴腹胀、食欲不振、恶心、呕吐。

> 锦囊妙记：有3种疾病可出现里急后重的临床表现：溃疡性结肠炎、直肠癌、盆腔脓肿。考生在复习时应将这3种疾病的其他表现进行对比。

（2）全身表现：发热、重症可有高热，贫血、消瘦、水与电解质平衡失调、低蛋白血症及营养不良。部分病人可出现皮肤结节红斑、关节痛、脾大、口腔黏膜溃疡等。

2.体征 病人呈慢性病容，精神差，重者消瘦、贫血貌。轻型病人左下腹轻压痛；重症者腹膜刺激征阳性。如出现反跳痛、腹肌紧张、肠鸣音减弱等，应警惕发生了中毒性结肠扩张、肠穿孔。

小试身手 22.溃疡性结肠炎的临床表现**不包括**

A.黏液脓血便　　　　　B.腹胀　　　　　　　C.左下腹压痛

D.腹痛-便意-便后缓解　E.肠瘘

3.并发症 中毒性巨结肠，直肠、结肠癌变，直肠、结肠大量出血，肠梗阻、肠穿孔等。

小试身手 23.溃疡性结肠的并发病**不包括**

A.肠梗阻　　　　　　　B.腹膜炎　　　　　　C.中毒性巨结肠

D.肠穿孔　　　　　　　E.结肠癌变

（三）辅助检查（掌握）

1.血液检查 活动期白细胞计数升高，红细胞沉降率加快、C反应蛋白增高是活动期的标志。血清白蛋白降低；凝血酶原时间延长，电解质平衡紊乱。

2.粪便检查 常有黏液脓血便，镜下可见红、白细胞。

3.X线钡餐灌肠检查 当有伪息肉形成时，可见多发性充盈缺损。

4.**结肠镜检查 对本病诊断、确定病变范围有重要价值。**

（四）治疗要点（掌握）

治疗目标是控制急性发作，缓解病情、减少复发、促进黏膜愈合，防止并发症，改善病人生存质量。

1.一般治疗 急性发作期卧床休息，保持良好情绪。病情严重者禁食，提供完全胃肠外营养，轻、中度病人给予流质饮食。腹痛明显可服用阿托品。

2.药物治疗

（1）柳氮磺吡啶：为**首选药物**，适用于轻、中型或重型，使用糖皮质激素治疗病情已缓解者。用法4~6g/d，分4次口服，用药3~4周病情缓解后逐渐减量持续约

3~4周后，到达维持量2g/d，分次口服，维持治疗1~2年。主要不良反应有恶心、呕吐、皮疹、白细胞减少等。使用奥沙拉嗪效果也较好。也可用对氨水杨酸2g溶于60ml水中，1次/日保留灌肠治疗。

小试身手 24.溃疡性结肠炎药物治疗首选

A.柳氮磺吡啶　　　　B.泼尼松　　　　　C.免疫抑制剂

D.氢化可的松　　　　E.奥沙拉嗪

（2）肾上腺糖皮质激素：适用于暴发型或重型病人，常用氢化可的松200~300mg静脉滴注，待病情稳定后改为口服泼尼松，随病情好转逐渐减量。在减药期间配合使用柳氮磺吡啶，疗程维持数月。

（3）免疫抑制剂：用于对激素治疗效果不佳者或对激素依赖者。

3.手术治疗　对药物治疗无效、有严重合并症者应及时手术治疗。

（五）护理措施（了解）

1.休息　为病人提供安静、舒适的环境，指导病人劳逸结合，生活规律，心情舒畅，以减少胃肠蠕动和体力消耗。

2.严密观察病情　监测生命体征变化，观察病人皮肤弹性、有无脱水表现。注意观察腹泻、腹部压痛及肠鸣音情况，如出现**鼓肠、肠鸣音消失、腹痛加剧**等，考虑发生了**中毒性巨结肠**，应立即报告医生抢救。

3.腹泻护理　为病人作好肛门及周围皮肤的护理，如手纸柔软，擦拭动作轻柔，便后用温水清洗肛门及周围皮肤，清洗后轻轻拭干，必要时涂擦护肤软膏。注意观察粪便的量、性状和排便次数。

4.用药护理　指导病人**饭后服用柳氮磺吡啶**，以减少恶心、呕吐、食欲缺乏等不良反应。对于采用灌肠疗法的病人，应指导病人尽量抬高臀部，以延长药物在肠道内停留的时间。

5.饮食护理　给予**高热量、富营养而少纤维、易消化、软质饮食**，禁食生、冷食物及含纤维素多的蔬菜、水果，忌食生乳和乳制品。急性发作期应进食无渣流质或半流质饮食，病情严重者禁食，给予胃肠外营养。

6.心理护理　由于本病病程特点，病人易出现抑郁、焦虑。护士应耐心向病人做好卫生宣教，使其积极配合治疗。帮助病人认识到不良心理反应不利于疾病的恢复，从而建立其克服不良情绪反应。

第五节　肝硬化患者的护理

要点分析

　　本节内容较为重要，历年考试多有涉及。近5年的考试先后考查了肝硬化的病因及发病机制，失代偿期临床表现、并发症，饮食治疗和腹水治疗，饮食护理和皮肤护理等。整体的考查偏重于知识的记忆和应用。对于本节的复习，考生应着重掌握肝硬化的临床表现、并发症，饮食和腹水治疗，饮食护理和皮肤护理等内容。

考点纵览

（一）病因及发病机制（熟练掌握）

病因有多种，在我国**以病毒性肝炎（乙型肝炎）引起肝硬化最多见**。

小试身手 25.我国肝硬化最常见的原因是

A.酒精中毒　　　　B.胆汁淤积　　　　C.循环障碍

D.病毒性肝炎　　　E.日本血吸虫病

1.病毒性肝炎　主要见于乙型肝炎、丙型或丁型肝炎重叠感染，经过慢性活动性肝炎后发展为肝硬化。

2.酒精中毒　长期大量饮酒，乙醇及其中间代谢产物乙醛的毒性作用，是引起酒精性肝炎、肝硬化的直接原因。

3.胆汁淤积　肝外胆管阻塞或肝内胆汁淤积持续存在时，高浓度的胆汁酸和胆红素损害肝细胞，使肝细胞变性、坏死，最后发展为胆汁性肝硬化。

4.日本血吸虫病　长期或反复感染血吸虫病，由于虫卵沉积在汇管区，虫卵及其毒性产物刺激，导致结缔组织大量增生，肝纤维化和门静脉高压症，称之为血吸虫病性肝纤维化。

5.化学毒物或药物　长期接触四氯化碳、磷、砷等化学毒物，或长期服用甲基多巴、双醋酚汀等，可引起中毒性肝炎，最终发展为肝硬化。

6.循环障碍　多见于慢性心力衰竭、缩窄性心包炎、肝静脉和（或）下腔静脉阻塞等，肝细胞长期淤血、肝细胞缺氧、坏死和结缔组织增生，逐渐发展为心源性肝硬化。

7.营养障碍　肠道慢性炎症、食物中长期缺乏蛋白质、维生素等，机体吸收不良和营养失调，肝对其他有害因素的抵抗力下降；某些代谢障碍疾病导致代谢产物在肝脏沉积，肝细胞受损，久而久之发展为肝硬化。

8.遗传和代谢性疾病　由于遗传、先天性酶缺陷如肝豆状核变性、血色病、半乳糖血症，某些物质或其代谢产物在肝脏沉积，引起肝细胞坏死、结缔组织增生。

9.自身免疫性肝炎　也可发展为肝硬化。

各种病因引起的肝硬化，病理演变过程基本一致，其特征为肝细胞广泛变性、坏死、结节性再生、结缔组织增生、**假小叶形成**。肝内血管扭曲、受压、闭塞，肝内门静脉、肝静脉和肝动脉小分支间出现异常吻合，形成短路，导致肝脏血液循环障碍，形成了门静脉高压的基础，肝细胞营养障碍加重，促进了肝硬化发展。发病原因暂时不能确定的肝硬化约占5%~10%。

（二）临床表现（熟练掌握）

起病隐匿，病情缓慢发展，潜伏期3~5年，甚至更长。临床上将肝硬化分为代偿和失代偿期，两者之间无截然界限。

1.代偿期　症状轻、无特异性，**主要表现为疲乏无力、食欲减退**，可伴腹胀、恶心、轻度腹泻等。

体征：肝轻度肿大，质变硬，无或轻度压痛，脾轻度肿大。

2.失代偿期　出现明显症状，主要为肝功能减退和门静脉高压症两大表现。

（1）肝功能减退

1）全身症状：营养不良，不规则低热，消瘦、乏力，精神不振，重者卧床不起，皮肤干枯，面色晦暗无光泽（肝病面容）。

2）消化道症状：食欲减退，畏食，进食后上腹饱胀不适、恶心、呕吐；对脂肪、蛋白质耐受性差，稍进油腻肉食就引起腹泻，病人常因腹水和胃肠胀气出现腹胀。上述症状产生与门静脉高压时胃肠道淤血水肿、消化吸收障碍和肠道菌群失调等有关。部分病人出现黄疸，提示肝细胞进行性坏死。

3）出血倾向和贫血：出现皮肤紫癜、牙龈出血、鼻出血、胃肠出血等倾向，常有不同程度的贫血，主要与肝合成凝血因子减少、脾功能亢进、肠道吸收障碍、营养不良、毛细血管脆性增加等有关。

小试身手 26.患者，男性，48岁，患肝硬化5年，现出现牙龈、皮肤反复出血。血常规显示：血小板120×10^9/L，出血原因是

A.DIC　　　　　　　　B.维生素C缺乏　　　　　　C.凝血因子缺乏

D.血小板功能障碍　　　E.毛细血管通透性增强

小试身手 27.与肝硬化患者出现持续性白细胞减少关系最大的是

A.脾功能亢进　　　　　B.营养吸收障碍　　　　　　C.上消化道出血

D.肝肾综合征　　　　　E.血小板减少

4）内分泌紊乱：因肝功能减退对雌激素灭活能力减弱，男性病人出现性欲减退、睾丸萎缩、乳房发育，毛发脱落；女性病人出现月经失调、闭经、不孕。在病人面部、颈、上胸、肩背、上肢等上腔静脉引流部位可见蜘蛛痣和（或）血管扩张，在手掌大小鱼际及指端腹侧可见红斑，称之为肝掌。

小试身手 28.肝硬化患者出现蜘蛛痣的主要原因是

A.出血倾向　　　　　　B.并发感染　　　　　　　　C.脾功能亢进

D.雌激素过多　　　　　E.合并肝肾综合征

（2）门静脉高压症的三大表现：脾大、侧支循环的建立和开放、腹水。

（3）肝触诊：早期表面尚光滑，肝脏质地坚硬，边缘较薄，晚期可触及结节。

（4）不规则低热。

3.并发症

并发症	表现
上消化道出血	最常见的并发症，由食管下段或胃底静脉曲张破裂出血所致。表现为呕血、黑粪，易诱发肝性脑病
肝性脑病	是晚期最严重的并发症，亦是常见死亡原因
感染	易并发细菌感染，如肺炎、大肠杆菌败血症、胆道感染及自发性腹膜炎等
肝肾综合征	少尿或无尿、氮质血症、稀释性低钠血症
肝肺综合征	为严重的肝病、肺血管扩张和低氧血症的三联征，表现为呼吸困难、低氧血症
门静脉血栓或海绵样变	

> 锦囊妙记：肝硬化时，门静脉高压，侧支循环形成，其中最重要的是食管-胃底静脉曲张。当食管-胃底静脉曲张破裂出血时，可出现呕血和黑便。

小试身手 29.某肝硬化患者出现了持续肝内疼痛，腹水呈血性，应考虑并发了

A.急性穿孔　　　　B.病毒性肝炎　　　　C.胆汁淤积

D.肝性脑病　　　　E.原发性肝癌

小试身手 30.患者，男，45岁，1小时前酒后突然呕鲜血2次，共约300ml，诊断为肝硬化、门静脉高压症，最可能出现交通支的曲张、破裂出血的部位是

A.前腹壁　　　　B.腹膜后　　　　C.肠系膜血管

D.胃底食管下段　　　　E.直肠下段肛管

小试身手 31.患者，男性，46岁。两天前呕血1次，柏油样便两次。面色苍白、四肢发凉，血压70/50mmHg。体检：肝大，剑突下无压痛。应考虑为

A.胆道出血　　　　B.肺咯血　　　　C.胃溃疡出血

D.出血性肠炎　　　　E.肝硬化合并门静脉高压

（三）辅助检查（熟练掌握）

1.血常规　代偿期多正常，失代偿期出现贫血，脾功能亢进时白细胞和血小板减少。

2.尿常规　黄疸时尿胆红素阳性，尿胆原增加。并发肝肾综合征时出现血尿、尿管型、尿蛋白（+）。

3.肝功能检查　代偿期正常或轻度异常。失代偿期：转氨酶增高，以ALT（GPT）增高显著，肝细胞严重坏死时AST（GOT）增高比ALT明显。

4.血生化检查　血清总蛋白可正常、降低或增高，但**白蛋白降低、球蛋白增高、白球比例倒置**。代偿期内凝血酶原时间正常，失代偿期有不同程度延长。胆固醇酯常低于正常。

5.免疫学检查　**免疫球蛋白IgG、IgA升高，以IgG增高显著**；约50%的病人T细胞数量低于正常，CD3$^+$、CD4$^+$、CD8$^+$细胞均降低。

6.腹水检查　**呈漏出液**，若合并原发性腹膜炎时，可呈渗出液。腹水呈血性，应考虑为癌变。

7.食管吞钡　X线检查见食管下段或胃底静脉曲张。

（四）治疗要点（掌握）

1.休息　代偿期应适当减少活动；失代偿期应卧床休息。

2.饮食　给予高热量、高蛋白质、维生素丰富，易消化饮食。**肝功能明显受损或有肝性脑病先兆时应限制或禁食蛋白质；腹水者限制盐摄入**；避免进食粗糙、坚硬食物，忌酒，禁用损害肝脏的药物。

3.药物治疗　药物种类不宜过多，适当选用保肝药物，如葡醛内酯、维生素及助消化药物。慎用损伤肝脏的药物。

4.腹水治疗

（1）限制钠、水的摄入：**钠的摄入宜<2.0g/d，水的摄入<1000ml/d**，如有低钠

血症，则应限制在500ml以内。

（2）增加钠、水的排泄：利尿药：主要使用螺内酯20mg每日4次，无效时加用氢氯噻嗪或呋塞米，服用时应补充氯化钾。利尿治疗以每天体重减轻不超过0.5kg为宜。利尿药使用不宜过猛，避免诱发肝性脑病、肝肾综合征等。

导泻：利尿药治疗无效使用导泻药，如甘露醇20mg，1~2次/日，通过肠道排出水分。

腹腔穿刺放腹水：一般第一次放腹水的量不超过1000ml，同时静脉点滴白蛋白8~10g。

（3）提高血浆胶体渗透压：每周输注新鲜血、白蛋白、血浆。

（4）腹水浓缩回输，对顽固性腹水是一种较好的治疗方法。

5.手术治疗　为降低门静脉压力及消除脾功能亢进，常行各种分流术和脾切除术。目前常用微创手术解除胆道梗阻。

（五）护理措施（熟练掌握）

1.休息　代偿期病人可参加轻体力劳动，失代偿期病人应卧床休息。

2.饮食护理　给予**高热量、高蛋白、高维生素、易消化的食物，应忌酒，避免进食粗糙、尖锐或刺激性食物。如血氨偏高者应限制或禁食蛋白质，有腹水时应给予低盐或无盐饮食**，限制进水量。

小试身手 32.患者，男性，56岁，患肝硬化5年。现出现黄疸、肝大、腹水，X线钡餐显示食管–胃底静脉曲张，针对该患者的饮食护理<u>错误的是</u>

　A.低脂肪饮食　　　　　B.低盐饮食　　　　　C.高蛋白饮食

　D.高热量饮食　　　　　E.高纤维饮食

3.病情观察　观察生命体征、尿量等情况，准确记录出入量，测量腹围、体重，<u>注意有无呕血及黑便</u>，有无精神行为异常表现。

4.皮肤护理　衣着宜宽大柔软、吸汗，床铺平整干净。长期卧床者定时更换卧位，预防压疮，皮肤瘙痒者给予止痒处理，指导病人勿用手抓挠，以免皮肤破损引起感染。

5.腹腔穿刺放腹水的护理

（1）术前向病人解释操作过程及注意事项，测量体重、腹围、生命体征，排空膀胱。

（2）术中及术后监测生命体征，观察有无不适反应。

（3）术后用无菌敷料覆盖穿刺部位，观察穿刺部位是否有溢液。**术毕应缚紧腹带，防止腹穿后腹内压骤降**。记录腹水的量、性质、颜色，标本及时送检。

第六节　原发性肝癌患者的护理

要点分析

本节内容较为重要，历年考试多有涉及。近5年的考试先后考查了原发性肝癌的病因、临床表现、并发症、辅助检查和治疗原则等。整体的考查偏重于知识的记忆和应用。对于本节的复习，考生应着重掌握原发性肝癌的临床表现、辅助检查、治疗原则和护理措施等内容。

考点纵览

（一）病因及发病机制（掌握）

1.病毒性肝炎 乙肝病毒与肝癌发病密切相关，约1/3的原发性肝癌病人有慢性肝炎史，肝癌病人血清HBsAg阳性率达90%。近年发现丙肝病毒感染也与肝癌发病密切相关。

小试身手 33.与原发性肝癌发生密切相关的是

A.甲型肝炎   B.乙型肝炎、肝硬化   C.黄曲霉素

D.胆道感染   E.酒精中毒

2.肝纤维化 原发性肝癌合并肝硬化者占50%~90%，病理检查发现肝癌合并肝硬化多为乙型肝炎后的大结节性肝硬化。

3.黄曲霉菌 被黄曲霉菌污染的玉米、花生可导致肝癌，主要是黄曲霉菌的代谢物霉毒素B1（AFB1）有强的致癌作用。

小试身手 34.吃腌制食品与肝癌发病有一定的关系，是因为腌制食品中含有

A.亚硝酸盐   B.黄曲霉素   C.偶氮苯类物质

D.较高的铁   E.较高的苯

4.饮用水污染 池塘中生长蓝绿藻产生的微囊藻毒素可污染水源，饮用池塘水的人群，肝癌发病率明显升高。

5.其他 某些化学物质如**亚硝胺类**、有机氯农药、偶氮芥等为可疑致癌物质。

小试身手 35.引起原发肝癌的原因**不包括**

A.乙型病毒性肝炎   B.肝硬化

C.饮食中含多量粗纤维   D.长期饮用蓝绿藻污染水

E.黄曲霉素

（二）临床表现（熟练掌握）

1.肝区疼痛 常见右上腹部，呈**持续性胀痛**或钝痛（与肿瘤增长迅速使肝包膜被牵拉有关）。如病变侵犯膈，可牵涉右肩；如突发剧痛，产生急腹症的表现，提示肝表面的癌结节破裂出血。

> 锦囊妙记：肝癌患者的主要症状是肝区疼痛，疼痛性质为持续性胀痛，主要原因是随着癌肿的增大，肝脏包膜内的压力增加，导致出现持续性胀痛。

小试身手 36.原发性肝癌肝区疼痛的特点是

A.持续性胀痛   B.阵发性绞痛   C.钻顶样剧痛

D.持续性剧痛   E.持续性剧痛伴阵发性加重

2.全身症状 食欲减退、恶心、呕吐，进行性消瘦。晚期出现黄疸，多与肿瘤

压迫引起胆道梗阻有关。

3.肝硬化表现 肝癌伴肝硬化门静脉高压者，病人出现脾大、腹水、上消化道出血、贫血等症状，腹水迅速增加，一般为漏出液。部分病人伴蜘蛛痣及肝掌。

4.肝大 呈**进行性肿大，质地坚硬，表面凹凸不平，呈结节状**，边缘不规则，有程度不同的压痛。

小试身手 37.患者，男性，54岁，患肝硬化5年，现出现肝脏进行性肿大，质硬，表面凸凹不平，呈结节状，边缘不规则，有触痛。应考虑为

A.细菌性肝脓肿　　　　　B.阿米巴肝脓肿　　　　　C.肝硬化

D.肝癌　　　　　　　　　E.肝性脑病

5.并发症

（1）**上消化道出血**：出现**呕血和黑粪**。晚期病人因凝血功能障碍而广泛出血。

（2）**肝性脑病**：是肝癌的**终末期并发症**，病死率极高。

小试身手 38.肝癌终末期死亡率极高的并发症是

A.循环衰竭　　　　　　　B.肝性脑病　　　　　　　C.继发感染

D.癌结节破裂出血　　　　E.上消化道出血

（3）**癌结节破裂出血**：癌结节破裂限于肝包膜下，出现局部疼痛，小量出血表现为血性腹水，大量出血导致休克和死亡。

（4）**继发感染**。由于肿瘤消耗或因放化疗引起白细胞减少等，病人抵抗力低下，易继发感染，如肺炎、败血症、肠道感染等。

（三）辅助检查（掌握）

1.甲胎蛋白（AFP）测定 为**肝癌早期筛查的重要方法**，肝癌病人AFP阳性率为70%~90%。

小试身手 39.原发性肝癌的早期，最有诊断价值的检查项目是

A.ALT　　　　　　　　　B.AKP　　　　　　　　　C.AST

D.AFP　　　　　　　　　E.AMP

2.γ-谷氨酰转肽酶同工酶Ⅱ 在原发性和转移性肝癌中均可升高，阳性率为90%。

3.超声显像 可显示**直径为1~2cm**以上的肿瘤，对**早期定位诊断有较大价值**。

4.CT 可检测1cm以下的肝癌，是目前**诊断小肝癌和微小肝癌**的最佳方法。

5.数字减影血管造影 肝血管造影腹腔动脉和肝动脉造影能显示直径在1cm以上的癌结节，阳性率87%，结合甲胎蛋白检测阳性，常用于诊断小肝癌（直径1~2cm）。

6.肝穿刺活检 在超声或CT引导下穿刺癌结节，**可确诊肝癌**。

7.磁共振成像（MRI） 可见癌内结构、对判断子瘤、瘤栓有价值。

（四）治疗要点（了解）

1.手术治疗 是目前根治本病的最好方法，适合手术者应及早手术切除。

小试身手 40.根治原发性肝癌的最好方法是

A.手术治疗　　　　　B.化学治疗　　　　　C.放射治疗

D.免疫治疗　　　　　E.冷冻治疗

2.肝动脉栓塞治疗　是非手术治疗中的常用方法。是往肿瘤的供血动脉注入栓塞剂，阻断肿瘤的供血，使其发生坏死。

3.放射治疗　肝癌对放疗效果不佳，常用放射性^{60}Co和直线加速器局部照射。放射治疗可使肿瘤缩小，增加手术切除的机会。

4.化学治疗　常用药物为阿霉素、顺铂、丝裂霉素、5-FU，还有卡培他滨、去氧氟尿苷等。

5.并发症　肝癌结节破裂时应进行肝动脉结扎、紧急肝动脉栓塞等治疗。

6.肝移植。

（五）护理措施（熟练掌握）

1.疼痛的护理　遵医嘱应用镇痛药物，减轻患者疼痛。

2.饮食护理　提供**高蛋白、高维生素饮食**，为减轻肝脏负担，避免食用高脂、高热量、刺激性食物。**腹水严重者应限制水、钠的摄入量**。伴有肝功能衰竭或肝性脑病倾向的患者，蛋白质的摄入量应减少，甚至禁食。

3.病情监测。

4.化疗的护理　如出现恶心、呕吐症状时，可采用深呼吸、少量多餐，遵医嘱使用止吐剂等方法来缓解症状。应用化疗药时应根据药物用法，正确操作，避免把化疗药漏到血管外，防止造成组织坏死。

5.预防感染的护理。

6.肝动脉栓塞术后护理

（1）饮食与营养：**术后禁食2~3天**，以减轻恶心、呕吐。因术后肝缺血可影响蛋白质合成，应密切监测血浆蛋白，如少于25g/L应静脉补充白蛋白。

（2）**术后48小时内遵医嘱可给予镇痛药**，减轻腹痛。

（3）鼓励患者深呼吸、排痰、预防肺部感染，若发现精神错乱、行为异常等肝性脑病前驱症状时应向医生报告。

第七节　肝性脑病患者的护理

要点分析

本节内容较为重要，历年考试多有涉及。近5年的考试先后考查了肝性脑病的诱因、分期、治疗原则和护理措施等。整体的考查偏重于知识的记忆和应用。对于本节的复习，考生应熟悉肝性脑病的病因和诱因，着重掌握肝性脑病的分期、治疗原则和护理措施等内容。

考点纵览

（一）病因及发病机制（熟练掌握）

1. **病因** 引起肝性脑病最常见的原因是各型肝硬化及门体分流手术后。其中以**病毒性肝炎后肝硬化最多见**。

2. **诱因** 常见的诱因包括：**上消化道出血、大量排钾利尿、放腹水、高蛋白饮食、感染、药物、便秘**等。

3. **发病机制** 包括氨中毒学说、假性神经递质学说、色氨酸。

小试身手 41. 肝性脑病的诱发因素**不包括**

A. 感染   B. 上消化道出血   C. 大量放腹水

D. 使用降氨药物   E. 高蛋白饮食

（二）临床表现（熟练掌握）

将肝性脑病分为五期：

分期	临床表现	考点速记
0期（潜伏期）	无性格改变和行为失常，无神经系统病理征	
一期（前驱期）	**轻度性格改变和行为失常**，如欣快激动或淡漠、随地便溺。病人应答尚准确，但有时吐字不清且较缓慢。可有扑翼样震颤，脑电图多正常	性格改变行失常
二期（昏迷前期）	**以意识错乱、睡眠障碍、行为失常为主。定向力和理解力均减退，不能完成简单计算。**言语不清，举止反常，多有睡眠时间倒错，甚至有幻觉、恐惧、躁狂。有明显神经系统体征，如腱反射亢进、肌张力增高、巴宾斯基征阳性、扑翼样震颤存在，脑电图表现异常	意乱行失常睡眠障
三期（昏睡期）	**以昏睡和精神错乱为主，大部分时间呈昏睡状态，但可唤醒。**各种神经体征持续存在或加重，扑翼样震颤仍存在，肌张力增加，脑电图有异常表现，锥体束征呈阳性	昏睡神乱神经征
四期（昏迷期）	**神志完全丧失，不能唤醒。**浅昏迷时，对疼痛刺激有反应，腱反射肌张力亢进，扑翼样震颤无法引出。深昏迷时，各种反射消失，肌张力降低，瞳孔散大，可出现阵发性惊厥、踝阵挛等。脑电图明显异常	不能唤醒神志丧

小试身手 42. 肝性脑病前驱期可表现为

A. 语言不清、举止反常

B. 睡眠时间倒错、计算能力减退

C. 轻度性格改变和行为失常

D. 举止反常、定向力减退

E. 意识错乱、应答吐词不清，但尚准确

（三）辅助检查（熟练掌握）

1. 血氨　慢性肝性脑病血氨升高，但急性肝性脑病时血氨可正常。

2. 脑电图检查　前驱期正常，昏迷前期到昏迷期，脑电图明显异常，典型改变为节律变慢，δ 波或三相波，每秒 4~7 次，昏迷时表现为高波幅 δ 波，每秒 1~3 次。

3. 简易智力测验　对于诊断早期肝性脑病、亚临床肝性脑病最有价值。

4. 影像学检查

（四）治疗原则（掌握）

1. 消除诱因　不用或慎用镇静催眠药、麻醉药。

2. 减少肠内毒物的生成和吸收。

（1）减少或临时停止蛋白质饮食。

小试身手 43. 肝性脑病昏迷期患者

A. 低盐饮食　　　　　　B. 低蛋白饮食　　　　　C. 禁食

D. 流质饮食　　　　　　E. 禁蛋白饮食

（2）灌肠或导泻：用**生理盐水或弱酸性溶液灌肠**，**口服或鼻饲25%硫酸镁30~60ml导泻**。对急性门体分流性脑病昏迷者用乳果糖 500ml 加水 500ml 灌肠作为首选治疗。

（3）抑制肠道细菌生长：口服抗生素如**甲硝唑、新霉素**等，抑制肠内细菌生长，**促进乳酸杆菌繁殖，减少氨的形成和吸收**；口服乳果糖，在结肠中被细菌分解为乳酸和醋酸，使肠内呈酸性，从而减少氨的产生、吸收。保持每日 2~3 次软便为宜，其不良反应为饱胀、腹痛、恶心、呕吐等。

3. 促进有毒物质的代谢清除，纠正氨基酸的代谢紊乱

（1）降氨药物：谷氨酸钾或谷氨酸钠与游离氨结合形成谷氨酰胺，从而降低血氨。静脉滴注过快可引起呕吐、流涎及面部潮红等症状；精氨酸可促进尿素循环降低血氨。该药为酸性，适用于碱中毒时。

（2）**支链氨基酸**：可纠正氨基酸代谢失衡，**抑制大脑中假神经递质形成**。

（五）护理措施（熟练掌握）

1. 严密监测病情　密切观察有无肝性脑病的早期征象，观察病人思维及认知改变，识别意识障碍的程度，观察并记录病人生命体征、瞳孔大小、对光反射等，如有异常应及时报告医生处理。

2. 避免各种诱发因素

（1）**禁止给病人应用镇静催眠药物**，如临床确实需要，遵医嘱可用地西泮、氯苯那敏等，也只用常量的 1/3~1/2 量。

（2）防止感染。

（3）防止大量摄入液体或输液。

（4）避免快速利尿和大量放腹水。

（5）保持大便通畅：大便通畅有利于清除肠内含氮物质。**便秘者可口服或鼻饲50%硫酸镁30~50ml导泻**，也可用**生理盐水或弱酸溶液灌肠**。弱酸溶液灌肠可使肠

内的pH保持于5~6，有利于血中NH_3逸出进入肠腔随粪便排出。**忌用肥皂水灌肠，**因其可使肝性脑病加重。

> 锦囊妙记：肝性脑病的患者禁忌肥皂水灌肠，以免加重肝性脑病的症状。

小试身手 44.0.1%~0.2%肥皂水灌肠液**禁用于**

A.高热患者　　　　　　B.便秘　　　　　　C.心力衰竭患者

D.肝性脑病患者　　　　E.肾炎患者

3.饮食护理　**限制蛋白质摄入**，发病开始数日内禁食蛋白质，补充足够热量和维生素，**以糖类为主**。

植物蛋白含支链氨基酸，含蛋氨酸、芳香族氨基酸少，适用于肝性脑病。显著腹水病人应限制钠、水量，**限钠为250mg/d，水入量一般为尿量+1000ml/d**。脂肪类物质延缓胃的排空，应尽量少食用。

小试身手 45.肝性脑病患者昏迷期的饮食最适宜

A.高热量、高维生素、高碳水化合物、低蛋白质

B.高热量、高糖、低盐、低脂、低蛋白质

C.高热量、高糖、低盐、低脂、无蛋白质流质饮食

D.高热量、高糖、高维生素、低脂、少量蛋白质

4.意识障碍病人的护理　对躁动不安者拉起床档，防止坠床。

5.昏迷病人的护理　保持病人卧姿舒适，**头偏向一侧，保证病人气道通畅**，必要时给予吸氧。用冰帽降低颅内温度，降低脑细胞代谢率，保护脑细胞功能。同时加强肢体的被动活动，防止血栓形成和肌肉萎缩。

6.药物护理　静脉点滴精氨酸时速度不宜过快，以免出现流涎、面色潮红与呕吐等不良反应。

小试身手 46.关于肝性脑病的护理措施，**错误的是**

A.保持大便通畅　　　　　　B.用弱酸性溶液灌肠

C.禁蛋白饮食　　　　　　　D.观察患者生命体征和瞳孔的变化

E.给予镇静催眠药

小试身手 （47~48题共用题干）

患者，男性，65岁，因肝硬化食管静脉曲张、腹水入院治疗。放腹水后出现精神错乱、昏睡，伴有扑翼样震颤、脑电图异常等肝性脑病表现。

47.此时患者可能处于肝性脑病的哪一期

A.前驱期　　　　　　B.昏迷前期　　　　　　C.昏睡期

D.浅昏迷期　　　　　E.深昏迷期

48.关于该患者的饮食护理，正确的是

A.给予高蛋白饮食　　　　　B.保证总热量和糖类摄入

C.补充大量维生素A　　　　D.给予富含粗纤维饮食

E.限制含钾食物的摄入

第八节　急性胰腺炎患者的护理

要点分析

　　本节内容非常重要，历年考试多有涉及。近5年的考试先后考查了急性胰腺炎的病因、临床表现、辅助检查、治疗原则和护理措施等。整体的考查偏重于知识的记忆和应用。对于本节的复习，考生应着重掌握急性胰腺炎的病因、临床表现、辅助检查、治疗原则和护理措施等内容。

考点纵览

（一）病因及发病机制（掌握）

　　1.胆道疾病　急性胰腺炎约50%由胆道炎症、结石或胆道蛔虫症引起，其中在我国胆石症最为常见。

小试身手 49.急性胰腺炎最常见的病因是

A.胆道疾病　　　　　B.胰管梗阻　　　　　C.酗酒

D.暴饮暴食　　　　　E.十二指肠憩室炎

小试身手 50.我国急性胰腺炎最常见的病因是

A.胆道疾病　　　　　B.代谢异常　　　　　C.酒精中毒

D.特异性感染疾病　　E.药物因素

　　2.酗酒和暴饮暴食　酗酒是西方国家引起急性胰腺炎的主要病因。酒精刺激胰腺大量分泌，长期嗜酒者胰液内蛋白含量升高，沉淀形成蛋白栓，造成胰液排出不畅。酗酒和暴饮暴食可导致十二指肠乳头水肿、Oddi括约肌痉挛，胰液排出受阻，胰管内压力增高。

　　3.胰管梗阻　各种原因引起的胰管梗阻造成胰液排出受阻，胰管内压力升高，胰腺腺泡破裂，胰液与消化酶流入间质，引起急性胰腺炎。

　　4.十二指肠乳头邻近部位的病变　常导致十二指肠内压力增高及Oddi括约肌功能障碍，十二指肠液反流入胰管，引起急性胰腺炎。

> 锦囊妙记：胆总管与胰管共同开口于十二指肠壶腹，当胆道结石引起Oddi括约肌痉挛时，胆汁流入胰管引起胰腺的自身消化。

（二）临床表现（掌握）

　　1.症状

　　（1）**腹痛**：是本病的主要表现和**首发症状**。腹痛常位于**中上腹**，向腰背部呈**带状放射**。疼痛性质为钝痛、绞痛、钻痛或刀割样痛，疼痛剧烈而持续，伴阵发性加剧。弯腰抱膝位可减轻疼痛。水肿型病人腹痛持续3~5日后缓解，出血坏死型者疼痛持续时间较长。

（2）**恶心、呕吐与腹胀**：起病后频繁恶心、呕吐，呕吐物为胆汁或咖啡渣样液体，呕吐后腹痛不减轻。同时有腹胀，甚至出现麻痹性肠梗阻，肠鸣音减少。

（3）发热：多数病人出现中度以上发热，一般持续3~5日。如高热持续不退，呈弛张热，白细胞计数升高，应考虑为胰腺或腹腔内继发感染。

（4）**低血压或休克**：常见于**出血坏死型**病人，这与体液渗出致使血容量不足、胰蛋白酶激活各种血管活性物质如缓激肽等致使血管扩张等有关。

小试身手 51.急性出血坏死性胰腺炎最常见的并发症是
A.化脓性感染 　　　　 B.休克 　　　　　　 C.急性肾功能衰竭
D.急性呼吸窘迫综合征 　 E.中毒性脑病

（5）水电解质酸碱平衡紊乱：呕吐频繁者出现代谢性碱中毒。出血坏死型常出现**脱水、代谢性酸中毒**，并伴有**低血钾、低血镁、低血钙**。**低钙血症**可导致手足抽搐，为预后不良的标志。部分病人出现血糖增高，发生糖尿病酮症酸中毒、高渗性昏迷。

小试身手 52.提示急性胰腺炎患者重症与预后不良的表现为
A.低钾血症 　　　　　 B.低镁血症 　　　　 C.高血糖
D.代谢性碱中毒 　　　 E.低钙血症

（6）其他：部分病人发病后1~2日出现一过性黄疸。重症胰腺炎病人可出现呼吸衰竭、胰性脑病等表现。

2.体征

（1）轻症急性胰腺炎：腹部体征较轻，可有腹胀和肠鸣音减弱；（2）重症急性胰腺炎：急性重症面容，痛苦表情，脉搏增快，呼吸急促，血压下降。腹肌紧张、全腹显著压痛和反跳痛。

3.并发症

（1）局部并发症如胰腺脓肿和假性脓肿。（2）全身并发症如急性肾衰、急性呼吸窘迫综合征、消化道出血、败血症与弥散性血管内凝血。

（三）辅助检查（掌握）

1.血常规　白细胞计数增高，中性粒细胞明显增高、核左移。

2.血、尿淀粉酶　急性胰腺炎时血清和尿淀粉酶常明显升高，**血清（胰）淀粉酶起病后6~12小时开始升高，48小时下降**，持续3~5日，血清（胰）淀粉酶超过正常值3倍可确诊为本病。淀粉酶升高的程度与病情的严重程度并不一致，出血坏死型胰腺炎淀粉酶值可正常或低于正常。

锦囊妙记：血清淀粉酶测定是急性胰腺炎最有意义的检查项目。

小试身手 53.患者，男性，28岁，3小时前因暴饮暴食后出现上腹部绞痛，向肩背部放射，送到医院急诊，怀疑为急性胰腺炎，此时最具诊断意义的实验室检查是
A.血清淀粉酶测定 　　 B.尿淀粉酶测定 　　 C.血钙测定
D.血清脂肪酶测定 　　 E.血糖测定

3.生化检查　出血坏死型者可出现低钙血症及血糖升高。急性胰腺炎可出现高三酰甘油血症。

4.影像学检查　腹部平片可提示肠麻痹；B型超声及CT检查可了解胰腺大小，有无胆道疾病等。

（四）治疗原则（熟练掌握）

治疗原则：解痉止痛，抑制胰液分泌，补足血容量，维持水电解质酸碱平衡，防治并发症。

1.抑制胰液分泌

（1）**禁食**：多数病人需要**禁食1~3日，以减少胃酸与食物刺激胰液分泌**。

（2）**胃肠减压**：明显腹胀者行胃肠减压，以减轻腹痛与腹胀。

（3）药物治疗：①**减少胃酸分泌**，从而减少对胰腺分泌的刺激。使用**H_2受体拮抗剂**，如西咪替丁、雷尼替丁等；②**抑制胃肠分泌**，从而减少胃酸分泌，使用抗胆碱能药**阿托品或山莨菪碱（654-2）**肌内注射；③**生长抑素类药物**：如施他宁等，**抑制胰液和胰酶分泌**，抑制胰酶合成。

2.解痉镇痛　阿托品或654-2肌内注射，每天2~3次。疼痛剧烈者使用哌替啶50~100mg肌内注射。但**禁用吗啡**，因吗啡可引起Oddi括约肌痉挛，加重疼痛。

小试身手 54.急性胰腺炎患者禁忌使用的药物是

A.654-2　　　　　B.阿托品　　　　　C.哌替啶

D.吗啡　　　　　E.施他宁

3.使用抗生素　胆道疾病引起的胰腺炎和出血坏死型者应酌情使用抗生素，以防感染。

4.补充血容量、抗休克治疗　输全血、血浆、白蛋白或血浆代用品。

5.预防和纠正水电解质平衡紊乱。由于禁食、呕吐、胃肠减压等造成水电解质平衡紊乱，应遵医嘱补充液体及电解质。

6.抑制胰酶活性　多在出血坏死型胰腺炎早期，应用抑肽酶静脉滴注，利用其具有抗胰血管舒缓素，抑制缓激肽生成，抑制蛋白酶、糜蛋白酶等作用。

（五）护理措施（熟练掌握）

1.病情监测　密切监测生命体征、血氧饱和度，准确记录出入量，观察尿量变化，防止低血容量性休克发生。注意腹部体征，及早发现并发症。

2.饮食护理　**禁食并给予胃肠减压**，防止食物刺激胰腺分泌消化酶。腹痛和呕吐基本消失后，可进食少量糖类流食，而后逐步恢复饮食，但仍忌油脂食品，以便使胰腺分泌减少。可选用少量优质蛋白质，每日25g左右，以利于胰腺的恢复。

小试身手 55.某患者饮酒后出现上腹剧烈疼痛，伴恶心、呕吐。体检：T38℃，辗转不安，巩膜轻度黄染，血淀粉酶512U，尿淀粉酶270U，此时首要的护理措施是

A.协助患者翻身　　　　B.物理降温　　　　　C.防止坠床

D.禁食、胃肠减压　　　E.建立静脉通路

小试身手 56.急性胰腺炎患者的饮食是

A.半流质饮食　　　　B.流质饮食　　　　C.低脂少渣饮食

D.禁食　　　　　　　E.高蛋白低脂饮食

3.休息　协助病人取舒适卧位，以减轻疼痛，如屈膝侧卧位。对于疼痛剧烈者应防止坠床。保证睡眠、充分休息，有利减轻胰腺负担和增加脏器血流量，增进组织修复和体力恢复。

4.口腔护理　禁食期间每天做口腔护理，保证口腔清洁、舒适。病人如口渴可含漱或用水湿润口唇，以减轻不适及口腔干燥。

5.疼痛护理　注意观察疼痛性质和特点，有无伴随症状。指导和协助病人采用非药物止痛法，如松弛疗法、皮肤刺激疗法。**疼痛较重**时遵医嘱给予镇痛药，**如阿托品、654-2或哌替啶**。

6.健康教育　向病人及家属讲解本病的诱发因素，帮助病人养成良好的生活方式，如避免酗酒、暴饮暴食，多食低脂、无刺激性食物等，防止复发。

第九节　结核性腹膜炎患者的护理

要点分析

本节内容较为简单，历年考试较少涉及。近5年的考试先后考查了结核性腹膜炎的临床表现和辅助检查等。整体的考查偏重于知识的记忆和应用。对于本节的复习，考生应着重掌握结核性腹膜炎的临床表现、辅助检查和治疗原则等内容。

考点纵览

（一）病因及发病机制（掌握）

本病是由结核分枝杆菌引起的慢性弥漫性腹膜感染，多继发于肺结核或体内其他部位的结核病。本病可见于任何年龄，以中青年多见，男女比例为1:2。由于侵入腹腔的结核菌数量、毒力和机体免疫力不同，病理改变可分为三种，即渗出型、粘连型和干酪型，其中渗出型、粘连型多见，干酪型最少见。

（二）临床表现（熟练掌握）

1.症状　起病缓慢，症状较轻，少数病人急性起病，以高热、急性腹痛为主要表现。

（1）全身症状：发热、盗汗，热型以低热或中等热多见，少数病人出现弛张热或稽留热。高热病人伴明显毒血症者，多见渗出型、干酪型。后期出现消瘦、水肿、贫血、口角炎、舌炎等营养不良表现。

（2）腹痛：多位于脐周、下腹或全腹部，早期疼痛不明显，随病程进展可出现持续性隐痛或钝痛。

（3）腹胀、便秘：结核性腹膜炎以少量或中量腹水为多见。腹胀和便秘有时交替出现。

（4）腹泻：一般每日不超过3~4次，粪便多呈糊样。有时腹泻与便秘交替出现。

2.体征

（1）腹部压痛：局部或全腹部压痛，较轻微，少数压痛严重伴反跳痛，常见于干酪型。

（2）**腹壁柔韧感**：腹壁柔韧感是腹膜受到轻度刺激或由慢性炎症引起腹壁紧张度增加的一种表现，触之似揉面团一样，故又称揉面感，可见本病各型。

> 锦囊妙记：腹壁柔韧感是结核性腹膜炎最特异性的体征。

小试身手（57~59题共用备选答案）

A.板状腹　　　　　B.蛙状腹　　　　　C.舟状腹

D.揉面感腹　　　　E.松软腹

57.急性胃穿孔呈

58.结核性腹膜炎呈

59.严重脱水呈

（3）腹部肿块：常位于脐周，肿块大小不一，边线不整，表面不平，有时呈结节感，活动度小。多见粘连或干酪型。

（4）腹水　为渗出型，**当腹水量超过1000ml时**，可叩出**移动性浊音**。

3.并发症　肠梗阻多见于粘连型，肠瘘多见于干酪型。

（三）辅助检查（掌握）

1.血常规　轻至中度贫血；红细胞沉降率增快，血沉是病变活动的观察指标。白细胞计数正常，但干酪型或腹腔结核病灶急性扩散者白细胞计数升高。

2.结核菌素试验　结核菌素试验呈强阳性者对诊断有一定帮助。

3.腹水检查　腹水为草黄色渗出液，静置后自然凝固。

4.影像学检查　超声、CT、磁共振可见增厚的腹膜、腹腔积液、包块及瘘管。腹部平片可见散在钙化影，提示钙化的肠系膜淋巴结。钡餐检查见肠粘连、肠结核、肠腔外肿块、肠瘘等征象。

5.腹腔镜检查　适用于腹水型，并可作活组织检查以确诊。

（四）治疗要点（掌握）

治疗的关键是及早进行合理、足疗程的抗结核药物治疗，注意休息与营养，避免复发和防止并发症。

1.一般治疗　发热期间卧床休息，给予高热量、高蛋白、高维生素饮食。

2.抗结核化学药物治疗　坚持早期、联合、规则及全程抗结核治疗，一般用3~4种药物联合强化治疗。

3.**肾上腺皮质激素**　适用于**重症**，与抗结核药物同时使用，对腹水者可避免粘连。

4.大量腹水治疗　适当放腹水以减轻症状。

5.手术治疗　用于肠梗阻、肠穿孔等严重并发症。

（五）护理措施（熟练掌握）

1.休息　保证休息，特别是结核病活动期；病室阳光充足、空气新鲜。

2.饮食护理　给予<u>高热量</u>、<u>高蛋白</u>、<u>高维生素</u>、<u>易消化</u>饮食。

3.病情观察　定时监测体温、脉搏，密切观察腹痛、腹胀等情况。对突发急性腹痛，考虑为腹腔内其他结核病灶破溃或穿孔所致，及时报告医生处理。

4.疼痛护理　密切观察腹痛的部位、性质及持续时间。慢性腹痛可使用放松技巧、热敷、艾灸足三里等方法缓解。

5.腹水的护理　配合医生做腹腔穿刺以缓解症状。操作前向病人解释腹穿的目的及过程，以取得合作。**操作中协助病人取半卧位**，穿刺后使用无菌敷料覆盖穿刺孔，预防感染。

6.用药护理　注意用药后的效果及不良反应，观察胃肠道反应、肝肾功能及听力。使用糖皮质激素治疗者，需定期检查血压、血糖及大便潜血，防止并发症发生。

7.健康教育　指导病人按医嘱服药，不要自行停止治疗。应规律服药，全程治疗直至疾病彻底治愈，发现药物不良反应要及时就医。并告知病人要定期复查。

第十节　上消化道大量出血患者的护理

要点分析

　　本节内容非常重要，历年考试多有涉及。近5年的考试先后考查了上消化道出血的病因、临床表现、辅助检查和护理措施等。整体的考查偏重于知识的记忆和应用。对于本节的复习，考生应着重掌握上消化道出血的临床表现、辅助检查、治疗原则和护理措施等内容。本节记忆性内容较多，考生可结合"锦囊妙记"中的方法进行记忆。

考点纵览

一、病因（熟练掌握）

上消化道疾病本身、全身性疾病等均可引起上消化道大出血。

1.上消化道疾病

（1）胃十二指肠疾病：**临床上最常见的病因是消化性溃疡**，急性糜烂出血性胃炎、促胃液素瘤，其次是胃癌、慢性胃炎、十二指肠炎、胃黏膜脱垂等。

（2）食管、空肠疾病：食管炎、食管癌、食管损伤、空肠克罗恩病、胃肠吻合术后空肠溃疡等。

2.各种原因导致的<u>门静脉高压引起食管—胃底静脉曲张破裂出血，如肝硬化</u>。

3.上消化道邻近器官或组织的疾病

（1）胰腺疾病累及十二指肠：如急性胰腺炎合并脓肿破溃、胰腺癌等。

（2）胆道出血：胆管或胆囊结石、胆道蛔虫症、胆囊或胆管癌等。胆总管切开取石术后引流管造成胆道受压坏死，肝癌，肝脓肿或肝血管瘤破入胆道等。

4.全身性疾病

（1）血液病：血小板减少性紫癜、白血病、血友病、DIC及凝血机制障碍性疾病等。

（2）血管性疾病：过敏性紫癜、遗传性出血性毛细血管扩张等。

（3）应激性溃疡：肾上腺糖皮质激素治疗后、脑血管意外、大手术后、烧伤、败血症、休克、呼吸循环衰竭等，各种严重疾病引起的应激状态，使胃黏膜糜烂、溃疡出血。

（4）其他　尿毒症、系统性红斑狼疮、流行性出血热等结缔组织疾病等。

小试身手（60~61题共用备选答案）

A.慢性胃炎　　　　　　　B.胃癌　　　　　　　　C.食管-胃底静脉曲张

D.消化性溃疡　　　　　　E.脾功能亢进

60.上消化道出血最常见的原因是

61.门静脉高压发生消化道出血的主要原因是

小试身手（62~63题共用备选答案）

A.慢性胃炎　　　　　　　B.食管胃底静脉曲张　　　C.胃癌

D.消化性溃疡　　　　　　E.贲门黏膜撕裂症

62.上消化道出血最常见的原因是

63.肝硬化引起上消化道大量出血最常见的原因是

二、临床表现（熟练掌握）

1.呕血与便血　为上消化道出血的特征性表现。出血部位在幽门以下者多表现为黑便，在幽门以上者出现呕血和黑便，若出血量小、出血速度慢，也可仅见黑便。呕血多呈咖啡色，**粪便呈柏油样**，黏稠而发亮。若出血量大，血液在肠道内推进速度快，粪便呈暗红或鲜红色，呕吐物为鲜红或有血块，是由于血液未与胃酸充分混合而呕出。

锦囊妙记：考生应理解为什么上消化道出血的患者会出现黑便。上消化道出血时，当血中的红细胞在肠道内分解时，血红蛋白铁在胃酸和肠道大肠埃希菌等细菌的作用下，与粪便中的硫化物结合成为黑色的硫化铁，使粪便变黑。

小试身手　64.柏油样便见于

A.痢疾　　　　　　　　　B.直肠癌　　　　　　　C.上消化道出血

D.慢性胃炎　　　　　　　E.溃疡性结肠炎

小试身手 65.上消化道出血的特征性表现是

A.发热　　　　　　　B.氮质血症　　　　　　C.贫血

D.周围循环衰竭　　　E.呕血与黑便

小试身手 66.某病人有进食后上腹痛史，每年冬季加剧，近一周出现柏油便提示

A.慢性消化不良　　　B.服用铁剂药物　　　　C.吃绿色蔬菜过多

D.上消化道出血　　　E.胰腺炎病

2.失血性周围循环衰竭　病人出现头晕、乏力、突然站立出现晕厥、心跳加快、出汗、脉细速、血压下降，皮肤湿冷，烦躁不安或意识不清等，病人如出现少尿或无尿，应警惕并发急性肾衰竭。

3.<u>氮质血症</u>　血尿素氮升高，称为肠源性氮质血症，一般在大出血后数小时血尿素氮开始升高，**24~48小时达高峰**，一般不超过 14.3mmol/L（40mg/dl），<u>3~4日后降至正常</u>。

4.<u>发热</u>　多数病人在上消化道大量出血后24小时内出现低热，**一般不超过38.5℃，可持续3~5日**。

5.血象　一般出血3~4小时后可有贫血。出血24小时内网织红细胞计数升高，随着出血停止，网织红细胞逐渐恢复正常。白细胞计数可暂时升高（肝硬化出血病人如伴脾功能亢进，白细胞计数可不增高），出血停止后2~3日即恢复正常。

三、辅助检查（熟练掌握）

1.实验室检查　测血红蛋白、白细胞、血小板计数、网织红细胞、肝肾功能、血尿素氮、粪便隐血试验等。

2.<u>胃镜和结肠镜检查</u>　是上消化道出血病因诊断的<u>首选检查措施</u>。一般在上消化道出血后<u>24~48小时内进行</u>急诊内镜检查，不仅可明确病因，还可紧急止血治疗。

> 锦囊妙记：内镜是急慢性胃炎、胃十二指肠溃疡、胃癌等疾病确诊首选的检查方法。

小试身手 67.上消化道出血病因诊断的首选检查措施是

A.内镜检查　　　　　B.X线钡餐造影检查　　C.粪便隐血试验

D.吞线试验　　　　　E.选择性动脉造影

3.X线钡餐造影检查　适用于有胃镜检查禁忌证或不愿进行胃镜检查者，对经胃镜检查出血原因不明或疑病变在十二指肠降段以下小肠段，有特殊的诊断价值。

4.其他检查　适用于不能耐受X线、内镜、动脉造影检查者。

四、治疗要点（掌握）

1.一般治疗　卧床休息，保持气道通畅，避免呕血时误吸造成窒息，必要时吸氧。<u>出血期间应禁食</u>。

2.**积极补充血容量** 立即建立静脉通道、配血。迅速补充血容量，必要时及早输入全血，恢复有效血容量，保持血红蛋白不低于70g/L。**肝硬化病人需输新鲜血，以免诱发肝性脑病。**

3.止血治疗

（1）药物治疗：对于**胃、十二指肠出血**，遵医嘱使用**去甲肾上腺素**胃内灌注治疗。对于**食管静脉曲张破裂出血、消化性溃疡、急性胃黏膜损伤出血**，使用**垂体后叶素止血治疗。**但冠心病、高血压、孕妇禁用。对于急性胃黏膜损害及消化性溃疡引起的出血，可应用H_2受体阻断剂如西咪替丁、雷尼替丁、法莫替丁，还可应用质子泵抑制剂以减少胃酸分泌，如奥美拉唑。生长抑素可减少内脏血流量30%~40%，对上消化道出血止血效果较好，临床上多用于食管-胃底静脉曲张破裂出血。

（2）**气囊管压迫止血**：适用于**食管-胃底静脉曲张破裂出血**。

小试身手 （68~69题共用题干）

患者，男性，45岁，患肝硬化5年。近6小时呕血2次，每次量约300ml。入院查体：BP 80/50mmHg，心率150次/分，巩膜黄染，腹部移动性浊音（+）。

68.考虑该患者为

A.胃溃疡　　　　　　　　　　　　B.十二指肠溃疡

C.胃癌　　　　　　　　　　　　　D.食管-胃底静脉曲张破裂出血

E.急性腐蚀性胃炎

69.针对上述患者，应采取的最重要措施是

A.严密观察病情变化　　　B.补充血容量　　　　　C.心理护理

D.清除胃内积血　　　　　E.气囊管压迫止血

（3）内镜直视下止血：如有活动性出血或暴露血管的溃疡应在内镜直视下止血。

（4）手术治疗：经内科治疗不能止血者，考虑手术治疗。

（5）介入治疗：无法进行内镜治疗，又不能耐受手术者，考虑介入治疗。

五、护理措施（熟练掌握）

1.休息与体位　大量出血者绝对卧床休息，取舒适体位或平卧位，将下肢略抬高，以保证脑部血供。**呕血时头偏向一侧，避免呕吐误吸引起窒息。**合理安排生活，避免劳累、情绪紧张，情绪乐观。避免引起上消化道出血的诱因。

2.药物治疗　**迅速建立静脉通路**，及时补充血容量，遵医嘱使用**止血类药物**。监测输液速度，输液开始速度宜快，必要时根据CVP调整输液量和速度，避免诱发急性肺水肿。指导病人坚持服药治疗溃疡病或肝病，避免服用对胃黏膜有刺激性的药物：如阿司匹林、吲哚美辛、激素类药物等。

3.病情观察　密切观察生命体征、皮肤颜色和肢端温度。如血压下降、心率增快、脉搏细速、面色苍白、出冷汗、皮肤湿冷等，提示微循环灌注不足，应及时报告医生。**观察呕血与黑便的次数、性状及量。**观察尿量并准确记录出入量。必要时行心电监护。

4.饮食护理　急性大出血者禁食，**对少量出血、无呕吐、无明显活动出血者，**

给予温凉、清淡无刺激性流食。止血后给予营养丰富、易消化的半流食、软食，开始时少量多餐，以后逐渐过渡到正常饮食。

小试身手 70.对上消化道少量出血、无呕吐时采取的护理措施是

A.冰水洗胃 　　　　　　　　　　B.进食

C.少量温凉、清淡无刺激性饮食 　　D.静滴垂体后叶素

E.普通饮食

5.指导患者遵从医嘱，不滥用处方外的药物。注意生活起居规律，不过度劳累，避免长期精神紧张。戒烟酒，合理饮食。

6.注意观察血红蛋白、红细胞比容与血尿素氮数值变化。

参考答案

1.D	2.D	3.B	4.B	5.A	6.D	7.E	8.D	9.A	10.D	11.C	12.E	13.B
14.E	15.B	16.C	17.B	18.D	19.A	20.C	21.E	22.E	23.B	24.A	25.D
26.C	27.A	28.D	29.E	30.D	31.E	32.E	33.B	34.A	35.C	36.A	37.D
38.B	39.D	40.A	41.D	42.C	43.E	44.D	45.C	46.E	47.C	48.B	49.A
50.A	51.B	52.E	53.D	54.D	55.D	56.D	57.A	58.D	59.D	60.D	61.C
62.D	63.B	64.C	65.E	66.D	67.A	68.D	69.E	70.C

答案与解析

1.D　腹泻患者应给予少渣、低脂、易消化、低纤维素的流食，避免生冷、刺激性食物。

2.D　急腹症在未明确诊断前应禁忌使用镇痛药，以免掩盖病情。

3.B　腹痛患者诊断明确后可选择局部热敷等方法缓解疼痛。

4~5.B、A　上消化道出血量为5ml左右，即可使粪便隐血试验呈阳性，出血量达60ml时可产生黑便。

6.D　血清总胆红素超过2.0mg/dl（34.2μmol/L）时，临床上即可查到黄疸。

7.E　误食强酸、强碱是引起急性糜烂性胃炎的原因之一。

8.D　急性糜烂性胃炎患者进行纤维胃镜检查应在出血后24~48小时内进行。

9.A　吞服强酸、强碱引起急性腐蚀性胃炎的患者禁忌洗胃，以免引起穿孔。

10.D　目前认为慢性胃炎约90%由幽门螺杆菌感染所引起。

11.C　幽门螺杆菌（Hp）感染是慢性胃炎的主要发病原因。

12.E　慢性胃炎早期多无明显症状，最常见的临床表现是中上腹不适、疼痛，食欲减退、恶心呕吐等。

13.B　胃镜是慢性胃炎最可靠的确诊方法。通过胃镜检查一方面可以观察胃黏膜情况，另一方面还可钳取黏膜组织做病理学检查。

14.E　壁细胞主要分泌盐酸和内因子。

15.B　幽门螺杆菌（Hp）感染是消化性溃疡重要的发病原因。

16.C　胃溃疡的疼痛规律为进食—疼痛—缓解。疼痛发作时间为进食后30~60分钟，疼痛较少发生于夜晚，持续时间约1~2小时。

17.B　十二指肠溃疡疼痛发生在胃排空状态，进食后缓解，即饥饿痛。随着胃排空，混有胃酸的食糜进入十二指肠，而十二指肠不能完全中和高胃酸分泌，多余的胃酸刺激十二指肠溃疡处即引起疼痛。

18.D　吐出大量隔宿食物是幽门梗阻患者最典型的表现。

19.A　题干提示患者于饱餐后出现了腹痛、腹肌紧张等腹膜刺激征的症状，该症状属于溃疡患者出现穿孔的典型表现。

20.C　消化性溃疡患者以清淡、富有营养的饮食为主，应以面食为主食，或软饭、米粥。避免粗糙、过冷、过热、刺激性食物或饮料，如油煎食物、浓茶、咖啡、辛辣调味品等。两餐之间可给适量脱脂牛奶，但不宜多饮。

21.E　溃疡性结肠炎发作的诱因有饮食失调，精神刺激，过度疲劳或受凉和继发感染等。

22.E　溃疡性结肠炎患者通常有腹泻，粪便呈黏液、脓血便，甚至血便，常有里急后重感觉。中度腹痛，局限于左下腹或下腹部。排便后疼痛可减轻或缓解。

23.B　溃疡性结肠炎的并发症包括：中毒性巨结肠、结肠癌变、大量出血、肠梗阻、肠穿孔等。腹膜炎不属于溃疡性结肠炎的并发症，因此本题选B。

24.A　柳氮磺吡啶为治疗溃疡性结肠炎患者的首选药物，适用于轻、中型或重型。

25.D　引起肝硬化的原因包括病毒性肝炎、酒精中毒为主、胆汁淤积、循环障碍、日本血吸虫病、化学毒物或药物、营养障碍、遗传和代谢性疾病、自身免疫性肝炎等。其中在我国以病毒性肝炎（主要见于乙型肝炎）引起肝硬化为主。

26.C　肝硬化患者由于肝细胞受损，肝合成凝血因子减少，患者易有出血倾向和贫血，常有皮肤紫癜、牙龈出血、鼻出血、胃肠出血等倾向。

27.A　肝硬化代偿期血常规多正常，失代偿期可有贫血，与脾功能亢进引起血细胞和血小板减少有关。

28.D　由于肝硬化患者肝功能减退对雌激素灭活能力减退，在患者面部、颈、上胸、肩背、上肢等上腔静脉引流部位可见蜘蛛痣和（或）血管扩张，在手掌大、小鱼际及指端腹侧出现肝掌。

29.E　肝硬化患者若在短期内出现肝增大，且表面有肿块，持续肝区疼痛或腹水呈血性，应考虑并发原发性肝癌的可能。

30.D　门静脉与腔静脉之间有四个交通支，其中最重要的是胃底-食管下段交通支，因为其破裂可引起上消化道大出血。

31.E　根据题干分析：患者出现了呕血和柏油样便，在选项中有可能出现此症状的疾病有溃疡性出血和食管-胃底静脉曲张破裂出血。同时体检提示肝脏肿大，因此应考虑为肝硬化合并门静脉高压引起食管-胃底静脉曲张破裂出血。

32.E　肝硬化患者应给予高热量、高蛋白、高维生素、易消化的食物，应忌酒，避免进食高纤维、粗糙、尖锐或刺激性食物，以免引起食管-胃底静脉曲张破裂出血。

33.B 导致原发性肝癌的病因包括：病毒性肝炎（乙型肝炎病毒）、肝硬化、黄曲霉素等，其中关系最密切的是乙型肝炎、肝硬化。

34.A 腌制食品中含有亚硝酸盐，亚硝酸盐可引起肝癌。

35.C 与原发性肝癌可能有关的因素包括：病毒性肝炎（乙型肝炎病毒）、肝硬化、黄曲霉素、蓝绿藻污染水源等。

36.A 肝癌的最常见临床表现为肝区疼痛，半数以上患者以此为首发症状，多数为持续性胀痛。

37.D 上述患者既往有肝硬化病史，现肝脏出现进行性肿大，质地坚硬，表面凹凸不平，呈结节状，触痛。应考虑为出现了并发症——肝癌。

38.B 肝性脑病是肝癌的终末期并发症，病死率极高。

39.D 血清甲胎蛋白（AFP）检测可用于普查肝癌，有助于发现无症状的早期患者。

40.A 手术治疗是目前根治本病的最好方法，一旦诊断应尽早进行手术治疗。

41.D 肝性脑病的诱因包括上消化道出血、大量排钾利尿、放腹水、高蛋白饮食、感染、药物、便秘等。肝性脑病是由于血氨浓度增高引起，使用降氨药物可减轻肝性脑病的症状。

42.C 肝性脑病可分为4期：前驱期、昏迷前期、昏睡期、昏迷期。其中前驱期的主要表现为轻度性格改变和行为失常。

43.E 肝性脑病昏迷期患者应禁食蛋白质，可通过静脉或鼻饲补充葡萄糖供给热量。

44.D 肝性脑病患者禁忌肥皂水灌肠，以免血氨浓度升高，加重肝性脑病的症状。

45.C 肝性脑病患者应限制蛋白质，供给足够热量和维生素，以糖类为主要食物。显著腹水病人应限钠250mg/d，水入量一般为尿量加1000ml/d。脂肪类物质因可延缓胃的排空，因此应减少食用。

46.E 肝性脑病患者应禁止使用镇静药，以免引起大脑和呼吸中枢的抑制。

47~48.C、B 肝性脑病患者昏睡期以昏睡和精神错乱为主，大部分时间呈昏睡状态，但可唤醒。昏睡期的患者应限制蛋白质摄入，供给足够的热量和维生素，饮食以糖类为主。

49.A 胆道疾病是引起急性胰腺炎的主要原因，其机制是胆总管与胰管共同开口于十二指肠壶腹，当胆道结石引起Oddi括约肌痉挛时，胆汁流入胰管引起胰腺的自身消化。

50.A 胰管与胆总管共同开口于十二指肠乳头，当胆道疾病引起Oddi括约肌痉挛时，胆汁流入胰管引起急性胰腺炎，因此，胆道疾病是我国急性胰腺炎最常见的病因。

51.B 急性出血坏死型胰腺炎由于呕吐、体液向腹腔内渗出，病人最易并发休克。

52.E 急性胰腺炎患者可出现脱水和代谢性酸中毒，并常伴有低血钾、低血镁、低血钙。其中低钙血症引起手足抽搐，为预后不佳的表现。

53.A　血清淀粉酶测定是急性胰腺炎最有意义的检查项目。急性胰腺炎时，血清淀粉酶常明显升高，血清（胰）淀粉酶起病后6~12小时开始升高，48小时下降，持续3~5日，血清（胰）淀粉酶超过正常值3倍可确诊为本病。

54.D　急性胰腺炎患者剧烈疼痛时可用哌替啶镇痛，但禁用吗啡，因吗啡可引起Oddi括约肌痉挛，加重疼痛。

55.D　患者饮酒后出现上腹剧烈疼痛，伴恶心、呕吐。同时出现血淀粉酶、尿淀粉酶升高，因此应考虑为急性胰腺炎。急性胰腺炎患者应禁食并给予胃肠减压，防止食物刺激胰腺分泌消化酶，加重病情。

56.D　为了减少胃酸及胰液的分泌，急性胰腺炎患者需禁食1~3日。

57~59.A、D、C　舟状腹主要见于极度消瘦、严重脱水者，板状腹主要见于急性胃肠穿孔，腹部揉面感主要见于结核性腹膜炎。

60~61.D、C　引起上消化道出血的上消化道疾病包括胃、十二指肠疾病，食管、空肠疾病。其中最常见的病因是消化性溃疡。门静脉高压引起消化道出血的主要原因是食管-胃底静脉曲张破裂。

62.D　出血是消化性溃疡最常见的并发症，十二指肠溃疡比胃溃疡易发生，主要表现为呕血和黑便。

63.B　肝硬化时，门静脉高压，侧支循环形成，其中最重要的是食管胃底静脉曲张。当食管胃底静脉曲张破裂出血时，可出现呕血和黑粪。

64.C　上消化道出血时，当血中的红细胞在肠道内分解时，血红蛋白铁在胃酸和肠道大肠埃希菌等细菌的作用下，与粪便中的硫化物结合成为黑色的硫化铁，使粪便变黑，呈柏油样。

65.E　呕血与黑便为上消化道出血特征性表现。上消化道出血时，当血中的红细胞在肠道内分解时，血红蛋白铁在胃酸和肠道大肠埃希菌等细菌的作用下，与粪便中的硫化物结合成为黑色的硫化铁，使粪便变黑。

66.D　病人进食后上腹疼痛考虑为消化性溃疡，出现柏油样便提示上消化道出血。

67.A　内镜检查是上消化道出血病因诊断的首选检查措施。一般在上消化道出血后24~48小时内进行急诊内镜检查，一方面可以明确病因，另一方面可做紧急止血治疗。

68~69.D、E　上述患者有肝硬化病史，现出现呕血、休克等症状，应考虑为食管-胃底静脉曲张破裂出血。对食管-胃底静脉曲张破裂出血，应选择气囊管压迫止血。

70.C　对上消化道少量出血、无呕吐的患者可选用温凉、清淡无刺激性饮食；大出血的患者应禁食，静脉滴注垂体后叶素止血。

第五章　泌尿系统疾病患者的护理

第一节　常见症状的护理

要点分析

　　本节内容较为简单，历年考试较少涉及。对于本节的复习，考生应着重掌握肾性水肿的特点，尿量异常的判断，蛋白尿和血尿的定义，肾性水肿和尿路刺激征的护理措施等内容。本节记忆性内容较多，考生可结合"锦囊妙记"中的方法进行记忆。

考点纵览

（一）常见症状

　　1.肾性水肿　**肾性水肿好发于组织疏松部位，如眼睑和面部**，严重者出现全身水肿，甚至出现胸、腹腔积液；肾性水肿多伴有高血压、蛋白尿和血尿等。肾性水肿分为两类：

分类	发生机制	常见疾病
肾炎性水肿	**肾小球滤过率下降**，但肾小管重吸收功能基本正常，从而导致"球-管失衡"，引起水钠潴留，产生水肿	急、慢性肾炎
肾病性水肿	长期大量蛋白尿造成**血浆蛋白丢失，血浆胶体渗透压下降**，液体从血管内进入组织间隙产生水肿	肾病综合征

　　锦囊妙记：考生应注意肾性水肿与心源性水肿的区别，肾性水肿如上述，心源性水肿主要出现在身体低垂及组织疏松的部位，如胫前、足踝部。

　　小试身手　1.肾性水肿一般先发生在
　　A.双下肢　　　　　　　B.骶尾部　　　　　　　C.会阴部
　　D.眼睑及面部　　　　　E.腹腔

　　2.尿量异常

分类	定义	常见疾病
少尿、无尿	24小时尿量少于400ml或少于17ml/h为少尿，少于100ml或12小时无尿液排出为无尿	急慢性肾衰竭及血容量不足导致的肾小球滤过率下降
多尿	每日尿量>2500ml，因肾小管浓缩功能受损引起	慢性肾小球肾炎、糖尿病肾病和急性肾衰多尿期
夜尿增多	夜尿量超过白天尿量或每日夜尿持续>750ml	

锦囊妙记：考生应注意成人少尿、无尿与小儿少尿、无尿的区别。学龄儿童少尿是指每24小时尿量<400ml，学龄前儿童每24小时尿量<300ml，婴幼儿每24小时尿量<200ml；小儿的无尿是指每24小时尿量<50ml。

3.蛋白尿　**每日尿蛋白量持续超过150mg称为蛋白尿**。病人排出的尿液表面有细小泡沫，且不易消失，提示为蛋白尿，常见于各种肾小球疾病。

小试身手 2.蛋白尿是指每日尿蛋白持续超过

　A.50mg　　　　　　　　B.100mg　　　　　　　　C.150mg

　D.200mg　　　　　　　　E.300mg

小试身手 3.蛋白尿是指成人每日尿蛋白定量超过

　A.100mg　　　　　　　　B.150mg　　　　　　　　C.200mg

　D.250mg　　　　　　　　E.300mg

4.血尿　血尿多见于肾小球肾炎、肾盂肾炎、肿瘤、结石等。新鲜尿离心沉渣后**每高倍镜视野红细胞>3个**，为**镜下血尿**。尿液外观为洗肉水样、血样或酱油样时，称为肉眼血尿，**1L尿含1ml血液即呈现肉眼血尿**。

锦囊妙记：考生可将血尿和脓尿联系起来记忆。脓尿是指高倍镜视野红细胞>5个。

5.肾性高血压　指肾脏疾病继发的血压升高，见于急慢性肾炎、尿毒症早期等。肾性高血压可出现头痛、头晕、耳鸣、失眠等，也可引起心脏增大、心力衰竭、高血压脑病等。

6.尿路刺激征　指**尿频**、**尿急**、**尿痛**、排尿不尽感和下腹坠痛等。尿路刺激征因膀胱三角区及膀胱颈受刺激引起，多见于**尿路感染**、结石等。

7.肾区疼痛及肾绞痛　常表现为肾区持续或间歇性隐痛或钝痛，因肾包膜被牵拉所致。**肾绞痛多由输尿管结石、血块等移行引起输尿管痉挛所致**，表现为病侧突然发作性绞痛，**并向下腹、大腿内侧、会阴部放射**，多伴血尿，疼痛剧烈出现恶心呕吐，大汗淋漓，面色苍白，甚至休克。

（二）护理

1.肾性水肿的护理

（1）病情观察：①评估病人的进食情况；②观察水肿消长情况，有胸腔积液者观察呼吸频率，有腹水者测量腹围；③准确记录24小时出入量，透析治疗者记录超滤液量；④隔日测量体重。

（2）休息：轻度水肿者限制活动，严重水肿者卧床休息。

（3）饮食护理：**限制水、钠和蛋白质摄入**。①水钠摄入：轻度水肿者如尿量>1000ml/d，无需过分限水，钠盐限制在3g/d以内（包括含钠食物和饮料）。**严重水肿伴少尿者每日摄水量限制在1000ml以内**，给予无盐饮食。②蛋白质摄入：严重水肿伴低蛋白血症者，给予蛋白质每千克体重1g/日，**其中60%以上为优质蛋白**，轻中度水肿蛋白质为每千克体重0.5~0.6g/日，同时须保证每日0.8~1.0g/kg·d的优质蛋白质和充足的热量摄入。

小试身手 4.肾性水肿患者进食蛋白应注意

A.高蛋白 　　　　　 B.以植物性蛋白为主 　　　 C.以动物性蛋白为主

D.优质低蛋白 　　　 E.多饮豆浆

（4）药物护理：遵医嘱使用利尿药、激素或其他免疫抑制剂等，观察用药效果和不良反应。

（5）保持会阴清洁：指导病人每日坚持温水擦浴或淋浴，勤换内衣；每日冲洗会阴1次。

（6）防止皮肤破溃：嘱病人穿宽大柔软衣裤，保持床铺干燥整洁。协助病人定时更换体位，避免骨隆起部位长期受压引起皮肤破溃。

2.尿路刺激征的护理

（1）休息：急性期嘱病人卧床休息。

（2）饮食护理：指导病人进食清淡、富有营养的高维生素饮食。**在无禁忌证的情况下，嘱病人多饮水、勤排尿**。

（3）疼痛护理：指导病人热敷或按摩膀胱区以缓解疼痛。

（4）高热护理：**体温>39℃时进行物理降温**，必要时遵医嘱给予药物降温。

（5）药物护理：遵医嘱使用抗生素，观察药物疗效和不良反应。

（6）健康指导：指导病人合理安排工作，避免劳累，保持会阴部清洁，避免不洁性生活等。指导病人养成良好卫生习惯，每天清洗会阴部，性生活后冲洗会阴部并排尿，多饮水等。

第二节　慢性肾小球肾炎患者的护理

要点分析

本节内容较为重要，历年考试偶有涉及。对于本节的复习，考生应着重掌握慢性肾小球肾炎的临床表现、辅助检查和护理措施等内容。

考点纵览

（一）病因和发病机制（熟练掌握）

大多数病因不明，仅少数由急性肾炎发展而来。大多数病人起病即为慢性肾炎。发病的起始因素是**免疫介导炎症**，多数病例肾小球内有免疫复合物沉积。

小试身手 5.慢性肾小球肾炎发病的起始因素是

A.病毒感染 　　　　　 B.链球菌感染 　　　　 C.免疫介导炎症

D.感染后毒素作用 　　 E.代谢产物潴留

（二）临床表现（掌握）

1.**蛋白尿**　尿蛋白量常在1~3g/d。

2.血尿　多为镜下血尿，也可出现肉眼血尿和管型尿。

3.水肿　**多为眼睑水肿**和（或）下肢轻中度凹陷性水肿。

4.高血压　轻度或持续中度以上的高血压，严重者并发高血压性脑病、高血压性心脏病及高血压危象。

5.肾功能损害　呈慢性进行性损害，劳累、感染、血压升高或使用肾毒性药物后肾功能急剧恶化。诱因解除后肾功能损害可缓解。

6.贫血　当病人出现肾功能衰竭时可出现贫血。

小试身手　6.不符合慢性肾炎患者肾功能状况的描述是

A.呈慢性进行损害　　　　　　　　B.感染、劳累可使肾功能急剧恶化

C.高血压对肾功能有影响　　　　　D.一些药物可加重肾功能损害

E.肾功能损害是不可逆的

（三）辅助检查（掌握）

1.尿液检查　**蛋白尿，肉眼血尿或镜下血尿及管型尿**（颗粒管型）。

2.血液检查　肾功能不全者**内生肌酐清除率下降，血尿素氮、血肌酐升高**；贫血者血红蛋白下降；部分病人血脂升高，血浆白蛋白降低。

3.B超检查　可见双肾结构紊乱、缩小。

4.**肾活检组织病理学检查**　可确定慢性肾炎的病理分型。

（四）治疗要点（掌握）

1.休息与饮食　如病人尿蛋白不多、水肿不明显、无严重高血压及肾功能损害，可从事轻体力工作，但应避免体力劳动、受凉、感染以及使用肾毒性药物。

低蛋白低磷饮食：给予精选**优质蛋白食物**，如牛奶、鸡肉、瘦肉等，每日根据肾功能给予优质低蛋白每千克体重**0.6~1.0g**，因摄入蛋白质时常伴有磷的摄入，因此限制蛋白摄入后即可达到低磷饮食的目的。**水肿、原发性高血压病人食盐摄入量≤6g/d**。

小试身手　7.慢性肾小球肾炎患者的饮食是

A.高蛋白饮食　　　　　B.低蛋白、低磷饮食　　　　　C.低脂肪饮食

D.低糖类　　　　　E.高糖类

2.使用利尿剂　水肿明显者应利尿消肿。常用口服药为：

（1）排钾利尿剂：氢氯噻嗪，75~100mg/d，每日2~3次口服；强效利尿药如呋塞米（速尿），长期使用应注意低钠、低钾等电解质紊乱。

（2）保钾利尿药：螺内酯与氨苯蝶啶，与氢氯噻嗪合用可增强利尿效果。螺内酯60mg/d，分3次口服；氨苯蝶啶100~300mg/d，分2~3次口服。

3.降低血压

（1）对水钠潴留的容量依赖性高血压病人，首选利尿药为氢氯噻嗪、呋塞米。

（2）对肾素依赖性高血压病人，血管紧张素转换酶抑制剂（如卡托普利）和β受体阻滞剂（如普萘洛尔）两类药为首选药物。

4.抗血小板药物　长期使用抗血小板药物，可改善微循环，延缓肾功能衰退。双嘧达莫用量为300~400mg/d，阿司匹林用量为75~150mg/d。

5.避免诱因　避免劳累、感染、妊娠、使用肾毒性药物等。

（五）护理措施（熟练掌握）

1.休息：休息可减轻肾脏负担，减少蛋白尿的生成和水肿。

2.用药指导：①使用降压药时血压不宜降得过快、过低。②指导病人遵医嘱长期用药，以延缓或阻止肾功能恶化。③避免使用肾毒性药物。

3.预防和控制感染：①遵医嘱连续使用抗生素1~2周。②指导病人避免与上呼吸道感染者接触；保持口腔及皮肤清洁，注意个人卫生；注意保暖、避免受凉。

第三节　原发性肾病综合征患者的护理

要点分析

　　本节内容较为重要，历年考试多有涉及。近5年的考试先后考查了原发性肾病综合征的病因、临床表现、治疗原则和护理措施等。整体的考查偏重于知识的记忆和应用。对于本节的复习，考生应着重掌握原发性肾病综合征的临床表现、治疗原则和护理措施等内容。本节记忆性内容较多，考生可结合"锦囊妙记"中的方法进行记忆。

考点纵览

（一）病因和发病机制（掌握）

　　肾病综合征按病因分为原发性和继发性。**原发性肾病综合征的病因及发病机制至今未完全明确，较为肯定的因素是免疫。**

小试身手 8.原发性肾病综合征的病因中较肯定的因素是

A.感染引起的直接损害　　B.免疫因素　　　　　C.变态反应

D.肾小动脉硬化　　　　　E.淀粉样变性

分类	病因	常见疾病
原发性	是指原发于肾脏本身疾病	急性肾炎、急进性肾炎、慢性肾炎等
继发性	继发于全身系统疾病或先天遗传性疾病	糖尿病肾病、肾淀粉样变、狼疮性肾炎、过敏性紫癜、感染等

> 锦囊妙记：考生应理解肾病综合征的临床表现。蛋白尿→低蛋白血症→血浆胶体渗透压下降→水肿。同时低蛋白血症所致的胶体渗透压降低和（或）尿内丢失一种调节因子而引起肝脏对胆固醇、三酰甘油及脂蛋白的合成增加→高脂血症。

小试身手 9.原发性肾病综合征常见的病因是

A.急性肾炎　　　　　　B.糖尿病肾病　　　　　C.肾淀粉样变

D.狼疮性肾炎　　　　　E.过敏性紫癜

（二）临床表现（熟练掌握）

1.**大量蛋白尿**：由于**肾小球滤过膜通透性增加，大量血浆蛋白漏出**，形成大量蛋白尿。

2.**低白蛋白血症**：血浆蛋白从尿中丢失，出现低白蛋白血症。

3.**高脂血症**：当肝脏代偿性合成蛋白质时，脂蛋白合成亦增加，导致高脂血症。

4.**水肿**：**低白蛋白血症导致血浆胶体渗透压下降，水分外渗**。水肿是肾病综合征病人**最常见体征**。严重水肿者可出现胸腔、腹腔、心包积液。

小试身手 10.下列不符合肾病综合征临床表现的是

A.大量蛋白尿（>3.5g/d）　　　　B.高脂血症

C.高血压　　　　　　　　　　　D.水肿

E.低蛋白血症

小试身手 11.肾病综合征水肿的主要原因是

A.低钾血症　　　　　　B.低钠血症　　　　　　C.低蛋白血症

D.高脂血症　　　　　　E.氮质血症

5.并发症

（1）**感染**：是常见的并发症，与**大量蛋白尿和低蛋白血症、免疫功能低下及使用大量激素**等有关。病人出现呼吸道、泌尿道、皮肤感染。

（2）血栓及栓塞：多见于肾静脉、下肢静脉，较少见其他静脉及动脉。

（3）急性肾衰竭：多见于50岁以上的病人。

（4）其他：长期高脂血症引起动脉粥样硬化、冠心病等；长期大量蛋白尿导致严重的负氮平衡和蛋白质营养不良，引起肌肉萎缩、儿童生长发育落后。

（三）辅助检查（掌握）

1.尿液检查　**尿蛋白定性**为+++～++++，尿中有红细胞、管型等。**24小时尿蛋白定量测定>3.5g**。

2.血液检查　**血清白蛋白低于30g/L**，血清胆固醇、三酰甘油、低密度脂蛋白及极低密度脂蛋白升高。

3.肾功能检查　肾衰竭时血尿素氮、血肌酐升高。

4.肾活检病理检查　可明确肾小球的病变类型，对指导治疗及明确预后有重要意义。

5.肾B超检查　双肾正常或缩小。

（四）治疗原则（熟练掌握）

1.一般治疗

（1）**休息**：**严重水肿、体腔积液者应卧床休息**。

（2）饮食：**蛋白摄入量为正常入量[1.0g/（kg·d）]的优质蛋白**（富含必需氨基酸的**动物蛋白**），保证充足热量供应，每日每千克体重不少于125.5~146.4kJ（30~35kcal/kg）。少进富含饱和脂肪酸的食物（如动物油脂），多吃不饱和脂肪酸（植物油及鱼油），以减轻高脂血症。水肿时应低盐饮食，食盐<3g/d。

> 锦囊妙记：除肾病综合征应摄取优质蛋白以外，其他肾脏疾病均为低蛋白饮食。

2.对症治疗

（1）利尿消肿

1）噻嗪类利尿药与保钾利尿药合用：以增强利尿效果，减少钾代谢紊乱。

2）提高血浆胶体渗透压：羟乙基淀粉或低分子右旋糖酐500ml静脉滴注，隔日1次，与祥利尿药合用，有明显的利尿效果。静脉输注血浆或白蛋白可提高血浆胶体渗透压从而利尿。但不可过多过频输注，因长时间输注将造成肾小球高滤过及肾小管的高代谢，可能导致肾小球及肾小管损伤。

（2）减少尿蛋白：血管紧张素转换酶抑制剂能直接降低肾小球内高压，从而减少尿蛋白排泄，并延缓肾功能损害。常用卡托普利，每次6.25~25mg，每日3次。

3.抑制免疫与炎症反应的治疗

（1）**糖皮质激素**。

> 锦囊妙记：肾病综合征是一种免疫性疾病，治疗药物首选糖皮质激素。

（2）细胞毒药物：**环磷酰胺为最常用的药物**，100~200mg/d，分1~2次口服，或200mg/d加入0.9%氯化钠注射液20ml，隔日静脉注射，累积量达6~8g后停药。不良反应有骨髓抑制、中毒性肝炎、出血性膀胱炎及脱发，并可出现性腺抑制（尤其是男性）。

（3）环孢素：激素及细胞毒药物治疗无效的难治性肾病综合征可用环孢素3~5mg/（kg·d），分2次口服，服3个月后缓慢减量，至少服用1年。

4.并发症防治

（1）感染：一旦出现感染，应及时选用敏感、强效及无肾毒性的抗生素。

（2）血栓及栓塞：当血液出现高凝状态时及时给予抗凝剂，一旦出现血栓或栓塞时应及早溶栓治疗，并配合使用抗凝药。

（3）急性肾衰竭：利尿无效且达到透析指征时应进行血液透析。

（五）护理措施（熟练掌握）

1.适当的休息和活动　全身严重水肿，合并胸腔积液、腹水，出现呼吸困难者应绝对卧床休息，取半卧位。为防止肢体血栓形成，肢体应适度活动。当病情缓解后，可逐渐增加活动量，以减少并发症发生。对于有高血压的病人应限制活动量。

2.饮食护理

（1）**蛋白质为高生物效价的优质蛋白**。但肾功能不全时，应根据肌酐清除率调整蛋白质的摄入量。

（2）水肿时**低盐饮食，<3g/d**，勿食腌制食品。

（3）根据病情制定水的摄入量，高度水肿而尿量少者应严格控制入量。准确记录出入量。

（4）供给充足的热量。

（5）及时补充各种维生素及微量元素。

3.皮肤护理

（1）保持皮肤清洁干燥。

（2）避免皮肤长时间受压，经常更换体位，**并有适当支托，预防水肿的皮肤受摩擦或损伤**。

> 锦囊妙记：肾病综合征、右心衰竭、疝气术后、流行性腮腺炎可出现阴囊水肿或积液，因此应托起阴囊，减轻水肿或积血。

（3）避免医源性皮肤损伤，注射时用5~6号针头，拔针后压迫一段时间。

4.预防感染　加强口腔及皮肤护理，教育病人不宜用力擦洗皮肤，以免皮肤破损。

5.健康教育　嘱病人出院后按时按量服药，定期来医院复查。注意增加抵抗力、预防感染，一旦感染应及早治疗。病情缓解后也要避免劳累和感染，对预防复发极为重要。

第四节　肾盂肾炎患者的护理

要点分析

　　本节内容较为重要，历年考试多有涉及。近5年的考试先后考查了肾盂肾炎的致病菌、感染途径、易感因素，急性肾盂肾炎的临床表现、辅助检查、治疗原则和护理措施等。整体的考查偏重于知识的记忆和应用。对于本节的复习，考生应着重掌握肾盂肾炎的致病菌、感染途径，急性肾盂肾炎的临床表现、辅助检查、治疗原则和护理措施等内容。

考点纵览

（一）病因和发病机制（熟练掌握）

1.致病菌　**以大肠杆菌最为多见**，其次为副大肠杆菌、变形杆菌、葡萄球菌、铜绿假单胞菌、产碱杆菌、粪链球菌等。

> 锦囊妙记：下列几种疾病的主要致病菌是大肠埃希菌：急性肾盂肾炎、继发性腹膜炎、胆囊炎等。

小试身手 12.急性肾盂肾炎最常见的致病菌是

A.厌氧菌　　　　　　　B.金黄色葡萄球菌　　　　C.大肠埃希菌

D.肺炎杆菌　　　　　　E.铜绿假单胞菌

2.感染途径　包括上行感染、血行感染、淋巴管感染、直接感染，其中**上行感染是最常见的感染途径**。

小试身手 13.肾盂肾炎的主要感染途径是

A.血行感染　　　　　　B.淋巴道感染　　　　　　C.上行感染

D.直接感染　　　　　　E.下行感染

3.发病机制　细菌侵入肾脏后，血液循环与肾脏感染局部产生抗体，与细菌结合，引起免疫反应。另外，大肠杆菌对尿路上皮细胞有特殊亲和力，可黏附在尿路上皮细胞的相应受体上引起感染。

4.易感因素

（1）尿路梗阻：如肿瘤、结石等。

（2）尿路畸形：如肾盂、输尿管畸形，多囊肾等。

（3）机体抵抗力下降：如糖尿病或长期应用肾上腺皮质激素者等。

（4）女性：**女性尿道短直而宽**，括约肌收缩力弱；尿道口与肛门、阴道毗邻；女性经期、妊娠期、绝经期因内分泌等因素改变而更易发病。

> 锦囊妙记：肾盂肾炎多见于女性，由于女性的尿道口邻近阴道、肛门，所以上行感染是肾盂肾炎最常见的感染途径。

（5）泌尿系统局部损伤与防御机制破坏：如手术、外伤、导尿损伤黏膜，使细菌进入深部组织而发病。

（二）临床表现（熟练掌握）

分类	临床表现
急性肾盂肾炎	全身症状：起病急骤、畏寒、**发热**、体温可达40℃，常伴头痛、全身不适、疲乏无力、食欲减退，恶心、呕吐、排尿困难等
	泌尿系统表现：**尿频、尿急、尿痛**及下腹部不适，可有**腰痛（多为钝痛或绞痛）、肾区叩击痛、肋脊角有压痛**，部分病人膀胱区、输尿管走行区压痛、尿液浑浊或有血尿 轻症病人可无明显全身症状，仅有尿路刺激征及尿液改变
慢性肾盂肾炎	大多数因急性肾盂肾炎治疗不彻底发展而来。急性发作时的表现与急性肾盂肾炎相似，部分病人仅有低热、乏力，多次尿细菌培养阳性，称为无症状性菌尿，还有病人以高血压、轻度水肿为首发表现
并发症	多见于严重急性肾盂肾炎，可有肾周围炎、肾脓肿、败血症等

（三）辅助检查（熟练掌握）

1.尿常规和尿细胞计数　尿蛋白少量，尿沉渣白细胞、红细胞增多，其中以白细胞最常见。如见**白细胞（脓细胞）管型，对肾盂肾炎有诊断价值。**

小试身手 14.尿常规检查中对肾盂肾炎的诊断最有价值的是

A.红细胞管型　　　　　B.白细胞管型　　　　　C.透明管型

D.蜡样管型　　　　　　E.颗粒管型

2.血常规　急性期血白细胞计数增高并有中性粒细胞核左移，慢性期血红蛋白降低。

3.**尿细菌定量培养**　临床常用**清洁中段尿做细菌培养**、菌落计数。尿细菌定量培养的临床意义为：**菌落计数≥10^5/ml为有意义**，10^4～10^5/ml为可疑阳性，$<10^4$/ml则可能是标本污染。

小试身手 15.尿细菌定量培养时，可作为确诊依据的是菌落计数大于

A.$1×10^4$/ml　　　　　B.$4×10^4$/ml　　　　　C.$5×10^4$/ml

D.$1×10^5$/ml　　　　　E.$2×10^5$/ml

4.肾功能检查　尿渗透浓度下降，肌酐清除率降低，血尿素氮、肌酐升高。

5.尿抗体包裹细菌检查　在荧光镜下观察用荧光素标记的抗人体蛋白抗体处理的尿细菌，若表面有抗体包裹则大多为肾盂肾炎。

（四）治疗要点（熟练掌握）

1.急性肾盂肾炎

（1）一般治疗：**休息、多饮水，保持每日尿量在2500ml以上。**

小试身手 16.预防肾盂肾炎最简单的措施是

A.预防性服用抗菌药　　B.多饮水　　　　　　　C.保持外阴清洁

D.每天消毒尿道口　　　E.每天冲洗膀胱

（2）抗菌药物治疗：留取尿标本做尿常规、细菌检查之后立即使用抗菌药物。慎用氨基糖苷类抗生素。**用药疗程一般为10~14天，或至症状完全消失，尿检阴性后再用药3~5天。**

2.慢性肾盂肾炎

（1）一般治疗：寻找并去除易感因素，如解除尿路梗阻，提高机体免疫力等。

（2）抗菌药物治疗：选用敏感药物，不宜使用氨基糖苷类抗生素，多需联合两类药物，疗程2~4周，或轮换用药，每组一个疗程，中间停药3~5日，共2~4个月。

（五）护理措施（熟练掌握）

1.休息　急性发作期第1周内应卧床休息，慢性肾盂肾炎一般不宜从事重体力劳动。

2.饮食及饮水指导　进食清淡、丰富营养食物，补充多种维生素。**多饮水，督促病人2小时排尿1次以冲洗细菌和炎症物质。**

3.高热护理。

4.疼痛护理　卧床休息，采用屈曲位，尽量不要站立或坐立。

5.药物护理　喹诺酮类可引起轻度消化道反应，皮肤瘙痒等；氨基糖苷类抗生素对肾脏和前庭蜗神经均有毒性，使用期间注意询问病人听力。

6.清洁中段尿培养标本的采集　收集**清晨第一次清洁、新鲜中段尿液送检**，以保证培养结果的准确性。

小试身手 17.肾盂肾炎患者护理措施正确的是

A.绝对卧床休息　　　　　　　　B.立即应用抗菌治疗后留尿检查

C.清淡富有营养的饮食，且多饮水　D.高热量，高维生素饮食且少饮水

E.高脂肪，高热量，高维生素饮食

小试身手 18.患者，女，26岁，产后第3天出现寒战、高热，尿频尿急，查体：体温39℃，肋脊角压痛，肾区叩击痛明显。血白细胞16×10^9/L，尿沉渣镜检：白细胞12个/HP，红细胞6个/HP，白细胞管型5个/Lp。引起患者感染的致病菌最可能的是

A.铜绿假单胞菌　　　　B.葡萄球菌　　　　C.粪链球菌

D.大肠埃希菌　　　　　E.变形杆菌

7.健康教育

（1）注意个人清洁卫生，尤其是会阴部及肛周皮肤的清洁，特别是女性月经期、妊娠期、产褥期。女婴应注意尿布及会阴卫生。

（2）避免劳累，坚持体育运动，增强机体抵抗力。

（3）**多饮水、勤排尿是最简便而有效的预防尿路感染的措施。**

（4）如局部有炎症应及时治疗。

（5）如炎症的反复发作与性生活有关，应注意性生活后即排尿，并口服抗菌药物预防。

（6）定期门诊随访。了解尿液检查内容、方法和注意事项。

第五节　慢性肾衰竭患者的护理

要点分析

　　本节内容非常重要，历年考试多有涉及。近5年的考试先后考查了慢性肾衰竭的临床表现、尿液检查、治疗原则和护理措施等。整体的考查偏重于知识的记忆和应用。对于本节的复习，考生应着重掌握慢性肾衰竭的临床表现、辅助检查、治疗原则和护理措施等内容。本节记忆性内容较多，考生可结合"锦囊妙记"中的方法进行记忆。

考点纵览

（一）病因和发病机制（熟练掌握）

1.病因

（1）原发性肾脏疾病：如肾小球肾炎、慢性肾盂肾炎。

（2）继发于全身疾病的肾脏病变：如高血压肾小动脉硬化症、系统性红斑狼疮、过敏性紫癜、糖尿病等引起的肾损害最后均可导致慢性肾衰竭。

（3）慢性尿路梗阻：如结石。

（4）先天性疾病：如多囊肾、遗传性肾炎、肾发育不良等均可导致肾衰竭。我国以慢性肾小球肾炎、梗阻性肾病，糖尿病肾病，高血压肾小动脉硬化症等较多见。

2.发病机制

（1）健存肾单位学说：肾实质疾病导致相当数量肾单位破坏，而残余健全肾单位代偿，当肾实质疾病的破坏继续进行，健全肾单位越来越少，最后不能达到人体代谢的最低要求，出现肾衰竭的症状。

（2）矫枉失衡学说：当出现肾衰竭时就有一系列病态现象，为了纠正病态现象，机体要作出调整，调整过程中，又产生各系统间新的不平衡，使机体再次受到损害。

（3）肾小球高灌注、高压、高滤过学说：随肾单位破坏增加，残余健全肾单位代偿性发生高灌注、高压、高滤过。肾小球高压促使残余肾小球代偿性肥大，继而发生肾硬化，肾功能进一步恶化。

（二）临床表现（熟练掌握）

1.代谢产物、毒素积蓄引起中毒症状

（1）消化系统：**胃肠道症状是最早、最常出现的症状**。初期表现为食欲缺乏、腹部不适，后出现恶心、呕吐、呃逆、腹泻、消化道出血、口腔尿臭味。

小试身手 19.慢性肾衰竭最早出现的症状是

A.胸痛 　　　　　　　　　　B.高血压

C.皮肤瘙痒 　　　　　　　　D.食欲缺乏、恶心、呕吐

E.贫血

（2）心血管系统

1）高血压：尿毒症时约80%以上病人有高血压。

2）心力衰竭：可表现为急性左心衰竭、慢性全心衰竭，是常见死亡原因之一。

3）尿毒症心包炎：可为干性心包炎，表现为胸痛、心前区闻及心包摩擦音，**少数病人出现心包积液，多与尿毒症毒素沉着有关**。

4）尿毒症心肌病。

5）动脉粥样硬化：高三酰甘油血症及胆固醇升高，动脉粥样硬化发展迅速，冠心病是主要的死亡原因之一。

（3）血液系统

1）**贫血**：是常有的症状，肾性贫血为**正细胞正色素性贫血，主要是由于红细胞生成减少和破坏增加**。

锦囊妙记：肾脏除了排泄代谢废物以外，还具有分泌促红细胞生成素作用。当肾衰竭时，红细胞生成素减少，导致患者出现贫血。

小试身手 20.慢性肾衰竭患者发生贫血的主要原因是

A.叶酸缺乏　　　　　　　　B.铁缺乏

C.红细胞寿命缩短　　　　　D.促红细胞生成素减少

E.代谢产物抑制骨髓造血

2）出血倾向：表现为皮下出血、鼻出血、月经过多等。主要为尿毒症时血小板易被破坏，凝血因子活性下降所致。

3）白细胞异常：中性粒细胞趋化、吞噬和杀菌的能力减弱，因而易发生感染。部分病人白细胞减少。

（4）呼吸系统：代谢产物潴留引起尿毒症性支气管炎、胸膜炎、肺炎等，酸中毒时呼吸深大。

（5）精神、神经系统：早期精神萎靡、疲乏、失眠，后期出现性格改变、幻觉、抑郁、记忆力下降、谵妄、幻觉、昏迷等。晚期病人常有周围神经病变，以下肢受累最多见，病人肢体麻木、膝腱反射消失、肌无力等，可能与毒素潴留有关。

（6）肾性骨营养不良症：又称肾性骨病。可出现纤维性骨炎、尿毒症骨软化症、骨质疏松症和骨硬化症，病人出现骨酸痛，行走不便等。

（7）皮肤表现：**皮肤瘙痒**。病人面色较深而萎黄，轻度水肿，称"尿毒症"面容，与贫血、**尿素霜沉积等有关**。

（8）内分泌失调：病人血浆活性维生素 D_3、红细胞生成激素降低。性功能障碍，女性病人月经不规律，甚至闭经。男性病人常有阳痿现象。

（9）代谢紊乱：空腹血糖轻度升高，糖耐量异常。因长期恶心、呕吐使蛋白质摄入不足，出现负氮平衡及低蛋白血症。

（10）继发感染：尿毒症病人免疫力低下，白细胞功能异常，易伴发感染，以肺部及泌尿系统感染多见，且不易控制，多为主要死亡原因之一。

2.水、电解质和酸碱平衡失调

（1）脱水或水肿：脱水和水肿为尿毒症常见的特点。

（2）**高钾血症及低钾血症**：肾衰晚期，钾平衡失调。由于利尿、呕吐、腹泻、摄入不足可出现低钾血症。**终末期病人常发生高钾血症**，主要因进食水果、肉类多，尿量少及使用保钾利尿药造成。

（3）**酸中毒**：尿毒症病人有轻重不等的代谢性酸中毒。严重者出现柯氏呼吸（Kussmaul 呼吸）。

（4）**低钙血症与高磷血症：慢性肾衰竭时尿磷排出减少，血磷升高。为维持钙、磷乘积，血钙下降**。高磷低钙刺激甲状旁腺分泌增加，使尿磷排出增加，终末期时尿磷排出不增加，甲状旁腺激素分泌增加，骨钙脱出，血钙增加，发生肾性骨病。

锦囊妙记：肾衰竭少尿期的水、电解质、酸碱平衡失调可简单地记为"三高、三低"，"三高"即高钾、高磷、高镁，"三低"为低钠、低钙、低氯。多尿期水、电解质、酸碱平衡失调为低钠、低钾。

小试身手 21.慢性肾衰竭尿毒症期**不易出现**

A.低钾血症   B.高磷血症   C.低钙血症

D.高钾血症   E.高钠血症

小试身手 22.急性肾功能衰竭少尿期最危险的并发症是

A.出血倾向   B.高钾血症   C.代谢性酸中毒

D.水中毒   E.尿毒症

（三）辅助检查（掌握）

1.血常规 红细胞计数下降，血红蛋白多在80g/L（8g/dl）以下，最低达20g/L（2g/dl）。白细胞与血小板正常或偏低。

2.尿液检查 尿量正常但夜尿多，尿比重低，严重者尿比重固定在1.010~1.012。尿蛋白+~+++，晚期阴性。尿沉渣有管型，**蜡样管型对诊断有意义**。红细胞、白细胞增多提示病情活动或有感染。

小试身手 23.尿沉渣检查对慢性肾衰竭的诊断最有价值的是

A.红细胞管型   B.白细胞管型   C.透明管型

D.蜡样管型   E.颗粒管型

3.肾功能检查 **肌酐清除率多在30ml/min以下，血肌酐、尿素氮、尿酸升高**。血清电解质增高或降低，出现代谢性酸中毒。

4.B超或X线平片 双肾体积小。

（四）治疗要点（掌握）

1.治疗原发病和纠正加重肾衰竭的可逆因素，如水电解质紊乱、感染、尿路梗阻、高血压、心力衰竭等。是防止肾功能恶化，促使肾功能恢复的关键。

2.饮食治疗 **低蛋白（20~40g/d）**，高生物效价优质蛋白质，如鸡蛋、瘦肉、鱼、牛奶等。补充多种维生素。有高血压、水肿及尿少者限盐。**每日液体入量应按前1天出液量加不显性失水500ml来计算**。尿量在1000ml/d以上而又无水肿者，可不限制饮水。

高钾血症者应限制含钾高的食物，尿量每日超过1000ml，一般无须限钾；限制含磷丰富的食物，每日食磷400~600mg。

3.应用必需氨基酸，使血尿素氮下降，减轻尿毒症症状。

4.对症治疗

（1）高血压：容量依赖型患者，限水钠、配合利尿药及降压药等综合治疗；**对肾素依赖型高血压，应首选血管紧张素转换酶抑制剂**。

（2）感染：慢性肾衰竭出现感染时应积极控制感染，避免使用肾毒性药物，病情需要用药时可根据肌酐清除率、药物半衰期调整药物剂量。

（3）纠正水、电解质和酸碱平衡失调：酸中毒不严重可口服碳酸氢钠1~2g，每日3次。**当二氧化碳结合力<13.5mmol/L时，酸中毒明显时应静脉补碱**。在纠正酸中毒的同时补钙，防止低钙引起手足抽搐。

（4）贫血：**重组人红细胞生成素是治疗肾性贫血的特效药**，同时补充造血原料

（铁剂、叶酸），严重贫血可适当输新鲜血。

（5）肾性骨病：骨化三醇提高血钙对骨软化症疗效佳，甲状旁腺次全切除对纤维性骨炎、转移性钙化有效。

5.透析疗法 透析疗法可代替失去功能的肾脏排泄毒物，减轻症状，维持生命。

6.肾移植 对慢性肾衰竭经保守治疗无效时，考虑肾移植。

（五）护理措施（熟练掌握）

1.水肿的护理

（1）准确记录24小时出入量。

（2）指导病人限制液体摄入量，**控制水入量<1500ml/d，给予低盐（<2g/d）饮食**。

（3）每天称体重。

（4）严密观察病情变化，定时测量生命体征及血清电解质变化。

2.预防感染

（1）增加营养，**透析者进正常蛋白饮食，根据肾小球滤过率调整蛋白质摄入量，优质蛋白占50%以上。**

（2）透析治疗时严格无菌操作，家庭腹膜透析时须每日进行房间空气消毒。

（3）指导并协助病人做好皮肤、口腔、外阴的护理。

（4）注意保暖，避免与上呼吸道感染者接触。

（5）长期卧床者，鼓励其进行深呼吸和有效咳嗽，预防坠积性肺炎。

3.健康教育

（1）严格遵守饮食治疗的原则，**尤其是蛋白质的合理摄入和水钠的限制**。

（2）根据病情和活动耐力进行适当的活动，以增强机体抵抗力，避免劳力和重体力活动。

（3）定期复查肾功能，血清电解质等，准确记录每日的尿量、血压、体重。

（4）遵医嘱用药，避免使用肾毒性较大的药物。

（5）注意个人卫生，皮肤瘙痒时切勿用力搔抓，以免破损引起感染。注意会阴部的清洁，观察有无尿路刺激征的出现。

（6）注意保暖，避免受凉，以免引起上呼吸道感染。

（7）慢性肾衰竭患者应注意保护和有计划地使用血管，**尽量使用前臂、肘部等大静脉**，以备用于血透治疗。已行透析治疗的患者，**血液透析者应注意保护好动静脉瘘管**，腹膜透析者保护好腹膜透析管道。

小试身手（24~26题共用题干）

患者，女性，59岁。慢性肾炎12年，伴高血压4年。近1个月来食欲缺乏，恶心、呕吐，精神萎靡，失眠，头晕疲乏，皮肤干燥、瘙痒，肾功能检查：尿素氮35.8mmol/L，肌酐780μmol/L，电解质检查示血钾轻度升高。

24.该患者出现皮肤瘙痒的主要原因是

A.尿素霜刺激皮肤　　　　B.继发真菌感染　　　　C.体内毒素潴留

D.皮肤干燥　　　　　　　　　E.钙沉着于皮肤

25.该患者出现食欲缺乏，恶心、呕吐的主要原因是

A.水钠潴留　　　　　　　　　　B.贫血

C.体内毒素刺激胃肠黏膜

D.糖代谢紊乱

E.缺钙

26.针对该患者的护理措施，**错误的是**

A.高维生素、高热量、高生物效价低蛋白饮食

B.卧床休息以减轻肾脏负担

C.注意口腔护理和饮食调节

D.若严重贫血，可输入库血

E.观察体重、尿量变化及液体出入量情况

参考答案

1.D　2.C　3.B　4.D　5.C　6.E　7.B　8.B　9.A　10.C　11.C　12.C　13.C
14.B　15.D　16.B　17.C　18.D　19.D　20.D　21.E　22.B　23.D　24.A　25.C
26.D

答案与解析

1.D　肾性水肿一般先发生在组织疏松部位，如眼睑及面部。

2.C　每日尿蛋白量持续超过150mg称为蛋白尿。

3.B　蛋白尿是指成人每日排出量大于150mg。

4.D　肾性水肿的患者应限制蛋白质的摄入，当患者合并有低蛋白血症时，应补充优质蛋白。

5.C　慢性肾小球肾炎发病的起始因素是免疫介导炎症，多数病例肾小球内有免疫复合物沉积。

6.E　慢性肾小球肾炎病人的肾功能呈慢性进行性损害，可因感染、劳累、血压升高或者使用肾毒性药物而急剧恶化。

7.B　慢性肾小球肾炎患者应给予低蛋白低磷饮食，蛋白质的供给量为每日每千克体重0.5~0.8g，因摄入蛋白质时常伴有磷的摄入，故限制蛋白入量后即达到低磷饮食的要求。

8.B　原发性肾病综合征的病因及发病机制至今并未完全清楚，较肯定的是免疫因素。

9.A　肾病综合征按病因分为原发性和继发性，原发性是指原发肾脏本身疾病引起，如急慢性肾炎；继发性常见糖尿病肾病、狼疮性肾炎、过敏性紫癜等。

10.C　肾病综合征临床表现包括大量蛋白尿、低蛋白血症、高脂血症、水肿。

11.C　肾病综合征患者水肿发生的机制为：肾小球滤过膜受损→大量蛋白尿→低蛋白血症→血浆胶体渗透压下降→水肿。

12.C　急性肾盂肾炎的主要致病菌是大肠埃希菌。因此，本题选C。

13.C　肾盂肾炎多见于女性，由于女性的尿道口邻近阴道、肛门，所以上行感染是肾盂肾炎最常见的感染途径。

14.B　尿常规检查时，如见白细胞（脓细胞）管型，对肾盂肾炎有诊断价值。

15.D　尿细菌定量培养时，菌落计数 $\geqslant 10^5/\text{ml}$ 为有诊断意义。

16.B　多饮水可以起到冲洗尿路细菌和炎症物质，减少患尿路感染的几率。

17.C　肾盂肾炎患者应进食清淡富有营养的食物，补充多种维生素。多饮水，督促病人2小时排尿1次以冲洗细菌和炎症物质。

18.D　根据上述表现可判断患者所患疾病为急性肾盂肾炎，而肾盂肾炎的致病菌以大肠杆菌多见。

19.D　胃肠道症状是慢性肾衰患者最早、最常出现的症状，主要表现为食欲缺乏、腹部不适、恶心、呕吐、口腔尿臭味。

20.D　慢性肾衰竭患者通常合并贫血，主要原因是促红细胞生成素减少。

21.E　肾衰少尿期的水、电解质、酸碱平衡失调为"三高、三低"，"三高"即高钾、高磷、高镁，"三低"为低钠、低钙、低氯。多尿期水、电解质、酸碱平衡失调为低钠、低钾。

22.B　高钾血症是急性肾功能衰竭少尿期最危险的并发症，因其可造成心肌抑制，引起心跳骤停。

23.D　尿液沉渣检查见蜡样管型对诊断慢性肾衰竭有意义。

24~26.A、C、D　胃肠道症状是慢性肾衰竭最早、最常出现的症状。初期表现为食欲缺乏、腹部不适，以后出现恶心、呕吐、呃逆、腹泻、消化道出血、口腔尿臭味。当尿素霜刺激皮肤时，患者可出现皮肤瘙痒。慢性肾衰竭患者可出现高血钾，禁输库存血，以免引起血钾升高。

第六章 血液及造血系统疾病患者的护理

第一节 常见症状的护理

要点分析

本节内容较为重要，历年考试偶有涉及。对于本节的复习，考生应熟悉贫血最突出的体征、继发感染的原因、颅内出血的临床表现，着重掌握有出血倾向患者的护理措施，发热患者的护理措施等内容。

考点纵览

一、常见症状

（一）贫血

1.贫血的原因

（1）红细胞生成减少：如缺铁性贫血、再生障碍性贫血等。

（2）红细胞破坏过多：如各种溶血性贫血。

（3）失血：如急慢性失血引起的贫血。

小试身手 1.患者女，35岁，头昏、乏力、面色苍白6个月，体检贫血貌。血常规：Hb70g/L，红细胞2.6×10^{12}/L，血清铁降低，总铁结合力增高，追问病史，患者常有月经过多，该患者贫血的主要原因是

 A.慢性失血   B.铁代谢障碍   C.铁摄入不足

 D.铁的吸收不足   E.铁的需要量增加

2.临床表现：取决于贫血的程度：轻度贫血多无症状，中重度贫血甲床、口唇及眼结膜苍白，甚至面色苍白。神经系统对缺氧最敏感，出现头晕、头痛、耳鸣、记忆力减退，注意力不集中。还可出现活动后心悸、气短，严重贫血可诱发心绞痛，发生贫血性心脏病。<u>皮肤黏膜苍白是贫血最突出的体征</u>，一般通过观察<u>甲床、口唇黏膜、眼睑结膜较为可靠</u>。

（二）出血或出血倾向

1.原因

（1）血小板数量减少或功能异常：如原发免疫性血小板减少症、再生障碍性贫血等。

（2）血管脆性增加：如过敏性紫癜、老年性紫癜。

（3）凝血因子减少或缺乏：如血友病、维生素K缺乏症等。

2.临床表现：皮肤黏膜（口腔、鼻腔、牙龈等）、关节腔、内脏出血（咯血、呕血、便血、血尿及阴道流血）。严重时发生颅内出血危及生命，**颅内出血的先兆是出现剧烈头痛，喷射性呕吐**，继之昏迷，血小板测定常在 20×10^9/L 以下，**病人出现上述症状应警惕颅内出血**。

小试身手 2.严重贫血时出现晕厥，神志模糊的原因为

A.脑血栓形成　　　　　B.高血压脑病　　　　　C.颈椎病

D.短暂癫痫　　　　　　E.脑缺氧

（三）继发感染

1.原因：常由于正常成熟白细胞形成减少，**特别是中性粒细胞减少**。多见于急性白血病、淋巴瘤、再生障碍性贫血、粒细胞缺乏症等。

2.临床表现：多为呼吸系统、皮肤、泌尿系统感染，严重者发生败血症。急性白血病易发生肛周感染或脓肿。轻度或早期感染多为低热或不规则热，严重感染如败血症可为弛张热。

二、护理

（一）出血倾向的护理

1.病情观察：定时测血压、心率，观察意识状态，皮肤黏膜出血部位、范围、出血量及有关检查结果。

2.休息：限制活动，多卧床休息防止再出血。

3.饮食：给予高热量、高蛋白、高维生素少渣软食，避免损伤口腔黏膜。

4.口腔、牙龈出血的护理：牙龈渗血时用肾上腺素棉球或明胶海绵片贴敷齿龈。牙龈出血时用1%过氧化氢漱口。**不要用牙刷、牙签清理牙齿，用棉签蘸漱口液擦洗牙齿**。用液状石蜡涂抹口唇，防止干裂。

5.鼻出血的护理：少量出血用干棉球或1：1000肾上腺素棉球塞鼻腔压迫止血，并冷敷，使血管收缩止血。若出血不止，用油纱条作后鼻孔填塞，压迫出血部位促进凝血。**嘱病人不要用手挖鼻痂，可用液状石蜡滴鼻，防止黏膜干裂出血**。

6.皮肤出血的护理：皮肤或深层组织出血应抬高肢体，以减少出血，深部组织血肿用局部压迫方法止血。避免搔抓皮肤，保持皮肤清洁。尽量少用注射药物，必须使用时在注射后用消毒棉球充分压迫局部直至止血。

小试身手 3.预防和减少血液病病人皮肤黏膜出血的护理措施不正确的是

A.不用剃须刀刮胡须

B.勤剪指甲，避免搔抓皮肤

C.不用硬牙刷刷牙，不用牙签剔牙

D.及时用手指或其他方法剥去鼻腔内血痂

E.齿龈及鼻出血时，局部用肾上腺素湿润棉片贴敷或填塞

7.用药护理：注意观察止血药的作用和不良反应。

8.输血及血液制品：遵医嘱输入浓缩血小板、血浆或新鲜全血。

（1）病情观察　观察生命体征、意识状态及进食情况，记录出入量，了解有关检查结果。

（2）保持心情平静及舒适体位。

（3）保持病室清洁　室内空气新鲜，每天用紫外线消毒，限制探视人员，防止交叉感染。白细胞$<1×10^9$/L时实施保护性隔离。

> 锦囊妙记：化疗时，当白细胞$<3×10^9$/L时应停药；当血液病患者白细胞$<1×10^9$/L时应实行保护性隔离。

小试身手 4.血液病患者应实行保护性隔离的情况是

A.白细胞$<1×10^9$/L　　B.白细胞$<2×10^9$/L　　C.白细胞$<3×10^9$/L

D.白细胞$<4×10^9$/L　　E.白细胞$<5×10^9$/L

小试身手 5.患者男，50岁，肺癌术后化疗，化疗期间白细胞降至$3.5×10^9$/L时。首要的处理是

A.加强营养　　　　　　B.减少化疗药量　　　　C.少量输血

D.服生血药　　　　　　E.暂停化疗，通知医生

（4）保持皮肤、口腔卫生：定期洗澡更衣；饭前饭后用漱口液漱口。真菌感染者用碳酸氢钠溶液漱口，便后用1：5000高锰酸钾溶液坐浴，女性病人应注意保持会阴部清洁。

（5）饮食：给予高蛋白、高热量、高维生素易消化饮食，多饮水，出汗多时注意补充含盐饮料，必要时遵医嘱静脉补液，发热时每日摄入3000ml左右的液体。

（6）寒战与大量出汗的护理：寒战时注意保暖，饮用热开水。大量出汗时注意更换内衣，减少不适。

（7）降温护理：体温38.5℃以上给予降温：①物理降温：在头颈、腋下及腹股沟等大血管处放置冰袋，血液病病人不宜用乙醇擦浴，以免造成皮下出血；②药物降温：经物理降温无效给予药物降温，药量不宜过大，以免引起大量出汗，造成血压下降，甚至虚脱。

> 锦囊妙记：高热患者降温时，血液病患者、小儿传染性疾病者禁忌使用乙醇擦浴；小儿高热时，当体温<38.5℃时是通过松包被、多喂水降温，而不是直接使用冰袋。

小试身手 6.患者，女性，30岁，近两个月来反复出现皮肤瘀点，鼻出血，月经过多。查体：脾大，Hb为80g/L。针对该患者的护理措施，**错误的是**

A.减少肌内注射

B.挖除鼻痂，保持鼻腔通畅

C.适当限制活动

D.不要用牙刷、牙签清理牙齿

E.给予高热量、高蛋白、高维生素、少渣软食

第二节　贫血患者的护理

要点分析

本节内容非常重要，历年考试均有涉及。近5年的考试先后考查了缺铁性贫血的病因和发病机制、辅助检查、治疗要点和护理措施，再生障碍性贫血的病因、临床表现、辅助检查和治疗原则等。整体的考查偏重于知识的记忆和应用。对于本节的复习，考生应着重缺铁性贫血的临床表现、辅助检查、治疗要点和护理措施，再生障碍性贫血的病因、临床表现、辅助检查和治疗原则等内容。本节记忆性内容较多，考生可结合"锦囊妙记"中的方法进行记忆。

考点纵览

一、缺铁性贫血病人的护理

（一）病因和发病机制（熟练掌握）

1.需要增加而摄入不足　婴幼儿、青少年生长发育快，需铁量多，如铁摄入不足，会出现缺铁。育龄期女性需铁量增加，若饮食中供铁不足，易发生缺铁性贫血。如哺乳期妇女每天从乳汁中丢失铁约0.5~1mg；妊娠妇女需供给胎儿每千克体重80mg的铁。

2.铁吸收不良　**十二指肠及空肠上端**是铁的主要**吸收部位**，胃大部切除或胃空肠吻合术后，由于胃酸缺乏、肠道功能紊乱、小肠黏膜病变等均可使铁吸收障碍。

小试身手　7.体内铁的主要吸收部位是

A.胃　　　　　　　　　　　　　B.十二指肠及空肠上端

C.空肠　　　　　　　　　　　　D.升结肠

E.乙状结肠

3.损失铁过多　**慢性失血**是缺铁性贫血的**主要原因**。由于反复多次小量失血，体内贮存铁耗竭。**溃疡病出血**、痔出血、**月经过多**、钩虫病等均可导致缺铁性贫血。

> 锦囊妙记：考生在复习这部分内容时，应与儿科护理学中的缺铁性贫血联系起来，因为小儿缺铁性贫血与成人缺铁性贫血的主要原因不同，小儿是铁摄入不足，而成人则是慢性失血。

小试身手　8.成人缺铁性贫血的主要原因是

A.摄入不足　　　　　　B.吸收不良　　　　　　C.慢性失血

D.骨髓抑制　　　　　　E.铁需要量增加

（二）临床表现（熟练掌握）

病情发展缓慢，病人出现**面色苍白**、**疲乏无力**、**头晕**、**耳鸣**、**心悸气短**等一般贫血表现。由于外周组织缺血缺氧，含铁酶及依赖酶活性降低，病人可出现下列症状：

1. 营养缺乏　皮肤干燥、萎缩、角化、无光泽，毛发干枯脱落、指（趾）甲变平，指甲条纹隆起，严重呈"反甲"、薄脆易裂等。

2. 黏膜损害　舌炎、口角炎及胃炎，舌乳头萎缩，严重者出现吞咽困难。

3. 神经、精神系统异常　如易激动、兴奋、烦躁、头痛，多见小儿。少数病人出现喜吃泥土、冰块、石子、生米等异食癖。

（三）辅助检查（熟练掌握）

1. 血象　为小细胞、低色素性贫血，血红蛋白下降，红细胞体积较小且大小不一，中央淡染区扩大；白细胞、血小板正常。

小试身手　9.缺铁性贫血患者血象的特点是

A. 以血红蛋白降低为主，红细胞以小细胞为主

B. 以血红蛋白降低为主，红细胞以大细胞为主

C. 以红细胞降低为主，红细胞以小细胞为主

D. 以红细胞降低为主，红细胞以大细胞为主

E. 全血细胞减少，红细胞以小细胞为主

小试身手　10.小细胞低色素贫血见于

A. 溶血性贫血　　　B. 缺铁性贫血　　　C. 再生障碍性贫血

D. 急性失血性贫血　E. 遗传性球形细胞增多症

2. 骨髓象　骨髓中度增生、中晚幼红细胞增生活跃。骨髓铁染色可反映体内贮存铁情况，缺铁性贫血常可见骨髓细胞外含铁血黄素消失，幼红细胞内含铁颗粒减少或消失。

3. 其他　血清铁<8.95μmol/L；总铁结合力多>64.44μmol/L；血清铁蛋白<12μg/L，可作为缺铁依据。

（四）治疗原则（掌握）

1. 去除病因　去除病因、积极治疗原发病是纠正贫血、防止复发的关键。

2. 补充铁剂　**药物首选口服铁剂**：硫酸亚铁每次0.3g，3次/日；富马酸亚铁每次0.4g，3次/日；口服铁剂可同服维生素C，每次100mg，3次/日，胃酸缺乏者可同服稀盐酸，以促进铁的吸收。口服铁剂不能耐受，或要求迅速纠正贫血时可注射铁剂。常用右旋糖酐铁肌内注射，成人首剂50mg，深层肌内注射，如无不良反应，次日改为100mg/d。

（五）护理措施（熟练掌握）

1. 病情观察　观察贫血的症状和体征，评估病人的活动耐力，有无头晕、头痛、食欲差等情况，测心率、呼吸频率。了解血常规检查结果，判断病人贫血程度。

2. 限制活动　根据贫血程度、发生速度及病人身体状况，为病人制定活动计划。

3. 饮食护理　进食高蛋白、高维生素、含铁丰富的食物，动物食品的铁更易吸收。食用含维生素C的食物，有利于铁的吸收。餐后不要立即饮浓茶、牛奶、咖啡，

因为茶叶中含鞣酸，与铁结合后形成沉淀物质，牛奶中含磷较高，会影响铁的吸收。

> 锦囊妙记：考生在记忆能或不能与铁剂同服的食物、药物时，考生只需记住铁剂能与盐酸、维生素C同服，其余均不能同服。

小试身手（11~12题共用题干）

患者，男性，35岁，两年前因十二指肠溃疡合并大出血行"胃大部切除术"，术后半年来经常出现头晕、心悸、气短、疲乏无力，入院后诊断为缺铁性贫血。

11.该患者贫血的原因最可能为

A.铁利用低下　　　　　B.铁消耗过多　　　　　C.铁吸收不良

D.铁摄入不足　　　　　E.铁需要量增加

12.护士指导该患者服用铁剂的方法，**错误的是**

A.可与维生素C同服　　　　　　B.禁饮浓茶

C.需用吸管服用　　　　　　　　D.如有消化道反应，可与牛奶同服

E.宜于饭后服用

4.药物护理

（1）口服铁剂的护理

1）向病人说明铁剂宜在**饭后服用**，从小剂量开始。因为铁剂易引起胃肠道反应。

小试身手 13.铁剂服用的时间宜在

A.饭前　　　　　　　　B.饭后　　　　　　　　C.睡前

D.晨起时　　　　　　　E.两餐之间

2）指导病人口服**液体铁剂使用吸管**，避免牙齿染黑。

3）服用铁剂的时候**忌服浓茶、牛奶、咖啡**。

4）服铁剂期间**大便会变成黑色**，向病人说明以消除其顾虑。

（2）注射铁剂的护理：需**深层肌内注射**，可减轻疼痛。注意事项：①不可在皮肤暴露部位注射。②抽取药液入空针后，要更换针头后才可注射。③采用"Z"型注射法，以免药液溢出。

铁剂治疗至血红蛋白正常后仍需继续服用铁剂3~6个月，以补足体内贮存铁。

5.健康教育

（1）开展预防缺铁性贫血的卫生宣教，对婴幼儿强调改进喂养方法，及时添加辅食。妊娠期、哺乳期妇女除食用含铁丰富的食物外，可每日服硫酸亚铁0.2g。

（2）向病人说明贫血发生的病因及积极根除病因的重要意义，以提高自我保健意识。

二、再生障碍性贫血病人的护理

（一）病因和发病机制（掌握）

1.病因　多数病人病因不明。

（1）药物及化学物质：最常见的是氯霉素，其毒性可引起骨髓造血细胞受抑制

及骨髓微环境损害。苯是重要的骨髓抑制毒物，长期与苯接触危害性较大。

小试身手 14.引起再生障碍性贫血最多见的药物是

A.氯霉素　　　　　B.保泰松　　　　　C.苯妥英钠
D.磺胺药　　　　　E.阿司匹林

（2）物理因素：X线、γ射线等可干扰DNA复制，使造血干细胞数量减少。

（3）病毒感染：各型肝炎病毒均能损伤骨髓造血，EB病毒、流感病毒、风疹病毒等也可引起再生障碍性贫血。

2.发病机制　包括以下几种学说：

（1）造血干细胞缺陷（"种子"学说）上述各种因素损伤造血干细胞，使骨髓各系造血细胞明显减少，导致外周血全血细胞减少。

（2）造血微环境受损（"土壤"学说）　骨髓微环境由巨噬细胞、网状组织及微血管构成。正常微环境是造血干细胞再生、分化的必备条件。

（3）免疫机制（免疫学说）　研究发现骨髓体外培养时，再障病人骨髓或血的淋巴细胞能抑制红、粒细胞生长，说明再障可能与免疫机制异常有关。

（二）临床表现（熟练掌握）

主要表现为**进行性贫血、出血、反复感染而肝、脾、淋巴结多无肿大**。

1.重型再障　起病急、进展迅速，**早期表现为出血与感染**，随病程的延长出现进行性贫血，伴乏力、头晕及心悸等。出血部位广泛，除皮肤、黏膜外，还常有深部出血，如便血、血尿、子宫出血或颅内出血，危及生命。皮肤感染、肺部感染多见，严重者可发生败血症，病情险恶。重型再障病人约1/3~1/2在数月至1年内死亡，**死亡原因为脑出血和严重感染**。

2.非重型再障　此型较多见，起病及进展较缓慢。**贫血往往是首发和主要表现**。出血较轻，以皮肤、黏膜为主。除女性有子宫出血外，很少有内脏出血。感染以呼吸道多见，合并严重感染者少。少数病例病情恶化可演变为急性再障，预后极差。

（三）辅助检查（熟练掌握）

1.血常规　**呈正细胞贫血**，**全血细胞均减少**，重型较明显，但三种细胞减少的程度不一定平行。**网织红细胞绝对值低于正常**。白细胞多减少，以中性粒细胞减少为主。血小板减少，出血时间延长。

> 锦囊妙记：在血象特点方面：缺铁性贫血主要表现为血红蛋白和红细胞的降低，再生障碍性贫血为全血细胞减少；原发免疫性血小板减少症为血小板降低；白血病主要表现为白细胞升高。

小试身手 15.患者，女性，32岁，因头晕1个月来医院就诊。血常规显示：红细胞3.0×10^{12}/L，血红蛋白80g/L，白细胞为2.0×10^9/L，血小板40×10^9/L。应考虑为

A.缺铁性贫血　　　　　　　　B.再生障碍性贫血

C.原发免疫性血小板减少症　　D.急性溶血

E.急性白血病

2.骨髓象

（1）急性型再障：骨髓显示增生低下或极度低下，粒、红二系明显减少，无巨核细胞。

（2）慢性型：由于造血组织有灶性增生，因此不同部位骨髓象不一致，受损部位造血细胞明显减少，增生部位粒红两系减少不显著。但共同点是巨核细胞都减少。

（四）治疗原则（掌握）

1.去除病因　去除或避免在解除周围环境中可能导致骨髓损害的因素，禁用对骨髓有抑制的药物。

2.支持和对症治疗

（1）预防和控制感染：做好个人卫生和环境的清洁消毒，减少感染的机会。发生感染时，早期使用强力抗生素，以防止感染扩散。

（2）止血：皮肤、鼻黏膜出血可用糖皮质激素。出血严重可输浓缩血小板或新鲜冷冻血浆。

（3）输血：主要的支持疗法。特别是成分输血，如浓缩红细胞等。

3.**雄激素**　为治疗慢性再障**首选药物**，目前常用**丙酸睾酮衍生物司坦唑醇**，需治疗3~6个月，才能判断疗效，判断指标为**网织红细胞或血红蛋白升高**。

小试身手 16.慢性再生障碍性贫血患者常用的治疗药物是

A.雄激素　　　　　　B.雌激素　　　　　　　C.糖皮质激素

D.甲氨蝶呤　　　　　E.抗胸腺细胞球蛋白

小试身手 17.关于雄激素治疗慢性再生障碍性贫血的说法，**错误的是**

A.作用机制是刺激肾脏产生促红细胞生成素

B.需治疗3~6个月，才能判断疗效

C.疗效判断指标为红细胞升高

D.此药不易吸收，需做深部肌内注射

E.长期使用可出现痤疮、水肿、体重增加等不良反应

4.**免疫抑制剂**　**抗胸腺细胞球蛋白和抗淋巴细胞球蛋白**能抑制病人T淋巴细胞或非特性免疫反应，是**目前治疗重型再障的首选药物**。

5.造血细胞因子　主要用于重型再障，一般在免疫抑制剂治疗的同时或以后应用，有促进血常规恢复的作用。

6.其他　骨髓移植、胎肝细胞输注、脐血输注、脾切除、应用骨髓兴奋剂。

（五）护理措施（熟练掌握）

1.贫血的护理

（1）病情观察：详细询问病人贫血症状、持续时间，观察口唇、甲床苍白程

度、心率，了解有关检查结果如血红蛋白及网织红细胞计数。

（2）一般重度以上贫血（**血红蛋白<60g/L**）**要以卧床休息为主**；中度贫血应休息与活动交替进行，活动中如出现心慌、气短应立刻停止活动。

（3）药物护理：遵医嘱给予病人丙酸睾酮，向病人说明该类药物不良反应，以便消除患者顾虑，坚持用药。不良反应及护理：①**该药为油剂，需深层注射**；由于吸收慢，注射部位易发生肿块，要经常检查注射部位，发现硬块要及时理疗；②男性化，如毛须增多、声音变粗、痤疮、女性闭经等，上述不良反应于停药后短期内会全部消失；③肝功能受损，用药过程中应定期检查肝功能。

（4）输血：慢性严重贫血可输注浓缩红细胞。

2. 脑出血的护理

（1）嘱患者多卧床休息，**观察患者有无脑出血先兆，如头痛、呕吐、精神烦躁不安**等。

（2）若发生颅内出血，处理如下：①迅速通知医生；②患者平卧位，头偏一侧，保持呼吸道通畅；③开放静脉，按医嘱给予脱水药、止血药或输浓缩血小板液；④观察患者意识状态、瞳孔大小、血压、脉搏及呼吸频率和节律。

第三节　原发免疫性血小板减少症患者的护理

要点分析

本节内容较为重要，历年考试多有涉及。对于本节的复习，考生应着重掌握急性原发免疫性血小板减少症的病因和发病机制、首选药物和护理措施等内容。

考点纵览

（一）病因和发病机制（掌握）

1. 感染　约80%的急性病人在发病前2周有上呼吸道感染史；慢性病人可因感染加重病情。

2. **免疫因素**　病人体内有**病理性免疫所产生的抗血小板抗体**，血小板与抗体结合后遭受破坏。抗体不仅破坏血小板同时也影响巨核细胞成熟，导致血小板生成减少。

小试身手　18. 原发免疫性血小板减少症的主要发病机制是

A. 病理性免疫产生抗血小板抗体　　　B. 血小板功能异常

C. 巨核细胞数量减少　　　　　　　　D. 毛细血管脆性增加

E. 雌激素抑制血小板生成

3. 脾脏因素　慢性型病人脾能产生血小板特异性IgG，与抗体结合的血小板主要在脾脏遭到破坏，**正常人血小板平均寿命为7~11日，ITP病人血小板寿命明显缩短，约为1~3日**。病人行脾切除后，多数病人血小板计数回升，表明脾脏在发病机制中起重要作用。肝在破坏血小板的作用中与脾相似。

小试身手 19.原发免疫性血小板减少症患者血小板的平均寿命为

A.1~3 日　　　　　　B.3~5 日　　　　　　C.5~7 日

D.7~9 日　　　　　　E.10~12 日

4.其他因素　本病女性病人多见且多于40岁以前发病，提示本病可能与雌激素抑制血小板生成及增强单核-吞噬细胞对与抗体结合的血小板的破坏有关。

（二）临床表现（熟练掌握）

分型	好发人群	前驱症状	临床表现	病程
急性型	半数以上见于儿童	起病前1~2周常有上呼吸道感染史，起病急骤	畏寒、发热、全身皮肤、黏膜出血，可有大片瘀斑，甚至血肿。鼻、齿龈、口腔黏膜及眼结膜出血常见，消化道及泌尿道出血也较常见。颅内出血可危及生命	病程多在4~6周恢复
慢性型	青年女性多见	常无前驱症状，起病缓慢隐匿	出血症状较轻，表现为反复发作的皮肤及黏膜瘀点、瘀斑，可伴轻度脾大，女性病人常以月经过多为主要表现	常持续数周或数月，可迁延多年

（三）辅助检查（熟练掌握）

1.血常规　血小板计数减少，程度不一，急性型常低于$20 \times 10^9/L$，失血多者出现贫血，白细胞计数多正常，嗜酸性粒细胞增多。

2.骨髓象　骨髓巨核细胞数量正常或增多，形成血小板的巨核细胞减少。

3.其他　出血时间延长，血块回缩不良，束臂试验（+）。血小板寿命明显缩短，最短者仅几小时，血小板相关免疫球蛋白（PAIgG）升高。

（四）治疗原则（掌握）

1.一般疗法　血小板明显下降、出血严重者应卧床休息。避免使用降低血小板数量及抑制血小板功能的药物。感染时使用抗生素。

2.肾上腺糖皮质激素　为首选药物，口服泼尼松，每日10~20mg，每天3次，病情重者静脉滴注氢化可的松或地塞米松。一般用药后数日出血症状即可改善，但不能根治，停药后易复发。待血小板接近正常后逐渐减量，用小剂量（每日5~10mg）维持3~6个月。

> 锦囊妙记：系统性红斑狼疮、肾病综合征以及原发免疫性血小板减少症均为免疫性疾病，这3种疾病的治疗均首选糖皮质激素。

小试身手 20.原发免疫性血小板减少症的治疗首选

A.丙酸睾酮　　　　　B.硫酸亚铁　　　　　C.肾上腺糖皮质激素

D.甲氨蝶呤　　　　　E.白消安

3.脾切除适应证　①糖皮质激素治疗6个月以上无效者；②糖皮质激素治疗有

效，但维持量须大于30mg/d。

4.免疫抑制剂 当以上治疗方法无效、疗效差或不能切脾者，可加用免疫抑制剂或单独使用免疫抑制剂。免疫抑制剂可抑制骨髓造血功能，故应慎重使用。

5.输血和输血小板 适用于危重出血者、血小板低于$20×10^9$/L者，脾切除术前准备或其他手术及严重并发症，输新鲜血或浓缩血小板悬液有较好的止血效果。

（五）护理措施（熟练掌握）

1.病情观察 观察出血部位、范围、出血量及出血是否停止，有无内脏出血、血小板计数等。

2.休息与活动 血小板计数在（30~40）×10^9/L以上出血不重者，可适当活动。血小板计数在（30~40）×10^9/L以下者要减少活动，卧床休息。

3.饮食 给予高蛋白、高维生素、少渣饮食。

4.症状护理 皮肤出血者不可搔抓皮肤，鼻腔出血不止用油纱条填塞。便血、呕血、阴道流血者卧床休息，给予对症处理。

5.预防脑出血 血小板计数<$20×10^9$/L应警惕脑出血，便秘、剧烈咳嗽会诱发脑出血，因此便秘时使用泻药或开塞露，剧咳者使用镇咳药。

6.药物护理 本病首选糖皮质激素，用药期间向病人解释药物不良反应（库欣综合征），说明在减药、停药后不良反应可逐渐消失，以减轻病人焦虑。定期为病人测血压、尿糖、白细胞计数，发现不良反应及时报告医生。

7.健康教育 慢性病人适当限制活动。血小板<$50×10^9$/L，勿做较强体力活动，可适当散步，预防各种外伤；避免使用阿司匹林、双嘧达莫、吲哚美辛、保泰松、右旋糖酐等损伤血小板的药物；定期门诊复查，坚持治疗。

小试身手 21.原发免疫性血小板减少症病人不宜使用的药物是

A.泼尼松　　　　　　B.长春新碱　　　　　　C.环磷酰胺

D.阿司匹林　　　　　E.骁悉

小试身手 22.关于原发免疫性血小板减少症的护理措施，错误的是

A.血小板计数在（30~40）×10^9/L以下者，可适当活动

B.给予高蛋白、高维生素、少渣饮食

C.鼻腔出血时可用油纱条填塞

D.严密观察出血部位、出现症状和出血量

E.血小板计数在$20×10^9$/L以下者应警惕脑出血

第四节　白血病患者的护理

要点分析

本节内容较为重要，每年必考。近5年的考试先后考查了急性白血病的临床表现，中枢神经系统白血病的防治，白血病的护理措施，慢性白血病的治疗等。整体

的考查偏重于知识的记忆和应用。对于本节的复习，考生应着重掌握急性白血病的临床表现，辅助检查，中枢神经系统白血病的防治，白血病的护理措施，慢性白血病的临床表现和治疗等内容。

考点纵览

一、病因和发病机制（掌握）

病因未完全清楚，可能与下列因素有关：

1.**病毒**　到目前为止已肯定证明人类T淋巴细胞病毒能引起成人T细胞白血病，并从恶性T细胞中分离出C型RNA病毒。

2.**放射**　电离辐射可引起白血病。一次大剂量或多次小剂量照射均可引起白血病。

3.**化学因素**　多种化学物质或药物均可诱发白血病，苯及其衍生物、氯霉素、保泰松、烷化剂及细胞毒药物均有可能致白血病。

4.**遗传因素**　遗传因素与白血病发病有关。同卵孪生子一个患白血病，另一个患病的机会约是20%，比双卵孪生子高12倍。

5.**其他血液病**

二、急性白血病病人的护理

（一）临床表现（熟练掌握）

多数急骤起病，常突起高热或有明显出血倾向；也可缓慢起病，出现进行性疲乏、苍白、低热、轻微出血等。本病主要表现为**发热、出血、贫血及各种器官浸润所引起的症状**和体征。

1.贫血、发热和出血的表现

	发生原因	临床表现
贫血	**正常红细胞生成减少**，无效性红细胞生成、溶血、出血等	常为首发症状，随病情发展而加重
发热	**主要原因是感染。感染的最主要原因是成熟粒细胞缺乏**　常见致病菌：铜绿假单胞菌、肺炎杆菌、大肠埃希菌、金黄色葡萄球菌等	1.可低热也可高达39℃~40℃以上，常伴畏寒、出汗
		2.口腔炎最多见，牙龈炎、咽峡炎也常见，还有肺部感染及肛周炎、肛周脓肿。严重时出现菌血症或败血症
		3.疾病后期常伴真菌感染，与长期应用广谱抗生素、糖皮质激素、细胞毒类化疗药物有关
出血	血小板减少	1.多数病人有出血表现，但出血程度不同
		2.出血部位遍及全身，常见皮肤瘀点、瘀斑、鼻出血、齿龈出血、口腔血肿、子宫出血，眼底出血可影响视力
		3.**颅内出血**：最为严重，常表现为**头痛、呕吐、瞳孔大小不等、瘫痪**，甚至昏迷或突然死亡

小试身手 23.急性白血病发生高热的主要原因是

A.感染 　　　　　　　　 B.贫血 　　　　　　　　 C.白细胞浸润

D.丙酸睾酮 　　　　　　 E.化疗药物不良反应

小试身手 24.急性白血病引起的出血的主要原因是

A.小血管破裂 　　　　　 B.进行性贫血 　　　　　 C.血小板减少

D.纤维素溶解 　　　　　 E.血管内凝血

2.白血病细胞浸润不同部位的表现

（1）肝、脾和淋巴结肿大　脾及浅表淋巴结肿大多见于急淋病人，肝、脾一般呈轻至中度肿大，表面光滑，偶伴轻压痛。浅表淋巴结多为轻度肿大无压痛。

小试身手 25.白血病患者出现四肢关节肿痛，肝、脾、淋巴结肿大。出现这种情况的原因是

A.病毒感染 　　　　　　 B.细菌感染 　　　　　　 C.组织细胞浸润

D.白血病细胞浸润 　　　 E.脏器淤血

（2）骨骼和关节　胸骨下端压痛较为常见，儿童多为四肢关节痛和骨痛。

（3）中枢神经系统白血病　化疗药物不易透过血-脑屏障，隐藏在中枢神经系统内的白血病细胞不能被有效杀灭，导致中枢神经系统白血病。中枢神经系统白血病多发生在疾病缓解期，出现中枢神经系统或脑膜症状，表现为头痛、呕吐、颈强直，重者昏迷、抽搐，但不发热，脑脊液压力升高。

小试身手 26.急性白血病患者缓解期出现中枢神经系统白血病的主要原因是

A.免疫功能低下 　　　　　　　　 B.多数化疗药不能通过血-脑屏障

C.疗程不够 　　　　　　　　　　 D.化疗药剂量不足

E.对化疗药产生耐药性

小试身手 27.患者，男性，20岁，患白血病。在治疗过程中突然出现头痛、呕吐、视物模糊。应考虑为

A.脑炎 　　　　　　　　　 B.脑膜炎 　　　　　　　 C.颅内出血

D.败血症 　　　　　　　　 E.中枢性白血病

（4）脾及黏膜浸润　皮肤浸润出现弥漫性斑丘疹、结节性红斑等；牙龈增生和肿胀。

（5）白血病细胞浸润眼眶骨膜　眼球突出、复视或失明。睾丸浸润时多出现一侧性无痛性肿大。

（二）辅助检查（熟练掌握）

1.血常规　多数病人白细胞计数升高，甚至大于100×10^9/L。部分病人白细胞数正常或减少。分类可见原始细胞和幼稚细胞。贫血程度不同，一般为正常细胞正常色素性贫血。早期血小板轻度减少或正常，晚期明显减少，伴出血时间延长。

2.骨髓象　骨髓检查是诊断白血病的重要依据，一般骨髓增生明显活跃或极度活跃，主要细胞为白血病原始细胞和幼稚细胞。正常粒系、红系细胞及巨核细胞系统均显著减少。

3.细胞化学染色　可见白血病的原始细胞形态相似，故用此法可帮助区分。

4.免疫学检查 用于急淋和急非淋的区别，以及T细胞和B细胞白血病的区别。

（三）治疗原则（掌握）

1.对症支持治疗

（1）防治感染：**严重感染是白血病病人死亡的主要原因**。应用广谱抗生素治疗。感染应做咽拭子及血培养和药物敏感试验，根据培养结果选择细菌敏感的抗生素。有条件可多次输注浓粒细胞。

（2）控制出血：轻度出血使用各种止血药。**血小板计数<20×10⁹/L而出血严重者，输浓缩血小板悬液或新鲜血**。

（3）纠正贫血：严重贫血输浓缩红细胞或全血。积极争取白血病缓解是纠正贫血最有效的方法。

（4）预防尿酸肾病：由于大量白血病细胞被破坏，可产生尿酸性肾结石，造成肾小管阻塞，严重者出现肾衰竭，病人表现为少尿、无尿。故要求**病人多饮水，给予别嘌醇以抑制尿酸合成**。

2.化学治疗 分诱导缓解及巩固强化治疗两个阶段。

（1）诱导缓解：是指从化疗开始到完全缓解。完全缓解的标准是白血病症状、体征消失，血常规和骨髓象基本正常。急性白血病治疗前体内白血病细胞数约为 $10^{10} \sim 10^{13}$/L，达到完全缓解时体内白血病细胞数约减少到 $10^8 \sim 10^9$/L以下。目前多采用联合化疗以提高疗效。给药时剂量要足，第一次缓解愈彻底，缓解期愈长，生存期亦愈长。

（2）巩固强化治疗：巩固强化的目的是继续消灭体内残存的白血病细胞，防止复发，延长缓解期，争取治愈。巩固治疗方法可用原诱导缓解方案或轮换使用多种药物，急淋白血病共计治疗3~4年，急非淋白血病共计治疗1~2年。

3.**中枢神经系统白血病**的防治 常用药物是**甲氨蝶呤**，在缓解前或后鞘内注射，可同时加地塞米松。

小试身手 28.治疗中枢神经系统白血病的常用药物是
A.长春新碱 B.甲氨蝶呤 C.泼尼松
D.阿糖胞苷 E.环磷酰胺

小试身手 29.口服甲氨蝶呤片治疗类风湿关节炎患者通常服药的频次是
A.每日1次 B.每日2次 C.每日3次
D.隔日1次 E.每周1次

4.骨髓或外周干细胞移植 先用全身放疗和免疫抑制剂尽量将病人体内白血病细胞最大程度杀灭，同时抑制病人的免疫功能，然后植入正常人的骨髓，使病人恢复正常造血功能。目前主张病人年龄在50岁以下、急性白血病第一次完全缓解时进行移植。

（四）护理措施（熟练掌握）

1.病情观察 评估病人有无恶心、呕吐、疲乏无力感及进食情况。观察体温、脉率、口腔、鼻腔、皮肤有无出血，血常规、骨髓象变化。

2.保证休息、活动和睡眠 根据病人体力，活动与休息交替进行，以休息为主，输液完毕后可下床活动10~15分钟，卧床休息30分钟再下床活动，若无不适，可每天在室内活动3~4次，以后逐渐增加活动量。每天睡眠7~9小时。

3.饮食护理　给予高蛋白、高维生素、高热量饮食。为病人提供平常喜欢的饭菜和水果，对恶心、呕吐者，应在停止呕吐后指导病人深呼吸和有意识吞咽，以减轻恶心症状，可少量多次进食，并可遵医嘱给予止吐药。同时保证每天饮水量。

4.化疗不良反应的护理

（1）局部反应：某些化疗药物可引起静脉炎，**药物静注速度要慢，在静脉注射后要用生理盐水冲洗静脉**，以减轻刺激。若发生静脉炎需及时**使用普鲁卡因局部封闭，或冷敷**，休息数天直至静脉炎痊愈。静脉注射时，注意轮换使用血管。药液外溢至皮下可引起局部组织炎症甚至坏死。

（2）骨髓抑制：化疗中须定期查**血常规**、**骨髓象**，以便观察疗效及骨髓抑制情况。

（3）胃肠道反应：某些化疗药物可引起恶心、呕吐、食欲缺乏等反应。化疗期间嘱病人进食淡、易消化和富有营养饮食，必要时使用止吐镇静剂。

5.预防感染。

6.输血或输血浆护理　病人全血减少或贫血明显，遵医嘱输血或血浆，以恢复抵抗力。

三、慢性粒细胞白血病病人的护理

（一）临床表现（熟练掌握）

慢性粒细胞白血病病程分为慢性期、加速期和急性变期。

1.慢性期　**慢性期可持续1~4年**。随着病情发展，病人出现消瘦、乏力、低热、多汗或盗汗等症状。**脾大常为最突出体征**，随病情发展，脾脏可达脐水平甚至进入盆腔。若发生脾梗死时，出现明显压痛。多数病人胸骨中下段压痛。

2.加速期及急性变期　加速期主要表现为不明原因发热，骨关节痛，贫血、出血加重，脾脏迅速肿大。加速期从几个月至1~2年进入急性变期，急性变期的表现与急性白血病类似。

（二）辅助检查（熟练掌握）

1.血常规　白细胞计数明显升高，疾病早期白细胞计数多在50×10^9/L以下，晚期达100×10^9/L以上。各阶段中性粒细胞均增多，以中幼、晚幼、杆状核粒细胞为主，原始粒及早幼粒<10%。早期血小板计数正常或升高，晚期血小板明显下降并出现贫血。

2.骨髓象　显示粒细胞系列增生明显至极度活跃。中幼粒、晚幼粒、杆状核粒细胞明显增多，慢性期原始粒细胞<10%，急性变期可升高至30%~50%或更高。

3.染色体检查及其他　90%以上慢性粒细胞白血病病人血细胞中出现Ph′染色体。少数病人Ph′染色体呈阴性，预后较差。

4.血生化检查　血、尿中尿酸浓度升高，与化疗后大量白细胞被破坏有关。

（三）治疗原则（熟练掌握）

1.化学治疗　可选择白消安、羟基脲、二溴甘露醇、氮芥类等。

小试身手 30.慢性粒细胞白血病首选的化疗药物是

  A.长春新碱 　　　　B.甲氨蝶呤 　　　　C.白消安

  D.阿糖胞苷 　　　　E.环磷酰胺

2.α-干扰素　该药起效慢，需使用数月。不良反应包括发热、恶心、食欲低下、血小板下降及肝功能异常。

3.骨髓移植　异基因骨髓移植需在慢性粒细胞白血病慢性期缓解后尽早进行，移植成功者可获得长期生存或治愈。

4.其他治疗　明显脾大而化疗效果不佳时，可做脾区放射治疗。服用**别嘌醇且每日饮水1500ml以上**，可**预防**化疗期间引起的**尿酸肾病**。

（四）护理措施（熟练掌握）

1.休息与活动　治疗期间注意休息，特别是重度贫血病人（血红蛋白60g/L以下），以休息为主，避免过劳。

2.饮食进食　给予**高蛋白、高维生素饮食**，每日饮水1500ml以上。

3.症状护理　脾大显著，易引起左上腹不适，应取左侧卧位。

4.药物护理　遵医嘱给病人服用**白消安**（或羟基脲），定期查**血常规**，以不断调整剂量。**白消安可引起骨髓抑制**、皮肤色素沉着、阳痿和停经。

5.病情观察　观察病人有无不明原因的发热、骨痛、贫血、出血加重及脾脏迅速肿大，有变化应及时报告医生。

6.健康教育

（1）慢性期缓解后给病人的指导：缓解后可工作或学习，但避免过劳，安排好休息、锻炼、睡眠、饮食，按时服药、定期门诊复查，情绪保持稳定，家庭应给予病人精神、物质方面的支持。

（2）饮食指导：给病人提供高热量、高蛋白、高维生素饮食。

（3）定期门诊复查：出现贫血加重、发热、脾大时应及时到医院检查。

参考答案

1.A　2.E　3.D　4.A　5.E　6.B　7.B　8.C　9.A　10.B　11.C　12.D　13.B　14.A　15.B　16.A　17.C　18.A　19.A　20.C　21.D　22.A　23.A　24.C　25.D　26.B　27.C　28.B　29.E　30.C

答案与解析

1.A　上述患者缺铁性贫血，考虑患者常有月经过多，因此该患者贫血的主要原因为慢性失血。

2.E　严重贫血时血红蛋白数量减少，携氧功能下降，外周组织缺氧，当脑细胞缺氧时，就会出现晕厥、神志模糊等症状。

3.D 血液病病人鼻腔出血时，嘱病人不可用手挖鼻痂，可用液状石蜡滴鼻，防止黏膜干裂出血。

4.A 化疗时，当血液病患者白细胞<1×10⁹/L时应实行保护性隔离，防止引起感染。

5.E 肺癌患者化疗期间白细胞降至3.5×10⁹/L时应停止化疗。

6.B 对有出血倾向的患者，应嘱患者不要用手挖鼻痂，防止引起出血。

7.B 十二指肠及空肠上端是铁的主要吸收部位，当十二指肠溃疡时，患者由于铁吸收障碍，容易导致缺铁性贫血。

8.C 小儿与成人缺铁性贫血发生原因不同，小儿主要是铁摄入不足，而成人则是慢性失血如胃溃疡出血、月经过多等。

9.A 铁缺乏时→血红蛋白合成不足→红细胞体积变小→小细胞低色素性贫血。

10.B 缺铁性贫血为小细胞、低色素性贫血。

11~12.C、D 十二指肠及空肠上端是铁的主要吸收部位，该患者患十二指肠溃疡，导致铁吸收障碍，所以该患者贫血的主要原因为铁吸收不良。缺铁性贫血治疗首选口服硫酸亚铁，铁剂可与稀盐酸、维生素C、果汁同服，忌饮茶、牛奶、咖啡同服。

13.B 铁剂容易引起胃肠道反应，应避免空腹服用，应在饭后服用。

14.A 药物及化学物质是引起再生障碍性贫血的重要原因之一，其中最常见的药物是氯霉素。

15.B 健康成年女性血细胞的正常值分别为红细胞（3.5~5.5）×10¹²/L，血红蛋白为110~150g/L，白细胞为（4~10）×10⁹/L，血小板为（100~300）×10⁹/L。根据题干分析，该患者全血细胞都减少，符合再生障碍性贫血的血象特点。因此，本题选B。

16.A 雄激素为治疗慢性再障首选药物，目前常用丙酸睾酮衍生物司坦唑醇。

17.C 雄激素为治疗慢性再障首选药物，需治疗3~6个月，才能判断疗效，判断指标为网织红细胞或血红蛋白升高。

18.A 免疫因素是原发免疫性血小板减少症发病的重要因素，该种疾病患者体内有病理性免疫所产生的抗血小板抗体，血小板与抗体结合后易遭破坏，寿命缩短。

19.A 正常血小板平均寿命为7~11日，原发免疫性血小板减少症患者血小板寿命明显缩短，约为1~3日。

20.C 原发免疫性血小板减少症为一种自身免疫性疾病，肾上腺糖皮质激素为治疗该病的首选药。因此，本题选C。

21.D 阿司匹林可损伤血小板，可加重原发免疫性血小板减少病人的病情。

22.A 原发免疫性血小板减少症患者血小板计数在（30~40）×10⁹/L以上者，出血不重，可适当活动。血小板在（30~40）×10⁹/L以下者，要少活动，卧床休息。

23.A 由于成熟粒细胞缺乏，白血病患者可出现感染，导致发热。

24.C 急性白血病引起出血的主要原因是血小板数量和质量的减少。

25.D 肝、脾及淋巴结肿大，骨骼和关节压痛，眼球突出、复视或失明等均为白血病细胞浸润组织的表现。

26.B　化疗药物不易通过血-脑屏障，隐藏在中枢神经系统的白血病细胞不能被有效杀伤，导致中枢神经系统白血病。

27.C　由于血小板减少，白血病患者可出现出血，其中颅内出血最严重。颅内出血主要表现为头痛、呕吐、瞳孔大小不等。

28.B　中枢神经系统白血病的治疗常选用甲氨蝶呤，在缓解前或后鞘内注射，可同时加地塞米松。

29.E　甲氨蝶呤片是治疗类风湿关节炎的常用药物，一般每周使用10mg，是治疗类风湿关节炎的基础用药。

30.C　慢性粒细胞白血病的化疗药物有白消安、羟基脲、二溴甘露醇、氮芥类等，其中首选白消安。

第七章　内分泌及代谢性疾病患者的护理

第一节　常见症状的护理

本节内容较为简单，历年考试基本未涉及。对于本节的复习，考生应熟悉身材矮小的临床表现，消瘦和肥胖的概念，常见症状的护理。

考点纵览

（一）常见症状（掌握）

1.色素沉着　是指皮肤或黏膜色素量增加或色素颜色加深。

（1）常见原因：促肾上腺皮质激素（ACTH）分泌增加。

（2）临床表现：全身皮肤呈弥漫性棕褐色，暴露部位多见，乳晕、外生殖器周围也可出现。

2.身材矮小　指身高低于同种族、同性别、同年龄均值以下3个标准差者。

分类	表现	疾病
生长激素及生长激素释放激素缺乏	最终身高<130cm，身体比例适当，骨龄落后；面容幼稚、皮肤细腻；性幼稚，第二性征缺如，不育，但无智力障碍	垂体性侏儒症
甲状腺激素分泌不足	下肢短，上部量>下部量；骨龄落后、性发育迟缓，智力低下；部分呈黏液性水肿；地方性呆小症者常伴耳聋及神经病变	呆小症

锦囊妙记：侏儒症与呆小症的主要区别在于是否有智力障碍。

小试身手　1.垂体性侏儒症与呆小症的主要区别是

A.身材矮小　　　　　B.骨龄落后　　　　　C.有无智力障碍

D.性发育迟缓　　　　E.面容幼稚

3.消瘦　体重低于标准体重的10%以上。

（1）营养物质分解代谢增强：病人食欲亢进、易饥饿，进食量明显增加，但体重下降。

（2）胃肠功能紊乱：病人厌食、食欲低下、消化不良、呕吐、腹泻、体重减轻。

4.肥胖　体重超过标准体重的20%。

锦囊妙记：考生应将这一部分内容与基础护理学第十章 营养与饮食中标准体重的计算结合起来复习。

小试身手 2.肥胖是指体重超过标准体重的

A.5%　　　　　　　B.10%　　　　　　　C.15%

D.20%　　　　　　　E.30%

（二）护理（掌握）

1.消瘦的护理

（1）根据原发疾病制订饮食计划，如甲亢病人应给予高蛋白、高热量、高维生素饮食；糖尿病病人应给予低糖、低脂、高蛋白质、高纤维素饮食，根据理想体重、劳动强度等计算总热量；肾上腺皮质功能低下者给予高蛋白、高糖、高维生素、高钠低钾饮食。

（2）食欲低下者提供良好的进餐环境，提供病人喜爱的饮食，注意食物色、香、味俱全，鼓励病人多进食，少量多餐。

（3）极度消瘦者遵医嘱给予完全胃肠外营养。

2.肥胖的护理

（1）饮食护理：给予低脂、低热量、少盐、粗纤维、高维生素饮食。计算每日总热量，算出糖、蛋白质和脂肪的比例，饥饿时给予低热量的黄瓜、南瓜、芹菜、冬瓜等，增加饱腹感。限制糖类食物的摄入，但应防止热量摄入不足引发酮症的危险。

（2）运动疗法：鼓励病人积极运动，逐渐增加活动量，以消耗能量。

（3）药物治疗：遵医嘱给予食欲抑制剂（苯丙胺类）、代谢类刺激剂（常用甲状腺激素类），服药期间补充水分。

（4）心理护理：耐心倾听病人诉说，进行恰当的解释，消除病人自卑和紧张心理。

（5）有心悸、气急、水肿、高血压、高血糖等时提供对症护理。

第二节　毒性弥漫性甲状腺肿甲状腺功能亢进症患者的护理

要点分析

本节内容较为重要，历年考试多有涉及。近5年的考试先后考查了甲状腺功能亢进的病因，基础代谢率测定，硫脲类药物的药理作用及不良反应，甲状腺危象的治疗，甲状腺功能亢进的护理措施等。整体的考查偏重于知识的记忆和应用。对于本节的复习，考生应着重掌握甲状腺功能亢进的病因、临床表现、辅助检查治疗要点，甲状腺危象的治疗，甲状腺功能亢进的护理措施等内容。本节记忆性内容较多，考生可结合"锦囊妙记"中的方法进行记忆。

考点纵览

（一）病因和发病机制（了解）

弥漫性毒性甲状腺肿（Graves病）是一种**自身免疫性疾病**，多见于**女性**，**各年龄组均可发病，20~40岁人群高发**。

1. 遗传因素　该病与遗传因素有关。

2. **自身免疫**　病人体内的T、B淋巴细胞功能缺陷，可合成多种针对自身甲状腺抗原的抗体。其中一种甲状腺刺激免疫球蛋白可直接作用于甲状腺细胞膜上的TSH受体，刺激甲状腺细胞增生，分泌亢进，**是Graves病的主要原因**。

小试身手 3. 甲状腺功能亢进症的主要病因是

A. 外部创伤　　　　　B. 细菌感染　　　　　C. 自身免疫

D. 过度劳累　　　　　E. 精神刺激

小试身手 4. Graves病最主要的原因

A. 遗传因素　　　　　B. 应激因素　　　　　C. 自身免疫

D. 病毒感染　　　　　E. 环境因素

3. 应激因素　包括创伤、精神刺激、感染、劳累等。

（二）临床表现（熟练掌握）

典型表现为高代谢综合征、甲状腺肿大及突眼征。

1. 甲状腺激素分泌过多综合征

（1）高代谢综合征：**怕热、多汗**，低热，皮肤温暖湿润等。

（2）精神神经系统：神经过敏、易激动、多言好动、紧张焦虑、注意力不集中、记忆力减退、失眠；腱反射亢进，伸舌和双手向前平伸时出现细震颤。

（3）消化系统：食欲亢进、消瘦、严重者出现恶病质；**大便频繁甚至慢性腹泻**；重者肝大、肝功能异常。

（4）心血管系统：心肌收缩力增强、心率增快，收缩压升高、舒张压降低，**脉压增大**，收缩期杂音，心律失常以房性期前收缩最常见。

锦囊妙记：脉压增大主要见于主动脉瓣关闭不全和甲亢

（5）肌肉骨骼系统：多数病人出现肌无力、肌萎缩，行动困难，临床上呈**慢性甲亢性肌病**。

（6）血液系统：白细胞计数低下，可伴血小板减少性紫癜；部分病人出现轻度贫血。

（7）生殖系统：女性病人月经稀少、闭经；男性病人阳痿、乳房发育；无论男女病人生育力均下降。

2. 甲状腺肿大　**呈弥漫性对称性肿大**，质地软无压痛，随吞咽动作上下移动，听诊可闻及震颤及杂音。

3. 突眼征　分非浸润性及浸润性突眼。

4.甲状腺皮肤病　胫骨前黏液性水肿，多呈对称性，严重时呈象皮肿。

5.老年性甲亢　表现为心动过缓、嗜睡、乏力、反应迟钝，症状多不典型，有时仅有厌食、腹泻等消化道症状；或以慢性肌病、甲亢性心脏病表现为主。

6.甲状腺危象

（1）诱因：①应激状态、如手术、感染、放射性碘治疗等；②躯体严重疾病：如低血糖、充血性心力衰竭、败血症、脑血管意外等；③口服过量TH制剂；④术中过度挤压甲状腺等。

（2）表现：①T≥39℃；②心率≥140次/分；③恶心、畏食、呕吐、腹泻、大汗、休克；④神情烦躁、焦虑、嗜睡或谵妄、昏迷；⑤合并心力衰竭、肺水肿等。

（三）辅助检查（熟练掌握）

1.基础代谢率（BMR）　禁食12小时、睡眠8小时以上、静卧空腹状态下进行测定。常用BMR简易计算公式：**BMR%＝脉压＋脉率－111。**基础代谢率20%~30%为轻度甲亢，30%~60%为中度甲亢，60%以上为重度甲亢。

`小试身手` 5.基础代谢率（BMR）的简易计算公式是

A.BMR%＝脉率＋收缩压－111　　　　B.BMR%＝脉率＋舒张压－111

C.BMR%＝脉率＋脉压　　　　　　　　D.BMR%＝脉率＋脉压－111

E.BMR%＝脉率＋收缩压

`小试身手` 6.基础代谢率的测定条件**不包括**

A.禁食12小时　　　　　B.睡眠8小时以上　　　　　C.静卧

D.空腹　　　　　　　　E.禁水6小时

`小试身手` 7.患者，男性，16岁，甲状腺功能亢进症，入院查体：甲状腺肿大，血压130/70mmHg，脉搏100次/分。该患者的基础代谢率为

A.19%　　　　　　　　B.29%　　　　　　　　C.39%

D.49%　　　　　　　　E.59%

2.甲状腺摄^{131}I率　正常2小时为5%~25%，24小时为20%~45%，甲亢病人摄碘率增高且高峰前移。

3.血清总T_3、总T_4（TT_3、TT_4）为甲状腺功能的基本筛选试验。

4.血清游离T_4（FT_4）　是具有生理活性的甲状腺激素，不受TBG影响，可诊断妊娠甲亢。

5.促甲状腺激素（TSH）测定　甲亢病人TSH明显降低。

6.T_3抑制试验　此试验可鉴别甲亢与单纯性甲状腺肿。老人及心脏病倾向者禁用。

7.促甲状腺激素释放激素（TRH）兴奋试验　甲亢时T_3、T_4增高，反馈抑制TSH，故TSH不受TRH兴奋；TRH给药后TSH增高可排除甲亢。

8.甲状腺抗体测定　促甲状腺激素受体（TRAB）阳性有助于Graves病诊断。还可检查促甲状腺激素受体刺激抗体（TSAB）协助诊断。

（四）治疗要点（掌握）

1.一般治疗　指导病人避免情绪激动，补充足够热量和营养。

2.抗甲状腺药物　常用药物包括**硫脲类**（甲硫氧嘧啶、丙硫氧嘧啶）及咪唑类（甲巯咪唑、卡比马唑）。抗甲状腺药物的**作用机制**为抑制甲状腺过氧化物酶，**阻断甲状腺激素合成**，具有一定的免疫抑制作用。丙硫氧嘧啶还可在甲状腺外抑制 T_4 转变为 T_3。

小试身手　8.患者，女性，30岁，患甲状腺功能亢进症2年，现正在服用甲硫氧嘧啶，该药的作用机制是

　　A.破坏甲状腺组织　　　　　　　B.抑制 T_4 转变为 T_3

　　C.阻断甲状腺素的合成　　　　　D.阻断甲状腺素的释放

　　E.抑制TSH释放

（1）适应证：①症状轻、甲状腺较小；②年龄<20岁、妊娠、年老体弱等不宜手术者；③术前准备；④甲状腺次全切除术后复发；⑤作为放射性 ^{131}I 辅助治疗等。

（2）剂量与疗程：初始剂量硫脲类300mg/d，咪唑类30mg/d，至症状明显改善，T_3、T_4 正常后逐渐减量，**总疗程1年半~2年**，甚至更长。

（3）不良反应：主要是**粒细胞减少**及药疹。粒细胞缺乏为致命性，多于初治2~3个月及复治1~2周发生。

> **锦囊妙记**：硫脲类药物的主要不良反应是粒细胞减少，粒细胞减少可导致感染，这也是为什么甲亢患者在服药期间要定期复查血常规的原因。

小试身手　9.硫脲类药物的主要不良反应是

　　A.粒细胞减少　　　　　B.胃肠道反应　　　　　C.肝功能损害

　　D.肾功能损害　　　　　E.低血糖反应

3.妊娠期甲亢的治疗：**药物治疗首选丙硫氧嘧啶**，禁用 ^{131}I 治疗。

（五）手术

1.适应证　①中重度甲亢，长期服药无效，停药后复发；②甲状腺巨大，引起压迫症状者；③胸骨后甲状腺肿伴甲亢者；④结节性甲状腺肿伴甲亢者。

2.禁忌证　①较重或发展较快的浸润性突眼者；②有严重心、肝、肾、肺等并发症，不能耐受手术者；③妊娠早期及晚期；④轻症病人可用药物治疗者。

（六）放射性碘

利用 ^{131}I 释放的 β 射线破坏甲状腺腺泡上皮，**减少甲状腺素合成与释放**。禁用于妊娠哺乳妇女、肝肾功能差、活动性结核等。放射性碘治疗可导致永久性甲减。

（七）β 受体阻滞剂

小剂量可对抗甲状腺激素的效应，大剂量（160mg/d以上）阻断 T_4 转变为 T_3。

（八）甲状腺危象的治疗

1.安置病人在安静低温的环境中，密切观察病人神志和生命体征变化。

2.对症及并发症处理

（1）高热者行药物或物理降温，必要时使用异丙嗪进行人工冬眠。**禁用阿司匹林，该药可与甲状腺结合球蛋白结合而释放游离甲状腺激素，使病情加重。**

（2）持续低流量给氧。

（3）补充足量液体。

（4）积极治疗感染、肺水肿等并发症。

3.抑制甲状腺激素合成及 T_4 转变为 T_3 首选丙硫氧嘧啶，口服或胃管灌入。

4.抑制已合成的甲状腺激素释放入血 选用碘化钠或卢戈碘液。

（九）护理措施（熟练掌握）

1.避免各种刺激 病室保持安静，室温保持在20℃左右，避免强光和噪声刺激。

2.饮食护理 给予**高热量、高蛋白、高脂肪、高维生素饮食，限制高纤维素饮食。**

> 锦囊妙记：甲亢是一种高代谢性疾病，因此需给予高热量、高蛋白、高脂肪、高维生素饮食；但甲亢患者有大便频繁甚至慢性腹泻，因此需限制纤维素高的食物。

小试身手 10.甲亢患者应限制

A.高热量饮食　　　　B.高蛋白饮食　　　　C.高脂肪饮食

D.高维生素饮食　　　E.高纤维素饮食

3.症状护理 甲亢病人多汗，应勤洗澡更衣，保持皮肤清洁舒适。腹泻较重者注意保护肛周皮肤。突眼者应加强眼部护理，如**经常点眼药，外出时戴茶色眼镜，避免强光与灰尘刺激，睡前涂眼药膏、戴眼罩，抬高头部，低盐饮食，**以减轻眼球后软组织水肿。

小试身手 11.甲亢患者伴有突眼的护理措施，**错误的是**

A.经常点眼药　　　　B.外出时戴茶色眼镜　　　C.睡前涂眼药膏

D.低盐饮食　　　　　E.去枕平卧

4.药物护理 **高热、咽痛时应警惕粒细胞缺乏，定期复查血常规。**嘱病人长期用药，不要任意间断、变更药物剂量或停药。**WBC<3.5×10^9/L、粒细胞<1.5×10^9/L、出现肝脏损害及药疹时应停药。**

5.预防甲亢危象 预防感染、外伤、精神刺激等应激性诱因，注意观察病人生命体征、出汗情况、精神及神志状态。若体温升高、脉搏明显加快、焦虑不安、大汗淋漓、畏食、恶心、呕吐、腹泻，应考虑发生了甲状腺危象，应立即通知医生处理。

第三节 糖尿病患者的护理

要点分析

本节内容非常重要，每年必考。近5年的考试先后考查了糖尿病的病因、急性和慢性并发症、辅助检查、治疗要点和护理措施等。整体的考查偏重于知识的记忆和应用。对于本节的复习，考生应着重掌握糖尿病急性和慢性并发症、辅助检查、治疗要点和护理措施等内容。本节记忆性内容较多，考生可按"锦囊妙记"中的方法进行记忆。

考点纵览

一、病因和发病机制（熟练掌握）

1.**遗传因素** 糖尿病是多基因遗传疾病，**2型糖尿病**有更强的遗传基础。

2.**自身免疫** 病毒感染可启动胰岛 β 细胞的自身免疫反应。**1型糖尿病病人体内存在胰岛素抗体**。

小试身手 12.1型糖尿病发病的机制是

A.老年人肾小球排量少 　　　　　　B.吃糖过多，短期内无法排出

C.胰岛素分泌绝对不足 　　　　　　D.肝糖原快速释放糖

E.老年人肾小管重吸收糖多

小试身手 13.1型糖尿病的发病机制为

A.细菌感染 　　　　B.自身免疫 　　　　C.摄糖过多

D.供血不足 　　　　E.代谢不良

3.**环境因素** 如都市化生活、高热量饮食、缺乏体育锻炼等。

各种因素共同作用使胰岛 β 细胞功能下降，胰岛素分泌减少，胰岛素释放缺陷或胰岛素受体缺乏、亲和力下降、受体抗体产生，导致糖尿病。

> 锦囊妙记：在糖尿病的病因中，考生可简单地记为：1型糖尿病的主要病因为自身免疫，2型糖尿病的主要病因为遗传因素。

二、临床表现（熟练掌握）

（一）代谢紊乱综合征

1.**多尿、口渴、多饮** 由于血糖升高导致渗透性利尿，病人出现多尿。多尿导致机体失水，病人口渴多饮。

2.**多食** 由于体内葡萄糖随尿大量丢失，糖不能被机体充分利用，体内能量来源减少，病人易饥饿、食欲亢进、进食量明显增加。

3.**消瘦、疲乏无力、体重减轻** 葡萄糖供能不足，体内贮存的脂肪、蛋白质分解产能，体重下降。

（二）并发症

1.急性并发症

（1）糖尿病酮症酸中毒：多见于1型糖尿病，2型糖尿病在某些诱因的作用下也可发生。

诱因：①胰岛素、口服降糖药剂量不足或治疗中断；②感染；③生理压力（手术、妊娠、分娩）；④饮食不当。

临床表现：早期酮症阶段病人仅有多尿、多饮、疲乏等，继之出现食欲减退、恶心、呕吐、头痛、嗜睡、**呼吸深大（Kussmaul呼吸），呼吸气中有烂苹果味**（丙酮所致）；后期明显脱水，皮肤干燥、血压下降、尿少、休克、昏迷致死。

（2）高渗性高血糖综合征

诱因：感染、急性胃肠炎、胰腺炎、脑血管意外、严重肾脏疾病、血液或腹膜透析、静脉营养、不合理限制水分以及使用糖皮质激素、免疫抑制剂等。

临床表现：起病时先出现多尿、多饮，多食不明显，或反而食欲减退。随病情加重，病人出现神经精神症状，嗜睡、定向障碍、幻觉、偏盲、偏瘫等，最后昏迷。

（3）感染：全身各部位感染，以**皮肤、泌尿系统感染**多见。

2.慢性并发症

（1）**心血管病变**：是糖尿病**最严重而突出的并发症**，基本病理变化为动脉硬化及微血管病变。**血管病变**引起的心、脑、肾等严重并发症是糖尿病病人死亡的**主要原因**。

> 锦囊妙记：糖尿病并不可怕，可怕的是并发症，特别是导致患者死亡的心血管病变。

小试身手 14.糖尿病患者主要的死亡原因是

A.低血糖昏迷　　　　　B.酮症酸中毒　　　　　C.非酮症性高渗性昏迷

D.血管病变　　　　　　E.感染

（2）**肾脏病变**：是**1型糖尿病病人的主要死亡原因**。病人出现蛋白尿、水肿、高血压、肾功能减退甚至肾衰竭；血浆蛋白降低、血脂明显升高、伴氮质血症和尿毒症。

（3）眼部病变：视网膜血管硬化、脆弱、出血、纤维增生，最终导致视网膜脱离，视网膜病变是致盲的主要原因之一。

（4）神经病变：以周围神经病变最常见，常为对称性，下肢比上肢严重。最初表现为肢端感觉异常如袜子或手套状分布，伴四肢麻木、刺痛感、蚁走感、感觉过敏或消失。

（5）糖尿病足：因末梢神经病变，下肢动脉供血不足以及感染等因素导致糖尿病足，病人出现足部疼痛、皮肤溃疡、肢端坏疽等。

小试身手 15.患者女，72岁，糖尿病20年，诉视物不清，胸闷憋气，双腿及足底刺痛。夜间难以入睡多年，近一周足趾逐渐变黑，**不属于**该患者并发症的是

A.视网膜病　　　　　B.肢端坏疽　　　　　C.冠心病

D.神经病变　　　　　E.肺部感染

3.低血糖症

（三）辅助检查（熟练掌握）

1.血糖 **空腹和餐后2小时血糖升高是诊断糖尿病的主要依据**。空腹血糖≥7.0mmol/L（126mg/dl）和（或）餐后2小时血糖≥11.1mmol/L（200mg/dl）可确立诊断。

2.尿糖 简单易行，除老年病人及肾功能不全外，可作为判断疗效的指标。

3.口服葡萄糖耐量试验（OGTT） 口服糖水或静脉注射葡萄糖溶液后 0.5、1、2、3小时取血测血糖。

4.**糖化血红蛋白（GHB）** 可反映**取血前2~3个月的血糖平均水平**。

5.**血、尿酮体测定** 可及时发现酮症。

6.血脂测定 定期监测血清胆固醇，三酰甘油，高低密度脂蛋白等。

小试身手 （16~17题共用备选答案）

A.血糖　　　　　　　　　　　B.口服葡萄糖耐量试验

C.糖化血红蛋白　　　　　　　D.血脂

E.血酮体

16.糖尿病的确诊方法是

17.反映2~3个月前血糖平均水平的检查方法是

（四）治疗原则（熟练掌握）

> 锦囊妙记：糖尿病的治疗可概括为"五驾马车"：饮食治疗、运动疗法、药物治疗、血糖监测、健康教育和心理治疗。其中饮食治疗是最基本的治疗措施。

饮食治疗 是治疗糖尿病**最基本的措施**。饮食治疗的原则：控制总热量，进食低糖、低脂（以不饱和脂肪酸为主）、适当蛋白质、高纤维素（可延缓血糖吸收）、高维生素饮食。饮食做到定时、定量。

小试身手 18.糖尿病最基本的治疗措施是

A.运动疗法　　　　　　B.口服降糖药　　　　　　C.胰岛素治疗

D.控制饮食　　　　　　E.血糖监测

（1）热量计算：根据理想体重计算每日需要的总热量。成人**休息状态**下每日 83.7~125.5kJ（**20~30kcal**）**/kg，轻体力劳动者为125.5~146.4kJ（30~35kcal）/kg，中体力劳动者为**146.4~167.4kJ（**35~40kcal**）**/kg，重体力劳动者为**167.4kJ（**40kcal**）**/kg以上**。生长发育期的个体、孕妇、哺乳期妇女、营养不良及消耗性疾病病人计算热量时应增加10%~20%，过重或肥胖者应减少10%~20%。

（2）营养成分分配：**糖类占总热量50%~60%**，以主食为主，**脂肪20%~30%，蛋白质15%**（平均1g/kg理想体重）。

（3）热量分配　根据饮食习惯，**选择1/5、2/5、2/5或1/3、1/3、1/3**。对正在使用胰岛素的病人，为避免低血糖，可在两餐中或睡前加餐，但所吃食物应计算在总热量中。

2.运动治疗

（1）原则：因人而异、循序渐进、定时、定量、适可而止。

（2）运动种类：根据个人兴趣和易掌握的程度选择散步、打太极拳、慢跑、跳舞等。

（3）运动时间及强度：**一般每天坚持运动半小时至1小时**，每周至少5次。**餐后1小时运动可达较好的降糖效果，最好不要空腹运动**，以免发生低血糖，外出运动时携带糖果。运动量的简易计算方法为**靶心率=170－年龄**。

3.药物治疗

（1）口服降糖药：

分类	适用范围	不良反应
胰岛素促泌剂类	轻中度型糖尿病、尚有一定残存胰岛功能者	**低血糖**
双胍类	**超重的2型糖尿病**，与其他类降糖药联合应用于较重或磺脲类继发失效的2型糖尿病，也可与胰岛素联用于1型糖尿病	乳酸酸中毒、胃肠道反应
葡萄糖苷酶抑制剂	降低餐后血糖，阿卡波糖、伏格列波糖，均需与第一口主食同时嚼服	腹胀、排气增多、腹泻。慢性腹泻、胃肠炎症者忌用
噻唑烷二酮类（格列酮类）	胰岛素抵抗显著的2型糖尿病患者。常用罗格列酮、吡格列酮	水肿，有心力衰竭倾向或肝病者慎用

小试身手 19.胰岛素最常见的不良反应是

A.过敏反应　　　　B.低血糖反应　　　　C.胃肠道反应

D.酮症反应　　　　E.肝功能损害

（2）胰岛素

1）适应证：①**1型糖尿病**；②**糖尿病并发酮症酸中毒、非酮症高渗性昏迷、乳酸性酸中毒等急性并发症**；③**对口服降糖药无效的2型糖尿病**；④糖尿病合并应激及其他情况：手术、**妊娠**、分娩、严重感染，心脑血管急症，肝肾疾病或功能不全等。

2）剂型：根据起效时间分为超短效、短效（普通）、中效及长效制剂。各类胰岛素均可皮下注射，仅短效制剂还可静脉滴注。

3）剂量：根据病情轻重，开始按0.2~1.0U/ kg计算一日总量，**早、中、晚餐前或加上睡前分别皮下注射**；依据各餐前、后及睡前血、尿糖水平，每3~4日调整1次剂量，每次可增减2~4U，至血糖水平达到空腹5~6.7mmol/L（90~120mg/dl），餐

后 ≤8.3mmol/L（150mg/dl）为宜。

（3）酮症酸中毒的处理

1）胰岛素治疗：**小剂量持续静脉滴注速效胰岛素**，4~6U/h，根据血糖水平每2小时调整胰岛素剂量。初始在生理盐水中加胰岛素静脉滴注，待血糖降至13.9mmol/L（250mg/dl）后改为5%葡萄糖液或5%葡萄糖盐液，按照每3~4g葡萄糖加1U胰岛素计算的剂量持续给予，直至尿酮体消失。尿糖弱阳性时，酌情皮下注射速效胰岛素8U，1小时后停用静脉胰岛素，改为皮下注射。

2）**补液**：本病常有较严重的失水，需大量补充。补液量根据病人脱水程度及心功能等级决定，一般为体重的10%左右，**先快后慢（前4小时给予总量的1/3，前8小时加至总量的1/2，剩余1/2在24小时内输入）**。

3）补钾：酮症酸中毒病人体内常有缺钾，对有尿的病人治疗开始即应补钾。补钾持续至少1周左右，同时应定时监测血钾水平。

4）纠正酸中毒：血pH<7.0，$CO_2CP \leq 10.0mmol/L$（20体积%）或 $[HCO_3^-]$ <10.0mmol/L时补充1.4%碳酸氢钠溶液（不用乳酸钠），待血pH>7.2，CO_2CP>15.0mmol/L（30体积%）时停止补碱。

5）治疗并发症：积极抗感染、纠正脱水、休克、心力衰竭等。

小试身手 20.患者，男性，20岁，患1型糖尿病3年，1天前发生恶心、呕吐、头痛、嗜睡，呼吸深大，呼气有烂苹果味。应考虑为

A.酮症酸中毒   B.低血糖   C.短暂脑缺血

D.呼吸衰竭   E.脑血栓形成

小试身手 （21~22题共用题干）

患者，男性，50岁，患2型糖尿病5年。晨练时出现疲乏、强烈饥饿感、出汗、脉速、恶心、呕吐，随即陷入昏迷。旁人见状后呼"120"急救。

21.该患者可能出现了

A.低血糖昏迷   B.酮症酸中毒

C.非酮症性高渗性昏迷   D.糖尿病肾病

E.急性心力衰竭

22.医护人员到场后，首要的处理措施是

A.静脉滴注胰岛素   B.纠正酸中毒

C.静滴碳酸氢钠   D.静脉推注50%葡萄糖

E.应用呼吸兴奋剂

（五）护理措施（熟练掌握）

1.预防感染

（1）病情观察：密切观察血糖、尿糖变化。

（2）控制血糖：严格遵守饮食治疗计划，按时按量服用降糖药物。

（3）防止上呼吸道感染：室内通风、保持室内空气新鲜，注意保暖；嘱病人避免接触上呼吸道感染者。

（4）保持身体清洁、避免损伤：经常用温水擦洗身体，注意保持口腔、会阴、

足部清洁。

（5）积极治疗皮肤损伤及感染：一旦发现皮肤损伤及感染，应进行清创、消毒、包扎，应用抗感染药物。

2.足部护理

（1）指导病人定期检查足部皮肤：**足部皮肤出现鸡眼、裂缝、水疱、溃疡、趾甲异常等情况时勿自行处理**。

（2）改善足部血液循环：**使用热水袋水温不宜超过50℃**。

> 锦囊妙记：一般情况下，热水袋水温成人60℃~70℃，昏迷、老人、婴幼儿、感觉迟钝、循环不良等患者，水温应低于50℃。

（3）选择合适的鞋袜：选择干净、合脚、舒适的鞋袜，平常不穿紧身裤、吊带袜，避免影响下肢血液循环。

（4）禁烟。

3.药物护理

（1）口服降糖药：①**胰岛素促泌剂在饭前半小时口服**。②**双胍类药物进餐时或餐后服**，苯乙双胍胃肠反应较大，可引起酮尿、高乳酸血症，肝肾功能不良、心、肺功能不全、低氧血症等病人禁用。③葡萄糖苷酶抑制剂：**与第一口饭同时嚼服**，不良反应包括腹胀、腹痛、腹泻。④噻唑烷二酮类（格列酮类）：**主要不良反应为水肿**，有心力衰竭倾向或肝病者慎用。

（2）胰岛素不良反应：①**低血糖反应**：**最常见**，危险性较大，主要与用量过大、进食过少或运动过多有关。②过敏反应。③注射部位脂肪萎缩。

> 锦囊妙记：下列几种疾病患者可出现低血糖：糖尿病、营养不良、小儿腹泻。低血糖的主要表现为：出冷汗、肢冷、脉弱、血压下降等休克表现。出现上述表现可喂糖水或立即静脉注射25%的葡萄糖溶液。

注意事项：①剂量准确；②注射时间：一般中长效胰岛素与进餐关系不大，但速效制剂必须在餐前半小时注射；③注射部位选择与轮换，1周内同一部位注射不超过2次；④胰岛素保存：未开封的胰岛素放于**冰箱2~8℃冷藏保存**，正在使用的胰岛素在常温下（不超过25~30℃）可使用28~30天，避免太阳直晒、剧烈晃动；⑤**混合注射胰岛素时应先抽普通胰岛素，再抽中长效胰岛素**。

4.酮症酸中毒的护理

（1）病情观察：①监测生命体征、神志变化；②记录尿量变化，记录出入量；③监测血、尿糖，血、尿酮体，电解质，肾功能及血气分析。

（2）遵医嘱补液，注射胰岛素，纠正水电解质酸碱平衡紊乱。

（3）昏迷护理　昏迷者应加强口腔、皮肤护理，保持呼吸道通畅，预防感染，防止血栓性静脉炎及肌肉萎缩等。

5.健康教育 包括：①合理控制饮食；②坚持运动；③学会自我监测尿糖；④教会病人掌握胰岛素注射技术；⑤掌握服用降糖药物的注意事项；⑥自我保护：注意清洁卫生，防止皮肤损伤，预防感冒，生活规律，情绪稳定，外出时随身携带疾病卡和糖果，以备低血糖时急需；⑦定期查血糖、肾功能和眼底。

参考答案

1.C 2.D 3.C 4.C 5.D 6.E 7.D 8.C 9.A 10.E 11.E 12.C 13.B
14.D 15.E 16.A 17.C 18.D 19.B 20.A 21.A 22.D

答案与解析

1.C 垂体性侏儒症主要表现为身材矮小，骨龄落后；面容幼稚、皮肤细腻；性幼稚，但无智力障碍。呆小症主要表现为下肢短，上部量>下部量；骨龄落后、性发育迟缓，智力低下。

2.D 肥胖是指体重超过标准体重的20%。

3.C 甲状腺功能亢进患者体内可合成多种针对自身甲状腺抗原的抗体。其中一种甲状腺刺激免疫球蛋白可直接作用于甲状腺细胞膜上的TSH受体，刺激甲状腺细胞增生，分泌亢进，是甲状腺功能亢进的主要原因。

4.C Graves病，又称毒性弥漫性甲状腺肿，是一种伴甲状腺激素分泌增多的器官特异性自身免疫病，是甲状腺功能亢进症的最常见病因。

5.D 基础代谢率（BMR）常用BMR简易计算公式：BMR%=脉压+脉率-111。

6.E 基础代谢率的测定应在禁食12小时、睡眠8小时以上、静卧空腹状态下进行。

7.D 该患者的基础代谢率为（130-70+100）-111=49。

8.C 硫脲类药物的作用机制为阻断甲状腺素的合成。

9.A 硫脲类药物的主要不良反应是粒细胞减少及药疹。

10.E 甲亢患者因为肠蠕动增加，常出现腹泻，因此，应限制高纤维素饮食。

11.E 甲亢患者卧床时应抬高头部，以减轻眼球后软组织水肿。

12.C 1型糖尿病病人体内存在胰岛素抗体，导致胰岛素分泌绝对不足，多见于青少年；2型糖尿病主要为有遗传基础，多见于老年人。

13.B 1型糖尿病的主要病因为自身免疫，在1型糖尿病患者体内存在胰岛素抗体。

14.D 糖尿病患者由于血糖升高，导致动脉硬化及微血管病变。血管病变所致心、脑、肾等严重并发症是糖尿病患者的主要死亡原因。

15.E 上述糖尿病患者出现了视物不清，考虑出现了视网膜病变，胸闷憋气考虑并发了冠心病；双腿及足底刺痛考虑出现了外周神经病变；近一周足趾逐渐变黑考虑发生了肢端坏疽，题干中并没有依据支持肺部感染，因此本题选E。

16~17.A、C 空腹和餐后2小时血糖升高是诊断糖尿病的主要依据。空腹血糖≥7.0mmol/L和（或）餐后2小时血糖≥11.1mmol/L（200mg/dl）可确诊为糖尿病。糖化血红蛋白（GHB）测定可反映取血前2~3个月的血糖水平。

18.D 饮食治疗是糖尿病，特别是2型糖尿病最基本的治疗措施。

19.B 胰岛素最常见的不良反应是低血糖，主要与用量过大、进食过少或运动过多有关。

20.A 1型糖尿病出现酮症酸中毒时的主要表现为：呼吸深大（Kussmaul呼吸），呼气中出现烂苹果味，题干提供的信息符合上述表现。

21~22.A、D 上述患者为糖尿病患者，在空腹锻炼时出现饥饿感、出汗、脉速等症状，符合低血糖的典型表现。一旦发生低血糖，护士应迅速给予50%葡萄糖溶液静脉推注。

第八章　风湿性疾病患者的护理

第一节　常见症状的护理

要点分析

　　本节内容较为简单，历年考试基本未涉及。对于本节的复习，考生应熟悉风湿性疾病患者疼痛的特点、多器官系统的损害症状等内容。考生在复习本节内容时，可将系统性红斑狼疮与类风湿关节炎的特点进行对比。

考点纵览

（一）关节疼痛、肿胀及功能障碍

　　关节及周围肌肉、软组织、神经的疼痛是风湿性疾病的主要症状。疼痛的特点有：

　　1.多为缓慢起病，除痛风的发作突然急骤外。

　　2.疼痛性质、表现各不相同　痛风的关节痛固定在少数关节，剧痛难忍；<u>风湿热的关节痛多呈游走性</u>；类风湿所致膝关节痛活动后减轻，骨关节炎所致膝关节痛于活动后缓解。

　　3.疼痛部位有助于疾病诊断　骨关节炎常累及远端指间关节；<u>类风湿关节炎多累及腕、掌指、近端指间关节，多呈对称分布</u>；<u>系统性红斑狼疮</u>受累的关节常是<u>近端指间关节</u>，腕、足、膝、踝关节，对称分布；痛风累及少数或单一关节，通常为趾和第1跖趾关节，且疼痛不对称；强直性脊柱炎易累及膝、髋、踝关节，多不对称。

　　4.关节痛的伴随症状及演变有助于评价预后。

（二）多器官系统的损害症状

　　风湿性疾病可累及皮肤、肺、肾、胃肠道、心脏、神经、血液等系统，<u>如类风湿关节炎病人肘关节附近可出现皮下结节</u>；系统性红斑狼疮病人多数在面部出现对称皮疹，部分病人有狼疮性肾炎，还可累及消化道导致吞咽困难、便秘，累及肺引起呼吸困难等。

第二节　系统性红斑狼疮患者的护理

要点分析

　　本节内容较为重要，历年考试多有涉及。近5年的考试先后考查了系统性红斑狼疮的病因、临床表现、辅助检查、首选药物和护理措施等。整体的考查偏重于知

识的记忆和应用。对于本节的复习，考生应着重掌握系统性红斑狼疮的病因、临床表现、辅助检查、首选药物和护理措施等内容。本节记忆性内容较多，考生可结合"锦囊妙记"中的方法进行记忆。

考点纵览

（一）病因和发病机制（了解）

病因未明，目前认为与遗传、**环境因素（阳光照射）**、**雌激素**、药物（普鲁卡因胺、肼屈嗪、氯丙嗪）等有关。在上述因素作用下，**易感机体丧失正常的免疫耐受性，不能正确识别自身组织**，**引发自身免疫反应**，产生多种自身抗体，导致组织炎症性损伤。

> 锦囊妙记：下列疾病均为免疫因素引起：甲亢、系统性红斑狼疮、原发免疫性血小板减少症、肾病综合征等。

小试身手 1.系统性红斑狼疮发病的主要原因是

A.劳累　　　　　　B.药物过敏　　　　　　C.自身免疫

D.阳光照射　　　　E.性激素

小试身手 2.引起系统性红斑狼疮发病和病情加重的直接诱因是

A.气温急剧变化　　B.长期在潮湿环境下　　C.长时间在高温环境下

D.空气污染严重　　E.阳光照射裸露皮肤

（二）病理改变（掌握）

系统性红斑狼疮（SLE）的病理改变为炎症及炎症后病变，**以血管炎和血管病变**为突出，结缔组织有广泛的纤维蛋白样变性及淋巴细胞、浆细胞浸润；坏死性血管炎。特征性病变为：

特征性病变	意义
苏木紫小体（狼疮小体）	抗核抗体作用于细胞和形成的蓝染圆形或椭圆形物质，**为诊断SLE的特征性依据**
"洋葱皮样"病变	脾中央动脉和其他小动脉周围显著的向心性纤维增生
疣状心内膜炎	在心瓣膜腱索上形成的赘生物
狼疮性肾炎	**几乎所有SLE病人均有肾损伤**，称为狼疮性肾炎，其病理改变可位于肾小球、肾间质、肾小管及肾血管

（三）临床表现（掌握）

SLE病程迁延，反复发作。起病可为暴发性、急性或隐匿性，开始可为单一器官受累，也可多个系统同时受累，除关节痛、皮疹及脏器受累的相应症状外，常伴发热、乏力、体重下降等全身症状，**几乎所有病人均有不同程度的肾脏损害，肾衰**

竭和感染是导致SLE死亡的主要原因。

1. 全身症状　活动期大多数病人出现全身症状，如发热（无一定热型）、疲倦、乏力、体重减轻及淋巴结肿大等。

2. 皮肤黏膜损害　80%病人出现皮肤黏膜损害，常见于**暴露部位**出现对称的皮疹，典型者在双面颊和鼻梁部有深红色或紫红色**蝶形红斑**，表面光滑，有时可见鳞屑，病情缓解后红斑消退，留有棕黑色色素沉着。在手掌的大小鱼际、指端及指（趾）甲周也可出现红斑，为血管炎的表现。活动期病人出现脱发、口腔溃疡。

小试身手 3. 系统性红斑狼疮最常见的皮损是

A. 蝶形红斑　　　　　　B. 紫癜　　　　　　C. 玫瑰疹

D. 血肿　　　　　　　　E. 荨麻疹

3. 关节与肌肉疼痛　90%以上的病人有关节受累，**大多数关节肿痛是首发症状**，受累关节常为**近端指间关节、腕、足部、膝和踝关节**。呈对称分布，较少引起畸形。

4. 脏器损害

（1）肾：几乎所有的SLE病人合并**肾脏损害，约半数病人有狼疮性肾炎**。表现为肾小球肾炎或肾病综合征，出现不同程度的水肿、血尿、蛋白尿、管型尿、高血压及肾功能不全，一旦发展为**尿毒症**，则成为**病人死亡的常见原因**。②心血管：部分病人有心包炎。③肺与胸膜：30%的病人出现单侧或双侧胸膜炎，伴少量或中等量渗出液，偶见血性渗出液。部分病人出现肺部感染，体温升高，听诊有湿啰音。④消化系统：少数出现急腹症，病人出现腹泻、消化道出血、急性腹膜炎、肝大、黄疸等。⑤神经系统：病人出现抽搐、偏瘫、昏迷等。出现中枢神经损害常提示病变活动、病情危重、预后不良。⑥血液系统：最常见的是**正细胞正色素性贫血**。

小试身手 4. 系统性红斑狼疮最常见的损害脏器是

A. 肺　　　　　　　　　B. 心　　　　　　　C. 脾

D. 肾　　　　　　　　　E. 肝

（四）辅助检查（掌握）

1. 血液检查　多数病人有轻中度贫血，病情活动时红细胞沉降率增快，1/3病人血小板减少，白细胞计数为$(2\sim4.5)\times10^9$/L。

2. 免疫学检查

检查项目	意义
狼疮细胞	血或骨髓中找到狼疮细胞，阳性率约60%，但特异性不高
抗核抗体（ANA）	阳性率达95%，但特异性不高
抗SM抗体	SM是细胞核中的酸性核蛋白，特异性高，但敏感性低，**一般认为抗SM抗体是SLE的标志抗体。**
抗双链DNA抗体	阳性率约为60%，特异性高。
蛋白质与补体	大多数病人有 α_2 及 γ 球蛋白增高，IgG升高；血清补体减少，C3、C4在活动期明显减少。

小试身手　5.患者，女性，32岁，近3个月来出现全身乏力、低热、关节肿痛，免疫学检查抗Sm抗体（＋），应考虑为

A.风湿性关节炎　　　　B.系统性红斑狼疮　　　　C.骨结核

D.风湿性心脏病　　　　E.痛风

3.免疫病理检验　肾穿刺活组织检查对治疗狼疮性肾炎和估计预后有价值。

（五）治疗原则（掌握）

1.一般治疗　活动期卧床休息，慢性期或病情稳定后可适当活动，但应注意劳逸结合；注意预防感染，一旦感染应积极治疗。**夏天穿长袖衣服、戴帽子，减少暴露部位，避免日晒。**

2.药物治疗

（1）糖皮质激素：是治疗SLE的**首选药，常选泼尼松。**

> 锦囊妙记：系统性红斑狼疮、原发免疫性血小板减少症、肾病综合征3种疾病均为免疫性疾病，所以这3种疾病的治疗均首选糖皮质激素。

小试身手　6.系统性红斑狼疮患者首选的药物是

A.泼尼松　　　　　　　B.阿司匹林　　　　　　　C.磷酸氯喹

D.环磷酰胺　　　　　　E.长春新碱

（2）非甾体抗炎药：口服，主要用于发热，关节、肌肉酸痛，而无明显血液病变的轻症病人。

（3）抗疟药：**主要治疗盘状狼疮，**常用**磷酸氯喹，**每日250~500mg，其衍生物排泄缓慢，可在体内蓄积引起视网膜退行性变，故应**定期查眼底。**

小试身手　7.治疗盘状狼疮的主要药物是

A.泼尼松　　　　　　　B.阿司匹林　　　　　　　C.磷酸氯喹

D.环磷酰胺　　　　　　E.长春新碱

（4）免疫抑制剂：应用于易复发但因严重不良反应而不能使用激素者。常用药物有环磷酰胺、硫唑嘌呤、长春新碱等。此类药毒性较大，使用中应定期查血常规、肝功能。

（六）护理措施（熟练掌握）

1.病情观察　观察生命体征、意识、瞳孔变化，注意观察受累关节、肌肉的部位及疼痛性质和程度。注意观察易感部位如口腔、皮肤黏膜情况，加强口腔和皮肤护理。

2.活动与休息　急性期、疾病活动期应卧床休息，病情缓解期后适当活动。

3.做好皮肤护理　**避免在烈日下活动，必要时穿长袖衣裤、戴遮阳帽、打伞，禁忌日光浴。**保持皮肤清洁卫生，**忌用碱性肥皂，**避免使用化妆品及化学药品，**避免刺激皮肤。**保持口腔清洁及黏膜完整，**坚持晨起、睡前、餐后用消毒液漱口，防**

止感染。细菌感染时用1：5000呋喃西林液漱口，局部涂碘甘油；真菌感染者用1%~4%碳酸氢钠液漱口，或用2.5%制霉菌素甘油涂敷患处。口腔溃疡者漱口后用中药冰硼散或锡类散涂敷。**忌染发、烫发、卷发**。

小试身手 8.系统性红斑狼疮患者皮肤护理不正确的是

A.用温水清洗　　　　　　　　　B.忌用碱性肥皂

C.忌用化妆品　　　　　　　　　D.避免阳光暴晒

E.每日3次，用冷水局部湿敷

4.药物护理 非甾体类抗炎药宜饭后服，以减轻胃肠道反应，具有肾毒性，伴肾炎者禁用。**抗疟药的衍生物排泄缓慢，可在体内蓄积，引起视网膜退行性病变，因此应定期查眼底**。免疫抑制剂毒性较大，引起胃肠不适、脱发、肝脏损害、神经炎、骨髓抑制等，故使用中应定期查血常规、肝功能。

5.饮食护理 给予高蛋白、富含维生素、营养丰富易消化饮食，避免刺激性食物。**忌食含有补骨脂素的食物，如芹菜、香菜、无花果**等。肾功能损害者给予低盐饮食，适当限水，准确记录24小时出入量；心脏明显受累者给予低盐饮食；尿毒症者应限制蛋白质摄入；消化功能障碍者给予无渣饮食。

6.预防感染 注意观察感染迹象，监测生命体征及白细胞变化，若体温达到38℃以上，局部皮肤黏膜红肿，出现咳嗽、咳痰、胸痛等征象应报告医生，并协助处理。保持皮肤干燥，注意口腔、皮肤、会阴等易感部位的卫生。

小试身手 （9~10题共用题干）

患者，女性，28岁，因患系统性红斑狼疮入院。查体：面颊部红斑明显，表面可见鳞屑；实验室检查提示：血抗核抗体阳性，抗双链DNA抗体阳性。

9.治疗本病的主要药物是

A.糖皮质激素　　　　B.非甾体类抗炎药　　　C.抗疟药

D.免疫抑制剂　　　　E.肾上腺皮质激素

10.针对该患者的护理措施，**错误的是**

A.急性期及疾病活动期应卧床休息

B.用清水清洗皮损处

C.患者住单间，减少探视

D.脱发的患者应减少洗头次数

E.可食芹菜、香菜等含补骨脂素食物

7.健康指导

（1）介绍疾病和药物知识：如做到早期诊断和有效治疗，病人的预后可改变。指导病人积极配合治疗，注意劳逸结合，适当锻炼。

（2）介绍预防感染的方法：指导病人**避免阳光直射皮肤，禁止日光浴**；避免疲劳、预防接种及服用诱发本病的药物等。**禁用碱性过强的肥皂清洁皮肤**，用温水洗脸，**忌用各类化妆品**。剪指甲勿过短，防止损伤指甲周围皮肤引起感染。

（3）介绍生育知识：SLE好发于育龄女性，嘱咐病人注意避孕，病情稳定及肾功能正常者可受孕，并在医生指导下妊娠。

第三节　类风湿关节炎（RA）患者的护理

要点分析

本节内容较为重要，历年考试偶有涉及。近5年的考试先后考查了类风湿关节炎的病因与发病机制、临床表现、辅助检查和护理措施等。整体的考查偏重于知识的记忆和应用。对于本节的复习，考生应着重掌握类风湿关节炎的临床表现、辅助检查、治疗要点和护理措施等内容。

考点纵览

（一）病因和发病机制（了解）

病因未明，一般认为是某些可疑病原体（细菌、病毒、支原体等）感染人体，在某些诱因（潮湿、寒冷、创伤等）作用下，侵入滑膜和淋巴细胞，引起自身免疫反应，产生一种**自身抗体IgM，称类风湿因子（RF）**。RF作为一种自身抗原与体内变性的**IgM**起免疫反应，形成抗原–抗体复合物沉积在滑膜组织上，激活补体，产生多种过敏因素，引起关节滑膜炎症，使软骨和骨质破坏加重。**滑膜炎是类风湿关节炎最基本的病理改变**。

小试身手 11.类风湿因子是一种

A.自身抗体　　　　　　　B.细胞免疫因子　　　　　C.抗原抗体复合物

D.C反应蛋白　　　　　　E.感染性抗原

小试身手 12.类风湿关节炎的基本病理改变是

A.免疫反应　　　　　　　B.关节畸形　　　　　　　C.骨质破坏

D.滑膜炎　　　　　　　　E.补体激活

小试身手 13.患者女，40岁，因关节肿痛伴僵硬多年，诊断为类风湿关节炎，其发病的相关因素是

A.遗传因素　　　　　　　B.感染因素　　　　　　　C.环境因素

D.化学物理因素　　　　　E.自身免疫因素

（二）临床表现（掌握）

1.全身表现　多数病人缓慢起病，在出现明显关节症状前多有全身不适、乏力、发热、食欲低下、手足发冷等全身症状。少数病人急性起病，在数天内出现多个关节症状。

2.关节表现　**主要侵犯小关节，尤其是手关节**，其次是趾、膝、踝、肘、肩等关节。

（1）**晨僵**：病变关节静止不动后可出现半小时甚至更长时间的僵硬，活动受限，如胶黏着样的感觉，适度活动后可减轻，**尤以晨起时最明显，称为晨僵，晨僵的程度和持续时间可作为判断病情活动度的指标**。95%以上的病人会出现晨僵。

小试身手 14.可作为判断类风湿关节炎病情活动度的指标是

A.晨僵　　　　　　　B.关节疼痛　　　　　C.关节肿胀

D.关节畸形　　　　　E.关节功能障碍

小试身手 15.类风湿关节炎活动期的标志是

A.自发痛　　　　　　B.梭状指　　　　　　C.晨僵

D.压痛　　　　　　　E.畸形

（2）关节疼痛和肿胀：**关节痛**往往是**最早的关节症状，最常受累的关节是腕**、**掌指关节**、近端指关节，大关节亦常受累。**多呈对称性、持续性**，时轻时重，常伴压痛。

小试身手 16.类风湿关节炎病变的特点是

A.关节畸形　　　　　B.游走性疼痛　　　　C.双侧对称

D.关节肿胀　　　　　E.累及大关节

（3）关节畸形：多见于晚期病人。急性发作期，由于滑液增加和关节外软组织肿胀，关节肿胀呈梭形，特别是近端指间关节，称梭状指。

（4）功能障碍　病变后期关节不能保持在正常位置，手指在掌指关节处偏向尺侧，或出现关节半脱位，形成特异性的尺侧偏向畸形，导致关节活动障碍。

3.关节外表现　**类风湿结节是本病较特异的皮肤表现**，多位于关节隆突部和受压部位皮下，如上肢鹰嘴突、腕、踝等关节。类风湿结节的存在提示本病的活动性。关节外表现还包括巩膜炎、结膜炎及脉络膜炎、胸膜炎、胸腔积液、心包炎以及周围神经病变。

（三）辅助检查（掌握）

1.血液检查　出现轻中度贫血。白细胞及分类多正常。红细胞沉降率加快，是滑膜炎的活动性指标。

2.免疫学检查　C反应蛋白是炎症过程中出现的急性期蛋白，增高提示本病的活动性。**类风湿因子（RF）在80%病人中呈阳性，其滴度与本病活动性和严重性成正比。**

3.关节滑液检查　关节有炎症时滑液增多，滑液中白细胞明显增多。

4.关节X线检查　对关节病变的分期和判断病情变化很有意义。**早期表现**为关节周围软组织肿胀，关节附近骨质疏松，稍后**关节间隙因软骨破坏而变狭窄**，晚期出现关节半脱位和骨性强直畸形。**以手指和腕关节的X线片最有价值。**

（四）治疗原则（掌握）

治疗的关键是早期诊断，早期合理治疗。

1.一般性治疗　急性期关节肿痛、发热、内脏受累，指导病人卧床休息，给予高蛋白质、高维生素饮食。恢复期进行适当的功能锻炼，或做理疗，以避免关节畸形。

2.药物治疗

（1）**非甾体抗炎药**：包括阿司匹林、吲哚美辛、布洛芬。作用机制是抑制体内前列腺素合成，达到消炎镇痛的目的。主要不良反应有：**胃肠道反应**，如胃部不适、恶心、反酸，胃黏膜出血。

小试身手 17.缓解类风湿关节炎患者关节疼痛常选用

　A.阿司匹林　　　　　B.甲氨蝶呤　　　　　C.雷公藤

　D.布洛芬　　　　　　E.泼尼松

（2）慢作用抗风湿药：包括甲氨蝶呤（MTX）、雷公藤、青霉胺、硫唑嘌呤、环磷酰胺等。与非甾体抗炎药比，起效时间缓慢，可控制病程进展，常与非甾体类抗炎药联用。主要不良反应有：胃肠道不适、黑便、口腔溃疡、头痛、肝功能异常和骨髓抑制。

（3）肾上腺皮质激素：适用于有关节外症状者，常用药物为泼尼松，症状控制后逐渐减量，用非甾体类药代替。激素抗炎作用强，可迅速缓解关节炎症状，但不良反应多，停药后易复发。

3.外科手术治疗　晚期有畸形并失去正常功能的大关节考虑关节置换术。

（五）护理措施（熟练掌握）

1.病情观察　观察关节疼痛的程度、肿胀畸形的程度、活动情况和病人自理能力。

2.休息与活动　活动期发热或关节肿胀明显时卧床休息，保持正确体位，勿长时间维持抬高头部和膝部的姿势，以免屈曲姿势造成关节挛缩致残。**病情缓解后指导病人进行功能锻炼。**可做关节被动活动，也可训练穿脱衣服、进食、如厕等日常生活技能。锻炼过程中注意量要适当，运动前可用热敷、热水浴、红外线等理疗方法改善局部血液循环，缓解肌肉痉挛。当病变发展至关节强直时，应保持关节功能位，必要时使用夹板固定。

> 锦囊妙记：类风湿关节炎患者病情缓解期最重要的护理措施是指导患者进行功能锻炼。

小试身手 18.类风湿关节炎患者缓解期最重要的护理措施是

　A.卧床休息　　　　　B.功能锻炼　　　　　C.抬高膝部

　D.限制活动　　　　　E.热敷关节部位

小试身手 19.患者，女性，60岁，患类风湿关节炎10年。患者现仍有关节肿痛，双手尺侧偏向畸形，持物困难，生活不能自理。针对该患者的护理措施，**错误的是**

　A.卧床休息，减少活动　　　　B.服用阿司匹林，消炎止痛

　C.训练日常生活技能　　　　　D.晨起用热水泡手15分钟

　E.保持关节功能位

3.疼痛护理　遵医嘱给予消炎镇痛药，缓解期指导病人功能锻炼。采取解除或减轻疼痛的措施，如每日清晨起床时进行15分钟温水浴或用热水泡手。也可通过听音乐、交谈等形式分散注意力，减轻疼痛。

4.维持病人自理能力　改善病人的生活环境，为病人生活自理创造条件。对已出现关节功能障碍的病人，在指导关节锻炼的同时应进行日常生活能力训练。在疾

病缓解期进行职业治疗，帮助病人恢复自理能力。

5.药物护理　指导病人按照治疗计划定时、定量服药，不可随意加减药或停药。用药期间观察药物的不良反应，如胃肠道反应、消化道出血、白细胞减少等。使用金制剂和青霉胺时观察有无皮疹、蛋白尿、血尿，并定期做血尿常规检查。

6.健康指导　避免各种诱因，如寒冷、潮湿、过度疲劳、精神刺激、感染等。介绍保持关节功能的锻炼方法，并指导病人锻炼。

参考答案

1.C　2.E　3.A　4.D　5.B　6.A　7.C　8.E　9.A　10.E　11.A　12.D　13.E
14.A　15.C　16.C　17.A　18.B　19.A

答案与解析

1.C　系统性红斑狼疮与遗传、性激素、环境因素、药物等有关。在上述因素作用下，易感机体丧失正常免疫耐受性，不能正确识别自身组织，继而出现自身免疫反应，产生多种自身抗体，导致组织炎症性损伤。

2.E　引起系统性红斑狼疮发病和病情加重的直接诱因是日光照射。在日光作用下，易感机体丧失正常免疫耐受性，不能正确识别自身组织，继而出现自身免疫反应，产生多种自身抗体，导致组织炎症性损伤。

3.A　大部分系统性红斑狼疮患者有皮肤黏膜损害，典型表现是在双面颊或鼻梁部有紫红色蝶形红斑。

4.D　几乎所有的系统性红斑狼疮患者具有肾脏损害，表现为肾小球肾炎或肾病综合征。

5.B　抗Sm抗体是系统性红斑狼疮的核心抗体，抗Sm抗体（＋）提示患者患系统性红斑狼疮。

6.A　系统性红斑狼疮为免疫性疾病，其治疗首选糖皮质激素。泼尼松属于糖皮质激素中的一种。

7.C　治疗盘状狼疮通常用磷酸氯喹，每日250~500mg。

8.E　系统性红斑狼疮患者的皮肤护理应注意，保持皮疹和红斑处的皮肤清洁，可以用30℃左右的温水擦洗或湿敷。碱性的肥皂和化妆品都会刺激皮肤，加重皮损。阳光中的紫外线会使皮肤上皮细胞凋亡，使新抗原暴露成为自身抗原，所以要避免阳光的暴晒。过低的水温和过高的水温都会对狼疮病人的皮肤造成刺激，因此选项E错误。

9~10.A、E　系统性红斑狼疮为免疫性疾病，其治疗首选糖皮质激素。同时系统性红斑狼疮患者忌食含有补骨脂素的食物，如芹菜、香菜、无花果等，防止加重肾脏的损伤。

11.A　一般认为类风湿因子是感染病原体后，在某些诱因作用下，侵及滑膜和淋巴细胞，引发自身免疫反应，产生一种自身抗体IgM，称类风湿因子（RF）。

12.D　滑膜炎是类风湿关节炎最基本病理改变。

13.E　一般认为类风湿关节炎是某些可疑病原体感染人体后，在某些诱因作用下，侵及滑膜和淋巴细胞，引发自身免疫反应。

14.A　晨僵是类风湿关节炎的主要表现之一，晨僵的程度和持续时间可作为判断病情活动度的指标。

15.C　类风湿关节炎病人晨僵的程度和持续时间可作为判断病情活动的指标。

16.C　类风湿关节炎多影响腕、掌指、近端指间关节，多为对称分布。

17.A　非甾体类抗炎药可通过抑制体内前列腺素的合成，达到消炎镇痛的目的。常用药物有阿司匹林。

18.B　类风湿关节炎患者急性期应卧床休息，缓解期应加强功能锻炼，防止关节功能丧失。

19.A　风湿性关节炎患者病情缓解期最重要的护理措施是指导患者进行功能锻炼，防止关节功能丧失。

第九章 理化因素所致疾病患者的护理

第一节 急性中毒患者的处理

要点分析

本节内容较为简单，历年考试偶有涉及。对于本节的复习，考生应着重掌握立即终止接触及清除毒物的方法。

考点纵览

毒物经皮肤黏膜、呼吸道、消化道等途径进入人体，引起急性中毒。急性中毒的处理原则是：立即终止接触毒物；清除进入人体内已被吸收或未被吸收的毒物；使用特效解毒药；对毒物造成的危害进行对症处理。

（一）立即终止接触及清除毒物

中毒途径	处理方法
吸入性中毒	**立即将病人转移到空气新鲜的地方**，注意保暖，给予氧气输入
皮肤、黏膜沾染中毒	离开中毒现场，并**立即脱去污染的衣物**，清洗接触部位的皮肤
口服中毒：尽早催吐、洗胃和导泻，清除胃肠道内尚未被吸收的毒物	催吐：昏迷、惊厥者、口服腐蚀剂者不应催吐。**神志清楚、能合作的病人可行催吐**
	洗胃：应尽早进行，一般在服毒后6小时内洗胃有效。洗胃时注意：**服强腐蚀性毒物一般不宜洗胃，以免发生穿孔**。洗胃时取坐位，危重者取平卧位，头偏向一侧。**洗胃液每次注入300~500ml**，不宜过多，以免加速毒物进入肠内。反复灌洗直到回收液澄清为止
	导泻：洗胃后灌入泻药以清除进入肠道的毒物

锦囊妙记：吸入性中毒者如CO中毒，首要的处理措施是将中毒者转移到空气新鲜处；皮肤、黏膜中毒者首要的处理措施是脱去污染的衣物，防止毒物进一步吸收。口服中毒时，神志清醒者首选口服催吐；昏迷者选择洗胃。强酸、强碱者禁忌洗胃，以免造成穿孔。敌百虫禁忌使用碱性溶液洗胃，以防氧化成毒性更强的敌敌畏。

小试身手 1.皮肤黏膜沾染中毒者应首先采取的措施是
A.用热水清洗皮肤 　　B.用肥皂水清洗皮肤 　　C.脱去污染衣服
D.用酒精清洗皮肤 　　E.使用皮肤吸附剂

小试身手 2.一般在服毒后多长时间内洗胃有效

A.2 小时　　　　　　　B.4 小时　　　　　　C.6 小时

D.12 小时　　　　　　E.24 小时

小试身手 3.患者，女性，25 岁，因与家人争吵后服农药自杀。查体：患者神志清楚，能合作。该患者适宜的洗胃方法是

A.注射器胃管洗胃　　　B.漏斗胃管洗胃　　　C.口服催吐洗胃

D.自动洗胃机洗胃　　　E.药物导泻法

（二）促进已吸收毒物排出

1.利尿排毒　通过增加尿量促进毒物从肾脏排出。

2.吸氧　纠正中毒病人组织的缺氧状态。

3.血液净化疗法　包括血液透析、腹膜透析和血液灌流等方法。

小试身手 4.腹膜透析液的最适宜温度是

A.30℃　　　　　　　　B.34℃　　　　　　　C.37℃

D.40℃　　　　　　　　E.43℃

（三）特殊解毒剂的应用

类型		解毒剂
特殊解毒剂	金属解毒药	依地酸二钠钙多用于铅中毒，二巯丙醇多用于锑、铅、汞、砷、铜等中毒
	高铁血红蛋白血症	小剂量亚甲蓝可使高铁血红蛋白还原为正常血红蛋白，剂量过大，作用相反
	氰化物解毒药	一般采用亚硝酸盐硫代硫酸钠疗法。亚硝酸盐使血红蛋白氧化为高铁血红蛋白，后者与血液中氰化物形成氰化高铁血红蛋白，硫代硫酸钠使氰离子转变为毒性低的硫氰酸盐从尿中排出
	有机磷农药中毒	**阿托品、碘解磷定等**
一般解毒剂	保护剂	吞服腐蚀性毒物后，用牛奶、蛋清、米汤、植物油等保护胃黏膜
	溶剂	服用汽油、煤油等有机溶剂时应用液状石蜡 150~200ml，使其溶解而不被吸收，然后再洗胃
	中和剂	吞服强酸采用弱碱中和，强碱可用弱酸中和
	吸附剂	药用炭是强有力的吸附剂，可吸附多种毒物

（四）对症治疗

大多数急性中毒并无特殊解毒药，积极对症治疗特别重要，目的在于保护重要器官，如脑、心、肾、肝等，使其恢复功能，同时要争取时间，使毒物在体内经过自身解毒和排泄。

第二节 急性有机磷农药中毒患者的护理

要点分析

本节内容较为重要，历年考试多有所涉及。对于本节的复习，考生应着重掌握急性有机磷农药中毒的临床表现、辅助检查和治疗原则等内容。本节记忆性内容较多，考生可结合"锦囊妙记"中的方法进行记忆。

考点纵览

（一）病因和发病机制（熟练掌握）

1.中毒原因

（1）生活性中毒：因误服、误用，服毒自杀及谋杀他人而中毒者。

（2）职业性中毒：多由于生产有机磷农药的生产设备密闭不严或使用中违反操作规定，防护不严而造成。

2.中毒机制 有机磷农药毒性作用是与体内胆碱酯酶迅速结合，形成磷酸化胆碱酯酶而失去酶活性，丧失分解乙酰胆碱的能力，导致**乙酰胆碱在体内大量蓄积，引起胆碱能神经先兴奋后抑制**，从而产生一系列临床中毒症状。

> 锦囊妙记：有机磷农药中毒时→有机磷农药与体内的胆碱酯酶形成磷酸化胆碱酯酶→乙酰胆碱酯酶失活→乙酰胆碱在体内蓄积→产生一系列临床中毒症状。

小试身手 5.有机磷农药的中毒机制是

A.抑制血管中枢　　　　B.抑制呼吸中枢　　　　C.抑制中枢神经系统

D.抑制胆碱酯酶活性　　　E.分解乙酰胆碱活性增强

（二）临床表现（熟练掌握）

1.急性中毒全身损害

症状	发生机制	临床表现
毒蕈碱样症状	**副交感神经末梢兴奋**所致，腺体分泌增加及平滑肌痉挛	头晕、头痛、多汗、流涎、恶心、呕吐、腹痛、腹泻、**瞳孔缩小**、视力模糊、支气管分泌物增多、呼吸困难，严重者出现肺水肿。
烟碱样症状	**横纹肌运动神经过度兴奋**	**肌纤维颤动**。常先从眼睑、面部、舌肌开始，逐渐发展至四肢，全身肌肉抽搐。
中枢神经系统症状	大脑中乙酰胆碱酯酶浓度小于60%	早期可有头晕、头痛、乏力，逐渐出现烦躁不安、谵妄、抽搐及昏迷。严重时发生**呼吸中枢衰竭或脑水肿而死亡**

急性严重中毒症状消失后2~3周，极少数病人可发生迟发性神经病，主要表现为下肢瘫痪、四肢肌肉萎缩等症状。急性中毒症状缓解后，迟发性神经病发生前，多在急性中毒后24~96小时突然发生死亡，称"中间综合征"。

小试身手 6.有机磷农药中毒时瞳孔缩小是由于

A.烟碱样作用　　　　　B.迷走神经兴奋　　　　C.交感神经兴奋

D.毒蕈碱样作用　　　　E.迟发性神经病

小试身手 7.有机磷农药中毒的烟碱样症状是

A.大汗淋漓　　　　　　B.呼吸困难　　　　　　C.肌纤维颤动

D.呕吐物呈大蒜味　　　E.瞳孔缩小如针尖

2.局部损害　对硫磷、内吸磷、美曲膦酯、敌敌畏接触皮肤后可引起过敏性皮炎，皮肤红肿、水疱。有机磷农药溅入眼内可引起结膜充血和瞳孔缩小。

（三）辅助检查（掌握）

全血胆碱酯酶活力测定：是诊断有机磷农药中毒、判断中毒程度、疗效及估计预后的主要指标。正常人血胆碱酯酶活力为100%，低于80%为异常。有机磷农药接触史，典型症状和体征、**特殊大蒜气味及全血胆碱酯酶活力测定均为诊断重要依据**。根据症状轻重，将急性有机磷中毒分为轻、中、重三级：

分级	表现	全血胆碱酯酶活力
轻度中毒	头晕、头痛、恶心、呕吐，多汗、流涎、视力模糊、瞳孔缩小	70%~50%
中度中毒	除上述症状外，还出现肌纤维颤动、瞳孔明显缩小、轻度呼吸困难、大汗、腹痛、腹泻、意识清楚或轻度障碍，步态蹒跚	30%~50%
重度中毒	除上述症状外，发生肺水肿、惊厥、昏迷及呼吸麻痹	30%以下

小试身手 8.有机磷农药中毒诊断的主要指标是

A.口唇颜色　　　　　　B.特殊气味　　　　　　C.瞳孔大小

D.全血胆碱酶测定　　　E.意识状态

小试身手 9.患者呼吸气味中有大蒜味，应考虑为

A.厌氧菌感染　　　　　B.酮症酸中毒　　　　　C.尿毒症

D.有机磷农药中毒　　　E.肺炎

小试身手 10.有机磷农药中毒最具特征性的是

A.恶心、呕吐　　　　　B.瞳孔缩小　　　　　　C.流涎

D.呼气有大蒜味　　　　E.肺水肿

小试身手 11.敌敌畏中毒的临床表现特点是

A.瞳孔缩小，肺水肿　　B.瞳孔正常，肺水肿　　C.瞳孔放大，肺水肿

D.血压下降，流涎　　　E.四肢抽搐

小试身手 12.有机磷农药中毒的诊断**不包括**

A.特殊大蒜气味 　　B.典型症状与特征 　　C.胃肠道钡餐检查

D.有机磷农药接触史 　　E.全血胆碱酯酶活力测定

（四）治疗原则（掌握）

1.迅速清除毒物　　口服中毒者用清水、2%碳酸氢钠（美曲膦酯禁用）或1：5000高锰酸钾溶液（对硫磷忌用）反复洗胃，直至洗清无大蒜味为止，然后再给硫酸钠导泻。皮肤、黏膜吸收中毒者应立即脱离现场，脱去污染衣服，用肥皂水反复清洗污染皮肤、头发和指甲缝隙部位，禁用热水或乙醇擦洗。眼部污染可用2%碳酸氢钠溶液、生理盐水或清水连续冲洗。

2.解毒药物的使用

（1）抗胆碱药：最常用药物为阿托品。能解除平滑肌痉挛，抑制支气管腺体分泌以利呼吸道通畅，防止肺水肿。但对烟碱样症状和胆碱酯酶活力恢复无效。阿托品化为：瞳孔较前扩大、颜面潮红、口干、皮肤干燥、肺部湿啰音减少或消失、心率加快等。当出现阿托品化，则应减少阿托品剂量或停药。用药过程中，若出现阿托品中毒表现：瞳孔扩大、烦躁不安、意识模糊、谵妄、抽搐、昏迷和尿潴留等，应及时停药观察，必要时使用毛果芸香碱进行拮抗。

小试身手 13."阿托品化"的指标**不包括**

A.瞳孔散大 　　B.颜面潮红 　　C.皮肤干燥

D.肺部湿啰音消失 　　E.心率减慢

（2）胆碱酯酶复能剂：此类药物能使抑制的胆碱酯酶恢复活性，改善烟碱样症状如缓解肌束震颤，促使昏迷病人苏醒。但对解除毒蕈碱样症状效果差。目前常用药物有碘解磷定、氯解磷定和双复磷。

小试身手 14.氯解磷定治疗有机磷农药中毒的作用机制是

A.抑制腺体分泌 　　B.解除平滑肌痉挛 　　C.恢复胆碱酯酶活性

D.促进毒物排泄 　　E.减轻毒蕈碱症状

3.对症治疗　　有机磷中毒死于呼吸衰竭，其原因是肺水肿、呼吸肌瘫痪或呼吸中枢抑制所致，故维持正常呼吸功能极其重要。及时给氧、吸痰、保持气道通畅；必要时气管插管、气管切开或应用人工呼吸机；早期应用抗生素防治感染；输液可加速毒物排出，并可补偿丢失的液体、电解质，纠正酸碱平衡和补充营养。

小试身手 15.有机磷农药中毒的死亡原因是

A.呼吸衰竭 　　B.心脏骤停 　　C.脑水肿

D.中间综合征 　　E.肺水肿

（五）护理措施（熟练掌握）

1.病情观察　　急性有机磷农药中毒常因肺水肿、脑水肿、呼吸衰竭而死亡，故应定时观察生命体征、尿量和意识状态，发现以下情况及时做好配合抢救的工作：

（1）若病人出现胸闷、极度呼吸困难、咳粉红色泡沫样痰、两肺湿啰音、意识模糊或烦躁，提示发生了急性肺水肿。

（2）若病人出现呼吸节律不规则，频率与深度异常，应警惕呼吸衰竭。

（3）若病人意识障碍伴头痛、剧烈呕吐、抽搐，应考虑是否发生了脑水肿。

（4）若病人神志清醒后又出现心慌、胸闷、乏力、气短、食欲缺乏、唾液明显增多等，应警惕为**中间综合征**的先兆。了解全血胆碱酯酶化验结果及动脉血氧分压变化，记出入量及重病记录。

2.吸氧　给**高流量吸氧4~5L/min**。

3.体位　如清醒者可取半卧位，昏迷者头偏一侧。

4.保持呼吸道通畅　昏迷者除头偏一侧外，应随时清除呕吐物、痰液，并备好气管切开包、呼吸机等。

5.药物护理　遵医嘱定时给予阿托品，注意病人体征是否达到阿托品化，并避免阿托品中毒，早期给予足量的碘解磷定或氯解磷定。必要时给予呼吸中枢兴奋剂尼可刹米，**忌用抑制呼吸中枢的药物如吗啡、巴比妥类**。

6.健康教育

（1）喷洒农药时要穿质厚的长袖上衣及长裤，扎紧袖口、裤管、戴口罩、手套。如衣服被污染要及时更换并清洗皮肤。

（2）凡接触农药的器物均需用清水反复冲洗。盛过农药的容器绝不能再盛食物。接触农药过程中出现头晕、胸闷、流涎、恶心、呕吐等有机磷中毒先兆时应立即就医。

第三节　急性一氧化碳中毒患者的护理

要点分析

本节内容较为重要，历年考试偶有涉及。对于本节的复习，考生应着重掌握急性一氧化碳中毒患者的病因和发病机制、临床表现、治疗原则等内容。

考点纵览

（一）病因和发病机制（熟练掌握）

一氧化碳经呼吸道进入血液，与红细胞内血红蛋白结合形成稳定的碳氧血红蛋白。由于**CO与血红蛋白的亲和力比氧与血红蛋白的亲和力大240倍**，而碳氧血红蛋白的解离较氧合血红蛋白的解离速度慢3600倍，故易造成碳氧血红蛋白在体内蓄积。**COHb不能携氧**，而且还影响氧合血红蛋白正常解离，即氧不易释放到组织，从而**导致组织和细胞的缺氧**。**CO中毒时，脑、心对缺氧最敏感**，常最先受损。

小试身手 16.CO中毒的发病机制是

A.大脑受抑制　　　B.呼吸中枢受抑制　　　C.细胞中毒

D.血红蛋白不能携氧　　E.肺水肿

（二）临床表现（掌握）

分类	表现
轻度中毒	头痛、头晕、四肢无力、胸闷、眼花、耳鸣、恶心、呕吐、心悸、嗜睡或意识模糊。如能及时脱离中毒环境，吸入新鲜空气，症状可较快消失

分类	表现
中度中毒	上述症状加重，病人出现浅昏迷、脉快、皮肤多汗、面色潮红、**口唇呈樱桃红色**。如能及时脱离中毒环境，加压吸氧后，常于数小时后清醒，一般无明显的并发症
重度中毒	深昏迷、抽搐、呼吸困难、呼吸浅而快、面色苍白、四肢湿冷、周身大汗，可有大小便失禁、血压下降。最后因脑水肿、呼吸循环衰竭而死亡
迟发性脑病（神经精神后发症）	重度中毒患者抢救清醒后，经过约2~60日的"假愈期"，可出现迟发性脑病的症状。昏迷时间超过48小时者，迟发性脑病发生率较高

锦囊妙记：CO中毒时，CO和血液中的Hb结合生成碳氧血红蛋白，因碳氧血红蛋白是樱桃红色，再加上口唇黏膜血流丰富，黏膜薄，所以患者口唇呈樱桃红色。

小试身手 17.CO中毒时最先受损的脏器是

A.肺   B.肝   C.脑

D.心   E.肾

小试身手 18.中度中毒使口唇呈樱桃红色的中毒物是

A.一氧化碳   B.有机磷农药中毒   C.阿托品

D.蛇毒   E.肉毒

（三）辅助检查（了解）

1.**血液碳氧血红蛋白测定** 轻度中毒时血液碳氧血红蛋白浓度为**10%~30%**，中度中毒时血液碳氧血红蛋白浓度为**30%~50%**，重度中毒时为**50%以上**。

2.脑电图检查 可见缺氧性脑病的波形。

（四）治疗原则（了解）

1.**立即将病人转移到空气新鲜处**，松解衣领，保持气道通畅，注意保暖。

2.纠正缺氧 轻中度中毒病人用面罩或鼻导管高流量吸氧，**8~10L/min**；重度中毒者通过**高压氧舱治疗**，以**加速碳氧血红蛋白解离**，促进一氧化碳排出。

锦囊妙记：CO中毒时，CO与血红蛋白的结合力是O_2与血红蛋白结合力的200多倍，因此，只有通过高流量的给氧或高压氧治疗，才能将血红蛋白从碳氧血红蛋白中置换出来。

小试身手 19.一氧化碳中毒最好的氧疗措施是

A.低流量持续吸氧   B.高流量间歇吸氧   C.氧化湿化瓶内加酒精

D.静脉注射双氧水   E.高压氧

3.对症治疗

（1）控制体温：采用物理降温，体表用冰袋，头部用冰帽，降低脑代谢率，增加脑对缺氧的耐受性。

（2）防治脑水肿：及时脱水治疗，最常用20%甘露醇250ml快速静脉滴注，每日2次，也可使用呋塞米、激素等药物降低颅内压，减轻脑水肿。

（3）促进脑细胞功能恢复：补充促进脑细胞功能恢复的药物，常用的有ATP、细胞色素C、辅酶A和大剂量维生素C、维生素B等。

（4）防治并发症及迟发性脑病：昏迷期间保持气道通畅，定时翻身，出现低血压、酸中毒等及时处理。**急性CO中毒病人苏醒后，应休息观察2周**，以防发生迟发性脑病。

（五）护理措施（熟练掌握）

1.病情观察 监测生命体征，观察神志变化，记出入量及重病记录。观察病人有无头痛、喷射性呕吐等脑水肿征象。了解碳氧血红蛋白检查结果。

2.**迅速高浓度（>60%）高流量给氧（8~10L/min）**，有条件可用高压氧舱治疗。

3.高热惊厥 遵医嘱给地西泮静脉或肌内注射，同时给予物理降温，头戴冰帽，体表大血管处放置冰袋。

4.保持呼吸道通畅，取平卧位，头偏向一侧，及时清除口咽分泌物、呕吐物。

5.用药护理 脑水肿者遵医嘱给予20%甘露醇快速静脉滴注，以降低颅内压。

6.恢复期护理 **病人清醒后需休息2周**，可通过被动运动、按摩、针灸加强肢体锻炼，以促进肢体功能恢复。

小试身手 20.CO中毒患者首要的处理措施是

A.将患者转移到空气新鲜处　　　　B.高流量吸氧

C.控制高热　　　　　　　　　　　D.防治脑水肿

E.促进脑细胞功能恢复

小试身手 21.现场抢救一氧化碳中毒首选措施是

A.给予吸氧　　　　　　　　　　　B.将其转移到空气新鲜处

C.使其平卧　　　　　　　　　　　D.给予脱水治疗

E.打开其气道

小试身手 （22~23题共用备选答案）

A.胆碱酯酶活性受抑制　　　　　　B.碳氧血红蛋白体内蓄积

C.高铁血红蛋白体内蓄积　　　　　D.交感神经过度兴奋

E.迷走神经过度兴奋

22.CO中毒的机制是

23.有机磷农药中毒的机制是

7.健康指导

（1）家庭用火炉、煤炉要安装烟筒或排风扇，定期开窗通风。

（2）厂矿应加强劳动防护措施，煤气发生炉和管道应经常检查维修，定期测定空气中CO浓度。

（3）在可能产生CO的场所停留，如出现头痛、头晕、恶心等先兆，应立即离开。

第四节 中暑患者的护理

要点分析

本节内容较为重要，历年考试多有涉及。近5年的考试先后考查了中暑的临床表现和治疗原则等。整体的考查偏重于知识的记忆和应用。对于本节的复习，考生应着重掌握中暑的临床表现、治疗原则和护理措施等内容。

考点纵览

（一）病因和发病机制（熟练掌握）

通过下丘脑体温调节中枢的作用，机体产热和散热处于动态平衡，正常人体温一般维持在37℃左右。当环境温度超过35℃、强辐射热，或气温虽未达高温，但湿度大及通风不良且无防暑降温措施，在上述环境中劳动一定时间均可发生中暑。人体有辐射、蒸发、对流及传导4种散热方式。当环境温度高，潮湿及空气不流通，以上4种散热方式均发生障碍时，热量在体内聚集而发生中暑。年老体弱、慢性病病人或过度劳累而对高温的耐受性下降者更易发生中暑。

（二）临床表现（熟练掌握）

分类	发生机制	临床表现
热衰竭（中暑衰竭）	大量出汗导致失水、失钠、**血容量不足而引起周围循环衰竭**	最常见，**头痛、头晕、口渴**、皮肤苍白、出冷汗、脉搏细数、血压下降、昏厥或意识模糊，体温基本正常
热痉挛（中暑痉挛）	大量出汗后口渴而饮水过多，盐分补充不足，**血钠、氯浓度降低**	**肌肉痉挛**。以腓肠肌痉挛最为多见，体温多正常
日射病	烈日暴晒或强烈热辐射作用头部，引起**脑组织充血、水肿**	**剧烈头痛、头晕、眼花、耳鸣、呕吐、烦躁不安**，严重时昏迷、惊厥。头部温度高，而体温多不升高
热射病（中暑高热）	高温环境下大量出汗仍不足以散热或体温调节功能障碍导致**出汗减少致汗闭，造成体内热蓄积**	早期：**头痛、头昏、乏力、多汗**，继而体温升高达40℃以上，皮肤干热，无汗、谵妄和昏迷，可有抽搐，脉搏加快，血压下降，呼吸浅速等。严重者出现休克、脑水肿、肺水肿、DIC及肝、肾功能损害等

锦囊妙记：热衰竭是大量失水、失钠导致血容量不足而发生周围循环衰竭；热痉挛是大量出汗后补充大量水分，未补充盐分导致血液低渗而出现肌肉痉挛；日射病是由于头部暴晒引起头部血管扩张，头部充血、水肿而出现头痛、头晕、眼花；热射病是由于体温调节中枢功能障碍导致散热不足、热蓄积而出现高热。

小试身手 24.由于大量出汗导致失水、失钠等引起的周围循环衰竭属于

A.热射病　　　　　　　　B.日射病　　　　　　　　C.热痉挛

D.热衰竭　　　　　　　　E.中暑高热

小试身手 25.患者，女性，46岁，在烈日下作业4小时后出现头痛、头晕、出冷汗、口渴、皮肤苍白。入院后查体：体温37.6℃，脉搏110次/分，血压90/50mmHg。应考虑为

A.中暑高热　　　　　　　B.日射病　　　　　　　　C.热痉挛

D.热衰竭　　　　　　　　E.热射病

小试身手 26.患者男，38岁。因长时间在高温环境中工作，出现胸闷、口渴、面色苍白，出冷汗，体温37.5℃，血压11.4/6.6kPa（86/50mmHg），护理措施错误的是

A.患者移至阴凉处　　　　B.患者取平卧位　　　　　C.建立静脉通路

D.头及四肢冰敷　　　　　E.口服清凉饮料

小试身手 27.人体在高温下劳动，大量出汗，饮水过多，而盐分不足，可能发生

A.高血压　　　　　　　　B.日射病　　　　　　　　C.热痉挛

D.热射病　　　　　　　　E.热衰竭

（三）治疗原则（熟练掌握）

治疗原则：迅速降温，补充水电解质，纠正酸中毒，防治脑水肿等。

分类	治疗原则
热衰竭	纠正血容量不足，静脉补充生理盐水及葡萄糖液、氯化钾
热痉挛	给予含盐饮料，若痉挛性肌肉疼痛反复发作可静脉滴注生理盐水
日射病	头部用冰袋或冷水湿敷
热射病	迅速降温：①物理降温：冰袋或乙醇擦浴；头部戴冰帽、颈、腋下、腹股沟等处放置冰袋。肛温降至38℃时应暂停降温。②药物降温：常用药物为氯丙嗪。③对症治疗：抽搐时肌注地西泮10mg或用10%水合氯醛10～20ml保留灌肠。昏迷者保持气道通畅并给氧，酌情使用抗生素防治感染。脱水、酸中毒者应补液纠正酸中毒。及时治疗休克、脑水肿、心力衰竭、急性肾衰竭或DIC等并发症

小试身手 28.热痉挛患者需要补充的是

A.蛋白质　　　　　　　　B.脂肪　　　　　　　　　C.糖

D.盐　　　　　　　　　　E.水

（四）护理措施（熟练掌握）

1.病情观察　昏迷者定时测量生命体征、观察意识状态。热衰竭者每15~30分钟测血压一次。

2.症状护理

（1）高热者在大血管处放置冰袋，用冰水或乙醇全身擦浴，同时按摩四肢、躯

干皮肤，防止皮肤血管收缩血流淤滞，使血管扩张加强散热。使用药物降温时应注意观察药物不良反应，每15分钟测肛温1次。

（2）双下肢腓肠肌发作痉挛时协助病人按摩局部以减轻疼痛。

（3）昏迷者按昏迷护理常规护理。

（4）惊厥者遵医嘱用地西泮静脉或肌内注射，使用开口器，防止舌被咬伤。

3.室温以**20℃~25℃**为宜，通风良好，病床下放置冰块。

4.对老年人及原有心脏疾病者，输液速度适中，避免引起左心衰竭。

5.健康教育　**高温作业工人、夏季田间劳动的农民，每天补充含盐0.3%**的饮料。

小试身手 29.在高温环境下劳动的工人，为预防中暑宜饮

A.含糖饮料　　　　　B.含盐饮料　　　　　C.冷开水

D.矿泉水　　　　　　E.含维生素C饮料

参考答案

1.C　2.C　3.C　4.C　5.D　6.D　7.C　8.D　9.D　10.D　11.A　12.C　13.E　14.C　15.A　16.D　17.C　18.A　19.E　20.A　21.B　22.B　23.A　24.D　25.B　26.B　27.C　28.D　29.B

答案与解析

1.C　皮肤、黏膜沾染中毒者应离开中毒现场，并立即脱去污染的衣物，清洗接触部位的皮肤，防止毒物进一步吸收。

2.C　药物中毒后，如无禁忌证，洗胃应尽早进行，一般在服毒后6小时内洗胃最有效。

3.C　口服中毒时，神志清醒且能合作者首选口服催吐洗胃。

4.C　腹膜透析液的最适宜温度是37℃。

5.D　有机磷农药中毒时→有机磷农药与体内的胆碱酯酶形成磷酸化胆碱酯酶→乙酰胆碱酯酶失活→乙酰胆碱在体内蓄积→产生一系列临床中毒症状。

6.D　有机磷农药中毒后，出现最早的是毒蕈碱样症状，包括头晕、头痛、多汗、流涎、瞳孔缩小等。

7.C　烟碱样症状主要表现为横纹肌运动神经过度兴奋，表现为肌纤维颤动。常先从眼睑、面部、舌肌开始，逐渐发展至四肢，全身肌肉抽搐。

8.D　全血胆碱酯酶活力测定是诊断有机磷杀虫药中毒、判断中毒程度、疗效及预后估计的主要指标。

9.D　呼吸气中含大蒜气味是有机磷农药中毒最具特征性的表现。

10.D　呼吸气中含大蒜气味是有机磷农药中毒最具特征性的表现。

11.A　敌敌畏中毒时病人出现头晕、头痛、多汗、流涎、恶心、呕吐、腹痛、腹泻、瞳孔缩小、视力模糊，支气管分泌物增多，呼吸困难，严重者出现肺水肿。

12.C　有机磷农药中毒的诊断包括：特殊大蒜气味；典型症状与特征；有机磷农药接触史；全血胆碱酯酶活力测定。选项C不属于诊断依据。

13.E　阿托品化的表现为瞳孔较前扩大、颜面潮红、口干、皮肤干燥、肺部湿啰音减少或消失、心率加快等。

14.C　胆碱酯酶能使抑制的胆碱酯酶恢复活性，改善烟碱样症状如缓解肌束震颤，促使昏迷患者苏醒。目前常用药物有碘解磷定、氯解磷定和双复磷。

15.A　有机磷中毒的死因主要为呼吸衰竭，其原因是肺水肿、呼吸肌瘫痪或呼吸中枢抑制所致。

16.D　一氧化碳经呼吸道进入血液，与红细胞内血红蛋白结合形成稳定的碳氧血红蛋白，导致血红蛋白不能解离。

17.C　CO中毒时，脑对缺氧最敏感，常最先受损。

18.A　CO中毒时，患者会出现面色潮红、口唇呈樱桃红色。

19.E　CO中毒时，CO和血红蛋白的结合力是氧气与血红蛋白结合力的200多倍，因此，只有通过高流量的给氧或高压氧治疗，才能将血红蛋白从碳氧血红蛋白中置换出来。

20.A　CO中毒时应立即将患者转移到空气新鲜处，松解衣服，注意保暖，保持呼吸道通畅。

21.B　一旦发生一氧化碳中毒，应立即将病人转移到空气新鲜处，松解衣服，保持呼吸道通畅。

22.B　一氧化碳经呼吸道进入血液，与红细胞内血红蛋白结合形成稳定的碳氧血红蛋白，造成碳氧血红蛋白在体内的蓄积。

23.A　有机磷农药中毒时→有机磷农药与体内的胆碱酯酶形成磷酸化胆碱酯酶→乙酰胆碱酯酶失活→乙酰胆碱在体内蓄积→产生一系列临床中毒症状。

24.D　热衰竭是由于大量出汗导致失水、失钠，血容量不足而引起周围循环衰竭。主要表现为头痛、头晕、口渴、皮肤苍白、出冷汗、脉搏细数、血压下降、昏厥或意识模糊。

25.B　上述患者由于在烈日暴晒引起脑组织充血、水肿，出现剧烈头痛、头晕，符合日射病的典型表现。

26.B　上述患者出现了休克，因此应取中凹卧位。

27.C　热痉挛是由于大量出汗后口渴而饮水过多，盐分补充不足，使血液中钠、氯浓度降低而引起肌肉痉挛。

28.D　热痉挛患者由于血液中钠、氯浓度降低而引起肌肉痉挛，因此应给予含盐饮料。

29.B　高温作业工人、夏季田间劳动的农民，每天应补充含盐0.3%的饮料。

第十章　神经系统疾病患者的护理

第一节　常见症状的护理

要点分析

　　本节内容较为重要，历年考试多有涉及。对于本节的复习，考生应着重掌握头痛的护理措施，瘫痪的病变部位，昏迷的程度和护理措施等内容。本节记忆性内容较多，考生可结合"锦囊妙记"中的方法进行记忆。

考点纵览

（一）头痛的护理（熟练掌握）

1.病因　各种原因刺激颅内外敏感结构都可以引起疼痛。

2.临床表现　高血压性头痛、偏头痛及发热性头痛为搏动性跳痛；脑膜炎、蛛网膜下隙出血为剧烈头痛，伴频繁呕吐；三叉神经痛表现为面部阵发性电击样短暂剧痛；高血压头痛晨起重；眼病性头痛午后加重；颅内压增高引起的头痛夜间加重；颅内占位性头痛多为晨间加剧且进行性加重，使用镇痛药无效；腰穿后头痛、外伤性头痛、颅内压增高性头痛变换体位时会加重。此外，**头痛伴呕吐多见于脑膜刺激性头痛、偏头痛和颅内压增高引起的头痛**。

3.护理措施

（1）病室安静，温度适宜。

（2）评估头痛性质、程度，伴随症状或体征，如出现呕吐、视力下降、肢体抽搐或瘫痪，应及时通知医生处理。

（3）当颅内压增高者**出现瞳孔不等大、意识障碍、呼吸不规则等脑疝先兆时，**遵医嘱**快速滴入20%甘露醇**，降低颅内压。

　　锦囊妙记：颅内压增高时一般首选20%甘露醇，但新生儿缺氧缺血性脑病出现脑水肿时首选呋塞米。

小试身手　1.双侧瞳孔不等大见于

A.视神经萎缩　　　　　B.吗啡中毒　　　　　C.阿托品中毒

D.颅内病变　　　　　　E.农药中毒

（4）**脑出血病人可行头部降温**，以减少脑耗氧量，**减轻脑水肿**。**脑梗死病人头部禁用冷敷及冰袋，以免影响脑部血供**。头部冷敷可缓解因血管扩张引起的头痛。偏头痛病人遵医嘱口服麦角胺制剂缓解头痛。

锦囊妙记：脑出血患者头部可使用冰袋降低脑组织耗氧量，减轻脑水肿；而脑梗死患者头部禁忌使用冰袋，以免影响脑部供血。

（5）**颅内压增高者应**保持大便通畅，**便秘者禁止灌肠**，给予开塞露等润滑剂通便。

（二）感觉障碍的护理（熟练掌握）

1.病因　由感染、脑血管病、脑外伤、药物及中毒、脑肿瘤、尿毒症、糖尿病等引起。

2.临床表现　四肢远端呈手套或袜套样感觉障碍称末梢型感觉障碍；对侧延髓中部病变表现为一侧肢体深感觉障碍而痛觉、温度觉正常，称为分离性感觉障碍；延髓外侧病变是一侧面部感觉障碍，对侧肢体痛觉、温度觉障碍，称为交叉性感觉障碍；**对侧偏身感觉障碍，是内囊病变，同时伴对侧偏瘫和对侧同向偏盲，称为"三偏征"。**

3.护理措施

（1）同情、关心病人，加强沟通、解释，减轻病人的焦虑情绪。

（2）注意保暖，但要防止烫伤，**对有感觉障碍者患肢不宜使用暖水袋，病人洗澡时注意水温。**

锦囊妙记：在下列情况下不宜使用热水袋保暖：休克、血栓闭塞性脉管炎（只能放于腹部）、感觉障碍者、急性感染性多发性神经根神经炎。

小试身手 2.脑血栓患者不宜冷敷的原因是因为冷敷可使

A.血管收缩　　　　B.血管舒张　　　　C.血流增加

D.血流加快　　　　E.血管破裂

（3）病人衣服柔软宽松，减少刺激皮肤，避免搔抓、重压，以防皮肤损伤及感染，指导病人学会用健肢对患肢擦浴、按摩并应对日常生活。

（4）深感觉障碍者外出行走特别是在晚间要有人陪伴及搀扶。

（5）对偏瘫有感觉障碍的病人避免局部长期受压，防止发生压疮。

（三）瘫痪的护理（熟练掌握）

1.病因　由感染、脑血管病变、肿瘤、外伤、中毒、脑先天畸形及寄生虫病等引起。

2.瘫痪性质　瘫痪分为上运动神经元瘫痪（中枢性瘫痪）和下运动神经元瘫痪（周围性瘫痪）。

3.病变部位

（1）内囊病变：表现为一侧**上下肢瘫痪**，称为**偏瘫**。

（2）一侧脑干病变：**一侧脑神经下运动神经元瘫痪及对侧上下肢上运动神经元瘫痪，称为交叉瘫。**

（3）**脊髓横贯性损伤**：表现为双下肢瘫痪，称**截瘫**。**颈段脊髓横贯性损伤，双**

侧上下肢均瘫痪称四肢瘫。

（4）肌肉病变：单肌或一组肌肉瘫痪，称肌肉性瘫痪。

> 锦囊妙记：偏瘫为一侧上、下肢瘫痪，交叉瘫为一侧运动神经元伴对侧上、下肢瘫痪；截瘫为双下肢瘫痪；四肢瘫为颈段脊髓横贯性损伤导致的双侧上、下肢瘫痪。

小试身手 3.患者一侧上下肢无自主运动是

A.单瘫　　　　　　　B.四肢瘫　　　　　　C.交叉瘫
D.偏瘫　　　　　　　E.截瘫

4.护理措施

（1）为病人提供生活支持，满足病人基本生活需要。

（2）卧床病人保持床单清洁、干燥，每2小时协助病人翻身一次，**患侧肢体置功能位**，隆突部位用气垫保护；截瘫病人睡有活动开孔（放置便器）的木板床，以免腰骶部皮肤被便器磨伤。

（3）病室空气流通，注意保暖，进食速度缓慢、防止呛咳，吞咽困难者给予鼻饲饮食。

（4）做好口腔护理。

（5）排尿困难者按摩下腹部，促进排尿，训练病人自主解小便，留置尿管的病人每4小时开放1次。

（6）急性期后（**约发病1周左右**）肌张力开始增强，患肢出现屈曲痉挛，尽早**对患侧肢体进行被动运动及按摩**；出现自主运动后，**鼓励病人以自主运动为主**，辅以被动运动，以健肢带动患肢在床上练习起坐、翻身和患肢运动。当自主运动恢复后，尽早训练病人的生活自理能力。

（四）昏迷的护理（熟练掌握）

1.病因　分脑部病变及全身性病变两大类。

2.昏迷程度

（1）**浅昏迷**：随意运动消失，**对声、光等刺激毫无反应，但强刺激时病人有痛苦表情**、呻吟及下肢防御反射等。

（2）**深昏迷**：**对各种刺激均无反应，各种反射消失**，意识全部丧失。

> 锦囊妙记：浅昏迷与深昏迷的主要区别是：深昏迷对各种刺激均无反应，而浅昏迷对强刺激可有痛苦表情。

3.伴随症状

（1）呼吸异常：鼾声呼吸并伴一侧面肌瘫痪，提示脑出血；颅内压增高早期呼吸减慢。

（2）脉搏：慢而洪大常见于脑出血、乙醇中毒等。

（3）偏瘫：脑血管病（蛛网膜下隙出血病人可无）、脑外伤、脑部感染、颅内占位等疾病可致偏瘫。凡上运动神经元瘫痪者出现病理反射，如巴宾斯基征（＋）。

（4）颈强直：是脑膜炎与蛛网膜下隙出血的常见体征。

（5）瞳孔变化：**脑疝病人出现瞳孔不等大，对光反应消失。癫痫发作时，瞳孔散大，对光反应消失。**双眼向病灶侧注视，常见于脑出血病人。

小试身手 4.患者，男性，60岁，行走时突然跌倒，神志不清，紧急入院治疗。查体：一侧上下肢瘫痪，口斜眼歪，一侧瞳孔直径5mm，另一侧瞳孔直径3mm。应考虑为

A.颅内压增高　　　　　B.脑肿瘤　　　　　C.脑血栓形成

D.脑疝　　　　　　　　E.脑膜炎

4.护理措施

（1）密切观察生命体征、昏迷程度、瞳孔变化、肢体有无瘫痪，有无脑膜刺激征及抽搐等。

（2）保持呼吸道通畅，**病人取平卧位，肩下垫高并使颈部伸展**，防止舌根后坠，以免阻塞气道。**头偏向一侧防止呕吐物误吸入呼吸道。**准备好吸引器，痰多时随时吸痰，以免窒息。做好气管切开和使用呼吸机的准备。

（3）为尿失禁病人勤换尿布，及时擦洗，保持会阴部干燥，防止泌尿系感染及压疮发生。

（4）昏迷病人如有不安表情及轻微躁动考虑有便意，应及时提供便器。**如便秘3天可使用开塞露或缓泻剂，保持大便通畅，防止病人用力排便导致颅内压升高。**

> 锦囊妙记：下列几种疾病禁忌灌肠：心肌梗死、颅内压增高、产妇宫口开大3cm、直肠肛管疾病术后等。

（5）预防呼吸道感染，去除义齿，每日清洁口腔2次，口腔溃疡者涂溃疡膏或锡类散。

（6）张口呼吸者将沾有温水的三层纱布盖在口鼻上。在病人翻身的同时拍背吸痰，吸痰时严格执行无菌操作。**每次气管吸痰时间不超过15秒。**

（7）长期卧床易发生坠积性肺炎，护士应密切观察病人体温、呼吸及痰液性质、量、颜色的变化。

（8）保持皮肤清洁，预防发生压疮。

（9）通过鼻饲给予高蛋白、高维生素流质饮食，保证每天热量供应，防止发生营养不良。

第二节　急性脑血管疾病患者的护理

要点分析

　　本节内容较为重要，每年必考。近5年的考试先后考查了出血性脑血管疾病的

病因、出血性脑血管疾病的临床表现，缺血性脑血管疾病的临床表现，脑血管疾病的首选检查、治疗原则和护理措施等。整体的考查偏重于知识的记忆和应用。对于本节的复习，考生应着重掌握出血性脑血管疾病的病因，缺血性脑血管疾病的病因，出血性脑血管疾病的临床表现，缺血性脑血管疾病的临床表现，脑血管疾病的辅助检查、治疗原则和护理措施等内容。本节记忆性内容较多，考生可结合"锦囊妙记"中的方法进行记忆。

考点纵览

脑血管疾病是指脑血管病变所引起的脑功能障碍，是严重的致残疾病。广义上，脑血管疾病包括由于栓塞和血栓形成导致的血管腔闭塞、血管破裂血管壁损伤或通透性发生改变、血黏稠度增加或血液成分异常变化引起的疾病。

（一）病因和发病机制

1.血管壁病变　**高血压性动脉硬化和动脉粥样硬化（最常见）**，动脉炎（风湿、结核、梅毒等），**先天性血管疾病（动脉瘤、动静脉畸形）**，血管损伤（外伤、颅脑手术、穿刺）等。

2.血流动力学及血液成分异常　高脂血症、高糖血症、高蛋白血症、白血病、红细胞增多症等所致的血液黏度增高；血小板减少性紫癜、血友病、DIC等所致的凝血机制异常。

3.心脏病和血流动力学异常　高血压、低血压、心功能障碍、心脏传导阻滞、**风湿性心脏瓣膜病、心律失常（特别是房颤）**等。

4.其他　颈椎疾病压迫邻近的大血管、颅外栓子进入颅内。

> 锦囊妙记：脑出血主要的病因为高血压，蛛网膜下隙出血主要的病因为动脉瘤，脑血栓形成主要的病因为动脉粥样硬化，脑栓塞主要的病因为心脏病（瓣膜病、房颤等）。

（二）临床表现（熟练掌握）

1.出血性脑血管疾病　**脑出血**常在白天发病，情绪激动、劳累、酒后或排便用力为诱因。病人血压突然急骤升高，脑血管破裂大量出血，**以内囊出血最多见**。病人出现剧烈头痛、头晕、呕吐，迅速出现意识障碍。体检：颜面潮红、意识障碍、脉搏慢而有力，血压可达26.7kPa（200mmHg）以上，**出血损害内囊时病人出现对侧偏瘫、偏身感觉障碍、对侧同向偏盲（称为"三偏征"）**。脑桥出血轻者仅有头痛、呕吐，重者出现出血灶侧周围性面瘫，对侧肢体中枢性瘫痪，称交叉瘫。当出血波及两侧时出现四肢瘫，针尖样瞳孔。小脑出血表现为眩晕、呕吐、枕部头痛、眼球震颤、共济失调。**蛛网膜下隙出血**起病急骤，常在活动中突然发病，病人出现**剧烈头痛，喷射性呕吐，脑膜刺激征阳性**。

小试身手　5.脑出血最常见的部位是

A.大脑半球　　　　　　　　B.脑干　　　　　　　　　C.小脑

D. 内囊　　　　　　　　　　E. 延髓

小试身手 6.脑出血最常见的部位

A. 脑桥　　　　　　　B. 脑干　　　　　　　C. 大脑半球

D. 内囊　　　　　　　E. 小脑

小试身手 7.脑出血最常见的原因是

A. 高血压动脉硬化　　　B. 先天性动脉瘤　　　C. 恶性贫

D. 情绪激动　　　　　　E. 白血病

2.缺血性脑血管疾病　**脑血栓形成**多见于动脉硬化、糖尿病、高脂血症的中老年人，一般无意识障碍，进展缓慢，**常在睡眠或安静休息时**由于血压过低、血流减慢、血黏度增加等造成血栓形成而**发病**。起病先有头痛、眩晕、肢体麻木、无力及一过性失语或短暂脑缺血发作等前驱症状。常在**睡眠中或安静休息时发病**，早晨起床时出现**半身肢体瘫痪**。脑栓塞多发生在静止期或活动后，起病急骤，多无前驱症状为特点。

> 锦囊妙记：这一部分经常出病例分析题，考生要学会区分脑出血和脑血栓形成。脑出血患者通常患有高血压，在白天情绪激动、过度活动后发病，主要表现为剧烈头痛、恶心、呕吐；脑血栓患者通常患有动脉硬化、高脂血症，在睡眠或安静休息后发病，主要表现为肢体瘫痪。

小试身手 8.患者，男性，60岁，既往有高血压、糖尿病、高血脂病史，近日有右侧肢体麻木及活动无力，昨夜睡眠好，但今晨起床时突然跌倒，家人扶起后发现患者口眼歪斜，右侧上下肢瘫痪，但神志清醒，应考虑为

A. 脑出血　　　　　　　B. 脑梗死　　　　　　C. 短暂脑缺血

D. 蛛网膜下隙出血　　　E. 脑血栓形成

（三）辅助检查（掌握）

1.意识状态　脑出血病人常有意识变化，脑血栓形成多无意识变化。

2.CT　**CT是诊断急性脑血管病（除蛛网膜下隙出血外）首选的检查项目。脑出血在CT图像上呈高密度影，脑血栓在CT图像上呈低密度影。**

3.脑脊液检查　**脑出血脑脊液为均匀血性**，压力升高至200mmH$_2$O以上。**脑缺血脑脊液检查正常。**

4.病理反射　内囊出血巴宾斯基（Babinski）征阳性，蛛网膜下隙出血脑膜刺激征阳性。

小试身手 9.脑血管疾病首选的检查是

A. X线　　　　　　　B. CT　　　　　　　C. MRI

D. B超　　　　　　　E. 血清学检查

（四）治疗原则（掌握）

1.出血性脑卒中　主要治疗原则为降低颅内压和控制血压，同时使用止血药。

降颅内压首选药为**20%甘露醇**。因动脉瘤引起的蛛网膜下隙出血者，应尽快手术治疗。头痛剧烈、过度烦躁不安者可根据医嘱酌情适当给予镇静止痛药。注意**慎用阿司匹林等可能影响凝血功能的非甾体类消炎镇痛药或吗啡、哌替啶等可能影响呼吸功能的药物**。便秘者可选用缓泻剂。

2.缺血性脑卒中　以抗凝治疗为主，同时使用扩血管药、血液扩充剂以改善微循环。**脑血栓应在发病3~4小时内做溶栓治疗**。

小试身手 10.缺血性脑血管病应在发病后多长时间内做溶栓治疗

A.3~4小时　　　　　　B.12小时　　　　　　C.24小时

D.48小时　　　　　　E.72小时

小试身手 11.急性脑血管病伴脑疝形成最急需的处理措施是

A.颅脑CT　　　　　　B.颅脑MRI　　　　　　C.腰椎穿刺

D.脑血管造影　　　　　E.静脉滴注甘露醇

（五）护理措施（熟练掌握）

1.维持病人生命功能，防止颅内再出血及脑疝，改善脑部缺血区的血液供应。

2.密切观察病人生命体征、意识及瞳孔。如出现颅内压增高，遵医嘱静脉快速滴入甘露醇等，以降低颅内压，避免脑疝。

3.**脑出血**绝对卧床休息，**发病24~48小时内避免搬动病人**，病人取侧卧位，头部稍抬高，促进颅内静脉回流，减轻脑水肿。**蛛网膜下隙出血绝对卧床4周。脑血栓取平卧位**，使较多血液供应脑部，**头部禁止使用冰袋及冷敷**，以免脑血管收缩、血流减慢而使脑血流量减少。

小试身手 12.蛛网膜下隙出血患者应绝对卧床

A.24~48小时　　　　　B.1周　　　　　　　C.2周

D.3周　　　　　　　　E.4周

4.饮食护理　急性脑出血者**发病24小时内禁食**，24小时后如病情平稳，无颅内压增高症状，无上消化道出血者给予鼻饲流质饮食。做好鼻饲管的护理，每次鼻饲前抽吸胃液观察有无颜色改变。鼻饲液体温度不宜过高，每日总热量8368kJ，保证足够蛋白、维生素摄入。意识清醒后如无吞咽困难，可拔掉胃管，酌情给予宜吞咽软食。注意口腔卫生，防止感染。**进食时病人取坐位或高侧卧位**（健侧在下），缓慢进食，**食物送至口腔健侧近舌根处**，以利吞咽。

5.促进肢体功能恢复　急性期绝对卧床休息，每2小时翻身1次，避免局部受压。**瘫痪肢体保持功能位置，脑血栓病人的瘫痪肢体在发病1周后就应进行康复期功能训练**。

6.大小便护理。

7.言语训练　在肢体康复的同时进行语言训练，早期与病人加强非语言沟通，讲病人最关心的话题，激励病人讲话的欲望，指导病人反复发音，反复练习听读、强化刺激。逐渐与病人进行语言交流，由简到繁、反复练习、持之以恒，及时鼓励病人的进步，增强病人康复的信心。

小试身手（13~16题共用备选答案）

A.B超　　　　　　　　B.多排螺旋CT　　　　　C.磁共振层显像

D.X线胸片　　　　　　E.正电子发射体层显像

13.具有软组织分辨率高、直接多平面成像等优点的检查是

14.具有更高的扫描速度和图像分辨率的检查是

15.可以客观描述人脑生理和病理代谢活动图像的检查是

16.患者女，78岁，脑卒中偏瘫，双眼白内障视物不清，意识清楚，智力正常，护士在为患者治疗前，职业行为恰当的做法是

A.查对床号信息正确后，解释治疗目的，开始治疗

B.查对床头卡信息正确后，无须解释治疗目的，开始治疗

C.向亲属确认患者正确后，无须解释治疗目的，开始治疗

D.询问患者姓名确认无误后，解释治疗目的，开始治疗

E.问亲属姓名确认无误后，解释治疗目的，开始治疗

第三节　癫痫患者的护理

要点分析

　　本节内容较为重要，历年考试多有涉及。近5年的考试先后考查了癫痫的临床表现、辅助检查、治疗原则和护理措施等。整体的考查偏重于知识的记忆和应用。对于本节的复习，考生应着重掌握癫痫的临床表现、确诊的方法、治疗原则和护理措施等内容。

考点纵览

（一）病因和发病机制（了解）

根据病因学不同，可分为：

1.症状性癫痫　由各种明确的中枢神经系统结构损伤引起。

2.特发性癫痫　病因不明，可能与遗传因素相关。

3.隐源性癫痫　病因不明。

（二）临床表现（掌握）

分型	临床表现
单纯部分性发作	发作时间短，一般不超过1分钟，发作开始与结束均较突然，以发作的一侧肢体、局部肌肉感觉障碍或节律性抽搐为特征
复杂的部分性发作	患者表现为吸吮、咀嚼、舔唇、流涎、摸索等重复动作，伴意识障碍
精神性发作	表现为无理吵闹、唱歌、脱衣裸体等，事后不能回忆

续表

分型	临床表现
单纯失神发作	**突发、突止的意识障碍**。持续时间短，发作后仍继续原有动作
强直阵挛性发作（大发作）	**以意识丧失和双侧强直后出现阵挛为特征**。约5~10分钟后病人逐渐苏醒。对发作不能回忆。**若发作间歇期仍有意识障碍称为"癫痫持续状态"**

小试身手 17.癫痫大发作的临床表现特征为

　A.吸吮、咀嚼、流涎　　B.局部肌肉节律性抽搐　　C.突发突止的意识障碍

　D.无理取闹、脱衣裸体　　E.意识丧失、全身抽搐

小试身手 18.患者男，16岁。在上课时突然意识丧失，全身抽搐，面色发绀，口吐白沫，小便失禁，5~6分钟后意识逐渐清醒，该患者可能是

　A.癔症　　　　　　　　B.低钙抽搐　　　　　　C.癫痫

　D.低血糖昏迷　　　　　E.舞蹈病

（三）辅助检查（掌握）

　1.电生理检查　　在癫痫发作间歇期**脑电图检查**亦可出现各种痫样放电，部分性发作病人可出现局灶性异常放电。

　2.CT和MRI　　可确定脑结构异常。对癫痫诊断、分类有辅助作用。

　在各种检查方法中，**脑电图无疑能提供最大线索**。**发作时记录的脑电图诊断意义最大**。

> 锦囊妙记：脑血管疾病检查方法首选CT，癫痫检查方法首选脑电图。

小试身手 19.对癫痫最有诊断价值的辅助检查是

　A.脑CT　　　　　　　　B.脑MRI　　　　　　　C.脑电图

　D.脑脊液检查　　　　　E.脑血流图检查

（四）治疗要点（掌握）

　1.继发性癫痫应积极针对原始疾病进行病因治疗，对颅内占位性病变首先考虑手术治疗。

　2.合理用药，**长期用药者应在完全控制发作后遵医嘱缓慢逐渐减量。一般全面强直-痉挛性发作、强直性发作、阵挛性发作完全控制4~5年后，失神发作停止半年后可考虑停药**，但停药前应有缓慢减药的过程，1~1.5年以上无发作者方可停药。

　3.定时测量血中药物浓度以指导用药。

　4.**癫痫持续状态**　　在给氧、防护的同时应迅速制止发作，首先给**地西泮10~20mg静脉注射，注射速度不超过每分钟2mg**，以免抑制呼吸，在监测血压的同时静脉滴入**苯妥英钠**以控制发作。

（五）护理措施（熟练掌握）

　1.防止发作时引发意外　　如病人强直阵挛性发作，**应迅速将病人就地平卧，解**

开领扣和裤带，用软物垫在病人头下；移走病人身边危险物品，以免抽搐时碰撞造成外伤；护士应保护病人，**抽搐发作时床边加床档；使用牙垫或厚纱布包裹压舌板垫于病人上、下磨牙之间，防止咬伤舌头；抽搐肢体不可用力按压**，以免造成骨折或关节脱位；精神运动性发作，应保护病人防止自伤和伤人。密切观察病情，一旦出现癫痫持续状态，应立即遵医嘱缓慢静脉滴入抗惊厥药物。

2.防止窒息 癫痫**大发作时**病人意识丧失，应**松解衣领及裤带，病人头部放低**，偏向一侧，便于唾液和分泌物由口角流出，必要时使用吸引器，托起下颌，将舌用舌钳拉出，防止舌后坠堵塞呼吸道；**不可强行喂水、喂药**，以免误吸，引起窒息或吸入性肺炎。

> 锦囊妙记：癫痫抽搐发作首要的处理措施是松解衣领及裤袋，放低头部。

小试身手 20.癫痫病人可进行的日常活动项目是

A.游泳 B.打太极拳 C.开汽车

D.单独外出 E.登高

小试身手 （21~22题共用题干）

患者，男性，26岁，突然出现意识丧失、全身抽搐、眼球上翻、瞳孔散大、牙关紧闭、大小便失禁，持续约3分钟，清醒后对抽搐全无记忆。

21.根据临床征象，该患者可能为

A.癔症 B.精神分裂症 C.低钙血症

D.脑血管意外 E.癫痫

22.对该患者急性发作时的急救处理首先是

A.遵医嘱快速给药，控制发作 B.注意保暖，避免受凉

C.急诊做CT、脑电图，寻找原因 D.保持呼吸道通畅，防止窒息

E.移走身边危险物体，防止受伤

3.用药护理 严密观察药物的不良反应，并向病人说明药物的不良反应。当发生胃肠道反应、眩晕、共济失调、嗜睡时应及时就医。不可随意增减药物剂量，不能随意停药或换药。

4.消除病人自卑心理 向病人解释本病的特征和诱发因素，帮助病人正确认识、面对现实。护士应鼓励、疏导病人，使其消除自卑心理。

第四节 急性感染性多发性神经根炎患者的护理

要点分析

本节内容较为简单，历年考试偶有涉及。近5年的考试先后考查了急性感染性多发性神经根神经炎的临床表现和辅助检查等。整体的考查偏重于知识的记忆和应用。对于本节的复习，考生应着重掌握急性感染性多发性神经根神经炎的临床表现、辅助检查和护理措施等内容。

考点纵览

（一）病因和发病（了解）

病因未明，可能与某些病毒感染有关。大量证据显示本病是一种免疫介导的周围神经病。

（二）临床表现（熟练掌握）

一般急性起病，病前1~3周常有呼吸道/消化道感染或疫苗接种史，大多数病人2周左右达到高峰。任何年龄、季节均可发病。劳累、淋雨、游泳常为诱发因素。首发症状为四肢对称性迟缓性无力，之后由远端向近端发展或方向相反，亦可远近端同时受累，并可累及躯干。主观感觉手足麻木，并有肌肉疼痛，随病情发展，可出现吞咽困难、声音嘶哑、复视、头痛、大小便障碍等。

1.感觉障碍　有明显的手套、袜套样感觉减退或消失。

2.自主神经症状　自主神经受损是病情危重的标志。

小试身手 23.急性感染性多发性神经根炎病情危重的标志性表现是

A.吞咽困难　　　　　B.血压升高　　　　　C.呼吸肌麻痹

D.手套样感觉　　　　E.四肢末端肌肉瘫痪

（三）辅助检查（掌握）

血常规、尿常规检查无异常，血清免疫球蛋白早期可增高，红细胞沉降率可加快。腰椎穿刺脑脊液压力一般在正常范围，脑脊液无色透明，常规化验出现典型的蛋白细胞分离现象。

小试身手 24.急性感染性多发性神经根神经炎患者的脑脊液特点是

A.脓性　　　　　　　B.血性　　　　　　　C.蛋白细胞分离

D.压力升高　　　　　E.白细胞增高

（四）治疗原则（掌握）

1.激素治疗　5%葡萄糖500ml+地塞米松10~15mg静脉滴入，10~14日为一疗程，使用糖皮质激素的同时服用钾盐以纠正电解质失衡。观察激素治疗的副作用。

2.血浆置换。

3.辅助呼吸　是防止病人因呼吸麻痹死亡的最有力的措施之一。

4.免疫球蛋白　0.4g/（kg·d），连用5天。

（五）护理措施（熟练掌握）

1.本病早期多因呼吸肌麻痹死亡，故早期保持呼吸道通畅非常关键。

小试身手 25.急性感染性多发性神经根炎危及生命的原因是

A.面神经麻痹　　　　B.吞咽困难　　　　　C.肢体感觉障碍

D.呼吸肌麻痹　　　　E.水、电解质紊乱

2.密切观察病人呼吸困难的程度和缺氧症状，及早做气管切开，使用呼吸机减轻缺氧症状。

3.吞咽困难者尽早给予鼻饲流质饮食，给予**高蛋白、高热量、高维生素、易消化、营养丰富饮食**，特别是维生素B$_{12}$对神经髓鞘形成有重要作用。

4.保持皮肤清洁干燥，注意保暖但**禁忌使用暖水袋**，每2小时变换体位1次。

5.瘫痪肢体应保持功能位，进行被动运动，当瘫痪肢体肌力恢复时，应鼓励病人做主动运动。

6.病室空气新鲜，做好口腔护理，预防感染。对留置导尿管者，应定时消毒尿道口，保持会阴部清洁干燥，防止泌尿系感。

参考答案

1.D　2.A　3.D　4.D　5.D　6.D　7.A　8.E　9.B　10.A　11.E　12.E　13.C
14.B　15.E　16.D　17.E　18.C　19.C　20.B　21.E　22.D　23.B　24.C　25.D

答案与解析

1.D　双侧瞳孔不等大见于颅内病变，小脑幕切迹疝患侧瞳孔最初有短暂的缩小，以后逐渐散大，枕骨大孔疝因脑干缺氧，瞳孔可忽大忽小。

2.A　脑血栓患者禁忌使用冷敷，以免引起血管收缩，影响脑部血供。

3.D　一侧上下肢瘫痪即为偏瘫。

4.D　患者一侧瞳孔直径5mm，另一侧瞳孔直径3mm，提示两侧瞳孔不等大，符合脑疝患者瞳孔的特点。

5.D　脑出血多在白天发病，如情绪激动、活动过度、酒后或排便用力时，血压突然急骤升高，致脑血管破裂大量出血而发病，以内囊出血最多见。

6.D　脑出血最常见的病因为高血压，最常见的部位是内囊。

7.A　高血压、动脉硬化、血液病、外伤、脑血管畸形等均为脑出血的原因，以高血压动脉硬化所致的脑出血最为常见。

8.E　脑血栓患者通常有高血压、糖尿病、高脂血症病史，并且通常是在睡眠中或休息时发病，主要的表现为肢体瘫痪。上述表现应考虑为脑血栓形成。

9.B　除蛛网膜下腔出血外，其他脑血管疾病首选的检查项目是CT。

10.A　缺血性脑血管病以抗凝治疗为主，应争取在发病3～4小时内做溶栓治疗。

11.E　急性脑血管病伴脑疝形成最紧急的处理措施是快速静脉滴注甘露醇以降低颅内压，避免脑疝。

12.E　蛛网膜下隙出血患者应绝对卧床4周，防止再次出血。

13.C　具有软组织分辨率高、直接多平面成像等优点的检查是磁共振层显像。

14.B　具有更高的扫描速度和图像分辨率的检查是多排螺旋CT。

15.E　可以客观描述人脑生理和病理代谢活动图像的检查是正电子发射体层显像。

16.D　上述患者尽管偏瘫、视物不清，但患者意识清楚，智力正常，因此护士在做治疗前，应核对病人信息，向病人解释治疗目的，然后开始治疗。

17.E　癫痫大发作即为强直阵挛性发作，以意识丧失和全身抽搐为特征。

18.C　患者在上课时突然意识丧失，全身抽搐，面色发绀，口吐白沫，小便失禁，考虑为癫痫大发作。

19.C　在癫痫的辅助检查方法中，脑电图对癫痫的诊断意义最大。

20.B　癫痫病人应严禁游泳、开车、登高、单独外出，以免发生意外。

21~22.E、D　患者突然出现意识丧失，全身抽搐，眼球上翻，瞳孔散大，牙关紧闭，大小便失禁，清醒后对抽搐全无记忆，符合癫痫大发作的典型表现。癫痫大发作时，患者意识丧失，应松解衣领及裤带，将患者头位放低，头偏向一侧，保持呼吸道通畅，防止窒息。

23.B　自主神经受损是病情危重的标志。主要表现有血压升高、出汗多、尿潴留、心律失常等。

24.C　急性感染性多发性神经根神经炎患者脑脊液的特点是：压力一般均在正常范围，脑脊液无色透明，常规化验出现典型的蛋白细胞分离现象。

25.D　急性感染性多发性神经根神经炎患者若出现呼吸肌麻痹，可引起呼吸困难，甚至危及患者生命。

第三篇　外科护理学

考情分析

　　护师资格考试分为基础知识、相关专业知识、专业知识、专业实践能力4个部分。其中基础知识、相关专业知识、专业知识均考查外科护理学的内容。每部分外科护理学约占35%，涉及A1、A2、A3/A4和B型题。在历年的考试中A1型题约占15题，A2型题约占10题，A3/A4型题约占6题，B型题约占4题。考试大纲将外科护理学的考核内容分为了解、掌握、熟练掌握3个层次。从历年的考试情况来看，考试大纲中要求考生了解的部分相对来说考查较少，约占10%，掌握、熟练掌握部分是考查的重点。因此，考生在复习的过程中，对于了解的内容只需要在理解的基础上记住重要内容即可。如了解胰腺的解剖与生理，考生只需记住主胰管与胆总管共同开口于十二指肠乳头，这是胰腺疾病与胆道疾病相互关联的解剖学基础。而对于掌握、熟练掌握的内容，考生需要仔细复习并加以针对性的训练。

　　外科护理学共计45章，历年的考试中几乎每章均有涉及，但是各个章节所占比例不同。分析历年的考试，考核的重点章节主要分布在水、电解质、酸碱代谢失调患者的护理，外科休克患者的护理，多器官功能障碍综合征，心肺脑复苏，外科感染患者的护理，损伤患者的护理，颈部疾病患者的护理，乳房疾病患者的护理，胸部损伤患者的护理，腹外疝患者的护理，胃、十二指肠疾病患者的护理，肠疾病患者的护理，直肠肛管疾病患者的护理，门静脉高压症患者的护理，肝脏疾病患者的护理，胆道疾病患者的护理，胰腺疾病患者的护理，周围血管疾病患者的护理，泌尿系损伤患者的护理，泌尿系梗阻患者的护理，骨科患者的一般护理，骨与关节损伤患者的护理。上述章节在考试中约占90%的比例。考生在第1轮复习时，可参照考点纵览对所有章节的主要考点进行全面细致的复习。在考前冲刺时，考生只需对上述重点章节进行复习，以提高复习的有效性和针对性。

　　从命题的趋势来看，近年来考查单纯识记的题目逐渐减少，考查理解、分析及应用的试题逐渐增多。因此这就要求考生在对记忆主要知识点的基础上，通过针对性训练以加强对相应知识点的理解和应用。

　　另一个命题趋势体现在通过一个题目只考查某一个知识点的这一类型的试题数目逐渐减少，更多的是通过一个题目考查某一知识点的多个不同方面和角度，或者不同知识点。这就要求考生备考时注重对知识的全面复习，横向掌握相关知识，有联系有比较的总结及掌握所有知识点。

　　如患者，男性，25岁，因车祸后入院。查体：CVP 4cmH$_2$O，BP 70/50mmHg。针对该患者的治疗措施应是

　　A.充分补液　　　　　　B.适当补液　　　　　　C.给予强心药

　　D.舒张血管　　　　　　E.补液试验

　　该题考查的是CVP与BP之间的关系。该患者的CVP为4cmH$_2$O、BP为70/50mmHg，均低于正常值，提示血容量严重不足，因此，应充分补充血容量。

第一章　水、电解质、酸碱代谢失调患者的护理

　　本章内容非常重要，每年必考。近5年的考试先后考查了体液的含量与分布，钾的平衡，高渗性脱水的病理生理、临床表现和治疗原则，低渗性脱水的病理生理、临床表现和治疗原则，低钾血症的临床表现和护理措施，高钾血症的病因病理和护理措施，代谢性酸中毒的临床表现，中心静脉压的正常值，液体疗法的护理措施等。整体的考查偏重于知识的记忆和应用。对于本章的复习，考生应熟悉体液的含量与分布，电解质的平衡，着重掌握高渗性脱水的病理生理、临床表现和治疗原则，低渗性脱水的病理生理、临床表现和治疗原则，低钾血症的病因、临床表现和护理措施，高钾血症的病因病理和护理措施，代谢性酸中毒的临床表现，代谢性碱中毒的临床表现，中心静脉压的正常值，液体疗法的护理措施等内容。本章记忆性内容较多，考生可结合"锦囊妙记"中的方法进行记忆。

考点纵览

第一节　正常体液平衡

一、水的平衡（掌握）

（一）体液的含量与分布

　　人体内体液总量与年龄、性别及体型有关，<u>正常成年男性体液总量占体重的60%，女性为50%，婴幼儿为70%~80%，随着年龄的增长和脂肪量增多，体液量将减少。体液中细胞内液男性占体重的40%，女性占35%，细胞外液占20%</u>；细胞外液中组织间液占15%，血浆占5%。

（二）24小时液体出入量的平衡（表3-1-1）

表3-1-1　正常成人24小时液体出入量

摄入量（ml）	排出量（ml）
饮水1100~1600	尿1000~1500
食物水700	粪200
内生水200	呼吸蒸发300
	皮肤蒸发500
总入量2000~2500	总出量2000~2500

人体在正常生理条件下，**皮肤和呼吸蒸发的水分每日约800ml**，称为**不显性失水**。

二、电解质的平衡（掌握）

分类	分布和功能	正常值
钠	**细胞外液的主要阳离子**，维持细胞外液的渗透压和容量	**135~145mmol/L**，平均为142mmol/L
钾	**细胞内液的主要阳离子**	**3.5~5.5mmol/L**，正常人需钾盐2~3g/d
Cl^-和HCO_3^-	**细胞外液中的主要阴离子**，与钠共同维持体液的渗透压和含水量。Cl^-和HCO_3^-的含量有互补作用，当HCO_3^-增多时Cl^-含量减少。当病人频繁呕吐丢失大量胃液时，Cl^-同时大量丢失，HCO_3^-代偿性增加，引起低氯性碱中毒	
钙	**99%以磷酸钙和碳酸钙的形式存在骨骼中**，细胞外液中含钙很少，只占总钙量的0.1%	2.25~2.75mmol/L
磷	**体内的磷85%存在于骨骼中**	0.96~1.62mmol/L
镁	**细胞内的主要阳离子**，约50%存于骨骼中，其余绝大部分存在于细胞内	0.70~1.10mmol/L

> 锦囊妙记：细胞内外电解质的分布可记为"外钠内钾"。

小试身手 1.关于人体体液平衡的说法，**错误的是**

A.细胞内液约占体重的40%

B.细胞外液约占体重的20%

C.细胞内液和细胞外液之间保持动态平衡

D.血浆约占体重的10%

E.组织间液约占体重的15%

小试身手 2.细胞内液中的主要阳离子是

A.Ca^{2+} B.K^+ C.Na^+

D.Mg^{2+} E.Fe^{2+}

三、酸碱平衡（掌握）

正常血液酸碱度（pH）维持在7.35~7.45，机体通过血液缓冲系统、肺和肾三种途径来维持体液的酸碱平衡。

1.血液缓冲系统　**最主要的是HCO_3^-/H_2CO_3**。体内酸增多时碳酸氢根与氢离子结合，使酸得以中和。体内碱增多时碳酸中的氢离子与碱作用得以中和。**缓冲对中HCO_3^-/H_2CO_3的比值正常为20：1**。

2.肺 是排出体内挥发性酸（碳酸）的主要器官，当血中$PaCO_2$升高（H_2CO_3增多）时，呼吸中枢兴奋，呼吸加深加快，促进CO_2排出。反之，当血$PaCO_2$降低时，呼吸变慢、变浅，减少CO_2排出。

3.肾 一切非挥发性酸和过剩的碳酸氢盐从肾脏排泄。

第二节 水和钠代谢紊乱的护理

一、高渗性脱水

（一）病因（熟练掌握）

1.水分摄入不足 长期禁食、上消化道梗阻，高温下作业但饮水不足等。

2.水分排出过多 呼吸深快、高热、大量使用渗透性利尿剂等。

（二）病理生理（掌握）

病人体液丢失以水分为主，钠盐丢失较少，导致细胞外液渗透压升高。由于细胞内液渗透压相对较低，细胞内的水分向细胞外液渗出，导致细胞内脱水，体液渗透压升高，通过渗透压感受器的反射使抗利尿激素分泌增加，肾小管重吸收水分增加，导致尿量减少、尿比重升高。

（三）临床表现（熟练掌握）

轻度脱水主要表现为口渴，伴少尿。中度脱水口渴更加明显，黏膜干燥，皮肤弹性下降，眼窝凹陷，尿更少，尿比重高。重度脱水出现高热和神经精神症状。

（四）辅助检查（掌握）

实验室检查，血清钠高于150mmol/L。血红蛋白量、血细胞比容升高，尿比重高。

（五）治疗原则（掌握）

尽早去除病因，能饮水者尽量饮水，不能饮水者静脉滴注5%葡萄糖注射液。

小试身手 3.关于高渗性脱水的说法，错误的是

A.以丢失水分为主 B.细胞内脱水严重

C.Na^+从细胞外向细胞内流 D.抗利尿激素增加

E.尿比重增高

小试身手 4.高渗性脱水的病理特点是

A.体液以失钠为主 B.体液以失水为主 C.体液以失钾为主

D.体液以失钙为主 E.体液以失氯为主

小试身手 5.重度高渗性脱水患者补液首选

A.生理盐水 B.5%葡萄糖注射液 C.5%葡萄糖氯化钠注射液

D.平衡盐注射液 E.20%葡萄糖注射液

二、低渗性脱水

（一）病因（熟练掌握）

长期胃肠减压、频繁呕吐、严重腹泻、肠瘘或大面积烧伤、创面大量渗液等因素造成体液丧失。同时大量饮水或静脉输入葡萄糖注射液未补充电解质者，细胞外液被稀释，血清钠降低，即为低渗性脱水。

（二）病理生理（掌握）

低渗性脱水的病理改变是**失钠多于失水，脱水早期，细胞外液渗透压降低**，抗利尿激素分泌减少，肾小管对水的重吸收减少，**故尿量并不减少，甚至增多**，这更加重了细胞外液的丢失。**后期因血容量降低，醛固酮和抗利尿激素分泌增加，导致尿量减少。**

> 锦囊妙记：低渗性脱水时→失钠多于失水→细胞外液渗透压降低→醛固酮分泌减少→肾小管对水的重吸收减少→细胞尿量增多→血容量降低→尿量减少。因此，低渗性脱水早期尿量增多

（三）临床表现（熟练掌握）

脱水程度	表现
轻度脱水	血清钠在135mmol/L以下时，出现乏力、头晕、手足麻木、无口渴
中度脱水	血清钠在130mmol/L以下，出现周围循环衰竭，脉搏细弱，站立性昏倒，血压下降，恶心、呕吐，尿少、尿比重低
重度脱水	血清钠在120mmol/L以下，除上述表现加重外，出现神经精神症状，如抽搐、昏迷、休克等

（四）辅助检查（掌握）

血清钠低于135mmol/L。尿比重低于1.010。尿钠、氯明显减少。

（五）治疗原则（掌握）

轻者静脉补充等渗盐水，重度缺钠者先静脉输注等渗盐水，然后输胶体溶液，再输高渗盐水（3%~5%氯化钠溶液）200~300ml。

三、等渗性脱水

（一）病因病理（掌握）

急性腹膜炎、急性肠梗阻和大量呕吐及大面积烧伤等外科疾病最常见。等渗性脱水时，水和钠成比例丢失，细胞外液渗透压无明显变化。

（二）临床表现（熟练掌握）

既有缺钠症状，又有脱水症状。病人出现尿少、头昏、皮肤弹性差、黏膜干燥

和血压下降等。血清钠大致在正常范围内。

（三）治疗原则（掌握）

治疗原始疾病，用等渗盐水和平衡液补充血容量，同时补充日需要水量2000ml和氯化钠4.5g。盐水与葡萄糖溶液交替输入。

小试身手 6.重度低渗性脱水补液首选

A.生理盐水　　　　　B.5%葡萄糖注射液　　　C.等渗盐水

D.平衡盐注射液　　　E.3%~5%氯化钠注射液

四、水过多和水中毒

（一）病因（熟练掌握）

1.水排出障碍　见于肾衰竭。

2.摄入水分过多或输入过多的液体。

3.抗利尿激素分泌过多　常见于休克、右心衰竭、肾病综合征、抗利尿激素分泌失调综合征等。

（二）病理生理（掌握）

大量水分潴留体内，细胞外液大量增加，血清钠浓度降低，**渗透压下降，细胞外液向细胞内转移，引起细胞水肿，出现水中毒**。同时细胞外液增加抑制醛固酮分泌，使肾脏远曲小管和肾小球对钠重吸收减少，尿钠增加，血钠下降，细胞外液渗透压进一步下降。

（三）临床表现（熟练掌握）

1.急性水中毒　起病急骤，**主要是脑水肿，病人出现颅内压增高，表现为头痛、呕吐、躁动、昏迷等神经精神症状**。如发生脑疝则出现相应的表现。

2.慢性水中毒　往往被原发病所掩盖，病人软弱无力、恶心、呕吐、嗜睡、泪液和口水增多、体重显著增加等。

（四）辅助检查（掌握）

实验室检查可见血液稀释，红细胞计数、血红蛋白量、血细胞比容和血浆蛋白量均下降，血浆渗透压下降，平均红细胞体积增大等。

（五）治疗原则（掌握）

治疗原始疾病；限制水的入量；使用脱水利尿剂，减轻脑细胞水肿，加速水分排出。

第三节　电解质代谢异常的护理

一、钾代谢异常

（一）低钾血症

1.病因、病理（熟练掌握）

（1）入量不足：由于疾病或治疗导致长期不能进食的病人。

（2）排出过多：持续胃肠减压，严重呕吐、腹泻，长期使用利尿剂等。

（3）体内转移：大量输入葡萄糖溶液与胰岛素时，可使血清钾降低。

（4）**碱中毒：细胞内氢离子转出，细胞外钾离子转入，细胞外液的钾下降。同时因碱中毒，肾小管分泌氢离子减少，氢钠交换减少，钾钠交换占优势。**

> 锦囊妙记：关于酸中毒致高血钾，碱中毒致低血钾可简单地记为"高酸低碱"。

2.临床表现（熟练掌握）

（1）骨骼肌症状：**疲乏、软弱、无力**，重者全身肌无力，瘫痪，腱反射减弱或消失。

（2）消化道症状：恶心、呕吐、腹胀、肠鸣音减弱或消失。

（3）循环系统症状：**心律不齐、心动过速、心悸、血压下降。**

（4）代谢性碱中毒：头晕、躁动、口周及手足麻木、面部及四肢抽动、手足抽搐等。

3.辅助检查（掌握）

（1）实验室检查：**血清钾低于3.5mmol/L。**

（2）心电图检查：**T波宽而低或平，Q-T间期延长，出现U波**，重者T波倒置，ST段下移。

小试身手 7.患者男，45岁，肠梗阻术后禁食4天，乏力，恶心，心悸，心电图示T波低平，有U波，诊断为低钾血症，其根本原因是

A.入量不足　　　　　B.排出过多　　　　　C.体内转移

D.代谢性酸中毒　　　E.代谢性碱中毒

4.治疗原则（掌握）　治疗病因，补充钾盐。

5.护理措施（熟练掌握）　钾盐补充以口服为安全。**静脉补钾时的注意事项：尿量要在40ml/h以上；氯化钾浓度一般不超过0.3%；速度不超过60滴/分；总量不宜超过6~8g/d。**

> 锦囊妙记：补钾五不宜："不宜过早、不宜过浓、不宜过快、不宜过量、不宜静推"。

小试身手 8.静脉补钾的先决条件是

A.尿量在40ml/h以上　　B.浓度在0.3%以上　　C.速度在60滴/分以下

D.总量在4~5g/d以下　　E.最多不要超过6~8g/d

（二）高钾血症

1.病因、病理（熟练掌握）

（1）摄入过多：多因静脉补钾过量、过快、过浓所致。

（2）排出减少：如急性肾衰竭少尿期导致的高钾血症。

（3）体内转移：组织严重损伤，输入大量库存血或溶血等，大量组织破坏时，钾自细胞内排出，释放到细胞外液，引起血钾升高。

（4）**酸中毒**：发生酸中毒时，细胞外液中的氢离子转入细胞内，同时细胞内的**钾离子转出，细胞外钾升高，引起高钾血症**。

2.临床表现（熟练掌握）

（1）肌肉无力：肌肉乏力、麻木，躯干到四肢出现软瘫，呼吸困难也可出现。

（2）微循环障碍：常见于病情较重者，表现为皮肤苍白、湿冷、青紫、低血压等。

（3）心肌抑制：心肌收缩力下降，心搏徐缓、心律失常。**严重者发生心脏停搏**。

3.辅助检查（掌握）

（1）实验室检查：**血清钾>5.5mmol/L**。

（2）心电图检查：T波高而尖，P-R间期延长，P波下降或消失。QRS波加宽，ST段升高。

4.治疗原则（掌握）　治疗病因，降低体内钾含量。

5.护理措施（熟练掌握）

（1）禁钾：停止服用含钾药物。

（2）抗钾：使用**10%葡萄糖酸钙溶液**20~30ml（或5%氯化钙溶液）加等量5%葡萄糖溶液缓慢滴入，以钙离子**拮抗钾离子对心肌的抑制作用**。

小试身手 9.高钾血症患者应用钙剂的作用是

A.防止低钙　　　　　　　　　　　B.对抗钾对心肌的抑制作用

C.防止抽搐　　　　　　　　　　　D.防止昏迷

E.降低毛细血管通透性

小试身手 10.患者女，50岁。频繁呕吐多日，不能饮食，出现脱水、低血钾，补液时家属心急，私自将补液速度加快，发生了高血钾，此时治疗应选用

A.硫酸镁　　　　　　　B.氯化铵　　　　　　　C.2%碳酸氢钠

D.乳酸钠　　　　　　　E.葡萄糖酸钙

（3）转钾：碱化细胞外液，缓慢滴注乳酸钠或碳酸氢钠溶液，使钾转入细胞内，增加肾小管排钾。还可使用葡萄糖胰岛素促进糖原合成，促进钾转入细胞内。

（4）排钾：使用聚磺苯乙烯口服或灌肠，从消化道排出大量钾离子。透析疗法是最有效的方法，分腹膜透析和血液透析。

二、钙代谢异常

（一）低钙血症

1.病因（熟悉）　急性重型胰腺炎、消化道瘘、肾衰竭、高磷酸血症、甲状旁腺功能受损等可出现低钙血症。甲状旁腺功能受损多见于甲状腺手术时误切或颈部放射治疗的病人。

2.临床表现（熟悉）　口周和指尖麻木针刺感、手足抽搐、肌肉疼痛、腱反射亢

进及 Chvostek 征阳性。实验室检查血清钙低于 2.25mmol/L。

3.治疗原则（掌握） 处理原发疾病和补钙。

（二）高钙血症

1.病因（熟悉） 多见于因甲状旁腺增生或腺瘤等引起的甲状旁腺功能亢进症；骨转移癌的病人因骨组织被破坏，骨钙大量释放，血清钙升高；服用过量维生素 D 等。

2.临床表现（熟悉） 疲乏无力、厌食、恶心、便秘多尿，重者头痛、心律失常，血清钙>4.5mmol/L 时可危及生命。实验室检查血清钙高于 2.75mmol/L。

3.治疗原则（掌握） 处理原始疾病，采取降钙和排钙措施。

三、磷代谢异常

（一）低磷血症

1.病因（熟悉）

（1）摄入过少：吸收不良以及长期胃肠外营养的病人。

（2）排出过多：慢性脂肪泻的病人。

（3）输入大量葡萄糖和胰岛素：磷转入细胞内，导致血磷降低。

2.临床表现（熟悉） 缺乏特异性，病人表现为头晕、厌食、肌无力等，严重者出现抽搐、精神错乱、昏迷，甚至呼吸肌无力死亡。实验室检查血清无机磷低于 0.8mmol/L。

3.治疗原则（掌握）

（1）积极治疗原始疾病。

（2）补磷：长期营养疗法的病人应补充磷制剂。

（二）高磷血症

1.病因（熟悉）

（1）入量过多：包括摄入或吸收过多，如过多补充维生素 D。

（2）排出减少：甲状旁腺功能减退症、急性肾衰竭等。

（3）磷从细胞内转出：见于酸中毒或使用细胞毒性药物。

2.临床表现（熟悉） 常被继发性低钙血症所掩盖，出现低钙血症表现；因异位钙化使肾功能受损。实验室检查血磷高于 1.6mmol/L。

3.治疗原则（掌握） 处理原发病，促进磷的排出，应用磷结合剂。

第四节　酸碱平衡失调的护理

一、代谢性酸中毒

（一）病因、病理（掌握）

体内酸性物质积聚过多、排出减少；或碱性物质丢失增多引起。

（二）临床表现（熟练掌握）

1.**呼吸改变**　**呼吸深快**，有时呼气带酮味。

> 锦囊妙记：酸中毒时→$PaCO_2$升高→呼吸中枢兴奋→呼吸加深、加快

2.**心血管改变**　酸中毒时血清H^+浓度升高。酸中毒合并高血钾时心肌收缩力受抑制，病人心率增快、心律失常、心音减弱、血压下降。H^+浓度升高时毛细血管扩张，**颜面潮红，口唇呈樱桃红**。休克病人酸中毒时因缺氧而出现青紫。

3.**中枢神经系统改变**　酸中毒时脑细胞代谢活动受抑制，病人出现头痛、头昏、嗜睡等，严重者昏迷。

小试身手　11.代谢性酸中毒的表现是
A.呼吸深快，口唇青紫　B.呼吸深快，口唇樱红　C.呼吸浅快，口唇青紫
D.呼吸浅快，口唇樱红　E.呼吸深慢，口唇樱红

（三）辅助检查（掌握）

血pH低于7.35，血HCO_3^-下降；CO_2CP、BE值低于正常，血K^+可升高，尿呈强酸性。

（四）治疗原则（掌握）

控制原始疾病及纠正脱水后如酸中毒仍不能纠正，应使用碱性药物。

二、代谢性碱中毒

（一）病因、病理（掌握）

1.**酸性物质丢失过多**　长期胃肠减压、幽门梗阻、急性胃扩张等使胃酸大量丢失，造成代谢性碱中毒，同时因Cl^-丢失，HCO_3^-升高，又因胃液K^+随呕吐丢失，导致低钾，病人出现低氯低钾性碱中毒。

2.**碱性物质输入过多**　如长期使用碱性药物。

3.**低钾**　细胞外液低钾，细胞内钾向外转移，离子平衡导致氢离子进入细胞内，发生碱中毒。

小试身手　12.幽门梗阻严重者，可引起的水、电解质、酸碱失衡的类型是
A.低氯低钾性代谢性碱中毒　　B.低氯高钾性代谢性碱中毒
C.低氯低钾性代谢性酸中毒　　D.高氯低钾性代谢性碱中毒
E.高氯高钾性代谢性碱中毒

（二）临床表现（熟练掌握）

病人呼吸变浅慢伴低钾血症及脱水表现。可导致脑细胞活动障碍，出现头昏、嗜睡、谵妄或昏迷等神经精神症状。

（三）辅助检查（掌握）

血pH和HCO_3^-升高，CO_2CP、BE正值增高，血K^+下降，尿呈碱性。可有低钾、低氯。

（四）治疗原则（掌握）

1.针对原始疾病进行治疗。

2.轻者补充等渗盐水和钾盐即可纠正。重者静脉输入0.1mmol/L盐酸溶液。

三、呼吸性酸中毒

（一）病因、病理（掌握）

任何影响呼吸、阻碍气体交换的疾病都可引起呼吸性酸中毒，如呼吸道梗阻、胸部外伤、术后肺不张和肺炎等。

（二）临床表现（熟练掌握）

病人呼吸困难、胸闷、气促、发绀，头痛、谵妄甚至昏迷等。

（三）辅助检查（掌握）

实验室检查：血pH明显降低，CO_2CP升高，$PaCO_2$升高。

（四）治疗原则（掌握）

积极治疗原始疾病，**改善肺通气**。严重酸中毒者必要时使用不含钠的有机碱，如三羟甲基甲烷，可直接中和碳酸。

四、呼吸性碱中毒

（一）病因、病理（掌握）

凡肺过度通气都可发生呼吸性碱中毒，见于中枢神经系统疾病、代谢旺盛、机械通气使用不当、低氧血症等。

（二）临床表现（熟练掌握）

部分病人出现呼吸不规则、急促，手足、面部肌肉麻木，震颤，手足抽搐。

（三）辅助检查（掌握）

血CO_2CP和$PaCO_2$降低，pH升高。

（四）治疗原则（熟练掌握）

积极治疗原始疾病，**用纸袋罩住口鼻，增加CO_2吸入，或吸入含5%CO_2的O_2。**手足抽搐，用10%葡萄糖酸钙缓慢静脉推注。

第五节　液体疗法及护理（熟练掌握）

一、护理评估

（一）健康史

1.一般资料　年龄、性别、体重、饮食习惯等。

2.既往史　了解既往有无慢性疾病，特别是易导致水电解质酸碱平衡紊乱的疾病。

（二）身体状况

1.生命体征是否稳定。

2.是否有皮肤黏膜干燥，皮肤弹性下降，眼窝凹陷等体液不足的表现。

3.病人出现烦躁不安，惊厥，抽搐和昏迷提示重度脱水。

4.液体出入量　禁饮食，吞咽困难，频繁呕吐，严重腹泻，长期使用利尿药等均可使体液大量丢失。

（三）辅助检查

1.实验室检查　血pH、血气分析，K^+、Na^+、Ca^{2+}等电解质的变化。

2.心电图检查　钾代谢异常时心电图可出现明显改变。

3.**中心静脉压**　代表右心房或胸腔段静脉内压力，其变化反映血容量和心功能改变。**正常值为0.59~1.18kPa（6~12cmH$_2$O）**，过低提示血容量不足，过高提示心功能不全。

小试身手　13.中心静脉压的正常范围是

A.2~3cmH$_2$O　　　　　B.3~4cmH$_2$O　　　　　C.4~5cmH$_2$O

D.5~6cmH$_2$O　　　　　E.6~12cmH$_2$O

二、护理措施

（一）维持体液平衡

1.体液不足的纠正　保证液体入量，制订补液计划。

（1）补多少：包括三部分：

1）生理需要量：正常人每日生理需要量为2000~2500ml。

2）累积损失量：在制订补液计划前已经丢失的体液量，按脱水程度补充。

3）继续损失量：在补液过程中继续丧失的体液量，包括外在性和内在性失液。

纠正体液失衡的关键在于第1天的处理：

第1天补液量＝生理需要量＋1/2累积丧失量

第2天补液量＝生理需要量＋前1天继续丧失量＋1/2累积丧失量

第3天补液量＝生理需要量＋前1天继续丧失量

（2）补什么：原则是缺什么补什么。对盐、糖的生理需要量，正常人氯化钠5~9g/d，氯化钾2~3g/d，葡萄糖100~150g/d以上。**高渗性脱水首选饮水或输注5%葡萄糖溶液。低渗性脱水，轻者输入等渗盐水，中度或重度脱水应补充高渗盐水。等渗性脱水一般以等渗盐水和5%葡萄糖液各一半交替输入。**

（3）如何补：补液原则是**先盐后糖，先晶后胶，先快后慢，见尿补钾。补钾时尿量应在40ml/h以上**。在具体补液时根据病人情况进行调整。

2.体液过多的纠正　限制水入量，使用利尿脱水剂。

小试身手 14.补液原则**错误的是**

A.先盐后糖　　　　　B.先胶后晶　　　　C.先快后慢

D.尿畅补钾　　　　　E.缺什么补什么

（二）补液效果的观察和监测

包括以下内容：精神状况、生命体征、尿量、脱水征、体重改变、中心静脉压与血压改变、监测心电图、生化指标等。

参考答案

1.D　2.B　3.C　4.B　5.B　6.E　7.A　8.A　9.B　10.E　11.B　12.A　13.E
14.B

答案与解析

1.D　正常成年男性体液总量占体重的60%，体液中细胞内液男性占体重的40%，女性占35%，细胞外液占20%；细胞外液中组织间液为15%，血浆为5%。

2.B　钾是细胞内液的主要阳离子，正常值为3.5~5.5mmol/L。

3.C　高渗性脱水以失水为主，失水多于失钠，导致细胞外液处于高渗状态，从而产生：①水从细胞内向细胞外转移；②体液渗透压增高，抗利尿激素分泌增加，肾小管重吸收水分增加，最终导致尿比重增高。

4.B　患者体液丧失以水分为主，钠盐损失较少，导致细胞外液渗透压增高，引起患者口渴。

5.B　重度高渗性脱水患者应静脉滴注5%葡萄糖液。

6.E　轻度低渗性脱水静脉补充等渗盐水即可纠正，重度者应输入高渗盐水。

7.A　肠梗阻术后禁食4天，出现低钾血症，因此其发生的根本原因是摄入不足。

8.A　静脉补钾的先决条件是见尿补钾，尿量应在40ml/h以上。

9.B　高钾血症时，可应用10%葡萄糖酸钙溶液20~30ml缓慢滴入，以钙离子对抗钾离子对心肌的抑制作用。

10.E　发生高血钾时，可应用10%葡萄糖酸钙溶液20~30ml加等量5%葡萄糖溶液缓慢滴入，以钙离子对抗钾离子对心肌的抑制作用。

11.B　代谢性酸中毒时，呼吸深而快，有时呼气有酮味，同时H⁺浓度升高使毛细血管扩张，颜面潮红、口唇樱红。

12.A　幽门梗阻时呕吐大量酸性胃液，可出现轻度脱水和低氯性碱中毒。同时因为钾从胃液中呕出和较多地从尿液中排出，可以出现低钾血症，表现为幽门梗阻时典型的低氯低钾性代谢性碱中毒。

13.E　中心静脉压的正常范围是6~12cmH₂O。

14.B　补液原则是先盐后糖，先晶后胶，先快后慢，见尿补钾，选项B先胶后晶是错误的。

第二章 外科营养支持患者的护理

要点分析

本章内容较为简单，历年考试较少涉及。对于本章的复习，考生应着重掌握营养不良的诊断，肠内营养的适应证和禁忌证、护理措施，肠外营养的适应证和护理措施等内容。

考点纵览

第一节 概述

（一）手术、创伤、严重感染后营养代谢特点（掌握）

人体的能量来自于糖原、脂肪、蛋白质三大营养素。糖原储备有限，在饥饿状态下只可供能12小时。蛋白质构成体内组织和器官，没有储备，一旦消耗必定损伤其结构和影响功能。体内脂肪是饥饿时的主要能源。人体在手术、创伤、感染等应激状态下，三大营养素分解代谢增强，合成减少。

1. 糖代谢 一般人体葡萄糖消耗维持在120g/d。在应激早期，肝糖原分解增强，合成并没增加，同时胰岛素水平没有提高，呈现高血糖，其变化水平与应激程度呈正相关。

小试身手 1.人体在术后早期应激状态下出现的代谢改变是
A.肝糖原合成增加　　B.高血糖　　　　　C.肌肉蛋白分解增强
D.大量脂肪分解　　　E.胰岛素水平升高

2. 蛋白质代谢 在应激状态下，体内储备糖原耗尽后，肌肉蛋白分解，糖原异生增强，大量氮自尿中排出，呈现氮的负平衡。

3. 脂肪代谢 随着饥饿时间延长，机体大部分组织利用脂肪分解来增加能量供给，尤其在应激状态下，儿茶酚胺使体内脂肪分解增强。

当人体处在应激状态下，对电解质、微量元素和维生素的需要更为迫切。

（二）营养不良的分类（掌握）

营养不良的分类	特点
消瘦型营养不良（能量缺乏型营养不良）	能量缺乏为主
低蛋白型营养不良（水肿型营养不良）	蛋白质缺乏为主，多为低蛋白水肿
混合型营养不良	能量和蛋白质均有不足

（三）营养不良的诊断（掌握）

1.病史　病人处于严重损伤、多发感染、大手术后的应激状态；患有慢性疾病长期消耗，如高位肠瘘；为了治疗需要长时间禁食，如出血性坏死性胰腺炎；进食困难或消化吸收障碍，如食管癌、放射性肠炎等。

2.人体测量

测量指标	意义	正常值
体重	体重下降是营养不良的重要指标之一	3个月体重下降>5%，或6个月体重下降10%
体质指数	体质指数=体重/［身高（m）］²	18.5≤BMI<24，BMI<18.5为低体重，≥24.0~27.9为超重，≥28%为肥胖
三头肌皮褶厚度	间接测定脂肪量	男性11.3~13.7mm，女性14.9~18.1mm
臂肌围	测定骨骼肌量。臂肌围=上臂中点周长（cm）-3.14×三头肌皮褶厚度（cm）	男性22.8~27.8cm，女性20.9~25.5cm

小试身手　2.消瘦是指体重低于标准体重的

A.5%以上　　　　　B.10%以上　　　　　C.15%以上

D.25%以上　　　　　E.40%以上

3.实验室检查

（1）**肌酐身高指数**（%）：肌酐是肌肉蛋白的代谢产物，尿中排出的肌酐量与体内骨骼肌群基本成正比，测定该指数可了解体内骨骼肌含量。

肌酐身高指数（%）=尿肌酐排泄量（mg/24h）/［身高（cm）-100]×23（女性为18）

（2）**血清蛋白**：血清白蛋白、转铁蛋白和前白蛋白。

（3）**氮平衡**：判断体内蛋白质代谢情况，摄入大于排出为正氮平衡；排出大于摄入为负氮平衡。

氮平衡（g/d）=摄入氮量（g/d）-排出氮量（g/d）

排出氮量（g/d）=尿中尿素氮（g/d）+4（g），其中2g为粪和汗排出的氮，另外2g为尿中其他含氮物质。

（4）**整体蛋白质更新率**：能精确判断体内蛋白质合成与分解状况。

（5）**免疫指标**

1）淋巴细胞计数：可判断细胞免疫状况，但在严重感染时可受干扰。

2）迟发性皮肤超敏试验（DH）：通常以5种抗原分别在前臂不同部位进行皮内注射，24~48小时后观察结果，如皮丘直径≥5mm为阳性，细胞免疫力与阳性反应成正比。

（四）营养疗法的适应证（熟练掌握）

1.近期体重下降超过正常体重的10%。

2.<u>血清白蛋白<30g/L</u>。

3.<u>连续7天以上不能正常进食</u>。

4.<u>已确诊为营养不良</u>。

5.病人<u>可能面临高分解代谢的应激状态</u>。

如病人虽有营养疗法的适应证，但当**病人处在体液失调、出血和凝血功能障碍以及休克时，应优先处理上述情况，暂不宜营养疗法**。

第二节　肠内营养

肠内营养（EN）是通过胃肠道途径为人体提供代谢所需营养素的支持方法。

（一）适应证及禁忌证（掌握）

1.适应证　胃肠道具备吸收各种营养素的能力并耐受营养制剂。

2.禁忌证　**肠梗阻、胃肠道有活动性出血、肠道严重炎症、腹泻及休克病人等**。

> 锦囊妙记：肠内营养的禁忌证为胃肠道疾病及休克患者（胃肠道黏膜缺血）。

小试身手 3.以下适用于肠内营养支持的是

A.肠梗阻　　　　　　　　　B.胃十二指肠溃疡合并出血

C.严重肠道感染　　　　　　D.腹泻

E.脑损伤后昏迷

（二）肠内营养剂分类（掌握）

1.大分子聚合物　自制匀浆膳、大分子聚合物。此类营养剂需要消化道消化和吸收。

2.要素饮食　营养成分明确，为分子水平，可**不经消化直接吸收**，因此只要求胃肠有吸收功能即可。

3.特殊配制剂　根据病人的特殊需要，对常用的配方适当调整，加减某些成分而成。

（三）肠内营养的投与方法（熟练掌握）

1.供给途径

（1）经口摄入。

（2）经鼻胃管或**胃造瘘**：前者适用于短期肠内营养，并且胃肠功能良好者。后者经手术行胃造瘘或经皮内镜置管，**适用于长时间肠内营养的病人**。

（3）经鼻肠管或空肠造瘘：适用于胃功能不好，误吸危险大和长期胃肠减压者，空肠造瘘可在腹腔手术的同时进行，或经皮内镜空肠造瘘。

2.输注方式

（1）按时分次给予：将配好的营养液或商品型肠内营养液用注射器缓慢注入喂养管内，每次200ml左右，每日6~8次。

（2）间歇重力输注：将配好的营养液经输液管与喂养管连接，借重力将营养液缓慢滴入胃肠内，每次250~400ml左右，每日4~6次。

（3）连续经泵输注：应用输液泵12~24小时均匀持续输注，是临床上推荐的肠内营养输注方式，胃肠道不良反应较少，营养效果好。

（四）护理措施（熟练掌握）

1.保证营养液及输注用具清洁无菌　营养液须在无菌环境下配制，**放置在4℃以下的冰箱内储存，24小时内用完**，调制容器、输注用具保持清洁无菌。

`小试身手` 4.在无菌环境下配制的营养液可保存

A.4小时　　　　　　　　B.6小时　　　　　　　　C.12小时

D.24小时　　　　　　　　E.48小时

`小试身手` 5.在营养疗法中，要素饮食的护理要点，下列**错误的是**

A.无菌操作

B.滴注肠内的营养液温度应保持在20℃~22℃

C.管饲导管要保持通畅

D.保持口腔鼻腔或造瘘的清洁

E.详细记录24小时出入量

2.保护黏膜、皮肤　每日为长期留置鼻胃管或鼻肠管的病人涂拭油膏，保持鼻腔润滑，造瘘口周围皮肤保持清洁干燥。

3.预防误吸

（1）胃管移位及注意体位：在输注营养液过程中注意保持鼻胃管位置不可上移，**对胃排空迟缓、由鼻胃管或胃造瘘输注营养液的病人取半卧位**，防止反流引起误吸。

（2）测量胃内残余液量：在输注营养液过程中，每隔4~6小时检查胃残余量，**若超过200ml，应减慢或暂停输注**。

（3）观察及处理：在输注营养液过程中密切观察病人反应，**当病人出现呛咳，咳出营养液样物，发憋或呼吸急促，考虑为误吸，鼓励病人咳嗽，吸出，必要时经气管镜清除吸入物**。

`小试身手` 6.关于肠内营养的护理措施，**错误的是**

A.保持营养液无菌　　　　　　B.保持管饲导管通畅

C.保护鼻腔黏膜　　　　　　　D.鼻饲液温度应保持在20℃~22℃

E.胃内残余量大于150ml应暂停输注

4.防止胃肠道并发症

（1）置管并发症：①鼻咽、食管黏膜损伤：因管质过硬、操作不当或置管时间过长引起；②管道堵塞：因管腔过细、营养液黏稠、不匀及流速过慢引起。

（2）胃肠道并发症：恶心、呕吐、腹痛、腹胀、腹泻、便秘等，因输入液的温度、速度、浓度及由此引起的渗透压不适宜；营养液污染引起肠道感染；药物引起腹痛和腹泻等。

预防方法：

1）控制液量及输注速度：输液量从少量开始，初起量为250~500ml/d，1周内达到全量。**输注速度从20ml/h开始，逐渐增加至100ml/h**，1日总液体量约2000ml。

2）控制营养液的温度：营养液温度不可过高，以免引起胃肠黏膜烫伤，过低易引起腹痛、腹胀、腹泻。**一般温度控制在38~40℃左右。**

（3）感染性并发症：吸入性肺炎由置管不当或移位，胃排空迟缓或营养液反流等引起。

（4）代谢性并发症：高血糖、低血糖及电解质紊乱，由于营养液不匀或配方不当引起。

第三节　肠外营养

肠外营养（PN）是指经静脉途径提供营养。如病人禁食，全部营养均通过静脉供给，称为全胃肠外营养（TPN）。

（一）适应证（掌握）

胃肠道消化吸收功能障碍；腹泻、呕吐严重者；因疾病或治疗需要胃肠道休息者；高代谢状态，胃肠营养不能满足者；肿瘤放、化疗期间等。

（二）营养素及制剂（掌握）

1. 葡萄糖　成人对葡萄糖的代谢是3~3.5g/（kg·d）。

2. 脂肪　脂肪乳剂由植物油、乳化剂和等渗剂组成，供给能量和必需脂肪酸，所供能量占总能量的20%~30%，剂量为0.7~1.3g甘油三酯/kg·d。

3. 氨基酸　氨基酸作为氮源，合成人体所需的蛋白质，每日氨基酸用量为1.2~1.5g/kg，严重应激（创伤时可增至1.5~2.0g/kg·d），为总能量的15%~20%。

4. 维生素和矿物质　维生素分为水溶性和脂溶性两类，同时要根据病人情况补充钠、钾、钙、磷、镁、氯等电解质。锌、铜、铁、硒、铬、锰等微量元素都参与酶的组成，适当补充。

（三）输注方法（熟练掌握）

1. 全营养混合液（TNA）　优点是合理的热氮比和多种营养素同时输入体内，增加了节氮效果；减少了代谢性并发症的发生；不必多次更换，过程简化和感染机会减少。

2. 单瓶输注　各营养素非同时输注，易造成营养素浪费，易引起并发症，并且操作烦琐。

3. 输注途径

（1）周围静脉：操作简单、应用方便，但所给营养液的浓度、速度、时间受到限制，**一般不能超过2周。**

（2）中心静脉：可较长时间使用，并发症多而严重。适用于肠外营养时间大于10天，营养素需要量较多及营养液渗透压较高（超过900mOsm/L）的病人。

（四）并发症及其预防（熟练掌握）

气胸、空气栓塞、水胸、血胸、导管移位及渗漏、血栓性静脉炎、穿刺部位感染、导管败血症、肠源性感染、非酮性高渗性高血糖性昏迷、低血糖、高血脂等。

（五）护理措施（熟练掌握）

1. 保证营养液及输注器具清洁无菌　肠外营养液配制所需环境、无菌操作技术、配制流程、配制顺序均有严格要求。目前，我国许多医院均建立了静脉药物配制中心，充分保证了肠外营养液配制的安全性。

2. 营养液中严禁添加其他用药。

3. 控制输注速度　**葡萄糖输注速度不超过200ml/h，常持续匀速输注，输注20%的脂肪乳剂250ml约需4~5小时**。

4. 高热的护理　高热发生的原因可能是营养液产热；也可能是营养物过敏；还可能是导管感染，需查明原因给以对症处理。

5. 导管护理　穿刺部位每日消毒、更换敷料，观察并记录有无红肿感染现象，**如有感染应通知医生并拔管，管端做细菌培养**。

6. 保持导管通畅　避免导管扭曲、挤压，**输注结束时用肝素稀释液封管，防止形成血栓**。

参考答案

1.B　2.B　3.E　4.D　5.B　6.D

答案与解析

1.B　在应激早期，肝糖原分解增强，合成没有增加，机体出现高血糖。

2.B　体重下降是营养不良的重要指标之一，体重低于标准体重的10%即为消瘦。

3.E　肠内营养适用于胃肠有一定功能的，需要营养疗法的患者。肠道梗阻、胃十二指肠溃疡合并出血、严重肠道感染、腹泻等患者均为肠内营养的禁忌证。

4.D　配制好的营养液应放置于4℃以下的冰箱内存储，并于24小时内用完。

5.B　要素饮食鼻饲或造瘘管滴入液温度以41℃~42℃为宜。

6.D　鼻饲液的温度一般控制在38℃左右。

第三章　外科休克患者的护理

本章内容较为重要，每年必考。近5年的考试先后考查了休克的病理生理、临床表现和治疗要点，感染性休克的治疗要点，休克的护理措施等。整体的考查偏重于知识的记忆和应用。对于本章的复习，考生应熟悉休克的病理生理、感染性休克的治疗要点，着重掌握休克的临床表现和治疗要点，休克的护理措施等内容。本章记忆性内容较多，考生可结合"锦囊妙记"中的方法进行记忆。

考点纵览

第一节　概述

休克是机体在各种有害因素侵袭下引起的以**有效循环血容量骤减，组织灌注不足**，细胞代谢紊乱，微循环障碍为特点的病理过程。

小试身手 1.各类休克的共同病理生理改变是

A.血压下降　　　　　B.中心静脉压下降　　　　C.脉压减小

D.尿量减少　　　　　E.有效循环血量减少

小试身手 2.各种类型休克早期的共同病理生理改变是

A.心功能衰竭　　　　B.肾功能衰竭　　　　C.血压下降

D.出血倾向　　　　　E.有效循环血量锐减

（一）病因与分类（掌握）

根据病因不同，休克分为低血容量性、感染性、心源性、过敏性和神经性休克五类。**其中低血容量性和感染性休克在外科休克中最常见**。低血容量性休克包括创伤性和失血性休克。

（二）病理生理（熟悉）

各类休克的共同病理生理基础是有效循环血量锐减和组织灌注不足及由此引起的微循环障碍、代谢改变和内脏器官继发性损害等。

1.微循环障碍

（1）**微循环缺血期**（休克代偿期）：当有效循环血量锐减，血压下降，组织灌注不足和细胞缺氧，刺激主动脉弓和颈动脉窦压力感受器，交感神经肾上腺轴兴奋，大量儿茶酚胺释放，肾素血管紧张素分泌增加等，使心跳加快、心排出量增加，选择性地使外周和内脏小血管、微血管平滑肌收缩，以保证重要脏器的供血。

（2）微循环淤血期（休克抑制期）：毛细血管前括约肌松弛，毛细血管广泛扩张，而后括约肌仍处于收缩状态，致使大量血液淤积在毛细血管，毛细血管内静水压升高、通透性升高，血浆外渗至第三间隙，导致血液浓缩，血液黏稠度增加，回心血量进一步减少，血压下降，重要脏器灌注不足，休克进入抑制期。

（3）微循环衰竭期（休克失代偿期）：由于微循环内血液浓缩、黏稠度增加和酸性环境中血液呈高凝状态，红细胞与血小板易发生凝集，在血管内形成微血栓，甚至发生弥散性血管内凝血（DIC）。随着各种凝血因子消耗，纤维蛋白溶解系统激活，病人出现严重出血倾向。此期也称为休克失代偿期。

2.代谢改变　组织灌注不足和细胞缺氧时，体内葡萄糖以无氧酵解供能，产生三磷酸腺苷（ATP）大大少于有氧代谢。休克时儿茶酚胺大量释放，胰高血糖素生成增多，胰岛素分泌受抑制，血糖水平升高。休克时血容量降低，抗利尿激素和醛固酮增加，水钠潴留，以保证血容量。

体内葡萄糖的无氧酵解使丙酮酸和乳酸产生过多，加之肝脏因灌流量减少，处理乳酸的能力减弱，出现代谢性酸中毒。

3.内脏器官继发性损害　由于内脏器官细胞持续处于缺血、缺氧状态，组织细胞发生变性、出血、坏死，导致脏器功能障碍甚至衰竭。**多系统器官功能障碍综合征（MODS），是休克病人死亡的主要原因。**

（1）肺：低灌注和缺氧可损伤肺毛细血管内皮细胞和肺泡上皮细胞。内皮细胞受损导致血管壁通透性升高，肺间质水肿；肺泡上皮细胞受损可影响肺泡表面活性物质生成，继发肺泡萎陷并出现局限性肺不张。机体出现氧弥散障碍，通气/血流比例失调，临床表现为进行性呼吸困难和缺氧，称为急性呼吸窘迫综合征（ARDS）。

（2）肾：休克时儿茶酚胺、抗利尿激素、醛固酮分泌增加，肾血管收缩，肾血流量减少，肾小球滤过率下降，水钠潴留，尿量减少。肾内血流重新分布，主要转向髓质，近髓动、静脉短路大量开放，导致肾皮质血流锐减，肾小管上皮细胞大量坏死，引起急性肾衰竭（ARF）。

（3）心：冠状动脉灌流量的80%来源于舒张期，休克时心率过快、舒张期过短或舒张压降低，冠状动脉灌流量减少，心肌缺血缺氧。一旦心肌微循环内形成血栓，可引起局灶性心肌坏死和心力衰竭。

（4）脑：休克晚期，持续性血压下降，脑灌注压和血流量下降造成脑缺氧并丧失对脑血流的调节作用，毛细血管周围胶质细胞肿胀，血管壁通透性升高，血浆外渗，出现继发性脑水肿和颅内压增高。

（5）肝：肝细胞缺血、缺氧，肝血窦及中央静脉内微血栓形成，肝小叶中心区坏死。肝脏灌流障碍使网状内皮细胞受损，肝脏的解毒、代谢能力减弱，易发生内毒素血症。病人出现黄疸、氨基转移酶升高，严重者昏迷。

（6）胃肠道：胃肠道黏膜缺血、缺氧，正常黏膜上皮细胞屏障功能受损，引起胃黏膜糜烂或应激性溃疡，病人出现消化道出血。肠黏膜缺血、缺氧，导致肠的屏障结构及功能受损、肠道内细菌及毒素易位，并发肠源性感染或毒血症。

（三）临床表现（熟练掌握）

分期	神志	生命体征	皮肤黏膜	尿量
休克代偿期	神志清醒，精神紧张，兴奋或烦躁不安	心率和呼吸增快舒张压可升高，脉压减小	口渴，面色苍白，手足湿冷	尿量正常或减少
休克失代偿期	神情淡漠，反应迟钝，甚至出现意识模糊或昏迷	脉搏细速或摸不清；血压下降，脉压缩小。若出现进行性呼吸困难、烦躁、发绀，给吸氧不能改善者，警惕并发ARDS	皮肤和黏膜发绀，四肢湿冷。若皮肤黏膜出现瘀斑或消化道出血，提示DIC	尿量减少甚至无尿

锦囊妙记：休克早期，机体进行代偿，心率加快，心肌收缩力增强，所以患者的血压正常或升高，尿量正常。

`小试身手` 3.下列属于休克早期临床表现的是

A.脉压变大　　　　　　B.手指发绀　　　　　　C.血压下降

D.心率增快　　　　　　E.皮肤黏膜出血

（四）治疗要点（掌握）

1.一般急救措施

（1）对创伤所致大出血者，立即采取措施控制大出血。

（2）保持呼吸道通畅。取中凹体位，以增加回心血量并减轻呼吸困难。

（3）其他：保暖、减少搬动、临时固定骨折、必要时使用镇痛药。

2.**补充血容量**，纠正酸碱平衡紊乱。

`小试身手` 4.治疗休克的关键和根本措施是

A.补充血容量　　　　　　　　B.治疗DIC，改善微循环

C.纠正酸碱平衡　　　　　　　D.应用血管活性药物

E.应用糖皮质激素

3.**积极处理原发病**　在恢复有效循环血量后需手术治疗原发病。有时需要边抗休克边实施手术，**以免延误抢救时机**。

4.**应用血管活性药物**　主要包括血管收缩剂、扩张剂。**只有当血容量已基本补足，才可考虑使用血管扩张剂。**

5.**改善微循环**　对诊断明确的DIC，早期使用肝素进行抗凝治疗。DIC晚期，纤维蛋白溶解系统亢进，应使用抗纤维蛋白溶解药，如氨基酸等；抗血小板黏附和聚集的阿司匹林、双嘧达莫和**低分子右旋糖酐**。

6.糖皮质激素的应用　对于重度休克及感染性休克可使用糖皮质激素。主要作用是：①扩张血管，改善微循环；②防止细胞内溶酶体破坏；③增强心肌收缩力，增加心排血量；④增进线粒体功能；⑤促进糖异生，减轻酸中毒。

第二节　低血容量性休克

（一）病因、病理（掌握）

低血容量性休克是外科最常见的休克类型。主要由于各种原因引起短时间内大量出血及体液丧失，或体液积聚在第三间隙，有效循环血量急剧降低。包括失血性休克和创伤性休克。

（二）临床表现（熟练掌握）

主要表现为中心静脉压（CVP）降低、回心血量减少、心排血量下降所造成的低血压和心率加快以及微循环障碍造成的各种组织器官功能不全的表现。

（三）治疗原则（掌握）

及时补充血容量并积极控制出血。

第三节　感染性休克

（一）病因、病理（掌握）

感染性休克常继发于以革兰阴性杆菌为主的感染，革兰阴性杆菌释放的内毒素与体内的抗原抗体复合物作用，可引起血管痉挛及血管内皮细胞损伤；同时可促使体内释放多种炎性介质，最终导致休克及MODS。

（二）临床表现（熟练掌握）

感染性休克时血流动力学有低动力型（低排高阻型）和高动力型（高排低阻型）改变。前者表现为冷休克，后者表现为暖休克。

分类	病理改变	临床表现
冷休克	外周血管收缩，阻力增高，微循环淤滞，大量毛细血管渗出，使血容量和心排出量降低	体温降低，躁动不安、淡漠或嗜睡；面色苍白、发绀、花斑样；皮肤湿冷；脉搏细数，血压降低，脉压减小（<30mmHg）；尿量骤减（<25ml/h）
暖休克	革兰阳性菌感染引起的休克早期，主要为外周血管扩张，阻力降低，心排出量正常或稍高	神志清醒、疲乏，面色潮红、手足温暖，血压下降、脉率慢、搏动清楚

（三）治疗原则（掌握）

1.**补充血容量**　首先快速输入等渗盐溶液或平衡盐溶液，再补充适量的血浆、全血等胶体液。补液期间监测CVP，作为调整输液种类和速度的依据。

小试身手 5.中毒性肺炎出现休克时首要的处理措施是
A.吸氧　　　　　　　B.使用升压药　　　　　C.补充血容量
D.大剂量使用抗生素　E.使用糖皮质激素

2.**控制感染**　尽早处理原发感染病灶。

3.纠正酸碱失衡　轻度酸中毒在补足血容量后即可缓解。严重酸中毒者需经静脉输入5%碳酸氢钠溶液200ml。

4.应用血管活性药物　补充血容量休克未见好转时，可考虑使用扩血管药；也可联合使用 α 受体和 β 受体兴奋剂，如多巴胺加间羟胺，以增强心肌收缩力、改善组织灌注。脓毒血症时，心功能受损而表现为心功能不全，可给予毛花苷C、多巴酚丁胺等。

5.使用糖皮质激素　一般主张早期、大剂量、短程治疗，使用剂量可达到正常剂量的10~20倍，但连续使用时间不宜超过48小时。

第四节　护理措施（熟练掌握）

（一）补充血容量，恢复有效循环血量

1.建立静脉通路　**迅速建立1~2条静脉通路快速补液**。必要时建立中心静脉导管，既可输液又可同时监测CVP。

2.合理补液　**一般先快速输入晶体，增加回心血量和心搏出量，后输入胶体液，以减少晶体液渗入血管外第三间隙**。根据血压及血流动力学监测情况调整输液速度（表3-3-1）。

表3-3-1　中心静脉压与补液的关系

CVP	BP	原因	处理原则
低	低	血容量严重不足	充分补液
低	正常	血容量不足	适当补液
高	低	心功能不全或血容量相对过多	给予强心药，纠正酸中毒，减慢输液
高	正常	容量血管过度收缩	舒张血管
正常	低	心功能不全或血容量不足	补液试验*

*补液试验：取等渗盐水250ml，于5~10分钟内经静脉滴注，若血压升高而CVP不变，提示血容量不足；若血压不变而CVP升高3~5cmH$_2$O，提示心功能不全。

小试身手 6.患者，男性，25岁，因车祸后入院。查体：CVP 4cmH$_2$O，BP 70/50mmHg。

针对该患者的治疗措施应是

A.充分补液　　　　　　B.适当补液　　　　　C.给予强心

D.舒张血管　　　　　　E.补液试验

3.记录出入量　在抢救过程中，应准确记录输入液体种类、数量、时间、速度等，详细记录24小时出入量，作为后续补液的依据。

4.严密观察病情变化　定时监测病人的生命体征、意识、面色、肢端温度及色

泽、CVP、尿量、尿比重等指标变化。若病人从烦躁转为平静，淡漠迟钝转为对答自如；唇红、肢体温暖，**尿量>40ml/h，提示休克好转**。

小试身手 7.判断休克患者组织灌注状态最简单有效的指标是

A.皮肤温湿度　　　　　B.血压及脉压　　　　　C.口渴严重程度

D.尿量　　　　　　　　E.神志

小试身手 8.休克时反映器官血流灌注最重要的指标是

A.神志　　　　　　　　B.血压　　　　　　　　C.脉率

D.尿量　　　　　　　　E.肢体温度

（二）改善组织灌注

1.体位　协助病人取中凹卧位，**头和胸部抬高10°~20°**，防止膈肌及腹腔脏器上抬而影响心肺功能；**下肢抬高20°~30°**，以增加回心血量。

> 锦囊妙记：休克患者应取中凹卧位，抬高头部，有利于改善呼吸；抬高下肢，可促进下肢静脉血液的回流。

小试身手 9.休克病人的护理措施不正确的是

A.保持呼吸通畅

B.头和躯干抬高20°~30°下肢抬高15°~20°

C.严格无菌操作

D.监测体温变化

E.电热毯保温

2.使用抗休克裤　抗休克裤充气后在腹部与腿部加压，使血液流入心脏，改善组织灌注，同时可控制腹部和下肢出血。

3.使用血管活性药物　用药过程中监测血压变化，及时调整输液速度。**从低浓度、慢滴速开始，每5~10分钟测1次血压，血压平稳后每15~30分钟测1次，严格按药物浓度控制滴速**。严防药物外渗，如注射部位出现红肿、疼痛，应立即更换注射部位，患处用0.25%普鲁卡因封闭，以免皮下组织坏死。

（三）保持呼吸道通畅

给氧，严重呼吸困难者做气管插管或气管切开，尽早使用呼吸机辅助呼吸。

（四）预防感染

严格执行无菌操作技术，遵医嘱使用有效抗生素。

（五）加强心肌收缩

遵医嘱给予强心药，如静脉注射毛花苷C快速达到洋地黄化（0.8mg/d）。用药过程中，严密观察心率变化及药物不良反应。

（六）调节体温

1.密切观察体温变化。休克时体温降低，给予保暖。一般室内温度维持在20℃左右。**休克病人禁忌使用热水袋、电热毯等进行体表加温，以免引起组织缺氧**。

锦囊妙记：当休克患者使用热水袋时，外周血管扩张，导致回心血量进一步减少，加重了休克的症状。因此，休克的患者禁忌使用热水袋。

小试身手 10.关于休克患者的护理措施，**错误的是**

A.取中凹卧位　　　　　B.高流量吸氧　　　　　C.给热水袋保暖

D.观察每小时尿量　　　E.监测血压、脉搏的变化

2.降温　感染性休克病人出现高热时，给予物理降温。必要时使用药物降温。

（七）预防意外损伤

对于烦躁或神志不清的病人，加床栏保护，防止坠床；必要时约束四肢。

参考答案

1.E　2.E　3.D　4.A　5.C　6.A　7.D　8.D　9.B　10.C

答案与解析

1.E　各类休克的共同的病理生理基础是有效循环血量锐减和组织灌注不足，以及由此导致的微循环、代谢的改变及内脏器官的继发性损害。因此抗休克治疗最关键的措施是尽早去除病因，迅速恢复有效循环血量。

2.E　各类休克的共同病理生理基础是有效循环血量锐减和组织灌注不足及由此导致的微循环、代谢改变和内脏器官继发性损伤等。

3.D　休克早期表现为神志清楚、精神紧张、兴奋或烦躁不安、口渴、面色苍白、手足湿冷、心率和呼吸增快、尿量正常或减少、舒张压可升高、脉压减小。

4.A　治疗休克的关键是尽早去除病因，迅速恢复有效循环血量，纠正微循环障碍，增强心肌功能，恢复人体正常代谢。

5.C　中毒性肺炎出现休克属于感染性休克，对感染性休克患者，首要的处理措施是补充血容量。

6.A　该患者的CVP为$4cmH_2O$、BP为70/50mmHg，均低于正常值，提示血容量严重不足，因此，应充分补充血容量。

7.D　尿量和尿比重是反映肾血液灌流情况的重要指标，当尿量大于40ml/h，表明肾灌注好转，休克有改善。

8.D　尿量可反映肾脏血流灌注和血容量恢复的情况。休克病人应严密观察尿量。尿量>40ml/h，提示休克好转。

9.B　休克病人应将头和胸部抬高10°~20°下肢抬高20°~30°，可防止膈肌及腹腔脏器上移而影响心肺功能，并可增加回心血量。

10.C　休克时体温降低，应给予保暖，可采用盖棉被、羊毛毯等措施。切忌应用热水袋、电热毯等进行体表加温，以防烫伤及皮肤血管扩张，从而使心、肺、脑、肾等重要器官的血流灌注进一步减少。

第四章　多器官功能障碍综合征

　　本章内容较为重要，历年考试多有涉及。近5年的考试先后考查了急性呼吸窘迫综合征的临床表现和治疗原则，急性肾衰竭的病因病理、临床表现和护理措施等。整体的考查偏重于知识的记忆和应用。对于本章的复习，考生应熟悉急性呼吸窘迫综合征的病理生理和治疗原则，弥散性血管内凝血的病因、治疗和护理要点；着重掌握急性呼吸窘迫综合征的临床表现和护理措施，急性肾衰竭的病因病理、临床表现和护理措施等内容。本章记忆性内容较多，考生可结合"锦囊妙记"中的方法进行记忆。

考点纵览

第一节　概述

　　多器官功能障碍综合征是指在急性疾病的过程中，同时或序贯发生两个或两个以上重要器官的急性功能障碍。

（一）病因（掌握）

　　多器官功能障碍中**最常见的器官是肺**，其次是肾、肝、心，中枢神经系统，胃肠，免疫系统和血液系统。

> **小试身手** 1.多器官功能障碍中最常见的受累器官是
> A.心　　　　　　　　B.脑　　　　　　　C.肾
> D.肝　　　　　　　　E.肺

（二）临床类型（掌握）

　　多器官功能障碍综合征的临床过程分两种类型：
　　1.**一期速发型**　是指原发急症**发病24小时后有两个或多个器官系统同时发生功能障碍**。
　　2.二期迟发型　是先发生一个重要器官功能障碍，经过一段稳定期，继而发生多器官功能障碍。

（三）预防（掌握）

　　1.处理各种急症时应持整体观点，根据病情轻重缓急采取措施。
　　2.监测病人呼吸、循环功能，尽早纠正低血容量，改善组织低灌流和缺氧，恢复脏器功能。
　　3.防治感染，改善全身状况，纠正水电解质酸碱平衡，补充营养。
　　4.积极治疗最先出现的器官衰竭，以阻断连锁反应。

第二节　急性呼吸窘迫综合征

（一）病因（掌握）

急性呼吸窘迫综合征是指在严重创伤、感染、休克、大手术等疾病的过程中继发的一种以<u>进行性呼吸困难和顽固性低氧血症为特征</u>的急性呼吸衰竭。

（二）病理生理（掌握）

在各种损伤和疾病的作用下，肺泡和（或）肺血管内皮受损，<u>肺间质和肺泡发生水肿</u>。肺泡Ⅱ型细胞受损，表面活性物质减少，肺泡萎陷，肺顺应性下降，功能残气量减少，通气/血流比例失调，肺内动静脉分流增加和弥散障碍，病人换气功能严重受损，出现低氧血症。

（三）临床表现　（熟练掌握）

分期	临床表现
初期	<u>呼吸困难，呼吸频率加快，呼吸窘迫</u>，检查无明显体征，X线检查无显著变化。血气分析动脉血氧分压下降，<u>一般性给氧不能缓解</u>
进展期	呼吸困难加重，<u>出现发绀</u>，听诊双肺有中小水泡音，呼吸音变化出现管状呼吸音，病情恶化，病人出现昏迷，体温升高，<u>X线胸部摄片见网状阴影，继之肺出现斑点状或成片状的阴影</u>
末期	深昏迷，呼吸困难及缺氧更加严重，出现严重酸中毒、心律失常。当动脉血氧分压下降至25mmHg，CO_2分压上升至55mmHg时，提示呼吸衰竭已达临终状态，病人不可避免发生心跳、呼吸停止，各种抢救措施难以奏效

小试身手 2.ARDS进展期的临床表现**不包括**

A.呼吸困难　　　　　　　　　　B.体温升高

C.发绀　　　　　　　　　　　　D.呼吸性及代谢性碱中毒

E.动脉血氧分压下降

小试身手 　3.患者女性，40岁，因严重感染入院。T39.5℃，P90次/分，BP116/80mmHg；血气分析$PaO_2$55mmHg，$PaCO_2$30mmHg，首先考虑为

A.急性肾衰竭　　　　B.急性呼吸窘迫综合征　　　C.弥散性血管内凝血

D.急性肝衰竭　　　　E.急性心力衰竭

（四）辅助检查（掌握）

1.X线片　早期无异常或肺纹理增多，继之出现双肺部分或大部分斑片状阴影，后期出现双肺广泛大片致密阴影。

2.动脉血气分析　$PaO_2 < 60mmHg$，$PaCO_2 < 35mmHg$或正常，氧合指数$PaO_2 / FiO_2 < 300mmHg$。

（五）治疗要点（掌握）

1.迅速纠正低氧血症　主要治疗方法为机械通气，选用呼气终末正压通气

（PEEP）。PEEP从3~5cmH$_2$O开始逐步增加，以5~15cmH$_2$O为宜。

> 锦囊妙记：成人急性呼吸窘迫综合征治疗选呼气终末正压通气（PEEP），小儿肺透明膜病选持续正压呼吸（CPAP）用氧。

小试身手 4.ARDS患者最主要的治疗方法是

A.吸氧 　　　　　　B.抗感染 　　　　　　C.维持有效循环

D.机械正压通气 　　E.营养支持

2.维持有效循环，防止液体过量及肺水肿发生　准确记录出入量，及时补液以支持循环。控制输液总量，以晶体液为主，辅以胶体液，适当补充蛋白及血浆。

3.治疗感染　抗感染治疗非常重要。

4.营养支持　不能正常进食且能量消耗高，通过静脉补充营养。

（六）预防（熟练掌握）

对重症创伤、严重感染等病人治疗中除对原发疾病积极抢救和治疗外，要控制液体输入速度，避免长期高浓度吸入氧气。

（七）护理措施（熟练掌握）

1.呼吸道管理

（1）人工气道护理：常用的人工气道包括气管内插管和气管切开插管。一般封闭气管内插管或气管切开管的气囊压力维持在20cmH$_2$O。

（2）保持气道通畅

1）评估病人的呼吸状况，当病人出现频繁咳嗽，肺部听诊有痰鸣音，呼吸机高气压报警时应吸出呼吸道分泌物。

2）做胸部物理治疗，每2小时变动体位一次，拍背，指导病人咳嗽、深呼吸。观察病人生命体征，监测血气分析结果。

2.维护循环功能　监测病人心率和血压变化，监测尿量，合理补液，监测CVP。

3.预防感染　操作前后洗手。经常更换并消毒呼吸机管路及接触呼吸道的设备。气管插管每日更换位置，气管切开处每日换药一次。

4.营养支持　通过静脉或胃肠管途径提供足够营养。

第三节　急性肾衰竭

急性肾衰竭是指在某些原因的作用下，肾脏泌尿功能急剧下降，代谢产物潴留，水和电解质紊乱，发生体内酸碱平衡紊乱和氮质血症。

（一）病因、病理（掌握）

1.肾前性　各种引起肾脏血流量减少的疾病，如休克、大出血、严重脱水、心功能不全等。

2.肾性　由于肾脏本身的疾病，引起广泛性肾损害而导致肾衰竭。

3.肾后性　由肾至尿道发生病变引起尿路梗阻，导致尿液不能正常排出体外所致。

锦囊妙记：肾前性肾衰竭主要是因肾血流量减少引起；肾性肾衰竭主要是因肾脏本身疾病引起，肾后性肾衰竭主要是因梗阻因素引起。

小试身手 5.严重挤压引起肾衰，其肾衰原因属于

A.肾前性 B.肾后性 C.肾性

D.肾前性及肾性 E.肾后性及肾性

（二）临床表现 （熟练掌握）

根据病程发展，急性肾衰竭分为三期：

1.少尿或无尿期 成人24小时尿量少于400ml称为少尿，少于100ml为无尿。一般持续7~14日，平均5~6日，最长达1个月以上。由于肾小球滤过率下降、肾小管阻塞及原尿液从坏死的肾小管漏回肾间质等原因，病人出现少尿或无尿，同时机体出现代谢紊乱：（**"三高三低"即高血钾、高血镁、高血磷、低血钙、低血钠、低血氯**）。

（1）**高钾血症：是本期最主要和最危险的并发症，是引起病人死亡的最常见原因。**

小试身手 6.急性肾衰竭少尿期引起患者死亡的最常见原因是

A.代谢性酸中毒 B.尿毒症 C.高钾血症

D.水中毒 E.出血倾向

（2）水潴留导致水中毒：**最常见的是肺水肿和脑水肿，前者表现为呼吸困难、肺内大量水泡音甚至大量血沫状痰液；后者出现颅内压升高、头痛、呕吐、昏迷甚至脑疝，突然呼吸停止而死亡。**水中毒是肾衰竭早期死亡最常见的原因。

（3）代谢性酸中毒及其他电解质紊乱：病人出现**血镁升高、低血钙、高血磷**等，可出现嗜睡及神经肌肉症状。

（4）尿毒症：病人出现头痛、呕吐、烦躁、意识障碍或昏迷抽搐等症状。

（5）出血倾向：由于血小板质量下降、凝血因子减少、毛细血管脆性增加，病人有出血倾向，表现为皮下、口腔黏膜、牙龈及胃肠道出血。

2.多尿期 **每日尿量超过400ml，则表示进入多尿期**，最高可达3000ml以上，有时高达5000~7000ml。因大量水分和电解质排出，**多尿期后期病人出现脱水及低钾血症、低钠血症**。一般持续1~2周。此期病人体重下降、营养失调、内环境紊乱、抵抗力低下，易继发感染。

3.恢复期 多尿期之后，血肌酐及尿素氮逐渐下降，待尿素氮处于稳定后即进入恢复期。

（三）治疗和护理要点（熟练掌握）

1.少尿期或无尿期

（1）密切观察病人神志和生命体征变化。

（2）严格限制入量：**补液原则为"量出为入，宁少勿多"，每日补充液量＝显性失水＋隐性失水－内生水**。理想控制标准是每日体重减轻0.5kg，血钠维持在

130mmol/L，中心静脉压基本正常，无肺水肿、脑水肿、心力衰竭等并发症。

（3）肾功能监测

1）留置尿管，准确记录尿量及尿比重。

2）监测肾功能：尿素值下降、尿钠上升、尿渗透压下降、血尿素氮、肌酐上升。

3）评估电解质失衡情况，监测血清电解质含量。

（4）合理饮食：**在少尿期3天内**，代谢产物潴留，故**不宜摄入蛋白质，严禁含钾食物，不输库存血**，待少尿期3~4天之后，组织分解代谢减慢，可适当摄入少量蛋白质，如此期病人进行透析治疗，可适当补充蛋白质，但仍应严格禁止输入钾或摄入含钾的食物或药物等。

（5）维持电解质平衡，纠正酸中毒

1）高钾血症：可引起严重心律失常。**禁用含钾食物及含钾药物，不输库存血**。密切监测血钾情况，如血钾超过5.5mmol/L，应及时通知处理。

2）血钠降低：监测血钠水平，限制水的摄入，如出现水中毒时应补充高渗盐水，同时给予碳酸氢钠或乳酸钠溶液。

3）酸中毒：输入足够热量，监测CO_2CP及血pH，如血pH低于7.25或CO_2CP低于13mmol/L时，补充碱性药物。

（6）预防感染：遵医嘱合理使用抗生素，做好呼吸道和尿管护理。

（7）血液透析的护理：①保持水电解质平衡：总结每小时出入量，量出为入，监测电解质，调整每小时的置换液量。②监测凝血时间，调整肝素用量，避免出现凝血。当病人血压低、血液黏稠度高、肝素用量小时易发生凝血。主要表现为滤过液减少、温度下降、管内分层等。③动、静脉管道的护理：保持管道通畅，避免打折及阻塞。④预防感染：置管处每日换药，严格遵守无菌操作原则。

2.多尿期

（1）记录出入量，合理补液：多尿期要补充生理需要量，**初期补液是补充排出水分的1/2或1/3**。

（2）密切监测血钾、血钠浓度，防止大量利尿造成电解质紊乱。

（3）给予营养支持，预防感染。

3.恢复期　指导病人合理饮食，摄入高蛋白饮食，避免接触各种有害肾脏的物质，告知病人避免劳累和定期复查。

第四节　弥散性血管内凝血

弥散性血管内凝血（DIC）是在某些致病因子的作用下引起的凝血功能障碍综合征。其病理特征是微循环内广泛性的微血栓形成，全身皮肤黏膜和内脏出血，受累器官发生栓塞与梗死。病人出现全身广泛性出血、休克，甚至多器官功能衰竭。

（一）病因　（掌握）

1.感染　**感染是DIC最常见的原因**。

2.严重创伤和恶性肿瘤　此时组织损伤或坏死，大量凝血因子Ⅲ进入血液，在钙离子作用下与凝血因子Ⅶ结合形成复合物，活化凝血因子Ⅹ，形成凝血酶原激活物，即启动外源性凝血系统引起凝血。

3.休克 由于微血管容积改变及微血流紊乱引起毛细血管血液灌流停止，红细胞聚集性增强，血液黏滞性增加，血管内皮细胞损伤以及促凝物质释放等，均可引起DIC。

（二）病理（掌握）

DIC在病理上有3期变化：

1.高凝期 在促凝物质的作用下，凝血因子被激活，血中凝血酶量增加，血液呈高凝状态，易形成血栓。最早的征兆是血液不易抽出、血液易凝固，严重者皮肤出现瘀点或紫斑。实验室检查见凝血时间缩短，血小板黏附性升高。

2.消耗性低凝期 由于广泛性血管内凝血，大量凝血因子和血小板被消耗，且多易继发纤溶，常使血液转入低凝状态。病人表现为全身各个部位的内出血，皮肤、胃肠道、口鼻黏膜、创口及注射部位多见。检查可见：出、凝血时间和凝血酶原时间延长，血小板和纤维蛋白原等凝血因子减少。

3.继发性纤溶期 由于大量纤溶酶原转变成纤溶酶，同时因纤维蛋白（原）降解产物（FDP）形成，导致血液凝固性更低，出血倾向更明显，常表现为严重出血和渗血、休克，甚至MODF等。实验室检查见血小板计数、纤维蛋白原和其他凝血因子量降低，纤溶酶原减少，凝血酶时间延长，FDP增多和血浆鱼精蛋白副凝固试验（3P试验）阳性。

（三）治疗和护理要点（掌握）

1.抗凝疗法的护理 早期进行抗凝治疗，常用药物有肝素、双嘧达莫（潘生丁）、右旋糖酐和阿司匹林。肝素能抑制凝血机制，阻止DIC进展，使用越早效果越好。在DIC后期，纤溶亢进时再单独使用肝素，会加重出血。

小试身手 7.弥散性血管内凝血时，早期应使用的药物是

A.鱼精蛋白   B.肝素   C.维生素K

D.氨甲环酸   E.6-氨基己酸

使用肝素的护理措施：①用药前要先测定凝血时间，用药后2小时再次测定凝血时间。如凝血时间短于12分钟，提示肝素剂量不足；若超过30分钟则提示过量；凝血时间在20分钟左右表示肝素剂量合适。②观察过敏反应：轻者出现荨麻疹、鼻炎和流泪，重者引起支气管痉挛、过敏性休克。③使用肝素过量可引起消化道、泌尿系、胸腔或颅内出血，部分病人发生大出血。若大出血不止，须用等量的鱼精蛋白拮抗。鱼精蛋白的注射速度不宜太快，以免抑制心肌，导致血压下降、心动过缓和呼吸困难。

一般在高凝血期用肝素；在低凝血期同时补充肝素与凝血因子；对DIC病人的出血不可随意使用一般止血剂，以免消耗血小板及其他凝血因子，加重出血。

小试身手 8.对DIC患者使用肝素做抗凝治疗，提示抗凝治疗过量是指凝血时间超过

A.5分钟   B.10分钟   C.15分钟

D.20分钟　　　　　　E.30分钟

2.抗纤溶疗法护理　DIC后期，因继发纤溶亢进引起出血，须使用抗纤维蛋白溶解剂氨甲苯酸、氨基己酸等。由于两个阶段在临床上很难分开，故有人主张在肝素治疗的基础上加用抗纤溶药物，然后再输血或补充凝血因子。

3.密切观察有无多器官功能衰竭的表现。

4.预防措施：①积极治疗原发病，消除引起DIC的各种诱发因素。②及早采用预防性抗凝治疗，纠正血液高凝状态。③严密观察，适时进行有关实验室检查。

参考答案

1.E　2.D　3.B　4.D　5.C　6.C　7.B　8.E

答案与解析

1.E　多器官功能障碍中最常见的器官是肺脏。

2.D　ARDS患者由于肺泡萎陷，导致肺泡通气不足，患者会出现呼吸性及代谢性酸中毒。

3.B　严重感染患者出现低氧血症（PaO_2 30mmHg）提示发生了急性呼吸窘迫综合征。

4.D　ARDS患者主要的治疗方法是机械通气，选用呼气终末正压通气（PEEP），可显著改善肺泡换气功能。

5.C　由于肾脏本身的疾患，引起广泛性肾损害而导致肾衰竭的均列为肾性。严重挤压引起肾衰即为肾性肾衰竭。

6.C　高钾血症是急性肾衰少尿期最主要和最危险的并发症，也是引起患者死亡的最常见原因。

7.B　对弥散性血管内凝血的患者应及早进行抗凝治疗，常用药物有肝素、阿司匹林等。

8.E　对DIC患者使用肝素前，要先测定凝血时间，如超过30分钟则表现用药过量。

第五章　麻醉患者的护理

要点分析

　　本章内容较为重要，历年考试多有所涉及。近5年的考试先后考查了全身麻醉的护理，椎管内麻醉的护理，局麻药中毒的原因、临床表现，围麻醉期的护理等。整体的考查偏重于知识的记忆和应用。对于本章的复习，考生应着重掌握全身麻醉的护理，椎管内麻醉的护理，局麻药中毒的原因、临床表现和治疗原则，麻醉前准备和术前用药。本章记忆性内容较多，考生可结合"锦囊妙记"中的方法进行记忆。

考点纵览

第一节　概述（了解）

　　麻醉分为局部麻醉和全身麻醉。**局部麻醉**是指麻醉剂作用于周围神经系统，使相应区域痛觉消失，运动出现障碍，但病人意识清醒；全身麻醉是指麻醉剂作用于中枢神经系统，使中枢神经系统受抑制，**病人意识和痛觉消失**，肌肉松弛，反射活动减弱。

第二节　全身麻醉（了解）

一、分类

　　按给药途径不同，全身麻醉分为吸入麻醉、静脉麻醉和静脉复合麻醉。

分类	定义	特点
吸入麻醉	将挥发性麻醉剂或气体麻醉剂经呼吸道吸入肺内，经肺泡毛细血管吸收入血，到达中枢神经系统，产生麻醉效应	
静脉麻醉	将静脉麻醉药物经静脉注入，通过血液循环作用于中枢神经系统而产生全身麻醉。**用于吸入麻醉前的诱导或单纯用于小型手术**	常用药有硫喷妥钠、氯胺酮、咪唑地西泮、芬太尼、吗啡和肌松剂 优点：诱导迅速、对呼吸道无刺激、操作方便等。**缺点：多数静脉麻醉药镇痛效果不强，肌肉松弛效果差**
静脉复合麻醉	完全采用静脉麻醉药及静脉全麻辅助药物而满足手术要求的全身麻醉方法	常用方法有：普鲁卡因静脉复合麻醉、氯胺酮静脉复合麻醉、芬太尼静脉复合麻醉等

二、护理（熟练掌握）

（一）麻醉前护理

1.**禁食禁饮** 术前8~12小时禁食，4~6小时禁饮。

2.**局麻药过敏试验** 普鲁卡因使用前常规做皮肤过敏试验。

小试身手 1.使用前必须做皮肤过敏试验的局麻药是

A.丁卡因 　　　　　B.可卡因 　　　　　C.普鲁卡因

D.利多卡因 　　　　E.丁哌卡因

3.**术前用药** 术前30~60分钟使用。

（二）麻醉后护理

1.一般护理

（1）体位：去枕平卧6~8小时。

小试身手 2.女性，50岁，全麻下行直肠癌根治术，术后尚未清醒，其卧位应取

A.平卧位 　　　　　　　　　B.去枕平卧，头偏向一侧

C.半卧位 　　　　　　　　　D.俯卧位

E.侧卧位

（2）生命体征：密切监测血压、脉搏、呼吸。

（3）保持气道通畅：药物未完全代谢前，病人随时可出现循环、呼吸功能异常，特别是苏醒前病人易发生舌后坠、喉痉挛、呼吸道黏液堵塞、呕吐物窒息等。

（4）防止意外：病人苏醒过程中常出现躁动不安、幻觉，应加强保护，必要时约束四肢，防止病人拔除各种管道造成意外。

2.常见并发症的防治和护理

（1）**上呼吸道梗阻：机械性梗阻为常见原因**，如舌后坠、口腔分泌物阻塞、异物阻塞、喉头水肿、喉痉挛、见于气管内插管失败、极度肥胖、静脉麻醉未行气管内插管、胃内容物误吸等。**病人出现"三凹征"**，人工呼吸时呼吸囊阻力大，无胸廓起伏，短期内可致死。**一旦发生应立即处理：置入口咽或鼻咽通气道或立即人工呼吸。**舌下坠致梗阻者托起下颌，喉痉挛或反流物所致者应在注射肌松药的同时做气管内插管。

（2）低氧血症：吸氧浓度过低、气道梗阻、弥散性酸中毒、肺不张、肺水肿等原因造成。表现为病人吸入空气时$SpO_2 < 90\%$，$PaO_2 < 60mmHg$，或吸入纯氧时$PaO_2 < 90mmHg$，呼吸急促、发绀等。应及时给氧，必要时行机械通气。

（3）**高血压是全身麻醉中最常见的并发症**。除病人有原发性高血压者外，**多与麻醉浅、镇痛药用量不足、未能及时控制手术刺激引起的强烈应激反应有关**。术中加强观察、记录，当病人麻醉期间收缩压高于160mmHg或收缩压高于基础值的30%时，采取加深麻醉，应用降压药和其他心血管药物等处理措施。

小试身手 3.全麻患者发生高血压的原因不包括

A.患者患原发性高血压 　　　　　B.麻醉过浅

C.镇痛药用量不足　　　　　　　　D.未能及时控制手术刺激

E.年老

（4）低血压：以往血压正常者以麻醉中血压<80/50mmHg、有高血压史者以血压下降超过术前血压的30%为低血压的标准。麻醉中引起低血压的原因有：麻醉药引起血管扩张、术中脏器牵拉引起迷走反射、大血管破裂引起大出血，术中长时间血容量不足等。根据手术刺激强度调整麻醉状态；根据失血量快速补充晶体和胶体溶液，酌情输血。预防：全麻前后给予一定量的容量负荷，采用联合诱导、复合麻醉，避免长时间大剂量使用单一麻醉药。

（5）室性心律失常：因麻醉药抑制心脏起搏系统，麻醉和手术造成全身缺氧、心肌缺血等诱发。**对频发室性期前收缩以及室颤者，给予药物治疗的同时电击除颤。**预防：术前纠正电解质失衡，特别是严重低血钾者；麻醉诱导气管插管过程中维持血流动力学平稳，避免插管操作引起心肌负荷过度；**对术前有偶发或频发室性期前收缩者，在麻醉诱导的同时静脉注射利多卡因**1mg/kg；麻醉中避免缺氧、过度通气或通气不足。

小试身手　4.全身麻醉中最严重的并发症是

A.高血压　　　　　　　B.低血压　　　　　　　C.心脏停搏

D.恶心呕吐　　　　　　E.室性心律失常

第三节　椎管内麻醉

一、概述（掌握）

椎管内麻醉的优点：病人神志清醒，镇痛效果良好，肌肉松弛良好；缺点：干扰生理功能，不能完全消除内脏牵拉反应。

分类	方法	适用手术
蛛网膜下隙阻滞	将局麻药注入蛛网膜下隙，使脊神经根、脊神经节及脊髓表面部分产生不同程度的阻滞，主要作用部位在脊神经前、后根	**适用于下肢及2~3小时以内的下腹部手术，是简单、易行、有效的麻醉方法**
硬脊膜外阻滞（硬膜外阻滞）	将局麻药注入硬膜外间隙，阻滞脊神经根，使其支配区域产生暂时性麻痹	适用于除头部以外的任何手术

二、护理（熟练掌握）

（一）蛛网膜下隙阻滞

1.一般护理

（1）麻醉前：禁食、禁水；做局麻药过敏试验；检查脊柱有无畸形及穿刺部位皮肤有无感染灶。

（2）麻醉后：**去枕平卧6~8小时，防止颅内压降低引起头痛**；监测生命体征直到平稳；吸氧；防止出现麻醉后并发症。

> 锦囊妙记：腰麻患者术后去枕平卧6~8小时，防止颅内压降低引起头痛。

2.常见并发症的护理

并发症	临床表现	防治措施
低血压	血压下降，同时伴恶心、呕吐。因腰麻病人的部**分交感神经被抑制，迷走神经相对亢进致**	加快输液速度，增加血容量，必要时使用升压药物
恶心、呕吐	恶心常为血压下降引起脑缺氧的症状，由低血压、迷走神经亢进、手术牵拉内脏等因素引起	吸氧、升压、暂停手术以减少迷走神经刺激
呼吸抑制	肋间肌麻痹，胸式呼吸减弱，潮气量减少，咳嗽无力，甚至发绀。常见于胸段脊神经阻滞	防治措施：谨慎用药，吸氧，维持循环，紧急时行气管插管、人工呼吸
头痛	发生在穿刺后6~12小时，疼痛常位于枕部、顶部或颞部，抬头或坐起时加重，**主要因腰椎穿刺时刺破硬脊膜和蛛网膜，使脑脊液流失，颅内压下降，颅内血管扩张刺激所致**	让病人卧床，减少起动并对症处理
尿潴留	支配膀胱的第2、3、4骶神经被阻滞后恢复较迟、下腹部、肛门或会阴部手术后切口疼痛、下腹部手术时膀胱直接刺激以及病人不习惯床上排尿体位等所致	必要时导尿

小试身手 5.腰麻后去枕平卧的目的是防止

A.血压波动　　　　　　B.休克　　　　　　C.呕吐误吸

D.头痛　　　　　　　　E.脑缺血

小试身手 6.蛛网膜下隙麻醉最常见的并发症是

A.全脊髓麻醉　　　　　B.脊神经麻醉　　　　C.术后头痛

D.尿失禁　　　　　　　E.术后幻觉

（二）硬脊膜外阻滞

1.一般护理

（1）硬膜外阻滞穿刺时不穿透蛛网膜，不会引起头痛，但因交感神经阻滞后，血压多受影响，故术后需要平卧4~6小时，**但不必去枕**，麻醉后血压、脉搏平稳后即可取舒适体位。

> 锦囊妙记：考生应注意全麻、腰麻、硬脊膜外麻醉患者术后体位的不同点。全麻患者术后应取平卧位，头偏向一侧；腰麻患者术后应去枕平卧6~8小时；硬脊膜外麻醉患者术后应平卧，但不必去枕。

（2）监测生命体征直到平稳；吸氧；防止出现麻醉后并发症。

2.常见并发症的护理

（1）术中并发症的观察与护理

1）**全脊椎麻醉**　是**硬膜外麻醉最危险的并发症**。主要表现为病人在**注射后迅速出现呼吸困难、血压下降、意识模糊或消失，甚至呼吸、心跳停止**。一旦发生，立即停药，行面罩正压通气，必要时行气管插管维持呼吸；加快输液速度，遵医嘱给予升压药，维持循环功能。

2）局麻药毒性反应　多因导管误入血管内或局麻药物吸收过快所致。因此注药前必须回抽，检查硬膜外导管内有无回血。

3）血压下降　因交感神经被阻滞，阻力血管和容量血管扩张所致。一旦发生，加快输液速度，必要时静脉注射麻黄碱10～15mg，以提升血压。

4）呼吸抑制　与肋间肌及膈肌运动抑制有关。为减轻对呼吸的抑制，采用小剂量、低浓度局麻药，以减轻运动神经阻滞。同时在麻醉期间，严密观察病人的呼吸，常规面罩给氧，并做好呼吸急救准备。

小试身手　7.患者，女性，39岁，拟行盆腔手术，在硬膜外麻醉下出现低血压、意识丧失、循环呼吸停止，最可能的原因是

A.麻醉剂过敏　　　　　　　B.局麻药毒性反应　　　　　C.全脊麻

D.硬膜外间隙出血　　　　　E.脑脊液流失过多

（2）术后并发症的观察与护理

1）脊神经根损伤　穿刺针可直接损伤或因导管质硬而损伤脊神经根或脊髓。表现为局部感觉或（和）运动的障碍。脊神经根损伤者，予对症治疗，数周或数月即自愈。

2）硬膜外血肿　若硬膜外穿刺或置管时损伤血管，可引起出血，血肿压迫脊髓可并发截瘫。病人出现剧烈背痛，进行性脊髓压迫症状，伴肌无力、尿潴留、括约肌功能障碍，直至完全截瘫。一旦发生，尽早行硬膜外穿刺抽出血液，必要时切开椎板，消除血肿。

3）导管拔除困难或折断　如遇到拔管困难，切忌使用暴力，可将病人置于原穿刺体位，热敷或在导管周围注射局麻药后再行拔出。若导管折断，无感染或无神经刺激症状者，可不取出，但应密切观察。

小试身手（8~10题共用备选答案）

A.平卧位　　　　　　　　　　B.半卧位

C.去枕平卧6~8小时，头偏向一侧　　D.平卧4~6小时，但不必去枕

E.去枕平卧6~8小时

8.全身麻醉患者术后

9.腰麻患者术后

10.硬膜外麻醉患者术后

小试身手（11~12题共用备选答案）

A.去枕平卧位　　　　　　B.平卧侧头位　　　　　C.低半坐卧位

D.高半坐卧位　　　　　　E.头高脚低斜坡卧位

11.腹部手术后采用的体位是

12.全麻未清醒患者多采用的体位是

第四节　局部麻醉

局部麻醉（简称局麻）指病人神志清醒，将局部麻醉药作用于病人身体局部，使身体某一部位的感觉神经传导功能被暂时阻断，该神经所支配的区域处于感觉麻痹状态，而运动神经保持完好或有程度不等的被阻滞状态。

一、常用局部麻醉药物（了解）

根据局部麻醉药的化学结构的不同，可分为两大类：酯类、酰胺类。

1.酯类　常用酯类局麻药包括普鲁卡因、氯普鲁卡因、丁卡因和可卡因等。

2.酰胺类　包括利多卡因、布比卡因、依替卡因和罗哌卡因等。

二、局部麻醉药物中毒（熟练掌握）

（一）原因

一次用药超过最大安全剂量；局部药物误入血管内；注射部位血管丰富或有炎性反应，或局麻药中未加肾上腺素，因而局麻药吸收加速；病人体质衰弱，病情严重，对局麻药耐受性差，或病人有严重肝功能障碍致局麻药代谢障碍，血中浓度增高。

小试身手 13.患者，男性，60岁，局麻下行脂肪瘤切除术，注入麻药后5分钟，出现中毒表现，其中毒原因不可能是

　A.用量过大　　　　　B.浓度过高　　　　　　　C.精神紧张

　D.麻药直接入血　　　E.年老体弱

（二）临床表现

1.中枢神经系统　早期出现眩晕、多语、烦躁不安或嗜睡，动作不协调，眼球震颤，中期出现恶心、呕吐、头痛、视物模糊、颜面肌肉震颤、抽搐，晚期全身肌肉痉挛、抽搐，严重者昏迷。

2.循环系统　轻度**出现面色潮红、血压升高，脉搏加快、脉压变窄**，随后面色**苍白、出冷汗、血压下降、脉搏细弱**，并趋向缓慢，心律失常，严重者发生心力衰竭甚至心跳骤停。

3.呼吸系统　胸闷、气短、呼吸困难或呼吸抑制，惊厥时出现发绀，严重者呼吸停止、窒息。

（三）治疗

一旦发生，应立即停止局麻药注入、吸氧、补液、维持呼吸、循环稳定，地西泮静脉或肌内注射，抽搐或惊厥加用硫喷妥钠，若效果不佳，行气管插管控制呼

吸，必要时给予呼吸循环支持。

三、局部麻醉的护理（熟练掌握）

（一）一般护理

局麻药对机体影响小，一般无须特殊护理。门诊手术病人若术中用药多，术后应休息片刻，观察无异常后方可离院；告之病人若有不适，及时就诊。

（二）不良反应护理

包括局部和全身性：①局部不良反应多为局麻药和组织直接接触所致，若局麻药浓度高或与神经接触时间过长可造成神经损害。故用药必须遵循最小有效剂量和最低有效浓度的原则。②应用小剂量局麻药即发生毒性反应者，应疑为高敏反应。一旦发生应立即停药，并积极治疗。

小试身手（14~15题共用备选答案）

A.阿托品　　　　　　B.氯丙嗪　　　　　　C.地西泮
D.麻黄碱　　　　　　E.硫喷妥钠
14.治疗局麻药中毒反应时首选的药物是
15.局麻药中毒患者发生惊厥时应加用的药物是

第五节　围麻醉期护理（熟练掌握）

一、麻醉前准备

1.成人术前禁食8~12小时，禁饮4~6小时。
2.麻醉前改善病人全身状况，纠正生理功能紊乱和治疗原始疾病。
3.消除病人对麻醉和手术的恐惧和顾虑。

小试身手 16.麻醉前禁水、禁食的主要目的是

A.提高患者耐受力　　B.预防呼吸道误吸　　C.减少呼吸道内分泌物
D.防止术后腹胀　　　E.防止术后尿潴留

二、术前用药

（一）镇静催眠药

1.巴比妥类　如苯巴比妥术前晚或术前2小时使用。
2.地西泮类　如地西泮、劳拉西泮、硝西泮。此类药物由于有抗焦虑及遗忘作用而优于巴比妥类，在治疗局麻药中毒反应时也属首选。

（二）镇痛药

1.吗啡　是阿片受体激动剂，具有很强的镇痛、镇静作用。
2.哌替啶镇痛　作用同吗啡，不会引起平滑肌痉挛。麻醉前应用。

3.其他镇痛药 ①喷他佐辛：镇痛强度为吗啡的1/3，具有镇静作用，对循环、肝肾功能影响小，但不宜用于婴幼儿、脑外伤和呼吸功能不全者；②芬太尼：镇痛强度为吗啡的100倍，明显抑制呼吸中枢，对循环影响轻。

（三）抗胆碱能药

主要作用为**抑制涎腺、呼吸道腺体分泌**，保持呼吸道通畅。如**阿托品**、东莨菪碱麻醉前皮下或肌内注射。

小试身手 17.吸入性麻醉前使用下列哪种药物可减少呼吸道分泌物

A.地西泮 　　　　　B.哌替啶 　　　　　C.阿托品

D.异丙嗪 　　　　　E.吗啡

（四）抗组胺药

拮抗或阻止组胺释放。H_1受体阻滞剂作用于平滑肌和血管，解除其痉挛。常用药物为异丙嗪。

小试身手 18.**不属于**术前用药的是

A.镇静催眠药 　　　　　B.镇痛药 　　　　　C.静脉麻醉药

D.抗组胺药 　　　　　E.抗胆碱能药

三、麻醉后苏醒期的护理

（一）气管插管的拔管条件

1.病人意识及肌力恢复，根据指令完成睁眼、开口、舌外伸、握手等动作，上肢可抬高10秒以上。

2.自主呼吸恢复良好，无呼吸困难。咽喉反射恢复。

3.鼻腔、口腔及气管内无分泌物。

（二）麻醉恢复室的工作

1.严密观察生命体征。

2.苏醒过程的管理和病人的转送 体位变化对循环影响大，尤其是在血容量不足时，因此在转运病人前应补足容量，轻柔、缓慢地搬动病人。转送过程中妥善固定静脉、动脉、气管中各种管道，防止脱出。呕吐者将其头侧倾。

（三）病人回普通病房的条件

1.神经系统 ①意识恢复；②肌力恢复；③可根据指令睁眼、开口、握手。

2.呼吸系统 ①气管内插管已拔除；②通气量足够；③呼吸频率正常；④无呼吸道梗阻（如舌后坠、分泌物等）；⑤听诊肺部无异常；⑥根据指令自主完成深呼吸、咳嗽。

3.循环系统 ①血压、心率正常且稳定；②心电图显示无心肌缺血、心律失常等表现。

4.其他 ①无明显血容量不足表现；②血气分析结果正常；③体温正常。

第六节　术后镇痛（掌握）

术后镇痛的目的在于减轻病人术后痛苦，减少围术期并发症的发生。

（一）方法

1.传统方法　在病人需要时肌内注射阿片类药镇痛（吗啡或哌替啶）。缺点是：不灵活（未考虑个体、手术和时间差异等）；依赖性（复杂性）；不及时（病人需要经历开处方-肌内注射-起效）；结果是镇痛不够。

2.现代方法　根据术前访视结果，综合考虑病人年龄、体重、精神状态、体质、脏器功能（尤其是肝肾功能）、手术大小和部位等，因人而异配制镇痛药液，力求以最小剂量达到有效镇痛、镇静的效果。

（1）持续镇痛（continuous analgesia，CA）：以镇痛泵持续输入小剂量镇痛药。

（2）病人自控镇痛（patient controlled analgesia，PCA）：在持续镇痛基础上，允许病人根据自身对疼痛的感受，触发释放一定量的药物。PCA包括：①**病人自控静脉镇痛：以阿片类药物为主**；②**病人自控硬膜外镇痛：以局麻药为主**；③**皮下PCA：药物注入皮下**；④**神经干旁阻滞镇痛：以局麻药为主**。

（二）并发症及处理

1.呼吸抑制　阿片类药物能降低正常人呼吸频率和幅度。防治：加强生命体征的监测，尤其是SPO_2的监测。当病人呼吸频率变慢时应引起注意。若病人嗜睡，应密切注意呼吸。当有轻度呼吸道梗阻且病人易被唤醒时，鼓励病人选择最适合的体位，保持气道通畅；同时增加氧供，甚至控制通气。一旦出现呼吸抑制，应立即处理。

2.内脏运动减弱　发生尿潴留后给予留置导尿。若消化道排气延迟，甲氧氯普胺可促进胃肠运动，减轻恶心、呕吐、胃潴留。预防：术后早期起床活动。

参考答案

1.C　2.B　3.E　4.C　5.D　6.C　7.C　8.C　9.E　10.D　11.C　12.A　13.C　14.C　15.E　16.B　17.C　18.C

答案与解析

1.C　普鲁卡因使用前必须做皮肤过敏试验。

2.B　全麻患者术后未清醒时，应取平卧位，头偏向一侧，防止误吸。

3.E　高血压是全身麻醉中最常见的并发症，多与原发性高血压、麻醉浅、镇痛药用量不足、未能及时控制手术刺激引起的强烈应激反应有关。

4.C　心脏停搏是全身麻醉中最严重的并发症。一旦发生需立即施行心肺复苏。

5.D　腰麻患者术后去枕平卧6~8小时，防止颅内压降低引起头痛。

6.C　蛛网膜下隙麻醉最常见的并发症是头痛。

7.C 全脊麻是由于硬膜外阻滞时穿刺针或导管误入蛛网膜下隙而未及时发现，并将超量局麻药注入蛛网膜下隙而产生异常广泛的阻滞。临床主要表现为注药后迅速出现低血压、意识丧失、呼吸、循环停止，全部脊神经支配区域无痛觉。

8~10.C、E、D 全麻患者术后应取平卧位，头偏向一侧；腰麻患者术后应去枕平卧6~8小时；硬脊膜外麻醉患者术后应平卧，但不必去枕。

11.C 腹部手术后患者取半坐卧位，可减轻腹部切口缝合部张力，缓解伤口疼痛，有利于切口愈合。

12.A 全麻未清醒患者或昏迷病人，应去枕平卧，头偏向一侧，防止呕吐物流入气管，引起窒息或肺部感染。

13.C 局麻药中毒的原因包括剂量过大、浓度过高、局麻药注入血管内、患者体质衰弱等。

14.C 治疗局麻药中毒反应时首选的药物是地西泮。

15.E 局麻药中毒患者发生惊厥时应加用的药物是硫喷妥钠。

16.B 患者术前禁食8~12小时，禁饮4~6小时，有利于胃肠道排空，防止麻醉过程中呕吐物误吸。

17.C 术前30分钟肌内注射阿托品可抑制唾液腺、呼吸道腺体分泌，利于保持呼吸道通畅。

18.C 术前用药主要包括镇静催眠药、镇痛药、抗胆碱能药和抗组胺药。

第六章 心肺脑复苏

要点分析

本章内容较为重要，每年必考。近5年的考试先后考查了心跳、呼吸骤停的诊断，心肺复苏的步骤，心肺复苏药物的应用，脑复苏等。整体的考查偏重于知识的记忆和应用。对于本章的复习，考生应着重掌握心跳、呼吸骤停的诊断，心肺复苏的步骤和注意事项，心肺复苏药物的应用、除颤，脑复苏等内容。本章记忆性内容较多，考生可结合"锦囊妙记"中的方法进行记忆。同时，考生可结合儿科护理学第十四章中的心跳呼吸骤停进行对比复习。

考点纵览

第一节 概述

使心跳、呼吸骤停的病人迅速恢复循环、呼吸和脑功能所采取的抢救措施称为心肺脑复苏。

（一）心跳、呼吸骤停的类型（了解）

1.心脏停搏 心脏完全停止跳动，心电图呈直线。

2.心室颤动 心室肌快速、无序、不协调地连续颤动，心电图呈高大或细微的室颤波。

3.心电机械分离 心脏弱而缓慢的跳动，有微弱的心搏图形。

一般认为<u>大脑缺血缺氧超过4~6分钟</u>，即可出现不可逆的损伤。

（二）心跳、呼吸骤停的诊断（熟练掌握）

只要<u>清醒者意识突然丧失、大动脉搏动消失、呼吸停止</u>，即可<u>诊断为心跳呼吸骤停</u>，应迅速进行抢救。

> 锦囊妙记：心跳呼吸骤停的判断为"一看，二摸"。一看即为判断患者的意识是否丧失；二摸即为摸患者的大动脉是否有搏动。

小试身手 1.早期判断心跳、呼吸骤停的主要依据是

A.呼吸停止   B.心电图呈一直线

C.瞳孔反射消失   D.意识丧失伴大动脉搏动消失

E.脉搏消失，血压测不出

小试身手 2.检查心脏是否跳动，最简单可靠的是触摸颈动脉搏动，抢救者用2~3个手指与颈部肌肉间轻轻按压时间不超过

A.10s   B.9s   C.8s

D.7s   E.6s

第二节　心肺复苏

复苏过程分为3期：初期复苏即现场抢救，包括**心脏按压、开放气道、人工呼吸**，以支持基础的生命活动；二期复苏即药物及器械复苏，是在初期复苏的基础上的进一步支持；后期复苏即脑复苏和复苏后处理，主要目的是保护脑细胞，避免大脑细胞损害。

（一）初期复苏（熟练掌握）

1.**人工循环**（circulation，C）　方法是病人仰卧在硬板上，护士跪在病人一侧，将一手掌根部放在病人**胸骨下段**，另一支手掌根部压在前一手背上，两臂伸直，以上身的体重垂直下压，使胸骨下陷**5~6cm**，之后放松，胸骨复原，但手掌始终不可离开按压部位。如此反复按压，**每分钟100~120次**。心脏按压有效的标志是能触摸到大动脉搏动。

小试身手 3.胸外心脏按压的正确部位是

A.胸骨上段   B.胸骨右缘   C.胸骨左缘

D.剑突下   E.胸骨中下1/3处

小试身手 4.正确的胸外心脏按压，是使胸骨下段下移

A.1~2cm   B.3~4cm   C.5~6cm

D.7~8cm   E.9~10cm

2.**开放气道**（airway，A）**开放气道，维持气道通畅是复苏的关键**。方法是抢救者位于病人左侧，左手置于病人颈后，向上托起，右手按压前额使头后仰，此时是通气的最佳位置。**如病人口、鼻腔中有异物应用手指清除**。

小试身手 5.患者，男性，48岁，因蛛网膜下隙出血后昏迷，家人呼"120"急救，医护人员到场后发现患者心跳呼吸停止，口腔含大量呕吐物。应首先采取的措施是

A.口对口人工呼吸   B.胸外心脏按压   C.静脉注射肾上腺素

D.心前区叩击   E.清理呼吸道

3.**人工呼吸**（breathing，B）　气道通畅后应迅速进行人工呼吸。**口对口人工呼吸**是最简单、有效的方法。病人仰卧，护士一手托其下颌使头后仰，张开下唇，另一手捏鼻孔，护士吸气后包紧病人嘴唇用力吹气，然后放开鼻孔，待胸廓回缩呼气。首先连续吹气2次，之后每分钟均匀吹气10~12次。**每次吹气见胸廓明显起伏才表示有效**。

4.注意事项

（1）成年人如人工循环与人工呼吸同时进行，不论单人还是双人抢救，**人工循环与人工呼吸**的比例为**30：2**。

小试身手 6.成人患者人工呼吸与人工循环应同时进行，两者的比例为

A.2：30   B.2：40   C.2：50

D.1：30   E.1：40

（2）心脏按压时用力适当，不可用力过猛。

（3）对**小儿心肺复苏**，心脏按压用单手掌根**按压胸骨中段**，每**次下压5cm**；对新生儿，双手环抱胸廓，两拇指**按压胸骨中点**，**下压4cm**，按压频率每分钟**100~120次**。

（4）复苏操作不可轻易中断，要组织好人力，积极准备二期复苏。

5.现场复苏程序

（1）**判断神志是否消失**：怀疑心跳呼吸骤停时，可拍打病人肩膀，如无反应，则认为神志已消失。

（2）大声呼救，使其他人员前来协助抢救。

（3）病人仰卧，取头颈过伸位。

（4）触摸大动脉有无搏动。

（5）如用手指触摸不到颈动脉、股动脉的搏动，立即进行胸外心脏按压。

（6）清除口腔异物，保持呼吸道畅通。

（7）**判断有无呼吸**：在保持呼吸道通畅的前提下，以耳贴近病人口鼻处，感觉有无气流，同时观察胸廓有无起伏。如胸廓无起伏、无气流，表明呼吸已停止。

（8）立即进行口对口人工呼吸。

小试身手 7.以下哪项不是复苏有效的标志

A.肌张力降低　　　　　　　　　　B.大动脉出现搏动

C.收缩压在8.0kPa（60mmHg）以上　D.发绀减退

E.自主呼吸恢复

6.胸外心脏按压有效的标志　**大动脉出现搏动**；收缩压在8.0kPa（60mmHg）以上；**瞳孔缩小，发绀减退**；甚至**自主呼吸恢复**。

（二）二期复苏（药物与器械复苏）（熟练掌握）

1.继续保持呼吸道通畅　有条件时做气管插管，必要时做气管切开术。

2.采用机械人工呼吸。

3.应用复苏药物

（1）用药目的：激发心脏复跳并增强心肌收缩力；防治心律失常；纠正酸中毒；补充血容量和电解质；防治脑水肿。

（2）用药途径：**首选静脉给药**，其次是气管内给药，最后才考虑心内注射。

（3）心脏复苏药物

1）**肾上腺素：是心脏复苏的首选药**，能增强心脏传导系统的自律性和心肌收缩力，提高血压，并使心室颤动由细颤转为粗颤，使用除颤器效果更好。

小试身手 8.心肺复苏的首选药是

A.肾上腺素　　　　　B.洛贝林　　　　　　C.阿托品

D.利多卡因　　　　　E.碳酸氢钠

2）**阿托品**：能**解除迷走神经对心脏的抑制作用**，提高窦房结的兴奋性，加快心率，对心动过缓有较好疗效。常用剂量为0.5~1mg。

3）**利多卡因：是抗心律失常的首选药**，能抑制心室的异位激动，有治疗心室颤动的作用。用量为1~1.5mg/kg。

4）**碳酸氢钠：是纠正代谢性酸中毒的首选药物**。

（4）常用呼吸复苏药物：洛贝林、二甲弗林、咖啡因等，用量应根据病情而定，采用静脉给药。

4.心电监护　尽早应用，明确心脏停跳的类型以及各种心律失常。

5.除颤和起搏　使用除颤器进行**电击除颤，是治疗心室颤动最有效的方法**。目前常用的是直流电除颤器，方法是把**一个电极放在心尖部**，另一个放在**右侧第1肋间近胸骨右缘处**。电能选择，**成人200~400J，小儿20~200J直流电除颤**。

注意事项：电极板与皮肤接触处用盐水纱布垫或使用导电糊，并贴紧，以免引起局部烧伤。放电时任何人不得接触病人和病床，防止触电。

小试身手 9.患者，男性，触电后在心脏复苏过程中出现室颤，应采取的措施是

A.使用阿托品　　　　　B.使用利多卡因　　　　　C.除颤

D.安装起搏器　　　　　E.使用肾上腺素

第三节　脑复苏及复苏后处理

（一）脑复苏及护理（熟练掌握）

脑复苏是指防治心跳骤停后缺氧性脑损伤。心跳、呼吸骤停引起脑损伤的基本病理是脑缺氧和脑水肿，**防治脑水肿是脑复苏的关键**。

1.降温　复苏时用人工降温，**降温前先用药物降温**，如丙嗪类药、硫喷妥钠或其他巴比妥类药，以防御寒反应。**然后戴冰帽**，在颈部、腋窝、腹股沟等处置冰袋，使体温降至33℃~35℃，肌张力松弛，且呼吸血压平稳。降温需持续至神志恢复。**复温时先撤除冰袋，后停用降温药物**。

锦囊妙记：人工降温时，先用药物降温，后用物理降温；复温时先停物理降温，后停药物降温。考生可简要地记为"先用后停"。

2.**脱水疗法**　使用脱水药降低颅内压，减轻脑水肿。

小试身手 10.心肺脑复苏时，应用20%甘露醇的主要作用是

A.防止失钠　　　　　B.防止心衰　　　　　C.防止肺水肿

D.防止脑水肿　　　　　E.防止肾衰

3.激素治疗　糖皮质激素可降低毛细血管通透性，可减轻脑水肿和保护脑细胞，常用药为氢化可的松、地塞米松。

4.改善脑细胞代谢　药物有脑活素、能量合剂等。

5.高压氧治疗　使用2~3个大气压的高压氧，改善脑细胞供氧，促进脑细胞恢复。

6.镇静解痉　如出现抽搐可使用地西泮、苯巴比妥钠或冬眠合剂半量肌内注射，每6小时1次。癫痫发作时使用苯妥英钠静脉滴注。

（二）复苏后的治疗和护理（熟练掌握）

1.维持循环、呼吸功能。

2.积极治疗原发疾病。

3.预防并发症　并发症包括感染、急性肾衰竭、压疮等。常见的感染是肺部感染、泌尿系统感染。遵医嘱使用抗生素，加强基础护理，预防感染。

参考答案

1.D　2.A　3.E　4.C　5.E　6.A　7.A　8.A　9.C　10.D

答案与解析

1.D　心跳呼吸骤停的判断为"一看，二摸"。"一看"为判断患者的意识是否丧失；"二摸"为摸患者的大动脉是否有搏动。

2.A　检查心脏是否跳动，最简单可靠的是触摸颈动脉搏动，触摸颈动脉的压力不可过大，触摸时间不超过10秒。

3.E　胸外心脏按压的正确部位是胸骨中下1/3处或两乳头连线的中点。

4.C　成人胸外心脏按压时使胸骨下段下移5~6cm。

5.E　心跳呼吸停止的患者，应遵循ABC的顺序进行复苏，A即为清理呼吸道，保持呼吸道通畅.

6.A　成年患者人工循环与人工呼吸同时进行时，不论单人抢救还是双人抢救，人工循环与人工呼吸的比例为30：2，即心脏按压30次，吹气两次。

7.A　心肺复苏有效的标志包括：大动脉出现搏动；收缩压在8.0kPa（60mmHg）以上；瞳孔缩小，发绀减退；甚至自主呼吸恢复。选项A不属于上述内容。

8.A　肾上腺素是心脏复苏的首选药，能增强心传导系统的自律性和心脏收缩力。

9.C　室颤是最致命的心律失常，用除颤器进行电击除颤，是心室颤动最有效的治疗方法。

10.D　脑复苏时，防治脑水肿是关键，通过应用20%甘露醇可降低颅内压，防止脑水肿。

第七章　外科重症监护

要点分析

本章内容不太重要，历年考试较少涉及。近5年的考试先后考查了ICU设置及仪器设备，血流动力学的监测和护理等。整体的考查偏重于知识的记忆和应用。对于本章的复习，考生应着重掌握血流动力学的监测和护理。

考点纵览

第一节　概述

重症监护病房（intensive care unit，ICU）是集中各有关专业的知识和技术，先进的监护和治疗设备，对重症病人进行生理功能监测和及时有效治疗护理的专门科室。

ICU设置及仪器设备（掌握）	设置	500张床位以上的医院设专科ICU，500张病床以下的综合性医院设综合ICU，为各专科服务，**其床位数占医院总病床数的3%~6%**
	设备	**多功能监测仪、心排血量测定仪、有创动静脉测压装置、脉搏血氧饱和度仪、呼气末CO$_2$测定仪、血气分析仪、呼吸机、氧治疗用具、心电图机、除颤器、输液泵、注射泵及各种急救用具等**
ICU的人员结构及要求（了解）	结构	ICU设护士长1~2名，全面负责护理工作，参与行政管理。**护士总数与病床数之比为3~4：1**。主任全面负责医疗、教学、科研和行政管理工作
	ICU护士应具备的条件	从事临床护理工作2年以上或经过ICU培训的执业护士
		具有独立工作和处理应急问题的能力
		具有一定的外语基础，善于学习和更新知识
		身体素质良好、责任心强、准确的判断力。工作沉着冷静、动作敏捷
		掌握非语言沟通技巧，对失去语言能力的病人，能从病人的手势、表情、体态、眼神中理解病人的需求
		熟练掌握气管插管，正确使用呼吸机、电除颤仪、心脏临时起搏器，掌握心肺脑复苏技术，识别正常异常心电图，诊断及处理一般心律失常等
收治对象（掌握）	各类重危病人	**严重创伤、大手术及器官移植术后需要监测器官功能的病人**
		各种原因引起循环功能失代偿，需要用药物或特殊设备支持的病人
		有可能发生呼吸衰竭，需严密监测呼吸功能，或使用呼吸机治疗的病人
		严重水电解质紊乱和酸碱平衡紊乱的病人
		麻醉意外、心脏停搏复苏后需要继续治疗和护理的病人

小试身手 1.ICU的基本治疗设备**不包括**

A.呼吸机　　　　　　　B.心电图机　　　　　　　C.输液泵

D.有创测血压装置　　　E.纤维支气管镜

小试身手 2.ICU护士总数与病床数之比为

A.1：2~1：3　　　　　B.1：1~2：1　　　　　C.2：1~3：1

D.3：1~4：1　　　　　E.4：1~5：1

小试身手 3.ICU收治的对象**不包括**

A.精神病患者　　　　　B.严重感染　　　　　　　C.持续性癫痫

D.糖尿病酮症酸中毒　　E.急性呼吸道梗塞

第二节　重症病人的监测和护理

（一）血流动力学的监测和护理（熟练掌握）

1.血流动力学监测

监测项目	含义	正常值	异常提示
中心静脉压（CVP）	测定上下腔静脉或右心房内的压力，评估血容量、右心前负荷及右心功能的重要指标	6~12cmH₂O	CVP<5cmH₂O：血容量不足或静脉回流受阻，应给予补液 CVP过高：输入液体量过多或心功能不全
肺动脉楔压（PAWP）	反映整个循环情况，有助于判定左心室功能，反映血容量是否充足	0.8~1.6kPa	PAWP>2.40kPa说明血容量增加、左心功能不全、急性肺水肿；**PAWP<2.40kPa是诊断急性肺损伤和ARDS的重要指标**
肺毛细血管楔压（PCWP）	反映左心房平均压及左心室舒张末期压		PCWP<0.8kPa提示心脏前负荷降低，有效循环血容量不足；若PCWP>2.40kPa，说明心脏前负荷升高，应用利尿药或扩血管药降低前负荷
平均肺动脉压（MPAP）		1.4~2.0kPa	MPAP升高常见于肺血流量增加、肺血管阻力升高、二尖瓣狭窄、左心功能不全；肺动脉瓣狭窄出现MPAP降低
心输出量（CO）	指每分钟心脏的射血量，由心脏每搏排出量×心率而得，**是监测左心功能的最重要指标**	**5~6L/min**	降低提示回心血量减少、心脏流出道阻力增加、心肌收缩力减弱；升高提示回心血量增加、心脏流出道阻力减少、心肌收缩力增强

续表

监测项目	含义	正常值	异常提示
每搏排血量（SV）	指一次心搏由一侧心室射出的血量	成年人在安静、平卧时，SV 为 60~90ml/beat	
心脏指数（CI）	是指每分钟每平方米体表面积的心排血量	$2.5\sim3.5$L/$(\min\cdot m^2)$	CI<2.5L/$(\min\cdot m^2)$ 提示心力衰竭；CI<1.8L/$(\min\cdot m^2)$ 提示心源性休克
体循环阻力指数（SVRI）	表示心室射血期作用于心室肌的负荷，是监测左心室后负荷的主要指标		血管收缩剂使小动脉收缩或因左心室衰竭、心源性休克、低血容量性休克等使心排血量减少，SVR/SVRI 增高；扩血管药、贫血、中度低氧血症使 SVR/SVRI 降低
肺循环阻力指数（PVRI）	**监测右心室后负荷的主要指标**	正常情况下，肺循环阻力为 SVR 的 1/6	当肺血管病变时，PVR/PVRI 增高，从而增加右心室后负荷
左室做功指数（LVSWI）	左心室每次心搏所做的功，是左心室收缩功能的反映	$45\sim60$$(g\cdot m)$/$m^2$	心肌收缩性降低时 CI 和 LVSWI 降低，应用正性肌力药物治疗，必要时应用主动脉内球囊反搏辅助；而 LVSWI 增高则意味着耗氧量增加，适当应用 β 受体阻滞剂或钙通道阻断剂，降低心肌的氧耗量，保护心肌
右室做功指数（RVSWI）	右心室每次心搏所做的功，是右心室收缩功能的反映	$5\sim10$$(g\cdot m)$/$m^2$	意义与 LVSWI 相似

小试身手 4.外科ICU患者血液系统功能监测的项目是

A.血糖　　　　　　　B.血肌酐　　　　　　　C.血钾

D.血小板　　　　　　E.血氨

（1）心理护理：穿刺前向病人介绍置管目的、过程及配合方法，解除病人顾虑。

（2）预防感染：严格执行无菌操作技术。定期更换导管穿刺点周围的无菌敷料。敷料被浸湿或污染应及时更换。

（3）保持管腔通畅：妥善固定导管，连接处紧密固定，防止松脱导致出血或空气进入。

（4）中心静脉导管护理：每日更换输液管道，准确记录24小时出入液量；不可用于输血、静脉取血等。

（5）肺动脉漂浮导管测压期间的护理：严防气体进入引起栓塞；检查肢体末梢循环，观察有无皮肤颜色、脉搏及微血管充盈程度的变化。测压后应监测和记录生命体征变化。

（6）拔管后的护理：局部加压固定后覆盖敷料。必要时用沙袋压迫。拔管后24小时内注意观察局部有无渗血及肢体肿胀情况。

（二）呼吸功能的监护（掌握）

1.常用的呼吸功能监测参数如下：

参数	定义	正常值	临床意义
潮气量（VT）	平静呼吸时，每次吸入或呼出的气体容量	400~500ml（5~7ml/kg）	与年龄、性别、体表面积、机体代谢有关，个体差异较大
肺活量（VC）	平静呼气末吸气至不能吸为止，然后呼气至不能呼出时所能呼出的气体容量	65~75ml/kg	判断肺和胸廓的膨胀度，与性别、年龄、呼吸肌力、肺弹性、呼吸道通畅程度密切相关
无效腔气量/潮气量（VD/VT）	判断肺泡的换气功能	0.25~0.40	VD/VT增加提示肺泡通气/血流比值失调，无效通气量增加，有效肺泡通气量减少，通气不足，产生缺氧和二氧化碳潴留
肺内分流量（QS/QT）	插入右心漂浮导管后，吸纯氧15~20分钟，同时抽取肺动脉和周围动脉血测定氧含量	3%~5%	ARDS病人可高达20%以上

小试身手 5.下列属于呼吸功能监测的项目是

A.3P试验　　　　B.黄疸指数　　　　C.血气分析

D.血尿素氮　　　　E.肺动脉漂浮导管

2.常用血气分析指标

血气指标	含义	正常值	意义
血pH	氢离子活性的负对数，表示血浆酸碱度	7.35~7.45	pH<7.35为酸中毒；pH>7.45为碱中毒
动脉血氧分压（PaO₂）	动脉血浆中物理溶解的O₂分子所产生的压力	10.7~13.3kPa（80~100mmHg）	较敏感地反映机体氧合状态，常以PaO₂降低程度作为低氧血症的分级依据
动脉血二氧化碳分压（PaCO₂）	动脉血浆中物理溶解的CO₂所产生的压力，是衡量肺通气和判断呼吸性酸碱平衡失调的重要指标	4.7~6kPa（35~45mmHg）	PaCO₂增高表示呼吸性酸中毒或代谢性碱中毒时呼吸代偿；PaCO₂降低则表示呼吸性碱中毒或代谢性酸中毒时呼吸代偿
动脉血氧饱和度（SaO₂）	动脉血中血红蛋白实际结合的氧量与所能结合的最大氧量之比，是反映肺功能状况的指标	96%±3%（96%~100%）	SaO₂的高低取决于血红蛋白的质量

血气指标	含义	正常值	意义
标准碳酸氢盐（SB）	指全血在标准条件（血氧饱和度100%，体温37℃，$PaCO_2$ 5.33kPa）下测得的血浆 $[HCO_3^-]$	22~27mmol/L	**AB增高表示代谢性碱中毒或代偿性呼吸性酸中毒；AB降低表示代谢性酸中毒或代偿性呼吸性碱中毒。若AB>SB，即 $PaCO_2$>5.33kPa（40mmHg），提示 CO_2 潴留；若AB<SB，即 $PaCO_2$<5.33kPa（40mmHg），提示过度换气**
实际碳酸氢盐（AB）	指在标准条件、隔绝空气状态下，血标本中 HCO_3^- 的真实含量		
缓冲碱（BB）	血液中缓冲碱的总和	45~55mmol/L	BB增高表示代谢性碱中毒或呼吸性酸中毒肾脏代偿；BB降低表示代谢性酸中毒或呼吸性碱中毒肾脏代偿
剩余碱（BE）	标准条件下，将1L全血滴定至pH为7.40所消耗酸或碱的量	±3mmol/L	**BE负值增加表明代谢性酸中毒；BE正值增加表明代谢性碱中毒**
阴离子间隙（AG）	非测定的阴离子（UA）和非测定的阳离子（UC）浓度之差	16mmol/L	AG增高提示体内酸性物质堆积

（三）其他系统及脏器功能的监护（掌握）

1.中枢神经系统功能　观察意识状态、瞳孔、反射及肢体活动等变化。

2.肾功能　**准确记录每小时尿量、尿比重、尿色及性状**。创伤后尿液多为鲜红色，逐渐变浅；若尿液呈深茶色，提示病人有溶血现象；若尿液浑浊且有泡沫，提示尿路感染或尿中含有多量蛋白。监测肾功能还应包括尿常规及血、尿生化指标检查。若血尿素氮、肌酐持续增高、血肌酐清除率下降、血钾>5.5mmol/L，尿钠浓度下降，警惕急性肾衰竭；若尿素氮较肌酐明显升高、比值大于20，多为高分解代谢的结果。

3.肝功能监护　观察病人神志改变、皮肤巩膜有无黄染；监测血丙氨酸氨基转移酶、血清胆红素、血清白蛋白、凝血因子等。若病人出现嗜睡、烦躁、神志恍惚、昏迷，或皮肤、巩膜黄染、腹水等症状和体征，警惕肝脏功能障碍或肝性脑病。

参考答案

1.E　2.D　3.A　4.D　5.C

答案与解析

1.E　ICU的基本监测治疗设备包括多功能监测仪、心排血量测定仪、有创动、静脉测压装置、脉搏血氧饱和度仪、呼气末CO_2测定仪、血气分析仪、呼吸机、氧治疗用具、心电图机、除颤器、输液泵、注射泵等。纤维支气管镜属于专科性的检查设备，不属于ICU基本治疗设备。

2.D　护士总数与病床数之比为3：1~4：1。

3.A　ICU主要收治对象包括：①严重创伤、大手术及器官移植术后需要监测器官功能的病人；②各种原因引起的循环功能失代偿，需要以药物或特殊设备支持的病人；③有可能发生呼吸衰竭，需要严密监测呼吸功能，或需要呼吸机治疗的病人；④严重水、电解质紊乱及酸碱平衡失调的病人；⑤麻醉意外、心脏停搏后需要继续治疗和护理的病人等。

4.D　血小板可反映血液系统的凝血功能，属于血液系统功能监测的项目。

5.C　呼吸功能监测的项目包括潮气量、肺活量、无效腔气量/潮气量、肺内分流量、血气分析等。

第八章　手术前后患者的护理

要点分析

　　本章内容较为重要，历年考试偶有涉及。近5年的考试先后考查手术前病人的护理措施和手术后病人的护理措施等。整体的考查偏重于知识的记忆和应用。对于本章的复习，考生应着重掌握手术前病人的护理措施和手术后病人的护理措施。

考点纵览

　　围手术期是指从病人入住外科病房到术后痊愈出院的这一段时期。护士在围手术期的职责：①术前全面评估病人的身心状态；②术中确保病人安全和手术顺利实施；③术后帮助病人尽快恢复生理功能，防治并发症，促进病人早日康复。

　　按手术期限不同，手术类型大致分为三类

手术类型	手术期限	举例
择期手术	手术时间对治疗效果影响大，有充分时间完善各项术前准备，以减少术后并发症	**腹股沟疝修补术**等
限期手术	手术时间虽可以选择，但不宜延迟过久，应在尽可能短的时间内做好术前准备	各种恶性肿瘤根治术等
急症手术	对于危及生命的疾病，需在最短时间内完善必要的准备，争分夺秒地进行紧急手术，以挽救病人生命	**脾破裂、肝破裂**等

第一节　手术前病人的护理

　　手术前期是指病人入院至进入手术室接受手术的这段时期。

一、护理评估（熟练掌握）

（一）一般资料

年龄、性别、文化层次、职业背景和宗教信仰等。

（二）生理状况

　　1.现病史　本次发病的时间、原因和（或）诱因、症状、体征和辅助检查结果等。

　　2.健康史　既往史、家族史、遗传史、药物过敏史、外伤手术史、女性病人月经史和婚育史及其他系统疾病。

（三）心理状况

　　最常见的心理反应是：担忧手术效果、害怕麻醉和手术、担心疼痛及术后并发症等。

（四）辅助检查

1.三大常规　血常规检查可了解有无感染、贫血、血小板减少等。尿常规检查可了解尿液比重和有无红、白细胞等。粪便常规检查可了解粪便颜色、性状和有无寄生虫虫卵、有无出血或隐血等，对判断消化道疾病有重要意义。

2.出凝血时间　包括出凝血时间、血小板计数、凝血酶原时间等，出凝血功能异常者应注意监测病人术中或术后出血。

3.血液生化　包括肝、肾功能、电解质、血糖检查。如对血清丙氨酸氨基转移酶、胆红素升高者，应积极护肝治疗方可手术；血清白蛋白<30g/L者，术前须纠正；糖尿病病人血糖控制不佳会影响术后组织愈合、并发局部或全身性感染、增加心血管及肾脏并发症，术前应调整胰岛素用量。

4.心肺功能检查　评估病人的心肺功能。

5.影像学检查　胸部X线检查可了解肺部有无病变；B超、CT、MRI等检查可明确病变部位、大小、范围、性质，可协助临床诊断。

二、护理措施（熟练掌握）

（一）心理护理

病人入院时，用通俗易懂的语言讲解与疾病有关的知识及手术治疗的必要性，介绍术前、术中和术后的注意事项，请手术成功的同种病例病人介绍其经验和体会。

（二）身体准备

1.一般准备

（1）完善术前检查：向病人解释检查目的和注意事项，协助其完成检查。

（2）排尿训练：因受麻醉和手术影响，加之不习惯床上排便，术后病人易发生尿潴留，术前应进行训练。

（3）呼吸道准备：主要是戒烟和进行深呼吸、有效排痰的训练。吸烟者术前2周戒烟，以免呼吸道黏膜受尼古丁刺激分泌物增多而阻塞气道。如胸部手术者训练腹式呼吸；腹部手术者训练胸式呼吸。

（4）胃肠道准备：择期手术病人于**术前12小时禁食，4小时禁水，以防因麻醉或手术引起呕吐而致窒息或吸入性肺炎**。结、直肠手术病人于术前1日晚用肥皂水灌肠或使用开塞露，排空肠道内粪便，避免麻醉后肛门括约肌松弛大便污染手术区，还可减轻术后腹胀。

（5）手术区皮肤准备：目的是清除切口周围皮肤上的微生物，预防切口感染。重点是充分清洁手术野皮肤和剃除毛发，范围为切口周围至少>15cm的区域。

（6）改善睡眠：①消除引起不良睡眠的因素；②创造良好的休息环境，病室保持安静、空气新鲜，温湿度适宜；③如病情允许，尽量减少病人白天睡眠的时间和次数，适当增加白天活动量；④指导病人通过缓慢深呼吸、听音乐等方法进行放松；⑤必要时遵医嘱应用镇静催眠药。

小试身手　1.某医院对恢复中病情轻微的患者，为保证其睡眠质量，夜间查房采用窗口查看方式，A患者入院后因不适应病房环境而常失眠，由此发现有时夜间护士不查房，遂向护士长投诉护士偷懒。护士应该怎样回应

A.认为该患者事多，不予理睬

B.直接让该患者服用安定片

C.夜里象征性地打开门看一眼

D.及时与该患者沟通交流，解释在何种情况下为了减少打扰患者夜间不入户查房，并针对患者失眠问题提出解决方法

E.再次夜间查房时，即使该患者睡着也将其叫醒，嘘寒问暖

（7）其他准备：**实施大中手术者，术前做好血型鉴定和交叉配血试验**；术晨测生命体征，**若病人体温、血压升高或女性病人月经来潮时，应及时通知医师，必要时延期手术**；病人入手术室前取下义齿、手表、首饰、发夹、眼镜等；排尽尿液，**估计手术时间长或拟行盆腔手术者，应留置导尿，排空膀胱，避免术中误伤；准备手术所需物品，并随病人一同带入手术室。**

2.特殊准备

（1）营养不良：营养不良者常伴有低蛋白血症，抵抗力低下，易并发严重感染且对休克、失血的耐受性差，还可引起组织水肿，影响术后切口愈合。若为严重营养不良病人，首先应给予蛋白质饮食予以纠正。**若血清白蛋白低于30g/L，应输注血浆、人白蛋白制剂等。**

（2）心血管病：病人血压在160/100mmHg以下可不必做特殊准备。血压高于180/100mmHg者给予降压药物，使血压稳定在一定水平，但术前并不要求将血压降至完全正常。

急性心肌梗死病史者6个月内不行择期手术，6个月以上且无心绞痛发作者，在严密监护下实施手术；心力衰竭者最好在心力衰竭控制3~4周后再考虑手术。

（3）肺功能障碍：术前进行血气分析和肺功能检查，评估病人对手术的耐受力；训练深呼吸和有效咳嗽，增加肺通气量；为避免呼吸抑制和排痰困难，麻醉前给药量应适宜。

（4）肾疾病：凡有肾病者应做肾功能检查，合理控制饮食中蛋白质和盐的摄入量，尽可能改善肾功能。

（5）糖尿病：仅以饮食控制者无须特殊处理；正在口服降糖药治疗者，应继续服药至术前晚；禁食病人静脉输注葡萄糖加胰岛素，将血糖控制在7.77~9.99mmol/L。

（6）妊娠：孕妇患外科疾患需手术治疗时，须将外科疾病对母体及胎儿的影响放在首位。需禁食时，从静脉补充营养，尤其是氨基酸和糖类，以保证胎儿的正常发育。确有必要时，允许放射线检查，但必须加强必要的保护性措施，尽量使辐射剂量低于0.05~0.10Gy。未治疗外科疾病而必须使用药物时，尽量选择对孕妇、胎儿安全性较高的药物，如止痛药吗啡对胎儿呼吸有持久的抑制作用，可用哌替啶代替，但应该控制剂量，且分娩前2~4小时内不用。

（7）使用影响凝血功能药物：①监测凝血功能；②**对于长期服用阿司匹林或非甾体药物（如布洛芬）的病人，术前7日停药**；③术前使用华法林抗凝的病人，只

要国际标准化比值维持在接近正常的水平，小手术可安全施行；大手术前4~7日停用华法林，但是对血栓栓塞的高危病人在此期间应继续使用肝素；④择期大手术病人在术前12小时内不使用大剂量低分子量肝素，4小时内不使用大剂量普通肝素；心脏外科病人手术24小时内不用低分子量肝素；⑤在抗凝治疗期间需急诊手术的病人，一般需停止抗凝治疗。**用肝素抗凝者，可用鱼精蛋白拮抗；用华法林抗凝者，可用维生素K和（或）血浆或凝血因子制剂拮抗。**

（三）健康教育

1.饮食　进食富含蛋白质、能量、维生素和膳食纤维的食物。

2.休息　劳逸结合，适当休息，睡眠充足。

3.预防感染　病人不随便离院外出；注意保暖，近期有呼吸道感染的家属和亲友尽量避免或减少探视，防止交叉感染。

4.预防术后并发症　病人在术前训练有效咳嗽和床上自行排尿；吸烟者术前2周戒烟。

第二节　手术后病人的护理

手术后期是指病人自手术完毕回病房直至术后康复出院的这段时期。

一、护理评估（熟练掌握）

（一）麻醉、手术方式和术中情况

评估术中采用的麻醉、手术方式，手术范围、大小及持续时间、术中出血量、补液量、引流管的放置情况，便于术后观察和护理。

（二）目前病人状况

1.身体状况　密切观察病人生命体征、意识、伤口、引流情况等。

2.辅助检查　血、尿常规、血生化检查、血气分析，必要时做胸部X线摄片、B超、CT检查等，了解脏器恢复情况。

3.心理状况　评估术后病人心理反应，对术后康复的认知和信心。

二、护理措施（熟练掌握）

（一）观察生命体征

严密监测生命体征变化。

（二）体位

手术类型	卧位	目的
全麻尚未清醒者	平卧位，头偏向一侧，清醒后且血压平稳者可取半卧位	避免口腔分泌物或呕吐物误吸入气道

续表

手术类型	卧位	目的
蛛网膜下隙阻滞内麻醉者	**平卧6~8小时**	**以防脑脊液外渗而出现头痛**
颅脑术后，无休克或昏迷	**取15°~30°头高脚低斜坡卧位**	**减轻脑水肿**
颈、胸部手术后	高半坐卧位	便于呼吸和有效引流
脊柱或臀部手术后	俯卧或仰卧位	避免伤口受压
腹部手术后	**低半坐卧位或斜坡卧位**	**既能降低腹壁张力，减轻切口疼痛，又利于呼吸**
腹腔内有感染者	**病情许可，尽早改为半坐位或头高脚低位**	**以利于有效引流**

（三）引流管护理

观察引流管引流是否通畅，有无阻塞、扭曲、折叠和脱落，记录引流液的颜色、性状和量。乳胶引流片一般于术后1~2天拔除；单腔或双腔橡皮引流管大多1周内拔除。胃肠减压管一般在胃肠道功能恢复、肛门排气后，即可拔除。

（四）饮食

根据手术方式、麻醉方法和病人反应决定恢复进食的时间和种类：①局麻下手术，体表或肢体的手术，全身反应轻者，术后即可进食；②蛛网膜下隙阻滞和硬脊膜外腔阻滞者，术后3~6小时即可进食；③胃肠道手术，待肠蠕动恢复、肛门排气后开始进水、少量流食，逐步过渡到半流食、普食。

（五）活动

原则上病人应早期床上活动，并尽早离床活动，但有休克、心力衰竭、严重感染、出血、极度衰弱或需要制动的病人则不宜早期活动。

（六）常见不适的护理

1.**恶心、呕吐** 常见原因为麻醉的反应，待麻醉作用消失后可自然消失。密切观察病人出现恶心、呕吐的时间及呕吐物的量、颜色、质并做好记录。**协助病人取合适体位，头偏向一侧，防止吸入性肺炎或窒息的发生**；遵医嘱使用止吐药物等。

2.**腹胀** 术后早期腹胀多是因为胃肠道功能受抑制，肠腔内积气过多引起。预防：鼓励病人早期下床活动；开始进食后不宜进食高糖食物和奶制品等。处理：持续性胃肠减压、肛管排气及高渗溶液低压性灌肠等；非胃肠道手术者，使用肠蠕动力药物，直至肛门排气；已确诊为机械性肠梗阻者，在严密观察下经非手术治疗未缓解者，应完善术前准备考虑再次手术治疗。

3.呃逆　因神经中枢或膈肌受刺激所致，大多为暂时性的。处理：术后早期发生者，可压迫眶上缘、抽吸胃内积气和积液、给予镇静或解痉药物等。如上腹部手术后出现顽固性呃逆，应警惕吻合口或十二指肠残端瘘导致膈下感染。

4.尿潴留　较为多见。全身麻醉或蛛网膜下隙麻醉后排尿反射受抑制、切口疼痛引起膀胱和后尿道括约肌反射性痉挛，及病人不习惯床上排尿等是常见原因。处理：稳定病人情绪；在取得病人合作，增加其自行排尿信心的前提下，若无禁忌，可协助病人坐在床沿或站立排尿；听流水声、下腹部热敷、轻柔按摩；用镇静镇痛药解除切口疼痛，或用卡巴胆碱刺激膀胱逼尿肌收缩，都能促进病人自行排尿；上述措施均无效时考虑导尿，第一次导尿量超过500ml者，应留置导尿管12天，有利于恢复膀胱逼尿肌的收缩功能。

（七）手术后并发症的预防及护理

1.发热　**术后病人体温略有升高，但一般不超过38℃，称之为外科手术热。但术后3~6天仍持续发热，提示发生感染或其他不良反应**。处理：根据病情和术后不同阶段可能引起发热的原因加以分析，同时加强观察和监测。

> 锦囊妙记：外科中的手术热、妇产科中的泌乳热均为正常现象。

2.术后出血　主要原因有术中止血不彻底、创面渗血未完全控制、原痉挛的小动脉断端舒张、结扎线脱落、凝血障碍等。处理：一旦确诊为术后出血，应及时通知医师，迅速建立静脉通路、完善术前准备，再次手术止血。

3.切口感染　常发生在术后3~4天。**切口出现红、肿、热、痛或波动感等**，伴或不伴体温升高、白细胞计数升高。处理：切口已出现早期感染症状时应勤换敷料、局部理疗、使用有效抗生素等；已形成脓肿者应拆除部分缝线或置引流管引流脓液。

4.**切口裂开**　腹部及肢体邻近关节处多见。**发生原因包括：营养不良、切口缝合技术缺陷以及腹内压突然增加**（如起床、用力大、小便、咳嗽、呕吐时）。**病人一次腹部突然用力时，自觉切口剧烈疼痛和松开感。**

预防：①加强营养支持；②手术时使用减张缝线，术后延缓拆线时间；③在良好麻醉、腹壁松弛条件下缝合切口，避免强行缝合造成腹膜等组织撕裂；④切口外适当用腹带或胸带包扎；⑤及时处理腹内压增加的因素，如腹胀、排便困难。处理：对切口完全裂开者，使病人保持镇静；禁食、胃肠减压；立即用无菌生理盐水纱布覆盖切口，并用腹带包扎；送病人入手术室重新缝合处理。

5.肺不张　常发生在胸、腹部大手术后，多见于老年人、长期吸烟和术前患有急慢性呼吸道感染者。临床表现为术后早期发热、呼吸、心率增快。患侧胸部叩诊呈浊音或实音，听诊出现局限性湿啰音，呼吸音减弱、消失或为管样呼吸音，多位于后肺底部。血气分析示PaO_2下降和$PaCO_2$升高。胸部X线检查见肺不张征象。

预防：**①术前锻炼深呼吸，戒烟及治疗原有的呼吸道感染**；②全麻手术拔管前吸净支气管内分泌物；③**术后取平卧位，头偏向一侧**，防止呕吐物、口腔分泌物误吸；④**胸、腹带包扎松紧度适宜**，避免影响呼吸；⑤**鼓励病人深呼吸、咳嗽**、咳痰或遵医嘱给予药物祛痰，促进气道内分泌物排出。处理：协助病人翻身、拍背及体位引流，以解除支气管阻塞，使肺重复胀；鼓励病人自行咳嗽排痰；指导病人摄入足够水分；遵医嘱全身或局部使用抗生素治疗。

小试身手 2.预防术后肺部感染的不利因素是

A.术前戒烟　　　　　　B.术后早期活动　　　　　C.痰稠可给祛痰剂

D.鼓励患者深呼吸　　　E.应用镇咳剂

6.**尿路感染**　常继发于尿潴留。感染起自膀胱炎，上行感染后引起肾盂肾炎。前者主要表现为尿频、尿急、尿痛、排尿困难，尿常规检查见红细胞和脓细胞，一般无全身症状；后者以女性病人多见，主要表现为高热、肾区疼痛，白细胞计数升高，中段尿镜检见大量白细胞和细菌，细菌培养阳性。预防：指导病人自主排尿，预防和及时处理尿潴留。处理：遵医嘱使用有效抗生素、维持尿量和保持排尿通畅。

7.**深静脉血栓形成**　常发生于术后长期卧床、活动量少的老年病人或肥胖者，多见于下肢深静脉血栓。病人多有小腿或腹股沟区疼痛和压痛，体检见患肢凹陷性水肿，腓肠肌挤压试验或足背屈曲试验阳性。预防：鼓励病人术后早期下床活动；高危病人，下肢用弹性绷带包扎或穿弹性袜以促进静脉血液回流，避免久坐；血液高凝状态者给予抗凝药物。处理：①**抬高患肢、制动**；②**禁忌经患肢静脉输液**；③**严禁按摩患肢，防止血栓脱落**；④**进行溶栓治疗和抗凝治疗，同时监测出凝血时间和凝血酶原时间**。

8.**消化道并发症**　常见急性胃扩张、肠梗阻等并发症。腹腔手术后胃肠道功能的恢复往往需要一定时间。**一般肠道功能的恢复在术后12～24小时开始**，此时可**闻及肠鸣音；术后48～72小时整个肠道蠕动可恢复正常，肛门排气、排便。预防措施：**①胃肠道手术前灌肠、留置胃管；②维持水、电解质和酸碱平衡，及早纠正低血钾、酸中毒等；③术后禁食、胃肠减压；④取半卧位，按摩腹部；⑤尽早下床活动。

（八）健康教育

1.手术后病人

（1）饮食：鼓励病人进食易消化、高蛋白、高能量、高维生素和膳食纤维丰富食物。若禁食时间较长，需提供肠外营养支持。

（2）活动：根据病情轻重和病人耐受程度循序渐进进行活动：先床上运动，如深呼吸、足趾和踝关节伸屈、下肢肌肉交替松弛和收缩、翻身等；术后第3~4日可试行下床活动，沿床边坐、床旁站立、室内慢步行走，最后至户外活动。但休克、出血、心力衰竭、严重感染、极度衰弱及有制动要求的病人，应根据其耐受程度制定活动。

（3）注意口腔卫生。

2.出院指导

（1）饮食：指导病人进食适宜热量、蛋白质和丰富维生素的均衡饮食。胃切除术后病人应少量多餐。

（2）休息和活动：注意劳逸结合，可进行轻体力活动，以逐渐恢复体力；术后6周内不宜提举重物。

（3）服药和治疗：遵医嘱按时、按量服用药物。为避免肿瘤复发、延长生存期，肿瘤病人坚持化疗和放疗。

（4）定期复诊：一般病人于术后1~3个月到门诊随访1次，了解机体的康复情况及切口愈合情况。肿瘤病人于术后2~4周到门诊随访，以制订后续治疗方案。

参考答案

1.D　2.E

答案与解析

1.D　针对上述患者投诉夜间护士不查房的情况，护士应及时与患者进行沟通，告知科室的做法是：病情轻微的患者，为保证其睡眠质量，夜间查房采用窗口查看方式。该患者因不适应病房环境而常失眠，护士应针对患者失眠问题提出解决方法，改善病人的睡眠质量，促进良好护患关系的建立。

2.E　应用镇咳剂可抑制患者的呼吸，不利于痰液的排出。

第九章 手术室护理工作

要点分析

本章内容较为重要，历年考试偶有涉及。近5年的考试先后考查了手术室的管理、手术人员的准备、病人的准备、手术配合等。整体的考查偏重于知识的记忆和应用。对于本章的复习，考生应着重掌握手术人员的准备、病人的准备、手术配合。

考点纵览

第一节 概述

一、手术室的设置、布局和配备（了解）

（一）手术室的位置和要求

一般手术室位于建筑的较高层，与手术科室、监护室、化验室、病理科、放射科、血库等相邻。

（二）手术间的设置和配备

手术间数与手术台数应与外科的实际床位数成比例，一般为1：20~25。手术室分为无菌区、清洁区、半清洁区和污染区。手术间门窗安装紧密，防止灰尘或飞虫进入。

手术间内只需摆放必需的器具和物品，包括手术台、麻醉机、无影灯、器械台、吸引器、输液架、踏脚凳及各种扶托、固定病人的物品。有条件的医院手术室还应配置中心供气系统、中心负压吸引等设施，配备监护仪、X线摄影机、显微外科和闭路电视等装置。同时还应配备两路供电设备。**手术室室内温度恒定在20℃~24℃，相对湿度为40%~60%**。

二、手术室的管理（掌握）

（一）划区管理

分区	含义	管理措施
非限制区（污染区）	接收病人区、更衣室、休息室等，**设在手术室最外侧**	病人和工作人员从不同通道进入手术室。接收病人区应保持安静，核对病人及病历无误后，病人换乘手术室平车，防止外来车轮带入细菌。凡进入手术室的工作人员须换手术室鞋、手术室衣裤，戴好帽子、口罩，方可进入半限制区

续表

分区	含义	管理措施
半限制区（清洁区）	办公用房、物品准备间及通向限制区的走廊，设在手术室中间	为污染区进入无菌区的过渡性区域，进入者不可高声喧哗，已做好手臂消毒或已穿好无菌手术衣者，不可回到此区，以免污染
限制区（无菌区）	手术间、洗手间、无菌物品存放间，设在手术室内侧	非手术人员或非在岗人员禁止入内。凡患有急性感染性疾病，尤其是上呼吸道感染者，不得进入手术室

（二）手术间的清洁和消毒

每日清晨湿式拖地（含消毒液），清洁手术间内物品，紫外线消毒30~60分钟。每台手术完毕和每日工作结束后，通风、清除污物，再次湿式拖地（含消毒液），紫外线消毒30~60分钟。每周至少1次彻底大扫除。手术室内每周1次空气消毒。

（三）健全管理制度

主要包括：①认真执行各项消毒隔离制度，如与手术无关人员不得擅自入内；无菌手术与有菌手术分开，若在同一手术间内接台，应先做无菌手术，后做污染或感染手术。②手术室内备齐急救物品。③无菌物品定期消毒。④择期手术提前1天准备好手术器械和用物。⑤交接病人时严格三查七对制度，防止差错等。

第二节 手术物品准备和无菌处理（掌握）

（一）布类用品

手术室的布类用品应选择质地细柔且厚实的棉布，颜色以绿色或蓝色为主。手术衣穿上后应能遮盖膝盖，前襟至腰部为双层，防止手术时血水浸透，袖口制成松紧口，便于手套腕部盖于袖口上；折叠时衣面向里，领子在最外侧，取用时不致污染无菌面。用过的布类用品若污染严重，尤其是HBsAg（＋）或恶性肿瘤病人用过的布类物品，需先放入专用污物池，用消毒剂浸泡30分钟后再洗涤。所有布类用品须经高压蒸汽灭菌后方可供手术使用。

（二）敷料类

制作好后包成小包，或存放在敷料罐内，经高压蒸汽灭菌后供手术时使用。用于消毒止血的碘仿纱条严禁高压蒸汽灭菌（因碘仿加热后升华而失效），应按无菌操作技术制成后保存在消毒、密闭容器内。对于感染性手术，尤其是特异性感染手术用过的敷料不可乱丢，要用大塑料袋集中包起并在袋外注明。

（三）器械类

手术前打包后进行高压蒸汽灭菌；术后用清水洗刷干净，煮沸消毒，烘干后涂上液状石蜡保护，特别是轴节部位，然后分类存放在器械柜内。锐利手术器械、不耐热

手术用品或各类导管用化学灭菌法,如采用2%戊二醛浸泡10小时,用无菌水冲净后方能使用。另外,内镜类、吻合器类和其他精密仪器等特殊器械也可用化学灭菌法。

> 锦囊妙记:锐利器械禁用燃烧法灭菌,以防变钝,可用2%戊二醛浸泡。灭菌后、使用前应用无菌生理盐水冲洗,以减少消毒液对人体组织的刺激。

(四)缝线和缝针

1.缝线

(1)不可吸收缝线:指不能被组织酶消化的缝线,如丝线、金属线、尼龙线等。此类缝线组织反应小、质软不滑、拉力好,打结牢,价格低廉,是最常用的缝线和结扎线。

(2)可吸收缝线:指能被组织酶消化、吸收的缝线,包括天然和合成两种。天然缝线有肠线和胶原线,肠线常用于胃肠、胆、膀胱等黏膜肌层的吻合,分为普通肠线和铬制肠线。一般普通肠线6~12日可被吸收,铬制肠线10~20日被吸收。

2.缝针 包括三角针和圆针。前者有带三角的刃缘,用于缝合皮肤或韧带等坚韧组织;后者对组织损伤少,用于缝合血管、神经、脏器、肌肉等软组织。

(五)引流物

外科引流是指将人体组织间或体腔中积聚的脓、血或其他液体引流出体外的技术。引流物种类很多,应根据手术部位、深浅及引流液量和性质等选用。**常用的引流物有乳胶片引流条、纱布引流条、烟卷引流条、管状引流管等。**

第三节 手术人员的准备(熟练掌握)

(一)术前一般性准备

手术人员进入手术室,首先在非限制区内换上手术室专用鞋,除去身上所有饰物;穿专用洗手衣和裤,将上衣扎入裤中,自身衣服不得外露;戴好专用手术帽和口罩,遮盖头发、口鼻;指甲短且无甲下积垢,手臂皮肤无破损和感染,方可进入限制区洗刷与消毒手臂。

(二)手臂的洗刷与消毒

1.肥皂水刷手法 ①按普通洗手法将双手及前臂用肥皂和清水洗净。②用消毒毛刷蘸取消毒肥皂液刷洗双手及手臂,**从指尖到肘上10cm**。刷手时注意甲缘、甲沟、指蹼等处。刷完一遍,**指尖朝上肘向下,用清水冲洗手臂上的肥皂水**。然后另换一消毒毛刷,同法进行第二、三遍刷洗,共约10分钟。③每侧用一块无菌毛巾从指尖至肘部擦干,擦过肘部的毛巾不可再擦手部,以免污染。④将双手及前臂浸泡在70%乙醇桶内5分钟,浸泡范围至肘上6cm处。若有乙醇过敏,可改用1:1000苯扎溴铵溶液浸泡,或用1:5000氯己定(洗必泰)溶液浸泡3分钟。⑤浸泡消毒后,保持拱手姿势待干,双手不得下垂,不得接触未经消毒的物品。

2.碘附洗手法　①按肥皂水刷手法刷洗双手、前臂，约3分钟。清水冲净，用无菌毛巾擦干。②用浸透0.5%碘附的纱布，从一侧手指尖向上涂擦直至肘上6cm处，同法涂擦另一侧手臂。换纱布再擦一遍。保持拱手姿势，自然待干。

3.灭菌王刷手法　①用肥皂水洗净双手、前臂至肘上10cm，用清水彻底冲净。②用蘸灭菌王3~5ml的消毒毛刷刷手、前臂至肘上10cm，3分钟，流水冲净，用无菌毛巾擦干。③用吸足灭菌王的纱布涂擦，从手指尖到肘上6cm处，自然待干。

（三）穿无菌手术衣法

1.从器械台上拿取折叠好的无菌手术衣，在宽敞处站立，手提衣领，抖开。

2.两手提住衣领两角，衣袖向前，将衣展开，内侧面面对自己。

3.将衣向上轻轻抛起，双手顺势插入袖中，两臂前伸，不可高举过肩，也不可向左右伸开，以免污染。

4.巡回护士在穿衣者背后协助提拉衣内侧，帮其系住衣领后带和腰带。

（四）戴无菌手套法

无菌手套有干、湿两种，戴法各不相同。戴干无菌手套的程序为先穿手术衣，后戴手套。戴湿无菌手套的程序是先戴手套，后穿手术衣。

（五）脱手术衣法

先由巡回护士解开腰带及领口系带，再自行脱下手术衣，最后脱去手套。

第四节　病人的准备（熟练掌握）

（一）一般准备

手术病人须做好手术准备，提前送达手术室。手术室护士热情迎接病人，按手术安排表仔细核实病人，确保手术部位准确无误，清点接受所带物品和药品。

（二）手术体位

由巡回护士根据病人手术部位合理安置。安排手术体位的要求：①**最大限度地保证病人安全与舒适**；②**充分暴露手术区域，减少不必要的裸露**；③**肢体及关节托垫须稳妥，不能悬空**；④**保证呼吸和血液循环通畅**；⑤**避免血管、神经受压**；⑥**妥善固定，防止各部位肌肉损伤**。常用的手术体位有：仰卧位、侧卧位、俯卧位、膀胱截石位、半坐卧位等。

（三）手术区皮肤消毒

安置好手术体位后，对已确定的**手术切口包括周围至少15cm以内的皮肤消毒**，目的是杀灭切口及其周围皮肤上的病原微生物。对婴儿、面部皮肤、口腔、会阴部消毒可选用1：1000苯扎溴铵溶液消毒；**供皮区用70%乙醇消毒2~3次**。

> 锦囊妙记：供皮区、皮内注射、新生儿头皮静脉、新生儿脐部等均用70%乙醇消毒。

小试身手 1.患者男，40岁，完善肾移植术前各项检查，护士为其行皮肤准备不正确的是

A.上起肋弓　　　　B.下至大腿上1/2　　　C.患侧至腋后线

D.术前淋浴　　　　E.消毒液擦身

（四）手术区铺单法

手术区皮肤消毒后，由第一助手和器械护士铺盖无菌手术布单。除切口部分显露外，其余部分均应遮盖。原则是除手术野外，至少要有四层无菌布单遮盖，以避免和减少术中污染。

第五节　手术配合（熟练掌握）

术中配合的护士分为器械护士或洗手护士、巡回护士，各自的职责和工作内容如下。

分类	职责	具体工作内容
器械护士	准备手术器械，按手术程序向手术医师直接传递器械，其工作范围只限于无菌区内	术前访视病人，根据手术种类和范围准备手术器械、敷料
		术前15~20分钟洗手、穿无菌手术衣、戴无菌手套，做好器械桌的整理、准备工作。协助医师做手术区皮肤消毒和铺手术单
		术中向手术医师传递器械、纱布、纱垫、缝针等手术用物
		术前和术中关体腔前和缝合切口前，与巡回护士共同清点器械、敷料、缝针等，核实后登记。术毕再自行清点一次，防止遗留在体腔
		始终保持术野、器械托盘及器械桌的整洁、干燥和无菌状态
		正确送留切除的任何组织、标本
		密切观察手术进展，若出现大出血、心跳骤停等意外时，应沉着冷静、及时与巡回护士联系，备好抢救用品，配合医师抢救
		术后处理手术器械、用物并协助整理手术间
巡回护士	作好手术准备，其工作范围是在无菌区以外	检查手术间内各种药物、物品是否备齐，各种固定设备是否安全有效
		接待手术病人，病人意识清楚时给予解释、安慰，消除其恐惧心理。按手术通知单仔细核对床号、姓名，点收随病人带至手术室的病历、药品
		根据麻醉和手术要求安置病人体位，并注意看护，以防坠床
		检查病人的术前准备是否充分，为病人开通静脉、输液
		协助手术人员穿手术衣。**手术前、术中关闭体腔前及缝合切口前，与器械护士共同清点、登记手术台上的器械、敷料等数目**，以防遗留
巡回护士	作好手术准备，其工作范围是在无菌区以外	注意手术进展，及时调整灯光、供应术中所需物品。保证输血、输液通畅。密切观察病情变化，充分估计可能发生的意外，做好急救准备
		保持手术间整洁安静，监督手术人员是否严格执行无菌操作技术
		术后，协助术者包扎伤口，妥善固定引流，注意保暖。向护送人员清点病人携带物品
		整理手术间，物归原处，进行日常的清扫、空气消毒等

第六节　手术中的无菌原则（熟练掌握）

（一）无菌台的准备

术日晨由巡回护士准备清洁、干燥、平整、合适的器械桌。先将手术包、敷料包放在桌上，用手打开包布（双层），打开时只能接触包布外面，由里向外展开，手臂不可跨越无菌区。再用无菌持物钳打开第二层包布，先对侧后近侧。器械护士刷手后，用手打开第三层包布。**铺在台面上的无菌巾共6层，无菌单应至少下垂30cm**。器械护士穿好无菌手术衣和戴好无菌手套后，将器械按使用顺序分类、整齐摆放。

（二）手术中的无菌原则

1.严格明确区分有菌、无菌的概念　**手术人员穿无菌手术衣，戴好无菌手套后，背部、腰部以下和肩部以上视为有菌区，不得用手触摸**。肘部内收，靠近身体。不可接触手术台边缘以下的布单，超过手术台边缘以下的物品一律被视为污染，不可再使用。无菌桌仅桌缘平面以上属无菌区，参加手术人员不得扶持无菌桌边缘。

小试身手 2.手术人员穿好手术衣，戴好无菌手套后，双手应放在

　A.胸前　　　　　　　　B.身体两侧　　　　　　C.交叉于腋下

　D.高举头前　　　　　　E.背后

2.保持无菌物品的无菌状态　无菌区内所有物品须灭菌，若无菌包破损、潮湿、可疑污染时均被视为有菌。手术中前臂或肘部若受污染应立即更换手术衣或加戴无菌袖套，若手套破损或接触到有菌物品，应立即更换无菌手套。无菌区的布单若被水或血湿透，应加盖干燥的无菌巾或更换无菌单。

3.保护皮肤切口　切开皮肤前先用无菌聚乙烯薄膜覆盖，再切开皮肤。切开皮肤和皮下脂肪层后，切口边缘用无菌大纱布垫或手术巾遮盖并固定，仅显露手术切口。凡与皮肤接触的刀片和器械不再使用，延长切口或缝合前用70%乙醇消毒皮肤一次。

4.正确传递物品和调换位置　器械护士从器械升降台侧正面方向传递器械，手术时不可在手术人员背后或头顶方向传递器械。手术过程中，同侧手术人员如需调换位置时，应先退后一步，转过身背对背地转至另一位置，避免触及对方背部不洁区。

5.沾染手术的隔离技术　进行呼吸道、胃肠道、宫颈等沾染手术时，先用纱布垫保护周围组织，再切开空腔脏器，并随时吸尽外流物。

6.保持洁净效果、减少空气污染　手术时关闭门窗，减少人员走动。

参考答案

1.B　2.A

答案与解析

1.B　肾移植备皮范围是上起肋弓，下至大腿中段，患侧至腋后线，对侧到腋前线，剃净阴毛。

2.A　手术人员穿好手术衣，戴好无菌手套后，双手应置于腰部以上的胸前。

第十章　外科感染患者的护理

　　本章内容较为重要，每年必考。近5年的考试先后考查了感染的分类、疖的病因、临床表现，痈的病因、临床表现，急性蜂窝织炎的病因、临床表现，急性淋巴管炎和淋巴结炎的临床表现，指头炎的临床表现和治疗原则，全身性感染的临床表现和护理措施，破伤风的病因、临床表现、治疗原则和护理措施，气性坏疽的临床表现和护理措施等。整体的考查偏重于知识的记忆和应用。对于本章的复习，考生应着重掌握疖的病因、临床表现，痈的病因、临床表现，急性蜂窝织炎的病因、临床表现，急性淋巴管炎和淋巴结炎的临床表现，指头炎的治疗原则，全身性感染的护理措施，破伤风的病因、临床表现、治疗原则和护理措施，气性坏疽的临床表现和护理措施。本章记忆性内容较多，考生可结合"锦囊妙记"中的方法进行记忆。

第一节　概述

　　外科感染是指需要外科治疗的感染。外科感染具有下列特点：①多为几种细菌引起的混合感染；②大部分感染有明显的局部症状和体征；③感染常较局限，可引起化脓、坏死等，使组织遭受破坏，愈合后形成瘢痕而影响局部功能。

（一）分类（掌握）

分类依据	类型	含义
按致病菌种类和病变性质	非特异性感染	又称化脓性或一般性感染，占外科感染的大多数
	特异性感染	**是指由一些特殊的病菌、真菌等引起的感染，如破伤风、气性坏疽**
按病变进程分类	急性感染	病变以急性炎症为主，病程多在3周以内
	慢性感染	**病程持续超过2个月的感染**
	亚急性感染	病程介于急性与慢性感染之间

（二）病理生理（掌握）

　　1.炎症反应　致病菌侵入组织繁殖，产生多种酶和毒素，激活凝血、补体、激肽系统以及血小板和巨噬细胞等，释放炎症介质，产生炎症反应的，将入侵微生物局限并最终清除，局部组织出现红、肿、热、痛等炎症表现。

2.转归　炎症消退、炎症局限、炎症扩散、转为慢性感染。

（三）临床表现（熟练掌握）

1.局部表现　**红、肿、热、痛和功能障碍是非特异性感染的典型症状。**

2.全身症状　轻重不一，轻者无全身症状，重者出现发热、头痛、腰背痛、精神不振、焦虑不安、乏力、食欲低下、出汗、心悸等全身症状。

3.肺、肝、肾、脑、心等脏器可出现功能障碍。

4.特异性表现　特异性感染的病人因致病菌不同而出现特殊的症状和体征。

（四）辅助检查（掌握）

1.实验室检查

（1）血常规：血白细胞计数、中性粒细胞比例升高，当白细胞计数小于4×10^9/L或出现未成熟的白细胞时，提示病情加重。

（2）细菌培养：浅表感染灶取脓液或病灶渗出液做细菌培养以明确致病菌。**较深的感染灶，可穿刺抽出脓液。**全身性感染时取血、尿或痰做涂片、细菌培养和药物敏感试验。

2.影像学检查

（1）超声波检查：检查肝、胆、胰、肾、阑尾、乳腺等病变及胸腹腔、关节腔内有无积液。

（2）X线检查：检测胸腹部或骨关节病变，如肺部感染、胸腹腔积液或积脓等。

（3）CT和MRI：有助于实质性脏器病变的诊断，如肝脓肿等。

（五）治疗原则（掌握）

1.局部处理

（1）非手术治疗

1）患肢制动：**肢体感染者抬高患肢**，必要时固定。避免局部受压，促进炎症局限和消退。

2）局部用药：急性浅表感染在未形成脓肿前选用中西药进行治疗，促进局部血液循环、肿胀消退和感染局限；加强感染伤口换药。

3）物理治疗：**炎症早期局部热敷或采用物理疗法，如超短波、红外线辐射等，**改善局部血液循环，促使炎症吸收、消退。

（2）手术治疗：脓肿切开引流，切除严重感染器官。

2.全身治疗　包括支持疗法和抗菌药物使用。

第二节　浅部软组织的化脓性感染

一、疖

（一）病因　（掌握）

单个毛囊及其所属皮脂腺的急性化脓性感染称为疖，**致病菌多为金黄色葡萄球菌。**

锦囊妙记：致病菌主要为金黄色葡萄球菌的疾病有：急性血源性骨髓炎、急性乳腺炎、疖、痈、手部感染、化脓性关节炎等。

（二）临床表现（掌握）

初期，局部皮肤出现红、肿、痛的小结节，后逐渐增大呈圆锥形隆起，数日后结节中央组织坏死变软，出现黄白色脓栓、脓栓脱落、脓液流出后，局部炎症消退愈合。

疖一般无全身症状，**发生在面部"危险三角区"的疖（上唇疖、鼻疖），如被挤压或处理不当**，致病菌沿内眦静脉、眼静脉进入颅内海绵状静脉窦，**引起化脓性海绵状静脉窦炎**。

（三）治疗原则（掌握）

早期促使炎症消散，局部化脓时及早使脓液排出，及时消除全身炎症反应。形成脓肿出现波动感时，及时切开引流。

二、痈

（一）病因（掌握）

痈是多个相邻毛囊及其周围组织的急性化脓性感染，或由多个疖融合而成。**致病菌多见于金黄色葡萄球菌**，好发部位为皮肤较厚的颈部、背部。

（二）临床表现（掌握）

痈呈一片稍隆起的紫红色浸润区，界限不清，表面突出或有脓点，疼痛较轻，继之皮肤肿硬范围扩大，脓点增大、增多，中央部为紫褐色凹陷，破溃后呈蜂窝状，内含坏死组织和脓液。

小试身手 1.痈的临床表现特点是

A.发热不重　　　　　　　　B.全身疼痛

C.好发于毛囊丰富的部位　　D.致病菌为溶血性链球菌

E.病变区有多个脓点

（三）治疗原则（掌握）

1.局部处理　初期只有红肿时，可用50%硫酸镁，或25%乙醇溶液湿敷，或鱼石脂软膏、黄金散外敷，促进炎症消退、减轻疼痛。**痈范围大、中央坏死组织多者，及时切开排脓，清除坏死组织**，外敷生肌散，促进肉芽生长。**但唇痈不宜采用**。

2.全身治疗　休息、补充营养，及时给予广谱抗生素以控制脓毒血症。

三、急性蜂窝织炎

（一）病因（掌握）

急性蜂窝织炎是指皮下、筋膜下、肌间隙或深部疏松结缔组织的一种急性、弥漫性、化脓性感染。**致病菌以乙型溶血性链球菌多见**，其次为金黄色葡萄球菌、大肠杆菌等。

（二）临床表现（掌握）

病变表浅者，局部皮肤和组织红肿、剧痛、向四周蔓延、边界不清，中央部位出现缺血性坏死，若病变部位组织疏松则疼痛较轻；病变深者表面皮肤红肿不明显，但局部组织出现肿胀和深压痛；全身出现寒战、高热、乏力、血白细胞计数增高等表现。

口底、颌下、颈部等处的急性蜂窝织炎，可发生喉头水肿，压迫气管，引起呼吸困难甚至窒息。

小试身手　2.颈部急性蜂窝织炎的最大危险是

A.吞咽困难　　　　　B.继发颅内感染　　　　　C.窒息

D.败血症　　　　　　E.脓血症

（三）治疗原则（掌握）

局部制动，中西药湿热敷，理疗；补充营养；及时使用抗生素。经上述处理病变仍不能局限者，尽早切开引流和清除坏死组织。**厌氧菌感染者用3%过氧化氢溶液冲洗伤口和碘伏湿敷。口底、颌下的急性蜂窝织炎张力特别高时尽早切开减压，预防喉头水肿和窒息。**

四、丹毒

（一）病因（掌握）

丹毒是皮肤及其网状淋巴管的急性炎症，由 β-溶血性链球菌经体表小伤口或足癣病灶处侵入，好发于下肢和面部。

（二）临床表现（掌握）

起病急、进展快，早期出现畏寒、发热、头痛、恶心、呕吐等全身症状，体温可达39℃~40℃，继之局部出现片状红疹，颜色鲜红，中央较淡、边界清楚并略隆起。手指轻压发红区颜色变白，松手后颜色很快恢复红色，当红肿向周围蔓延时，中央红色消退、脱屑、颜色转为棕黄；红肿区可出现水疱，局部有烧灼样痛。

（三）治疗原则（掌握）

休息，抬高患肢，全身使用足量抗生素，局部消炎、消肿、止痛。丹毒**有传染性，应实施接触隔离。**

锦囊妙记：丹毒和疱疹性口腔炎均需予以隔离。

五、急性淋巴管炎和淋巴结炎

（一）病因（掌握）

致病菌从破损的皮肤或黏膜处入侵，或由其他感染病灶（疖、足癣等）侵入，经组织的淋巴间隙进入淋巴管内，引起淋巴管及其周围组织的急性炎症，称为急性淋巴管炎。若急性淋巴管炎扩散至局部淋巴结，或化脓性感染经淋巴管蔓延至所属区域淋巴结，即为急性淋巴结炎。**致病菌以乙型溶血性链球菌**、金黄色葡萄球菌多见。

（二）临床表现（掌握）

1.局部表现

（1）急性淋巴管炎：分为网状淋巴管炎和管状淋巴管炎。**网状淋巴管炎即为丹毒**。管状淋巴管炎分为浅、深两种。**浅层急性淋巴管炎，在病灶表面出现一条或多条"红线"，硬且有压痛**。深层急性淋巴管炎患肢肿胀、压痛，但不出现红线。

（2）急性淋巴结炎：轻者局部淋巴结肿大、压痛，重者出现红、肿、热、痛并伴全身症状。

2.全身表现　畏寒、发热、头痛、乏力和食欲缺乏等。

（三）治疗原则（掌握）

积极治疗原发病灶，及时使用有效抗生素，促进炎症消散。

第三节　手部急性化脓性感染

一、指头炎

（一）病因（掌握）

手指末节掌面皮下组织的化脓性感染，常发生在指尖或指末节皮肤受伤后，亦可由甲沟炎加重引起。**致病菌以金黄色葡萄球菌多见**。

（二）临床表现（掌握）

初起指尖针刺样疼痛，以后指头肿胀、发红、疼痛剧烈，当指动脉受压，疼痛转为**搏动样跳痛**，患肢下垂时加重。多伴全身症状。若感染进一步加重，组织缺血坏死，神经末梢因受压和营养障碍而麻痹，指头疼痛反而减轻，皮肤颜色由红转白。**如治疗不及时，常可引起指骨缺血性坏死，形成慢性骨髓炎**，伤口经久不愈。

（三）治疗原则（掌握）

1.初期　用热盐水浸泡或用药物外敷。**患手和前臂平置，避免下垂加重疼痛**。

2.**一旦指头出现明显肿胀、跳痛，应及时切开引流、减压，防止指骨缺血坏死**。

3.根据病情酌情使用抗生素。

二、急性化脓性腱鞘炎、化脓性滑囊炎和手掌深部间隙感染

（一）病因（掌握）

手掌深部的化脓性感染包括化脓性腱鞘炎、滑囊炎和手掌深部间隙感染，多因

手指掌面被刺伤或由邻近组织感染蔓延引起。致病菌以金黄色葡萄球菌多见。

（二）临床表现（掌握）

1.**化脓性腱鞘炎**　患指疼痛、肿胀、**以中、近指节明显**，皮肤紧张，指间关节仅能轻微弯曲，勉强伸直或触及肌腱处疼痛加剧。若不及时治疗，感染向掌侧深部蔓延，导致肌腱坏死，手指功能丧失。

2.**化脓性滑囊炎**　桡侧滑囊炎常伴拇指腱鞘炎，表现为拇指肿胀微屈、不能伸直和外展，拇指中节和大鱼际压痛。尺侧滑囊炎多伴小指腱鞘炎，表现为小指肿胀、小指及无名指呈半屈状，小指和小鱼际处有压痛。感染加重时肿胀向腕部延伸。

3.**掌深间隙感染**

（1）掌中间隙感染：手掌心正常凹陷消失、隆起，皮肤紧张、发白、压痛明显；**中指、无名指和小指处于半屈位，被动伸直时剧痛。**

（2）鱼际间隙感染：掌心凹陷存在，大鱼际和拇指与示指间指蹼肿胀明显、疼痛和压痛，示指与拇指微屈、拇指不能对掌；被动伸直时出现剧痛。

（三）治疗原则

早期局部外敷金黄散糊剂、超短波或红外线理疗；平置患肢前臂和手；感染严重时需切开减压引流；积极使用有效抗生素控制感染。

第四节　全身性感染

全身性感染是指致病菌经局部感染病灶进入血液循环，并在人体内生长繁殖或产生毒素，引起全身性严重感染症状或中毒症状。通常包括脓毒血症和菌血症。

（一）病因（掌握）

当人体抵抗力低下，致病菌数量大、毒力强，引起全身性感染。

（二）病理生理（掌握）

1.**革兰阴性杆菌感染**　革兰阴性杆菌所致的脓毒症较严重，多见于胆道、肠道、泌尿道感染和大面积烧伤。此类细菌的内毒素及其介导的炎症介质引起毛细血管扩张、通透性增加和微循环淤滞，有效循环血量减少。病人出现全身寒战或间歇发热、四肢湿冷和"三低"现象，即体温不升、低血白细胞计数、低血压。早期即可发生感染性休克，且持续时间长。

> **小试身手**　3.革兰阴性菌感染的特点**不包括**
> A.间歇发热　　　　　B.肢体湿冷　　　　　C.低血压
> D.体温不升　　　　　E.形成转移性脓肿

2.**革兰阳性球菌感染**　多见于痈、急性蜂窝织炎等。其释放的外毒素可使周围血管麻痹、扩张，发热呈稽留热或弛张热；病人面色潮红、四肢温暖；常伴皮疹、腹泻、呕吐等。此类感染易经血液扩散，**在体内形成转移性脓肿**，较迟发生感染性休克。

3.无芽孢厌氧菌感染 约2/3厌氧菌感染伴需氧菌感染，两类细菌协同作用，使组织坏死，形成脓肿，脓液有粪臭味。

4.真菌感染 临床表现与革兰阴性杆菌感染类似，如寒战、高热、神志淡漠、嗜睡甚至休克。

（三）临床表现（熟练掌握）

脓毒症和菌血症临床表现的相同之处和不同之处如下：

1.相同之处

（1）起病急、进展快、病情重，体温高达40℃~41℃。

（2）头痛、头晕、食欲低下、恶心、呕吐、腹胀、腹泻、大量出汗、贫血。

（3）神志淡漠或烦躁、谵妄、甚至昏迷。

（4）心率增快、脉搏细速，呼吸急促甚至呼吸困难。

（5）肝脾肿大，严重者出现黄疸或皮下出血、瘀斑等。

（6）血白细胞计数升高，一般在（20~30）×10^9/L以上，出现中毒性颗粒。

（7）肝肾功能损害和代谢失调。

（8）严重者出现感染性休克、多器官功能衰竭。

2.不同之处

（1）菌血症：一般起病急骤，突发剧烈寒战，出现40℃~41℃的高热，因致病菌在血液中持续存在和不断繁殖，**体温每日波动0.5℃~1.0℃左右，呈稽留热**。眼结膜、黏膜、皮肤出现瘀点。血细菌培养为阳性（如使用了抗生素，可为阴性）。**一般不出现转移性脓肿**。

（2）脓毒症：突发剧烈寒战后高热，**因细菌栓子间歇性进入血液循环**，故寒战和高热呈阵发性，间歇期体温正常，**因而呈弛张热**。病程多数呈亚急性或慢性。若发生转移性脓肿，腰背及四肢的皮下或深部软组织内多见，一般无明显的疼痛和压痛，不易被察觉，脓肿转移到其他内脏器官，可出现相应脏器脓肿的症状，如转移至形成肺脓肿，痰液呈恶臭痰，肝脓肿有肝大、压痛、膈肌升高等。**在寒战、高热时采血送细菌培养常为阳性**。

（四）辅助检查

血白细胞计数明显升高，可达（20~30）×10^9/L以上，或降低、核左移、幼稚型增多，出现中毒颗粒。**寒战、高热时采集血液做细菌或真菌培养**。

（五）治疗原则（掌握）

未获得培养结果前，根据原发感染灶的性质，及时、有效地联合使用足够剂量的抗生素；然后根据细菌培养及药物敏感试验结果选择有效抗生素；对于真菌性脓毒血症，应尽量停用广谱抗生素，改用有效的、针对性强的抗生素，并全身使用抗真菌药物治疗。

（六）护理措施（熟练掌握）

1.一般护理

（1）严格执行无菌操作原则，避免并发其他感染。

（3）营养支持，通过肠内外途径提供足够营养。

（4）提供安静舒适的环境，保证病人充分休息和睡眠。

2.严密监测生命体征、病人面色和神志等，及时发现病情变化。

3.监测体温变化　高热病人给予降温，降低机体代谢消耗；**在病人寒战、高热发作时，采集血液做细菌或真菌培养，确定致病菌**，为治疗提供可靠依据。

4.保证用药　根据医嘱，及时准确地进行药物治疗，以维持正常血压，控制感染。

第五节　特异性感染

一、破伤风

（一）病因（掌握）

破伤风梭菌广泛存在于泥土、人畜粪便中，**是一种革兰阳性厌氧梭状芽孢杆菌**。破伤风梭菌经体表破损处侵入人体组织，在缺氧的环境中生长繁殖，产生毒素引起感染。

（二）病理生理（掌握）

破伤风杆菌在缺氧环境中迅速繁殖，产生大量外毒素，即痉挛毒素与溶血毒素，是导致破伤风病理生理改变的原因。痉挛毒素引起一系列临床症状和体征，溶血毒素引起局部组织坏死和心肌损害。

（三）临床表现（熟练掌握）

1.潜伏期　最短24小时，最长达数月，**通常3~21日，多数在10日左右**。

2.前驱症状　全身乏力、头痛、头晕、失眠、多汗、咀嚼无力、烦躁不安、打呵欠等。以张口不便为特点，常持续12~24小时。

3.发作期　在肌肉紧张性收缩的基础上，病人出现阵发性强烈痉挛。**咀嚼肌最先受累**，其他肌群依次为面肌、颈项肌、背腹肌、四肢肌群，膈肌和肋间肌。**初始表现为咀嚼不便、张口困难**，随后牙关紧闭；面肌痉挛出现蹙眉、口角下缩、咧嘴"苦笑"；颈项肌痉挛时出现颈部强直、头后仰、腰部前凸、足后屈，形成弓背，而四肢呈屈膝、弯肘、半握拳等痉挛姿态，共同形成"角弓反张"或"侧弓反张"状。

小试身手　4.破伤风患者最先出现阵发性痉挛的部位是

A.面肌　　　　　　　　B.咀嚼肌　　　　　　　C.颈项肌

D.背腹肌　　　　　　　E.四肢肌

（四）治疗原则（掌握）

1.清除毒素来源　彻底清除坏死组织和异物，**用3%的过氧化氢溶液冲洗**伤口，敞开引流。

2.中和游离毒素 抗毒素易发生过敏反应，注射前必须进行皮内过敏试验，如过敏，应用脱敏注射法。使用破伤风人体免疫球蛋白（TIG），剂量为3000~6000IU肌内注射。

小试身手 5.应用TAT治疗破伤风的机制是

A.杀灭破伤风杆菌　　　B.解痉　　　　　　　C.中和游离毒素

D.提高人类免疫力　　　E.消除毒素来源

3.控制并解除痉挛 是治疗的中心环节，使病人镇静，减少对外界刺激的敏感性，控制并解除痉挛。保持病室环境安静，减少一切不必要的刺激，根据病情交替使用镇静及解痉药物。

4.防治并发症　保持气道通畅，给予支持疗法和使用抗生素。

（五）护理措施（熟练掌握）

1.一般护理

（1）环境要求：将病人安置在隔离病室，保持安静，减少一切声、光刺激。各项治疗护理操作相对集中，在使用镇静药30分钟内进行，以免刺激病人引起抽搐。备齐急救药品和物品，便于及时处理呼吸困难、窒息等严重并发症。

> 锦囊妙记：破伤风和子痫患者病室宜暗，防止引起抽搐。

（2）备气管切开包及氧气吸入装置，急救药品和物品准备齐全。

（3）遵医嘱输入镇静、解痉药物并观察疗效。

（4）严格隔离消毒：破伤风病人应实施接触隔离，所有器械、敷料需专用，器械使用后用0.5%有效氯溶液浸泡30分钟或用1%的过氧乙酸浸泡10分钟，清洗后高压蒸汽灭菌，敷料焚烧，用过的大单、布类等包好送环氧乙烷室灭菌后，再送洗衣房清洗、消毒，病人的用品和排泄物均应消毒。护士应穿隔离衣，防止交叉感染。

> 锦囊妙记：被破伤风患者、气性坏疽患者、肺结核患者痰液污染的敷料均可采用焚烧的方法处理。

2.呼吸道管理　保持气道通畅，备好气管切开包，必要时用吸引器吸出痰液。如发生呼吸道梗阻，应立即通知医生做气管切开。

3.加强营养　给予高热量、高蛋白、高维生素饮食；病情严重者提供肠内外营养。

4.保护病人，防止受伤　采用保护措施，必要时使用约束带，防止痉挛发作时病人坠床；关节部位置软垫保护，防止肌腱断裂和骨折；抽搐病人使用牙垫，防止舌咬伤。

5.严密观察病情变化　使用冬眠疗法时做好监测，随时调整冬眠药物的剂量，使病人处于浅睡状态。

6.留置导尿管 持续导尿并做好会阴部护理，防止尿路感染。

7.健康教育

（1）加强自我保护意识，避免皮肤受伤。

（2）出现下列情况应及时就诊，注射破伤风抗毒素：①外伤后出现较深的外口，如木刺、锈钉刺伤；②伤口虽浅但沾染人畜粪便；③医院外的急产或流产，未经消毒处理者；④陈旧性异物摘除术前。

（3）**儿童注射破伤风类毒素，获得主动免疫。**

（4）避免不洁接生，防止发生新生儿和产妇破伤风等。

小试身手（6~7题共用题干）

患者，男性，50岁，外伤1周后发生破伤风入院。

6.对其治疗的中心环节是

A.扩容　　　　　　B.抗感染　　　　　　C.镇静解痉

D.中和血内游离毒素　E.处理伤口

7.针对该患者的饮食护理，**错误的是**

A.高热量　　　　　　B.低蛋白　　　　　　C.高维生素

D.不能进食的可以鼻饲　E.必要时可行全胃肠外营养

小试身手 8.患者男，26岁。不慎被毒蛇咬伤，伤口处红肿疼痛，紧急送往医院。以下处理方式**错误的是**

A.注射破伤风抗毒素　B.抬高患肢　　　　　　C.向肢体远端方向挤压

D.3%过氧化氢冲洗伤口　E.局部降温

二、气性坏疽

气性坏疽是一种急性特异性感染性疾病，是由梭状芽孢杆菌引起的一种严重的以肌组织坏死或肌炎为特征的疾病。

（一）病因（掌握）

气性坏疽属厌氧菌感染，病原菌为革兰染色阳性梭状芽孢杆菌，主要是产气荚膜梭菌、腐败杆菌和溶组织杆菌等。此类细菌广泛存在于泥土和人畜粪便中，容易通过伤口入侵，但不一定致病。

（二）病理生理（掌握）

梭状芽孢杆菌在局部伤口中生长繁殖，产生多种外毒素、酶，引起溶血，损伤心、肝、肾等脏器。

（三）临床表现（熟练掌握）

病情发展迅速，在12~24小时内全身情况迅速恶化。

1.潜伏期 潜伏期一般为1~4日，最短8~10小时，最长5~6日。

2.局部症状 发病初期，病人诉伤肢沉重、疼痛或包扎过紧感。后突然出现**伤肢"胀裂样"剧痛，难以忍受**，一般镇痛药难以奏效；伤口周围皮肤水肿、苍白、发亮，迅速变为紫红色，继而变为紫黑色；伤口处出现大小不等的水疱，轻压有捻发音；伤口内肌肉坏死，呈暗红或土灰色，失去弹性，轻轻挤压即有气泡从伤口溢出，并有**稀薄、恶臭的浆液血性分泌物流出**。

3.**全身症状** 病人软弱无力，烦躁不安，伴恐惧或欣快感；皮肤、口唇苍白；大量出汗。脉搏细速、体温上升；可出现溶血性贫血、黄疸、血红蛋白尿、酸中毒、严重时出现感染中毒性休克。

（四）治疗原则（掌握）

一旦确诊，应立即治疗，挽救病人生命，降低截肢率。

1.**紧急清创** 在抗休克和纠正并发症的同时，在全麻下行清创术。清创范围应达正常肌组织，**切口敞开、不予缝合**。肢体病变不能控制时，行近端高位截肢，残端不予缝合。术后用3%过氧化氢溶液冲洗、湿敷，经常更换敷料，必要时再次清创。

2.**使用抗生素** **首选大剂量青霉素**（1000万U/d），控制化脓性感染，减少伤口处因其他细菌繁殖造成的缺氧环境。

> 锦囊妙记：肺炎链球菌肺炎、猩红热、梅毒、气性坏疽、小儿肾小球肾炎合并链球菌感染等疾病均首选青霉素

3.**高压氧治疗** 提高组织间的含氧量，形成不利于此类菌生长繁殖的环境，提高治愈率，减少伤残率。

4.**全身支持疗法** 少量多次输血、纠正水电解质紊乱，给予高蛋白、高能量饮食。

5.**对症处理** 包括解热、镇痛等，改善病人状况。

（五）护理措施（熟练掌握）

1.**严格消毒隔离** 病人使用过的手术间应封闭，熏蒸消毒。

2.**密切观察病情** 对高热、烦躁、昏迷的病人应密切观察生命体征变化，及早发现感染性休克。

参考答案

> 1.E 2.C 3.E 4.B 5.C 6.C 7.B 8.B

答案与解析

1.E 痈的主要致病菌为金黄色葡萄球菌，好发于皮肤较厚的颈部和背部，通常出现高热、有多个脓点，但疼痛较轻。

2.C 颈部急性蜂窝织炎可发生喉头水肿而压迫气管，引起呼吸困难甚至窒息。

3.E 革兰阴性菌感染的临床特点为全身寒战或间歇发热、四肢湿冷和"三低"（体温不升、低血白细胞计数、低血压）。

4.B　破伤风患者在肌肉紧张性收缩的基础上发生阵发性痉挛，最初受影响的肌群是咀嚼肌。

5.C　应用TAT治疗破伤风的机制是中和游离毒素。

6~7.C、B　控制并解除痉挛是治疗破伤风的中心环节。在饮食护理方面，护士应协助患者进食高热量、高蛋白、高维生素的饮食；病情严重者，提供肠内、外营养。

8.B　被毒蛇咬伤后，患者应放低患肢，以减慢静脉血液回流，减少毒素吸收。用尖刀在伤口周围多处切开，用拔火罐、吸乳器等方法抽吸残余蛇毒。用3%过氧化氢溶液或1：5000高锰酸钾溶液冲洗伤口，用手自上而下向伤口挤压，排出伤口内蛇毒。局部降温可减少毒素吸收速度。选用抗生素防止合并感染，注射破伤风抗毒素。

第十一章　损伤患者的护理

　　本章内容较为重要，每年必考。近5年的考试先后考查了损伤的临床表现、护理措施、清创的时间、不同伤口的处理、烧伤的病理生理、烧伤面积、烧伤深度和烧伤的处理等。整体的考查偏重于知识的记忆和应用。对于本章的复习，考生应着重掌握损伤的临床表现、护理措施、清创的时间、不同伤口的处理，烧伤的病理生理、烧伤面积、烧伤深度、烧伤的处理和护理措施等内容。本章记忆性内容较多，考生可结合"锦囊妙记"中的方法进行记忆。

考点纵览

第一节　概述

　　损伤是指各种致伤因素作用于人体所造成的组织结构完整性破坏或功能障碍及其所引起的局部和全身反应。按致伤因子不同，损伤分为机械性、物理性、化学性和生物性损伤。**最常见的是机械性因子作用引起的损伤，又称创伤。**

　　（一）分类（掌握）

　　1.按致伤原因分类　如枪弹可致火器伤等；锐器可致刺伤、切割伤、穿透伤等；钝性暴力可致挫伤、挤压伤等；切线动力可致擦伤、裂伤、撕裂伤等。

　　2.按皮肤完整性分类　皮肤、黏膜保持完整为闭合性损伤；皮肤、黏膜有破损者为开放性损伤。

　　（二）病理生理（掌握）

　　创伤造成组织损害后会引起局部炎性反应和全身性反应及重要脏器功能变化。

　　1.局部炎症反应　任何创伤都会激发炎症反应。创伤性局部炎症是创伤的病理基础。局部炎症反应与伤后组织细胞破坏、释放出炎性介质和细胞因子有关。

　　2.全身反应

　　（1）发热：创伤后发热为炎性介质如白介素（IL）、肿瘤坏死因子（TNF）等作用于体温调节中枢引起。合并感染时体温可明显升高。

　　（2）神经内分泌反应：创伤后因疼痛、精神紧张、休克等因素作用，引发神经-内分泌系统出现代偿性变化，以保证重要脏器的微循环灌注。若创伤过大、失血过多、抢救不及时等，就可能失代偿而并发休克，甚至发展为MODS，引起死亡。

　　（3）代谢反应：严重创伤后人体分解代谢增强，以维持基础代谢和提供修复创伤所需。体内糖、脂肪、蛋白质三大物质分解，使人体细胞群减缩，表现为体重下降，疲乏无力，反应迟钝。

（4）免疫反应：严重创伤可致人体免疫防御能力下降。

（三）创伤的修复（了解）

1.创伤修复过程

分期	特点
炎症反应阶段	早期伤口由血凝块充填。进入炎症反应期后，渗出的血浆经酶转化成血浆纤维蛋白，填充伤口并构成网架。**此期的功能是止血和封闭创面**
细胞增殖分化和肉芽形成阶段	伤后6小时，成纤维细胞即沿网架增殖。24~48小时，内皮细胞亦然，而后逐渐形成新生毛细血管，三者构成肉芽组织。创伤后5~6日起，由**成纤维细胞合成的胶原纤维开始增多并呈有序排列，伤口强度逐渐增大**
塑形期	为促进伤口处功能重建，瘢痕愈合的基质——胶原纤维被转化和吸收，并改变排列顺序，使瘢痕软化

2.伤口愈合类型

（1）**一期愈合**：又称原发愈合。**伤口组织修复以原来的细胞组织为主**，连接处仅有少量纤维组织。**伤口边缘整齐、严密、平滑，呈线状。**

（2）二期愈合：又称瘢痕愈合。伤口组织修复较慢，瘢痕明显。愈合后对局部结构和功能有不同程度的影响。多见于损伤程度重、范围大，坏死组织多，常伴有感染而未经多种外科处理的伤口。

3.影响创伤愈合的因素

（1）局部因素：伤口感染是最常见的影响因素。其他有创伤范围大、坏死组织多、异物存留、伤缘不能直接对合且被新生组织连接阻隔，均影响康复；局部血液循环障碍使组织缺血缺氧或局部制动不足、包扎或缝合过紧等采取措施不当，造成的继发性损伤也不利于伤口愈合。

（2）全身性因素：主要有高龄、营养不良、大量使用细胞增生抑制剂（如皮质激素等）、免疫功能低下（如糖尿病、肿瘤）及全身严重并发症（如多器官功能不全）等。

（四）临床表现 （熟练掌握）

1.局部症状

（1）疼痛。

（2）局部肿胀。

（3）功能障碍。

（4）**伤口：是开放性损伤特有的征象。**

伤口按清洁度分为三类：①清洁伤口：**通常指无菌手术切口。**意外损伤的伤口经清创处理后使其污染减少，甚至变为清洁伤口，可获一期愈合。②污染伤口：指被异物或细菌沾染、但未发生感染的伤口，**一般指伤后6~8小时以内处理的伤口。**处理方法是清创术，使其尽量转为清洁伤口。③感染伤口：指已发生感染的伤口，这类伤口多需换药治疗，以获二期愈合。

小试身手 1.下列属于污染伤口的是

A.手术切口　　　　　　　　　　B.清创术处理的无明显污染的创伤伤口

C.有脓液渗出的伤口　　　　　　D.有坏死组织的伤口

E.伤后8小时以内的伤口

2.全身症状　一般体温不超过38.5℃。病人有口渴、尿少、食欲减退、疲倦、失眠等。并发感染时可有高热、颅脑损伤致中枢性高热，体温可高达40℃。

（五）治疗原则　（掌握）

1.全身治疗　积极抗休克、保护脏器功能、加强营养、预防感染和预防破伤风等。

2.局部治疗　闭合性损伤如无内脏合并伤，多不需特殊处理；**如有颅内血肿、内脏破裂等应紧急手术**。开放性损伤应及时清创缝合。

（六）并发症和防治　（熟练掌握）

1.局部并发症　包括伤口出血、伤口感染和伤口裂开。

2.全身并发症　包括休克、急性肾衰竭和呼吸衰竭。

（七）护理措施（熟练掌握）

1.现场急救　若发生心跳呼吸骤停，应立即心肺复苏。**须优先抢救窒息、大出血、开放性气胸、休克、腹腔内脏脱出等伤员**。

小试身手 2.当患者合并下列损伤时，应首先处理

A.肱骨骨折　　　　　B.头皮损伤　　　　　C.肾挫伤

D.张力性气胸　　　　E.脑震荡

（1）保持呼吸道通畅：立即清理呼吸道，保持气道通畅等。

（2）控制外出血：用压迫法、肢体加压包扎、止血带等迅速控制伤口大出血。

（3）补充血容量：立即开放静脉通路，输入平衡液或血浆代用品。血压低于90mmHg的休克病人可使用抗休克裤。

（4）包扎、封闭体腔伤口：颅脑、胸部、腹部损伤使用无菌敷料或干净布料包扎，封闭开放的胸壁伤口，用无菌敷料或器具保护腹腔脱出的脏器。

（5）有效固定骨折、脱位：应用夹板，也可用躯体或健侧肢体以中立位固定伤肢。注意观察远端血运。污染的开放性骨折应包扎固定。

（6）严格监护和评估：每5~15分钟监测生命体征一次。

2.伤员转送　迅速将伤员送至已联系好的医院或急救中心。搬动和转运途中注意防止再次损伤和医源性损害。

3.一般护理

（1）体位和制动：取平卧位，以利于呼吸和静脉回流。用绷带、石膏、夹板、支架等制动，以减轻肢体肿胀和疼痛。

（2）防治感染：对伤口实施无菌技术处理，及时使用抗生素，开放性损伤使用破伤风抗毒素。

（3）镇静、镇痛：**未确诊前慎用镇痛药**。一般镇痛药物对多数伤口疼痛有效。使用麻醉镇痛药时应防止呼吸抑制和（或）成瘾性等不良反应。

（4）禁食或置鼻胃管减压。

（5）维持体液平衡和营养：选用肠内或肠外营养支持。

4.软组织闭合性损伤的护理

（1）观察病情：注意观察局部症状、体征；密切观察生命体征变化，注意有无深部组织器官损伤，**对挤压伤病人应观察尿量、尿色、尿比重，注意是否发生急性肾衰竭**。

（2）局部制动：**抬高患肢15°~30°**。伤处先行复位，再用夹板、绷带等固定并制动，以缓解疼痛。

（3）局部治疗：小范围软组织损伤后**早期局部冷敷，以减少出血和肿胀。12小时后热敷和理疗，促进吸收和炎症消退**。血肿较大者在无菌操作下穿刺抽吸，并加压包扎，预防感染。

（4）促进功能恢复：病情稳定后配合理疗、按摩和功能锻炼，促进伤肢功能恢复。

5.软组织开放性损伤的护理

（1）术前准备：做好备皮、药物过敏试验、配血、输液、局部X线摄片检查等。

（2）配合医生行清创术。

（3）术后护理

1）密切观察病情：严密观察伤情变化，警惕活动性出血。注意伤肢末梢循环情况，如出现肢端苍白或发绀、皮温降低、脉搏减弱，应及时报告医生处理。

2）加强支持疗法：遵医嘱输液、输血，防治水电解质紊乱，纠正贫血。加强营养，促进创伤愈合。

3）预防感染：遵医嘱使用抗生素，预防感染。及时应用破伤风抗毒素。

4）功能锻炼：病情稳定后鼓励病人早期活动，指导病人功能锻炼。

6.健康教育

（1）教育人群注意交通安全和劳动保护，遵守社会公德，避免意外伤害。

（2）指导病人加强营养，积极配合治疗，促进组织和器官功能恢复。

（3）督促病人坚持功能锻炼，防止关节僵硬、肌肉萎缩等并发症。

第二节　清创术与更换敷料

一、清创术（熟练掌握）

清创术是处理开放性损伤最重要的手段。通过清创，使污染伤口变为清洁伤口，开放性损伤变为闭合性损伤，争取一期愈合，通常在局部浸润或全身麻醉下进行。**清创最好在伤后6~8小时内进行**。如伤口污染轻，位于头面部的伤口，在早期使用抗生素的情况下，清创缝合的时间可延长至伤后12小时或更迟进行。

> 锦囊妙记：当患者合并多处损伤时，应优先处理危及生命的损伤。

腰麻后去枕平卧6~8小时，清创最好在伤后6~8小时内施行。

小试身手 3.通常对开放损伤进行清创，不宜晚于

A.立即进行   B.伤后3~5h   C.伤后6~8h

D.伤后12h   E.伤后24h

清创术的步骤：

1.清创前准备   选择适当的麻醉方式，用无菌纱布覆盖伤口，剃除创口周围毛发，清除油污等。

2.清洗消毒   用肥皂水洗伤口周围皮肤，再以等渗盐水冲净皮肤。去除伤口内敷料，分别用等渗盐水、3%过氧化氢溶液反复冲洗伤口，用无菌纱布擦干伤口及周围皮肤，术者更换无菌手套后常规消毒，铺无菌巾。

3.清创   仔细检查伤口，清除血凝块及异物，切除失去活力的组织，修剪创面和边缘，随时冲洗伤口，术中注意严密止血。

4.修复组织   更换已用过的物品，重新消毒铺巾。对清创彻底的新鲜伤口，可逐层缝合伤口，此为一期缝合；对伤口污染重，清创不彻底，感染风险大者，观察1~2日后延期缝合。

5.包扎   目的是保护伤口、减少污染、固定敷料和帮助止血。包扎时注意固定引流物，包扎后酌情使用外固定。

小试身手   4.清创最好在伤后多长时间内进行

A.1~2小时   B.2~4小时   C.4~6小时

D.6~8小时   E.10~12小时

二、更换敷料（熟练掌握）

更换敷料（又称换药）是对经过初期治疗的伤口做进一步处理。

（一）换药室管理

1.严格遵守无菌操作原则，防止医院内感染的发生。

2.换药环境和时间   室内清洁，光线明亮，温度适宜。晨间护理时、病人进餐时、病人睡觉时、家属探视时、手术人员上手术台前不宜换药。

3.换药顺序   **先换清洁伤口，再换污染伤口，最后换感染伤口**。特异性感染伤口应由专人换药。

4.换药次数   一般清洁伤口在缝合后第3日换药一次，至伤口愈合或拆线时，再次换药；肉芽组织生长健康、分泌物少的伤口，每日或隔日换药一次；放置引流的伤口，渗出物较多时及时更换；脓肿切开引流次日可不换药，以免出血；感染重、脓液多时，一天换药多次，保持外层敷料不被分泌物浸湿。

（二）换药方法

1.换药前准备

（1）病人准备：向病人解释，协助病人取舒适体位，暴露创面，同时注意保暖。严重损伤或大面积烧伤病人，必要时在换药前使用镇静药或镇痛药。

（2）换药者准备：戴口罩、帽子、穿工作服，操作前清洗双手。根据病人伤口情况准备换药用品。

（3）物品准备：无菌换药碗、消毒棉球（75%乙醇棉球和盐水棉球，勿混在一起）、敷料、绷带、引流物及污物盘等，无菌镊2~3把。

2.操作

（1）去除伤口敷料：揭去外层敷料，用无菌镊除去内层敷料。撕胶布时动作轻柔，胶布痕迹用汽油棉签浸湿后除去；最内层敷料干燥，与创面粘贴紧密时，用生理盐水浸湿软化敷料后再揭除。

（2）处理伤口：双手执镊操作。先以乙醇棉球由外向内擦拭消毒伤口周围皮肤，消毒范围稍大于敷料范围，避免拭入伤口内。再以生理盐水棉球蘸吸除去伤口内分泌物、脓液，拭净分泌物、脓液和纤维素膜等，坏死组织和痂皮予以剪除。根据伤口深度和创面情况置入引流物。一般浅部伤口用凡士林纱布；分泌物多时用盐水纱布，外加多层干纱布。

（3）包扎固定伤口：用乙醇棉球再次消毒周围皮肤一遍，用无菌敷料覆盖创面及伤口，用胶布或绷带固定。

3.换药后整理　换药完毕，协助病人取舒适体位。更换下来的各种敷料集中于弯盘，倾倒入污物桶内，**所用器械浸泡在消毒液中预处理，再进一步消毒灭菌。特殊感染的敷料如破伤风、铜绿假单胞菌敷料应随即焚烧销毁**，器械、器皿做特殊灭菌处理。

（三）不同伤口的处理

1.缝合伤口的处理　无引流物的缝合伤口，如无感染现象，可至拆线时更换伤口敷料。对于术中渗血较多或有污染的伤口，伤口内放置橡皮片或橡皮管引流，如渗血、渗液湿透外层纱布，应随即更换敷料，引流物一般术后24~48小时取出。局部用70%乙醇消毒后更换敷料。

伤口拆线时间：**头、面和颈部手术4~5日拆线，四肢手术10~12日拆线，其他部位手术7~8日拆线，减张缝合需14日拆线**。年老体弱或营养不良者可适当延迟拆线时间。

术后3~4日若病人自觉伤口疼痛或有发热，应及时检查伤口，是否有感染发生。如出现缝线反应，针眼周围发红，用70%乙醇湿敷或红外线照射，使炎症吸收。线眼处出现小脓疱时应拆去缝线并去除伤处脓液，再涂以碘酊。伤口感染初期给予物理疗法，化脓时拆除部分缝线，充分引流。

小试身手（5~7题共用备选答案）

A.2~3天　　　　　　B.4~5天　　　　　　C.7~8天

D.10~12天　　　　　E.14天

5.颈面部手术

6.四肢手术

7.减张缝合

2.肉芽创面的处理

（1）健康肉芽：**为鲜红色，较坚实，呈颗粒组织、分泌物少，触之易出血**，处理时先用生理盐水棉球蘸吸去除分泌物，外敷等渗盐水纱布或凡士林纱布。较窄的伤口用蝶形胶布拉拢创缘，促进愈合，减少瘢痕形成。面积较大的新鲜肉芽创面，尽早植皮覆盖，缩短愈合时间，增强伤口表层强度。

（2）**肉芽生长过度**：创面高于创缘，阻碍周围上皮生长，将其剪平，用棉球压迫止血，**或用硝酸银烧灼后生理盐水湿敷**，数小时后肉芽可复原，再拉拢创缘或植皮。

（3）**肉芽水肿**：创面淡红、表面光滑，质地松软，触之不易出血，**宜用3%~5%高渗氯化钠液湿敷**。

（5）伤面脓液稠厚，坏死组织多，且有臭味者，用含氯石灰硼酸溶液（氯亚明）等湿敷。

3.脓腔伤口的处理　伤口深而脓液多者保持引流通畅，必要时冲洗脓腔。

小试身手 8.处理肉芽过度增生的药物是

A.2%硝酸银　　　　B.3%氯化钠　　　　C.5%氯化钠

D.0.1%依沙吖啶　　E.3%过氧化氢

小试身手 9.创面出现肉芽水肿时，应用下列哪种溶液湿敷

A.0.9%生理盐水　　B.5%葡萄糖　　C.3%~5%氯化钠

D.3%过氧化氢　　E.75%乙醇

第三节　烧伤

烧伤泛指由热力、电流、化学物质、激光、放射线等因素引起，始于皮肤、由表及里的一种损伤。烧伤通常是指因热力（如火焰、热蒸汽、热金属物体等）所致的组织损伤。

（一）病理生理（掌握）

1.**液体渗出期**（又称休克期）　组织烧伤后立即发生液体渗出。**液体渗出速度一般以伤后6~12小时内最快，持续24~36小时，严重烧伤可延至48小时以上。对于较大面积烧伤，防治休克是此期的关键。**

小试身手 10.烧伤后48小时内导致患者死亡的主要原因是

A.休克　　　　B.感染　　　　C.代谢性酸中毒

D.疼痛　　　　E.多器官功能衰竭

2.**急性感染期**　继休克或休克的同时，感染是对烧伤病人的另一种严重威胁。严重烧伤易发生全身性感染的原因主要有：①皮肤、黏膜屏障功能受损；②机体免疫功能受抑制；③机体抵抗力降低；④易感性增加。防治感染是此期的关键。

3.**创面修复期**　创面修复过程在伤后不久即开始。创面修复所需时间与烧伤深度等多种因素有关。此期的关键是加强营养，扶持机体修复功能和抵抗力。

4.**康复期**　深度创面愈合后可形成瘢痕，严重者影响外观和功能，需要康复锻炼、工疗、体疗和整形以期恢复；某些器官功能损害及心理异常也需要恢复过程；机体散热调节体温能力下降，在夏季，这类伤员多感全身不适，常需2~3年调整适应过程。

（二）临床表现和诊断（熟练掌握）

1.**烧伤面积**　包括两种烧伤面积的计算方法：

（1）**手掌法**：病人本人五指并拢的手掌面积约占体表总面积的1%。

（2）**中国新九分法**：将人体按体表面积分为11个9%的等份，另加1%，即为100%。适用于估算较大的烧伤面积，简记为：3、3、3（头、面、颈），5、6、7（双手、双前臂、双上臂），5、7、21、13（双臀、双足、双大腿、双小腿），13、13（躯干），会阴1。

表3-11-1　成人体表面积中国九分法

部位	成人各部位面积（%）	小儿各部位面积（%）
头颈	9×1=9（发部3　面部3　颈部3）	9+（12-年龄）
双上肢	9×2=18（双手5　双前臂6　双上臂7）	9×2
躯干	9×3=27（腹侧13　背侧13　会阴1）	9×3
双下肢	9×5+1=46（双臀5　双大腿21　双小腿13　双足7）	46-（12-年龄）

> **锦囊妙记**：烧伤面积可记为3、3、3、5、6、7；13，13，21；双臀占5会阴1；小腿13双足7。

2.**烧伤深度**　采用三度四分法，即Ⅰ度、浅Ⅱ度、深Ⅱ度和Ⅲ度。Ⅰ度、浅Ⅱ度为浅度烧伤，深Ⅱ度和Ⅲ度为深度烧伤。

分度	烧伤深度	表现
Ⅰ度烧伤	仅伤及表皮层	**皮肤灼红，痛觉过敏，干燥无水疱**，3~7日愈合，脱屑后初期有色素加深，以后逐渐消退、不留痕迹
浅Ⅱ度烧伤	表皮全层与真皮乳头层	**有大小不一的水疱，疱壁较薄、内含黄色澄清液体、基底潮红湿润，疼痛剧烈，水肿明显**。2周左右愈合，有色素沉着，无瘢痕
深Ⅱ度烧伤	伤及真皮层	水疱，疱壁较厚、基底苍白与潮红相间、稍湿，**痛觉迟钝**，有拔毛痛。3~4周愈合，留有瘢痕
Ⅲ度烧伤	皮肤全层，可达皮下、肌肉或骨骼	伤及创面无水疱，痛觉消失，无弹性，干燥如皮革样或呈蜡白、焦黄，甚至炭化成焦痂，痂下可见树枝状栓塞的血管。3~4周后焦痂自然脱落，愈合后有瘢痕或畸形

> **锦囊妙记**：浅Ⅱ度烧伤和深Ⅱ度烧伤的主要区别是有无痛觉。

小试身手 11.属于深Ⅱ度烧伤特点的是
A.深达皮下　　　　　　B.水疱大，壁薄　　　　　C.水疱破后，基底红润
D.痛觉迟钝　　　　　　E.愈合无瘢痕

小试身手 12.患者，男性，20岁，头面颈部、双手及右前臂深Ⅱ度烧伤，其烧伤面积约为
A.14%　　　　　　　　B.17%　　　　　　　　C.20%

D.27%   E.30%

小试身手 13.浅二度烧伤的深处可达

A.表皮   B.真皮浅层   C.真皮深层

D.皮肤全层   E.皮下脂肪层

3.**烧伤严重程度** 我国多采用的分度法是：

烧伤严重程度	标准
轻度烧伤	Ⅱ度面积<9%
中度烧伤	Ⅱ度面积为10%~29%或Ⅲ度面积不足10%
重度烧伤	总烧伤面积达30%~49%或Ⅲ度面积达11%~20%，或虽然Ⅱ度、Ⅲ度烧伤面积不足上述百分数，但病人并发休克、吸入性损伤或合并较重的复合伤
特重烧伤	总烧伤面积>50%或Ⅲ度>20%，或已有严重并发症

4.**吸入性损伤** 是指致病原因不仅包括热力本身，还包括热力作用时产生的含有损害性化学物质的烟雾。

（三）治疗原则（掌握）

1.现场救护

（1）脱离热源：迅速灭火、帮助病人脱离热源，如就地打滚扑灭火焰，用湿衣物扑打或覆盖灭火；若有水源，用大量冷水冲洗，阻止热力向深部组织渗透。手足部烧伤剧痛时持续冷敷。

（2）抢救生命：若伤员获救后反应迟钝，应怀疑并颅脑损伤或休克，若心跳呼吸停止，应立即实施心肺复苏。

（3）保持气道通畅：火焰、烟雾可致吸入性损伤，应保持气道通畅，必要时行气管插管或气管切开。合并CO中毒者应将伤员移至通风处，高流量给氧。

（4）保护创面：**剪开贴身衣服，不可撕脱**，防止扯破被粘贴的创面皮肤。裸露的创面，用无菌敷料或干净床单覆盖包裹。协助病人调整体位，避免创面受压，寒冷环境时注意保暖。

（5）纠正低血容量：迅速建立静脉通路补充血容量。

（6）镇痛：遵医嘱使用镇静镇痛药物，稳定病人情绪。

（7）尽快转送：尽快将伤员转送至医院或抢救中心，转送途中密切监护。

2.烧伤处理

（1）保护烧伤创面、防止污染：轻度烧伤做好创面处理。剃净创周毛发、清洁健康皮肤。在处理创面的同时取渗出液做细菌培养。

（2）治疗休克：**伤后第一个24小时的补液总量为：每1%烧伤面积（Ⅱ度、Ⅲ度）每千克体重应补充液体1.5ml（小儿为1.8ml，婴儿为2ml），其中晶体液量和胶体液量之比为2：1，大面积深度烧伤与小儿烧伤的比例可改为1：1，另加每日生理需水量2000ml**（儿童60~80ml/kg，婴儿100ml/kg），即第一个24小时补液量=体重（kg）×烧伤面积×1.5ml（儿童为1.8ml，婴儿为2ml）+2000ml（儿童60~80ml/kg，婴儿100ml/

kg）。**晶体液首选平衡液**、林格液等，**胶体液首选血浆**，用量不宜超过1000ml，Ⅲ度烧伤输全血；生理需要量用5%~10%葡萄糖液补充。**上述总量的一半应在伤后8小时内输完**，另一半在其后的16小时内输完。伤后第二个24小时补液量，按第一个24小时计算量的1/2，再加每日生理需水量2000ml补给。第三个24小时补液量根据伤员病情而定。

> **小试身手** 14.烧伤患者补液首选的晶体溶液是
>
> 　A.生理盐水　　　　　　B.平衡盐溶液　　　　　　C.5%葡萄糖盐水
>
> 　D.5%NaHCO$_3$溶液　　　E.10%葡萄糖溶液

> **小试身手** 15.患者，男性，20岁，体重60kg，双上肢及躯干深Ⅱ度烧伤。该患者第1个24小时需要补液的总量约为
>
> 　A.4000ml　　　　　　　B.5000ml　　　　　　　C.6000ml
>
> 　D.7000ml　　　　　　　E.8000ml

（3）防治感染：①及时纠正休克；②正确处理创面：深度烧伤创面应及早切痂、削痂和植皮；③合理使用抗生素；④加强支持治疗：维持水电解质平衡，给予营养支持。

（4）促进创面愈合：①切除烧伤组织结痂至深筋膜平面；②削除坏死组织至健康组织平面；③新鲜创面植皮。

（四）护理措施（熟练掌握）

1.吸入性损伤的护理

（1）保持气道通畅：鼓励病人深呼吸、咳嗽、咳痰。及时清除口鼻分泌物。对体弱无力、咳痰困难、气道内分泌物多、有坏死组织脱落者，及时吸痰。必要时气管插管或气管切开实施机械辅助通气。

（2）吸氧：氧浓度一般不超过40%，一氧化碳中毒者吸入纯氧。

（3）观察并记录输液量和输液速度，少输库存血，防止急性肺水肿。

（4）严格呼吸道管理，按呼吸功能评估的要点进行监测。

2.休克期护理　严密观察病情，合理输液，根据伤情合理分配液体量、液体性质和决定输液速度等。

液体疗法有效的标准：①成人尿量为30~50ml/h，小儿不低于1ml/（kg·h），CVP 5~12cmH$_2$O，血清电解质，如[K$^+$]、[Na$^+$]正常，伤员无恶心、呕吐、腹胀、腹痛等症状；②伤员神志清醒；③成人脉率在120次/min以下，小儿在140次/min以下。④收缩压在90mmHg以上，脉压在20mmHg以上。

3.创面护理

（1）包扎疗法护理：适用于小面积或肢体部位创面，用生理盐水、1‰苯扎溴铵、0.5‰氯己定或碘附等消毒后，涂以烧伤软膏，覆盖厚层纱布后包扎；包扎厚度为2~3cm，包扎范围超过创面边缘5cm。Ⅱ度烧伤者的水疱保留或用空针抽出内液，清除破裂的水疱囊及异物，创面用1%磺胺嘧啶银糊等涂抹。

1）使用吸水性强的敷料包扎，力量均匀，达到要求的厚度和范围。

2）抬高肢体，保持手部的功能位和髋关节外展位。

3）严密观察肢体的皮温和动脉搏动。

4）保持敷料清洁干燥，若敷料被渗液浸湿、污染或有异味，及时更换。

（2）**暴露疗法护理：头、面、颈、会阴部的创面用暴露疗法或半暴露疗法**，趋于愈合或小片植皮的创面半暴露。暴露疗法的护理重点是保持创面干燥、促使焦痂或痂皮早日形成且完整。

1）保持室温28℃~32℃，湿度70%左右。

2）随时用无菌敷料吸净创面渗液，尤其是头面部创面。

3）适当约束肢体，防止抓伤。

4）焦痂用2%碘酊涂擦2~4天，每天4~6次。

5）使用翻身床或定时翻身，避免创面受压。

6）对于环形焦痂者应注意呼吸和肢体远端血运。

7）创面避免覆盖敷料或被单。

（3）半暴露创面护理：半暴露疗法是指用单层抗生素或薄油纱布紧密覆盖创面。主要护理措施是保持创面干燥，预防感染。

4.防治感染

（1）严格执行消毒隔离制度，病人宜安置在设有层流装置的单人病房。

（2）严密观察病情，早期发现和处理感染灶和脓毒血症。

（3）做好口腔及会阴部护理，防止创面污染。加强各种导管的护理。

（4）根据细菌培养和药物敏感试验结果选择广谱高效的抗生素和抗真菌药物。

（5）补充营养，提高免疫力。

5.疼痛护理 指导病人精神放松、转移注意力等。使用镇痛药时应选择多种剂型、多种途径给药。

6.康复护理

（1）营养护理：保证营养摄入，增加维生素B、维生素C、蛋白质和能量供应，促进组织和皮肤创面修复。

（2）康复护理：指导和协助伤员进行功能锻炼。

参考答案

1.E 2.D 3.C 4.D 5.B 6.D 7.E 8.A 9.C 10.A 11.D 12.B 13.B 14.B 15.C

答案与解析

1.E 污染伤口是指被异物或细菌沾染、但未发生感染的伤口，一般指伤后8小时以内处理的伤口。

2.D 当患者出现多种损伤时，应优先抢救威胁生命的损伤。张力性气胸能引起纵隔移动，导致循环呼吸功能衰竭。

3.C 开放损伤应争取在伤后6~8h内进行清创。

4.D 清创的最佳时机是伤后6~8小时内。

5~7.B、D、E　头、面和颈部于手术后4~5日拆线，四肢手术于术后10~12日拆线，减张缝合需14日拆线。

8.A　对肉芽过度生长的组织，应用硝酸银烧灼后生理盐水湿敷，数小时后肉芽可复原，再拉拢创缘或植皮。

9.C　创面肉芽水肿宜用3%~5%高渗氯化钠液湿敷。

10.A　严重烧伤后，机体几分钟后就出现体液渗出，8小时渗出达高峰，12~36小时减缓，48小时后趋于稳定并开始回吸收。因此，烧伤后48小时内，最危险也是导致患者死亡的主要原因是低血容量性休克。

11.D　深Ⅱ度烧伤伤及真皮层，可有水疱，疱壁较厚、基底苍白与潮红相间、稍湿，痛觉迟钝。

12.B　该患者的烧伤面积为：（3+3+3+5）+6/2=17。

13.B.一度烧伤仅伤及表皮层，表现为皮肤灼红，痛觉过敏，干燥无水疱；浅二度烧伤伤及表皮的生发层及真皮乳头层，有大小不一的水疱，疱壁较薄；深二度烧伤伤及真皮层，疼觉迟钝。

14.B　烧伤患者补液时晶体液首选平衡液、林格液等。

15.C　伤后第1个24小时补液总量为：（烧伤面积×体重×1.5ml）+每日生理需水量2000ml。即（5+6+7+13+13）×60×1.5ml+2000ml=5960ml。

第十二章 器官移植患者的护理

本章内容较为简单，历年考试较少涉及。对于本章的复习，考生应着重掌握器官移植的术前准备，皮肤移植患者的护理措施等内容。

第一节 概述

(一)概念(了解)

移植术是将自体或异体的器官、组织或细胞移植到身体的某一部位，以恢复被破坏器官或组织的解剖结构与功能。被移植的器官或组织称为移植物。

1.器官移植 指移植脏器的全部或部分，保留其外形轮廓和内部解剖结构，带有主要供血和主干管道。

2.组织移植 指某一组织，如皮肤、筋膜、肌腱、血管等，或整体联合的几种组织，如皮肌瓣等的移植术。一般采用游离移植或血管吻合移植以修复某种缺损组织。

3.细胞移植 指移植某种大量游离的、具有活力的细胞，采用输注到受者血管、体腔或组织器官内的方法。如骨髓与造血干细胞移植治疗白血病等。

(二)分类(了解)

1.根据移植物来源分类 提供移植物的个体称为供体，接受移植物的个体称为受体。

分类	特点
自体移植术	以自身细胞、组织或器官进行移植，可永久存活。器官如原位植回称再植
同质移植术	一卵双生的孪生兄弟或孪生姐妹，其组织器官相互移植
同种异体移植术	供体和受体属同一种族，如一个人的器官移植给另一人
异种异体移植术	以不同种族动物的组织进行移植，会产生强烈的排斥反应

2.根据移植物供体来源分类

(1)尸体供体移植：器官或组织来源于心脏死亡供体的移植。

(2)活体供体移植：供体器官或组织来源于活体的移植。

第二节　器官移植术前准备

（一）供者选择（掌握）

1.免疫学方面的选择　A、B、O型抗原和白细胞抗原在器官移植后的排斥中起决定作用，因此**为防止发生超急性排斥反应，移植前须检查**：

（1）**血型**：A、B、O血型须相同，不同血型的肾移植会引起超急性排斥反应。

（2）**交叉配合与细胞毒性试验**：交叉配合即受者与供者之间血清与淋巴细胞的相互交叉配合；细胞毒性试验是指受者的血清与供者淋巴细胞之间的配合，淋巴细胞毒性试验必须为阴性或小于10%才能实施肾移植手术。

（3）**混合淋巴细胞培养**：将供者和受者的淋巴细胞放在一起培养，观察其转化率，如转化率低于10%，可移植。因培养需5~7天，因此仅适用于活体肾移植。

（4）**人类白细胞抗原（HLA抗原）的血清学测定（HLA配型）**：HLA-A、HLA-B和DR完全相符时，1年移植肾存活率达93%；而HLA-DR相符，而HLA-A、HLA-B有一位点相符时，1年移植肾存活率高达89%；而如果HLA-A、HLA-B完全相符，HLA-DR位点不符时，1年移植肾存活率下降至70%。

2.其他　供体年龄在50岁以下，无心血管、肝、肾等疾病，无全身性感染和局部化脓性疾病。

（二）移植器官的保存（掌握）

移植的器官在常温下耐受缺氧的时间很短，**超过30分钟（肾超过60~90分钟）器官即发生不可逆损害**，失去活力，因此要延长移植器官活力必须迅速变热缺血（在常温下无血液供应）为冷缺血（在低温下无血液供应）。**常用快速低温灌注及保持低温。**

保存方法：**较简易有效的方法：用0℃~4℃左右的特制灌注液**（仿细胞内液）进行灌注，直至流出液清澈，脏器变成均匀灰白色，然后轻轻放入第一个**盛有4℃保存液的无菌塑料袋内**，用消毒橡皮筋扎紧塑料袋口，再放入第二个无菌塑料袋内，用橡皮筋扎紧，最后放入有无菌冰屑的塑料盒内。

（三）受者准备（掌握）

受者的条件包括：年龄在50岁以下，除需移植器官有病理改变外，其他器官功能良好，无胃、十二指肠溃疡和全身性疾病，无恶性肿瘤，能承受大手术等。

1.心理准备　术前帮助病人了解有关移植的基本知识，减少对移植的恐惧和不安。

2.一般准备

（1）术前1~2日，受者住隔离病房，避免交叉感染。

（2）术前1日进少渣饮食，术日晨禁食、禁饮。

（3）术前晚用约600ml的温盐水或温肥皂水灌肠1次。

（4）术前晚让病人口服地西泮5.0~7.5mg，保证受者有良好的休息和睡眠。

（5）术日晨测量体重。

3.术前检查　除常规检查外，检查肝、肾、心、肺和神经系统功能，肝炎病毒指标、HIV、水、电解质、尿、咽拭子培养，血型和HLA配型等。

4.防治感染灶　早期预防和治疗咽喉部和尿道等处的潜伏病灶。必要时遵医嘱预防性使用抗生素。

5.加强营养　鼓励受者进低蛋白、高糖类、高维生素饮食，以增强其抵抗力。

6.免疫抑制剂的应用　根据植入器官和受者的情况而定。

（四）病室的准备（掌握）

1.消毒隔离房间　术前1日用甲醛或乳酸熏蒸消毒病室空气，用0.5%过氧乙酸擦拭室内物品器具，病室开窗通风。

2.病室物品准备　准备监护仪器、吸引器、氧气、血压表、听诊器、体温表、痰杯、紫外线灯、量杯等。

3.准备专用药柜　备齐抗生素、免疫抑制剂、抗排斥反应药物、白蛋白、呋塞米等。

4.准备好隔离衣、鞋、帽、口罩、洗手用消毒液等。

（五）排斥反应（掌握）

1.概念　同种异体移植的器官，在短期内可存活，并具有一定功能，但一定时间后就发生坏死而失去功能。这是由于移植物对于受体而言是一种抗原，可引起免疫反应。人体内除红细胞的抗原A和抗原B外，组织细胞膜上也存在白细胞抗原（简称HLA抗原）。移植物细胞表面的HLA抗原和受体的致敏淋巴细胞相遇，就会发生对抗而产生排斥反应。

2.分类

分类	出现时间	临床表现
超急性排斥反应	移植术后24小时内或更短时间内	如误输异型血，数分钟内即可发生溶血反应。这是因为体内早已有对抗该种抗原的抗体，故一旦移植，反应很快发生
急性排斥反应	移植后第5日至6个月内	发热，局部出现炎性反应，如肿胀、疼痛、白细胞增多、小血管栓塞、移植的器官功能减弱或丧失等
慢性排斥反应	移植后数年内	移植器官的功能逐渐减退，最后完全丧失功能

小试身手　1.患者，男性，38岁，肾衰竭。移植术中肾血液循环恢复15分钟后，移植的肾脏由红色转为暗红、青紫，应考虑为

A.慢性排异　　　　　B.急性排异　　　　　C.超急性排异

D.加速性排异　　　　E.休克

3.排斥反应的防治

（1）**组织配型**：排斥反应的发生是由于供体和受体细胞膜上抗原不同，如果受体和供体之间的HLA抗原完全相同，就不会发生排斥反应。因此配型时应首先选择血型相同者，其次进行组织配型试验。组织配型试验就是将供体和受体的淋巴细胞放在一起培养1周，另外以自体淋巴细胞培养进行对照。如果混合培养的淋巴细胞

受到刺激变形，说明两者不能适应，不能作为供体；如果淋巴细胞不受刺激则表示组织配型相同，移植可能获得成功。

小试身手 2.为防止排斥反应的发生，器官移植前最重要的是

A.预防性使用抗生素　　　B.使用免疫抑制剂　　　C.组织配型

D.心理护理　　　　　　　E.加强营养

（2）免疫抑制：除了自体或同卵双生的组织配型完全相同，移植后不发生排斥反应外，其他种类移植很难找到与HLA抗原配型完全相同的，因此只能采用免疫抑制的方法推迟排斥反应的发生，从而延长移植物的存活时间。

第三节　皮肤移植病人的护理

皮肤移植又称植皮术，是利用自体或异体皮片移植到皮肤缺损区域，使创面愈合。

（一）分类（掌握）

1.植皮术的种类

植皮术的种类	
按皮片的来源分类	自体皮移植
	同种异体皮移植（包括新鲜的尸体皮）
	异种异体皮移植（如小猪皮、鸡皮等暂时覆盖烧伤创面）
	人造皮
按移植的方法分类	游离植皮
	带蒂移植
	吻合移植

2.游离植皮　根据所取皮片厚度不同分为4种：

游离植皮	
表层皮片	为表皮及少量真皮乳头层，成活率高，用于消灭肉芽创面；但因过薄，愈合后不耐磨；受皮下纤维组织收缩影响而变形；有色素沉着，不宜植入面部、手掌、足底等处
中厚皮片	**含表皮及部分真皮层，用途最广，存活率高**，愈合后功能好，不易收缩，色素变化不大
全厚皮片	包括全层皮肤，但不含有皮下组织，需在新鲜创面上移植，愈合后功能好。由于供皮区切除皮片后必须缝合，故取皮面积有限，受到限制
点状植皮	用针挑起皮片后削取，故皮片边缘薄而中央厚（含真皮），皮片面积小，很易存活，用于肉芽创面移植容易成功

（二）护理措施（掌握）

1. 术前准备

（1）供皮区常规备皮，小儿可不必剃毛。

（2）受皮区术前数天勤换药，用抗生素溶液湿敷，减少分泌液。

（3）创面不可有溶血性链球菌存在。

（4）对大面积烧伤焦痂切除者应备足血液。

2. 植皮方法

（1）取皮：**供皮区用70%乙醇消毒，忌用碘酊**，否则皮片不易存活。麻醉下，以植皮刀取不同厚度皮片。**取下的皮片浸泡在冷的等渗盐水中保存**，切勿放置在热盐水中，以免皮片坏死。供皮区创面立即覆盖一层凡士林纱布，外加多层干纱布用绷带加压包扎。如切取全厚层皮片，须将皮下脂肪修净，缝合供皮区创口。

> 锦囊妙记：供皮区、皮内注射、小儿头皮静脉、新生儿脐部等用70%乙醇消毒。

小试身手 3. 皮肤移植时，供皮区使用的消毒液为

A.70%乙醇　　　　　B.0.5%碘附　　　　　C.1%碘酊

D.95%乙醇　　　　　E.3%过氧乙酸

（2）植皮：在新鲜创面上用中厚大张游离皮片覆盖，四周边缘以丝线缝合固定，皮片上加敷料包扎，使皮片紧贴创面。18~24小时后即有毛细血管生入皮片。3~4日后血液循环开始建立，皮片存活。在肉芽创面上植皮，可将皮片展平贴在凡士林纱布上，剪裁成小方块后种植在创面上，各皮片之间相隔1cm左右。然后用凡士林纱布覆盖其上、固定，外面再加多层吸水性强的纱布，用绷带包扎。

3. 术后护理

（1）植皮侧的肢体制动，抬高患肢。

（2）包扎敷料保持清洁干燥，如被大小便污染应立即更换。

（3）指导病人不可抓摸创面，小儿双手加以约束。

（4）经常观察创面，如皮下有积脓，立即用尖头剪刀剪开小口引流，但切勿挤压。如皮片坏死，应及时剪去坏死部分。

（5）供皮区如无感染，可在术后14日更换敷料。

参考答案

> 1.C　2.C　3.A

答案与解析

1.C　肾移植患者会发生排斥反应。其中超急性排斥反应多发生在移植手术后24小时内或更短时间内。

2.C　器官移植前应进行组织配型，只有组织配型相同，移植才有可能获得成功。

3.A　供皮区只能用70%乙醇消毒，不可用碘酊，否则皮片不易存活。

第十三章　肿瘤患者的护理

要点分析

　　本章内容较为重要，历年考试多有涉及。近5年的考试先后考查了肿瘤的分类、临床表现和肿瘤分期，肿瘤放化疗常见毒性反应和护理等。整体的考查偏重于知识的记忆和应用。对于本章的复习，考生应着重掌握肿瘤的临床表现、肿瘤分期和预防，黑色素瘤的临床表现，肿瘤患者的心理特点，肿瘤放疗患者的护理，肿瘤放化疗常见毒性反应和护理等内容。本章记忆性内容较多，考生可结合"锦囊妙记"中的方法进行记忆。

考点纵览

第一节　概述

　　肿瘤是机体细胞在内外致瘤因素的长期作用下发生过度增殖与异常分化所形成的新生物。

（一）分类（掌握）

　　根据肿瘤的形态学和生物学行为不同，肿瘤分为良性和恶性两大类。

分类	特点	对人体影响
良性肿瘤	细胞分化成熟，呈膨胀性生长，不发生转移	影响不大，但长在重要部位的肿瘤可威胁生命，部分良性肿瘤可恶变
恶性肿瘤	细胞分化不成熟，生长较快，呈浸润性破坏性生长	破坏所在器官，发生转移而危害生命

　　锦囊妙记：考生可从生长速度、质地、活动度、与周围组织的关系等方面鉴别良、恶性肿瘤。

小试身手 1.良性肿瘤与恶性肿瘤的根本区别是

A.肿块硬度　　　　　　B.细胞分化程度　　　　　C.生长速度
D.疼痛程度　　　　　　E.表面光滑程度

（二）病因（熟悉）

　　肿瘤的发生是由多种外源性致癌因素和内源性促癌因素长期共同作用的结果。外界因素有生物因素、化学因素、物理因素、不良生活方式和癌前病变。促癌因素包括遗传倾向性、内分泌、免疫和营养，心理社会因素可通过影响人体内分泌、免疫功能而诱发肿瘤。

（三）病理（掌握）

1.恶性肿瘤的演变　包括癌前期、原位癌和浸润癌三个阶段。从病理形态上看，癌前期上皮明显增生，伴有不典型增生；**原位癌变仅限于上皮层内，是未突破基膜的早期癌**；浸润癌突破基膜向周围组织浸润、生长，破坏和侵蚀周围组织的正常结构。

2.肿瘤细胞的分化　依据癌细胞的分化程度，分为三类：

分类	特点	恶性程度及预后
高分化	细胞接近正常	恶性程度低
低分化（或未分化）	细胞核分裂较多	恶性程度高，预后差
中分化	恶性程度介于两者之间	

3.转移　常见的转移途径有：

（1）直接蔓延：肿瘤细胞从原发部位直接侵入邻近组织，如直肠癌侵犯骨盆壁。

（2）淋巴转移：多为邻近区域淋巴结转移。

（3）血行转移：原发病灶的癌细胞进入血液循环，然后到达肺、肝、骨骼及脑部的微血管床，造成转移。

（4）种植转移：肿瘤细胞脱落后在体腔或空腔器官内的转移，如肝癌种植转移至盆腔。

（四）临床表现（熟练掌握）

1.局部表现　位于体表或浅在的肿瘤，肿块常是首要症状，**良性肿瘤生长缓慢，形状规则，表面光滑、易于推动；恶性肿瘤生长较快，质硬，边界不清，表面不平，活动度小，中晚期不易推动甚至固定**。良性肿瘤一般无疼痛，肿瘤压迫或侵犯空腔脏器时出现梗阻症状。恶性肿瘤中晚期常有癌肿溃疡、出血和感染症状，当癌细胞侵犯神经时出现难以忍受的剧痛。

2.全身表现　良性肿瘤和恶性肿瘤早期多无全身症状。恶性肿瘤中晚期病人出现乏力、食欲低下、消瘦、贫血、低热等，晚期病人出现恶病质。某些肿瘤可出现相应功能改变和全身表现，如颅内肿瘤可引起颅内压增高和定位症状，肾上腺嗜铬细胞瘤出现继发性高血压。

3.辅助检查

（1）实验室检查

1）一般检查项目：三大常规，肝功能、肾功能测定等。

2）肿瘤标志物：**甲胎蛋白（AFP）对原发性肝癌诊断特异性很高；癌胚抗原（CEA）特异性不强**，对结肠癌疗效和预后判断有参考价值。

锦囊妙记：考生可将常见肿瘤标志物做一总结：肝癌（AFP），结肠癌（CEA），前列腺癌（PSA），浸润性葡萄胎（hCG）。

（2）影像学检查：X线平片和各种造影检查、超声波显像、CT、MRI、放射性核素显像等可显示肿块的部位、形态和大小。

（3）内镜检查：内镜可直接观察空腔脏器、胸腔、腹腔及纵隔等部位的病变，并取活体组织做病理学检查。

（4）**病理检查**：**作为肿瘤定性诊断的检查**，包括细胞学检查和活体组织检查。

小试身手　2.能定性诊断肿瘤的方法是

A.B超　　　　　　　　B.X线　　　　　　　　C.病理检查

D.血常规　　　　　　　E.肿瘤标志物

（五）肿瘤分期（掌握）

目前临床较常用的为国际抗癌联盟组织提出的TNM分期法。**T代表原发肿瘤，N代表淋巴结，M为远处转移**，再根据肿块大小、浸润程度在字母后标以数字0~4，表示肿瘤的发展程度。1代表小，4代表大，0代表无。**有远处转移为M1，无远处转移为M0。**

> 锦囊妙记：TNM为tumor、node、metastasis 3个英文单词的首字母。T是指原发肿瘤（tumor）、N是指淋巴结（node）、M是指远处转移（metastasis）。

小试身手（3~5题共用备选答案）

A.原发肿瘤　　　　　　B.肿块大小　　　　　　C.淋巴结

D.远处转移　　　　　　E.浸润程度

3.TNM分期法中T代表

4.TNM分期法中N代表

5.TNM分期法中M代表

（六）治疗原则（掌握）

治疗方法包括手术、放射线、化学药物、中医中药和生物治疗等。恶性肿瘤早中期以手术为主，并辅以放疗和化疗等综合治疗；晚期以全身治疗为主，辅以姑息性手术和对症处理。

1.手术治疗　是目前大多数早期或较早期实体肿瘤首选的治疗方法。根据手术应用目的不同而分为7类。

（1）预防性手术：用于治疗癌前病变，防止其发生恶变或发展为进展期癌。如家族性结肠息肉，病人可通过预防性结肠切除而降低结肠癌的发生率。

（2）诊断性手术：经不同方式，如切除活检术或剖腹探查术获取肿瘤组织标本，并经病理学检查明确诊断后再继续进行相应的治疗。

（3）根治性手术：手术切除全部肿瘤组织及可能累及的周围组织和区域淋巴结，以求达到彻底治愈的目的。

（4）姑息性手术：属于解除或减轻症状而非根治性的手术，适用于已超越根治性手术切除的范围，无法彻底清除体内全部病灶的恶性肿瘤。

（5）减瘤手术：又称减量手术，是指对于体积较大、单靠手术无法根治的恶性肿瘤，宜行大部分切除，术后继以化学治疗、放射治疗、生物治疗等以控制残余的肿瘤细胞。

（6）复发或转移灶手术：复发肿瘤应根据具体情况及手术、化学、放射治疗的情况和对其的疗效而定，凡能手术者应考虑再行手术。转移性肿瘤的手术切除适合于原发灶已得到较好的控制，而转移病灶可切除者。

（7）重建和康复手术：对癌症病人来说，生活质量是极其重要的问题，而外科手术在病人术后的重建和康复方面起着独特而重要的作用。

小试身手 6.对实体肿瘤有效的治疗方法是

A.手术切除　　　　　B.放射治疗　　　　　C.化疗

D.内分泌治疗　　　　E.中医中药治疗

2.化学疗法　化疗是一种全身性的治疗，适用于大多数中、晚期癌肿。临床上常用的抗恶性肿瘤药物有：

烷化剂类：环磷酰胺、塞替派、氮芥。

抗代谢类：5-氟尿嘧啶、甲氨蝶呤、6-巯基嘌呤。

抗生素类：丝裂霉素、博来霉素、阿霉素。

植物药类：长春新碱、秋水仙碱。

激素类：氢化可的松、甲状腺素、丙酸睾酮、己烯雌酚。

3.放射疗法　放射线可抑制和杀伤增殖状态的肿瘤细胞。常用的放射治疗源有深度X线、γ射线、放射性核素（如镭、^{60}钴）、粒子加速器等。

不同肿瘤对放射线的敏感度不同：①造血系统肿瘤、性腺肿瘤、淋巴肉瘤、霍奇金病、小脑髓母细胞瘤、多发性骨髓瘤等，对放射线敏感；②鼻咽癌、食管癌、乳癌、肺癌、皮肤癌等，对放射线中度敏感；③胃癌、大肠癌、软组织肉瘤等对放射线敏感性差。

4.生物治疗　①免疫治疗；②基因治疗；③分子靶向治疗；④内分泌治疗；⑤诱导分化治疗；⑥组织工程和干细胞治疗。

（七）预防（熟练掌握）

分类	目的	措施
一级预防（病因预防）	消除或减少可致癌的因素，降低癌症发病率	加强放射防护，治疗慢性炎症
		净化生活、工作环境、消除环境中的致癌物
		注意营养，纠正不良饮食习惯，预防肝炎，提倡食用新鲜蔬菜和高维生素饮食
		慎用药物，特别是激素类药物
一级预防（病因预防）	消除或减少可致癌的因素，降低癌症发病率	追踪高危家族成员
		锻炼身体，增强体魄，避免持续过度精神紧张
二级预防	降低癌症死亡率	**早期发现、早期诊断和早期治疗**
三级预防	提高病人生存质量、减轻痛苦、延长生命	肿瘤诊断及治疗后的康复

小试身手 7.肿瘤的一级预防是指

A.病因预防　　　　　　B.早期发现　　　　　　C.临床期预防

D.临床后期预防　　　　E.康复锻炼

小试身手 8.属于肿瘤二级预防的措施

A.环境保护　　　　　　B.积极治疗癌前病变　　C.手术

D.放疗　　　　　　　　E.化疗

第二节　常见体表肿瘤（了解）

（一）皮肤乳头状瘤

见于全身各部位，躯干、四肢及会阴处多见。呈乳头状突起，带蒂，单发或多发。瘤体小的直径为数毫米，大者直径达10cm。表面常有角化，伴溃疡。质坚韧，偶有恶变。**首选的治疗方法是手术切除。**

（二）黑痣与黑色素瘤

1.黑痣　为色素斑块，分为皮内痣、交界痣和混合痣。皮内痣位于真皮区，皮面突起，有时带汗毛，最多见；交界痣痣细胞位于基底细胞层，向表皮下延伸，生长活跃，扁平、色素较深，可恶变；混合痣位于表皮基层和真皮浅层，其交界痣部分具恶变倾向。交界痣可完整切除。

2.黑色素瘤　可自行发生，也可由黑痣恶变而来。**黑痣恶变的表现：迅速增大、色素加深、瘙痒不适、疼痛、溃烂、出血，周围出现色素环或卫星状小瘤，区域淋巴结肿大。**黑色素瘤发展快，转移较早。多采用广泛切除治疗，并行区域淋巴结清扫。

（三）脂肪瘤

为最常见的良性肿瘤之一，可发生在全身各处。多见于皮下，单发或多发，圆形、扁圆或分叶状，大小不定，浅表处者一般较小，长在腹膜后者常巨大；界限常不清楚，基底广，皮肤表面正常、柔软。生长缓慢，手术切除效果好。

（四）纤维瘤

位于皮肤及皮下的纤维结缔组织肿瘤。全身各部位均可发生，圆形或卵圆形，偶有分叶。表面光滑，可推动，生长缓慢。

（五）血管瘤

由血管组成，多为先天性。生长缓慢，极少恶变。血管瘤无完整包膜，大小不等，柔软，充满血液。

第三节　护理

（一）肿瘤病人的心理特点（熟练掌握）

分期	表现	护理
震惊否认期	诊断明确后，病人震惊，**不言不语，知觉淡漠，眼神呆滞甚至晕厥**。继之极力否认，希望诊断有误，要求复查，辗转多家医院就诊、咨询，企图否定诊断	**以非语言陪伴，满足其生理需要，给病人安全感，以增进护患之间的人际关系**。允许病人逐渐接受现实。不阻止其发泄情绪，但要预防意外。医护人员态度保持一致，肯定回答病人的疑问，减少病人怀疑及逃避现实的机会。鼓励病人家属给予其情感支持、生活上关心
愤怒期	当病人不得不承认患癌后，随之**出现恐慌、哭泣、愤怒、悲哀、烦躁、不满情绪。部分病人为发泄内心痛苦而拒绝治疗或迁怒于家人和医护人员，甚至出现冲动行为**	在病人面前表现出严肃且关心的态度，切忌谈笑风生。做任何检查和治疗前详细解说。同时向家属说明病人愤怒的原因，让家属理解病人的行为。请其他病友介绍成功治疗的经验，教育和引导病人正视现实
磋商期	此期病人求生欲最强，会祈求奇迹出现。**病人易接受他人的劝慰，有良好的遵医行为**	加强对病人及家属的健康教育，维护病人自尊、尊重病人隐私，增强病人对治疗的信心，减少病人病急乱投医的不良后果
抑郁期	**病人虽对周围的人、事、物不再关心，但对自己的病仍很注意**	利用非语言沟通技巧对病人表示关心，定时探望，加强交流，鼓励病人发泄情绪，减轻心理压力。鼓励家人陪伴，预防意外。由于病情加重，心情抑郁，病人常会疏忽个人卫生，护士应鼓励病人保持身体的清洁与舒适
接受期	有些病人经过激烈的内心挣扎，正确认识到生命终点的到来，**心境变得平和，通常不愿多说话**	尊重病人意愿，限制访客，主动发现病人的需要并尽量满足。为病人制订护理计划时应考虑其生理状况，最好能集中护理，以免增加病人痛苦

> 锦囊妙记：肿瘤患者的心理反应与临终患者的心理反应是一致的，考生可参照基础护理学第十八章中的例子进行记忆。

（二）肿瘤手术治疗病人的护理（熟练掌握）

术前准备：为病人备皮时动作轻柔，忌用力擦洗。便秘者用大量低压灌肠。术前教会病人锻炼的方法，有助于术后及早功能锻炼。

（1）颈淋巴结清扫术：伤口愈合后开始进行肩关节及颈活动范围的锻炼，随时保持术侧肩略高于健侧。

（2）乳癌根治术：进行握拳、屈腕、屈肘、上举和肩关节活动范围的锻炼。

（3）开胸手术：加强患侧手臂上举及肩关节活动的锻炼，注意纠正肩下垂。

（4）截肢术：术前学会使用拐杖，并进行手臂拉力锻炼，术后尽早扶拐下地活动，预防失用性萎缩，并做好安装义肢的准备。

（5）全喉切除术：术后病人永久依赖气管造口呼吸，并失去发音能力。术后训练病人自行吸痰、清洗气管导管，更换喉垫的方法，指导病人练习食管发音或使用人工喉。

（三）肿瘤放射治疗病人的护理（熟练掌握）

1.全身反应的护理　由于射线对正常组织的损害，释放的毒素被吸收，在照射数小时或1~2日后，病人开始出现全身反应如虚弱、乏力、头晕、头痛、厌食，少数病人出现恶心、呕吐等。每次照射后病人静卧半小时，可预防全身反应；加强营养，补充大量维生素。

骨髓抑制见于大面积照射时，每周检查1次白细胞和血小板，**如白细胞降至3.5×10^9/L或血小板降至80×10^9/L时，应暂停放疗，给予维生素B_4、利血生等生血药，严重时应少量多次输鲜血，做好消毒隔离。**

2.局部反应的护理

（1）皮肤：皮肤对射线的耐受量与所用放射源、照射面积和照射部位有关。

1）皮肤反应分为三度：

分度	表现
一度反应	红斑、有烧灼和刺痒感，继续照射由鲜红变为暗红色，以后有脱屑，称干反应
二度反应	**高度充血、水肿，水疱形成**，有渗出液、糜烂，称为湿反应
三度反应	溃疡形成或坏死，侵犯到真皮造成放射性损伤，难以愈合。

放射治疗过程中允许出现一、二度反应，但不可出现三度反应。

2）皮肤护理：①保护皮肤：指导病人选择宽松、柔软、吸湿性强的衣服；照射部位保持干燥，清洗时动作轻柔，**勿用力擦洗和使用肥皂；避免照射部位冷、热刺激和日光直射**。②促进皮肤反应修复：干反应涂0.2%薄荷淀粉或羊毛脂止痒。湿反应涂2%甲紫或氢化可的松霜，不必包扎；出现水疱时涂硼酸软膏，包扎1~2日，待渗出吸收后改为暴露疗法。

（2）口腔黏膜：口腔照射10日左右，黏膜水肿，呈灰色、光泽消失；照射15日左右，黏膜充血、疼痛，唾液分泌减少，出现口干；照射20日左右，出现假膜，味觉消失。治疗后约3周左右恢复正常。头颈部照射前需清洁牙齿，将短期难以愈合的坏牙拔掉，以免放疗后机体抵抗力下降，如再拔牙可导致骨髓炎和骨坏死。

护理措施：①保持口腔清洁，用软毛牙刷刷牙，睡前及三餐后用漱口水含漱，出现假膜时改为1.5%过氧化氢溶液；②避免吃过热过冷的食物；③口干用1%甘草水漱口；④鼻咽、上颌窦照射需做鼻咽或上颌窦冲洗，保持局部清洁，以提高放射敏感性。

（3）食管：食管照射后出现黏膜充血、水肿和炎性反应，导致梗阻加重，造成吞咽困难、疼痛、黏液增多。保持口腔清洁，每次饭后饮水冲洗食管。对食管高度梗阻者，需做胃造瘘或胃肠外营养，以免治疗中断。中晚期食管癌，尤以溃疡型为主，有食管黏膜溃疡坏死，易出现食管穿孔。中段食管癌有穿入主动脉引起大出血的可能，应密切观察疼痛性质，有无呛咳及脉搏变化。

（4）小肠：全腹照射后期可出现肠狭窄、黏膜溃疡、出血甚至坏死。密切观察病人有无腹痛、腹泻，出现肠痉挛及休克。

（四）肿瘤化学治疗病人的护理（熟练掌握）

1. 给药方法　临床上化疗常用以下几种给药方法：

（1）大剂量冲击法：疗效好，毒性低，对机体免疫功能损害少，不易产生耐药性。

（2）中剂量短程法：用于术前化疗和不能耐受大剂量冲击疗法者。

（3）小剂量长程给药法：效果差，不良反应大，除治疗白血病外，现已很少采用。

2. 给药途径

（1）静脉

1）静脉推注：用于一般刺激性药物。**药液稀释后更换针头，不再排气；注药时应确保针头在血管内，如可疑应回抽检查有无回血；注药完毕，抽少量回血，保持注射器内有一定负压再拔针，压迫针眼1~2分钟。**

2）静脉冲入：用于强刺激性药物。如氮芥需先输液通畅后再输化学药物，更换小针头，夹住皮管上端，从皮管的尾端用碘酊、酒精消毒后，穿刺注入，立即冲入葡萄糖液，2~3分钟再恢复到原来的滴速。其他强刺激性药物如长春新碱、丝裂霉素、阿霉素可由滴管侧孔冲入。

3）静脉点滴：用于某些抗代谢药，需稀释后加入输液瓶中静脉滴注输入，以干扰体内正常代谢。一般用药4~8小时，需准确掌握滴速。

（2）肌内注射：适用于对组织无刺激性的药物。肌内注射宜深，以利吸收。

（3）口服：装入胶囊或制成肠溶剂，以减轻药物对胃黏膜的刺激，防止药物被胃酸破坏。

（4）腔内注射：主要用于癌性胸腹水和心包积液。注药后协助病人更换体位。

（5）动脉注射：适于某些晚期不宜手术或复发的局限性肿瘤，直接将药物注入供应肿瘤的动脉，提高肿瘤局部药物浓度和减轻全身性毒性反应。护理上注意保持导管通畅，防止动脉血回流，预防气栓、血栓、缺血性坏死和感染。

3. 常见毒性反应和护理

（1）组织坏死和栓塞性静脉炎：对强刺激性药物如氮芥、阿霉素、长春新碱、丝裂霉素等，若不慎注入皮下可引起组织坏死，甚至经久不愈。

1）预防组织坏死：熟悉药物的刺激性，熟练掌握静脉穿刺和注射刺激性药物的技术。如药液不慎溢出需立即：**①停止注药或输液，保留针头接注射器回抽后，注入解毒剂再拔针**；**②皮下注入解毒剂**；**③局部涂氢化可的松，冰敷24小时**；**④**报告医师并记录。常用解毒剂有：**硫代硫酸钠，用于氮芥、丝裂霉素和放线菌素D**；**碳酸氢钠，用于阿霉素和长春新碱**。

2）保护静脉：一般用20ml化疗药物，药物应稀释，以减轻对血管壁的刺激；长期化疗者制订静脉使用计划，左右臂交替使用，使损伤的静脉得以修复。如出现静脉炎应停止滴注，热敷，硫酸镁湿敷或理疗。

（2）胃肠道反应：化疗病人可出现恶心、呕吐、食欲缺乏等胃肠道反应，抗代谢药大剂量应用时出现腹痛、腹泻，甚至黏膜坏死脱落、穿孔。关心病人的进食情况，反应较重者安排在晚饭后给药并服镇静止吐药，避免影响病人进食，针刺可减轻恶心、呕吐。密切观察腹痛的性质和排便情况。

（3）骨髓抑制：由于抗肿瘤药物对骨髓的抑制，病人白细胞计数下降，血小板减少。每周查血常规1~2次，**白细胞计数低于1.0×10^9/L，血小板计数低于80×10^9/L时，需暂停药，给补血药物，增加营养**；对重度骨髓抑制者，置病人在无菌室或层流无菌室内，严密保护和精心护理可帮助病人度过危险期。

小试身手 9.停用放疗的指征是

A.白细胞低于1.0×10^9/L或血小板低于80×10^9/L

B.白细胞降至5×10^9/L或血小板降至80×10^9/L

C.白细胞降至4×10^9/L或血小板降至80×10^9/L

D.白细胞降至3×10^9/L或血小板降至8×10^9/L

E.白细胞降至5×10^9/L或血小板降至8×10^9/L

（4）口腔黏膜反应：抗代谢药大剂量应用时，因严重的口腔炎形成溃疡。保持口腔清洁，必要时做细菌培养及药物敏感试验，如合并真菌感染用3%苏打水漱口，并用制霉菌素10万U/ml含漱。

（5）皮肤反应：甲氨蝶呤可引起皮肤反应，表现为皮肤干燥，色素沉着，有时全身瘙痒，用炉甘石洗剂止痒。

（6）脱发：因毛囊上皮生长迅速，对药物敏感。脱发常见于阿霉素、甲氨蝶呤、环磷酰胺等药物。可用头皮降温方法，于注药前5~10分钟头部放置冰帽，注药后维持30~40分钟，可防止药物刺激毛囊。

参考答案

1.B　2.C　3.A　4.C　5.D　6.A　7.A　8.B　9.A

答案与解析

1.B　良性肿瘤与恶性肿瘤的根本区别是细胞分化程度，良性肿瘤细胞分化成熟，呈膨胀性生长，不发生转移；恶性肿瘤细胞分化不成熟，生长较快，呈浸润性破坏性生长。

2.C 病理检查是作为肿瘤定性诊断的检查，包括细胞学检查和活体组织检查。

3~5.A、C、D 目前临床较常用的为国际抗癌联盟组织提出的TNM分期法。TNM为tumor、node、metastasis 3个英文单词的首字母。T是指原发肿瘤（tumor）、N是指淋巴结（node）、M是指远处转移（metastasis）。

6.A 手术切除是治疗实体肿瘤有效的方法。

7.A 肿瘤的一级预防为病因预防，目的是消除或减少可致癌的因素，降低癌症发病率。

8.B 肿瘤的二级预防是指早期发现、早期诊断、早期治疗癌前病变。

9.A 每周应检查1次白细胞和血小板，如白细胞低于1.0×10^9/L或血小板低于80×10^9/L时，应暂停放疗。

第十四章　颅内压增高患者的护理

　　本章内容较为重要，历年考试多有涉及。近5年的考试先后考查了颅内压增高的病因、临床表现和护理措施，急性脑疝的病因与分类、护理措施等。整体的考查偏重于知识的记忆和应用。对于本章的复习，考生应着重掌握颅内压增高的临床表现和护理措施，急性脑疝的病因与分类、护理措施等内容。本章记忆性内容较多，考生可结合"锦囊妙记"中的方法进行记忆。

第一节　颅内压增高

　　颅内压是指颅腔内容物对颅腔壁所产生的压力，颅腔内容物包括脑组织、脑脊液和血液，三者与颅腔容积相适应，使颅内保持一定压力。**成人正常值为 $70\sim200\text{mmH}_2\text{O}$（$0.7\sim2.0\text{kPa}$），儿童为 $50\sim100\text{mmH}_2\text{O}$（$0.5\sim1.0\text{kPa}$）。当颅腔内容物的体积增加或颅腔容积缩小超过颅腔可代偿的范围，使颅内压持续高于 $200\text{mmH}_2\text{O}$（2kPa），并出现头痛、呕吐和视乳头水肿等症状时，即为颅内压增高。**

（一）病因（熟练掌握）

　　1.颅内容物体积增加　如脑外伤、炎症、脑缺血缺氧、中毒引起的脑水肿；脑脊液分泌或吸收失衡引起的脑积水；二氧化碳潴留和高碳酸血症时脑血管扩张导致脑血流量增加。

　　2.颅内占位性病变　如颅内血肿、肿瘤、脓肿等。

　　3.颅腔容量缩小　如凹陷性骨折、狭颅症等使颅腔容积变小。

小试身手 1.颅内压增高的常见原因是

A.颅内容物体积增加　　B.颅底凹陷性骨折　　C.颅内肿瘤

D.颅内血肿　　E.狭颅症

（二）病理生理（掌握）

　　颅内压增高时，一部分脑脊液被挤入椎管，同时脑脊液分泌减少、吸收增加。随着颅内压不断上升，脑血流量减少，脑组织缺氧。严重脑缺氧造成脑水肿，进一步加重颅内压增高。

　　当颅内压升高到一定程度时，颅内各分腔之间的压力不平衡，使一部分脑组织通过生理性孔隙，从高压区向低压区移位形成脑疝。脑疝是颅内压增高的危急并发症，包括小脑幕切迹疝和枕骨大孔疝。

（三）临床表现（熟练掌握）

　　1.颅内压增高"三主征"　即头痛、呕吐和视乳头水肿。头痛是颅内压增高最

常见的症状，因颅内压升高使脑膜血管和神经受刺激或牵拉引起。常在晨起或夜间出现，咳嗽、低头、用力时加重，头痛部位多位于前额、两颞，也可位于枕后或眶部。呕吐因迷走神经受激惹引起，常在头痛剧烈时出现，**呈喷射性**，伴恶心，与进食无关。**视乳头水肿是颅内压增高的重要客观体征**，常为双侧。

> **小试身手** 2.颅内压增高"三主征"是指
>
> A.头痛、呕吐、视乳头水肿　　　　B.呕吐、视乳头水肿、抽搐
>
> C.视乳头水肿、抽搐、昏迷　　　　D.抽搐、昏迷、头痛
>
> E.呕吐、头痛、昏迷

2.生命体征改变　机体代偿性出现**血压升高，脉压增大，脉搏慢而有力，呼吸深而慢（两慢一高）**，这种典型的生命体征改变称为库欣（Cushing）反应。

3.意识障碍　急性颅内压增高出现进行性意识障碍。慢性颅内压增高的病人神志淡漠、反应迟钝，症状时轻时重。

4.其他症状与体征　颅内压增高可引起展神经麻痹或复视、头晕、猝倒等。婴幼儿颅内压增高出现囟门饱满、头皮静脉怒张、颅缝增宽、头颅增大等。

（四）辅助检查（掌握）

1.腰椎穿刺　可直接测量颅内压力，同时取脑脊液检查。但颅内压明显增高时避免进行，以免引发枕骨大孔疝。

> **小试身手** 3.颅内压增高明显时应避免
>
> A.CT检查　　　　B.MRI检查　　　　C.腰椎穿刺
>
> D.脑血管造影　　　　E.颅脑多普勒检查

2.影像学检查　CT、MRI能显示病变部位、大小和形态，可判断颅内压增高的原因。脑血管造影和数字减影血管造影（DSA）主要用于检查脑血管畸形和血运丰富的颅脑肿瘤等疾病。

（五）治疗原则（掌握）

最根本的治疗原则是病因治疗。对原因不明或一时不能解除病因者，先限制液体入量，使用脱水药和糖皮质激素、冬眠低温等治疗，以减轻脑水肿，降低颅内压。对脑积水的病人，先穿刺侧脑室作外引流术，暂时降低颅内高压，待病因诊断明确后再手术治疗。

（六）护理措施（熟练掌握）

1.一般护理　**床头抬高30°的斜坡位**。促进颅内静脉回流，减轻脑水肿。昏迷病人取侧卧位，促进呼吸道分泌物排出。通过给氧降低$PaCO_2$使脑血管收缩，减少脑血流量，降低颅内压。**不能进食者，成人每天静脉输液量在1500~2000ml**，其中等渗盐水不超过500ml，保持每日尿量不少于600ml，同时控制输液速度。神志清醒者给予普通饮食，但注意限制钠盐摄入量。

加强生活护理，注意保护病人，避免意外损伤。**昏迷躁动不安者切忌强制约束，以免病人挣扎引起颅内压增高。**

> **小试身手** 4.颅内压增高患者宜取

A.平卧位　　　　　　　B.半卧位　　　　　　　C.头低脚高位

D.头高脚低位　　　　　E.侧卧位

2.防止颅内压骤然升高的护理

（1）卧床休息：病房保持安静，清醒者不要用力坐起或提重物。安慰病人，避免情绪激动。

（2）保持呼吸道通畅：昏迷者或排痰困难者，配合医生尽早做气管切开术。

（3）避免剧烈咳嗽和用力排便：预防和及时治疗感冒，避免咳嗽。应鼓励能进食者多食富含纤维素食物，促进肠蠕动。**已发生便秘者切勿用力屏气排便，可用缓泻药或低压小量灌肠通便，避免高压大量灌肠。**

> 锦囊妙记：颅内压增高者、心肌梗死者、直肠肛管疾病术后禁忌灌肠。

（4）控制癫痫发作：癫痫发作可加重脑缺氧和脑水肿。

3.脱水药的护理　**20%甘露醇250ml，在30分钟内快速静脉滴注**，每日2~4次，静注后10~20分钟颅内压开始下降，约维持4~6小时，可重复使用。

小试身手 5.为颅内压增高患者进行脱水治疗时，20%甘露醇250ml应在多长时间内滴完

A.15分钟　　　　　　　B.30分钟　　　　　　　C.45分钟

D.60分钟　　　　　　　E.90分钟

4.应用肾上腺皮质激素　预防和治疗脑水肿，减少脑脊液生成，降低颅内压。

5.冬眠低温疗法的护理　先观察病人生命体征、意识、瞳孔和神经系统体征并记录，作为治疗后效果评价的基础。**先静脉滴注冬眠药物，通过调节滴速来控制冬眠深度，待病人进入冬眠状态后方可开始物理降温。降温速度为每小时下降1℃，**体温降至肛温33℃~35℃较为合适，体温过低易诱发心律失常。在冬眠降温期间严密观察生命体征变化。若脉搏超过100次/分，收缩压低于100mmHg，呼吸慢而不规则时，应及时通知医生停药。**一般冬眠低温疗法时间为3~5日，停止治疗时先停物理降温，再逐渐停用冬眠药物，**任其自然复温。

> 锦囊妙记：冬眠疗法时，遵循"先用后停"的原则，即先用药物降温，后用物理降温；复温时先停物理降温，后停药物降温。

小试身手 6.下列关于冬眠低温疗法的说法，**错误的是**

A.使用时先用冬眠药物，后用物理降温

B.降温速度以每小时下降1℃为宜

C.肛温降至33℃~35℃较为理想

D.停用时先停冬眠药物，后停物理降温

E.使用时间一般为3~5日

6.健康教育

（1）原因不明的头痛进行性加重，经一般治疗无效；或头部外伤后有剧烈头痛并伴有呕吐者，应及时到医院就诊。

（2）颅内压增高的病人避免剧烈咳嗽、便秘、提重物等使颅内压骤然升高的因素。

（3）指导病人学习康复的知识和技能。

第二节　脑疝

颅腔内某一分腔的压力大于邻近分腔的压力，脑组织从高压区向低压区移位，部分脑组织被挤入颅内生理空间或裂隙，产生相应的症状和体征，称为脑疝。

（一）解剖概要（了解）

颅腔被小脑幕分成幕上腔和幕下腔。幕上腔被大脑镰分成左右两腔，分别容纳左右大脑半球。中脑在小脑幕切迹裂孔中穿过，其外侧与大脑颞叶的沟回、海马回相邻。

（二）病因与分类（熟练掌握）

常见的脑疝包括小脑幕切迹疝和枕骨大孔疝。小脑幕上方的颞叶钩回、海马回通过小脑幕切迹向幕下移位，称小脑幕切迹疝（又称颞叶钩回疝），由小脑扁桃体经枕骨大孔向椎管内移位，称枕骨大孔疝（又称小脑扁桃体疝）。

（三）临床表现（熟练掌握）

临床表现	小脑幕切迹疝	枕骨大孔疝
意识障碍	进行性意识障碍	意识障碍出现较晚
生命体征	改变晚，最后生命体征严重紊乱，呼吸、心跳停止	改变较早，当延髓呼吸中枢受压时，早期即可突发呼吸骤停
瞳孔	患侧瞳孔最初缩小，以后逐渐散大、直接或间接对光反射消失最后双侧瞳孔散大、对光反射消失	因脑干缺氧，瞳孔可忽大忽小
其他	患侧上睑下垂及眼球外斜。病变对侧肢体瘫痪、肌张力增加、腱反射亢进、病理征阳性。如脑疝继续发展，则出现深度昏迷，四肢全瘫，去脑强直	剧烈头痛，以枕后部疼痛为甚，反复呕吐，颈项强直或强迫体位

（四）治疗原则（掌握）

当病人出现脑疝症状，应立即静脉快速输入高渗脱水药，争取时间尽快手术，去除病因。若难以确诊，或虽确诊但无法切除者，选择姑息性手术降低颅内压。

（五）急救护理（熟练掌握）

1.脑疝急救　做好紧急处理并保持呼吸道通畅，吸氧，立即快速输入甘露醇、地塞米松、呋塞米等，以迅速降低颅内压；同时紧急做好术前准备，密切观察生命体征、瞳孔变化。对呼吸功能障碍者立即气管插管行辅助呼吸。

小试身手 7.急性脑疝时护士应首先采取的措施是

　A.吸氧　　　　　　　B.密切观察瞳孔变化　　　C.快速输入甘露醇

　D.做好术前准备　　　　E.呼吸功能障碍者通知医师气管插管

2.病情观察　观察意识、生命体征、瞳孔和肢体活动变化。**意识**反映了大脑皮质和脑干功能状态,**是分析病情进展的重要指标**。急性颅内压增高早期生命体征出现"二慢一高"现象。观察瞳孔对判断病变部位有重要意义。颅内压增高病人出现**病侧瞳孔先小后大,对光反应迟钝或消失,提示小脑幕切迹疝**。小脑幕切迹疝压迫患侧大脑脚,出现对侧肢体瘫痪,肌张力增高,腱反射亢进,病理反射阳性;但有时脑干被推向对侧,使对侧大脑脚受压,造成脑疝同侧肢体瘫痪,护士应结合瞳孔变化及有关症状进行综合判断。

参考答案

1.A　2.A　3.C　4.D　5.B　6.D　7.C

答案与解析

1.A　颅内压增高的常见原因颅内容物体积增加。

2.A　颅内压增高"三主征"　即头痛、呕吐和视乳头水肿。

3.C　颅内压明显增高时应避免腰椎穿刺,以免发生枕骨大孔疝。

4.D　颅内压增高者,应抬高床头30°,以促进颅内静脉回流,减轻脑水肿。

5.B　治疗颅内压增高者,用20%甘露醇250ml,在30分钟内快速静脉滴注。

6.D　冬眠疗法时,遵循"先用后停"的原则,即先用药物降温,后用物理降温;复温时先停物理降温,后停药物降温。

7.C　脑疝发生后,护士应遵医嘱立即静脉快速输入甘露醇以降低颅内压。

第十五章 颅脑损伤患者的护理

要点分析

本章内容较为重要，历年考试偶有涉及。近5年的考试先后考查了颅骨骨折的临床表现、治疗要点和护理措施，脑震荡的病理改变，硬膜外血肿的临床表现，颅脑损伤的护理等。整体的考查偏重于知识的记忆和应用。对于本章的复习，考生应着重掌握颅骨骨折的临床表现和护理措施，脑震荡的病理改变和临床表现，硬膜外血肿的临床表现和治疗原则，颅脑损伤的护理等内容。

考点纵览

颅脑损伤分为头皮损伤、脑损伤及颅骨骨折，三者可单独发生，也可同时发生。

第一节 颅骨骨折

（一）解剖概要（了解）

颅盖骨的外板厚，内板较薄，内骨膜是硬脑膜的外层。在颅骨的穹窿部，内骨膜与颅骨板结合不紧密，颅顶部骨折易形成硬脑膜外血肿。

颅底骨面凹凸不平，厚薄不匀，有大小不等的骨孔和裂隙，脑神经和血管由此出入颅腔。颅底被蝶骨嵴和岩骨嵴分为颅前窝、颅中窝和颅后窝。颅骨的气窦（如额窦、筛窦、蝶窦及乳突气房）均贴近颅底，颅底部的硬脑膜与颅骨贴附紧密，<u>颅底骨折时易撕裂硬脑膜形成脑脊液漏</u>，也可由此导致颅内感染。

小试身手 1.患者男，40岁，由高空摔下致颅底骨折，合并脑脊液外漏，其脑脊液漏出是通过

A.额窦 　　　　　　B.筛窦 　　　　　　C.蝶窦

D.乳突气房 　　　　E.硬脑膜破裂口

（二）临床表现（熟练掌握）

1.颅盖骨折　线形骨折常合并头皮损伤，依靠触诊很难发现骨折本身。凹陷范围较大的骨折，软组织出血不多时，通过触诊可发现，但小的凹陷骨折需经X线摄片才能发现。凹陷性骨折的骨片陷入颅内，使局部脑组织受压或引起颅内血肿。

2.颅底骨折　颅底骨折多为间接暴力引起，颅底骨折刺破硬脑膜引起脑脊液外漏或颅内积气。

分类	损伤神经	临床表现
颅前窝骨折	嗅神经和视神经	**眼睑青紫，眼结膜下出血，俗称"熊猫眼征"、"眼镜征"** 鼻和口腔流出血性脑脊液
颅中窝骨折	面神经和听神经	**耳后乳突区皮下出现淤血**，脑脊液漏从外耳道流出，如 鼓膜未破，则可沿咽鼓管入鼻腔形成鼻漏 骨折累及蝶骨也会出现脑脊液鼻漏
颅后窝骨折	第9~12对脑神经	**耳后及枕下部出现皮下瘀斑**，脑脊液漏至胸锁乳突肌和 乳突后皮下

小试身手 2.诊断颅底骨折最可靠的临床表现是

A.皮下血肿　　　　　　B.脑脊液漏　　　　　　C.意识障碍

D.颅底骨质凹陷　　　　E.血性脑脊液

小试身手 3.患者男，28岁。车祸伤后1小时，当时昏迷约10分钟，来院后出现头痛、恶心、未呕吐。右鼻孔可见血性液体持续流出。此时护理措施**错误的**是

A.迅速建立静脉通道，密切观察体征变化

B.用无菌棉球堵塞鼻腔，防止液体持续流出

C.按照医嘱应用抗生素和破伤风抗毒素

D.给予面罩氧气吸入

E.患者取半卧位

3.颅盖线形骨折通过头颅正侧位X线摄片才能发现。**颅底骨折做CT检查**有诊断意义。

> 锦囊妙记：颅盖骨折依靠X线诊断，颅底骨折依靠CT诊断。

（三）治疗原则（掌握）

颅盖骨线形骨折或凹陷性骨折下陷较轻，一般无需处理。骨折凹陷范围超过3cm、深度超过1cm，出现脑受压症状者，需手术整复或去除陷入的骨片。**颅底骨折本身无特殊处理，重点是预防颅内感染**。脑脊液漏一般在2周内愈合，**脑脊液漏4周不能愈合者**，考虑做硬脑膜修补术。

小试身手 4.颅底骨折治疗的重点是

A.手术整复　　　　　　B.预防颅内感染　　　　C.硬脑膜修补

D.颅内血肿清除　　　　E.降颅内压

（四）护理措施（熟练掌握）

1.脑脊液漏的护理

（1）预防逆行性颅内感染：①每日2次清洁、消毒鼻前庭或外耳道，避免棉球过湿导致液体逆流入颅内；②在外耳道口或鼻前庭放置干棉球，棉球渗湿及时更换，记录24小时浸湿的棉球数，据此估算漏出液量；③**禁忌堵塞、冲洗鼻腔、耳**

道，或通过鼻腔、耳道滴药。**脑脊液鼻漏者，严禁经鼻腔置胃管、吸痰或通过鼻导管给氧**；④避免用力咳嗽、打喷嚏、擤鼻涕及用力排便，以免颅内压骤然升降导致气颅；⑤**禁忌做腰椎穿刺**；⑥遵医嘱使用抗生素和破伤风抗毒素，预防颅内感染。

（2）促进脑脊液外漏通道闭合：**颅底骨折病人神志清醒者，取半坐卧位，昏迷者床头抬高30°，患侧卧位**。维持半坐卧位至脑脊液漏停止后3~5日，目的是借重力作用使脑组织移向颅底，使脑膜逐渐形成粘连而封闭脑膜破口。

> 锦囊妙记：颅底骨折、肾结石碎石术后、气胸、胸痛者需取患者卧位。

2.病情观察　注意有无颅内感染或颅内压增高症状。当脑脊液外漏多，**可使颅内压过低而导致颅内血管扩张，出现颅内低压综合征**，表现为剧烈头痛、眩晕、呕吐、厌食、反应迟钝、脉搏细弱、血压偏低。注意观察脑脊液的外漏量，可静脉输液缓解症状。

小试身手 5.患者，男性，38岁，建筑工人，在施工过程中从高空坠落，头部着地。查体："熊猫眼征"、鼻腔露出脑脊液。针对该患者的护理措施，**错误的是**

A.抬高床头　　　　　B.禁忌冲洗鼻腔　　　　C.禁腰穿
D.观察有无颅内感染　E.避免用力咳嗽、打喷嚏

第二节　脑损伤

脑损伤是指脑膜、脑组织、脑血管以及脑神经的损伤，根据脑损伤病理改变的先后分为原发性脑损伤和继发性脑损伤。原发性脑损伤指暴力作用于头部时立即发生的脑损伤，如脑震荡、脑挫裂伤；继发性脑损伤指受伤一定时间后发生的脑水肿和颅内血肿，压迫脑组织引起的损伤。按伤后脑组织与外界是否相通，分为闭合性和开放性脑损伤。

一、脑震荡

脑震荡是指头部受到撞击后发生的一过性神经功能障碍，**无肉眼可见的神经病理改变**，但在显微镜下可见神经组织结构紊乱。

小试身手 6.脑震荡的病理解剖改变是

A.脑出血　　　　　B.无明显的器质性改变　　C.脑组织明显水肿
D.脑组织挫裂伤　　E.脑组织移位

（一）临床表现和诊断（掌握）

病人伤后立即出现短暂意识丧失，一般持续时间不超过30分钟，病人面色苍白、出冷汗、血压下降、脉缓、呼吸浅慢，各种生理反射迟钝或消失。**意识恢复后对受伤时，甚至受伤前一段时间内的情况不能回忆，而对往事记忆清楚，称为逆行性健忘**。清醒后有头痛、头晕、恶心、呕吐、失眠、情绪不稳定、记忆力减退等，一般持续数日或数周。神经系统检查无明显阳性体征。

（二）治疗原则（掌握）

脑震荡无须特殊治疗，病人卧床休息1~2周，给予镇静等对症处理。病人多在2周内恢复正常。

二、脑挫裂伤

脑挫伤指暴力作用于头部，脑组织破坏较轻，软脑膜尚完整者；脑裂伤指软脑膜、血管及脑组织同时损伤，伴有外伤性蛛网膜下隙出血。两者常同时存在，故合称为脑挫裂伤。

（一）临床表现和诊断（掌握）

1.**意识障碍　是脑挫裂伤最突出的症状**，伤后立即出现昏迷，昏迷时间超过30分钟，可达数小时、数日至数月不等。

2.局灶症状与体征　脑皮质功能区受损时，伤后立即出现相应的神经功能障碍，如运动区受损伤出现锥体束征，语言中枢损伤出现失语等。

3.头痛、恶心、呕吐　与颅内压增高、自主神经功能紊乱或外伤性蛛网膜下隙出血有关。合并蛛网膜下隙出血时脑膜刺激征阳性，脑脊液检查见有红细胞。

4.颅内压增高与脑疝　因继发脑水肿和颅内出血引起，可使病人的意识障碍或偏瘫程度加重，或意识障碍好转后又加重。

5.CT或MRI检查　可发现脑挫裂伤的部位、范围、脑水肿程度及有无脑室受压等。

（二）治疗原则（掌握）

脑挫裂伤一般采用**保持呼吸道通畅，防治脑水肿**，加强支持疗法和对症处理等非手术治疗。当病情恶化出现脑疝征象时，需手术治疗。

三、颅内血肿

颅内血肿是颅脑损伤中最常见的继发性脑损伤，如不及时处理可危及生命。按症状出现的时间，颅内血肿分为急性血肿（3日内出现症状）、亚急性血肿（伤后3日~3周出现症状）、慢性血肿（伤后3周以上才出现症状）。按血肿所在部位分为硬脑膜外血肿、硬脑膜下血肿、脑内血肿。

（一）临床表现及诊断（掌握）

1.**硬脑膜外血肿**　因颞侧颅骨骨折致脑膜中动脉破裂引起，大多为急性型。病人的意识障碍有三种类型：①**典型的意识障碍是伤后昏迷有"中间清醒期"，即昏迷－清醒－再昏迷**；②原发性脑损伤严重，伤后昏迷持续进行性加重，血肿的症状被原发性脑损伤掩盖；③原发性脑损伤轻，伤后无原发性昏迷，至血肿形成后才出现继发性昏迷。病人在昏迷前或中间清醒期出现头痛、呕吐等颅内压增高症状，幕上血肿多有典型的小脑幕切迹疝表现。

CT检查表现颅骨内板与脑表面之间有**双凸镜形成或弓形密度增高影**，常伴颅骨骨折和颅内积气。

小试身手 7.急性硬脑膜血肿患者典型的意识障碍是

A.短暂昏迷 　　　　　B.持续昏迷 　　　　　C.昏迷呈进行性加重

D.昏迷时轻时重 　　　E.昏迷—清醒—再昏迷

2.硬脑膜下血肿

（1）急性硬脑膜下血肿：因脑实质血管破裂引起。因多数与脑挫裂伤和脑水肿同时存在，病人伤后持续昏迷或昏迷进行性加重，少有"中间清醒期"，较早出现颅内压增高和脑疝症状。

CT检查表现颅骨内板与脑表面之间有**高密度、等密度或混合密度的新月形或半月形影**。

（2）慢性硬脑膜下血肿：较少见，好发于老年人，病程较长。病人多有轻微头部外伤史，主要表现为慢性颅内压增高症状，血肿压迫引起的局灶症状，有时出现记忆力减退、智力下降、精神失常等症状。

CT检查表现颅骨内板下低密度的新月形或半月形影或双凸镜形影。

（3）脑内血肿：多因脑实质内血管破裂引起，常与硬脑膜下血肿同时存在，临床表现与脑挫裂伤和急性硬脑膜下血肿类似。

CT检查在脑挫裂伤灶附近或脑深部白质内见到圆形或不规则高密度影，周围为低密度水肿区。

（二）治疗原则（掌握）

一经确诊原则上应手术治疗，手术清除血肿，并彻底止血。

第三节　颅脑损伤的护理

（一）护理评估（熟练掌握）

1.健康史　了解受伤过程，如暴力大小、方向、性质、速度和作用部位。受伤当时意识状态、伤后有无颅内压增高、脑脊液漏的症状，以及现场急救经过。

2.身体状况　评估脑损伤后的症状和体征，特别是生命体征、意识、瞳孔及神经系统体征的动态变化。

3.心理和社会情况　了解病人和家属对颅脑损伤及其预后的心理反应。

（二）护理措施（熟练掌握）

1.现场急救　**首先抢救心跳骤停、窒息、开放性气胸、大出血等伤情**，颅脑损伤救护时应保持呼吸道通畅，注意保暖，禁用吗啡止痛。有明显大出血者应补充血容量，无外出血表现而有休克表现者，应检查有无合并内脏破裂等。**如有脑组织从伤口膨出，应在外露的脑组织周围用消毒纱布卷保护，再用纱布架空包扎，避免脑组织受压**，及早使用抗生素和TAT。记录受伤经过和阳性体征，采取的急救措施和使用的药物。

小试身手 8.关于颅脑损伤患者的护理措施，**错误的是**

A.首先抢救窒息，大出血等危急伤情

B.伤后三天仍不能进食者给予鼻饲

C.及时处理高热

D.疼痛明显时可以用吗啡止痛

E.对躁动患者不可强加约束

2.一般护理

（1）体位：**意识清醒者取斜坡卧位，促进颅内静脉回流**。昏迷或吞咽功能障碍者取侧卧位或侧俯卧位，以免呕吐物、分泌物误吸。

（2）营养支持：昏迷者禁食，早期采取胃肠外营养。**每日静脉输液量在1500~2000ml**，其中含钠电解质500ml，输液速度不要过快。伤后3日仍不能进食者，通过鼻胃管补充营养，限制盐和水的摄入。等病人意识好转出吞咽反射时，可经口试喂蒸蛋、藕粉等食物。

（3）躁动的护理：头痛、呼吸道不通畅、尿潴留、便秘、被服被大小便浸湿、肢体受压等均可引起躁动，须查明原因，切勿轻率使用镇静药。对躁动不安者不可强行约束，避免病人挣扎使颅内压进一步升高。

（4）降低体温：高热会加重脑组织缺氧，应及时采取降低室温、物理降温，遵医嘱使用解热药等降温措施。

3.保持气道通畅　意识障碍者易出现呼吸道梗阻。必须及时清除咽部的血块和呕吐物，并注意吸痰，舌根后坠者放置口咽通气道，必要时做气管插管或气管切开。给氧，呼吸换气量明显下降者，采用机械辅助呼吸。

4.严密观察病情

（1）意识状态：意识障碍的程度目前通用格拉斯哥昏迷计分法（Glasgow coma scale,GCS）（表3-15-1），**分别对病人的睁眼、言语、运动三方面的反应进行计分**，再累计得分，用量化方法来评分意识障碍的程度，**最高为15分，总分低于8分即表示昏迷状态，分数越低表明意识障碍越严重**。

表3-15-1　格拉斯哥昏迷量表评分法

睁眼反应	语言反应	运动反应
自动睁眼4	回答正确5	按吩咐动作6
呼唤睁眼3	回答错误4	刺痛能定位5
痛时睁眼2	吐词不清3	刺痛时回缩4
不能睁眼1	有音无语2	刺痛时屈曲3
	不能发音1	刺痛时过伸2
		无动作1

（2）生命体征：避免病人躁动影响准确性，**测量生命体征时应先测呼吸，再测脉搏，最后测血压**。伤后生命体征出现"两慢一高"，同时有进行性意识障碍；下丘脑或脑干损伤常出现中枢性高热；伤后数日出现高热提示继发感染。

小试身手 9.某颅脑损伤患者的格拉斯哥昏迷评分为7分，该患者的意识状态为

A.意识清楚　　　　B.轻度意识障碍　　　　C.中度意识障碍

D.重度意识障碍　　E.昏迷

（3）瞳孔：观察两侧瞳孔大小、形状和对光反射。**伤后立即出现一侧瞳孔散大**，是原发性动眼神经损伤所致；伤后瞳孔正常，**以后一侧瞳孔先缩小后散大，并且对光反射减弱或消失，是小脑幕切迹疝**；如双侧瞳孔时大时小、变化不定，对光反射消失，伴眼球运动障碍（如眼球分离、同向凝视），**提示中脑损伤**；双侧瞳孔散大，对光反射消失、眼球固定伴深昏迷或去脑强直，多为临终状态。

锦囊妙记：病理情况下，瞳孔直径小于2mm称为瞳孔缩小。双侧瞳孔缩小，常见于有机磷农药、氯丙嗪、吗啡等药物中毒；单侧瞳孔缩小常提示同侧小脑幕切迹疝早期。瞳孔直径大于5mm称为瞳孔散大。双侧瞳孔散大，常见于颅内压增高、颅脑损伤、颠茄类药物中毒及濒死状态；一侧瞳孔扩大、固定，常提示同侧颅内病变（如颅内血肿、脑肿瘤等）所致的小脑幕切迹疝的发生。

（4）锥体束征：原发性脑损伤引起的偏瘫等局灶症状，在受伤当时已出现，且不再继续加重；伤后一段时间出现或继续加重的肢体偏瘫，同时伴意识障碍和瞳孔变化，多是小脑幕切迹疝压迫中脑的大脑脚，损害锥体束纤维引起。

5.减轻脑水肿，降低颅内压　遵医嘱使用高渗脱水药、利尿药、激素等减轻脑水肿、降低颅内压。避免使颅内压骤然升高的因素。

6.预防并发症　昏迷病人生理反应减弱或消失，全身抵抗力下降易产生并发症，如压疮、关节僵硬、肌肉挛缩、呼吸道和泌尿道感染。

7.手术前后的护理　做好紧急手术前常规准备，术前2小时内剃净头发，洗净头皮，**涂擦75%乙醇并用无菌巾包扎**。术后搬动病人前后注意观察呼吸、脉搏和血压变化。小脑幕上开颅术后取健侧或仰卧位，避免切口受压；小脑幕下开颅术后取侧卧或侧俯卧位。手术中常放置引流管，如脑室引流、创腔引流、硬脑膜下引流等，护理时严格执行无菌技术操作。严密观察并及时发现术后颅内出血、感染、癫痫以及应激性溃疡等并发症。

8.健康指导

（1）对存在失语、肢体功能障碍或生活不能自理者，当病人病情稳定后即开始康复锻炼。耐心指导病人功能锻炼，帮助病人树立起坚持锻炼和重新生活的信心。

（2）有外伤性癫痫者，应按时服药，控制症状发作，在医生指导下逐渐减量直至停药。不做登高、游泳等活动，防止发生意外。

（3）对重度残疾者的各种后遗症采取适当治疗，指导病人完成部分生活自理。

参考答案

1.E　2.B　3.E　4.B　5.A　6.B　7.E　8.D　9.E

答案与解析

1.E　颅底的气窦均贴近颅底，颅底部的硬脑膜与颅骨贴附紧密，颅底骨折时易撕裂硬脑膜形成脑脊液漏，由此导致颅内感染。

2.B　颅底骨折常伴有硬脑膜破裂引起脑脊液外漏，颅脑外伤患者出现脑脊液漏即可诊断为颅底骨折。

3.E　根据题干分析，患者发生了颅底骨折合并脑脊液漏，因此患者应取患侧卧位。

4.B　颅底骨折本身无特殊处理，重点是预防颅内感染。

5.A　上述症状提示患者颅底骨折。颅底骨折的患者应取患侧卧位，从而使脑膜逐渐形成粘连而封闭脑膜破口。

6.B　脑震荡是指头部受到撞击后，立即发生一过性神经功能障碍，无肉眼可见的神经病理改变，但在显微镜下可见神经组织结构紊乱。

7.E　硬脑膜外血肿最典型的意识障碍是伤后昏迷有"中间清醒期"，即伤后原发性脑损伤的意识障碍清醒后，在一段时间后颅内血肿形成，因颅内压增高导致患者再度出现昏迷。

8.D　颅脑损伤时，应争分夺秒地抢救心搏骤停、窒息、开放性气胸、大出血等危及病人生命的伤情。颅脑损伤救护时应注意保持呼吸道通畅，注意保暖，禁用吗啡止痛。躁动不安的患者不可强行约束，以免挣扎导致颅内压升高。

9.E　格拉斯哥昏迷量表分别对患者的睁眼、言语、运动3方面的反应进行评分，再累计得分，最高为15分，总分低于8分即表示昏迷状态，分数越低表明意识障碍越严重。该患者评分为7分，提示为昏迷状态。

第十六章 颈部疾病患者的护理

要点分析

本章内容较为重要，历年考试多有涉及。近5年的考试先后考查了甲状腺功能亢进症的手术适应证、术前药物准备、术后并发症的预防与护理，甲状腺肿瘤的术后护理，甲状舌骨囊肿的临床表现等。整体的考查偏重于知识的记忆和应用。对于本章的复习，考生应熟悉甲状腺肿瘤的术后护理、甲状舌骨囊肿的临床表现，着重掌握甲状腺功能亢进症的手术适应证、术前药物准备、术后并发症的预防与护理等内容。本章记忆性内容较多，考生可结合"锦囊妙记"中的方法进行记忆。

考点纵览

第一节 解剖生理概要

（一）解剖（了解）

甲状腺位于甲状软骨下方、气管两旁，分左右两叶，中间以峡部相连，甲状腺借外层被膜固定在气管和环状软骨上，还借两叶上极内侧的悬韧带悬吊于环状软骨上，因此病人做吞咽动作时甲状腺随之上下移动。

甲状腺的血供十分丰富，主要来自甲状腺上动脉（颈外动脉的分支）和甲状腺下动脉（锁骨下动脉的分支）。甲状腺有甲状腺上、中、下三条静脉。甲状腺的淋巴液汇入颈深淋巴结。

声带的运动由来自迷走神经的喉返神经支配。喉上神经内支（感觉支）分布于喉黏膜，外支（运动支）支配环甲肌，与甲状腺上动脉贴近走行，使声带紧张。

（二）生理（了解）

甲状腺可合成、贮存和分泌甲状腺素。甲状腺素的主要作用是增加全身组织细胞的氧耗量和产能，促进糖类、蛋白质和脂肪分解，促进生长发育和组织分化，并影响体内水分代谢。

小试身手 1.甲状腺素的作用**不包括**

A.增加全身组织的耗氧量　　　　　　B.促进生长发育

C.抑制组织分化　　　　　　　　　　D.促进蛋白质、脂肪、糖类的分解

E.影响体内水的代谢

第二节 甲状腺功能亢进症

甲状腺功能亢进症（简称甲亢）是由于各种原因导致正常甲状腺素分泌的反馈控制机制丧失，引起血液循环中甲状腺素过多而出现以全身代谢亢进为主要特征的

疾病总称。

（一）病因（了解）

原发性甲亢是一种自身免疫性疾病。继发性甲亢和高功能腺瘤的病因未完全明确，可能与结节本身自主性分泌紊乱有关。

（二）分类（了解）

分类	好发年龄	特点
原发性甲亢	最常见，年龄多在20~40岁	在甲状腺肿大的同时出现功能亢进症状。腺体多呈弥漫性肿大，双侧对称，常伴眼球突出，故又称"突眼性甲状腺肿"
继发性甲亢	较少见，年龄多在40岁以上	在结节性甲状腺肿基础上发生甲亢。肿大腺体呈结节状，两侧不对称，无眼球突出，易发生心肌损害
高功能腺瘤	少见	腺体内有单个的自主性高功能结节，结节周围的甲状腺组织呈萎缩改变，病人无眼球突出

（三）外科治疗（熟练掌握）

目前治疗中度甲亢最常用有效的方法是甲状腺大部切除术。手术治疗的适应证和禁忌证如下：

手术治疗的适应证	手术治疗的禁忌证
继发性甲亢或高功能腺瘤	青少年病人
中度以上的原发性甲亢	症状较轻者
腺体较大，伴有压迫症状，或胸骨后甲状腺肿等类型的甲亢	老年病人或有严重器质性疾病，不能耐受手术治疗者
抗甲状腺药物或[131]I治疗后复发或长期用药有困难者	

> 锦囊妙记：青少年处在生长发育的阶段，切除甲状腺后会影响其生长发育。因此，青少年患者为甲亢的手术禁忌证。

小试身手 2.下列哪项不是甲亢的手术指征

A.继发性甲亢　　　　　　　　　B.中度以上的原发性甲亢

C.腺体较大，伴有压迫症状　　　D.抗甲状腺药物治疗复发

E.青少年患者

（四）护理措施（熟练掌握）

1.术前准备　充分而完善的术前准备是保证手术顺利进行和防止术后发生并发症的关键。

（1）术前检查：①颈部透视或摄片，了解有无气管受压或移位；②喉镜检查，确定声带功能；③检查心脏有无扩大、杂音或心律不齐等，作心电图检查；④测定基础代谢率，了解甲亢程度，选择手术时机；⑤检查神经肌肉的应激性是否增高，测定血钙、血磷，了解甲状旁腺功能。

（2）药物准备：**术前通过药物降低基础代谢率是甲亢病人术前准备的重要环节**。

1）开始口服碘剂，2～3周后甲亢症状得到基本控制（**病人情绪稳定，睡眠良好，体重增加，脉率降至每分钟90次以下，脉压恢复正常，基础代谢率在+20%以下**），再进行手术。常用复方碘化钾溶液，每日3次，第1日每次3滴，第2日每次4滴，依此逐日增加1滴至每次16滴为止，然后维持此剂量。

3.甲亢患者症状得到基本控制的指征**不包括**

A.情绪稳定

B.睡眠好转

C.脉率每分钟90次以下

D.基础代谢率在20%以下

E.腺体缩小，血管杂音消失

2）先用硫脲类药物，待甲亢症状基本控制后停药，改服2周碘剂，再行手术。**碘剂的作用是抑制甲状腺素释放，减少甲状腺的血流量，减少腺体充血，使腺体缩小变硬**。由于硫脲类药物可使甲状腺肿大充血，造成手术时极易出血，增加手术困难和危险，因此服用硫脲类药物后必须加服碘剂。

对于不能耐受碘剂或合并使用硫脲类药物，或对两类药物均无反应的病人，主张与碘剂合用或**单独使用普萘洛尔做术前准备**。

（3）饮食护理：给予高热量、高蛋白和富含维生素饮食，保证足够液体摄入。增加营养，少食多餐。禁用浓茶、咖啡等刺激性饮料，戒烟、酒。

（4）其他：指导病人练习头颈过伸位。指导突眼病人保护眼睛，睡前涂抗生素眼膏，戴黑眼罩或以油纱布遮盖，避免角膜过度暴露后干燥受损，发生溃疡。心率过快者给予口服利血平0.25mg或普萘洛尔10mg，每日3次；发生心力衰竭者给予洋地黄制剂。病室环境安静、舒适，指导病人减少活动，适当卧床，减少体力消耗。减少探视，避免过多外来刺激。

2.术后护理

（1）病情观察：严密监测生命体征变化，若脉率过快，遵医嘱肌内注射利血平。观察伤口渗血情况，注意引流液的颜色和量，及时更换浸湿敷料，估计出血量。让病人发音，观察有无声音嘶哑或声调降低。了解病人进流质饮食后的反应，有无呛咳或误咽，以判断有无神经损伤。

（2）体位和引流：**病人血压平稳或全麻清醒后取半坐卧位**。手术野**常规放置橡皮片或引流管引流24～48小时**，以利于观察切口内出血情况并及时引流切口内积血，避免术后气管受压。

小试身手 4.患者，女性，53岁，甲亢，甲状腺大部切除术后，留在伤口内的引流物取出的时间一般是在术后

A.6～8小时

B.10～12小时

C.14～18小时

D.24~48小时　　　　　E.48~72小时

（3）饮食：**先给予少量温或凉水，若病人无呛咳、误咽等不适，可给予微温流质饮食**，以后逐步过渡到半流食和软食。

> 锦囊妙记：甲状腺切除术后应先喂少量温水，若无呛咳等不适，说明喉上神经未受损伤，即可喂温流质饮食。

（4）药物：术后继续服用复方碘化钾溶液，每日3次，以每次16滴开始，逐日每次减少1滴，直至病情平稳。

（5）活动和咳痰：指导病人在床上变换体位，起身活动时用手置于颈后支撑头部。指导病人深呼吸、有效咳嗽，并用手固定颈部以减少震动；超声雾化吸入，促进排痰，保持呼吸道通畅，预防肺部并发症。

（6）术后并发症的预防与护理

1）**术后呼吸困难和窒息：是最危急的并发症，多发生于术后2天内**。病人出现进行性呼吸困难、烦躁、发绀、窒息。**一旦发生上述情况应**立即进行床旁抢救，**及时剪开缝线，敞开切口，迅速除去血肿**，若呼吸仍无改善则立即做气管切开。喉头水肿者立即用大剂量激素：地塞米松30mg静脉滴入，呼吸困难无好转时行环甲膜穿刺或气管切开。**故术后病人床旁常规置气管切开包和无菌手套。**

小试身手 5.患者，女性，37岁，甲亢后行甲状腺大部切除术，术后2小时出现面部青紫，颈部切口下肿胀，其原因是

A.出血　　　　　B.痰液堵塞咽喉部　　　　C.分泌物堵塞气管

D.喉返神经损伤　　　　E.气管塌陷

2）**喉返神经损伤：一侧喉返神经损伤，病人出现声音嘶哑**，可由健侧声带代偿性地向患侧过度内收而恢复发音；**双侧喉返神经损伤可引起**两侧声带麻痹，**病人失声**、呼吸困难，甚至窒息，多需立即做气管切开。

3）**喉上神经损伤：若外支损伤**，环甲肌瘫痪，引起声带松弛、**声调降低**。若**内支损伤**，喉部黏膜感觉丧失，病人丧失喉部的反射性咳嗽，在进食、饮水时，**易误咽发生呛咳。**

小试身手 6.患者，男性，32岁，甲状腺大部切除术后出现饮水呛咳，最可能的原因是

A.一侧喉返神经损伤　　　B.双侧喉返神经损伤　　　C.喉上神经内支损伤

D.喉上神经外支损伤　　　E.甲状旁腺误伤

4）甲状旁腺功能减退：因手术时甲状旁腺误伤、切除或其血液供应受累所致。多数病人症状轻且短暂，面部、唇部或手足部有针刺样麻木感或强直感，经2~3周后未受损伤的甲状旁腺增生代偿，症状消失。严重者出现面肌和手足伴有疼痛的持续性痉挛，每天发作多次，每次持续10~20分钟或更长，甚至发生喉和膈肌痉挛，窒息死亡。发生手足抽搐后，应适当限制肉类、乳品和蛋类食物（因含磷较高，影响钙的吸收）摄入。**抽搐发作时立即静脉注射10%葡萄糖酸钙或氯化钙溶液10~20ml。**口服双氢速甾醇油剂是最有效的治疗，能显著提高血钙含量，降低神经

肌肉的应激性。

小试身手 7.甲亢手术时误伤甲状旁腺时会出现

A.声音嘶哑　　　　　B.音调降低　　　　C.饮水呛咳

D.窒息　　　　　　　E.甲状旁腺功能减退

5）**甲状腺危象**：是甲亢的严重并发症，多发生在术后12~36小时。与术前准备不充分、甲亢症状未得到较好控制及手术应激有关。**主要表现为：高热（>39℃）、脉快（>120次/分）、大汗、烦躁不安、谵妄甚至昏迷，常伴呕吐、腹泻。如处理不当，可迅速发展为昏迷、虚脱、休克。**

小试身手 8.不符合甲亢危象的表现是

A.高热达39℃以上　　　　　　B.心率快，≥140次/分

C.患者烦躁、焦虑，嗜睡或谵妄　D.厌食，恶心，呕吐，腹泻

E.血白细胞降低

术后应加强巡视，观察病情，一旦发生危象应立即处理，包括：①首次口服复方碘化钾溶液3~5ml或紧急时将10%碘化钠5~10ml加入10%葡萄糖溶液500ml中静脉滴注，以降低循环血液中甲状腺素水平；②氢化可的松：每日200~400mg分次静脉滴注，以减轻应激反应；③肾上腺素能阻滞剂：利血平1~2mg肌内注射，4~8小时后危象减轻；或普萘洛尔5mg加入葡萄糖溶液100ml中静脉滴注，以降低周围组织对肾上腺素的反应；④镇静药：常用苯巴比妥钠100mg，或冬眠合剂Ⅱ号半量肌内注射，6~8小时1次；⑤降温：用退热、冬眠药物和物理降温等，使体温降至37℃左右；⑥静脉输入大量葡萄糖溶液补充能量；⑦吸氧：减轻组织缺氧；⑧心力衰竭者加用洋地黄制剂。

（五）健康教育

1.药物指导　指导病人术后继续服药，教会病人正确服用碘剂的方法。

2.情绪指导　指导病人自我控制情绪，保持精神愉快、心境平和。

3.功能锻炼　切口未愈合前，指导病人活动时头颈肩同时运动。头颈部在制动一段时间后开始锻炼，促进颈部功能恢复。

4.随诊和复诊　术后出现伤口红、肿、热、痛、体温升高、心悸、手足震颤、抽搐等情况应返院就诊。定期门诊复查，若发现颈部结节、肿块，应及时治疗。

第三节　单纯性甲状腺肿

（一）病因及病理（掌握）

1.环境　**缺碘是主要原因**。初期形成弥漫性甲状腺肿，随着缺碘时间延长，形成结节性甲状腺肿。

2.甲状腺素需要量增加　由于对甲状腺素的需要量增加，机体发生轻度弥漫性甲状腺肿，称为生理性甲状腺肿，见于青春期、妊娠期或绝经期女性等。

3.甲状腺素合成和分泌的障碍　因某些食物、药物引起或先天性缺乏合成甲状腺素的酶导致甲状腺肿大。如久食含有硫脲的萝卜、白菜或硫脲类药物。

（二）预防（熟练掌握）

烹调时使用加碘食盐，多食含碘丰富的海带、紫菜等。

（三）治疗原则（掌握）

20岁以下的青少年病人一般不宜手术治疗，多在青春期后自行缩小，可给予小量甲状腺素，或优甲乐，以抑制腺垂体TSH分泌，缓解甲状腺的增生和肿大。下列情况考虑手术治疗：气管、食管或喉返神经受压引起临床症状、胸骨后甲状腺肿、结节性甲状腺肿继发甲亢、疑有恶变者。

（四）护理措施（熟练掌握）

1.围手术期护理　见甲状腺功能亢进症病人甲状腺大部切除手术的护理。

2.健康教育　在甲状腺肿流行地区推广加碘食盐；指导病人碘的作用和甲状腺肿的治疗方法。

第四节　甲状腺肿瘤

（一）概述（掌握）

1.甲状腺瘤　是最常见的甲状腺良性肿瘤，按病理学形态分为滤泡状和乳头状囊性腺瘤，其中滤泡状多见，周围有完整包膜；乳头状囊性腺瘤少见，不易与乳头状腺癌区别。本病多见于40岁以下的女性。

病人多无不适症状，常在无意间或体检时发现颈部肿块。结节呈圆形或椭圆形，多为单发，质地稍硬，表面光滑，边界清楚，无压痛，肿块随吞咽上下移动。腺瘤生长缓慢，数年或更长时间仍保持单发。若乳头状囊性腺瘤因囊壁血管破裂而发生囊内出血时，短期内肿瘤体积在迅速增大，局部出现胀痛。

2.甲状腺癌　是最常见的甲状腺恶性肿瘤，多数甲状腺癌起源于滤泡上皮细胞。病理类型可分为：

分类	好发人群	特点
乳头状腺癌	约占成人甲状腺癌的60%和儿童甲状腺癌的全部。30~45岁女性多见	恶性程度低，生长较缓慢，较早出现颈部淋巴结转移，但预后较好
滤泡状腺癌	约占20%，多见于50岁左右的中年人	中度恶性，发展较迅速，主要经血液循环转移至肺、肝和骨及中枢神经系统，预后不如乳头状腺癌
未分化癌	约占15%。多见于70岁左右的老年人	高度恶性，发展迅速，早期即可发生颈部淋巴结转移，除侵犯气管和（或）喉返神经或食管外，常经血液转移至肺、骨等处，预后很差
髓样癌	较少见，常有家族史，仅占7%	来源于滤泡旁降钙素分泌细胞，恶性程度中等，可通过颈淋巴结和血行转移，预后不如乳头状癌，但较未分化癌好

小试身手 9.恶性程度最高的甲状腺癌是

A.乳头状腺癌 　　　　B.滤泡状腺癌 　　　　C.未分化癌

D.髓样癌 　　　　E.甲状腺腺瘤

发病初期病人多无明显症状，颈部出现单个、固定、质硬、表面高低不平、随吞咽上下移动的肿块。肿块逐渐增大，吞咽时上下移动度减低。晚期出现声音嘶哑，呼吸、吞咽困难和压迫颈交感神经节引起的Horner综合征，颈丛浅支受侵时出现耳、枕、肩等部位疼痛，和局部淋巴结及远处器官转移（多见于颅骨、椎骨、胸骨、盆骨等扁骨和肺）等表现。

（二）护理措施（熟练掌握）

甲状腺腺瘤早期行包括腺瘤的患侧甲状腺大部分或部分切除，若腺瘤小行单纯腺瘤切除。切除标本送病理学检查，若为恶性按甲状腺癌治疗。

除未分化癌以外各类型甲状腺癌，手术是基本治疗方法。手术范围和疗效与肿瘤的病理类型有关。一般行患侧腺体连同峡部全切除，对侧腺体大部分切除，根据病情及病理类型，决定是否行颈部淋巴结清扫或放射性核素治疗等，**未分化癌通常采用放射外照射治疗**。

1.术前护理 术前指导病人练习头颈过伸位。必要时剃除其耳后毛发，以便行颈淋巴结清扫术。

2.术后护理

（1）病情观察：密切监测病人生命体征和伤口渗血情况，注意引流液的量、颜色，及时更换浸湿敷料。了解病人发音和吞咽情况，判断有无声音嘶哑或音调降低、误咽或呛咳。

（2）体位和引流：病人血压平稳或全麻清醒后取半坐卧位，以利于呼吸和引流切口内积血。若手术置引流管，应正确连接引流装置，观察切口内出血情况，及时引流切口内积血，预防气管受压。如形成血肿并压迫气管，立即拆除切口缝线、清除血肿。

（3）活动和咳痰：指导病人在床上变换体位，起身活动时用手置于颈后支撑头部。指导病人深呼吸、有效咳嗽，用手固定颈部以减少震动；用超声雾化吸入帮助病人排痰，保持气道通畅，预防肺部并发症。

（4）饮食：**先给病人少量温或凉水，若无呛咳、误咽等，给予微温流质饮食**。以后逐步过渡到半流食和软食。

（5）功能锻炼：行颈淋巴结清扫术的病人，切口愈合后开始肩关节和颈部的功能锻炼，注意保持患肢高于健侧，以纠正肩下垂。

（6）其他：行颈淋巴结清扫术的病人，由于手术创伤大，病人出现疼痛不适时给予镇静镇痛。若癌肿较大、长期压迫气管，造成气管软化，术后严密观察病人呼吸，床旁备气管切开包，一旦病人出现窒息，立即做气管切开并床旁抢救。

（三）健康教育

1.药物治疗 甲状腺全切除者早期给予足量的甲状腺素制剂，每日120~180mg，以抑制促甲状腺激素的分泌，预防肿瘤复发。

2.功能锻炼 颈淋巴结清扫术者切口愈合后开始肩关节和颈部功能锻炼，锻炼时间至少持续至出院后3个月。

3.复诊和随诊 嘱病人定期门诊复查，以了解甲状腺功能，若发现颈部结节、肿块，及时治疗。

第五节 常见颈部肿块（了解）

颈部肿块是颈部和非颈部疾病的共同表现，常见肿块类型有肿瘤、炎症和先天性畸形。肿瘤包括原发性肿瘤和转移性肿瘤。炎症有急、慢性淋巴结炎、淋巴结结核、涎腺炎、软组织化脓性感染等。先天性畸形包括甲状舌管囊肿或瘘、胸腺咽管囊肿或瘘、囊状淋巴管瘤、颏下皮样囊肿等。

（一）甲状舌管囊肿

是与甲状腺发育有关的先天性畸形，多见于15岁以下儿童。**表现为颈前区中线、舌骨下方出现1~2cm圆形囊性肿块，边界清楚，表面光滑，有囊性感，无痛，吞咽或伸、缩舌时随之上下移动**。治疗原则是彻底切除囊肿及其残留的管状结构。

`小试身手` 10.患者，男性，10岁，在颈前中线出现一球星囊状肿块，光滑，边界清楚，伸舌时能牵动。应考虑为

A.单纯甲状腺肿   B.甲状舌骨囊肿   C.甲状腺癌

D.颈淋巴结核   E.恶性淋巴瘤

（二）颈淋巴结结核

多见于儿童和青年。表现为低热、盗汗、食欲低下、消瘦，颈部一侧或双侧出现多个大小不等的淋巴结肿大，可融合成团或形成串珠状肿块，最后发生干酪样坏死、液化，形成寒性脓肿，破溃后形成经久不愈的潜行性窦道、慢性溃疡。局部治疗可切除少数局限、活动的淋巴结；寒性脓肿穿刺抽脓，再注入抗结核药物；窦道或溃疡无继发感染时予以切除，再应用抗结核药物。若病人全身情况良好，治疗及时有效，病变停止发展并钙化。

（三）慢性淋巴结炎

多继发于头、面、颈的炎性病变，肿大的淋巴结常散在于颈侧区，黄豆大小、较扁平，质软或中等，表面光滑、活动。当原发病灶炎症得到控制，肿大淋巴结多自行消退；长期肿大者可做穿刺或切除肿大淋巴结做病理学检查，以排除结核或肿瘤。

（四）恶性淋巴瘤

来源于淋巴组织恶性增生的实体瘤，多见于男性青壮年。肿大淋巴结常先出现在一侧或两侧颈侧区，继之逐渐融合成团，生长迅速，且伴腋窝、腹股沟等全身淋巴结肿大，肝脾肿大，发热。经淋巴结病理检查可确诊。

（五）转移性肿瘤

约占颈部恶性肿瘤的3/4，最常见的为鼻咽癌和甲状腺癌的转移。肿大的淋巴

结坚硬，表面不平、固定。锁骨上窝转移性肿瘤的原发病灶多在胸腹部，但胃肠道、胰腺癌肿多经胸导管转移至左锁骨上淋巴结。

参考答案

1.C　2.E　3.E　4.D　5.A　6.C　7.E　8.E　9.C　10.B

答案与解析

1.C　甲状腺素的主要作用包括：增加全身组织细胞的氧消耗和热量产生；促进蛋白质、碳水化合物和脂肪的分解；促进人体的生长发育及组织分化。

2.E　青少年处在生长发育的阶段，切除甲状腺后会影响其生长发育。因此，青少年患者为甲亢的手术禁忌证。

3.E　甲亢患者症状得到基本控制的指征包括：患者情绪稳定，睡眠良好，体重增加，脉率每分钟90次以下，脉压恢复正常，基础代谢率在+20%以下。

4.D　甲状腺切除术后常规放置橡皮片或引流管引流24~48小时，以利于观察切口内出血情况并及时引流切口内的积血。

5.A　甲亢患者术后48小时内出现青紫、发绀、切口下肿胀提示切口内出血，应迅速敞开切口，清除血肿。

6.C　喉上神经内支损伤时，喉部黏膜感觉丧失，患者丧失喉部的反射性咳嗽，在进食、特别是饮水时，容易误咽发生呛咳。

7.E　手术时甲状旁腺误伤可导致患者出现甲状旁腺功能减退。多数患者症状轻且短暂，只有面部、唇部或手足部的针刺样麻木感或强直感，经2~3周后，未受损伤的甲状旁腺增生，起到代偿作用，症状便消失。

8.E　甲亢危象的表现包括：高热达39℃以上，心率≥120次/分，大汗，烦躁不安，谵妄甚至昏迷，常伴呕吐，腹泻。

9.C　未分化癌多见于70岁左右的老年人，高度恶性，发展迅速，早期即可发生颈部淋巴结转移，预后很差。

10.B　颈前区中线出现球形囊性肿块，边界清楚，表面光滑，伸舌时能牵动，符合甲状舌骨囊肿。

第十七章　乳房疾病患者的护理

要点分析

　　本章内容较为重要，历年考试多有涉及。近5年的考试先后考查了急性乳腺炎的治疗原则和护理措施，乳管内乳头状瘤、乳腺囊性增生病的临床表现，乳腺癌的临床表现、治疗原则和护理措施等。整体的考查偏重于知识的记忆和应用。对于本章的复习，考生应着重掌握急性乳腺炎的病因、临床表现、辅助检查、治疗原则和护理措施，乳管内乳头状瘤、乳腺囊性增生病的临床表现，乳腺癌的临床表现、治疗原则和护理措施等内容。本章记忆性内容较多，考生可结合"锦囊妙记"中的方法进行记忆。

考点纵览

第一节　解剖生理概要

（一）乳房的解剖（了解）

　　成年女性乳房是两个半球形的器官，位于胸大肌浅表、前胸第2至第6肋骨水平浅筋膜的浅、深层之间。

　　乳腺由15~20个腺叶组成，每个腺叶分成若干腺小叶，**腺小叶是乳腺的基本单位，由小乳管和腺泡组成**。每个腺叶有各自汇总的导管（大乳管），呈放射状集中于乳晕，开口于乳头。**大乳管靠近开口的1/3段略为膨大，是乳管内乳头状瘤的好发部位**。腺叶、腺小叶和腺泡间有结缔组织相隔，腺叶之间有许多与皮肤垂直的纤维束，上连浅筋膜浅层，下连浅筋膜深层，称Cooper韧带（乳房悬韧带），支持和固定乳房。

（二）乳腺的生理（了解）

　　乳腺是多个内分泌器官的靶器官，其生理活动受腺垂体、卵巢和肾上腺皮质等分泌的激素的影响。

第二节　急性乳腺炎

　　急性乳腺炎是乳腺的急性化脓性感染，**好发于产后3~4周的产妇，以初产妇多见。致病菌多为金黄色葡萄球菌**。

（一）病因（掌握）

　　乳汁淤积是主要的病因。乳汁有利于入侵细菌的生长。感染的主要途径是乳头破损或皲裂使细菌沿淋巴管入侵。细菌也可直接入侵乳管，上行至腺小叶而引起感染，如婴儿患口腔炎或口含乳头睡觉。

（二）临床表现和诊断（熟练掌握）

患侧乳房胀痛，局部红、肿、热、痛。继之高热、寒战、脉速、患侧淋巴结肿大、压痛。患侧乳房先后形成多个单房或多房性脓肿。脓肿可向外溃破，深部脓肿也可向深部穿至乳房与胸肌间的疏松组织中，形成乳房后脓肿。

（三）辅助检查（掌握）

血白细胞计数及中性粒细胞比例升高。**诊断性脓肿穿刺抽出脓液**。

（四）治疗原则（掌握）

患乳停止哺乳，排空乳汁，使用抗生素；**局部热敷或理疗**以促进炎症消散。脓肿一旦形成，应及时切开脓肿引流。为避免损伤乳管，形成乳瘘，**切口呈放射状至乳晕处；乳晕部脓肿沿乳晕边缘做弧形切口；深部脓肿在乳房下缘做弓形切口**。

小试身手 1.下列有关乳腺脓肿的处理措施，**错误的是**

A.及时切开引流

B.切口应呈放射状至乳晕

C.乳晕脓肿可沿乳晕做弧形切口

D.深部脓肿可在超声下定位穿刺

E.深部脓肿明确诊断后应在乳房下缘做弧形切口

（五）护理措施（熟练掌握）

1.防止乳汁淤积　**患乳暂停哺乳**，定时用吸乳器吸空乳汁。

2.促进局部血循环　**局部热敷**或用宽松的胸罩托起乳房，以减轻疼痛，促进血液循环。

3.病情观察　定时测量体温、脉搏、呼吸，了解血白细胞计数及分类变化。

4.对症处理　高热者物理降温，必要时遵医嘱使用解热镇痛药。

5.引流护理　**脓肿形成后切开引流**，保持引流通畅，及时更换敷料。

小试身手 2.患者，女性，28岁，足月顺产后半月出现寒战、高热、右乳红肿热痛，局部压痛，诊断为急性乳腺炎，下列护理措施中**错误的是**

A.双侧乳房立即停止哺乳　　　　B.定时吸空乳汁

C.局部热敷　　　　　　　　　　D.患乳托起

E.给高热量高蛋白易消化饮食

（六）预防（熟练掌握）

1.**避免乳汁淤积**　是**预防急性乳腺炎的关键**，每次哺乳后将剩余的乳汁吸空。

小试身手 3.哺乳期妇女预防急性乳腺炎的关键措施是

A.避免乳汁淤积　　　　B.保持乳头清洁　　　　C.防止乳头破裂

D.纠正乳头内陷　　　　E.养成良好的哺乳习惯

2.保持清洁　每次哺乳前后清洁乳头，保持局部清洁干燥。

3.纠正乳头内陷　于妊娠期每天挤捏、提拉乳头。

4.防治乳头、乳晕破损　用自身乳汁涂抹，促进表皮修复。**一旦出现破损，应暂停哺乳**，用吸乳器吸出乳汁哺育婴儿；局部用温水清洗后涂抗生素软膏，待愈合后再行哺乳。

5.养成良好的哺乳习惯 每次哺乳时让婴儿吸净乳汁，如有淤积应及时用吸乳器或手法按摩排空乳汁；避免婴儿养成含乳头睡眠的习惯；注意婴儿口腔卫生，及时治疗婴儿口腔炎。

第三节 乳房良性肿块

一、乳腺纤维腺瘤

（一）病因、病理（掌握）

本病发生于卵巢功能期，原因为小叶内纤维细胞对雌激素异常敏感，可能与纤维细胞所含雌激素受体的量和质的异常有关。**高发年龄是20~25岁，好发于乳房外上象限。**

（二）临床特点（掌握）

常无明显症状，仅是发现肿块，质似硬橡皮球的弹性感，表面光滑，易于推动，增大缓慢。**月经周期对肿块大小无影响。**

（三）治疗原则（掌握）

因其有癌变可能，因此**手术切除**是唯一有效的办法。

二、乳管内乳头状瘤

（一）病因、病理（掌握）

本病**多见于40~50岁的经产妇**。大多发生在大乳管近乳头的壶腹部，瘤体很小，带蒂，有绒毛，有很多壁薄的血管，因此易出血。发生于中、小乳管的乳头状瘤常位于乳房周围区域。

（二）临床特点（掌握）

一般无明显症状，常因**乳头溢液**污染衣服而引起注意，**溢液为血性、暗棕色或黄色液体**。肿瘤多较小，常不能触及。

小试身手 4.患者，女性，35岁，近几个月来发现乳头有少量鲜血流出，但乳房内并无明显肿块触及，亦无痛，应考虑为

A.乳房纤维腺瘤   B.乳房囊性增生病   C.急性乳房炎
D.乳腺癌   E.乳管内乳头状瘤

（三）治疗原则（掌握）

多以手术治疗为主。

三、乳腺囊性增生病

（一）病因、病理（掌握）

常见于中年妇女，是乳腺实质的良性增生，增生可发生于腺管周围并伴有大小

不等的囊肿形成，伴乳管囊性扩张。发生于小叶实质者，主要为乳管及腺泡上皮增生。病因包括：①机体女性激素代谢障碍，特别是雌孕激素比例失调致乳腺实质过度增生和复旧不全；②部分乳腺实质成分中女性激素受体的质和量异常，使乳房各部分的增生程度参差不齐。

（二）临床特点（掌握）

乳房胀痛和肿块，部分病人有周期性，**疼痛与月经周期有关**，多为月经前疼痛加重，月经来潮后减轻或消失。体检：一侧或双侧乳房弥漫性增厚，肿块大小不一，呈颗粒状、结节状或片状，质韧而不硬，增厚区与周围组织分界不清。

小试身手 5.患者，女性，30岁，月经来潮前几天自觉两侧乳房胀痛，能触及边界不清的小结节状物，月经过后减轻。应考虑为

A.乳房纤维腺瘤　　　　B.乳房囊性增生病　　　C.急性乳房炎

D.乳腺癌　　　　　　　E.乳管内乳头状瘤

（三）治疗原则

以**对症治疗为主**，使用<u>疏肝理气</u>、<u>调和冲任</u>及调整卵巢功能的<u>中药治疗</u>。如肿块无明显消退，或在观察过程中怀疑局部病灶有恶变者，应切除并做快速病理检查。若有不典型增生，对侧有乳腺癌，或有乳腺癌家族史等高危因素者，以及年龄大、肿块周围乳腺组织增生较明显者，行单纯乳房切除术。

第四节　乳腺癌

（一）病因（掌握）

病因不清楚，雌酮及雌二醇与乳腺癌的发生有直接关系。

易感因素包括：①乳腺癌家族史：一级亲属中有乳腺癌病史者，发病危险性是普通人群的2~3倍；②内分泌因素：月经初潮早于12岁、绝经期迟于50岁、40岁以上未孕或初次足月产迟于35岁；③乳腺小叶有上皮高度增生或不典型增生者可能与乳腺癌发病有关；④营养过剩、肥胖、高脂饮食等；⑤环境因素和生活方式。

（二）病理（了解）

1.病理类型　包括非浸润性癌、早期浸润性癌、浸润性特殊癌、浸润性非特殊癌和其他罕见癌。

2.转移途径　包括局部扩散、淋巴转移和血行转移。

3.好发部位：外上象限。

小试身手 6.乳腺癌常发生于乳房的

A.内下象限　　　　　　B.内上象限　　　　　　C.外下象限

D.外上象限　　　　　　E.乳晕区

（三）临床表现（熟练掌握）

早期表现为**患侧乳房出现无痛性、单发的小肿块**，不易推动，质硬，表面不甚

光滑，与周围组织分界不清。随着肿块增大，乳房局部隆起；**若癌肿侵及Cooper韧带，可使其缩短而致癌肿表面皮肤凹陷，呈"酒窝征"**；邻近乳头或乳晕的癌肿因侵及乳管使之收缩，可将乳头牵向癌肿侧；乳头深部癌块侵及乳管可使乳头内陷。肿块继续增大，**如皮内和皮下淋巴管被癌细胞阻塞**而引起淋巴回流障碍，**皮肤呈"橘皮样"改变**。晚期全身呈恶病质表现。

乳腺癌淋巴转移常见部位为患侧腋窝淋巴结。

小试身手　7.乳腺癌淋巴转移最常见的部位是

A.腋窝　　　　　　　　B.锁骨下　　　　　　　　C.锁骨上

D.胸骨旁　　　　　　　E.肝脏部位

小试身手　8.患者，女性，60岁，患乳腺癌，其乳房皮肤出现酒窝征，是因为

A.癌肿与皮肤粘连　　　B.癌瘤与胸肌粘连　　　C.癌肿侵犯Cooper韧带

D.癌瘤侵犯筋膜　　　　E.癌瘤堵塞淋巴管

小试身手　9.乳房局部皮肤出现橘皮样改变的原因可能是

A.癌肿侵犯Cooper韧带　　　　　　　B.癌肿侵犯乳腺导管

C.癌细胞阻塞皮下静脉血管　　　　　　D.癌细胞阻塞皮下或皮内淋巴管

E.癌肿侵犯皮内纤维缔组织

（五）治疗原则（掌握）

以**手术治疗为主**，辅以化疗、放疗、内分泌治疗、生物治疗等综合治疗。

> 锦囊妙记：关于外科、妇产科中恶性肿瘤的治疗，考生只要仔细一总结不难发现：只有浸润性葡萄胎、绒毛膜癌首选化疗，其他全部首选手术治疗。

（六）护理措施（熟练掌握）

1.术前护理

（1）心理护理：关心病人，倾听病人的想法，加强心理疏导，向病人和家属解释手术治疗的必要性，解除其思想顾虑。

（2）饮食护理：给予高蛋白、高能量、富含维生素和膳食纤维的食物。

2.术后护理

（1）病情观察：密切监测生命体征。扩大根治术者应监测呼吸，及时发现有无气胸，鼓励病人深呼吸，防治肺部并发症。**禁忌在患肢量血压、注射及抽血。**

（2）体位：**术后血压平稳后取半卧位**，有利于呼吸和引流。

（3）饮食：术后6小时无恶心、呕吐，可正常饮食，保证足够热量和维生素，促进机体康复。

（4）切口和引流

1）皮瓣：观察皮瓣颜色及创面愈合情况。观察患侧上肢远端血液循环，**如包扎过紧，皮肤呈青紫色伴皮肤温度降低、脉搏无法扪及**，提示腋部血管受压，**应调整胸带的松紧度**；如胸带松脱，应及时加压包扎。

小试身手 10.乳腺癌根治术后，利于伤口愈合的主要措施是

A.患侧上肢功能锻炼　　　　　　　B.加强营养

C.应用抗生素，预防感染　　　　　D.保持皮瓣下引流通畅

E.抬高患肢

2）引流管：①观察引流液颜色、性质和量；②妥善固定引流管，病人卧床时固定于床旁，起床时固定于上衣；③**保持引流通畅和有效负压吸引**，连接固定，定时挤压引流管或负压吸引器；④引流过程中如有局部积液、皮瓣不能紧贴胸壁且有波动感，应报告医师处理。术后3~5日，皮瓣下无积液、创面与皮肤紧贴即可拔管。如拔管后仍有皮下积液，应严格消毒后抽液并局部加压包扎。

（5）患侧上肢肿胀预防：病人平卧时用软枕**抬高患侧上肢**，下床活动时用吊带**托扶**；需他人扶持时只能扶健侧；**按摩患侧上肢或进行握拳、屈、伸肘运动**，以促进淋巴回流；肢体肿胀严重者，戴弹力袖或使用弹力绷带促进回流；局部感染者使用抗生素治疗。

小试身手 （11~12题共用备选答案）

A.术后呼吸困难和窒息　B.喉返神经损伤　　　　C.喉上神经损伤

D.患侧上肢肿胀　　　　E.低钙抽搐

11.甲状腺术后最危险的并发症是

12.乳腺癌根治术后可能出现的并发症是

（6）功能锻炼：**术后24小时内开始活动手部、腕部，术后3~5日活动肘部；术后1周**，待皮瓣基本愈合后进行**肩部活动、手指爬墙运动**，直至患侧手指能高举过头、自行梳理头发。

> 锦囊妙记：乳腺癌患者术后功能锻炼可记为："一（24小时）动手，三（3~5天）动肘，顺着胳膊朝上走，1周可以动动肩，直到举手高过头"。

（七）健康教育

1.活动　术后近期避免用患侧上肢搬运重物。

2.避孕　**术后5年内避孕**，以免促使乳腺癌的复发。

3.化疗或放疗　化疗期间定期查血常规，一旦出现骨髓抑制（血白细胞计数 $<4 \times 10^9/L$），应停药。

4.自我检查　**乳房检查最好在月经干净后的7~10日进行**。

> 锦囊妙记：在3种乳腺良性肿块中，唯一与月经周期有关的肿块是乳腺囊性增生病。

小试身手 13.女性乳房自我检查的时间最好在

A.月经来潮前7~10天　　B.月经来潮前3~5天　　C.月经期

D.月经干净后　　　　　E.月经后7~10天

参考答案

1.E　2.A　3.A　4.E　5.B　6.D　7.A　8.C　9.D　10.D　11.A　12.D　13.E

答案与解析

1.E　乳腺深部脓肿波动感不明显，明确诊断后在乳房下缘做弓形切口。

2.A　急性乳腺炎的患者应暂停患侧乳房哺乳，健侧乳房可继续哺乳。

3.A　每次哺乳之后应将剩余的乳汁吸空，避免乳汁淤积是预防急性乳腺炎的关键。

4.E　乳管内乳头状瘤和乳腺癌均可出现乳头有少量鲜血流出，但乳管内乳头状瘤患者乳房内无明显肿块触及。因此，上述患者应考虑为乳管内乳头状瘤。

5.B　乳房胀痛、肿块，同时与月经周期有关，应考虑为乳房囊性增生病。

6.D　乳腺癌好发于外上象限。

7.A　乳腺癌淋巴转移最常见的部位是同侧腋窝淋巴结。

8.C　若乳腺癌肿侵及Cooper韧带，可使其缩短而致癌肿表面皮肤凹陷，呈"酒窝征"。

9.D　皮内和皮下淋巴管被癌细胞组塞而引起淋巴回流障碍，出现真皮水肿，皮肤呈橘皮样改变。

10.D　乳腺癌术后保持皮瓣下引流管通畅，有利于创面与胸壁紧贴，从而促进创面的愈合。

11.A　甲状腺术后最危险的并发症是呼吸困难和窒息，多发生于术后48小时内。

12.D　乳腺癌根治术后由于进行了腋窝淋巴结清扫，患侧上肢血液回流受阻，患者可能出现患侧上肢肿胀。

13.E　乳房检查最好在月经后的7~10日进行。

第十八章 胸部损伤患者的护理

要点分析

本章内容非常重要，每年必考。近5年的考试先后考查了肋骨骨折的临床表现和治疗原则，损伤性气胸的病理生理、临床表现和治疗要点，损伤性血胸的临床表现，胸部损伤患者的护理等。整体的考查偏重于知识的记忆和应用。对于本章的复习，考生应着重掌握多根多处肋骨骨折的病因、临床表现和治疗原则，开放性气胸和张力性气胸的病理生理、临床表现和治疗要点，损伤性血胸的临床表现，胸部损伤患者的护理等内容。本章记忆性内容较多，考生可结合"锦囊妙记"中的方法进行记忆。

考点纵览

第一节 解剖生理概要（了解）

胸部由胸壁、胸膜及胸腔内脏器构成。胸膜是附着在胸壁内面和覆盖于肺表面的浆膜。脏胸膜包裹肺并深入叶间隙，壁胸膜遮盖胸壁、膈和纵隔，在肺门与脏胸膜相连接，两者互相移行，形成左右两个互不相通的胸膜腔。胸膜腔为一密封潜在的腔隙，内含少量浆液起润滑作用。腔内压力为0.78~0.98kPa（8~10cmH₂O），吸气时负压增大，呼气时减小。负压保持稳定可维持正常的呼吸，防止肺萎缩。

第二节 肋骨骨折

肋骨骨折在胸部损伤中最为常见，分为单根和多根肋骨骨折。肋骨骨折以第4~7肋骨多见。

小试身手 1.最容易骨折的肋骨是
A.第2~3肋骨   B.第3~4肋骨   C.第4~7肋骨
D.第8~10肋骨   E.第11~12肋骨

小试身手 2.肋骨骨折好发于
A.1~3肋   B.4~7肋   C.8~9肋
D.10~12肋   E.位置不固定

（一）病因（掌握）

常因外来暴力引起，有直接和间接暴力。骨折发生在暴力打击处为直接暴力；骨折发生在胸部前后受压时，肋骨在腋中线附近向外过度弯曲折断为间接暴力。

（二）病理生理（掌握）

单根或多根肋骨骨折，若上、下仍有完整的肋骨支撑胸廓，对呼吸功能影响不

556

大；但若尖锐的肋骨断端向内移位，刺破壁胸膜和肺组织，可出现气胸、血胸、皮下气肿或引起血痰、咯血等。**多根、多处肋骨骨折**，特别是前侧局部胸壁因失去完整肋骨支撑而软化，**产生反常呼吸运动**，即吸气时软化区胸壁内陷；呼气时胸壁向外突出；此类胸廓称**连枷胸**。若软化区范围广泛，在呼吸时两侧胸膜腔内压力不均衡，引起纵隔左右扑动，影响气体交换和静脉血液回流，严重者发生呼吸和循环衰竭。

> 锦囊妙记：正常情况下，吸气时胸廓外展，呼气时胸廓回缩。多根多处肋骨骨折时，胸壁失去了支撑，产生反常呼吸运动。其机制为：吸气时→胸腔内压下降→低于胸壁外的大气压→导致胸廓内陷；呼气时→胸廓内压增大→高于胸壁外的大气压→胸壁向外鼓出。

小试身手 3.患者，男性，28岁，胸部损伤，多根多处肋骨骨折，出现反常呼吸，是因为

A.疼痛　　　　　　　B.胸壁软化　　　　　　C.肋间神经损伤

D.气胸　　　　　　　E.血胸

（三）临床表现和诊断（熟练掌握）

1.症状　局部疼痛，深呼吸、咳嗽或改变体位时疼痛加重。多根、多处肋骨骨折的病人出现气促、呼吸困难、发绀、休克等。

2.体征　受伤胸壁压痛、肿胀、畸形，可触及骨折断端及骨摩擦感。**多根多处肋骨骨折时，伤侧胸壁可有反常呼吸运动及皮下气肿**。

3.胸部X线检查　可见肋骨骨折断裂线或断端错位，还可显示有无气胸、血胸存在。

（四）治疗原则（熟练掌握）

1.闭合性单处肋骨骨折　处理重点是镇痛、固定胸廓、防治并发症。

2.闭合性多根多处肋骨骨折

（1）镇痛、局部固定或加压包扎。

（2）**出现反常呼吸运动时牵引固定或厚棉垫加压包扎，以消除或减轻反常呼吸，促使患侧肺复张。**

4.多根多处肋骨骨折发生胸壁软化后的处理措施是

A.骨折断段内固定　　　B.给氧　　　　　　　C.止痛

D.加压包扎固定胸壁　　E.胸腔闭式引流

3.开放性肋骨骨折　彻底清创，分层缝合后包扎固定。多根多处肋骨骨折清创后用不锈钢丝内固定。

第三节　气胸

气胸是指胸膜腔内积气，一般分为闭合性气胸、开放性气胸和张力性气胸三种。

一、闭合性气胸

（一）病理生理（掌握）

闭合性气胸是指空气经肺或胸壁的破口进入胸膜腔后，破口立即闭合，不再有气体进入胸膜腔。闭合性气胸胸膜腔内负压消失，伤侧肺部分萎陷。

（二）临床表现（熟练掌握）

1.症状和体征 **肺萎陷30%以下者，多无明显症状**。大量气胸者出现胸闷、胸痛和气促等，气管移向健侧，伤侧胸部叩诊呈鼓音，听诊呼吸音减弱或消失。

2.胸部X线检查 可见肺不同程度的萎陷和胸膜腔积气。

（三）治疗原则（熟练掌握）

小量气胸可在1~2周内自行吸收，无须治疗。**大量气胸需行胸膜腔穿刺抽气，以减轻肺萎陷，必要时做胸膜腔闭式引流术**，以排除胸膜腔内积气，促进肺膨胀。

二、开放性气胸

（一）病理生理（掌握）

开放性气胸是指胸膜腔经胸壁伤口与外界大气相通，空气随呼吸自由出入胸膜腔。开放性气胸时，由于患侧胸膜腔和大气相通，伤侧胸膜腔负压消失，肺被压缩而萎陷；两侧胸膜腔压力不等使纵隔移位，健侧肺受压。吸气时，健侧胸膜腔负压升高，与伤侧压力差增大，纵隔向健侧移位；呼气时，两侧胸膜腔压力差缩小，纵隔移回伤侧，导致纵隔随呼吸运动而左右摆动，称为**纵隔扑动**。纵隔扑动影响静脉回流，导致循环功能障碍。

（二）临床表现（熟练掌握）

1.症状 出现气促、发绀、呼吸困难、休克。查体：**见伤侧胸壁伤口，呼吸时听到空气进入胸膜腔伤口的响声**。伤侧胸部叩诊呈鼓音，听诊呼吸音减弱或消失，气管、心脏向健侧移位。

2.胸部X线检查 伤侧肺明显萎缩、气胸，气管、心脏及纵隔移位。

（三）治疗原则（熟练掌握）

1.**封闭伤口** 用无菌敷料如凡士林纱布加棉垫**封盖伤口**，再用胶布或绷带包扎固定，使开放性气胸变为闭合性气胸。

2.抽气减压 行胸膜腔穿刺，减轻肺受压，解除呼吸困难。

3.清创、胸膜腔闭式引流 清创、缝合胸壁伤口，并做胸膜腔闭式引流术。

4.剖胸探查 疑有胸腔内脏器损伤或活动性出血者考虑开胸探查。

5.预防及处理并发症 吸氧，补充血容量，纠正休克，使用抗生素控制感染。

> 锦囊妙记：胸部损伤患者的现场处理可记为：多根多处肋骨骨折——加压包扎；开放性气胸——封闭伤口；张力性气胸——穿刺放气。

小试身手 5.开放性气胸急救的首要措施是

A.吸氧，纠正休克　　　B.胸腔穿刺　　　　　　C.封闭胸腔伤口

D.胸腔闭式引流　　　　E.清创缝合

三、张力性气胸

张力性气胸指的是肺或支气管裂口与胸膜腔相通，且形成活瓣，吸气时空气从裂口进入胸膜腔，呼气时活瓣关闭，空气只能进入而不能排出，胸膜腔内积气不断增多，压力不断升高。

（一）病理、生理（掌握）

胸膜腔内的高压使伤侧肺萎缩，并将<u>纵隔推向健侧，挤压健侧肺</u>，产生呼吸和循环功能障碍。胸膜腔处于高压，积气被挤入纵隔并扩散至皮下组织，形成颈部、面部、胸部等处<u>皮下气肿</u>。

（二）临床表现（熟练掌握）

1.症状　呼吸极度困难、大汗淋漓、发绀、烦躁不安、昏迷、休克，甚至窒息。

2.体征　气管向健侧移位；<u>伤侧胸部饱满，肋间隙变宽</u>，呼吸幅度减小，<u>皮下气肿</u>。叩诊呈鼓音，听诊呼吸音消失。

3.胸部X线检查　见胸膜腔大量积气、肺萎缩，气管和心影向健侧移位。

4.胸膜腔穿刺　有高压气体向外冲出，抽气后症状好转，但很快重现，如此反复。

（三）治疗原则（熟练掌握）

1.立即穿刺放气减压　情况危急时用一粗针头<u>在伤侧第2肋间锁骨中点连线处刺入</u>。

2.胸腔闭式引流术　在积气最高处放置胸腔引流管（通常在第2肋间锁骨中线处），连接水封瓶。一般肺裂口多在3~7日内闭合，待漏气停止24小时，经X线检查证实肺已膨胀后拔除引流管。

小试身手 6.对张力性气胸的现场急救，首先应

A.快速输液、吸氧　　　B.厚棉垫加压包扎　　　C.人工呼吸

D.胸腔闭式引流　　　　E.胸腔穿刺排气

3.开胸探查　若胸腔闭式引流管内不断有大量气体溢出、病人呼吸困难未见好转，应剖胸探查并修补裂口。

4.遵医嘱使用抗生素，预防感染。

小试身手 （7~8题共用题干）

患者，男性，28岁。因车祸后致右侧第4~7肋骨骨折合并气胸。查体：患者极度呼吸困难、发绀，右侧胸廓饱满、叩诊呈鼓音，颈部皮下触及气肿。

7.考虑该患者为

A.血胸　　　　　　　　B.多根多处肋骨骨折　　C.开放性气胸

D.闭合性气胸   E.张力性气胸

8.针对上述情况，应首先采取的措施是

A.立即行胸膜腔排气减压   B.迅速封闭胸壁伤口

C.补充血容量   D.紧急行气管切开

E.剖胸探查

小试身手（9~10题共用题干）

患者男，24岁，左侧胸部被匕首刺伤1小时，有胸痛，呼吸困难，检查：神志清楚，口唇发绀，脉搏120次/分，血压80/60mmHg。左胸壁伤口有血性泡沫，气管健侧位移，叩诊呈鼓音，听诊呼吸音消失。

9.该患者应首先考虑为

A.闭合性气胸   B.开放性气胸   C.张力性气胸

D.损伤性血胸   E.张力性气胸和血胸

10.对该患者首要的处理是

A.立即吸氧   B.镇静止痛   C.机械通气

D.封闭伤口   E.开胸探查

第四节　血胸

血胸是指胸部损伤引起胸膜腔积血。

（一）病因、病理（掌握）

利器刺伤胸部或肋骨断端均可刺破肺、心脏和大血管或胸壁血管均可引起胸膜腔内积血。

胸膜腔内积血时，随着血液积聚和压力升高，患侧肺萎陷，并将纵隔推向健侧，产生严重的呼吸和循环功能障碍。<u>由于心、肺和膈肌运动有去纤维蛋白的作用，故胸膜腔内积血不易凝固</u>。但若短期内大量出血，去纤维蛋白的作用不完善，即可凝固成血块。

（二）临床表现（熟练掌握）

1.<u>小量血胸（成人0.5L以下）</u>　无明显症状，胸部X线检查见肋膈角消失。

2.<u>中量（0.5~1L）和大量（1L以上）</u>出血　尤其急性失血，病人出现脉搏细弱、四肢冰冷、血压下降、气促等休克症状。同时伴有胸膜腔积液征象。

3.血胸并发感染　病人出现高热、寒战、疲乏、出汗、血白细胞计数升高等表现。

4.胸部X线检查　胸膜腔有大片积液阴影，纵隔向健侧移位。如合并气胸可见液平面。

5.<u>胸膜腔穿刺　抽出不凝血液</u>。

小试身手 11.对损伤性血胸确诊最有价值的是

A.胸部外伤史   B.脉速、血压下降   C.气促、呼吸困难

D.胸廓饱满、叩诊鼓音　　E.胸膜腔穿刺抽出不凝固血液

（三）治疗原则（掌握）

类型	治疗方法
非进行性血胸	小量积血可自行吸收，不必胸腔穿刺。积血量较多者，早期行胸膜腔穿刺，抽出积血，必要时置胸膜腔闭式引流
进行性血胸	**立即剖胸止血**，及时补充血容量，防治低血容量性休克
凝固性血胸	出血停止后数日内剖胸清除积血和血块，以防感染或机化。对机化血块可在伤情稳定后早期行血块和纤维组织剥除术

小试身手 12.血胸患者维持呼吸功能的护理措施不正确的是

A.胸部有较大异物者，应及时拔除

B.密切观察呼吸形态、频率、呼吸音变化

C.根据病情给予吸氧，观察氧饱和度变化

D.生命体征平稳时，可取半卧位，以利于呼吸

E.及时清除呼吸道分泌物

第五节　护理

一、胸部损伤病人的护理（熟练掌握）

1.现场急救

类型	治疗方法
单根多处肋骨骨折形成连枷胸	**用厚敷料加压包扎患处胸壁**，以消除反常呼吸
开放性气胸	立即用敷料（最好为凡士林纱布）**封闭胸壁伤口**
张力性气胸和积气量多的闭合性气胸	**立即行穿刺抽气**或胸膜腔引流

2.维持呼吸功能

（1）保持气道通畅，预防窒息。鼓励病人有效咳嗽、排痰，及时清除气道内的血液、痰液和呕吐物。

（2）**痰液黏稠不易咳出时，用祛痰药及超声雾化吸入**，以稀释痰液，促进痰液排出。必要时插鼻导管吸痰。

（3）体位：病情稳定后取半坐卧位。

（4）每小时协助病人咳嗽，做深呼吸运动。协助病人翻身、扶坐、拍背，避免发生肺不张。

（5）吸氧，必要时做气管切开，使用呼吸机辅助呼吸。

3.观察病情

（1）严密观察生命体征：注意神志、瞳孔、胸腹部体征和肢体活动情况。

（2）严密观察呼吸：注意呼吸频率、节律、幅度及缺氧症状，病人是否有气促、发绀、呼吸困难等症状。

（3）观察有无气管移位，皮下气肿等。必要时监测中心静脉压和尿量。

4.补充血容量

（1）迅速建立静脉通路补液。

（2）维持水电解质及酸碱平衡：根据CVP的监测结果，补充液体量。

（3）剖胸探查术：经过抗休克处理，病情无明显好转且胸膜腔内有活动性出血者，需做好剖胸止血术的准备。

胸膜腔内活动性出血的征象：①脉搏逐渐增快，血压持续下降；②血压虽有短暂回升，又迅速下降；③血红蛋白、红细胞计数、血细胞比容持续下降；④**胸腔闭式引流血量≥200ml/h，持续2~3小时以上**；⑤胸膜腔穿刺抽血很快凝固，或因血凝固抽不出，且胸部X线见胸膜腔阴影继续增大。

`小试身手` 13.患者，男性，45岁，因损伤性血胸入院，入院后患者诉呼吸困难、胸痛，查体：血压70/50mmHg，行胸腔闭式引流3小时后，每小时引流血液在200ml以上，应考虑胸膜腔内

A.出血基本停止　　　B.出血完全停止　　　C.继续出血

D.血液已凝固　　　　E.血液已机化

5.减轻疼痛　肋骨骨折应采用胸带固定，也可用1%普鲁卡因做肋间神经封闭。连枷胸应悬吊牵引，或手术进行肋骨内固定。指导病人咳嗽或咳痰时，用双手按压患侧胸壁，以减轻疼痛。遵医嘱使用镇痛药。

6.预防感染

（1）密切观察体温变化，每4小时测1次体温。

（2）配合医师及时清创、缝合、包扎伤口，注意严格执行无菌操作。

（3）鼓励病人深呼吸，有效咳嗽、排痰以促进肺复张。

（4）保持胸膜腔闭式引流管通畅，及时引流出胸腔内积血、积气，预防胸腔感染。

（5）遵医嘱使用抗生素。有开放性伤口者应注射破伤风抗毒素。

二、胸膜腔闭式引流病人的护理（熟练掌握）

（一）胸膜腔闭式引流的目的与适应证

1.目的　①引流胸膜腔内渗血、渗液及气体；②重建胸膜腔内负压，维持纵隔正常居中；③促进肺膨胀。

2.适应证　用于中/大量气胸，开放性气胸，张力性气胸、血胸、脓胸及心胸手术后的引流等。

（二）胸膜腔引流管的安置部位

胸膜腔积液一般在腋中线和腋后线之间**第6~8肋间插管引流；胸膜腔积气**常在**锁骨中线第2肋间插管；脓胸**常选在脓液积聚的最低位**插管**。

锦囊妙记：气体向上走，所以穿刺放气的位置较高；液体、脓液向低处积聚，所以穿刺排液的位置较低。

（三）胸膜腔引流的装置（单瓶水封式系统）

水封瓶橡胶瓶塞上有2个孔，分别插入长、短玻璃管。瓶内盛无菌生理盐水约500ml，**长管的下端插至水平面下3~4cm，**短管下口则远离水平面，使瓶内空间与大气相通。使用时**将病人胸膜腔引流管连接于水封瓶的长玻璃管**，接通后即见管内水柱上升，高出水平面8~10cm，并随呼吸上下移动。**若水柱不动，提示引流管不通。**

（四）胸膜腔闭式引流管的护理措施

1.保持管道密闭　①随时检查引流装置是否密闭及引流管有无脱落；②水封瓶长玻璃管浸入水中3~4cm，并始终保持直立；③引流管周围用油纱布包盖；④**搬动病人或更换引流瓶前，双向关闭引流管**，防止空气进入；⑤**引流管连接处脱落或引流瓶破损，应立即用双钳夹闭胸壁引流导管**，并更换引流装置；⑥**若引流管从胸腔滑脱，立即用手捏闭伤口处皮肤**，消毒处理后，用凡士林纱布封闭伤口。

小试身手　14.闭式胸腔引流管脱落后首先应

A.报告医师

B.用无菌凡士林纱布、厚层纱布封闭引流口

C.把脱出的引流管重新置入

D.立即给患者吸氧

E.急送手术室处理

2.严格无菌操作，防止逆行感染　①引流装置保持无菌；②保持胸壁引流口处敷料清洁干燥，渗湿后及时更换；③**引流瓶低于胸壁引流口平面60~100cm**，以防瓶内液体逆流入胸膜腔；④按规定时间更换引流瓶，更换时严格遵守无菌操作。

3.保持引流管通畅　保持引流管通畅的方法：①取半坐卧位；②防止引流管受压、阻塞和扭曲；③鼓励病人咳嗽、深呼吸运动及变换体位，促进胸腔内液体、气体排出。

4.观察和记录　①观察长玻璃管中的水柱波动。一般情况下水柱上下波动约4~6cm。若水柱波动过高，可能存在肺不张；若无波动，提示引流管不畅或肺已完全扩张。但如病人出现胸闷气促、气管向健侧偏移等肺受压的症状，考虑为引流管被血块堵塞，需立即通知医生处理。②观察并记录引流液体的量、性质、颜色。

5.拔管　拔管指征：置引流48~72小时后，观察无气体溢出，或引流量明显减少、颜色变浅；**24小时引流液<300ml，脓液<10ml；X线胸片提示肺膨胀良好无漏气**，病人无呼吸困难，即可拔管。

拔管方法：拔管时嘱病人先深吸一口气，**在吸气末屏气并迅速拔管**，拔管后立即用凡士林纱布和厚敷料封闭胸壁伤口，外加包扎固定。

参考答案

1.C　2.B　3.B　4.D　5.C　6.E　7.E　8.A　9.E　10.E　11.E　12.A　13.C　14.B

答案与解析

1.C 第4~7肋骨长而薄,最易折断。

2.B 肋骨骨折以第4~7肋骨多见。

3.B 多根、多处肋骨骨折时,因胸壁失去完整肋骨的支撑而软化,产生反常呼吸运动。

4.D 多根多处肋骨骨折出现反常呼吸运动时可用厚棉垫加压包扎以消除反常呼吸,促使伤侧肺复张。

5.C 对开放性气胸,应紧急封闭伤口,使开放性气胸变为闭合性气胸。

6.E 张力性气胸患者,胸腔内压力不断升高,可将纵隔推向健侧,严重影响呼吸、循环功能,因此,应立即穿刺放气。

7~8.E、A 患者车祸后出现极度呼吸困难、发绀,右侧胸廓饱满、叩诊呈鼓音,颈部皮下触及气肿,提示患侧胸膜腔大量积气,因此,应考虑为张力性气胸。对张力性气胸,应立即穿刺放气。

9.E 张力性气胸体征:气管向健侧偏移;伤侧胸部饱胀,肋间隙增宽,呼吸幅度减小,明显皮下气肿。叩诊呈鼓音,听诊呼吸音消失。患者胸壁伤口有血性泡沫,血压80/60mmHg,提示患者伴进行性血胸。

10.E 进行性血胸应立即剖胸探查止血,及时补充血容量,防治低血容量性休克。

11.E 损伤性血胸时,可从胸膜腔穿刺抽出不凝固血液。

12.A 进行性血胸应立即剖胸止血,及时补充血容量,防治低血容量性休克。

13.C 胸腔闭式引流血量≥200ml/h,并持续2~3小时以上,提示胸腔内活动性出血。

14.B 胸腔闭式引流时,若引流管从胸腔滑脱,应立即用手捏闭伤口处皮肤,消毒处理后,用凡士林纱布封闭伤口。

第十九章　脓胸患者的护理

要点分析

本章内容历年考试较少涉及。对于本章的复习，考生应着重掌握急性脓胸的病因等内容。本章记忆性内容较多，考生可结合"锦囊妙记"中的方法进行记忆。

考点纵览

脓胸是指脓性渗出液积聚于胸膜腔内的化脓性感染。按病程长短，脓胸分为急性脓胸和慢性脓胸。

第一节　急性脓胸

（一）病因（掌握）

急性脓胸多为继发性感染，<u>原发病灶最主要来自肺部，常见致病菌为金黄色葡萄球菌</u>、肺炎双球菌、链球菌、大肠杆菌等。

致病菌侵入胸膜腔引起感染的途径包括：①直接由化脓病灶侵入胸膜腔；②外伤、异物存留、手术污染或血肿引起继发感染；③经淋巴途径，通过淋巴管侵犯胸膜腔；④血源性播散，致病菌经血液循环进入胸膜腔。

> 锦囊妙记：下列疾病的主要致病菌均为金黄色葡萄球菌：急性脓胸、疖、痈、手部急性化脓性感染、急性乳腺炎、急性血源性骨髓炎、急性化脓性关节炎。

小试身手 1.急性脓胸最常见的致病菌是

A.大肠埃希菌　　　　　B.肺炎双球菌　　　　　C.金黄色葡萄球菌

D.链球菌　　　　　　　E.厌氧菌

小试身手 2.急性脓胸多为继发性感染，最主要的原发病灶来自

A.支气管　　　　　　　B.肺部　　　　　　　　C.胸腔

D.纵隔　　　　　　　　E.食管

（二）病理生理（掌握）

致病菌侵犯胸膜后，造成大量炎性胸水渗出。早期渗出液稀薄，内含白细胞和纤维蛋白，呈浆液性。随病情发展，脓细胞和纤维蛋白增多，渗出液由浆液性转为脓性，纤维蛋白沉积在脏胸膜和壁胸膜表面。疾病早期纤维素膜质软，附着不牢固，易脱落；随着纤维素层的不断增厚，韧性增强而易粘连，并可使脓液局限化。脓液被分割为多个脓腔，称多房脓胸；若伴有气管、食管瘘，则脓腔内可有气体，

出现液平面，称为脓气胸。脓胸穿破胸壁，成为自溃性脓胸或外穿性脓胸。

（三）临床表现和诊断（熟练掌握）

1.**病史** 有肺炎久治不愈或反复发作的病史。

2.**症状** **高热、脉速、胸痛**、食欲低下、**呼吸急促**、全身乏力等。脓液较多时出现胸闷、咳嗽、咳痰症状，严重者出现发绀和休克。

3.**体征** **患侧呼吸运动减弱、肋间隙饱满**；**患侧语颤音减弱**；叩诊呈浊音，脓气胸者上胸部叩诊呈鼓音，下胸部叩诊呈浊音；听诊呼吸音减弱或消失。

4.**胸膜腔穿刺抽出脓液。**

小试身手 3.能确诊急性脓胸的检查是

A.血常规　　　　　　B.胸部X线片　　　　　　C.B超

D.胸腔穿刺　　　　　E.支气管镜

5.血白细胞计数和中性粒细胞比例上升。胸部X线和B超检查显示胸腔积液。

（四）治疗原则（掌握）

1.根据药物敏感试验，选择有效抗生素。

2.尽早排净脓液，使肺早日复张。

3.积极治疗原始疾病，如食管吻合口瘘等。

4.全身支持治疗，如补充营养、维持水电解质平衡、纠正贫血等。

5.排净脓液的方法：尽早、反复胸腔穿刺抽脓，并向胸膜腔内注入抗生素。若脓液稠厚不易抽出、经治疗后脓液不见减少、病人症状无明显改善或发现有大量气体、疑有食管气管瘘等，应及早实施胸膜腔闭式引流术。

第二节　慢性脓胸

急性脓胸病程超过3个月，脓腔壁韧、厚，脓腔容量已固定不变者，称为慢性脓胸。

（一）病因（掌握）

主要病因包括：①急性脓胸治疗不及时，进入慢性期。②急性脓胸处理不当。③脓腔内有异物存留。④合并支气管或食管瘘而未及时处理。⑤有特殊病原菌感染，慢性炎症导致纤维层增厚、肺膨胀不全，脓腔长期不愈。

（二）病理生理（掌握）

在急性脓胸的病理基础上，随病情进展，毛细血管及炎性细胞形成肉芽组织，纤维蛋白沉着于壁、脏胸膜上，形成韧厚致密的纤维板，构成脓腔壁。纤维板日益增厚、机化形成瘢痕而固定紧束肺组织，牵拉胸廓使之内陷、纵隔向患侧移位，胸廓活动受限，呼吸功能减弱。由于壁胸膜变厚、肋间肌萎缩、肋间隙变窄，可出现肋骨畸形及脊椎侧凸。

（三）临床表现和诊断（熟练掌握）

1.**症状** **长期低热、食欲低下、消瘦、贫血、低蛋白血症**等慢性全身中毒症状；<u>可有杵状指（趾）</u>；时有气促、咳嗽、咳脓痰等症状。

2.体征　胸廓内陷、呼吸运动减弱、肋间隙变窄，听诊呼吸音减弱或消失。严重者脊椎侧凸。

3.影像学检查

（1）胸部X线检查：胸壁及肺表面均有增厚阴影或钙化，可见气液面或支气管及纵隔移向患侧。

（2）脓腔造影或瘘管造影：可明确脓腔范围、部位。若疑有支气管胸膜瘘应慎做造影，可自瘘口注入亚甲蓝液1~2ml，若咳出蓝色痰液即证明有支气管胸膜瘘；口服亚甲蓝液2~3ml，即从脓腔引流管排出，说明有食管胸膜瘘。

（四）治疗原则

1.非手术治疗

（1）改善全身情况，消除中毒症状和纠正营养不良。

（2）积极治疗病因，消灭脓腔。

2.手术治疗　胸腔引流，使受压的肺复张，恢复肺功能。常用的手术包括：①胸膜纤维板剥除术；②胸廓成形术；③胸膜肺切除术；④改进引流手术。

第三节　护理（熟练掌握）

（一）改善呼吸功能

1.体位　<u>取半坐卧位，以利呼吸和引流，有支气管胸膜瘘者取患侧卧位，以免脓液流向健侧或引发窒息。</u>

2.保持呼吸道通畅　痰液较多者协助排痰或体位引流，遵医嘱使用抗生素。

3.酌情给氧。

4.协助医师进行治疗

（1）急性脓胸：尽早行胸腔穿刺抽脓，每日或隔日1次。抽脓后向胸腔内注射抗生素。脓液多时应分次抽吸，<u>每次抽脓量不超过1000ml</u>。脓液黏稠、抽吸困难或伴有支气管胸膜瘘者行胸腔闭式引流。

> 锦囊妙记：一次放尿、一次抽脓、一次抽胸腔积液均不超过1000ml；一次放羊水不超过1500ml。

小试身手　4.急性脓胸时，每次抽脓量不超过

　A.500ml　　　　　　　　B.800ml　　　　　　　　C.1000ml

　D.1500ml　　　　　　　E.2000ml

（2）慢性脓胸：①胸部成形术后：病人取术侧向下卧位，用厚棉垫、胸带加压包扎，并根据肋骨切除范围，在胸廓下垫一硬枕或加沙袋1~3kg压迫，以控制反常呼吸。②胸膜纤维板剥脱术：术后易发生大渗血，应严密观察生命体征、引流液的性状和量。若病人血压下降、脉搏细速、尿量减少、烦躁不安且呈贫血貌，或**胸腔**

闭式引流术后2~3小时内每小时引流量大于100ml且呈鲜红色，应立即快速输血，酌情使用止血药，必要时再次开胸止血。

5.呼吸功能训练　鼓励病人有效咳嗽、排痰、吹气球、呼吸功能训练，促使肺膨胀，增加通气量。

6.保持胸腔闭式引流管通畅，维持有效引流　急性脓胸病人如能及时彻底排除脓液，使肺膨胀，脓腔闭合，一般可治愈。对慢性脓胸病人应注意引流管不能过细。引流位置适当，勿插入太深，以免影响脓液排出。若脓腔明显缩小，脓液不多，纵隔已固定，可将闭式引流改为开放式引流。开放式引流应保持局部清洁，及时更换敷料，妥善固定引流管，防止滑脱。引流口皮肤涂氧化锌软膏，防止皮炎的发生。

（二）降温

高热者给予物理降温，如冷敷、乙醇擦浴等，鼓励病人多饮水，必要时药物降温。

（三）减轻疼痛

指导病人做腹式深呼吸，减少胸廓运动，减轻疼痛。

（四）加强营养

给予高蛋白、高热量和高维生素饮食。必要时少量多次输血或肠内、外营养支持。

参考答案

1.C　2.B　3.D　4.C

答案与解析

1.C　急性脓胸多为继发性感染，最主要的原发病灶来自肺部，最常见的致病菌为金黄色葡萄球菌。

2.B　急性脓胸最主要的病灶来自于肺部，常见的致病菌为金黄色葡萄球菌。

3.D　肺部病灶侵犯胸膜后早期渗出液稀薄，含有白细胞和纤维蛋白，呈浆液性。随着病程进展，脓细胞及纤维蛋白增多，渗出液逐渐由浆液性转为脓性，如胸腔穿刺抽出脓液即可确诊为急性脓胸。

4.C　急性脓胸引起胸腔积聚脓液较多时，应分次抽吸，每次抽脓量不超过1000ml，防止抽吸脓液过度引起纵隔移位。

第二十章　肺癌患者外科治疗的护理

要点分析

　　本章的内容较为简单，历年考试较少涉及。对于本章的复习，考生应着重掌握肺癌的临床表现、辅助检查、治疗原则和护理措施等内容。考生在复习本章内容时，可与内科护理学中的肺癌结合起来复习。

考点纵览

第一节　概述

(一)病因(掌握)

　　肺癌多数起源于支气管黏膜上皮，因此也称为支气管肺癌。**发病大多在40岁以上**，男性多见，但女性肺癌的发病率近年明显增加。肺癌的病因未完全明确，可能与下列因素有关：**长期大量吸烟**、某些化学和放射性物质的致癌作用。

(二)病理和分类(了解)

分类	好发人群	类型	转移情况	特点
鳞癌	50岁以上的男性	大多源于较大的支气管，常为中心型	先经淋巴转移，血行转移发生较晚	生长缓慢，病程较长，对放化疗较敏感
小细胞癌	多见于40岁左右的男性	一般源于较大支气管(肺门)，多为中心型	较早出现淋巴和血行转移	恶性程度高，生长快，**对放化疗虽较敏感，但预后最差**
腺癌	年龄较小，**女性相对多见，近年来发病率上升明显**	多源于较小的支气管上皮，多为周围型	少数在早期即发生血行转移，淋巴转移则较晚发生	一般生长较慢
大细胞癌		多为中心型	常在发生脑转移后才被发现	生长速度快，分化程度低，预后很差

　　小试身手 1.在各型肺癌中预后最差的是

　　A.鳞状细胞癌　　　　　　B.腺癌　　　　　　　C.小细胞癌

　　D.大细胞癌　　　　　　　E.浸润型癌

(三)临床表现(熟练掌握)

　　1.早期　多无症状，特别是周围型肺癌。癌肿增大后常出现**刺激性干咳，痰中带血点、血丝或断续地少量咯血**。由于肿瘤造成较大气管出现阻塞，少数病人出现胸闷、哮鸣、气促、发热和胸痛等症状。

小试身手 2.肺癌的首发症状是

A.刺激性咳嗽   B.胸闷   C.咯血

D.胸痛   E.气促

2.晚期 肺癌压迫、侵犯邻近器官、组织或发生远处转移时，可发生与受累组织相关的症状：

压迫部位	症状
压迫或侵犯膈神经	同侧膈肌麻痹
压迫或侵犯喉返神经	声带麻痹、声音嘶哑
压迫上腔静脉	面部、颈部、上肢和上胸部静脉怒张，皮下组织水肿，上肢静脉压升高
侵犯胸膜	胸膜腔积液，常为血性，大量积液引起气促
癌肿侵犯胸膜及胸壁	有时出现持续性剧烈胸痛
侵入纵隔，压迫食管	引起吞咽困难
上叶顶部肺癌，亦称Pancoast肿瘤	侵入纵隔和压迫位于胸廓上口的器官或组织，如第1肋间、锁骨下动静脉、臂丛神经、颈交感神经等而产生剧烈胸肩背痛、上肢静脉怒张、上肢水肿、臂痛和运动障碍，同侧上眼睑下垂、瞳孔缩小、眼球内陷、面部无汗等颈交感神经综合征

少数肺癌组织可自主性产生内分泌物质，病人可出现非转移性的全身症状，如骨关节综合征（杵状指、骨关节痛、骨膜增生等）、Cushing综合征、重症肌无力、男性乳腺增大、多发性肌肉神经痛等。

锦囊妙记：右心衰竭和肺癌患者会出现颈静脉怒张。

小试身手 3.肺癌患者出现面部和上胸部静脉怒张，其主要的原因是

A.侵犯膈神经   B.压迫上腔静脉   C.侵犯胸膜

D.侵犯纵隔   E.压迫食管

（四）辅助检查（掌握）

1.胸部X线 肺部见块状阴影，边缘不清或呈分叶状，周围有毛刺。支气管梗阻时见肺不张；若肿瘤坏死液化可见空洞。

2.痰细胞学检查 起源于大支气管的中央型肺癌，表面的癌细胞脱落随痰咳出，如痰中找到癌细胞即可确诊。

3.支气管镜检查 在支气管腔内可观察肿瘤大小、部位及范围，并可取组织做病检。

（五）治疗原则（掌握）

综合治疗，以手术治疗为主，结合放化疗、靶向治疗、中医中药及免疫治

疗等。

1.**手术治疗** 彻底切除肺部原发癌肿病灶和局部及纵隔淋巴结。周围型肺癌行肺叶切除术，中心型肺癌行肺叶或一侧全肺切除术。

2.**放射治疗** 是从局部消除癌灶的一种手段。**小细胞癌对放疗敏感性较高**，鳞癌次之，肺癌和细支气管肺泡癌最低。

> 锦囊妙记：小细胞癌恶性程度最高，对放化疗最敏感，即"小恶、小敏"。

3.**化学治疗** 对分化程度低的肺癌，特别是**小细胞癌，疗效较好**。

小试身手 4.放化疗效果最好的肺癌类型是

A.鳞状上皮细胞   B.小细胞未分化癌   C.大细胞未分化癌

D.腺癌   E.肺泡癌

第二节 护理（熟练掌握）

（一）术前护理

1.**心理护理** 耐心回答病人的问题，减轻其焦虑不安情绪。

2.**纠正营养和水分不足** 提供均衡饮食，保持口腔清洁，改善食欲。营养不良者，通过肠内或肠外途径补充营养。

3.**改善肺泡通气和换气功能、预防术后感染**

（1）戒烟：指导病人停止吸烟。

（2）保持呼吸道通畅：如支气管有大量分泌物，先行体位引流。如痰液黏稠不易咳出，行超声雾化吸入，稀释痰液。遵医嘱使用支气管扩张剂、祛痰剂等药物。

（3）保持口腔卫生，治疗龋齿或上呼吸道感染，避免术后并发肺部感染。

（4）遵医嘱给予抗生素。

4.术前指导

（1）指导病人练习腹式深呼吸、有效咳嗽和翻身，促进肺扩张。

（2）指导病人练习深呼吸训练器的使用，以促进术后康复，预防肺部并发症。

（3）指导病人在床上活动腿部以避免腓肠肌血栓形成。

（4）手术侧手臂及肩膀震动练习，维持关节全范围运动及正常姿势。

（5）介绍胸腔引流设备，告知病人在手术后安放引流管（或胸管）的目的和注意事项。

（二）术后护理

1.**保持呼吸道通畅** ①鼓励病人深呼吸，有效咳嗽、咳痰，必要时吸痰。②观察呼吸频率、节律和双肺呼吸音；评估病人有无气促、发绀等缺氧征象。③氧气吸入。④稀释痰液：若病人呼吸道分泌物黏稠，选择 α-糜蛋白酶、地塞米松、氨茶碱、抗生素等药物进行超声雾化吸入。

2.**监测生命体征** 术后2~3小时内，每15分钟测一次；脉搏和血压稳定后改为

30分钟至1小时测量一次；注意有无呼吸窘迫。

3.体位

（1）麻醉未清醒时取平卧位，头偏向一侧，以免呕吐物、分泌物误吸引起窒息或吸入性肺炎。

（2）血压稳定后取半坐卧位。

（3）肺叶切除者取平卧或左右侧卧位。

（4）**肺段切除术或楔形切除术者取健侧卧位，避免手术侧卧位**，以促进患侧肺扩张。

（5）**全肺切除术者取1/4侧卧位**，避免过度侧卧，以预防纵隔移位和压迫健侧肺，导致呼吸循环功能障碍。

（6）如有血痰或支气管瘘管，应取患侧卧位。

4.减轻疼痛，促进舒适

（1）遵医嘱使用镇痛药，观察呼吸频率，有无呼吸受抑制现象。

（2）协助病人取舒适体位，半卧位时在头、颈下垫枕头，勿将枕头置于肩下或背部。

（3）如病情允许，协助病人翻身，增加舒适度。

5.维持体液和营养平衡

（1）严格控制输液量和速度，防止肺水肿。全肺切除术后应控制钠盐摄入量，**一般24小时补液量应控制在2000ml内，速度20~30滴/分**。

> 锦囊妙记：急性左心衰竭、肺癌患者肺叶切除术后溶液滴速均为20~30滴/分。

小试身手 5.肺癌患者术后的输液速度为

A.20~30滴/分　　　　B.30~40滴/分　　　　C.40~50滴/分

D.50~60滴/分　　　　E.60~70滴/分

（2）胃肠通气，肠蠕动恢复后，开始进食清淡流质、半流质饮食；如进食后无任何不适改为普食。给予高蛋白、高热量、丰富维生素、易消化饮食。

6.休息与活动

（1）鼓励病人早期下床活动，避免肺不张，改善呼吸循环功能。术后第1日，生命体征平稳后，协助病人下床或在床旁站立移步；注意妥善保护引流管；当病人出现头晕、气促、心动过速、心悸和出汗等症状时，立即停止活动。术后第2日起，扶病人围绕病床在室内行走3~5分钟，以后逐渐增加活动量。

（2）功能锻炼　麻醉清醒后，协助病人进行躯干和四肢轻度活动，每4小时1次；术后第1日开始做肩臂主动运动。鼓励全肺切除术后的病人取直立的功能位。

7.伤口护理　检查伤口敷料是否干燥，有无渗血。

8.维持胸腔引流通畅

（1）执行胸腔闭式引流常规护理。

（2）密切观察引流液量、色、性状，**当引流出多量血液（每小时100ml）时，应考虑有活动性出血**，需立即通知医师处理。

（3）**全肺切除术后胸腔引流管一般呈钳闭状态**，以减轻或纠正明显的纵隔移位。可酌情放出适量的气体或引流液，以维持气管居中位置。**每次放液量不超过100ml，速度宜慢**，避免快速多量放液引起纵隔移位。

9.健康教育

（1）病人出院后数周内仍应进行呼吸运动和有效咳嗽。

（2）保持口腔卫生，避免出入公共场所或与上呼吸道感染者接触，避免居住或工作于布满灰尘、烟雾及化学刺激物的环境中，指导病人戒烟。

（3）保持良好的营养，充分休息，适当活动。

（4）术后如出现伤口疼痛、剧烈咳嗽及咯血等症状，或有进行性倦怠情形，应返院复查。

（5）化疗药物可抑制骨髓和引起胃肠道反应，治疗过程中监测血常规和肝功能等。

参考答案

1.C 2.A 3.B 4.B 5.A

答案与解析

1.C 小细胞癌对放射和化学药物治疗虽较敏感，但在各型肺癌中预后最差。

2.A 肺癌患者早期无明显症状，随癌肿增大后，常出现刺激性咳嗽，痰中带血点或少量咯血。

3.B 当肺癌患者癌肿压迫上腔静脉时，面部、颈部、上肢和上胸部静脉怒张，皮下组织水肿。

4.B 对有些分化程度低的肺癌，特别是小细胞癌，化学治疗疗效最好。

5.A 肺癌患者术后严格掌握输液的量和速度，防止前负荷过重而导致肺水肿。一般而言24小时补液量宜控制在2000ml内，速度以20~30滴/分为宜。

第二十一章　食管癌患者的护理

要点分析

本章内容较为重要，历年考试多有涉及。近5年的考试先后考查了食管癌的临床表现、辅助检查、护理措施等。整体的考查偏重于知识的记忆和应用。对于本章的复习，考生应着重掌握食管癌的好发部位、典型临床症状、辅助检查、术前和术后护理等内容。

考点纵览

第一节　解剖生理概要（了解）

食管上连咽部，前在环状软骨下缘水平，后相当于第6颈椎平面，在气管后面向下进入后纵隔，在相当于第11胸椎水平穿过膈肌的食管裂孔下连胃贲门部。成人食管长约25~28cm，门齿距食管起点约15cm。食管有三处生理性狭窄：第一处为**食管入口处**；第二处在**主动脉弓水平位**，有主动脉和左支气管横跨食管；最后一处为**食管穿过膈肌裂孔处**。

食管由黏膜、黏膜下层、肌层和外膜组成。食管无浆膜层，术后易发生吻合口瘘。

食管是运送食物的管道。食管的横纹肌由喉返神经分支支配，食管的平滑肌由迷走神经和交感神经支配。食管黏膜对机械性刺激敏感，对不同的食物有不同的运动反应，食物愈粗糙，其蠕动愈有力。

第二节　食管癌

（一）病因（掌握）

病因未明确，与亚硝胺、遗传因素、食管慢性炎症、不良饮食习惯等有关。

（二）病理和分型（掌握）

食管癌**好发于胸中段**，下段次之，上段较少，贲门部腺癌可向上延伸累及食管下段，大多为鳞癌。

小试身手　1.食管癌多见于

A.颈段　　　　　　　B.胸中段　　　　　　C.胸上段

D.胸下段　　　　　　E.贲门

1.分型　按病理形态，食管癌分为髓质型、蕈伞型、溃疡型、缩窄型，其中髓质型最多见。

2.转移途径　**主要通过淋巴转移**，血行转移发生较晚。

（三）临床表现（熟练掌握）

1.症状

（1）早期：**常无明显症状**，仅在吞咽粗硬食物时有不适感，包括**哽噎感**，胸骨后烧灼样、针刺样或牵拉摩擦样疼痛。食物通过缓慢，有停滞感或异物感。通过饮水后哽噎停滞感可缓解消失。

小试身手　2.早期食管癌的病变范围是

A.仅限于黏膜层　　　　B.侵入或侵透肌层　　　　C.远处淋巴结转移

D.肝转移　　　　　　　E.病变长度超过5cm

（2）中晚期：表现为**进行性吞咽困难**，先是难咽干硬食物，后来只能进半流质、流质食物，最后滴水难进。病人出现消瘦、贫血、乏力、脱水及营养不良等症状。癌肿侵犯喉返神经时声音嘶哑；侵入主动脉，溃烂破裂，引起大呕血；侵入气管，形成食管气管瘘；持续胸痛或背痛为晚期症状，提示癌肿已侵犯食管外组织；最后出现恶病质。

锦囊妙记：食管癌早期的症状是哽噎感，典型症状是进行性吞咽困难。

小试身手　3.食管癌的典型症状是

A.进食时哽咽感　　　　B.声音嘶哑　　　　　　C.胸骨后针刺样疼痛

D.进行性吞咽困难　　　E.体重减轻、营养不良

小试身手　（4~5题共用备选答案）

A.持续性胸背痛　　　　B.进行性吞咽困难　　　C.声音嘶哑

D.刺激性干咳　　　　　E.有杵状指

4.食管癌的典型症状是

5.早期中心型肺癌在较大支气管长大可出现

2.体征　中晚期病人锁骨上淋巴结肿大，肝转移者触及肝肿块，恶病质者出现腹水症。

（四）辅助检查（掌握）

1.食管吞钡X线双重对比造影可见：①食管黏膜皱襞紊乱、粗糙或出现中断；②小的充盈缺损；③局限性管壁僵硬，蠕动中断；④小龛影；⑤食管出现不规则狭窄，狭窄以上食管扩张。

2.放射性核素检查　利用某些亲肿瘤的核素，如 ^{32} 磷、^{131} 碘、^{67} 镓、^{99m} 锝等检查，对早期食管癌病变的发现有帮助。

小试身手　6.筛查食管癌的简便易行方法是

A.食管吞钡X线检查　　B.食管镜检查　　　　　C.食管拉网脱落细胞学检查

D.CT　　　　　　　　　E.B超

3.**纤维食管镜检查**　已有临床症状或疑似病例行纤维食管镜检查，可直视肿块部位、大小并钳取活组织行病理学检查。

4.CT 可**判断食管癌的浸润层次、向外扩展程度**以及有无纵隔、淋巴结或腹内脏器转移等。

（五）治疗原则（掌握）

以手术治疗为主，辅以放射、化学药物等综合治疗。

（六）护理措施（熟练掌握）

1.术前护理

（1）营养支持

1）口服：能口服者进食高热量、高蛋白、高维生素的流质或半流质饮食。如病人进食时感到食管黏膜刺痛，应给予清淡、无刺激性食物。

2）如病人仅能进食流质或长期不能进食、营养状况差者，可通过肠内、肠外途径补充液体。

（2）保持口腔卫生：进食后漱口，保持口腔清洁，积极治疗口腔疾病。

（3）呼吸道准备：吸烟者术前戒烟。指导病人训练有效咳痰和腹式深呼吸，以促进排痰，预防术后肺炎和肺不张。

（4）肠道准备

1）食管癌有不同程度的梗阻和炎症，术前1周遵医嘱分次口服抗生素溶液，以达到局部消炎抗感染的目的。

2）**术前3日流质饮食，术前1日禁食。**

3）对进食后有滞留或反流者，**术前1日晚**遵医嘱予**以生理盐水100ml**加抗生素经**鼻胃管冲洗食管及胃，可减轻局部充血水肿**，减少术中污染，**防止吻合口瘘**。

小试身手 7.术前采取下列哪项措施能明显减轻食管癌梗阻部位黏膜水肿

A.术前禁食   B.口腔护理   C.营养支持

D.生理盐水洗胃   E.口服抗生素

4）结肠代食管手术病人，术前3~5日口服抗菌药，如甲硝唑、庆大霉素或新霉素等；术前2日进食无渣流质，术前晚行清洁灌肠或全肠道灌洗后禁食禁水。

5）**手术日晨常规置胃管，通过梗阻部位时不能强行进入，以免穿破食管。**可置于梗阻部位上端，待手术中直视下再置于胃中。

> 锦囊妙记：食管癌患者术前可插胃管，而肝硬化合并食管胃底静脉曲张的患者术前禁忌插胃管。

2.术后护理

（1）病情观察：观察生命体征，每30分钟测量1次，平稳后改为1~2小时1次。

（2）呼吸道护理：密切观察呼吸型态、频率和节律，有无缺氧征兆，听诊双肺呼吸音。拔除气管插管前注意吸痰，保持气道通畅。术后第1日每1~2小时鼓励深呼吸、吹气球、吸深呼吸训练器，使肺膨胀。痰多、咳痰无力者出现呼吸浅快、发绀、呼吸音减弱等，提示痰阻塞，应立即行鼻导管深部吸痰，必要时用纤支镜吸痰或气管切开吸痰。

（3）胸腔闭式引流的护理：观察引流量、性状并记录。如术后2~3小时内胸腔闭式引流量为每小时100ml，呈鲜红色并有较多血凝块，病人出现烦躁不安、血压下降、脉搏细速、尿少等表现，考虑为活动性出血；若引流液量多，由清亮转浑浊，提示乳糜胸，应及时报告医生处理。术后2~3日，胸腔闭式管引流出暗红色血性液逐渐变淡，量变少，24小时量<50ml时，考虑拔管。

小试身手 8.放置三腔气囊管压迫止血，持续压迫时间最长不超过

A.6小时　　　　　　B.8小时　　　　　　　　C.12小时

D.24小时　　　　　　E.48小时

（4）饮食护理

1）术后禁食期间不可咽下唾液，以免造成管腔感染引起食管吻合口瘘。

2）禁食：术后3~4日需禁饮禁食，经静脉补充水分和营养。

3）饮食：胃肠减压停止24小时后，如无呼吸困难、胸内剧痛、患侧呼吸音减弱、高热等症状开始进食。先试饮少量水，术后5~6日给予全量清流质，每2小时给100ml，每日6次。术后3周后如无特殊不适进普食，但应少食多餐，细嚼慢咽。避免进食生、冷、硬食物，以免造成吻合口瘘。

小试身手 9.患者，男性，58岁，食管癌根治术后，恢复顺利，可以经口进流食的时间一般是在术后

A.3天左右　　　　　　B.5天左右　　　　　　C.7天左右

D.9天左右　　　　　　E.10天左右

4）食管–胃吻合术后由于胃拉入胸腔，肺受压，病人暂时不能适应，出现胸闷、进食后呼吸困难等症状。指导病人少食多餐，1~2个月后上述症状多能缓解。

5）食管癌术后可发生胃液反流至食管，出现反酸、呕吐等症状，平卧时加重，嘱咐病人饭后2小时内勿平卧，睡眠时将枕头垫高或床头抬高。

（5）胃肠减压护理：术后3~4日内持续胃肠减压，保持引流通畅，妥善固定，防止脱出。术后6~12小时内从胃管内吸出血性液或咖啡色液，以后逐渐变浅。如引流出大量血性液体，病人烦躁不安、血压下降、脉搏细速、尿量减少等，考虑为吻合口出血。胃管引流不畅时，用少量生理盐水冲洗并及时回抽，避免胃扩张增加吻合口张力引起吻合口瘘。胃管脱出后不再盲目插入，以免戳穿吻合口，引起吻合口瘘。术后3~4日待肛门排气、胃肠减压引流液减少后拔除胃管。

（6）胃肠造瘘术后的护理：观察造瘘管周围有无渗出液或胃液流出。及时更换敷料并在瘘口周围涂氧化锌软膏或置凡士林纱布保护皮肤。妥善固定胃造瘘管，防止脱出、阻塞。

（7）结肠代食管术后护理：保持结肠袢内的减压管通畅。如从减压管内引流出大量血性液体或呕吐大量咖啡样液体并伴全身中毒症状，考虑为代食管的结肠袢坏死，应立即通知医生抢救。结肠代食管的病人常嗅到粪便气味，向病人解释是因结肠逆蠕动引起。

（8）并发症的护理

并发症	发生原因	临床表现	处理
吻合口瘘	食管无浆膜覆盖，食管血液供应呈节段性，吻合口张力太大，感染、营养不良、贫血、低蛋白血症等	**呼吸困难**、胸腔积液、全身中毒症状，包括**高热**、血白细胞计数升高，休克甚至脓毒血症	**立即禁食**，行胸腔闭式引流；加强抗感染治疗及肠外营养支持；如出现休克应积极抗休克治疗；需再次手术者做好术前准备
乳糜胸	因伤及胸导管所致，**多发生在术后2~10日**，少数病例可在2~3周后出现	**胸闷、气急、心悸，甚至血压下降**。如未及时治疗，在短时期内造成全身消耗、衰竭死亡	**即置胸腔闭式引流，及时引流胸腔内乳糜液，使肺膨胀**

小试身手 10.患者，男性，50岁，患食管癌后行食管癌根治术。术后第8天进少量流质饮食后出现呼吸困难、高热。应考虑为

A.肺不张
B.乳糜胸
C.吻合口瘘
D.肺部感染
E.吻合口狭窄

参考答案

1.B 2.A 3.D 4.B 5.D 6.C 7.D 8.D 9.B 10.C

答案与解析

1.B 食管癌以胸中段食管癌较多见，下段次之，上段较少。

2.A 早期食管癌的病变范围是仅限于黏膜层。

3.D 食管癌的典型症状为进行性吞咽困难，开始是难咽干硬食物，继而只能进半流质、流质食物，最后滴水难进。

4.B 食管癌的早期症状是哽咽感，典型症状是进行性吞咽困难。

5.D 早期中心型肺癌在较大支气管长大后可出现刺激性干咳。

6.C 食管拉网检查脱落细胞是筛选诊断食管癌最简便易行的方法，早期病变阳性率可达90%~95%。

7.D 食管癌患者术前1日晚以生理盐水100ml加抗生素经鼻胃管冲洗食管及胃，可减轻局部充血水肿，有利于吻合口愈合。

8.D 三腔气囊管放置24小时后，食管囊应放气15~30分钟，同时放松牵引，并将三腔管向胃内送入少许，以解除胃底贲门压力，避免局部黏膜糜烂坏死。

9.B 食管癌患者术后先试饮少量水，术后5~6日可给予全量清流质，每2小时给100ml，每日6次。术后3周后患者若无特殊不适可进普食。

10.C 患者术后第8天出现呼吸困难、高热，提示发生了吻合口瘘，食物通过瘘口进入胸腔引起。

第二十二章　心脏疾病患者的护理

本章内容历年基本未涉及。对于本章的复习，考生应熟悉心脏病的特殊检查方法，冠状动脉粥样硬化性心脏病的临床表现、治疗要点，心导管及造影等特殊检查时的护理等内容。

考点纵览

第一节　概述

（一）解剖生理（了解）

1.基本结构　心脏位于纵隔中部，被双肺覆盖，是一个近似圆锥形的空心脏器，接受来自静脉系统未经氧合的血液，泵出已氧合的血到动脉系统以供应全身组织所需要的氧气与营养。

心脏被心包覆盖，由内自外，分脏、壁两层。两层间的间隙为心包腔，内含10~20ml浆液，起润滑作用。

2.心脏　心脏被房室间隔分隔为左、右心房及左、右心室。右心房接受上、下腔静脉及冠状窦的回心血，然后将血泵入右心室。右心室贴在胸骨后面，在舒张期接受右心房的静脉血，然后收缩将血射入肺动脉而入肺。左心房接受肺静脉的氧合血液，然后将血液排入左心室，左心室在收缩期将血射入主动脉，然后血液分布到全身动脉系统。

3.瓣膜　心脏有四个瓣膜，分为房室瓣与半月瓣。房室瓣分隔心房与心室，右心房与右心室之间的瓣膜是三尖瓣，左心房与左心室之间的瓣膜为二尖瓣；半月瓣隔离肺动脉、主动脉与各自相应的心室。

4.血管　供给心脏血液的动脉有左冠状动脉和右冠状动脉。心脏的静脉伴随动脉，左右心的静脉汇合成心大静脉，在心脏后面注入冠状静脉窦，回流至右房。

（二）心脏疾病的特殊检查方法（了解）

1.心导管检查术目的　①发现心内畸形；②测量心血管各部位的压力；③在各部位采血标本测量氧饱和度，以明确异常分流；④其他：做心血管造影、描记心内心电图、计算心排出量等。

2.心血管造影术　检查心脏和大血管的形态及缺损。根据不同检查目的选择左心室或升主动脉及其分支或肺动脉、右心室造影。

3.冠状动脉造影术　明确冠状动脉分支是否畸形、狭窄，了解交通支分布情况；同时做左心室测压及造影，明确左心功能及是否有心室壁瘤或二尖瓣关闭不全，计算出射血分数，评价心功能，明确手术指征。

进行上述各项心内检查的护理措施：

1.操作前备好心肺复苏所需的急救药品、物品与器械。

2.**造影检查前做好造影剂过敏试验**。

小试身手 1.做冠状动脉造影术检查前，必须做好

A.凝血试验　　　　　B.抗生素过敏试验　　　　C.造影剂过敏试验

D.心电图监测　　　　E.血压监测

3.术中严密观察病情，监测心电图及血压变化，警惕造影剂过敏引起休克。

4.术后继续监测，穿刺部位用沙袋压迫并妥善固定，防止出血。观察局部渗血情况，若有异常，及时报告医师处理。

5.术后静脉滴注抗生素，预防心内膜感染。

6.右心检查术后卧床6~12小时，左心检查术后卧床12~24小时。

第二节　冠状动脉粥样硬化性心脏病

（一）病因和病理（掌握）

冠心病的发病原因包括：**高脂蛋白血症、高血压、吸烟、糖尿病、肥胖、高密度脂蛋白过低等**。冠心病是由于**冠状动脉内粥样硬化斑块形成**，管壁增厚、管腔狭窄或阻塞。当冠状动脉发生长时间痉挛、急性阻塞、血管腔内血栓形成时，造成局部心肌缺血坏死。发生心肌梗死的心脏，可并发室壁瘤、二尖瓣关闭不全、室间隔缺损等。

（二）临床表现（熟练掌握）

主要表现为心绞痛，病人在劳动、上楼、情绪激动、饱餐、受凉时突然出现心前区疼痛。疼痛从胸骨后或心尖区开始，向上、向左放射至左肩、左臂、左肘甚至小指和无名指。停止活动后原地休息或口服硝酸甘油，疼痛于数分钟后缓解。急性心肌梗死时，病人突然出现剧烈、持续的心绞痛，个别病人也可出现不典型或无痛型心肌梗死。伴恶心、呕吐、大汗淋漓、发热、心律失常、发绀、血压下降、休克、心力衰竭等，甚至猝死。心肌梗死的病人出现室壁瘤、二尖瓣关闭不全、室间隔缺损时出现相应症状。

（三）治疗原则（掌握）

选择性冠状动脉造影可明确诊断，还能确定冠状动脉狭窄部位、程度、范围和侧支循环情况，是冠心病外科治疗的主要依据。超声心动图可探测心脏各室腔的大小，室壁运动情况及是否合并其他异常。

冠状动脉粥样硬化性心脏病可通过手术重建血流通道，改善心肌供血，消除症状，延长寿命。手术方法主要是冠状动脉旁路手术。最常用的术式是将游离的大隐静脉或胸廓内动脉吻合在升主动脉与冠状动脉之间。

小试身手 2.冠心病外科治疗的主要依据是

A.B超　　　　　　　　B.心电图　　　　　　　C.CT

D.冠状动脉造影术　　　　E.心导管检查术

（四）护理措施（熟练掌握）

1.术前护理

（1）术前3~5日停服抗凝剂、利尿药、洋地黄、奎尼丁等药物，防止术中出血不止、洋地黄中毒等。术前注意休息，应用改善心功能的药物，给予硝酸甘油、氯化钾等药物。

（2）合理饮食，**给予低脂、低胆固醇饮食**。心功能不全者限制食盐摄入。进食较少者经静脉补充营养，纠正水电解质失衡。术前戒烟2周以上，训练深呼吸及有效咳嗽。

（3）稳定病人情绪，消除恐惧心理。

（4）评估病人身体状况，判断病人对手术的耐受力。

2.术后护理

（1）执行心脏术后常规护理，对术前心肺功能不良者，适当延长呼吸机的使用时间。

（2）监测病人动脉压、左房压、中心静脉压和心电图，及时处理心律失常与心功能不全。

（3）术前服用钙离子阻滞剂或β-受体阻滞剂的病人，术后继续服用，以降低围手术期心肌梗死的发生率和病死率。术后进食即给予阿司匹林口服，避免吻合口血栓形成。

（4）术后取大隐静脉处用弹力绷带包扎，次日即可开始活动肢体。

第三节　体外循环

（一）概述（掌握）

体外循环是将回心的静脉血从上、下腔静脉或右心房引出体外，在人工心肺机内进行氧合和排出二氧化碳，气体交换后，再由血泵输回体内动脉继续血液循环。

人工心肺机的构成：①血泵（人工心）：取代心脏，具有泵血功能，驱动氧合器内的氧合血输回体内动脉，参与循环；②氧合器（人工肺）：代替肺的功能，氧合静脉血，排出二氧化碳；③变温器：用于降低和升高血液温度；④滤器：用于过滤血液中的血小板、纤维素等。

体外循环后的主要病理生理变化：

1.血液变化　红细胞破坏、游离血红蛋白升高、溶酶激活、纤维蛋白原和血小板减少等。

2.代谢变化　因组织灌注不良、代谢产物堆积，病人出现代谢性酸中毒；若过度换气则出现呼吸性碱中毒。

3.肾、肺等器官功能减退　长时间低血压、低灌注、酸中毒和大量游离血红蛋白等可影响肾脏的排泄功能，甚至导致肾衰竭。肺可因微栓、氧自由基等毒性物质释放及炎性反应引起间质水肿、出血和肺泡萎缩等。

4.**电解质失衡** **常见的为低血钾**，术前长时间服用强心利尿药而转流过程中尿量又多的病人多见。

（二）护理措施（熟练掌握）

1.术前护理

（1）心理护理：根据病人的心理特点加以疏导：①鼓励病人诉说心理感受，减轻其恐惧、紧张心理；②鼓励病人与手术成功的病人交谈，获取他人的亲身体验，增加对手术的信心；③带病人参观术后监护室，了解各监护仪、呼吸机等设备的功能，以减轻其术后焦虑。

（2）预防和控制感染：术前：①指导病人戒烟；②冬季保暖，防止感冒和呼吸道感染；③注意口腔、皮肤卫生，避免黏膜和皮肤破损，积极治疗感染病灶。

（3）饮食护理：术前鼓励病人进食高热量和丰富维生素饮食，增强机体对手术的耐受力。**冠心病病人应进食低脂、低胆固醇饮食**；心功能不全者限制钠盐摄入；进食较少者可经静脉补充营养素和液体；恶病质者术前给予白蛋白、新鲜血浆、全血等，以纠正低蛋白血症和贫血。

（4）控制病情，预防并发症：①冠心病或主动脉瘤病人术前卧床休息，严密观察胸痛情况，遵医嘱使用硝酸甘油等药物。冠心病病人术前3~5日停服抗凝剂、洋地黄、奎尼丁、利尿药等药物，给予口服氯化钾，防止术中出血不止，或发生洋地黄毒性反应以及心律失常。②对伴有高血压、高脂血症、糖尿病者应控制血压、血脂或血糖。③严重发绀型先天性心脏病病人术前1周间断吸氧，注意休息，防止腹泻、感冒等引起的脱水，警惕缺氧性晕厥发作。④避免术前头颅外伤，因颅脑外伤易引起体外循环时颅内出血。

（5）做好心导管及造影等特殊检查时的护理：严密观察病人伤口出血情况以及血压、心率、心律、神志等，发现异常及时报告医生处理。检查后注意观察伤口有无渗血，**导管拔除后穿刺部位需按压止血15~30分钟**，沙袋压迫24小时，观察肢体肤色，预防血栓形成。

小试身手 3.心导管检查术后，穿刺部位需按压止血的时间是

A.5~10分钟　　　　　B.10~15分钟　　　　　C.15~30分钟
D.30~60分钟　　　　　E.60~120分钟

（6）常规准备：术前1日完善各种检查，完成备皮、交叉配血、药物过敏试验等术前准备，测量身高、体重、计算体表面积等。

2.术后护理

（1）循环系统的护理

1）血压监测：常选择桡动脉插管测压。动脉测压时应注意：①严格执行无菌操作，防止感染；②测压前调试好零点；③在测压、取血或调试零点等操作过程中，严防空气进入造成气栓；④定时观察动脉穿刺部位有无肿胀、出血，导管有无脱落，远端皮肤颜色、温度等；⑤拔管后压迫局部，防止出血。

2）心功能监测：术后48小时内连续监测生命体征，每15分钟1次，平稳后改

为每半小时1次；观察左房压、右房压、肺动脉和肺动脉嵌压。在测定以上各种压力时应注意：①严格执行无菌操作；②保持管道通畅；③测压前调试好零点；④预防导管折断或导管接头脱落、出血；⑤咳嗽、呕吐、躁动、抽搐及用力时均影响测定值，应安静10~15分钟后再测定；⑥拔管后局部压迫止血，监测心律、心率变化。

3）体温监测：术后体温低于35℃时应保暖复温；体温逐渐回升至常温时及时撤除保暖措施。若体温升至39℃以上，可能是致热原或多肽物质引起的反应。高热使心率加快，心肌耗氧量增加。若术后体温升至38℃，应立即降温，如使用冰枕、冰敷或乙醇擦浴；若高达39℃以上，应遵医嘱给予药物降温，如阿司匹林0.5~1g加冰盐水　50~100ml做保留灌肠，或冰盐水加甘露醇灌肠。

4）观察肤色、皮温：密切观察病人皮肤颜色、温度、湿度、动脉搏动，以及唇、甲床、毛细血管和静脉充盈情况。若指（趾）甲床由苍白变红润，提示组织灌注良好；出现发绀，提示灌注不佳、氧合不全或两者兼有。一旦病人发绀，应报告医生及早处理。

（2）呼吸系统护理：为改善氧合，减少呼吸做功，降低肺血管阻力，促进心功能恢复，心脏术后病人常规采用机械通气，支持呼吸功能。

1）妥善固定气管插管，定时测量暴露端气管插管长度，防止气管插管脱出或移位。

2）密切观察呼吸频率、节律、深度，每15~30分钟听诊呼吸音1次。

3）呼吸功能监测及护理：密切观察病人有无发绀、鼻翼扇动、点头或张口呼吸及神志，发现异常及时处理。注意观察呼吸机是否与病人呼吸同步，随时监测动脉血气分析，根据血气分析结果调整呼吸机参数，一般调节潮气量为10~15ml/kg，氧浓度为50%，呼吸频率11次/分。

4）保持气道通畅，预防并发症：及时清除呼吸道分泌物、呕吐物，预防肺不张。呼吸道分泌物多且黏稠者，于气管内滴入糜蛋白酶稀释液后再吸痰。吸痰前将氧浓度调大至70%以上。吸痰动作轻柔敏捷，避免损伤呼吸道黏膜，每次吸痰时间不超过15秒，以防机体缺氧；若心电图异常，血氧饱和度持续下时应立即停止吸痰。

5）气管导管气囊每4~6小时放气1次，防止呼吸道黏膜受压过久，组织缺血糜烂、出血。

6）拔除气管插管后给予超声雾化或氧气雾化吸入，减轻喉头水肿、降低痰液黏稠度、预防和控制呼吸道感染，指导病人深呼吸、有效咳嗽咳痰。

（3）肾功能监护：①术后留置导尿管，每小时测1次尿量，每4小时测尿pH及比重；②维持尿量1ml/（kg·h），注意尿液颜色变化，有无血红蛋白尿等；③发生血红蛋白尿时给予高渗性利尿或静脉滴注4%碳酸氢钠溶液碱化尿液，防止血红蛋白沉积在肾小管引起肾功能损害；④尿量减少时应及时对症处理；⑤疑为肾衰竭者，配合医生完成各项检查，严格记录出入量，限制水和电解质摄入；控制高钾食物摄入，如橘子、香蕉、红枣等；⑥停止使用肾毒性药物，若证实为急性肾衰竭，考虑做人工肾或透析治疗。

（4）心包、纵隔引流管的护理：①保持引流管通畅，每隔15~30分钟挤压1次。②每小时记录引流液的量、颜色与性质变化。③术后3~4小时内，血性引流量若10岁以下的小儿>50ml/h，成人>100ml/h，引流液呈鲜红色；有较多血凝块，伴血压下降、脉搏增快、躁动、出冷汗等休克表现，考虑为活动性出血，应立即通知医师处理。④密切观察病情，注意有无心包压塞征象，一旦确定为心包压塞、心包或胸腔内有活动性出血，应立即做好开胸止血的准备。

（5）体位、活动与功能锻炼：**麻醉未醒时取平卧位，头偏向一侧。麻醉清醒后，生命体征平稳者取半坐卧位，以利引流和呼吸。**

小试身手 4.为了保持心包纵隔引流管的通畅，患者生命体征平稳宜取的卧位是

A.平卧位　　　　　　　B.半坐卧位　　　　　　　C.头高脚低位

D.侧卧位　　　　　　　E.端坐位

根据病人心功能等级制订活动计划。一般术后第1天，鼓励病人坐起，在床上活动；术后2~3日，下床活动，拔除各引流管后增加下床活动次数及活动量。大隐静脉–冠状动脉旁路术后2小时即可开始被动活动，抬高双下肢5~10次，行患侧下肢、脚掌、趾功能锻炼。

（6）并发症的观察、预防与护理：常见并发症包括出血、心律失常、心力衰竭、低心排综合征、急性肾衰竭、感染、脑功能障碍。

（8）出院健康指导

1）消化道护理：合理饮食，指导病人养成规律排便习惯，预防便秘。

2）活动与休息：根据心功能恢复情况逐渐增加活动量，**术后1年内避免重体力劳动**、剧烈运动，避免外伤等。

3）自我监测症状：①有无气促、发绀、呼吸困难、胸痛、水肿、尿量减少；②冠心病病人应定时检查血压、血糖、血脂；③监测体温变化，如高热或持续低热；④注意防寒保暖，避免呼吸道感染，避免在湿热或寒冷的地方活动以免增加心脏负担。

4）药物指导：①在医生指导下使用强心苷类药物；②长期服用抗凝药物者定期测定凝血酶原时间，根据测定结果调整药物剂量；若需做其他外科手术，应暂停抗凝药物；除非病人有大出血危险，一般不用维生素K；不使用阿司匹林类解热镇痛药；注意观察有无出血倾向。

5）加强功能锻炼，定期复查。

参考答案

1.C　2.D　3.C　4.B

答案与解析

1.C　做冠状造影术检查前必须做好造影剂过敏试验。

2.D　选择性冠状动脉造影不但可明确诊断，而且能够确定冠状动脉的狭窄部

位、程度、范围和侧支循环的情况，是冠心病外科治疗的主要依据。

3.C 心导管检查术后应注意观察伤口有无渗血，导管拔除后穿刺部位需按压止血15~30分钟。

4.B 心脏手术患者麻醉清醒后，生命体征平稳者可采用半坐卧位，以利引流和呼吸。

第二十三章　腹外疝患者的护理

要点分析

　　本章内容较为重要，历年考试多有涉及。近5年的考试先后考查了疝气的病因、临床类型，腹股沟疝临床特点和治疗原则，股疝的临床特点和治疗原则，腹外疝的护理等。整体的考查偏重于知识的记忆和应用。对于本章的复习，考生应着重掌握疝气的临床类型，腹股沟疝临床特点和治疗原则，股疝的临床特点和治疗原则，腹外疝的护理等内容。

考点纵览

第一节　概述

（一）概念（掌握）

　　腹外疝是由腹腔内脏器或组织连同腹膜壁层，经腹壁薄弱点或孔隙向体表突出而形成。

（二）病因（掌握）

　　腹外疝的形成包括两个主要原因：

　　1.腹壁强度降低　包括先天性和后天性原因，先天性原因包括精索或子宫圆韧带穿过腹股沟管、脐血管穿过脐环及腹白线发育薄弱等，后天性原因包括术后切口愈合不良、外伤、感染、腹壁神经损伤、高龄、久病或肥胖导致肌萎缩等。

　　2.腹内压力增高　如婴儿经常啼哭、慢性便秘、咳嗽、排尿困难、腹水、妊娠、举重等。

　　小试身手　1.引起腹外疝的两个主要原因是

　　A.妊娠和体力劳动　　　　　　　　B.腹水和便秘

　　C.腹壁强度低和腹内压增高　　　　D.外伤和感染造成的腹壁缺损

　　E.腹股沟管和股管宽大

（三）病理解剖（掌握）

　　典型的腹外疝由疝环、疝囊、疝内容物和疝外被盖组成。疝环又称疝门，是腹壁薄弱点或缺损所在；疝囊是壁腹膜的憩室样突出物；**疝内容物**是进入疝囊的腹内脏器或组织，**以小肠最多见**，大网膜次之；疝外被盖是指疝囊以外的各层组织。

（四）临床类型（掌握）

临床类型	定义
易复性疝	凡疝内容物很容易回纳入腹腔的疝
难复性疝	疝内容物不能或不能完全回纳入腹腔内
嵌顿性疝	疝环较小而腹内压突然增高，疝内容物强行扩张囊颈进入疝囊，随后因疝囊颈弹性收缩，将其内容物卡住，使其不能回纳
绞窄性疝	嵌顿若未及时解除，肠管及其系膜受压程度不断加重可使动脉血流减少，最后导致完全阻断

（五）治疗原则（掌握）

以手术治疗为主。

第二节　腹股沟疝

一、腹股沟斜疝

疝囊经过腹壁下动脉外侧的腹股沟管内环（深环）突出，向内、向下、向前斜行经过腹股沟管，再穿出腹股沟管浅环（皮下环），并进入阴囊者，即为腹股沟斜疝，**是最多见的腹外疝**。

（一）临床特点（熟练掌握）

易复性斜疝主要表现为腹股沟区肿块，偶有胀痛。常在站立、行走、咳嗽或用力时出现肿块，肿块多呈带蒂柄的梨形，可降至阴囊或大阴唇。病人平卧休息或用手将肿块推入腹腔回纳而消失。回纳后用手指通过阴囊皮肤伸入浅环，可感浅环扩大、腹壁薄弱；此时嘱病人咳嗽，检查者指尖有冲击感。用手指紧压腹股沟管深环，让病人起立并咳嗽，并不出现疝块；如检查者一旦移去手指，可见疝块由外上向内下鼓出。

难复性斜疝除胀痛加重外，主要特点是疝块不能完全回纳。滑动性斜疝多见于右侧腹股沟区，除疝块不能完全回纳，病人有"消化不良"和便秘等症状。

嵌顿性疝多见于斜疝，是因强体力劳动或用力排便等导致腹内压骤然升高引起。**表现为疝块突然增大，伴明显疼痛，平卧或用手推送不能使之回纳**。肿块紧张发硬，有明显触痛。嵌顿内容物若为肠袢，不但局部明显疼痛，还可出现机械性肠梗阻的表现；若处理不及时，最终发展为绞窄性疝。

绞窄性疝临床症状多较严重，因疝内容物发生感染，侵及周围组织，会引起疝块局部软组织的急性炎症和腹膜炎表现，严重者可发生脓毒血症。但在肠袢坏死穿孔时，疼痛可因疝内压力骤降而暂时有所缓解。因此，疼痛减轻但肿块仍存在者，不可当作是病情好转。

> 锦囊妙记：绞窄性疝与嵌顿性疝的主要区别是是否出现血运障碍。

小试身手 2.绞窄性疝与嵌顿性疝的主要区别是

A.疝环的大小   B.是否出现肠梗阻   C.疝内容物有无血运障碍

D.疝内容物不同   E.疝内容物能否回纳

（二）治疗原则（掌握）

1.非手术治疗 **半岁以下婴幼儿暂不手术，采用棉线束带或绷带压住腹股沟管深环，防止疝块突出**，并给发育中的腹肌以加强腹壁的机会。

年老体弱或伴有严重疾病不能耐受手术者，白天在疝块回纳后，将医用疝带一端的软压垫对着疝环顶住，防止疝块突出。

> 锦囊妙记：半岁以下婴幼儿可暂不手术，因为随着年龄的增长，婴幼儿腹肌可逐渐强壮，疝气有自行消失的可能。

小试身手 3.患儿，男性，半岁，在哭闹时腹股沟区出现一肿块，安静时可用手将肿块送回腹腔，该患儿适宜的处理措施是

A.暂不处理   B.采用绷带压住腹股沟的深环

C.紧急手术   D.择期手术

E.药物治疗

2.手术治疗

（1）单纯疝囊高位结扎术：仅适用于婴幼儿及绞窄性斜疝因肠坏死而局部有严重感染、暂不宜行疝修补术者。

（2）疝修补术。

3.嵌顿性和绞窄性疝的治疗原则

（1）具备下列情况的嵌顿性疝先行手法复位：①嵌顿时间在3~4小时内，局部压痛不明显，无腹部压痛或腹肌紧张等腹膜刺激征者；②年老体弱或伴严重疾病而估计肠袢尚未绞窄坏死者。

（2）**手法复位后须严密观察腹部体征，一旦出现腹膜炎或肠梗阻表现，应尽早手术探查。**

（3）除上述情况外，嵌顿性疝原则上需紧急手术治疗，以防疝内容物坏死，并解除伴发的肠梗阻。

（4）**绞窄性疝的内容物已坏死，更需手术治疗。**

小试身手 4.绞窄性疝的处理原则是

A.对症治疗   B.支持疗法   C.手法复位

D.手术治疗   E.抗感染治疗

二、腹股沟直疝

疝囊经腹壁下动脉内侧的直疝三角区直接由后向前突出形成的疝为腹股沟直

疝。腹股沟直疝**不经过内环，也不进入阴囊**。

（一）临床特点（熟练掌握）

病人站立时，在腹股沟内侧端、耻骨结节外上方出现一半球形肿块，无疼痛或其他症状。因疝囊颈宽大，**平卧后肿块多能自行消失；直疝决不进入阴囊，故极少发生嵌顿**。常见于年老体弱者。

（二）治疗原则（掌握）

治疗原则是手术修补。

第三节　股疝

股疝为疝囊通过股环、经股管向股部卵圆窝突出形成的疝。**多见于40岁以上的女性**。

（一）临床特点（熟练掌握）

疝块不大、多在腹股沟韧带下方卵圆窝处出现一半球形突起。平卧回纳内容物后，疝块可部分或完全消失。易复性股疝的症状较轻，常不被病人注意，尤其是肥胖者。若股疝发生嵌顿，病人出现局部明显疼痛，常伴急性机械性肠梗阻症状。

小试身手 5.最易嵌顿的疝是

A.腹股沟直疝　　　　B.腹股沟斜疝　　　　C.股疝

D.脐疝　　　　　　　E.切口疝

（二）治疗原则（掌握）

一旦确诊为股疝，应及时手术治疗。

小试身手 6.关于股疝，不正确的是

A.多见于40岁以下的妇女

B.疝环为股管的上口

C.容易发生嵌顿和绞窄

D.非手术治疗即可

E.包块位置在腹股沟韧带下方卵圆窝处

第四节　其他腹外疝

一、脐疝

脐疝是疝囊通过脐环突出形成的疝，分小儿脐疝和成人脐疝，以小儿脐疝多见。小儿发生脐疝是因为脐环闭锁不全或脐部组织不够坚强，小儿经常啼哭和便秘造成腹内压增高。

（一）临床特点（熟练掌握）

小儿脐疝多为易复性，表现为啼哭时疝块脱出，安静时回纳，**极少发生嵌顿和**

绞窄。成人脐疝为后天性，较少见，多见于中年经产妇。由于疝环狭小，**成人脐疝发生嵌顿或绞窄者较多见。**

（二）治疗原则（掌握）

2岁之前小儿可选择非手术治疗。满2岁后，若脐环直径大于1.5cm，行手术治疗。

非手术疗法原则：回纳疝块后，用一大于脐环、外包纱布的硬币或小木片抵住脐环，然后用胶布或绷带加以固定。6个月以内的婴儿采用此法，效果较好。成人脐疝应采取手术治疗。

二、切口疝

切口疝是发生于腹壁手术切口处的疝。**最常见的腹壁切口疝是经腹直肌切口疝**，其次为正中切口和旁正中切口。

（一）临床特点（熟练掌握）

腹壁切口处膨隆，出现大小不一的肿块，在站立或用力时更为明显，平卧休息时缩小或消失。较大的切口疝会出现腹部牵拉感，伴食欲低下、恶心、便秘、腹部隐痛等症状。因切口疝多无完整疝囊，疝内容物易与腹膜外腹壁组织粘连而发展为难复性疝。

查体时见腹壁切口瘢痕处有肿块，有时疝内容物可达皮下；若为肠管，腹壁可见肠型和蠕动波，扣诊可感到肠管的咕噜声。疝内容物回纳后，多能扪及切口裂开处形成的疝环边缘。**一般切口疝的疝环比较宽大，因此很少发生嵌顿。**

（二）治疗原则（掌握）

手术治疗为主。

第五节　护理（熟练掌握）

（一）术前护理

1.消除腹内压升高的因素　除紧急手术外，术前应消除咳嗽、便秘、排尿困难等导致腹内压升高的因素，避免术后疝复发。

2.病情观察　观察病人腹部情况，**若出现明显腹痛，伴疝块突然增大、紧张发硬且触痛明显、不能回纳腹腔，应高度警惕嵌顿疝发生的可能。**

3.活动与休息　疝块较大者减少活动，卧床休息；下床活动时使用疝带压住疝环口，避免腹腔内容物脱出形成嵌顿疝。

4.灌肠与排尿　术前晚灌肠，防止术后腹胀及排便困难。术晨嘱病人排空小便或留置导尿，避免术中误伤膀胱。

5.急诊手术病人的术前护理　禁食、静脉输液、胃肠减压、抗感染，纠正水电解质及酸碱平衡紊乱，并备皮、配血。

（二）术后护理

1.病情观察　密切监测生命体征，观察伤口渗血情况，及时更换敷料，估计出血量。

2.体位　取平卧位，膝下垫一软枕，使髋关节微屈，以降低腹股沟切口张力，促进切口愈合。

3.预防阴囊水肿　为避免阴囊内积血、积液，**术后用丁字带将阴囊托起，并密切观察阴囊肿胀情况**。

> 锦囊妙记：肾病综合征、右心衰竭、急性腮腺炎、疝气术后应将阴囊托起，减轻阴囊水肿或积液。

4.预防切口感染　术后严格执行无菌技术操作，遵医嘱使用抗生素，保持敷料清洁干燥，避免大小便污染。敷料污染或脱落应及时更换。注意观察体温、脉搏的变化和切口有无红、肿、疼痛，一旦出现切口感染，应尽早处理。

5.饮食护理　术后6~12小时若无恶心、呕吐可进水及流食，次日可进半流食、软食或普食。行肠切除吻合者术后禁食，待肠道功能恢复后方可进食。

6.活动　**采用无张力疝修补术的病人可早期下床活动**。年老体弱、复发性疝、绞窄性疝、巨大疝适当延迟下床活动。

小试身手 7.斜疝术后护理**错误**的是

A.切口处沙袋压迫　　　　B.早期下床　　　　　C.阴囊托起

D.伤口处勿污染　　　　　E.防止腹压增加

7.防止腹内压升高　避免剧烈咳嗽和用力大小便，以免引起腹内压升高，不利于愈合。

8.尿潴留的处理　手术后因麻醉或手术刺激引起尿潴留者，可肌内注射氨甲酰胆碱或针灸治疗，以加强膀胱平滑肌的收缩，必要时留置导尿。

（三）健康教育

1.避免腹内压升高的因素　注意保暖，避免感冒引起咳嗽；指导病人咳嗽时用手掌按压切口部位，以免缝线撕脱。保持大便通畅，便秘者给予通便药物，嘱病人勿用力排便。

2.指导病人出院后逐渐增加活动量，**3个月内避免重体力劳动或提举重物**。

3.定期门诊复查，若疝复发，及早诊治。

小试身手 8.患者，男性，66岁，腹股沟斜疝术后1周，恢复顺利，出院指导中最重要的是

A.多饮水　　　　　　　　　B.养成定时排便习惯

C.多食高纤维饮食　　　　　D.适当休息

E.3个月内不参加重体力劳动

参考答案

1.C　2.C　3.B　4.D　5.C　6.D　7.B　8.E

答案与解析

1.C　腹外疝是由腹腔内的脏器或组织连同腹膜壁层，经腹壁薄弱点或孔隙向体表突出所形成，多因腹壁强度降低及腹内压力增高所致。

2.C　嵌顿疝若未能及时解除，肠管及其系膜受压程度不断加重可使动脉血流减少，最后导致完全阻断，即为绞窄性疝。因此，两者的主要区别在于疝内容物有无血运障碍。

3.B　半岁以下婴幼儿可暂不手术，因为随着年龄的增长，婴幼儿腹肌可逐渐强壮，疝气有自行消失的可能。可采用棉线束带或绷带压住腹股沟管深环，防止疝块突出。

4.D　绞窄性疝的内容物已坏死，应立即手术治疗，防止病情恶化。

5.C　股疝最容易嵌顿。

6.D　股疝易嵌顿，又易发展为绞窄性疝，应紧急手术治疗。

7.B　腹股沟斜疝术后不宜早期下床活动。

8.E　疝气术后3个月内不参加重体力劳动，防止腹内压升高引起疝气复发。

第二十四章 急性化脓性腹膜炎患者的护理

要点分析

  本章内容较为重要，历年考试多次涉及。对于本章的复习，考生应着重掌握急性腹膜炎病因、辅助检查、膈下脓肿的临床表现、治疗原则，盆腔脓肿的临床表现，急性腹膜炎的护理等内容。

考点纵览

第一节　解剖生理概要

  （一）解剖（了解）

  腹膜分为相互连续的壁层和脏层腹膜。壁层腹膜贴附在腹壁、横膈脏面和盆壁内面；脏层腹膜覆盖在内脏表面，成为内脏的浆膜层。

  腹膜腔是壁层和脏层腹膜之间的潜在腔隙，是人体最大的体腔。正常腹膜腔内含75~100ml黄色澄清液体，起润滑作用。腹腔脏器病变时，腹膜腔内可出现数升液体或气体。

  壁层腹膜受体神经支配，对各种刺激敏感，痛觉定位准确。因此，腹前壁腹膜在炎症时，可引起局部疼痛、压痛和腹肌紧张，是诊断腹膜炎的主要依据。**脏层腹膜受自主神经支配，对牵拉、胃肠道内压力增高及炎症、压迫等刺激较为敏感，性质常为钝痛，定位较差。**

  （二）生理（了解）

  1.吸收和渗出　腹膜有很强的吸收能力，可吸收腹腔内积液、血液、气体和毒素等。

  2.润滑　腹膜表面渗出的少量液体能减少肠道蠕动时与其他脏器的摩擦。

  3.防御　腹膜渗出液中的淋巴细胞和吞噬细胞具有强大的防御能力，能吞噬细菌、异物和破碎组织。

  4.修复　渗出液中的纤维蛋白沉积在病变周围，使炎症局限并修复受损组织，因此形成腹腔内广泛的纤维性粘连，如使肠管成角、扭曲或成团块，引起粘连性肠梗阻。

第二节　急性腹膜炎

  （一）分类（掌握）

  腹膜炎是发生于腹腔壁腹膜与脏腹膜的炎症，可由细菌性、化学性、物理性损伤等引起。按临床经过分为急性、亚急性和慢性三类；按病因分为细菌性与非细菌性两类；按发病机制分为原发性与继发性两类；按累及范围分为弥漫性与局限性两类。

（二）病因（熟练掌握）

临床上所称的急性腹膜炎多指继发性的急性化脓性腹膜炎，是一种常见的外科急腹症。**腹内空腔脏器穿孔、外伤引起的腹壁或内脏破裂是最常见的原因**。其他如腹部手术中污染腹腔，胃肠道吻合口瘘等。引起**继发性腹膜炎的细菌**主要来自胃肠道内的常驻菌群，其中**以大肠杆菌最多见**，其次为厌氧拟杆菌、链球菌等。

原发性腹膜炎腹腔内无原发病灶。（注意原发性腹膜炎与继发性腹膜炎的区别）病原菌多为溶血性链球菌、肺炎双球菌或大肠杆菌。经血行播散、泌尿道感染直接扩散、经女性生殖道上行感染、透壁性感染等途径播散至腹膜腔，引起腹膜炎。

> 锦囊妙记：继发性腹膜炎、肾盂肾炎、细菌性肝脓肿的主要致病菌均为大肠埃希菌。

小试身手 1.引起继发性腹膜炎最常见的致病菌是

A.大肠埃希菌　　　　　　B.厌氧拟杆菌　　　　　　C.金黄色葡萄球菌

D.链球菌　　　　　　　　E.肺炎双球菌

小试身手 2.继发性腹膜炎的发病原因**不包括**

A.急性胃穿孔　　　　　　B.盆腔感染　　　　　　　C.急性阑尾炎穿孔

D.胆囊炎穿孔　　　　　　E.肠穿孔

小试身手 3.原发性腹膜炎与继发性腹膜炎的主要区别是

A.腹痛的程度　　　　　　B.感染细菌的类型　　　　C.感染的途径

D.腹腔内有无原发病灶　　E.是否出现并发症

小试身手 4.原发性腹膜炎与继发性腹膜炎的主要区别是

A.腹痛性质　　　　　　　B.有无腹膜刺激征　　　　C.腹腔内有无原发病灶

D.腹腔是否与外界相通　　E.病原体种类

（三）病理生理（掌握）

腹膜受胃肠道内容物和细菌刺激后，立即发生充血、水肿，失去原有光泽；随之产生大量澄清的浆液性渗出液以稀释毒素，其中含大量吞噬细胞、中性粒细胞，加上坏死组织、细菌与凝固的纤维蛋白，使渗出液变浑浊成为脓液。以大肠杆菌为主的脓液多呈黄绿色、稠厚、有粪臭味。

腹膜炎的转归取决于：①全身和腹膜局部的防御能力；②污染细菌的性质、数量和时间。

转归：①年轻体壮、抗病能力强者，炎症局限，形成局限性腹膜炎或脓肿。②腹膜炎治愈后，腹腔内部分肠管粘连、成角，引起粘连性肠梗阻。③病情恶化，腹膜严重充血水肿，渗出大量液体，引起脱水和电解质紊乱、血浆蛋白下降、贫血，加之发热、呕吐；腹内脏器浸泡在脓性液体中，肠管麻痹，形成麻痹性肠梗阻，肠腔内大量积液，血容量明显减少；细菌入血；肠管扩张、胀气，膈肌抬高影响心肺功能，加重休克，甚至导致死亡。

（四）临床表现（熟练掌握）

1.**腹痛**　是最主要的临床表现，疼痛剧烈，为持续性，难以忍受。腹内压增加、变换体位时疼痛加剧。疼痛多自原发病变部位开始，随炎症扩散而波及全腹。

2.**恶心、呕吐**　腹膜受刺激引起反射性恶心、呕吐，呕吐物多为胃内容物；麻痹性肠梗阻时呕吐物为黄绿色胆汁，甚至棕褐色粪汁样物。

3.**体温、脉搏变化**　突然发病者逐渐出现体温升高、脉搏加快。原有炎性病变者，发病初始体温已升高，继发腹膜炎后更趋升高。年老体弱者体温可不升高，但脉搏多加快，若脉搏快而体温反而下降，提示病情恶化。

4.**感染中毒症状**　病人出现高热、脉速、呼吸急促、大汗、口干，随病情发展，可出现面色苍白、口唇发绀、舌干苔厚、四肢发凉、血压下降、神志不清等一系列感染中毒及休克症状。

5.**体征**　急性病容，病人仰卧位，双下肢屈曲，不喜动，腹部拒按。腹胀明显，腹式呼吸运动减弱或消失。**腹部压痛、反跳痛、腹肌紧张是腹膜炎的标志性体征，称为腹膜刺激征**，原发病灶处最明显。腹胀加重是病情恶化的重要标志。**胃肠、胆囊穿孔时呈"板状腹"**。叩诊因胃肠胀气而呈鼓音；**胃肠穿孔时肠内气体移至膈下**，可使肝浊音界缩小或消失；腹腔内积液较多时叩出移动性浊音。听诊肠鸣音减弱或消失。直肠指诊：**直肠前窝饱满并有触痛，提示盆腔感染或已形成盆腔脓肿**。

> 锦囊妙记：舟状腹主要见于极度消瘦，板状腹主要见于急性胃肠穿孔，腹部揉面感主要见于结核性腹膜炎。

小试身手 5.胃溃疡急性穿孔最重要的诊断依据是
A.上腹部刀割样剧痛　　　　B.板状腹　　　　　　　C.肝浊音界缩小
D.腹式呼吸音减弱　　　　　E.X线见膈下游离气体

小试身手 6.板状腹可见于下列哪种疾病
A.胃肠、胆囊穿孔　　　　　B.急性单纯性阑尾炎　　C.机械性肠梗阻
D.严重脱水患者　　　　　　E.幽门梗阻

（五）辅助检查（掌握）

白细胞计数及中性粒细胞比例升高，病情危重或机体反应能力下降者，白细胞计数可不升高，仅中性粒细胞比例升高，甚至出现中毒颗粒。

立位腹平片见小肠普遍胀气并有多个小液平，为肠麻痹征象；**胃肠穿孔时多有膈下游离气体**。B超检查见腹腔内有不等量液体。B超引导下腹腔穿刺抽液或腹腔灌洗有助于明确病因，如**结核性腹膜炎为草绿色透明腹水，胃十二指肠急性穿孔为黄色、浑浊、含胆汁、无臭味的抽出液，急性重症胰腺炎时抽出液为血性、胰淀粉酶含量高，绞窄性肠梗阻时抽出液为血性、臭味重**，如抽出液为不凝血，应考虑为

腹腔内出血。

（六）治疗原则（掌握）

1.非手术治疗　病情较轻或病程超过24小时，腹部体征减轻或炎症呈现局限化趋势者考虑非手术治疗。**主要包括半卧位、禁食、持续胃肠减压**、纠正水电解质紊乱、抗生素治疗、给予营养支持、镇静、镇痛、吸氧等。

2.手术治疗　多数继发性腹膜炎者需及时手术治疗。

第三节　腹腔脓肿

一、膈下脓肿

（一）病因、病理（掌握）

膈下脓肿是指脓液积聚在一侧或两侧膈肌下与横结肠及其系膜的间隙内。病人平卧位时，左膈下间隙位置较低，急性腹膜炎时腹腔内的脓液易积聚于此。小的膈下脓肿经非手术治疗可被吸收，较大脓肿因长期感染，自身组织消耗，死亡率极高。膈下感染还可引起反应性胸腔积液，或经淋巴途径蔓延至胸腔引起胸膜炎，穿破胸腔时引起脓胸。

（二）临床表现（熟练掌握）

全身发热，初为弛张热，脓肿形成后为持续高热或中等发热。脉率快，乏力、消瘦、厌食、盗汗等。白细胞计数和中性粒细胞比例升高。

脓肿部位出现持续性钝痛，深呼吸时加重，常位于**近中线的肋缘下**或剑突下。**脓肿刺激膈肌引起呃逆**。膈下感染可引起胸膜反应，出现胸腔积液和盘状肺不张，病人出现气促、咳嗽、胸痛等表现。**X线检查见患侧膈肌升高，随呼吸活动受限或消失，肋膈角模糊，或胸腔积液。**

（三）治疗原则（掌握）

膈下脓肿主要采用手术治疗。同时加强营养支持、输液、输血及使用抗生素等支持治疗。

二、盆腔脓肿

（一）病因、病理（掌握）

盆腔处于腹腔最低位置，腹腔内的炎性渗出物或脓液易积聚于此形成盆腔脓肿。盆腔腹膜面积较小，吸收毒素能力差，因此，**盆腔脓肿时全身中毒症状较轻**。

（二）临床表现（熟练掌握）

发热，脉速，**出现直肠或膀胱刺激征**，如里急后重、排便次数增多且量少、黏液便、尿频、排尿困难等。腹部检查常无阳性体征，直肠指诊时在**直肠前壁可触及向直肠腔内膨起、有触痛、时有波动感的肿块**。B超检查可明确脓肿的位置、大小。

小试身手 7.下列哪种疾病可导致里急后重

　A.肠结核　　　　　　B.溃疡性结肠炎　　　　C.甲亢

　D.盆腔脓肿　　　　　E.急性胃炎

（三）治疗原则（掌握）

盆腔脓肿较小或未形成时，采用非手术治疗，如使用抗生素，热水坐浴、温盐水保留灌肠及物理透热等。脓肿较大者须手术切开引流。

三、肠间脓肿

肠间脓肿是指脓液被包围在肠管、肠系膜与网膜之间的脓肿。

（一）临床表现（熟练掌握）

可为单发或多发的大小不等的脓肿。若脓肿周围广泛粘连，可引起粘连性肠梗阻。病人出现化脓感染症状，主诉腹胀、腹痛，查体腹部压痛或触及包块。立位腹X线平片见肠壁间距增宽及局部肠管积气，也可见小肠气液平面。

（二）治疗原则（掌握）

使用抗生素、物理透热和全身支持治疗。如脓肿为单房，且较局限并与腹壁贴近时，采用B超引导下经皮穿刺置管引流术；若非手术治疗无效或发生肠梗阻，考虑剖腹探查解除梗阻，清理脓液并做腹腔引流术。

第四节　护理（熟练掌握）

（一）术前护理

1.体位　半卧位可使腹腔内渗出液向盆腔积聚，以减少吸收、减轻中毒症状，同时膈肌下移，腹肌松弛，以减轻腹胀。

小试身手 8.患者，男性，29岁，因胃溃疡合并穿孔继发急性腹膜炎。下列哪项护理措施有利于预防膈下脓肿的发生

　A.半卧位　　　　　　B.禁食　　　　　　　　C.胃肠减压

　D.早期下床活动　　　E.应用抗生素

2.禁食、胃肠减压　胃肠穿孔病人必须禁食，留置胃管胃肠减压。

3.纠正水、电解质紊乱　根据出入量和生理需要量计算需补充液体总量，以纠正缺水、电解质紊乱。

4.镇静止痛　已确诊、治疗方案已定和术后病人，使用哌替啶类镇痛药，以减轻疼痛。诊断不明或病情观察期间，暂不用镇痛药物，以免掩盖病情。

5.抗菌药物治疗　根据细菌培养结果及药物敏感试验结果选择抗生素。

6.补充营养　长期禁食者考虑经肠外途径补给营养。

（二）术后护理

1.病情观察　密切监测生命体征，观察腹部体征变化，有无膈下或盆腔脓肿的

表现等。

2.体位 **全麻未清醒者取平卧位，头偏向一侧**，防止呕吐误吸，保持呼吸道通畅。**全麻清醒后或硬膜外麻醉病人平卧6小时后血压、脉搏平稳改为半卧位**，鼓励病人勤翻身、多活动，预防肠粘连。

3.饮食 术后继续禁食、胃肠减压，肠蠕动恢复后拔除胃管，给予水及流质饮食，逐步过渡到正常饮食。

小试身手 9.腹膜炎术后胃管拔除开始进食的指征是

A.腹痛减轻或消失   B.血压平稳

C.有饥饿感   D.体温恢复正常

E.肠鸣音恢复、肛门排气

4.补液和营养支持 合理补充水、电解质和维生素，必要时输新鲜血、血浆，给予肠内、外营养支持。继续使用有效抗生素控制腹腔内感染。

5.引流管护理 妥善固定引流管，防止脱出或受压；观察引流液的颜色、性状和量；对负压引流者保证有效负压；经常挤捏引流管以防血块或脓痂堵塞管道，保持引流管通畅。

（三）健康教育

1.饮食指导 指导病人少食多餐，进食富含蛋白质、能量和维生素的食物。

2.活动指导 **鼓励病人卧床期间进行床上活动，体力恢复后尽早下床走动，促进肠功能恢复，预防术后肠粘连。**

3.复诊和随诊 术后定期门诊复查。

参考答案

1.A   2.B   3.D   4.C   5.E   6.A   7.D   8.A   9.E

答案与解析

1.A 引起继发性腹膜炎的细菌主要是胃肠道内的常驻菌群，其中以大肠埃希菌最多见。

2.B 腹内空腔脏器穿孔，外伤引起的腹壁或者内脏破裂是继发性腹膜炎的常见原因。

3.D 原发性腹膜炎不多见，腹腔内无原发病灶。继发性腹膜炎主要由胃肠道内的常驻菌群感染引起，其中以大肠埃希菌最多见。因此，原发性腹膜炎与继发性腹膜炎的主要区别是腹腔内有无原发病灶。

4.C 原发性腹膜炎多有腹腔内原发感染灶引起，继发性腹膜炎主要由胃肠道内的常驻菌群感染引起，其中以大肠埃希菌最多见。因此，原发性腹膜炎与继发性腹膜炎的主要区别是腹腔内有无原发病灶。

5.E 胃溃疡穿孔时，胃肠内气体向膈下积聚，X线检查可见膈下游离气体。

6.A 胃肠、胆囊穿孔时，可引起腹部压痛、反跳痛、腹肌紧张，触诊腹部时

腹部呈 "板状腹"。

7.D 盆腔脓肿时，脓液积聚于盆腔最低部位，刺激直肠产生直肠刺激症状，如里急后重、排便次数增多且量少、黏液便。

8.A 腹膜炎患者取半卧位可以促使腹内渗出液积聚于盆腔，以减少吸收、减轻中毒症状，防止膈下脓肿的发生。

9.E 腹膜炎术后病人应继续禁食、胃肠减压，待肠蠕动恢复后，拔除胃管，给予水及流质饮食，逐步恢复至正常饮食。

第二十五章　腹部损伤患者的护理

要点分析

本章内容较为重要，历年考试偶有涉及。对于本章的复习，考生应着重掌握腹部损伤的病因、临床表现、辅助检查和治疗原则，肝破裂的临床表现和治疗要点，脾破裂的临床表现和治疗要点，腹部损伤的护理措施等内容。

考点纵览

第一节　概述

（一）分类（掌握）

腹部损伤分为开放性损伤和闭合性损伤。开放性损伤时，腹膜破损者为穿透伤，多伴内脏伤，无腹膜破损者为非穿透伤，偶伴内脏损伤；闭合性腹部损伤时，由于体表无伤口，要判断是否伴有内脏损伤较困难。

（二）病因（掌握）

开放性或闭合性损伤都可合并腹内脏器损伤。**开放性损伤中常见的受损内脏依次是肝、小肠、胃、结肠、大血管等；在闭合性损伤中常见的受损内脏依次为脾、肾、小肠、肝、肠系膜等。**

（三）临床表现（熟练掌握）

损伤类型	脏器	表现
实质性脏器损伤	肝、脾、胰、肾或血管	1. **腹腔内（或腹膜后）出血**，面色苍白，脉搏细速，血压不稳，甚至休克
		2. 持续性腹痛，不剧烈；腹膜刺激征不明显
		3. 肝破裂伴肝内外胆管断裂或胰腺损伤伴胰管断裂时，因胆汁或胰液溢入腹腔而出现明显的腹膜刺激征
		4. **肾脏损伤时出现血尿**
空腔脏器破裂	胃肠道、胆道、膀胱	1. **主要表现为弥漫性腹膜炎**。病人恶心、呕吐、呕血或便血，之后出现全身感染症状，**腹膜刺激征最为突出**
		2. **上消化道破裂时，因胃液、胆汁或胰液刺激，出现剧烈腹痛、腹肌紧张、压痛、反跳痛等典型的腹膜炎体征**
		3. 下消化道破裂时，腹膜炎体征出现晚，程度轻，但造成的细菌污染严重。有时有气腹征，随后出现肠麻痹、腹胀或感染性休克

（四）辅助检查（掌握）

1.实验室检查　红细胞、血红蛋白、血细胞比容明显下降，提示腹腔内大出血。空腔脏器破裂时，白细胞计数和中性粒细胞比例明显增高。**血、尿淀粉酶升高提示胰腺或胃肠道损伤。血尿提示泌尿系统损伤**，但其程度与损伤程度不成正比。

2.影像学检查

（1）B超检查：用于实质性脏器损伤的诊断，如肝、脾、胰、肾等。**若发现腹腔内积液和积气，提示空腔脏器破裂或穿孔。**

> 锦囊妙记：B超是诊断肝、脾、胰、前置胎盘等疾病的首选检查方法。

小试身手 1.患者，男性，28岁，因从高空坠落后出现左上腹剧痛，面色苍白，血压下降，初步怀疑为脾破裂。为了确诊，应选择下列哪项检查

A.腹穿　　　　　　　　B.血象　　　　　　　　C.X线

D.B超　　　　　　　　E.CT

（2）X线检查：可判断有无气胸、腹腔游离气体、腹腔内积液以及脏器大小、形态和位置的改变，有无肋骨骨折、腹膜后积气或腰大肌影消失等。

（3）CT检查：能清晰显示实质性脏器损伤及其范围、程度。

3.诊断性腹腔穿刺和腹腔灌洗术　**诊断阳性率达90%以上。**

小试身手 2.诊断腹腔内实质性脏器出血的主要依据是

A.腹痛　　　　　　　　　　　　B.膈下游离气体

C.腹肌紧张　　　　　　　　　　D.腹腔穿刺抽出浑浊液体

E.腹腔穿刺抽出的血液不凝固

（五）治疗原则（掌握）

首先处理威胁生命的情形，如窒息、开放性气胸或张力性气胸、大出血等。若腹部有开放性损伤且有内脏脱出，勿强行回纳腹腔，以免加重腹腔污染，用消毒碗覆盖脱出物，初步包扎伤口后，迅速转送，回纳应在手术室麻醉后进行。

小试身手 3.患者，男性，36岁，因车祸后致腹部开放性损伤，同时伴有肠管脱出，正确的处理措施是

A.迅速将脱出肠管回纳腹腔

B.敞开伤口，迅速转运

C.消毒碗覆盖肠管，初步包扎伤口后迅速转送

D.用消毒棉垫加压包扎

E.用凡士林纱布覆盖肠管，棉垫加压包扎

1.非手术治疗　适应于轻度的单纯性实质性脏器损伤或一时不能确定有无内脏损伤而生命体征稳定者。治疗方法包括：①不随便搬动病人，以免加重伤情；**②不注射镇痛药，以免掩盖病情**；③补充血容量，防治休克；④使用广谱抗生素，预防感染；**⑤禁食**，疑有空腔脏器破裂或有明显腹胀时行胃肠减压。

2.手术治疗　已确诊为腹内脏器破裂，或非手术治疗者出现下列情况应及时进

行手术探查：①腹痛和腹膜刺激征进行性加重或范围扩大；②肠鸣音减弱、消失或出现明显腹胀者；③全身情况恶化，出现口渴、烦躁、脉速，或体温及白细胞计数升高者；④红细胞计数进行性下降；⑤血压不稳定，甚至下降者；⑥胃肠道出血不易控制者；⑦经积极抗休克治疗，情况不见好转反而恶化者。剖腹探查是治疗腹内脏器损伤的关键。

第二节　常见的实质性脏器损伤

一、脾破裂

脾是腹腔内脏器中最容易受损的脏器。已有病理改变的脾更易受损破裂。根据破裂部位及范围不同分为：中央型破裂（在脾实质深部）、被膜下破裂（在脾实质周边部）和真性破裂（破损累及被膜）。以真性破裂多见，约占85%。

（一）临床表现（熟练掌握）

主要表现为腹腔内出血和出血性休克。血性腹膜炎所致的腹膜刺激征多不明显。B超检查是首选方法。

（二）治疗原则（掌握）

无休克或容易纠正的一过性休克，损伤比较表浅、局限，无合并其他腹腔脏器损伤，可严密观察血压、脉搏、腹部体征、血细胞比容及影像学变化。观察过程中如发现继续出血或有其他脏器损伤，应紧急手术处理。

二、肝破裂

在各种腹部损伤中，肝破裂约占20%~30%，右半肝破裂较左半肝破裂多见。

（一）临床表现（熟练掌握）

主要表现为腹腔内出血和出血性休克。肝破裂后可能有胆汁漏入腹腔，腹痛和腹膜刺激征较脾破裂明显。肝破裂后，血液可通过胆管进入十二指肠，病人出现黑便或呕血。B超检查是首选方法。

（二）治疗原则（掌握）

肝破裂以手术治疗为主。原则是彻底清创、止血，消除胆汁溢漏和保证引流通畅。

第三节　常见的空腔脏器损伤

一、小肠破裂

小肠破裂后在早期即产生明显的腹膜炎。小肠破裂后，只有少数病人出现气腹，所以，如病人无气腹表现，并不能排除小肠穿孔。部分小肠裂口不大或穿破后被食物残渣、纤维蛋白甚至突出的黏膜堵塞，因此病人可能无弥漫性腹膜炎的表现。

小肠破裂一旦确诊，应立即手术治疗。手术方式包括简单修补、部分小肠切除吻合术。

小试身手 4.对小肠破裂病人应采取的治疗措施是

A.胃肠减压 　　　　B.应用广谱抗生素 　　　　C.积极补充血容量

D.休息与镇痛 　　　　E.立即手术治疗

二、结肠破裂

结肠损伤后，因结肠内容物液体成分少而细菌含量多，所以腹膜炎较严重。部分结肠位于腹膜后，受伤后易漏诊，常引起严重的腹膜后感染。

除少数裂口小、腹腔污染轻、全身状况良好的病人考虑一期修补或一期结肠切除吻合（限于右半结肠）外，大部分病人应先行肠造口术或肠外置术处理，3~4周后待情况好转，再行关闭瘘口术。

第四节　护理（熟练掌握）

1.体位：绝对卧床休息，床上完成大小便；病情稳定后取半卧位。

2.病情观察：①每15~30分钟测量脉搏、呼吸、血压一次；②每30分钟做一次腹部检查，评估腹膜刺激征的范围和程度，有无移动性浊音，肝浊音界有无缩小或消失等；③疑有腹腔内出血者，每30~60分钟查一次血常规，动态了解红细胞计数、白细胞计数、血红蛋白和血细胞比容的变化；④必要时重复诊断性腹腔穿刺术或灌洗术、B超等检查。

3.补液和饮食　禁食期间补充充足的液体，防治水电解质及酸碱平衡紊乱，遵医嘱使用广谱抗生素防治感染。待肠功能恢复后开始进流质饮食。

4.术前准备　备皮、交叉配血、留置胃管、尿管、补充血容量等。

5.健康教育

（1）加强劳动保护宣传、安全生产、安全行车、遵守交通规则等，避免意外损伤。

（2）普及各种急救知识，当发生意外伤害时能进行简单的自救。

（3）无论腹部损伤的轻重，都应接受专业医务人员检查，以免延误诊治。

（4）出院后适当休息，加强锻炼，补充营养，促进康复。若有腹痛、腹胀、肛门停止排气排便、伤口红、肿、热、痛等不适，应及时就诊。

参考答案

1.D　2.E　3.C　4.E

答案与解析

1.D　B超是肝、脾、胰、肾等实质性脏器损伤诊断的首选检查。

2.E　实质性脏器损伤时，血液流入腹腔，腹腔穿刺抽出不凝血即可诊断。

3.C　若腹部有开放性损伤且有内脏脱出，勿强行回纳腹腔，以免加重腹腔污染，应用消毒碗覆盖脱出物，初步包扎伤口后，迅速转送。

4.E　小肠破裂病人应立即手术治疗。

第二十六章　胃、十二指肠疾病患者的护理

要点分析

　　本章内容非常重要，每年必考。近5年的考试先后考查了胃、十二指肠溃疡的临床表现、常见并发症，外科治疗的适应证、手术方式及护理措施等。整体的考查偏重于知识的记忆和应用。对于本章的复习，考生应熟悉胃癌的好发部位、辅助检查，着重掌握胃、十二指肠溃疡的临床表现、常见并发症，外科治疗的适应证、手术方式及护理措施等内容。本章记忆性内容较多，考生可结合"锦囊妙记"中的方法进行记忆。

考点纵览

第一节　解剖生理概要

（一）胃的解剖生理（了解）

　　胃为一弧形囊状器官，位于腹腔左上方，上连食管，入口为贲门，下接十二指肠，出口为幽门。胃壁从外向内分为浆膜层、肌层、黏膜下层和黏膜层。黏膜层有丰富的腺体，由功能不同的细胞组成：①**主细胞：分泌胃蛋白酶和凝乳酶原**。②**壁细胞：分泌盐酸和抗贫血因子**。③**黏液细胞：分泌碱性黏液，保护黏膜，对抗胃酸腐蚀**。胃底和胃体腺由主细胞、壁细胞和黏液细胞组成，而胃窦只含黏液细胞。④胃窦部腺体除主细胞和黏蛋白原分泌细胞外，还有G细胞，分泌促胃液素、D细胞分泌生长抑素。⑤胃底部尚有功能不明的嗜银细胞。

　　胃的主要功能是贮存食物和消化食物，具有运动和分泌两大功能。**混合性食物从进食至胃完全排空约需4~6小时**。胃液由壁细胞和非壁细胞分泌的成分组成。壁细胞分泌盐酸，而非壁细胞分泌的成分与细胞外液相当，呈碱性，Na^+是主要离子。胃液分泌可分为自然分泌（消化间期分泌）和刺激性分泌（消化期分泌）。

（二）十二指肠的解剖生理（了解）

　　十二指肠位于胃和空肠之间，呈"C"形，长约25cm，分为球部、降部、水平部和升部四部分。十二指肠能分泌碱性十二指肠液，内含多种消化酶。

第二节　胃、十二指肠溃疡的外科治疗

（一）病因、病理（掌握）

　　病因较为复杂，<u>主要发病原因是胃酸分泌过多与胃黏膜屏障受损</u>。幽门螺杆菌、持续精神紧张、忧虑、过度脑力劳动与溃疡发病也相关。

（二）临床表现（熟练掌握）

主要为典型的节律性、周期性上腹部疼痛。

鉴别点	十二指肠溃疡	胃溃疡
好发部位	胃小弯	球部
疼痛特点	**上腹部饥饿痛，进餐后缓解**	**餐后上腹痛，餐后疼痛不缓解，甚至加重**
疼痛规律	**疼痛—进餐—缓解**	**进餐—疼痛—缓解**
疼痛部位	脐部偏右上方	剑突与脐间的正中线或略偏左

> 锦囊妙记：胃溃疡疼痛的特点是：进食—疼痛—缓解；十二指肠溃疡的特点：疼痛—进食—缓解。

小试身手 1.患者，女性，38岁。每次餐后30~60分钟上腹部有烧灼感，持续1~2小时，此腹痛特点应考虑为

A.食管炎　　　　　B.慢性胃炎　　　　　C.胃溃疡

D.十二指肠溃疡　　E.胰腺炎

（三）辅助检查（掌握）

X线钡餐检查见在胃十二指肠部位显示一周围光滑、整齐的龛影。胃镜检查可明确溃疡部位，并可取活检做病理及幽门螺杆菌检查。

（四）常见并发症（掌握）

1.胃、十二指肠溃疡**急性穿孔**

（1）临床表现和诊断：因饱餐、精神过度紧张或劳累等诱发，**表现为突发的持续性上腹刀割样剧痛**，很快扩散至全腹，伴恶心、呕吐、面色苍白，出冷汗，四肢湿冷。检查：腹式呼吸减弱**或**消失，**全腹有腹膜刺激征，腹肌紧张，呈"木板样"强直**，肝浊音界缩小或消失；肠鸣音减弱或消失。全身出现发热、脉速，甚至出现肠麻痹、感染性休克等症状。**X线检查见膈下有游离气体**。腹腔穿刺抽出黄色混浊液体。

（2）治疗原则：病人一般情况良好，症状轻，腹膜炎局限，采用非手术治疗。若非手术治疗6~8小时后病情不见好转反而加重者，考虑手术治疗。

小试身手 2.溃疡病急性穿孔非手术治疗期间最重要的措施是

A.静脉补液　　　　　B.应用抗生素　　　　　C.胃肠减压

D.取半坐位　　　　　E.支持治疗

2.胃、十二指肠溃疡**大出血**

（1）临床表现和诊断：主要表现是**突发大量呕血或解柏油样黑便**，头晕、目眩、无力、心悸甚至昏厥。**当短期内出血量超过800ml时**，病人出现出冷汗、脉搏

细速、呼吸浅快、血压下降等休克征象。

小试身手 3.胃、十二指肠溃疡大出血的主要临床表现是

A.呕血和黑粪 　　　　B.出冷汗 　　　　C.脉搏细速、血压降低

D.头晕、心悸 　　　　E.有便意

（2）治疗原则：大多数大出血经非手术治疗止血，或行急诊胃镜止血。下列情况考虑手术治疗：①严重大出血，短期内出现休克；②经非手术治疗出血不止或止血后又出血；③60岁以上的老年病人，血管硬化，难以自止；④不久前曾发生过类似大出血；⑤同时存在溃疡穿孔或幽门梗阻。大多数溃疡出血病人行胃大部切除术。

3.胃、十二指肠溃疡瘢痕性**幽门梗阻**

（1）临床表现和诊断：进食后上腹部不适、饱胀感及阵发性疼痛，随之出现食欲下降、恶心、嗳气，嗳气呈酸臭味。**呕吐是最为突出的症状**，常发生在下午或晚间，**呕吐物为宿食**，呕吐量大，不含胆汁，有腐败酸臭味；呕吐后感觉胃部舒适。**腹部查体：上腹见胃型和蠕动波，可闻振水声**。梗阻严重者，出现消瘦、脱水、电解质紊乱和**低钾低氯性碱中毒**症状。X线钡餐造影检查见胃扩大，张力减低，排空延迟。胃镜检查见胃内潴留大量的胃液和食物残渣。

> 锦囊妙记：幽门梗阻时呕吐大量酸性胃液，可出现轻度脱水和低氯性碱中毒。同时因为钾从胃液中呕出和较多地从尿液中排出，可以出现低血钾，表现为幽门梗阻时典型的低氯低钾性代谢性碱中毒。

小试身手 4.某人患十二指肠溃疡，除有空腹痛进食后缓解外，突然发生呕吐，呕吐物为隔夜的食物。引发的原因为

A.食管炎 　　　　B.急性胃炎 　　　　C.幽门梗阻

D.急性胰腺炎 　　　　E.胆石症

（2）治疗原则：胃大部切除，解除梗阻，使食物和胃液进入小肠。

（五）外科治疗适应证（掌握）

下列情况考虑手术治疗：内科治疗无效的顽固性溃疡，胃、十二指肠溃疡急性穿孔，胃、十二指肠溃疡大出血，胃、十二指肠溃疡瘢痕性幽门梗阻，胃溃疡恶变者。

小试身手 5.胃十二指肠溃疡手术治疗的适应证**不包括**

A.急性穿孔 　　　　B.并发大出血 　　　　C.并发瘢痕性幽门梗阻

D.癌变 　　　　E.经常反酸

小试身手 6.胃十二指肠溃疡并发瘢痕性幽门梗阻时，下列叙述不正确的是

A.进食后上腹饱胀 　　　　　　B.呕吐物为宿食

C.可见胃型，胃蠕动波 　　　　D.易发生低钾低氧性碱中毒

E.一般非手术疗法可愈

（六）手术方式（掌握）

1.胃大部切除术是最常用的方法。

分类	手术方法	优缺点
毕Ⅰ式	胃大部切除后，将残胃与十二指肠吻合	重建后的胃肠道接近正常解剖生理状态，**多适用于胃溃疡**
毕Ⅱ式	切除远端胃大部后，缝闭十二指肠残端，**残胃与上段空肠吻合**	优点是即使胃切除较多，胃空肠吻合也不致张力过大，术后溃疡复发率低。缺点是改变了正常的解剖生理关系，术后易发生胃肠道功能紊乱。**特别适用于十二指肠溃疡**

2.迷走神经切断术治疗溃疡病的机理：①消除了头相胃酸分泌；②消除了迷走神经引起的促胃液素分泌，阻断了胃相胃酸分泌，术后胃酸分泌量大大降低。

（七）护理措施（熟练掌握）

1.术前护理

护理项目	护理内容
饮食和营养	择期手术者应少量多餐，给予高蛋白、高热量、高维生素、易消化无刺激性食物
用药护理	遵医嘱使用减少胃酸分泌、解痉及抗酸药物
急性穿孔	严密观察生命体征、腹痛、腹膜刺激征、肠鸣音变化。**伴休克者平卧，禁食、禁饮、胃肠减压**，减少胃肠内容物继续流入腹腔。输液，应用抗生素，做好急症手术准备
合并出血	取平卧位，暂时禁食，输液、输血，使用止血药物，观察和记录呕血、便血量和循环血量变化
幽门梗阻	非完全性梗阻者进无渣半流质饮食，输液、输血，纠正营养不良及**低氯低钾低碱中毒。术前3日每晚用300~500ml温等渗盐水洗胃，以减轻胃**壁水肿和炎症，促进术后吻合口愈合
迷走神经切断术	术前测定夜间12小时胃酸分泌量、最大分泌量及胰岛素试验分泌量

2.术后护理

（1）一般护理：血压平稳后取低半卧位，禁食、胃肠减压、输液、使用抗生素。观察生命体征，胃肠减压和引流管吸出液的量和性质。**肠蠕动恢复后，拔除胃管后当日可少量饮水或进食米汤，第2日进半量流质饮食，鼓励病人术后早期活动。**

（2）胃大部切除术后并发症的观察和护理

1）**术后胃出血**：术后短期内从胃管内引流出大量鲜红色血液，甚至呕血和黑便。术后胃出血可采用禁食、应用止血药物和输新鲜血等非手术疗法。

2）**十二指肠残端破裂**：**是毕Ⅱ式胃大部切除术后近期的严重并发症**，一般多

<u>发生在术后24~48小时，表现为右上腹突发剧痛和局部明显压痛、腹肌紧张等急性弥漫性腹膜炎症状。</u>应立即手术处理。

3）胃肠吻合口破裂或瘘：多发生在术后1周内。多与缝合不当、吻合处张力过大、低蛋白血症、组织水肿等引起。<u>早期吻合口破裂可出现明显的腹膜炎症状，须立即手术处理。</u>后期发生可形成局限性脓肿或向外穿破而发生腹外瘘。

4）残胃蠕动无力（胃排空延迟）：发生在术后4~10日，多为进食流质数日、情况良好的病人改进半流质或不易消化食物后突发上腹饱胀、钝痛，继而呕吐带有食物的胃液和胆汁。采取的措施包括：禁食、胃肠减压，肠外营养支持，纠正低蛋白血症，维持水电解质和酸碱平衡，遵医嘱使用促胃动力药物。

5）术后梗阻：根据梗阻部位不同分为输入袢梗阻、吻合口梗阻和输出袢梗阻。

输入袢梗阻：多见于毕Ⅱ式胃大部切除术后，分为两类：①急性完全性输入袢梗阻，属闭袢性肠梗阻。典型症状：**病人突发上腹部剧痛、频繁呕吐，量少，不含胆汁，呕吐后症状不缓解。**上腹部偏右有压痛，甚至扪及包块。应紧急手术治疗。②慢性不完全性输入袢梗阻：多由于输入袢太长、扭曲，或输入袢太短，在吻合口处形成锐角，使输入袢内胆汁、胰液和十二指肠液排空不畅而滞留。进食后消化液分泌明显增加，积累到一定程度时，潴留液克服梗阻，涌入残胃引起呕吐。临床表现为进食后15~30分钟左右，上腹突然胀痛或绞痛，并喷射状呕吐大量含胆汁液体，呕吐后症状消失。若数周或数月内症状不能缓解，需手术治疗。

吻合口梗阻：因吻合口过小或毕Ⅱ式胃切除胃空肠吻合术后、输出袢逆行套叠堵塞吻合口等引起。病人出现进食后上腹饱胀，呕吐；呕吐物为食物，不含胆汁。X线检查见造影剂完全停留在胃内，须再次手术解除梗阻。

输出袢梗阻：多因粘连、大网膜水肿，或炎性肿块压迫等引起。表现为<u>上腹饱胀，呕吐食物和胆汁</u>。若不能自行缓解，应考虑手术解除梗阻。

6）倾倒综合征：①早期倾倒综合征：多发生在餐后30分钟内，因胃容积减少及失去对胃排空的控制，大量高渗食物快速进入十二指肠或空肠，大量细胞外液移至肠腔，循环血量骤降。**表现为上腹饱胀不适、恶心呕吐、腹泻、肠鸣频繁，伴绞痛；全身无力、头昏、晕厥、面色潮红或苍白、大汗淋漓、心悸、心动过速等**。症状持续60~90分钟后自行缓解。多数病人经饮食调整后，症状可减轻或消失。措施**包括少食多餐、避免过甜、过咸、过浓流质食物，进食低糖类、高蛋白饮食。暂时限制饮水**。进餐后平卧20分钟。多数在术后半年到1年内逐渐自愈。②晚期倾倒综合征（又称低血糖综合征）：高渗食物迅速进入小肠，快速吸收导致血糖升高，高血糖刺激胰岛素大量释放，继而发生反应性低血糖。**表现为餐后2~4小时，病人出现心慌、无力、眩晕、出汗、手颤、嗜睡，严重者虚脱**。出现症状时稍进糖类即可缓解。饮食中减少糖类含量，增加蛋白质比例，少量多餐可防止其发生。

7）迷走神经切断术后并发症：包括吞咽困难、胃潴留、胃小弯坏死穿孔和腹泻。

（八）健康教育

1.指导病人避免劳累，不熬夜，注意劳逸结合。强调戒烟酒的重要性。

2.胃大部切除术后1年内胃容量受限，宜少量多餐，进食营养丰富饮食，逐步过渡到均衡饮食。定时定量进餐，少食腌、熏食物，避免过冷、过烫、过辣及油煎炸食物。

3.讲解术后期并发症的防治方法

（1）碱性反流性食管炎：多发生于术后数月至数年，由于碱性十二指肠液、胆汁反流入胃，破坏了胃黏膜的屏障作用。主要表现：①剑突下持续性烧灼痛，进食后加重，制酸剂无效；②呕吐物含胆汁，吐后疼痛不减轻；③体重减轻或贫血。症状轻者应用 H_1 受体拮抗剂治疗，严重者考虑手术治疗。

（2）吻合口溃疡：多数发生在术后2年内，主要表现为溃疡病症状重现，纤维胃镜检查可明确诊断，行手术治疗。

（3）营养性并发症：由于胃肠道吸收功能紊乱或障碍，常见有营养不良、贫血、脂肪泻、骨质疏松等。注意调节饮食，补充缺乏的营养素，必要时使用药物预防和治疗。

（4）残胃癌：指胃大部切除术5年以上，残胃发生的原发癌。多发生于术后20~25年，与残胃常有萎缩性胃炎有关。病人出现胃癌的症状，纤维胃镜可确诊，需行手术治疗。

第三节 胃癌

（一）病因、病理（掌握）

病因未明，目前认为与胃溃疡、胃息肉恶变、萎缩性胃炎等有关。胃幽门螺杆菌也是重要致病因素之一，环境、饮食和遗传因素与胃癌发病有关。

胃癌好发于胃窦部。从大体类型分，胃癌分早期胃癌和进展期胃癌。

小试身手 7.胃癌的好发部位是

A.胃体   B.胃窦   C.贲门

D.幽门   E.胃小弯

胃癌的主要转移途径是淋巴转移，发生较早，晚期最常见的是肝转移，其他如肺、脑、肾、骨处。

（二）临床表现（熟练掌握）

早期无明显症状，约半数病人较早出现上腹部隐痛，一般服药后疼痛可暂时缓解。当幽门梗阻时病人出现恶心、呕吐宿食，贲门部癌进食有梗阻感。少量出血时粪便隐血试验阳性。晚期出现恶病质表现。

体检：早期无明显体征，或仅有上腹部深压痛；晚期可扪及上腹部肿块。若出现远处肝脏转移时，病人出现肝大、腹水、锁骨上淋巴结肿大。发生直肠前凹种植转移时，直肠指诊可摸到肿块。

（三）辅助检查（掌握）

1.X线气钡双重对比检查可发现较小而表浅的病变。

2.**纤维胃镜是诊断早期胃癌的有效方法，可直接观察病变部位，并做活检确定**

诊断。

小试身手 8.诊断早期胃癌最可靠的辅助检查是

A.超声胃镜检查　　　　　B.纤维胃镜检查　　　　　C.四环素荧光试验

D.胃脱落细胞检查　　　　E.X线气钡双重造影检查

3.超声胃镜能观察到胃黏膜以下各层次和胃周围邻近脏器的图像。

（四）治疗原则（掌握）

早期发现、早期诊断和早期治疗，可提高胃癌的治疗效果。**手术是首选的方法**，辅以化疗、放疗及免疫治疗等以提高疗效。

（五）护理措施（熟练掌握）

术前消除病人顾虑，加强营养。根治性手术前后按胃大部切除术护理，手术前、术中、术后遵医嘱开展化疗，以延长生存期。

为了提高早期胃癌的诊断率，对有胃癌家族史或原有胃病史的人群进行定期检查。对40岁以上有消化道症状而无胆道疾病者，原因不明的消化道慢性失血者、短期内体重明显下降、食欲缺乏者应到医院做胃镜检查，以免延误诊断和治疗。

参考答案

1.C　2.C　3.A　4.C　5.E　6.E　7.B　8.B

答案与解析

1.C　该患者的疼痛特点为：进食-疼痛-缓解，符合胃溃疡疼痛的特点。

2.C　溃疡病急性穿孔非手术治疗期间应禁食、禁饮、胃肠减压，以减少胃肠内容物继续流入腹腔。

3.A　胃、十二指肠溃疡合并大出血时的主要症状为大量呕血、柏油样便，伴有头晕、目眩、无力、心悸甚至昏厥。

4.C　十二指肠溃疡发生幽门梗阻时，患者出现呕吐，呕吐物为宿食。

5.E　内科治疗无效的顽固性溃疡，胃、十二指肠溃疡急性穿孔，胃、十二指肠溃疡大出血，胃、十二指肠溃疡瘢痕性幽门梗阻，胃溃疡恶变者等均为手术治疗对适应证。

6.E　消化性溃疡并发瘢痕性幽门梗阻时需手术治疗。

7.B　胃癌好发于胃窦部。

8.B　诊断早期胃癌最可靠的辅助检查是纤维胃镜检查。

第二十七章　肠疾病患者的护理

要点分析

本章内容非常重要，每年必考。近5年的考试先后考查了阑尾的解剖，急性阑尾炎的病因、临床表现和护理措施，肠梗阻的分类、临床表现和护理措施，常见的机械性肠梗阻，大肠癌的临床表现、辅助检查、治疗要点和护理措施等。整体的考查偏重于知识的记忆和应用。对于本章的复习，考生应着重掌握急性阑尾炎的病因、临床表现和护理措施，肠梗阻的分类、临床表现、辅助检查和护理措施，常见的机械性肠梗阻，肠瘘的护理措施，大肠癌的临床表现、辅助检查、治疗要点和护理措施等内容。本章记忆性内容较多，考生可结合"锦囊妙记"中的方法进行记忆。

考点纵览

第一节　解剖生理概要

（一）小肠的解剖生理（了解）

小肠由十二指肠、空肠和回肠组成，空肠大部分位于上腹部，回肠位于左下腹和盆腔，末端连接盲肠。小肠系膜长，呈扇形，根部窄，固定在腹后壁，活动度大。小肠壁由内向外分为黏膜、黏膜下层、肌层和浆膜层。**空肠回肠的血液**供应来自肠系膜上动脉，静脉分布与动脉相似，**最后汇入门静脉**。小肠是食物消化和吸收的主要部位，小肠黏膜分泌含有多种酶的碱性肠液，将食糜在小肠内分解为葡萄糖、氨基酸、短肽、脂肪酸等，经小肠黏膜吸收。小肠分泌多种胃肠激素，如促胰液素、胰高血糖素、生长抑素、肠抑胃素、胃动素、胆囊收缩素、血管活性肠多肽、促胃液素等。肠淋巴组织在肠道抗原物质刺激下产生局部免疫防御反应，肠固有层浆细胞可分泌多种免疫球蛋白，主要是IgA。

小试身手 1.空肠回肠的静脉血最终汇入

A.下腔静脉　　　　　B.肠系膜上静脉　　　　　C.门静脉

D.肠系膜下静脉　　　E.髂内静脉

（二）阑尾的解剖生理（了解）

阑尾起于盲肠根部，似蚯蚓状，**其体表投影约在脐与右髂前上棘连线中外1/3交界处，称为麦氏点。阑尾动脉**是肠系膜上动脉所属回结肠动脉的分支，**属无侧支的终末动脉，当出现血运障碍时容易导致阑尾坏死**。阑尾的神经由交感神经纤维经腹腔丛和内脏小神经传入，由于其传入脊髓节段位于第10、11胸节，故急性阑尾炎发病初期，常表现为该脊神经所分布区域的脐周牵涉痛。

小试身手 2.急性阑尾炎易发生坏死的主要原因是

A.阑尾动脉为无侧支的终末动脉　　B.阑尾位置多变

C.阑尾淋巴丰富　　D.阑尾系膜短小

E.阑尾易阻塞

（三）大肠的解剖生理（掌握）

结肠由升结肠、横结肠、降结肠和乙状结肠组成，下连直肠。在回肠末端进入盲肠处，有黏膜和环形肌折叠形成的回盲瓣，能阻止大肠内容物反流入小肠，并控制食物残渣进入大肠的速度。结肠的静脉分别经肠系膜上下静脉汇入门静脉。结肠的主要功能是吸收水分，储存和转运粪便，还能吸收部分电解质和葡萄糖。结肠内有大量细菌，这些细菌利用肠内物质合成维生素K、维生素B复合物和短链脂肪酸等，供机体代谢需要。

第二节　阑尾炎病人的护理

一、急性阑尾炎

（一）病因、病理（掌握）

1.病因　**最常见的病因是阑尾管腔阻塞**。阑尾管腔阻塞后，阑尾管腔内压力升高，细菌通过损害的黏膜引起感染。

2.病理　分四种病理类型。

类型	病理改变	主要表现
急性单纯性阑尾炎	病变限于黏膜和黏膜下层	临床症状和体征较轻
急性化脓性阑尾炎	病变扩展至阑尾壁各层并有小脓肿形成，表面覆盖脓性渗出物	**形成局限性腹膜炎**
坏疽性及穿孔性阑尾炎	阑尾腔内积脓，压力不断升高致阑尾壁血液循环障碍，发生穿孔	**引起急性弥漫性腹膜炎**
阑尾周围脓肿	急性阑尾炎化脓、坏疽、穿孔的过程较慢时，大网膜将阑尾包裹	形成炎性肿块或阑尾周围脓肿

（二）临床表现（熟练掌握）

1.症状　**典型症状是转移性右下腹疼痛**，少数病例开始即出现右下腹疼痛，伴胃肠功能紊乱。阑尾穿孔后出现腹膜炎和麻痹性肠梗阻症状。盆腔位阑尾炎或出现盆腔脓肿时，病人出现大便次数增多、里急后重、黏液便等直肠刺激征。炎症较重者出现体温升高、脉搏增快等全身中毒症状，**如发生门静脉炎，病人出现寒战、高热和轻度黄疸**，严重者出现感染性休克。

2.**体征**　**右下腹固定压痛是最重要的体征**。如阑尾炎症扩散，疼痛范围扩大，但仍以麦氏点压痛最明显。阑尾化脓、坏疽时腹肌紧张、反跳痛，如腹膜刺激征范围扩大，提示阑尾穿孔。阑尾周围脓肿形成后，右下腹可触及边界不清和较为固定的压痛性包块。

3.其他检查

（1）结肠充气试验（Rovsing征）：病人仰卧，先用右手压迫左下腹部，再用左手反复挤压近侧结肠，结肠内积气传至盲肠和阑尾，引起右下腹疼痛者为阳性。

（2）**腰大肌试验**：病人左侧卧位，将右大腿向后过伸，腰大肌紧张，引起右下腹疼痛者为阳性。**提示阑尾位置较深，炎症波及腰大肌**。

（3）闭孔内肌试验：病人仰卧位，使右髋及右膝均屈曲，然后被动向内旋转，若引起右下腹疼痛者为阳性。说明阑尾靠近闭孔内肌。

（4）直肠指诊：盆腔阑尾炎症时，直肠右前壁有压痛。若盆腔积脓时，压痛更明显，有波动感。

（三）辅助检查（掌握）

1.实验室检查　血白细胞计数、中性粒细胞比例升高；尿液检查一般无阳性发现，但盲肠后位阑尾炎累及输尿管时，尿中出现少量红细胞和白细胞。

2.影像学检查　B超检查见阑尾肿大或阑尾周围脓肿。CT扫描有助于阑尾周围脓肿的诊断。

（四）治疗原则（掌握）

一旦诊断明确，应及时行阑尾切除术。早期单纯性阑尾炎、阑尾周围脓肿或有手术禁忌证者考虑非手术治疗。

（五）护理措施（熟练掌握）

1.非手术治疗及术前护理

（1）一般护理：发作期应卧床休息，**取半卧位；禁食，以减少肠蠕动**，使炎症局限。禁食期间通过静脉补液维持体液平衡。遵医嘱使用抗生素控制感染。**禁用吗啡或哌替啶，禁服泻药和灌肠**。

（2）病情观察：观察生命体征、腹部体征，如病人腹痛加重、高热、出现腹膜刺激征，应及时通知医生处理。

2.术后护理

（1）一般护理：根据麻醉方式安排适当体位。病人血压平稳后取半卧位。术后1~2天禁食，静脉输液并遵医嘱输入抗生素，待肠鸣音恢复、肛门排气后方可进食。

（2）病情观察：监测生命体征、腹部体征的变化，及时发现有无腹腔内出血、切口感染、粘连性肠梗阻、腹腔脓肿、肠瘘等并发症。

（3）切口和引流管护理：保持腹腔引流管通畅，观察引流液的性质和量；保持伤口敷料清洁干燥。

3.健康指导

（1）指导病人术后摄入营养丰富易消化饮食，注意饮食卫生，避免腹部受凉，防止胃肠道功能紊乱。

（2）**鼓励病人早期下床活动，促进肠蠕动，防止肠粘连。**

锦囊妙记：肠道手术的患者，术后应早期下床活动，防止肠粘连。

小试身手 3.阑尾切除术后早期活动的目的是

A.防止腹腔脓肿　　　B.防止肠瘘　　　C.防止肠粘连

D.防止切口感染　　　E.防止静脉血栓

（3）**阑尾周围脓肿病人应出院后3个月再考虑做阑尾切除术。**

（六）特殊类型阑尾炎的特点（掌握）

类型	临床特点	治疗
小儿急性阑尾炎	1.病史说不清	及早手术治疗
	2.常无转移性右下腹痛，右下腹体征不明显，但有**局部压痛和肌紧张，是其重要体征**	
	3.病情发展快且重，早期即出现高热、呕吐、腹泻	
	4.小儿大网膜发育不全，不能包裹炎症的阑尾，加之小儿阑尾壁薄，穿孔率高，并发症和死亡率也较高	
老年人急性阑尾炎	1.主诉腹痛不严重，体征不典型	及时手术，同时处理伴发疾病
	2.全身反应不重，体温和白细胞计数升高不明显，容易延误诊治	
	3.老年人常合并其他疾病，使病情更趋复杂严重	
	4.易坏死穿孔，引起腹膜炎	
妊娠期急性阑尾炎	1.腹部症状、体征不典型，腹痛和压痛部位随子宫增大而上移，因炎症阑尾刺激不到壁腹膜，压痛、肌紧张和反跳痛不明显	早期阑尾切除，围手术期加用黄体酮
	2.大网膜不易包裹，炎症不易局限	
	3.炎症刺激子宫，易致流产或早产	

二、慢性阑尾炎

（一）病因、病理（掌握）

大多由急性阑尾炎演变而来，少数开始即为慢性过程。主要病变为阑尾管壁纤维化及慢性炎性细胞浸润。多数慢性阑尾炎由于阑尾腔内有粪石，或阑尾粘连，淋巴滤泡异常增生，阑尾管腔变窄而发生慢性炎症。

（二）临床表现（掌握）

既往有急性阑尾炎发作病史，经常有右下腹疼痛，部分病人仅有隐痛或不适，剧烈运动或饮食不洁诱发急性发作。**阑尾部位局限压痛是主要体征**，压痛常存在，位置较固定。左侧卧位腹部检查时，部分病人右下腹可扪及条索状阑尾。X线钡剂灌肠检查有助于诊断。

（三）治疗原则（掌握）

手术切除阑尾并做病理学检查。

第三节　肠梗阻

肠梗阻是指肠内容物不能正常运行或通过发生障碍。

（一）病因和分类（掌握）

1.按梗阻发生的基本病因不同分为三类

分类方法	类型	特点
按梗阻发生的基本病因	**机械性肠梗阻（最常见）**	肠腔堵塞、肠壁病变（如肿瘤）、肠管受压（如肠粘连、疝嵌顿）等原因引起肠腔狭窄，肠内容物通过障碍
	动力性肠梗阻	肠壁本身无病变，由于神经反射或毒素刺激引起肠壁肌功能紊乱导致肠内容物不能正常运行
	血运性肠梗阻	较少见，肠系膜血管受压、栓塞或血栓形成，肠管血运障碍，继而发生肠麻痹，肠内容物不能通过
按肠壁有无血运障碍	单纯性肠梗阻	无血运障碍
	绞窄性肠梗阻	指不仅有肠内容物通过受阻，同时发生**肠管血运障碍**

（二）病理生理（熟练掌握）

1.肠管变化　机械性肠梗阻一旦发生，梗阻以上肠管蠕动增强，肠腔积气、积液，梗阻部位越低时间越久，肠膨胀越明显；梗阻部位以下肠管瘪陷、空虚或仅有少量粪便。急性完性肠梗阻，肠管迅速膨胀，肠壁变薄，肠腔内压力升高，导致肠壁静脉回流受阻，继而动脉血运障碍，肠管缺血坏死、穿孔；痉挛性肠梗阻肠管多无明显病理变化。

2.全身性变化　由于频繁呕吐，体液大量丢失，导致严重的水电解质紊乱和代谢性酸中毒。由于肠壁血运障碍，细菌及其毒素渗透到腹腔内引起严重的腹膜炎和中毒，最终引起感染性休克。

（三）临床表现（熟练掌握）

1.症状

腹痛	机械性肠梗阻：**阵发性剧烈腹痛**
	绞窄性肠梗阻：**持续性剧烈腹痛伴阵发性加重**
	麻痹性肠梗阻：**持续性胀痛**
呕吐	高位肠梗阻：呕吐出现早且频繁，呕吐物主要为胃及十二指肠内容物
	低位肠梗阻：呕吐迟而少，呕吐物为粪样
	麻痹性肠梗阻：呕吐呈溢出性
	呕吐物呈棕褐色或血性，提示：肠管有血运障碍
腹胀	高位肠梗阻腹胀不明显，低位肠梗阻腹胀明显
	麻痹性肠梗阻为均匀性全腹胀
	绞窄性肠梗阻：腹胀不对称
停止肛门排气、排便	发病早期，尤其是高位肠梗阻，其梗阻以下肠腔内残留的气体或粪便，可自行或灌肠后排出
	不完全性肠梗阻可多次少量的排气、排便
	绞窄性肠梗阻，排出血性黏液样粪便

小试身手 4.绞窄性肠梗阻的腹痛特点是

A.胀痛　　　　　　　　B.隐痛　　　　　　　　C.持续性腹痛
D.阵发性腹痛　　　　　E.持续性腹痛，阵发性加剧

2.体征

（1）全身：单纯性肠梗阻早期多无全身症状，晚期出现脱水和代谢性酸中毒。严重脱水和感染中毒可引起休克和多器官功能衰竭。

（2）腹部：单纯性肠梗阻可见肠型和蠕动波，麻痹性肠梗阻全腹膨隆，肠扭转时腹胀不对称。单纯性肠梗阻腹部轻压痛，无腹膜刺激征，绞窄性肠梗阻腹部有固定性压痛和腹膜刺激征，可触及有压痛的包块。绞窄性肠梗阻时腹腔内有渗液，移动性浊音（＋）。机械性肠梗阻时肠鸣音亢进，有气过水声或金属音，麻痹性肠梗阻时肠鸣音减弱或消失。

（四）辅助检查（熟练掌握）

1.实验室检查　血红蛋白、血细胞比容升高，尿比重升高。绞窄性肠梗阻时白细胞和中性粒细胞明显升高，呕吐物和粪便检查见大量红细胞或隐血试验阳性。肠梗阻晚期血气分析和血清电解质有明显变化。

小试身手 5.下列哪种类型的肠梗阻可出现大便隐血试验阳性

A.单纯性肠梗阻　　　　B.麻痹性肠梗阻　　　　C.血运性肠梗阻
D.绞窄性肠梗阻　　　　E.痉挛性肠梗阻

2.直肠指诊　若指套染血，提示发生了绞窄性肠梗阻。

3.X线检查　梗阻发生4~6小时后，**立位或侧卧位腹部平片可见多个阶梯状排列的气液平面**。绞窄性肠梗阻出现孤立、突出胀大的肠袢，或有假肿瘤阴影。

（五）治疗要点（掌握）

目标是解除肠道梗阻和纠正全身生理紊乱。非手术治疗方法包括：禁食禁饮、胃肠减压、解痉止痛、纠正体液失衡、防治感染和中毒。常用手术方式有：粘连松解术、肠切开取除异物、肠套叠或肠扭转复位术、肠切除肠吻合术、短路手术、肠造口术。

（六）护理措施（熟练掌握）

1.非手术治疗及术前护理

（1）**禁食禁饮、胃肠减压**：遵医嘱静脉补液维持体液平衡。**胃肠减压是治疗肠梗阻的重要方法之一，如引流出血性液体，提示绞窄性肠梗阻**。待病情好转、梗阻解除12小时后，可进少量流质饮食。

小试身手　6.肠梗阻患者非手术治疗期间最重要的处理措施是

A.禁食、胃肠减压　　　B.解痉止痛　　　　　C.纠正体液失调

D.防止感染　　　　　　E.取半卧位

（2）休息与体位：卧床休息，生命体征平稳后取半卧位，伴有休克者取平卧位或中凹位。

（3）观察病情：当出现下列表现，**考虑绞窄性肠梗阻**，应做好急症手术准备。

1）急性腹痛发作，起始为**持续性剧烈腹痛，或在阵发性加重之间仍有持续性剧痛**，呕吐出现早、频繁且剧烈。

2）出现明显的腹膜刺激征，体温升高、脉率加快、白细胞计数升高。

3）**呕吐物、胃肠减压引流液、肛门排泄物为血性**，或腹腔穿刺抽出血性液体。

4）病情发展迅速，**早期即发生休克**，抗休克治疗后症状不见好转。

5）腹胀不对称，腹部有局限性隆起，**或触及有压痛性包块**。

6）经非手术治疗，症状、体征无明显改善。

7）腹部X线检查见孤立、胀大的肠袢，且位置不因体位、时间而改变。

（4）用药护理：遵医嘱使用抗生素控制感染。确定无肠绞窄后，可使用阿托品、山莨菪碱等解痉药，**禁用吗啡、哌替啶等镇痛药，以免掩盖病情而延误治疗**。

（5）呕吐护理：防止窒息或吸入性肺炎。

（6）做好腹部手术前的常规准备。

2.术后护理

（1）体位：病人麻醉清醒、血压稳定后取半卧位，**鼓励病人早期下床活动，预防肠粘连**。

（2）饮食：**术后禁食、持续胃肠减压**，禁食期间静脉补充营养，维持体液平衡。保持胃肠减压引流通畅，观察引流液的量和性质。

（3）并发症的观察和护理：严密观察生命体征、腹部症状、伤口敷料及引流液情况。及时发现术后腹腔感染、肠瘘等并发症的发生。

3.健康指导

（1）指导病人术后早期下床活动，防止肠粘连。

（2）指导病人养成良好的饮食习惯，多吃富含营养易消化食物，注意饮食卫生，忌暴饮暴食，忌食生硬及刺激性食物，避免腹部受凉和餐后剧烈活动。

（3）出院后有腹痛、腹胀、呕吐等不适，应及时就诊。

（七）几种常见的机械性肠梗阻（熟练掌握）

分类	病因	临床表现	治疗
粘连性肠梗阻	**腹腔内手术**、炎症、创伤、出血、异物**等引起肠粘连**；肠功能紊乱、饮食不当、剧烈活动、突然改变体位等诱发	典型的机械性肠梗阻表现	**非手术治疗**，严密观察病情若症状加重或有肠绞窄表现，及时手术治疗
蛔虫性肠梗阻	多见于2~10岁儿童，**驱虫治疗不当常为诱因**	脐周阵发性疼痛或呕吐，有吐蛔虫或便蛔虫的病史，腹胀不明显，腹部常扪及条索状肿块，肠鸣音亢进，腹部X线有成团的虫体阴影	**非手术治疗**，如非手术无效或发生腹膜炎者，考虑手术治疗
肠扭转	**多见于青壮年，常在饱食后剧烈运动而发病**	**突发脐周剧烈绞痛**，常牵涉腰背痛，频繁呕吐，腹胀不对称，早期即可发生休克。腹部检查可扪及压痛的扩张肠袢，腹部X线检查符合绞窄性肠梗阻的影像特点	易发生绞窄性肠梗阻，故应及时**手术治疗**
肠套叠	小儿以回肠末端套入结肠最多见。急性肠套叠多见于2岁以内儿童	突发剧烈的阵发性腹痛，**伴呕吐和果酱样便**，腹部可扪及腊肠形、稍有压痛的腹部肿块。**X线空气或钡剂灌肠检查**，可见到空气或钡剂在套叠远端受阻呈**"杯口状"阴影**	早期**空气或钡剂灌肠复位**。如复位失败，或已超过48小时，或出现肠坏死、肠穿孔应手术治疗

小试身手 7.肠扭转多见于

A.习惯性便秘者　　　B.前列腺增生患者　　　C.长期负重者

D.饱食后剧烈运动者　　E.过期妊娠者

小试身手 8.小儿肠套叠大便的特点是

A.黏液便　　　　　B.脓血便　　　　　C.柏油样便

D.陶土便　　　　　E.果酱样血便

小试身手 9.患儿，2岁，突发腹痛，呈阵发性发作，伴恶心、呕吐、果酱样便，右腹触及腊肠样肿物，最有助于诊断的检查是

A.B超　　　　　B.腹部X线　　　　　C.口服钡剂胃肠造影

D.空气灌肠造影　　E.腹部穿刺

第四节 肠瘘

肠瘘是肠管与其他空腔脏器、体腔或体表形成异常通道，肠内容物循此进入其他脏器、体腔或体外，引起感染、体液丧失、内稳态破坏、器官功能受损及营养不良等改变。

（一）病因病理（了解）

肠管的病变和创伤是常见的病因，先天性肠瘘较少见。

高位肠瘘时水电解质丢失和紊乱较严重，可发生脱水和低血容量性休克。低位肠瘘易继发感染，而水电解质丢失较少，很少引起严重的全身代谢紊乱。肠液丢失将导致严重的负氮平衡，机体出现贫血、低蛋白血症和多器官功能障碍。

（二）临床表现（熟练掌握）

1. 局部表现　大范围的腹膜炎症状和体征。肠外瘘者腹壁有一个或多个瘘口，瘘口内可见脓液、消化液、气体流出，严重的肠外瘘可见到破裂的肠管或外翻的肠黏膜。瘘口周围皮肤潮红、糜烂和水肿，部分病人发生感染或出血，疼痛难忍。

2. 全身表现　营养不良、水电解质酸碱严重失衡，并发严重感染时出现脓毒血症的表现，如寒战、高热、气促、脉速等。

（三）辅助检查（掌握）

血白细胞计数、中性粒细胞比例上升，严重者白细胞或血小板计数下降。血液生化检查有低钾、低钠等。口服或胃管注入亚甲蓝从瘘口排出可提示肠瘘。

（四）治疗原则（掌握）

控制感染，加强营养支持，纠正体液失衡。经手术或瘘管放入双套管负压引流，促进局部炎症消散；感染控制后，瘘管内放置硅胶或乳胶片堵塞瘘管，使肠液不再外流，直至瘘口愈合。如瘘管已上皮化或瘢痕化，或多个瘘存在等需考虑手术治疗，如行肠段部分切除吻合术、肠瘘旷置术。

（五）护理措施（熟练掌握）

1. 非手术治疗护理

（1）一般护理：取低半卧位，通过肠内或肠外途径加强营养支持。

（2）负压引流护理：在瘘口内放置持续负压吸引管和滴液管，以充分稀释、引流溢出的肠液，减少肠液对瘘口周围皮肤的腐蚀，促进炎症消退和瘘口愈合。正确放置引流管和滴液管，**调节负压10~20kPa，每天等渗盐水冲洗液量2000~4000ml**，若肠液稠厚，刺激性强，应加快冲洗速度；分别记录冲洗瓶和引流瓶内液量。保持引流通畅，若双套管堵塞，可取出内管清洗或转动外管。

小试身手（10~11题共用题干）

患者男，46岁，因高位小肠瘘入院，为保护局部皮肤，遵医院在瘘口处放置持续负压吸引管和滴液管。

10. 每日等渗盐水的冲洗量为

A.1000~2000ml　　　　B.2000~3000ml　　　　C.2000~4000ml

D.3000~5000ml　　　　E.5000ml以上

11.负压的压力应当为

A.3~3.6kPa　　　　B.3.6~4kPa　　　　C.4~6.6kPa

D.6.6~8kPa　　　　E.10~20kPa

（3）堵瘘的护理：内堵法是用乳胶片或硅橡胶片等放入肠腔内，将瘘口堵住。护理时应注意观察有无因堵片损伤周围组织引起炎症，或因堵片位置不当引起机械性肠梗阻。若堵片移动导致肠液溢出量增大，要考虑更换堵片。外堵法适用于已形成完整、管径直的瘘管，用医用粘合胶、盲端橡胶管等方法将瘘管堵塞，达到肠液不外漏，瘘口自行愈合的目的。护理时注意外堵物是否合适，如肠液有外漏，应调整外堵方法。及时清除溢出的肠液，及时更换敷料，瘘口周围涂氧化锌软膏保护皮肤。

2.手术治疗的护理

（1）术前护理：术前3~5日禁食，口服肠道不吸收抗生素，术日晨从肛门和瘘口两个路径清洁灌肠。清除瘘口周围油膏，保持清洁干燥。

（2）术后护理

1）观察生命体征、伤口渗血以及腹腔引流管内液体量和性质，以及发生腹腔内感染或瘘的可能。

2）营养支持：采取完全胃肠外营养，直至肠功能恢复。

3）做好肠排列管、肠造口管、腹腔负压引流管、胃肠减压管、导尿管等的护理。

4）并发症的预防与护理：①胃肠道或瘘口出血：因消化液腐蚀瘘附近组织和血管、胃肠黏膜糜烂、应激性溃疡。一旦发生应局部使用血管收缩剂。预防措施：充分引流漏出的肠液、有效控制感染。②肝肾功能障碍：体液失衡、循环血量减少、腹腔内感染是引起肝肾功能障碍的主要原因。预防措施：定期复查肝肾功能、记出入量、合理输液、有效控制感染、减少毒素吸收等。

3.健康教育

（1）指导合理进食：开始时以低脂、适量蛋白质、高糖类、低渣饮食为主，待肠功能恢复，逐步增加蛋白质和脂肪量。

（2）指导病人早期活动：瘘口封闭后进行活动。先进行肢体被动活动、深呼吸；随着体质增强，指导病人自行床上活动，当瘘口愈合可早期下床活动。

第五节　大肠癌

（一）病因、病理（掌握）

1.病因　病因未明，与下列高危因素有关：①高脂肪、高蛋白饮食：使肠道中致癌物质增多，低纤维饮食使粪便通过肠道速度减慢，致癌物质与肠黏膜接触时间延长，致癌作用增强。②癌前病变：如家族性结肠息肉病、结肠腺瘤，与结肠癌发病有关。溃疡性结肠炎、血吸虫病性肉芽肿等结肠良性病变，与大肠癌发生有关。③遗传易感性与大肠癌发病有关。高脂肪、腌制和油煎食品可能增加大肠癌的发病风险。

2.**病理** 大体形态分为三类：①肿块型：肿瘤向肠腔内生长，呈菜花状，恶性程度较低；②浸润型：肿瘤浸润肠壁，引起肠腔狭窄和梗阻，分化程度低，转移较早；③溃疡型：肿瘤向肠壁深层生长并向周围浸润，分化程度低，转移较早。组织学类型有腺癌、黏液癌、未分化癌，**其中腺癌最常见**，黏液癌预后较腺癌差，未分化癌预后最差。

最常见的转移方式是淋巴转移。**血行转移多见于肝**，其次为肺、骨等。也可直接浸润到邻近脏器。

（二）临床表现（熟练掌握）

1.**结肠癌** 最早出现的症状是**排便习惯和粪便性状改变**，病人排便次数增加，腹泻、便秘、粪便带脓血或黏液。常伴持续性腹部隐痛。当癌肿较大时腹部出现肿块，若癌肿堵塞肠腔或压迫肠管，病人出现慢性低位不完全性肠梗阻。晚期出现恶病质和转移症状。

锦囊妙记：直肠癌、盆腔脓肿等疾病可出现里急后重的症状。

小试身手 12.结肠癌最早出现的症状是

A.腹痛 　　　　　　　　　　B.排便习惯及粪便性状改变

C.腹部包块 　　　　　　　　D.肠梗阻

E.全身中毒症状

右半结肠管腔较大，粪便稀薄，肿瘤以肿块型多见，**病人主要表现为消瘦乏力、贫血和腹部包块等**。**左半结肠**管腔较小，肿瘤多为浸润型，**易引起环状狭窄，病人主要表现为肠梗阻、便秘、腹泻、便血等**。

2.**直肠癌** 早期主要表现为**排便习惯改变和便血**，病人便意频繁、便前有肛门下坠感、**里急后重**、排便不尽感等；当癌肿表面破溃继发感染时，大便表面带血和黏液，严重时出现脓血便。癌肿增大使肠管狭窄，初时大便变形、变细，后来出现不完全性肠梗阻征象。

晚期癌肿侵犯膀胱，病人出现尿频、尿痛、血尿、排尿困难；癌肿侵犯骶前神经时，骶尾部持续性剧烈疼痛。出现肝大、黄疸、腹水时提示肝转移。

（三）辅助检查（掌握）

1.**大便隐血检查** 为大肠癌的初筛手段，阳性者应做进一步检查。

2.**直肠指检** 是诊断低位直肠癌最重要且简单易行的方法。75%以上的直肠癌可通过肛门指检时触及。

小试身手 13.诊断直肠癌最重要而简便易行的方法是

A.直肠指检 　　　　　　B.X线钡剂灌肠 　　　　　　C.CEA测定

D.直肠镜 　　　　　　　E.大便潜血测定

小试身手 14.诊断直肠癌最重要且简便易行的方法为

A.粪便隐血试验　　　　　B.直肠指检　　　　　　　C.内镜检查

D.腔内B超检查　　　　　E.血清癌胚抗原测定

3.**内镜检查**　包括直肠镜、乙状结肠镜或纤维结肠镜检查，在直视下观察病变部位、形态，同时取活体组织做病理学检查。

4.影像学检查

（1）X线气钡双重造影：可发现较小的结肠病变。

（2）腔内B超检查：用腔内探头可检测癌肿浸润肠壁的深度及有无侵犯邻近器官。

（3）CT检查：了解直肠癌盆腔内扩散情况，及有无肝转移。

5.**血清癌胚抗原（CEA）测定**　可用于预测直肠癌预后和监测复发。

（四）治疗要点（掌握）

以手术切除为主，配合放疗、化疗的综合疗法。结肠癌根治术手术术式有：右半结肠切除术、左半结肠切除术、横结肠切除术。直肠癌根治性手术方式有：①**癌肿距齿状线5cm以上者**，经腹切除乙状结肠和直肠大部，作乙状结肠和直肠吻合，保留正常肛门，称**经腹直肠癌切除术**（即Dixon手术）；②腹膜返折以下的直肠癌，采用经腹会阴联合直肠癌根治术（即Miles手术），切除乙状结肠、全部直肠、肛管及肛门周围5cm直径的皮肤及全部肛门括约肌，于左下腹做永久性乙状结肠或结肠造瘘。不能根治的晚期病例做姑息性手术，包括短路手术或结肠造瘘术等。

> 锦囊妙记：直肠癌患者手术方式的选择取决于癌肿距齿状线的距离，癌肿距齿状线5cm以上可考虑保留肛门。

小试身手 15.直肠癌患者如需保留肛门要求肿块距齿状线至少多长

A.3cm　　　　　　　　　B.5cm　　　　　　　　　C.7cm

D.9cm　　　　　　　　　E.12cm

（五）护理措施（熟练掌握）

1.术前护理

（1）一般护理：给予**高蛋白、高热量、高维生素、易消化的少渣饮食**，对不全肠梗阻病人，给予流质饮食，静脉补液，纠正体液失衡和补充营养。必要时少量多次输新鲜血。

（2）**肠道准备**：控制饮食、使用肠道抗生素和清洁肠道，避免术中污染腹腔，减少切口感染和吻合口瘘。

传统的肠道准备法：①控制饮食，术前3天至术前12小时口服全营养制剂，既可满足机体的营养需求，又可减少肠腔粪渣形成。②使用药物：术前3日口服新霉素或卡那霉素；由于肠道菌群被抑制，影响了维生素K的合成与吸收，因此应同时口服维生素K。③清洁肠道：术前3日，每晚用番泻叶10g开水冲泡饮服，或口服泻剂硫酸镁，加速康复治疗方案中不常规行术前肠道清洁，应视病人有无长期便秘史及肠道梗阻等进行适当调整。

现在清洁肠道采用全肠道灌洗法：于术前12~14小时服用37℃左右等渗平衡电解质溶液，引起容量性腹泻，达到清洁肠道的目的，总灌洗量不少于6000ml。也可采用口服甘露醇，使病人有效腹泻，达到清洁肠道的目的，因甘露醇在肠道内被细菌酵解，可产生易爆的气体，所以术中禁用电刀。以上两种肠道准备的方法对体弱，心肾功能不全和肠梗阻者不宜选用。

（3）术日晨放置胃管和留置导尿管，如癌肿侵犯女性病人阴道后壁，术前3日每晚冲洗阴道。

2.术后护理

（1）一般护理：病人麻醉清醒、生命体征平稳后取半卧位。禁食，通过静脉输液补充营养。**2~3日后肛门排气或造口开放后拔出胃管，开始进流质，1周后改为少渣半流质饮食，2周左右方可进普食。**

（2）观察病情：密切观察生命体征、腹腔引流液的量和性状；观察腹部和会阴部伤口敷料有无渗血、渗液；观察造瘘口处肠黏膜的血运情况。

（3）引流管和切口护理：保持腹腔及骶前引流管通畅，防止引流管堵塞，观察引流液的量和性质。骶前引流管在术后1周可拔除，拔管后用纱条填塞，防止伤口封闭形成死腔。

（4）留置导尿管的护理：导尿管约放置2周，每日2次尿道口护理，术后5~7日起开始钳夹导尿管，每4~6小时开放1次，以训练膀胱逼尿肌的收缩功能。

（5）结肠造口（人工肛门）护理

1）观察造口情况：开放造口前用凡士林或生理盐水纱布外敷结肠造口，敷料浸湿后及时更换。观察造口肠段的血液循环和张力情况，若发现有出血、坏死和回缩等情况，及时报告医生处理。

2）保护腹部切口：人工肛门于术后2~3日肠蠕动恢复后开放，**为防止流出稀薄的粪便污染腹部切口，病人取左侧卧位**，用塑料薄膜将腹部切口与造瘘口隔开。

锦囊妙记：结肠造口通常在左下腹，患者取左侧卧位，可防止流出的粪便污染伤口。

小试身手 16.结肠造口患者术后应取

A.平卧位 B.半坐卧位 C.左侧卧位

D.右侧卧位 E.头低脚高位

3）保护造口周围皮肤：经常清洗消毒造口周围皮肤，并用复方氧化锌软膏涂抹周围皮肤，以免浸渍糜烂。造口每次排便后，用凡士林纱布覆盖外翻的肠黏膜，外盖厚敷料保护。

4）正确使用人工肛门袋：根据造口大小选择合适的造口袋3~4个备用，**造口袋内充满1/3~1/2排泄物**后及时倾倒。人工肛门袋不宜长期持续使用，以防造瘘口黏膜及周围皮肤糜烂。

5）并发症的预防：①**造口狭窄**：待造口处拆线后**每日进行肛门扩张1次**，同时观察病人有无恶心、呕吐、腹痛、腹胀、停止排气排便等肠梗阻症状。②切口感染：切口周围皮肤保持清洁干燥，遵医嘱使用抗生素，会阴部切口于术后4~7日开始给予1：5000的高锰酸钾溶液坐浴，每天2次，以促进局部伤口愈合。③吻合口瘘：注意观察有无吻合口瘘的表现，术后7~10日不可灌肠，以免影响吻合口愈合。

3.健康指导

（1）预防大肠癌：指导病人摄入低脂肪、适量蛋白及高纤维素饮食；不吃霉变食物，少吃腌、熏、烧烤和油煎炸的食品，多吃新鲜蔬菜；积极治疗慢性肠道疾病，如肠息肉、慢性结肠炎等；高危人群应定期做内镜检查，以便早期发现、早期诊断、早期治疗。

（2）教会病人自我护理人工肛门：介绍造口护理方法和护理用品。**指导病人每1~2周扩张造口1次，持续3个月，以防造瘘口狭窄**。训练病人每日或隔日定时结肠灌洗，以训练规律的肠蠕动，养成定时排便习惯。

（3）术后1~3个月勿参加重体力劳动，适当掌握活动强度。

（4）术后坚持化疗，每3~6个月门诊复查一次。

参考答案

1.C　2.A　3.C　4.E　5.D　6.A　7.D　8.E　9.D　10.C　11.E　12.B　13.A　14.B　15.B　16.C

答案与解析

1.C　空肠回肠的静脉血分别经肠系膜上下静脉最终汇入门静脉。

2.A　阑尾动脉是肠系膜上动脉所属回结肠动脉的分支，属无侧支的终末动脉，当血运障碍时易致阑尾坏死。

3.C　阑尾切除术后待患者麻醉清醒、血压平稳后应鼓励患者早期活动，以促进肠功能的恢复，防止肠粘连。

4.E　绞窄性肠梗阻表现为腹痛发作间隙时间缩短，呈持续性剧烈腹痛伴阵发性加重。因此，本题选E。

5.D　绞窄性肠梗阻患者肠壁出现血运障碍，胃肠道出血，大便隐血试验会出现阳性。

6.A　肠梗阻的处理措施应禁食，并进行胃肠减压，以减轻肠梗阻的症状。

7.D　小肠扭转多见于青壮年，常在饱食后剧烈运动而发病。表现为突发脐周剧烈绞痛，腹痛常牵涉腰背痛，频繁呕吐，腹胀不对称，患者早期即可发生休克。

8.E　急性肠套叠多见于两岁以内的儿童，常为突然发作剧烈的阵发性腹痛，伴有呕吐和果酱样便，腹部可扪及腊肠形、稍有压痛的腹部肿块。

9.D　根据患儿上述表现，应考虑为肠套叠。对肠套叠患儿通过X线空气或钡剂灌肠检查，可见到空气或钡剂在套叠远端受阻呈"杯口状"阴影。

10.D　高位小肠瘘在瘘口处放置持续负压吸引管和滴液管每日等渗盐水的冲洗量为2000~4000ml。

11.E　高位小肠瘘负压的压力应当为10~20kPa。

12.B　结肠癌最早出现的症状是排便习惯及粪便性状的改变，多表现为排便次数增加，腹泻、便秘、粪便中带脓血或黏液。

13.A　直肠癌大多发生在直肠的中下段，大多数的直肠癌可于肛门指检时触及。因此，直肠指检是诊断直肠癌最重要且简便易行的方法。

14.B　诊断直肠癌最重要且简便易行的方法为直肠指检。

15.B　直肠癌患者手术方式的选择取决于癌肿距齿状线的距离，癌肿距齿状线5cm以上可考虑保留肛门。

16.C　结肠造口通常在左下腹，患者取左侧卧位，可防止流出的粪便污染伤口。

第二十八章　直肠肛管疾病患者的护理

要点分析

本章内容较为重要，历年考试多次涉及。近5年的考试先后考查了肛裂的好发部位、临床表现，肛瘘的病因，痔的临床表现，直肠肛管疾病的护理等。整体的考查偏重于知识的记忆和应用。对于本章的复习，考生应着重掌握肛裂的好发部位、病因和临床表现，直肠肛管周围脓肿的病因，肛瘘的病因，痔的临床表现，直肠肛管疾病的护理等内容。本章记忆性内容较多，考生可结合"锦囊妙记"中的方法进行记忆。

考点纵览

第一节　直肠肛管解剖生理（了解）

直肠位于盆腔后部，上接乙状结肠，下连肛管，长约12~15cm。以腹膜反折为界，直肠分为上段和下段，下段直肠位于腹膜外。直肠外层为纵肌，其下端与肛提肌和内外括约肌相连。内层是环肌，在直肠下端增厚成为肛管内括约肌，无括约肛门功能，它属于不随意肌，受自主神经支配，有协助排便的功能。肛管外括约肌属随意肌，分为皮下部、浅部和深部。由肛管内括约肌、直肠纵肌的下部、肛管外括约肌的深部和部分肛提肌共同组成肛管直肠环，具有括约肛管的功能，若被切断可引起肛门失禁。直肠下端与口径较小的肛管相连，其黏膜形成8~10个纵形皱襞，称为肛柱。相邻肛柱之间有半月形皱襞，称肛瓣。肛瓣与肛柱下端黏膜围成袋状小窝称肛窦，其底部有肛腺的开口。肛瓣边缘和肛柱下端共同在直肠和肛管交界处形成一锯齿状环形线，称齿状线。**齿状线是直肠和肛管的交界线**，具有重要的临床意义。肛管长约3cm，上自齿状线，下至肛门缘。

直肠与肛管周围有数个间隙，其内充满脂肪结缔组织，是容易发生感染的部位。包括骨盆直肠间隙和直肠后间隙，坐骨肛管间隙和肛门周围间隙。

直肠的主要功能是排便，也可吸收少量水、电解质、葡萄糖和部分药物，还能分泌黏液以利排便。

第二节　常见直肠肛管良性疾病

一、肛裂

肛裂是肛管皮肤全层裂伤后形成的慢性溃疡，**好发于肛管后正中线**。

小试身手　1.肛裂常发生于肛管的

A.左侧　　　　　　　　B.左后位　　　　　　　　C.后前位

D.前正中线　　　　　　E.后正中线

（一）病因、病理（掌握）

肛裂形成的直接原因是长期便秘、粪便干硬，排便时引起的机械性创伤。裂口上端的肛瓣和肛乳头水肿形成肥大乳头，下端皮肤因炎性反应、水肿及静脉、淋巴回流受阻，形成袋状皮垂，称为前哨痔。**肛裂、"前哨痔"、肥大乳头三者同时存在，称肛裂"三联征"。**

（二）临床表现（掌握）

最主要的症状是**排便时及排便后肛门部疼痛，形成两次疼痛高峰**。

> 锦囊妙记：肛裂的特点是排便时和排便后出现两次疼痛高峰。

小试身手 2.排便时及排便后有两次疼痛高峰的直肠肛管疾病是

A.肛裂　　　　　　　　B.内痔　　　　　　C.外痔

D.肛瘘　　　　　　　　E.直肠肛管周围脓肿

局部检查：见肛管后或前正中部位有梭形裂口，或"前哨痔"、肥大乳头。

（三）治疗原则（掌握）

对初次发病者，保持大便通畅、便后坐浴、局部涂消炎止痛软膏或在溃疡基底封闭注射等，以促进裂口愈合。

二、直肠肛管周围脓肿

直肠肛管周围脓肿是直肠下段或肛管周围软组织内或其周围间隙发生的急性化脓性感染，并形成脓肿。

小试身手 3.肛管周围脓肿是指

A.内痔合并感染所形成的脓肿　　　B.外痔合并感染所形成的脓肿

C.直肠膀胱陷窝内的脓肿　　　　　D.肛门旁粉瘤感染所形成的脓肿

E.肛管直肠周围间隙感染所形成的脓肿

（一）病因、病理（掌握）

多由肛腺感染引起，少数因肛周皮肤感染、肛管直肠损伤等引起。

（二）临床表现

分类	特点	表现
肛门周围脓肿	**最常见**，为局部症状	**持续性跳痛**，局部红肿、触痛，脓肿形成后有波动感
坐骨肛管间隙脓肿	比较常见，为局部症状	最初表现为患侧持续性胀痛，排便或行走时加重，有直肠刺激症状或排尿困难。直肠指检患侧有触痛或波动感。穿刺可抽出脓液
骨盆直肠间隙脓肿	全身感染症状更为明显	局部表现为直肠坠胀感和里急后重，常伴排尿困难。直肠指检扪及局限性隆起和触痛，或有波动感，局部穿刺可抽到脓液

（三）治疗原则（掌握）

早期应用抗菌药物、局部理疗或热水坐浴，以促进炎症消退。一旦形成脓肿，及时切开引流。

三、肛瘘

肛瘘是指直肠远端或肛管与肛周皮肤间形成的肉芽肿性管道。

（一）病因、病理（掌握）

多因直肠肛管周围脓肿切开或自行破溃后，处理不当，感染迁延不愈而形成。

（二）临床表现（熟练掌握）

主要表现为**肛门周围的外口经常流脓、肛周潮湿、瘙痒**。如外口暂时闭合，瘘管内脓液积聚，出现直肠肛管周围脓肿症状。当脓肿再次破溃排脓后，症状缓解，如此反复发作。

查体：肛周皮肤有乳头状突起或稍凹陷的外口，内口处轻度压痛，可触及索条状瘘管，挤压时外口有脓液流出。肛门镜检可发现内口。若从外口注入亚甲蓝溶液，观察填入肛管和直肠下段的纱布条的染色部位，可判断内口的位置。

（三）治疗原则（掌握）

低位肛瘘用挂线疗法或手术切除，高位肛瘘以挂线疗法为主。挂线疗法可避免肛管直肠环被一次切断引起肛门失禁。

四、痔

痔是**直肠下段黏膜**和肛管皮肤下的静脉丛淤血、扩张和屈曲所形成的静脉团。

（一）病因、病理（掌握）

病因有两种学说：肛垫下移学说和静脉曲张学说。

（二）临床表现（掌握）

以齿状线为界，痔可分为内痔、外痔和混合痔3种。

1.内痔　位于齿状线以上，表面覆盖直肠黏膜。好发于直肠下端的**左侧、右前或右后方。主要表现为排便时无痛性出血和痔块脱出**，分为4期。

分期	表现	考点巧记
Ⅰ期	**排便时无痛性出血，痔块不脱出肛门外**	无脱出
Ⅱ期	便血加重，严重时呈喷射状，排便时痔块脱出，**便后能自行回纳**	自回纳
Ⅲ期	便血量常减少，痔块脱出不能自行回纳，**需用手托回**	手托回
Ⅳ期	**痔块长期脱出于肛门外，或回纳后又即脱出**	长脱出

> 锦囊妙记：内痔的分期考生可简单地记为：Ⅰ期有便血，无脱出；Ⅱ期有便血，脱出后自行回纳；Ⅲ期便血少，脱出后需手托回；Ⅳ期痔块长期脱出。

小试身手 4.患者，女性，58岁，长期便秘，半年来排便时有肿物自肛门脱出，便后自行还纳。该患者为

A.内痔Ⅰ期 　　　　B.内痔Ⅱ期 　　　　C.内痔Ⅲ期

D.内痔Ⅳ期 　　　　E.血栓性外痔

2.外痔　位于齿状线下方，表面覆盖肛管皮肤。外痔在肛缘呈局限性隆起，常无明显症状。<u>当肛缘皮下静脉丛形成血栓时，出现肛门剧痛，肛管皮下见暗紫色肿物，边界清楚，触痛明显，考虑血栓性外痔。</u>

3.混合痔　因直肠上下静脉丛互相吻合，致齿状线上下静脉丛同时曲张而形成，临床上兼有内、外痔的特征。

（三）治疗原则（掌握）

1.一般治疗　适用于痔初期，不需特殊治疗。调节饮食，保持大便通畅，便后热水坐浴，加强体育锻炼。

2.Ⅰ~Ⅱ期内痔　选择注射疗法、胶圈套扎法。

3.Ⅱ、Ⅲ期内痔及混合痔　痔核切除术。对疼痛剧烈的血栓性外痔，行血栓性外痔剥离术。

第三节　护理（熟练掌握）

（一）护理措施

1.保持大便通畅　养成每日定时排便的习惯。便秘者服用液状石蜡等润滑性泻药。

2.合理饮食　鼓励病人多吃蔬菜、水果，多饮水。戒酒，少食辛辣刺激性食物。

3.肛门坐浴　<u>坐浴是一种清洁肛门、改善局部血液循环、促进炎症吸收的方法</u>，并有缓解括约肌痉挛、减轻疼痛的作用。坐浴盆具应事先消毒，<u>将沸水降温至43℃~46℃时盛于坐浴盆内，持续坐浴20~30分钟</u>。术后用0.02%高锰酸钾溶液坐浴，每日2~3次。

（二）术前护理

术前3日进少渣饮食，口服缓泻剂或肠道杀菌剂，预防感染，术前1日进流质饮食。手术前晚清洁灌肠。

（三）术后护理

1.病情观察　定时监测血压、脉搏，警惕内出血；观察伤口敷料有无渗血。

2.疼痛护理　术后因括约肌痉挛，或肛管内填塞敷料过多而加剧伤口疼痛。术后1~2日内适当使用镇痛药，必要时放松肛管内填塞的敷料。

3.饮食和排便　术后3天内给予流食，后改为少渣饮食。48小时内服阿片酊以减少肠蠕动，控制排便，**避免术后3日内解大便，促进手术切口愈合。3日后便秘者，口服液状石蜡等通便，但禁忌灌肠。**

4.伤口护理　术后取仰卧位时臀部垫气圈，防止伤口受压。**排便后伤口如被粪便污染，立即用0.02%高锰酸钾溶液坐浴，然后再换药。**

锦囊妙记：直肠肛管疾病术后伤口护理的顺序为：先排便，再坐浴，后换药。

小试身手 5.直肠肛管疾病术后大便、坐浴、排便的合理安排是
　A.先大便，再换药，后坐浴　　　　B.先换药，再坐浴，后大便
　C.先坐浴，再大便，后换药　　　　D.先大便，再坐浴，后换药
　E.先换药，再大便，后坐浴

小试身手 6.行肛瘘切除术后，每日需行温水坐浴和换药的患者，合理的安排是
　A.清晨先换药　　　　　　　　　　B.先温水坐浴
　C.先大便，再换药，后坐浴　　　　D.先坐浴，再换药，后大便
　E.先大便，再坐浴，后换药

5.尿潴留的处理　经过镇痛、热敷按摩、诱导排尿等处理，病人多能自行排尿。如因肛管内填塞敷料刺激引起尿潴留时，应及时松解填塞的敷料。

6.并发症的预防　评估病人有无排便困难、大便变细或肛门失禁等现象。**为防止肛门狭窄，术后5~10日内可用示指扩肛，每日1次。**

（四）健康指导

1.指导病人平时多饮水、多吃水果及适量粗纤维食物，戒酒，避免辛辣刺激性食物，保持大便通畅。养成每日定时排便的习惯，每天坚持适量运动。

2.出院后，若伤口未愈合者，每次排便后仍需坐浴。

3.有肛门狭窄者，继续坚持肛门扩张。

参考答案

1.E　2.A　3.E　4.B　5.D　6.E

答案与解析

1.E　肛裂是肛管皮肤的全层裂伤后所形成的慢性溃疡，常发生在肛管后正中线。

2.A　肛裂最主要的症状是排便时及排便后肛门部疼痛，两次疼痛高峰。

3.E　直肠肛管周围脓肿是直肠下段或肛管周围软组织内或其周围间隙发生的

急性化脓性感染，并形成脓肿。

4.B 排便时痔块脱出，便后能自行回纳属于内痔Ⅱ期。

5.D 直肠肛管疾病术后伤口护理的顺序为：先排便，再坐浴，后换药。

6.E 行肛瘘切除术后，每日需行温水坐浴和换药的患者，合理的安排是先大便，再坐浴，后换药。

第二十九章　门静脉高压症患者的护理

要点分析

　　本章内容较为重要，历年考试多有涉及。近5年的考试先后考查了门静脉高压症的病因、治疗原则和护理措施等。整体的考查偏重于知识的记忆和理解。对于本章的复习，考生应熟悉门静脉与腔静脉之间的交通支，着重掌握门静脉高压症的病因、临床表现、治疗原则和护理措施等内容。本章记忆性内容较多，考生可结合"锦囊妙记"中的方法进行记忆。

考点纵览

第一节　解剖生理概要（了解）

　　门静脉主干由肠系膜上、下静脉和脾静脉汇合而成，进入肝脏后逐渐分支，其小分支和肝动脉小分支的血流汇合于肝小叶的肝窦（肝的毛细血管网），然后再汇入肝小叶的中央静脉、小叶下静脉、肝静脉，最后汇入下腔静脉。门静脉位于两个毛细血管之间，一端是腹腔内脏的毛细血管网，另一端是肝小叶内的肝窦。

　　门静脉与腔静脉之间存在**四个交通支：胃底、食管下段交通支，直肠下端、肛管交通支，前腹壁交通支，腹膜后交通支。**

> 锦囊妙记：在上述4个交通支中，其中最重要的是胃底、食管下段交通支，因为其可引起上消化道出血。

第二节　门静脉高压症

　　门静脉高压症是门静脉血流受阻、血液淤滞引起门静脉系统压力升高，**病人出现脾大及脾功能亢进、食管胃底静脉曲张或破裂出血、腹水**等表现。

（一）病因、病理（掌握）

　　门静脉血流阻力升高是门静脉高压症的始动因素。根据阻力增加的部位不同，分为肝前型、肝内型和肝后型。肝前型的病因包括肝外门静脉血栓形成、先天性畸形、肝门区肿瘤压迫等；肝后型包括布加综合征、缩窄性心包炎等；**肝内型是最常见的病因**，分为窦前型、肝窦型、窦后型，**其中肝炎后肝硬化是引起肝窦和窦后阻塞性门静脉高压症的常见原因**；其次是位于肝小叶间汇管区的肝动脉小分支和门静脉小分支之间的平时不开放的动静脉交通支，在肝窦阻塞时大量开放，肝动脉血流直接流入压力较低的门静脉，使门静脉压力更高。常见的肝内窦前阻塞的病因是血吸虫病。

小试身手 1.在我国，门静脉高压症的主要原因是

A.门静脉血栓　　　　　B.先天性门静脉狭窄　　　C.血吸虫病

D.胰腺肿瘤压迫　　　　E.肝炎后肝硬化

门静脉压增高后出现下列病理生理变化：①**脾淤血、脾肿大**，久之脾内组织增生，脾功能亢进；②消化道淤血，门–腔静脉交通支扩张，**以食管下段及胃底交通支最为重要**；③由于**肝门静脉系毛细血管滤过压增加，低蛋白血症使血浆胶体渗透压降低**，及淋巴液生成增加、体内醛固酮和抗利尿激素增加等多种因素促成腹水。

小试身手 2.肝硬化引起门静脉高压所形成的交通支中最重要的是

A.胃底、食管下段交通支　　　　B.直肠下端、肛管交通支

C.前腹壁交通支　　　　　　　　D.肠系膜血管交通支

E.腹膜后交通支

（二）临床表现（熟练掌握）

1.脾大、脾功能亢进　**早期即可有脾大**，伴不同程度的脾功能亢进。

2.**呕血和黑便**　食管下段及胃底曲张静脉突然破裂大出血，**呕吐鲜红色血液或排出柏油样便**，甚至休克；由于肝功能损害致凝血功能障碍，脾功能亢进致血小板减少，因此出血常不易自止；**大出血引起肝组织严重缺氧，易并发肝性脑病**。

3.腹水　表现为腹部膨胀，**叩出腹部移动性浊音**。

4.其他　消化吸收功能障碍或营养不良，鼻与牙龈出血，黄疸、蜘蛛痣、腹壁静脉曲张等。

（三）辅助检查（掌握）

1.实验室检查　脾功能亢进时**全血细胞计数减少，以血白细胞及血小板计数减少最为明显**。肝功能检查见**血清白蛋白降低而球蛋白升高，白、球蛋白比例倒置**；活动性肝病时凝血酶原时间延长，血清氨基转移酶及血清胆红素升高等。

2.影像学检查　腹部B超检查可了解肝硬化程度、脾大情况、有无腹水以及门静脉扩张情况等。X线食管吞钡检查见食管静脉曲张影像。腹腔动脉造影可确定门静脉受阻部位及侧支回流情况。

（四）治疗原则（掌握）

门静脉高压症以非手术治疗为主。食管胃底曲张静脉破裂发生大出血、严重的脾大或伴明显的脾功能亢进、肝硬化引起的顽固性腹水，须考虑外科手术处理。

1.食管胃底曲张静脉破裂出血的手术治疗

（1）**断流术**：手术阻断门–奇静脉的交通支反常血流，**达到止血目的**。

小试身手 3.门静脉高压症断流术的主要目的是

A.防治腹水　　　　B.治疗脾功能亢进　　　C.防治消化道出血

D.预防肝功能衰竭　E.降低门静脉压力

（2）**分流术**：将肝门静脉系和腔静脉系的主要血管进行吻合，使压力较高的肝门静脉血分流入压力较低的腔静脉，从而**降低肝门静脉系压力，制止出血**。分流术

会使门静脉向肝的灌注量减少而加重肝功损害；部分或全部肝门静脉血未经肝处理而直接流入体循环，**易致肝性脑病**。

小试身手 4.门静脉高压症患者行分流术的目的是

A.减少腹水形成　　　　B.降低门静脉压力　　　　C.改善肝功能

D.阻断侧支循环　　　　E.消除脾功能亢进

（3）**肝移植**：既替换了病肝，又使门静脉系统的血流恢复到正常。

2.脾大、脾功能亢进的外科治疗　脾切除术可消除脾功能亢进。

3.顽固性腹水的手术治疗　有效的治疗是肝移植。对顽固性腹水也可采用腹腔–静脉转流术。

（五）护理措施（熟练掌握）

1.手术前护理

（1）改善营养状况：①给予**低脂、适量蛋白、高热量、高维生素饮食**，肝功能受损严重时限制蛋白质摄入量，**补充支链氨基酸，限制芳香族氨基酸**；②贫血及凝血机制障碍者输新鲜血、**肌内注射维生素K**；③使用保肝药物，如肌苷、辅酶A、葡醛内酯（肝泰乐）等，避免使用巴比妥类、氯丙嗪、红霉素等药物。

（2）防止食管胃底曲张静脉破裂出血：避免劳累及恶心、呕吐、便秘、咳嗽、负重等使腹内压升高的因素；避免干硬、刺激性食物；饮食不宜过热；口服药片应研碎冲服。**手术前一般不放置胃管，必要时选细软胃管以轻巧手法插入**。

（3）分流手术前准备：**术前2~3日口服肠道不吸收抗菌药物，减少肠道氨的产生**，防止术后发生肝性脑病；术前1日晚清洁灌肠，避免手术后肠胀气压迫血管吻合口；脾–肾静脉分流前要检查肾功能情况。

小试身手 5.患者，男性，50岁，患门静脉高压症5年，拟行分流术。术前禁用肥皂水灌肠，是为了防止

A.术后腹胀　　　　B.术后腹泻　　　　C.肝衰竭

D.肝性脑病　　　　E.肝肾综合征

小试身手 6.为预防门静脉高压症术后感染，应于术前多长时间应用广谱抗生素

A.2日　　　　B.4日　　　　C.6日

D.8日　　　　E.10日

小试身手 7.门静脉高压症病人行分流手术，术前护理不正确的是

A.卧床休息　　　　B.避免大便干燥　　　　C.避免食干硬食物

D.手术前1日清洁灌肠　　　　E.手术前常规放置胃管

2.术后护理

（1）观察病情变化，采取保肝治疗。

（2）饮食护理：肠蠕动恢复后给予流质饮食，逐渐过渡到正常饮食；分流术后限制蛋白质摄入；忌粗糙和过热食物；忌烟酒。

（3）防止分流术后血管吻合口破裂出血：**取平卧位或15°低坡半卧位**；翻身时动作轻柔；**鼓励早期下床活动，保持大小便通畅**。

锦囊妙记：肝癌部分切除、肾脏部分切除术后均应卧床休息，防止出血。

小试身手 8.门静脉高压症患者分流术后应

A.制动6小时，卧床3天

B.制动12小时，卧床5天

C.制动24小时，卧床3天

D.制动48小时，卧床3天

E.取平卧位或低半坡卧位，鼓励早期下床活动

（4）并发症的护理：①**防止脾切除术后形成静脉血栓。术后2周内每日或隔日复查1次血小板，如超过600×10^9/L时，应抗凝治疗**，监测用药前后凝血时间的变化。脾切除术后不用维生素K及其他止血药物。②**分流术后易诱发肝性脑病，应限制蛋白质摄入，减少血氨产生，忌用肥皂水灌肠**，减少氨的吸收，遵医嘱测定血氨浓度。若病人出现神志淡漠、嗜睡、谵妄症状，及时通知医生。

小试身手 9.患者，男性，48岁，肝炎后肝硬化出现了门静脉高压症，入院后行脾切除术。术后第3天，患者体温正常，无出血征象。此时护理的重点是

A.观察病情变化　　　　　　　　B.限制蛋白质饮食

C.取平卧位，避免过多活动　　　D.血小板计数，防止血栓形成

E.预防肝性脑病

（5）健康指导：①保持心情舒畅；②合理休息，避免劳累和重体力活动；③禁忌烟酒和粗糙、过热、刺激性食物；④遵医嘱使用保肝药物，定期复查。

参考答案

1.E　2.A　3.C　4.B　5.D　6.A　7.E　8.E　9.D

答案与解析

1.E　在我国引起门静脉高压症的主要原因是肝炎后肝硬化。

2.A　在门静脉高压所形成的4个交通支中，最重要的是胃底、食管下段交通支，因胃底、食管下段交通支容易引起上消化道出血。

3.C　门静脉高压症患者通过手术阻断门−奇静脉的交通支反常血流，可达到止血的目的。

4.B　将肝门静脉系和腔静脉系的主要血管进行手术吻合，使压力较高的肝门静脉血分流入压力较低的腔静脉，从而降低肝门静脉系压力，制止出血。

5.D　门静脉高压症患者术前忌用肥皂水灌肠，减少氨的吸收，防止肝性脑病的发生。

6.A　肝硬化患者术前2~3日应口服肠道不吸收抗菌药物，减少肠道氨的产生，防止术后发生肝性脑病。

7.E　门静脉高压症病人行分流术前一般不放置胃管，以免引起食管胃底静脉

曲张破裂出血，必要时选细软胃管以轻巧手法插入。

8.E　为防止分流术后血管吻合口破裂出血，门静脉高压症患者分流术后取平卧位或15°低半坡卧位；翻身动作宜轻柔；鼓励早期下床活动，保持大小便通畅。

9.D　门静脉高压症患者脾切除术后2周内每日或隔日复查1次血小板计数，如超过600×10^9/L时，考虑给抗凝治疗，防止静脉血栓形成。

第三十章　肝脏疾病患者的护理

要点分析

　　本章内容较为重要，历年考试多有涉及。近5年的考试先后考查了原发性肝癌的临床表现、辅助检查和护理措施，细菌性肝脓肿的病因等。整体的考查偏重于知识的记忆和应用。对于本章的复习，考生应着重掌握肝脏的生理功能，原发性肝癌的病因、临床表现、辅助检查和护理措施，细菌性肝脓肿的病因、临床表现和护理措施等内容。本章记忆性内容较多，考生可结合"锦囊妙记"中的方法进行记忆。

考点纵览

第一节　解剖生理概要

（一）解剖（了解）

　　肝脏是人体最大的实质性脏器，重约1200~1500g。肝脏的大部分位于右上腹部的膈下和季肋深面，小部分超越前正中线达左季肋部。

　　肝脏的膈面光滑隆凸，与横膈贴附；脏面较平，与胃、十二指肠、胆囊、结肠肝曲及右侧肾和肾上腺相毗邻。肝脏面有肝胃韧带和肝十二指肠韧带，后者包含门静脉、肝动脉、胆总管、淋巴管、淋巴结和神经，又称肝蒂。肝脏面由两个纵沟和一个横沟构成H形。

　　肝小叶是肝脏结构和功能的基本单位，小叶中央是中央静脉，单层肝细胞索在其周围呈放射状排列。肝细胞索之间为肝窦（窦状隙），肝窦一端与肝动脉和门静脉的小分支相通，另一端与中央静脉连接，实际是肝脏的毛细血管网。肝脏血流丰富，25%~30%来自肝动脉，70%~75%来自门静脉。肝动脉压力大、含氧量高，供给肝脏所需氧量的40%~60%。**门静脉汇集来自肠道的血液**，供给肝脏营养。

（二）生理（了解）

　　肝脏每天分泌600~1000ml胆汁，经胆管流入十二指肠，帮助消化脂肪及吸收脂溶性维生素。肝脏将肠道吸收的糖类和脂肪等转化为糖原，储存在肝内；当血糖下降时，又将肝糖原分解为葡萄糖释放入血液，维持血糖稳定。

　　肝脏利用经消化道吸收或体内蛋白质分解产生的氨基酸重新合成人体所需的蛋白质，如白蛋白、纤维蛋白原和凝血酶原等。肝细胞内有多种氨基转移酶，当细胞受损时释放入血液，故**血中氨基转移酶含量升高常提示肝功能受损和肝脏疾病**。肝脏在脂肪代谢中对维持体内各种脂质浓度和比例起重要作用。**肝脏可灭活雌激素和抗利尿激素**。肝脏还参与多种维生素代谢，合成凝血物质，解毒、吞噬或免疫作用、造血和调节血液循环。

小试身手　1.丙氨酸氨基转移酶含量升高首先考虑是

A.肝硬化　　　　　　B.肝癌　　　　　　　C.胆石症

D.肝炎　　　　　　　E.心肌梗死

第二节　原发性肝癌

（一）病因、病理（了解）

病因未明，**可能与病毒性肝炎、肝硬化**、黄曲霉菌、亚硝胺类致癌物、水土因素等密切相关。

大体病理形态分为结节型、巨块型和弥漫型三类，**以结节型多见**。按组织学类型分为肝细胞型、胆管细胞型和混合型三类；**我国以肝细胞型为主**。

原发性肝癌易侵犯门静脉分支，癌栓经门静脉系统在**肝内转移**。**肝外血行转移依次见于肺、骨、脑等**。**淋巴转移主要累及肝门淋巴结**，其次为胰周、腹膜后及主动脉旁淋巴结及锁骨上淋巴结。直接向周围脏器蔓延或腹腔种植转移也常见。

（二）临床表现（掌握）

肝癌**最常见**的临床表现是**肝区疼痛**，半数以上病人以此为首发症状，多为**持续性**隐痛、刺痛或**胀痛**，夜间或劳累后加重，癌肿累及横膈时出现右肩背部牵涉痛。中晚期病人**肝脏进行性肿大、质地较硬、表面高低不平、有明显结节或肿块**。癌肿位于肝右叶顶部者，肝浊音界上移、膈肌抬高或活动受限，甚至出现胸腔积液。病人可伴发热、腹胀、食欲减退、乏力、消瘦等症状，晚期出现恶病质。

> 锦囊妙记：随着癌肿的增大，肝包膜内容物增多，压力增大，患者表现为持续性胀痛。

小试身手 2.原发性肝癌的特征性表现是

A.消瘦　　　　　　　B.恶心、呕吐　　　　C.肝区疼痛

D.黄疸　　　　　　　E.贫血

肝癌病人可出现**肝性脑病**、上消化道出血、癌肿破裂出血及继发性感染等并发症。部分病人出现癌旁综合征的表现，如低血糖、红细胞增多症、高胆固醇血症及高钙血症；如发生肺、骨、脑等肝外转移，则出现相应症状。

（三）辅助检查（了解）

1.定性诊断　**血清甲胎蛋白（AFP）检测用于普查**，有助于发现早期无症状的病人，如AFP持续阳性或定量>500μg/L，在排除妊娠、活动性肝病、生殖腺胚胎性肿瘤的基础上，应高度怀疑肝细胞癌。

小试身手 3.最有助于诊断原发性肝癌的实验室检查指标是

A.ALK　　　　　　　B.AFP　　　　　　　C.rGP

D.AAT　　　　　　　E.CEA

2.影像学检查　**B型超声检查是目前肝癌定位检查中首选的方法**，能发现直径

为2~3cm或更小病变。动态显像和放射性核素断层扫描（ECT）可分辨1~2cm直径的病变。CT和MRI检查可检出直径1.0cm左右的小肝癌。选择性肝动脉造影或数字减影肝血管造影（DSA）可发现直径仅0.5cm的肝癌。

在B超引导下行细针肝穿刺活检，虽有确诊意义，但有出血、肿瘤破裂和肿瘤沿针道转移的危险。

小试身手 4.肝癌定位检查中首选的方法是

A.B超　　　　　　　　　　　　B.CT

C.AFP测定　　　　　　　　　　D.选择性腹腔动脉造影术

E.肝穿刺针吸细胞检查

（四）治疗原则（掌握）

早期诊断、早期治疗，以手术治疗为主，辅以其他综合治疗。

1.手术治疗　**手术是目前治疗肝癌最有效的方法**。主要手术方式包括肝叶切除、半肝切除、肝三叶切除或局部肝切除等。手术不能切除的肝癌，可单独或联合应用肝动脉结扎、肝动脉插管化疗、冷冻、激光、微波、射频等方法，有一定疗效。

2.其他治疗　包括放疗、免疫治疗、基因治疗等。

小试身手 5.早期原发性肝癌最主要的治疗方法是

A.肝叶切除术　　　　B.肝移植术　　　　　　C.肝动脉栓塞化疗

D.免疫治疗　　　　　E.基因治疗

（六）护理措施（熟练掌握）

1.术前护理　鼓励家属与病人共同应对疾病，树立战胜疾病的信心。协助做好各项检查，全面评估病人的身体状况，做好术前常规准备。

2.术后护理

（1）术后常规护理：术后24小时内卧床休息，避免剧烈咳嗽。为防止术后出血，**一般不鼓励病人早期活动**。接受半肝以上切除者，间歇吸氧3~4天。提供富含蛋白、热量、维生素和膳食纤维的饮食。做好腹腔双腔引流管的护理，警惕腹腔内出血。

锦囊妙记：肝脏切面质脆，术后早期活动会导致切面出血，因此，肝癌患者术后应卧床休息。

小试身手 6.患者，男性，50岁，肝癌早期，拟行肝叶切除术。术后病情平稳后，应

A.取平卧位，避免过早活动　　　B.平卧位，尽早活动

C.半卧位，避免过早活动　　　　D.半卧位，尽早活动

E.半卧位，不限制活动

（2）维持体液平衡：对肝功能不良伴腹水者，积极保肝治疗，严格控制水和钠盐摄入，准确记录24小时出入量。

（3）肝动脉插管化疗的护理

1）向病人解释肝动脉插管化疗的目的和注意事项。

2）做好导管护理：①妥善固定和维护导管。②**严格遵守无菌原则，防止细菌逆行性感染**。③**为防止导管堵塞，注药后用肝素稀释液（25U/ml）2~3ml冲洗导管。**④**治疗期间可出现消化道反应和血白细胞数减少，若症状严重，药物减量；血白细胞计数<4×10⁹/L，暂停化疗**。若因胃、胆、胰、脾动脉栓塞而出现上消化道出血及胆囊坏死等并发症时，须密切观察生命体征和腹部体征。

3）拔管后加压迫穿刺点15分钟，沙袋压迫6~8小时。病人取平卧位，穿刺侧肢体伸直制动6小时，绝对卧床24小时，防止局部形成血肿。

3.并发症的预防和护理

并发症	表现	预防措施
癌肿破裂出血	常见的并发症，突然**主诉腹痛，且伴腹膜刺激征**	尽量避免致腹内压骤升的动作
上消化道出血	晚期肝癌、肝硬化伴食管-胃底静脉曲张者的并发症	少粗纤维软食为主，忌浓茶、咖啡、辛辣刺激性食物；加强肝功能监测，及时纠正凝血功能异常
肝性脑病	见于肝功能失代偿或濒临失代偿者。**性格行为变化，如欣快感、表情淡漠或扑翼样震颤**	加强生命体征和意识状态的观察

4.健康教育

（1）在病情和体力许可的情况下适量活动，避免过量、过度运动。

（2）进食营养丰富的均衡饮食。伴腹水、水肿者，严格控制入水量，限制食盐摄入量。

（3）定期随访，并接受化疗或放疗。

第三节　肝脓肿

一、细菌性肝脓肿

细菌性肝脓肿是指化脓菌引起的肝内化脓性感染。**常见的致病菌为大肠杆菌和金黄色葡萄球菌**，其次为链球菌、类杆菌属等。

> 锦囊妙记：3种疾病的最常见致病菌为大肠埃希菌：包括细菌性肝脓肿、肾盂肾炎、继发性腹膜炎。

（一）病因、病理（掌握）

病原菌主要通过胆道感染入侵肝脏，肝脓肿常为多发性，多见于左外叶。

（二）临床表现（熟练掌握）

最常见的早期症状是寒战和高热，多为弛张热，全身脓毒血症。肝区持续性胀痛或钝痛，伴右肩牵涉痛或胸痛。出现恶心、呕吐、食欲低下等非特异性消化道症状，少数严重者出现黄疸。

小试身手 7.细菌性肝脓肿最常见的早期症状是

A.肝区疼痛   B.肝大   C.寒战和高热

D.恶心、呕吐   E.黄疸

体检：肝区压痛和肝大，右下胸部和肝区叩击痛。右季肋部饱满，甚至局限性隆起，局部皮肤可出现红肿。

肝脓肿向上穿破肝表面形成膈下脓肿；向胸腔穿破形成脓胸或心包积液；脓肿破入腹腔引起腹膜炎；少数肝脓肿穿破血管壁引起上消化道大出血。

小试身手 8.细菌性肝脓肿的主要表现是

A.恶心呕吐   B.黄疸   C.右上腹肌紧张

D.局部皮肤凹陷性水肿   E.寒战、高热、肝区疼痛、肝肿大

（三）辅助检查（掌握）

1.实验室检查 血白细胞计数升高，中性粒细胞高达90%以上，有核左移现象和中毒颗粒。肝功能检查轻度异常。

2.影像学检查 X线胸腹部检查见肝脏阴影增大，右膈肌抬高、活动受限。B超能明确脓肿的部位和大小。

（四）治疗原则（掌握）

早诊断，早治疗，处理原发病，避免并发症。

1.非手术治疗 使用足量、有效的抗生素，给予支持治疗，增强抵抗力。单个较大的脓肿在B超引导下穿刺抽脓，或经穿刺置管持续冲洗引流，并注入抗生素。

2.手术治疗 对较大脓肿有穿破可能，或已穿入胸腹腔，或慢性脓肿者需手术切开引流，必要时肝叶切除术。

（五）护理措施（熟练掌握）

1.病情观察 观察生命体征和腹部体征。肝脓肿若继发脓毒血症、急性化脓性胆管炎者或出现中毒性休克征象，应立即抢救。

2.营养支持 提供肠内、外营养支持。

3.高热和疼痛的护理。

4.引流管护理 协助病人取半卧位，妥善固定引流管，每日更换引流瓶，每日用生理盐水多次或持续冲洗脓腔，观察和记录脓腔引流液的性质、量。当脓腔引流液少于10ml时拔除引流管，改为凡士林纱条引流，适时换药，直至脓腔闭合。

二、阿米巴性肝脓肿

（一）病因、病理（掌握）

阿米巴性肝脓肿并发于肠道阿米巴感染，阿米巴滋养体经肠壁溃疡破损处的门

静脉侵入肝脏。大多为单发性，**好发于肝右叶，右肝顶部多见。**容积较大，有时可达1000~2000ml。

（二）临床表现（熟练掌握）

临床上表现为发热、肝区疼痛和肝大，应与细菌性肝脓肿鉴别（表3-30-1）。

表3-30-1　细菌性肝脓肿与阿米巴性肝脓肿的鉴别

鉴别点	细菌性肝脓肿	阿米巴性肝脓肿
病史	**继发于胆道感染或其他化脓性疾病**	**继发于阿米巴痢疾**
症状	病情急骤，全身脓毒血症症状明显，有寒战、高热，多为弛张热	起病缓慢，病程较长，可有高热，或不规则发热、盗汗，症状较轻
血液化验	白细胞计数及中性粒细胞可明显增加，血液细菌培养可呈阳性	白细胞计数增加，如无继发细菌感染，血液细菌培养阴性。血清学阿米巴抗体检测阳性
粪便检查	无特殊发现	部分病人可找到阿米巴滋养体
脓液	多为黄白色脓液，涂片和培养可发现细菌	大多为棕褐色脓液，无臭味，镜检有时可找到阿米巴滋养体。若无混合感染，涂片和培养无细菌
诊断性治疗	抗生素治疗有效	抗阿米巴药物治疗有好转
脓肿	较小，常为多发性	较大，多为单发，多见于肝右叶

> 锦囊妙记：考生可从病史、脓液特点、诊断性治疗几个方面鉴别细菌性肝脓肿与阿米巴性肝脓肿。

（三）治疗原则（掌握）

1.**非手术治疗**　为主要治疗，**使用抗阿米巴药物（甲硝唑、氯喹等）**，治疗期间观察药物不良反应。加强支持治疗，纠正贫血，保护肝功能。

2.手术治疗

（1）经皮肝穿刺置管闭式引流术：病情重、脓腔较大者，在抗阿米巴治疗同时，在B超引导下穿刺抽脓或置导管作闭式引流。

（2）手术切开引流适用于：①经抗阿米巴药物治疗及穿刺抽脓，脓腔未缩小或高热不退者；②直径大于10cm的巨大脓肿或脓肿位置表浅者；③脓肿合并细菌感染；④脓肿已穿破胸腹腔或邻近脏器；⑤脓肿位于肝左外叶，有穿破心包的风险。为防止继发二重感染，阿米巴肝脓肿手术引流后应闭式引流。

参考答案

1.D　2.C　3.B　4.A　5.A　6.C　7.C　8.E

答案与解析

1.D 肝细胞内有多种氨基转移酶，在肝细胞受损时被释放入血液，故血中氨基转移酶含量升高常提示肝功能受损和肝脏疾病，如肝炎等。

2.C 肝癌的最常见临床表现为肝区疼痛，半数以上患者以此为首发症状，多数为持续性隐痛。

3.B 血清甲胎蛋白（AFP）检测可用于普查肝癌，有助于发现无症状的早期患者。

4.A B型超声检查是目前肝癌定位检查中首选的方法，能发现直径为2~3cm或更小的病变。

5.A 肝切除术是目前治疗肝癌最有效的方法，特别是小肝癌。

6.C 肝部分切除病人术后24小时内卧床休息，病情平稳后取半卧位，以降低腹部切口的张力。为防止术后出血，一般不鼓励患者早期活动。

7.C 寒战和高热是细菌性肝脓肿最常见的早期症状，热型多为弛张热。

8.E 寒战、高热是细菌性肝脓肿最常见的早期症状，多为弛张热，全身脓毒血症状明显。肝区出现持续性胀痛或钝痛，可伴右肩牵涉痛或胸痛。体检发现肝区压痛和肝大，右下胸部和肝区叩击痛。

第三十一章　胆道疾病患者的护理

　　本章内容较为重要，历年考试均有涉及。近5年的考试先后考查了胆道疾病的特殊检查，胆囊结石及急性胆囊炎的病因、临床表现，胆管结石的临床表现和护理措施，急性梗阻性化脓性胆管炎的临床表现和治疗原则，胆道蛔虫病的临床表现和治疗原则等。整体的考查偏重于知识的记忆和应用。对于本章的复习，考生应熟悉胆道疾病的特殊检查，着重掌握胆囊结石及急性胆囊炎的病因、临床表现，胆管结石的临床表现和护理措施，急性梗阻性化脓性胆管炎的临床表现和治疗原则，胆道蛔虫病的临床表现和治疗原则等内容。本章记忆性内容较多，考生可结合"锦囊妙记"中的方法进行记忆。

考点纵览

第一节　解剖生理概要

（一）解剖（了解）

　　胆道系统包括**肝内和肝外胆管、胆囊和Oddi括约肌**。胆道分为肝内和肝外两大系统。

　　肝内胆管起始于肝内毛细胆管，汇集成小叶间胆管、肝段、肝叶胆管和肝内左右肝管。肝外胆管包括肝外左右肝管、肝总管、胆囊、胆囊管和胆总管。

（二）生理（了解）

　　胆道系统主要的生理功能是输送和调节肝分泌的胆汁进入十二指肠。胆汁由肝细胞分泌，97%是水。胆汁的功能包括：排泄各种肝代谢产物；乳化脂肪，激活和刺激胰脂肪酶分泌，水解吸收食物中的脂类；促使胆固醇和各种脂溶性维生素的吸收；中和胃酸；刺激肠蠕动；抑制肠道内致病菌的生长繁殖等。胆囊通过吸收、分泌和运动等功能而发挥浓缩、贮存和排出胆汁的作用。

第二节　胆道疾病的特殊检查及护理

（一）B型超声波检查　（掌握）

　　属于无创伤性检查，是一种安全、快速、简便、经济而准确的检查方法，是**胆道疾病首选的检查**。适用于胆道结石、肿瘤及囊性病变的诊断和阻塞性黄疸的鉴别诊断。由于受肠道内积气的影响，检查前**禁食12小时、禁饮4小时**。

锦囊妙记：B超除了是胆道疾病首选的检查方法以外，还是前置胎盘的首选检查方法。

小试身手 1.胆道疾病首选的检查方法是

A.腹部平片 　　　　　B.ERCP 　　　　　C.B超

D.静脉胆道造影 　　　E.经皮肝穿刺胆管造影

（二）X线检查（掌握）

1.腹部平片　约15%的胆囊结石在X线腹部平片上可显示。

2.**经皮肝穿刺胆管造影（PTC）　了解胆管内病变部位、程度和范围**。经皮肝穿刺置管引流（PTCD）可为择期性手术做好术前准备。

3.**内镜逆行胰胆管造影（ERCP）　了解十二指肠乳头情况**，清晰显示胆胰管系统，鉴别肝内外胆管梗阻部位和病变范围，缺点是可诱发急性胰腺炎和胆管炎等并发症。

4.**术中和术后胆管造影**　经胆囊管或胆总管穿刺注入造影剂直接造影，可清晰显示肝内外胆管，了解病变情况，**帮助确定是否需要探查胆总管**。手术完毕通过置入的T管注入造影剂造影，以确定有无残留结石或狭窄等病变。术后拔T管前再做一次直接胆管造影，了解胆管内病变情况。

（三）十二指肠引流液检查（了解）

十二指肠引流液检查要求在空腹状态下进行，使用双腔管可分别采取胃液和十二指肠引流液，尽可能防止胃液流入十二指肠。十二指肠引流液一般指十二指肠液、胆总管液、胆囊液和肝胆管液的总称。

（四）CT检查（了解）

CT对胆总管下端病变的显示优于B超检查。CT检查前2日开始进少渣、产气少的食物以减少肠道内气体的产生。检查前1日做碘过敏试验，4小时内禁食。近期内曾做过钡剂检查者，应在钡剂排尽后再做CT检查。如做腹部检查，检查前30分钟口服15%~30%泛影葡胺溶液500~800ml，临检查前再口服200ml。

（五）放射性核素显像（了解）

可动态观察肝内外胆管和肝病变，有助于黄疸的鉴别诊断。

第三节　胆石病和胆道感染

一、概述

胆石病是指发生在胆囊和胆管内的结石，是我国的常见病、多发病。胆固醇结石多于胆色素结石。女性发病率比男性高。

1.胆道结石的形成（掌握）

（1）胆道感染：各种原因导致胆汁潴留，细菌或寄生虫入侵胆道引起感染。胆汁内的大肠杆菌产生 β–葡萄糖醛酸酶，使可溶性的结合胆红素水解为游离胆红素，后者与钙结合形成胆红素钙，形成胆红素结石。

小试身手 2.形成胆红素结石的主要原因是

A.代谢异常　　　　　B.反复胆道感染　　　　C.胆囊功能异常

D.致石基因　　　　　E.环境因素

（2）代谢异常：胆汁内的主要成分为胆盐、磷脂酰胆碱和胆固醇。一旦胆固醇代谢失调，可析出结晶，沉淀为胆固醇结石。

2.结石部位和类型（熟练掌握）

类型	发生率和发生部位	X线检查
胆固醇结石	占结石总数的50%，其中**80%发生于胆囊**	多不显影
胆色素结石	占结石总数的37%，其中**75%发生于胆管**	常不显影
混合性结石	占结石数的6%，其中60%发生于胆囊，其余在胆管	常显影

> 锦囊妙记：胆囊结石多见于胆固醇结石，胆管结石多见于胆色素结石。

二、胆囊结石及急性胆囊炎

（一）病因、病理（熟练掌握）

胆囊结石病人的胆汁中可能存在促成核因子，分泌大量黏液糖蛋白，促使成核和结石形成。胆囊收缩功能下降，胆囊内胆汁淤滞也利于形成结石。

急性胆囊炎的致病因素主要包括：①胆囊管梗阻，**80%由胆囊结石引起**；②致病菌入侵；③创伤和化学刺激。

（二）临床表现（熟练掌握）

1.症状　**常在饱餐、进油腻食物后发作，或夜间发作。**主要表现为**右上腹阵发性绞痛，疼痛可向右肩或右背部放射**，伴恶心、呕吐、厌食等，病情重者出现畏寒和发热；部分病人有轻度黄疸。

> 锦囊妙记：在做病例分析题时，如果题干中出现患者进食油腻食物后出现右上腹疼痛基本可考虑为急性胆囊炎；如果病例中出现患者暴饮暴食后出现中上腹疼痛并呈带状放射，可考虑为急性胰腺炎。

小试身手 3.急性胆囊炎的临床表现**不包括**

A.胆囊肿大　　　　　B.右上腹压痛　　　　　C.寒战、黄疸

D.疼痛向右肩胛部放射　　E.墨菲征阳性

2.体征　右上腹压痛、反跳痛和肌紧张，**Murphy征阳性**，右上腹触及肿大而有

触痛的胆囊。

（三）辅助检查（掌握）

1.血常规　血白细胞计数及中性粒细胞比例升高。

2.B超检查　见胆囊增大，囊壁增厚，大部分病人可见胆囊结石影像。

小试身手 4.患者女性，35岁。右上腹阵发性绞痛伴恶心呕吐，Murphy征阳性，进一步检查首选

A.腹部CT　　　　　　B.腹部B超　　　　　　C.腹部MRI

D.腹部X线平片　　　　E.经皮肝穿刺造影

（四）治疗原则（掌握）

胆囊结石的治疗原则是**手术切除病变的胆囊**。因胆石可刺激黏膜导致炎症，如嵌顿在颈部或胆囊管后可引起继发性感染；慢性炎症刺激还可导致胆囊癌。**手术时机最好在急性发作后缓解期**为宜。对病情危急、一般情况极差而不能耐受较长时间手术，或术中发现局部解剖关系不清、粘连严重时，则可选用胆囊造口术，待病情好转后再行胆囊切除术。

腹腔镜胆囊切除术（LC）是在电视腹腔镜窥视下，利用特殊器械，通过腹壁小切口在腹腔内实施胆囊切除术。不用剖腹，创伤小，痛苦小，恢复快，且较安全。适应证为胆囊结石、慢性胆囊炎、胆囊息肉等。

（五）护理措施（熟练掌握）

1.心理护理　解除病人焦虑恐惧的情绪。

2.观察病情　若出现生命体征改变，应警惕感染性休克；若腹痛加重伴腹膜刺激征、出现黄疸或黄疸加深，提示感染严重；动态监测血常规及血生化指标。

3.卧床休息　协助病人取平卧位，有腹膜炎者取半卧位。

4.解痉止痛　遵医嘱使用阿托品、硝酸甘油等；**禁用吗啡，避免吗啡引起Oddi括约肌痉挛**，增加胆道内压力。

> 锦囊妙记：胆道、胰腺疾病禁忌使用吗啡止痛，以免引起Oddi括约肌痉挛，加重胆道、胰管内压力。

5.改善凝血机制　补充维生素K及保肝药物。

6.饮食护理　能进食者给予**低脂、高热量、高维生素、易消化饮食**。肝功能较好者提供高蛋白饮食；不能进食者通过静脉补充营养。

7.抗感染　给予抗生素和甲硝唑等。

三、胆管结石及胆管炎

（一）病因、病理（熟练掌握）

根据病因不同，胆管结石分为原发性和继发性胆管结石。原发性胆管结石以胆

色素结石为主，继发性胆管结石以胆固醇结石多见。

（二）临床表现（熟练掌握）

病人常伴非特异性消化道症状，如上腹部不适、呃逆、嗳气等。当结石阻塞胆管并继发感染时出现典型的胆管炎症状：**急腹痛、寒战高热和黄疸，称为Charcot三联征。**

1.**腹痛** 位于剑突下或右上腹部，呈阵发性绞痛，或持续性疼痛伴阵发性加重。疼痛向右肩背部放射，伴恶心、呕吐。

2.**寒战、高热** 剧烈腹痛后出现寒战、高热。体温高达39℃~40℃，呈弛张热。系梗阻胆管继发感染后，脓性胆汁和细菌逆流入肝静脉扩散所致。

3.**黄疸** 结石堵塞胆管后，胆红素逆流入血，病人出现黄疸。黄疸多呈间歇性和波动性变化。

4.单纯性肝内胆管结石 无症状或有肝区和患侧胸背部持续性胀痛，合并感染时除有Charcot三联征外，易并发胆源性肝脓肿；感染反复发作可引起胆汁性肝硬化、门静脉高压症等，甚至并发肝胆管癌。

> 锦囊妙记：考生应理解胆管结石时为什么会出现腹痛、高热和黄疸。胆管结石引起胆管炎时，结石嵌顿于胆总管下端，引起Oddi括约肌痉挛，出现腹痛；胆管梗阻，胆汁和细菌逆流入肝静脉引起高热；结石堵塞胆管后，胆红素逆流入血，引起黄疸。

小试身手 5.Charcot三联征是指

A.腹痛、畏寒发热、呕吐　　　　　B.腹痛、黄疸、胆囊肿大
C.腹痛、寒战高热、黄疸　　　　　D.腹痛、寒战高热、低血压
E.腹痛、黄疸、休克

（三）辅助检查（掌握）

1.实验室检查 合并感染时白细胞计数及中性粒细胞比例明显增高；肝细胞受损时，血清氨基转移酶和碱性磷酸酶升高，血清胆红素、尿胆红素升高，尿胆原降低或消失，粪中尿胆原减少。

2.B超检查 见胆管内有结石影，近段扩张。

3.其他检查 PTC、ERCP检查可了解结石部位、数量、大小和胆管梗阻部位等。

（四）治疗原则（掌握）

1.胆总管切开取石术 切开胆总管取石+T形管引流，或经胆道镜取石。

2.胆肠吻合术 做胆总管空肠Roux-en-Y吻合术或胆总管十二指肠吻合术。

3.综合治疗 如碎石、取石、溶石、引流相结合，中西医治疗相结合等。

小试身手 6.放置T形管的适应证是

A.胆囊切除术后　　　　B.胆囊造瘘术后　　　　C.胆道蛔虫病

D.胆总管探查术后　　　　E.胆道结石患者

（五）护理措施（熟练掌握）

1.观察并发症

（1）术后胆道出血：T形管内引出鲜血，病人出现呕血或黑便。

（2）急性肝衰竭：出现精神症状、低钾血症、高热及血压下降等。

2.T形管的护理　**主要目的：①引流胆汁；②引流残余结石；③支撑胆道。**

（1）妥善固定，保持引流通畅：**如有阻塞，用手由近向远挤捏引流管或用少量无菌生理盐水缓慢冲洗，切勿用力推注。**

（2）观察并记录胆汁的量及性状：胆汁引流术后4小时内约300～500ml，恢复饮食后可增至每日600～700ml，以后逐渐减少至每日200ml左右。量过少提示T形管阻塞或肝功能衰竭；**量多可能是胆总管下端不够通畅。**正常胆汁呈深绿色或棕黄色，较清晰无沉淀物。

（3）保持清洁：每日更换1次外接的连接管和引流袋。

（4）拔管：一般**术后12～14日**无特殊情况，**可考虑拔除T形管。**

拔管指征：黄疸消退，无腹痛、发热，大便颜色正常；胆汁引流量逐渐减少，颜色透明金黄色，无脓液、结石，无絮状物及沉渣，可以考虑拔管。

拔管前先在饭前、饭后各夹管1小时，拔管前1～2日全日夹管，**如无腹胀、腹痛、发热及黄疸等症状，说明胆总管通畅，**可以拔管。拔管前应在X线下经T形管做胆道造影，如情况正常，造影后2～3日即可拔管。

（5）拔管后残留窦道用凡士林纱布堵塞，1～2日会自行闭合。

（6）拔管后1周内，警惕有无胆汁外漏甚至发生腹膜炎等情况，观察病人体温、有无黄疸和腹痛发作，以便及时处理。

> 锦囊妙记："T"形管有两个开口，一端通向十二指肠，一端通向体外，在拔管前试行夹管后，如果胆总管通畅，胆汁可顺利地流入肠道，患者不会出现黄疸。如果胆总管不通畅，夹管后患者会出现黄疸。因此，在拔管前应试行夹管1～2天以判断胆总管是否通畅。

小试身手　7.T形引流管拔除前必须

A.无菌冲洗　　　　　　B.更换引流袋　　　　　　C.应用抗生素

D.检查血胆红素　　　　E.试验性夹管1～2天

四、急性梗阻性化脓性胆管炎

急性梗阻性化脓性胆管炎是因急性胆管完全梗阻和化脓感染引起，它是**胆道感染疾病中的严重类型，**亦称急性重症型胆管炎。

（一）病因（掌握）

胆管结石是最常见的梗阻因素，造成化脓性感染的致病细菌有大肠杆菌、变形杆菌、产气杆菌、铜绿假单胞菌等，厌氧菌亦多见。

（二）病理（掌握）

胆管完全梗阻后，梗阻以上胆管扩张，胆管壁充血、水肿、增厚；黏膜糜烂、溃疡；肝脏充血、肿大、肝细胞变性，肝内胆小管内胆汁淤积。继发感染后，胆管腔内胆汁混有脓液；当胆道内压力升至1.96kPa（20cmH$_2$O）时，胆管内细菌和毒素渗至腹腔淋巴管；胆道内压力超过3.92kPa（40cmH$_2$O）时，造成肝脏急性化脓性感染、肝细胞坏死，并发多发性胆源性细菌性肝脓肿。

（三）临床表现（熟练掌握）

大多数病人有胆道疾病史。一般起病急骤，突发剑突下或右上腹部持续性疼痛，阵发性加重，并向右肩胛部及腰背部放射，继而寒战、高热、恶心、呕吐。病情发展迅速，有时未出现黄疸前就已发生神志淡漠、嗜睡、昏迷等症状。如治疗不及时，病情继续发展，全身发绀、休克，并发急性呼吸衰竭和急性肾衰竭，**严重者短期内死亡。在Charcot三联征的基础上出现休克和神经精神症状**，具有这五联征（Reynolds五联征）即可诊断。

（四）辅助检查（熟练掌握）

1.血常规　白细胞计数增高，中性粒细胞比例明显升高，出现中毒颗粒；血小板计数下降；凝血酶原时间延长。

2.影像学检查　B超检查见胆管内有结石影，近段扩张。

3.其他　PTC和ERCP检查有助于明确梗阻部位、原因和程度。

（五）治疗原则（掌握）

紧急手术解除胆道梗阻并减压。手术是以切开减压并引流胆汁、挽救生命为主要目的。

`小试身手` 8.急性梗阻性化脓性胆管炎最关键的治疗是

A.快速补液，对症治疗　　B.紧急手术解压　　　C.应用血管活性药物

D.应用肾上腺皮质激素　　E.使用抗生素

`小试身手` 9.急性重症胆管炎的治疗原则是

A.大量抗生素控制感染　　B.抗休克，好转后手术　　C.紧急抗休克同时手术

D.解痉止痛　　　　　　　E.腹腔灌洗

（六）护理措施（熟练掌握）

1.术前护理

（1）病情观察　密切观察病情变化，若病人出现寒战、高热、腹痛加重、范围扩大等，应及时报告医师处理。如病人血压下降，神志改变，提示病人发生了休克。

（2）保证营养　入院后准备手术者禁食、休息，积极补充水电解质。

（3）对症护理

1）黄疸引起皮肤瘙痒时外用炉甘石洗剂止痒，温水擦浴。

2）高热时物理降温。

3）**胆绞痛发作时**遵医嘱进行解痉、镇静和镇痛，**但勿使用吗啡，**以免胆道下端括约肌痉挛，加重胆道梗阻。

小试身手 10.胆绞痛发作时禁用

A.地西泮 　　　　　B.吗啡 　　　　　C.阿托品

D.哌替啶 　　　　　E.山莨菪碱

（4）加强抗休克的护理。

2.术后护理

（1）病情观察

1）观察生命体征，特别是心率和心律。术后注意有无因肝功损害、低血糖、脑缺氧、休克等导致的意识障碍。

2）观察、记录有无出血和胆汁渗出。胆道手术后易发生出血，量小时出现柏油样便或粪便隐血试验阳性；量大时导致出血性休克。**若有发热和剧烈腹痛，考虑为胆汁渗漏引起的胆汁性腹膜炎。**

3）观察黄疸程度和消退情况，记录大便颜色，监测胆红素含量，了解胆汁是否顺利流入十二指肠。

（2）T形引流管的护理：见胆管结石及胆管炎的护理。

（3）健康指导

1）向病人及家属讲解有关胆道疾病的知识。

2）指导病人术后合理饮食，进低脂易消化饮食，少量多餐，多饮水。

3）带T形管出院者，指导其学会自我护理，定期复查。

第四节　胆道蛔虫病

（一）病因、病理（掌握）

寄生在人体小肠中下段内的蛔虫，当肠道功能紊乱、饥饿、高热、胃酸降低和驱虫不当，导致寄生环境发生变化时，蛔虫上行至胃十二指肠内，再加上Oddi括约肌功能失调，蛔虫即可钻入胆道引起激惹症状。

蛔虫引起的机械性刺激，导致Oddi括约肌痉挛，出现剧烈绞痛，亦可并发急性胰腺炎、胆道感染，甚至肝脓肿、胆囊穿孔等。

（二）临床表现（熟练掌握）

1.症状　**突发剑突下阵发性"钻顶样"剧烈绞痛，**向右肩背部放射。发作时病人辗转不安，大声呻吟，大汗淋漓，伴恶心、呕吐。疼痛可突然缓解，间歇期如常人。合并胆道感染时，出现胆管炎症状，严重者表现为重症胆管炎。

2.体征　剑突下或稍右方轻度深压痛。

本病的特点和诊断要点是**剧烈的腹部绞痛与不相称的轻微腹部体征，即症状与体征不符。**

小试身手 11.患儿，男性，10岁，突发上腹部钻顶样剧痛，大汗、呻吟、呕

吐，几分钟之后很快缓解，但又反复发作。查体：剑突右下轻度深压痛，无腹胀。应考虑为

  A.急性胰腺炎   B.急性肠梗阻   C.胆道蛔虫病

  D.急性胆囊炎   E.急性胃穿孔

小试身手（12~14题共用备选答案）

  A.急性胆囊炎   B.胆道蛔虫病

  C.胆总管结石   D.急性梗阻性化脓性胆管炎

  E.急性胰腺炎

  12.Charcot 三联症常提示

  13.Reynolds 五联症常提示

  14.症状与体征不符常提示

  3.辅助检查　**B超检查是本病的首选检查方法**。

（三）治疗原则（掌握）

治疗原则是**首选非手术治疗**，如解痉、镇痛、利胆、驱虫、控制感染、纠正水电解质失调。仅在病人出现严重并发症时才考虑手术治疗。

（四）护理措施（熟练掌握）

  1.评估疼痛发作情况，遵医嘱使用解痉镇痛药。

  2.指导病人**驱虫药应在清晨空腹或晚上临睡前服用**。

  3.指导病人养成良好的卫生习惯。

参考答案

1.C　2.B　3.C　4.B　5.C　6.D　7.E　8.B　9.C　10.B　11C.　12.C　13.D
14.B

答案与解析

1.C　B型超声波检查是胆道疾病首选的检查方法。

2.B　胆道感染是胆红素钙结石形成的主要原因。

3.C　急性胆囊炎不会出现寒战和黄疸，寒战和黄疸是急性胆管炎的临床表现之一。

4.B　Murphy征阳性提示急性胆囊炎，确诊须首选B超检查。

5.C　Charcot三联症是胆管结石并发胆管炎的典型症状，包括腹痛、寒战高热和黄疸。

6.D　胆总管探查术后应放置T形管，一方面可引流胆汁、残余结石，另一方面可支撑胆道。

7.E　T形引流管在拔管前1~2日应夹管，以检测胆总管是否通畅，如夹管后无腹胀、腹痛、发热及黄疸等症状，说明胆总管通畅，可予拔管。

8.B　发生急性梗阻性化脓性胆管炎时，紧急手术解除胆道梗阻并减压。

9.C　急性重症胆管炎的治疗原则是紧急抗休克同时手术治疗。

10.B　胆绞痛发作时禁忌使用吗啡止痛，以免引起Oddi括约肌痉挛。

11.C　突发性剑突下阵发性"钻顶样"剧烈绞痛，而腹部体征不明显属于胆道蛔虫病的典型临床表现。

12~14.C、D、B　胆管结石并发胆管炎会出现Charcot三联症，即腹痛、寒战高热和黄疸。急性梗阻性化脓性胆管炎时，除出现腹痛、寒战高热和黄疸外，还会出现休克和神经精神症状，即Reynolds五联症。胆道蛔虫病会出现剧烈的腹部绞痛与不相称的轻微腹部体征，即症状与体征不符。

第三十二章　胰腺疾病患者的护理

要点分析

　　本章内容较为重要，历年考试均有所涉及。近5年的考试先后考查了急性胰腺炎的病因、临床表现、辅助检查、治疗原则和护理措施，胰腺癌的临床表现和治疗原则等。整体的考查偏重于知识的记忆和理解。对于本章的复习，考生应着重掌握胰腺疾病和胆道疾病相互关联的解剖学基础，急性胰腺炎的病因、临床表现、辅助检查、临床分型、治疗原则和护理措施，胰腺癌的临床表现和治疗原则等内容。本章记忆性内容较多，考生可结合"锦囊妙记"中的方法进行记忆。

考点纵览

第一节　解剖生理概要

（一）解剖（了解）

　　正常成人胰腺长约15~20cm，分头、颈、体、尾四部。胰头在十二指肠曲内后方，胰尾靠近脾门。胰管是胰腺的输出管道。**主胰管**的近端多**与胆总管共同开口于十二指肠乳头**。这种共同通路或开口是**胰腺疾病和胆道疾病相互关联的解剖学基础**。

> 锦囊妙记：胰管与胆总管共同开口于十二指肠乳头，当胆道疾病引起Oddi括约肌痉挛时，胆汁流入胰管引起急性胰腺炎，因此，胆道疾病是我国急性胰腺炎最常见的病因。

（二）生理（了解）

　　胰腺具有外分泌和内分泌功能。胰腺外分泌产生胰液，每日分泌胰液约750~1500ml，主要成分为水、碳酸氢盐和消化酶。胰消化酶以胰酶、脂肪酶和胰蛋白酶为主。

　　胰腺的内分泌由多种胰岛细胞构成，其中B细胞数量最多，分泌胰岛素，A细胞分泌胰高血糖素，D细胞分泌生长抑素。

第二节　急性胰腺炎

　　急性胰腺炎是指胰腺分泌的消化酶被激活后对自身器官产生消化所引起的化学性炎症。分**单纯性（水肿性）**和**出血坏死性（重症）胰腺炎**两种。

（一）病因（掌握）

1.胆道疾病 **是最常见的病因**，约占我国急性胰腺炎发病原因的50%。当胆总管下端发生结石嵌顿、胆道蛔虫症、Oddi括约肌水肿和痉挛时，即可引起梗阻。梗阻后胆汁逆流入胰管，活化胰酶。梗阻又可使胰管内压力升高，胰小管和胰腺腺细胞破裂，胰液外漏，消化胰腺组织。

小试身手 1.我国急性胰腺炎最常见的病因是

  A.腹部外伤   B.酒精中毒   C.暴饮暴食

  D.胆道疾病   E.高脂血症

2.乙醇中毒或饮食不当 约占我国急性胰腺炎发病原因的30%。

3.代谢异常 包括高脂血症、高钙血症等。

4.其他 某些农药和毒性物质可引起急性胰腺炎，如磺胺、噻嗪类药物、糖皮质激素、农用杀虫剂中毒等；上腹部手术可损伤胰腺组织；经内镜逆行胰管造影检查也可导致胰腺损伤，引起急性胰腺炎；特异性感染性疾病如腮腺炎病毒、肝炎病毒等感染，可累及胰腺。

（二）病理（掌握）

包括局部和全身性病理改变。发生出血坏死型胰腺炎时，**胰蛋白酶原被激活**后，可激活其他多种酶原，如糜蛋白酶是一种强有力的蛋白水解酶；弹力纤维酶可造成血管损害；磷脂酶A使卵磷脂变为溶血磷脂酰胆碱；脂肪酶使中性脂肪分解等，胰腺除有水肿外，被膜下出现血斑或血肿，最终导致胰腺及其周围组织出血和坏死。还可出现血性腹水。同时血淀粉酶和脂肪酶升高，严重者导致多器官功能障碍。

（三）临床表现（熟练掌握）

1.腹痛 **是主要临床症状**。腹痛剧烈，腹痛位置与病变部位有关，胰头部以右上腹为主，向右肩部放射；胰体部以上腹部正中为主；胰体尾部以左上腹为主，向左肩部放射；**累及全胰呈腰带状疼痛，向腰背部放射**。腹痛为持续性并有阵发性加重。

2.恶心、呕吐 常与腹痛同时存在，开始即可出现，呕吐剧烈而频繁，**呕吐后腹痛不减轻**。呕吐物为胃、十二指肠内容物。

3.发热 早期可有低热，38℃左右；合并胆道感染时常伴寒战、高热。

4.腹膜炎体征 水肿型胰腺炎，压痛局限于上腹部，常无腹肌紧张；出血性坏死型胰腺炎压痛明显，伴有肌紧张和反跳痛。

5.腹胀 初期为反射性肠麻痹，严重时由于腹膜炎、麻痹性肠梗阻引起，排气排便停止。大量腹腔积液时腹胀加重。

（四）辅助检查（掌握）

1.实验室检查

（1）白细胞计数：一般达（10～20）×10⁹/L，如严重感染者则计数偏高，并出现明显核左移。部分病人尿糖增高，严重者尿中出现蛋白、红细胞和管型。

（2）<u>血、尿淀粉酶测定</u>：<u>血清淀粉酶</u>发病后1~2小时即开始升高，**8~12小时标本最有价值**，至24小时达最高峰，为500~3000Somogyi单位，4~5日逐渐降至正常，而尿淀粉酶在发病后12~24小时开始升高，48小时达高峰，维持5~7日。

淀粉酶值在严重坏死型胰腺炎并无升高。<u>当测定值>256温氏单位或>500苏氏单位，对急性胰腺炎的诊断才有意义。</u>

锦囊妙记：*血淀粉酶测定是诊断急性胰腺炎最有价值的检查。*

小试身手 2.患者，男性，45岁，饱餐酗酒后3小时，上腹部持续性剧痛并向左肩、腰背部放射，伴恶心、呕吐，10小时后来院就诊。目前最有助于诊断的检查是

A.血常规　　　　　　B.腹腔穿刺　　　　　　C.血、尿淀粉酶

D.X线胸、腹平片　　　E.腹部B超

（3）血清脂肪酶测定：超过1 Cherry-Crandall单位或Comfort法1.5单位有诊断价值。因其下降缓慢，对较晚就诊者有诊断价值。

（4）血清钙测定：<u>当血钙降至1.75mmol/L（7mg/dl）以下，提示病情严重，预后不良</u>。

2.影像学检查

（1）X线检查：可见局限或广泛性肠麻痹，胰腺周围钙化影，也可见膈肌抬高，胸腔积液。

（2）B超与CT：显示胰腺肿大、腹腔渗液。也可显示假性胰腺囊肿、脓肿。

3.腹腔穿刺　**血性腹水的颜色深浅可反映胰腺炎的严重程度。**

（五）临床分型（熟练掌握）

1.水肿性胰腺炎（轻型）　**腹痛、恶心、呕吐为主要表现**。腹膜炎体征轻，限于上腹；血尿淀粉酶升高。

2.出血坏死型胰腺炎（重型）　除上述症状、体征加重外，持续高热，腹膜炎范围广，体征重，出现黄疸，神志模糊和谵妄，高度腹胀，血性或脓性腹水，两侧腰部或脐周出现青紫瘀斑，胃肠出血、**休克**等。化验可见：白细胞增多（$>16 \times 10^9$/L），血红蛋白和血细胞比容降低，血糖升高（>11.1mmol/L），血钙降低（<2.0mmol/L），$PaO_2<8.0$kPa（<60mmHg），血尿素氮或肌酐升高，酸中毒等，甚至出现ARDS、DIC、急性肾衰竭等并发症。

（六）治疗原则（掌握）

1.非手术治疗　适用于急性胰腺炎初期、轻型胰腺炎及未感染者。

（1）病情观察

1）监测神志、体温、血压、脉搏、呼吸、尿量等。

2）定期查血尿淀粉酶、血电解质、血清钙、血糖、血白细胞计数、血气分析等。

3）密切监测有无休克、心、肺、肾功能改变。

（2）减少胰腺的分泌

1）禁食和胃肠减压：减少胃酸分泌，防止胃液进入十二指肠刺激胰液分泌。

2）抗胆碱药物：如阿托品。

3）H_2受体阻滞剂：如西咪替丁、雷尼替丁等间接抑制胰腺外分泌。

4）应用生长抑素：如奥曲肽、施他宁等，能有效地抑制胰腺的分泌功能。

小试身手（3~4共用题干）

患者，男性，36岁，于饱餐饮酒后突然出现中上腹持久剧烈疼痛，伴恶心、呕吐出胆汁。查体：上腹壁压痛，腹壁轻度紧张，测血清淀粉酶明显增高。

3.对该患者首先采取的措施是

A.控制血糖　　　　　　B.应用镇痛剂　　　　　C.应用抗生素

D.做肠道准备　　　　　E.禁食、胃肠减压

4.该措施的目的是

A.减少呕吐　　　　　　B.减少感染　　　　　　C.解痉镇痛

D.减少胃黏膜的刺激　　E.减少胃酸和食物刺激胰液分泌

（3）抗休克：补充液体、加强营养，维持水电解质平衡。

（4）使用抗生素：早期给予抗生素治疗。

（5）抑制胰酶：重症病人早期应用胰酶抑制剂，抑制胰酶合成。

（6）解痉止痛：诊断明确后给予哌替啶镇痛，同时给予解痉剂（山莨菪碱、阿托品）。**禁用吗啡止痛，以免引起Oddi括约肌痉挛收缩**。

（7）腹腔灌洗：用于重症胰腺炎腹胀明显、腹腔渗液较多者。

> 锦囊妙记：5种情况禁用吗啡：胆道疾病、急性胰腺炎症、呼吸困难、颅脑损伤、急腹症。胆道疾病、急性胰腺炎禁忌使用，主要是避免引起Oddi括约肌痉挛；呼吸困难者、颅脑损伤者禁忌使用主要是避免引起呼吸抑制；急腹症禁忌使用主要是避免掩盖病情。

2.手术治疗

（七）护理措施（熟练掌握）

1.疼痛护理　**禁食、胃肠减压**，以减少对胰腺的刺激；遵医嘱给予抗胰酶药物、阿托品等解痉药物或盐酸哌替啶，必要时在4~8小时后重复使用。协助病人变换体位，使之膝盖弯曲、靠近胸部以缓解疼痛；按摩背部，增加舒适感。

> 锦囊妙记：禁食、胃肠减压是急性胰腺炎首要的护理措施。

小试身手（5~7共用题干）

患者，男性，32岁，长期大量饮酒。24小时前酗酒后出现上腹剧烈疼痛并向腰部放射。查体：T38.6℃，BP70/50mmHg。

5.如怀疑是急性胰腺炎应做下列哪项检查

 A.血肌酐　　　　　　　B.血清转氨酶　　　　　　C.血沉

 D.血磷酸肌酸激酶　　　E.血淀粉酶

6.患者出现血压下降是因为

 A.合并感染　　　　　　B.上呼吸道感染　　　　　　C.出血坏死

 D.伴胃溃疡　　　　　　E.食管静脉破裂

7.患者需禁食、禁水的原因

 A.减少胃酸、胰液的分泌　　　　　B.减轻疼痛

 C.减轻腹胀　　　　　　　　　　　D.避免腹水的发生

 E.避免胃炎

2.**防治休克，维持水电解质平衡**　密切观察生命体征、神志、皮肤黏膜色泽、温度；记录24小时出入量；必要时留置导尿，记录每小时尿量。早期迅速补充液体和电解质。重症胰腺炎病人易发生低钾血症、低钙血症，应根据病情及时补充。当病人突然烦躁不安，面色苍白，四肢湿冷，脉搏细弱，血压下降，少尿、无尿时，提示发生了休克，应立即通知医生抢救。

3.**维持有效呼吸型态**

（1）观察呼吸型态，监测血气分析结果。

（2）若病人未发生休克，协助病人取半卧位，改善通气。

（3）鼻导管吸氧，3L/min。保持呼吸道通畅，给予雾化吸入。

（4）若病人出现重度呼吸困难及缺氧症状，行气管插管或气管切开，使用呼吸机辅助呼吸。

4.**保证营养**　病情严重者**早期禁食和胃肠减压，给予TPN支持，待2~3周后病情稳定，通过空肠造瘘管给予肠内营养（EN）**。若无不良反应，逐步过渡到全肠内营养和经口进食。

小试身手 8.患者，男性，46岁，急性出血坏死型胰腺炎，予手术清除胰腺及周围坏死组织，术后第7天，适宜的饮食是

 A.要素饮食　　　　　　B.低脂普食　　　　　　　　C.低脂流质

 D.高糖流质　　　　　　E.完全胃肠外营养

5.**引流管护理**　包括胃管、腹腔双套管、T形管、空肠造瘘管、胰引流管、导尿管等。护士应将导管贴上标签后与相应引流装置正确连接、固定，防止滑脱。防止引流管受压、扭曲和堵塞。定时更换引流瓶、袋，注意无菌操作。分别观察记录引流液的颜色、性质和量。

6.**控制感染，降低体温**　监测体温和血白细胞计数变化，根据医嘱使用抗生素。协助病人翻身、深呼吸、有效咳嗽和排痰；加强口腔和尿道护理，预防口腔、肺部和尿路感染。病人体温高于38.5℃时，给予物理降温，必要时给予药物降温。大量出汗时及时擦干汗液，更换衣服和床单。

7.**并发症的观察与护理**

（1）急性肾衰竭：记录每小时尿量、尿比重和24小时出入量。

（2）术后出血：监测血压、脉搏，观察病人呕吐物的颜色。

（3）**胰腺或腹腔脓肿**：术后2周出现发热、腹部肿块，应确定有无胰腺脓肿或腹腔脓肿。

（4）**胰瘘**：**从腹壁渗出或引流管引流出无色透明的腹腔液**，合并感染时引流液呈脓性。

（5）**肠瘘**：腹部出现明显腹膜刺激征，**有含粪样的液体流出**。护理措施：①保持引流通畅；②维持水电解质平衡；③加强营养支持。

第三节　胰腺癌及壶腹部癌

一、胰腺癌

（一）病理（掌握）

胰腺癌包括胰头癌、胰体尾癌和胰腺囊腺癌。**组织类型以导管细胞癌多见**，其次为黏液癌和腺鳞癌等。

（二）临床表现（熟练掌握）

1.**上腹痛和上腹饱胀不适**　**是最常见的首发症状**。早期由于胰管梗阻，管腔内压力升高，呈上腹钝痛、胀痛，可放射至后腰部。胰体部癌以腹痛为主要症状，夜间较白天明显。晚期腹痛加重，日夜腹痛不止，病人取膝肘位缓解疼痛。

2.**进行性黄疸**　**是胰头癌最主要的症状和体征**。黄疸呈进行性加重，可伴瘙痒，大便呈陶土色。

> 锦囊妙记：胰头靠近十二指肠乳头，当出现胰头癌时，癌肿压迫十二指肠乳头，导致胆汁排出受阻，患者出现黄疸。

小试身手 9.胰头癌最主要的临床表现是

A.食欲缺乏　　　　　B.恶心呕吐　　　　　C.乏力消瘦

D.黄疸　　　　　　　E.上腹部饱胀不适

3.**消化道症状**　如食欲缺乏、腹胀、消化不良、腹泻或便秘。部分病人出现恶心呕吐。

4.**乏力和消瘦**。

小试身手 10.胰头癌的主要临床特点是

A.进行性无痛性黄疸　　B.肝脏肿大　　　　　C.胆囊肿大

D.上腹部隐痛　　　　　E.厌食消瘦乏力

（三）辅助检查（掌握）

1.**实验室检查**　血红蛋白值下降；胆道梗阻时血清胆红素、碱性磷酸酶升高，氨基转移酶轻度升高，尿胆红素阳性；糖类抗原CA199是最常用的辅助诊断和随访项目。

2.影像学检查

（1）B超检查：可发现胰腺肿块、胆囊增大、胆管扩张。

（2）X线检查：钡餐检查可发现十二指肠曲扩大，局部黏膜皱襞异常、充盈缺损、不规则、僵直等。

（3）CT：能清晰显示肿瘤与毗邻器官的关系。

（4）ERCP：可直接观察十二指肠乳头部的病变，并能进行活检。

（5）PTC：可显示胆道的变化，了解胆总管下端的狭窄程度。造影后置管引流胆汁可减轻黄疸。

（6）选择性动脉造影：腹腔动脉造影可显示胰腺癌所造成的血管改变。

（四）治疗原则（掌握）

早期发现、早期诊断和早期手术治疗。**手术切除是治疗胰头癌的有效方法。**

小试身手 11.胰头癌的有效治疗方法是

A.手术切除　　　　　B.化学治疗　　　　　C.免疫治疗

D.放射治疗　　　　　E.中医中药治疗

（五）护理措施（熟练掌握）

1.术前护理

（1）疼痛护理：疼痛剧烈者及时给予镇痛剂，并教病人使用非药物镇痛。

（2）改善营养：给予高蛋白、高糖、低脂和高维生素饮食。**有黄疸者，静脉补充维生素K。**

（3）控制血糖：合并高血糖者应调节胰岛素用量。对胰岛素瘤病人，应注意监测病人神志和血糖变化。若出现低血糖，应补充葡萄糖。

（4）控制感染：胆道梗阻继发感染者，遵医嘱给予抗生素。

（5）作好肠道准备：术前1日给流质并口服新霉素或庆大霉素；术前晚灌肠，以减少术后腹胀和并发症发生。

2.术后护理

（1）预防休克：密切观察生命体征、伤口渗血和引流液，准确记录出入量。静脉补充水和电解质，必要时输血，同时补充维生素K和维生素C，使用止血药。

（2）控制血糖：监测血糖、尿糖和酮体水平。遵医嘱注射胰岛素，**控制血糖在8.4~11.2mmol/L。**

（3）引流管护理：妥善固定，保持引流通畅。观察引流液的颜色、性质和量。若引流液呈血性，考虑为内出血；若含有胃肠液、胆汁或胰液，考虑为吻合口瘘、胆瘘或胰瘘；若为浑浊或脓性液体，考虑继发感染。

（4）防治感染：术后遵医嘱使用抗生素，及时更换伤口敷料。

（5）营养支持：**术后一般禁食2~3日**，静脉补充营养。

（6）并发症的观察和护理

1）胰瘘：出现腹痛、腹胀、发热、腹腔引流液淀粉酶升高。可**自伤口引流出清亮液体**，腐蚀周围皮肤，皮肤糜烂、疼痛。早期持续引流，皮肤周围涂氧化锌软膏保护，多数胰瘘可自愈。

2）胆瘘：多发生于术后5~10日，表现为发热、腹痛及胆汁性腹膜炎症状，T形管引流量突然减少，**可见沿腹腔引流管或腹壁伤口溢出胆汁样液体**。术后保持T形管引流通畅，做好观察和记录。

3）出血：术后早期1~2日内的出血可因凝血机制障碍、创面广泛渗血或结扎线脱落等引起；术后1~2周发生的出血可因胰液、胆汁腐蚀以及感染引起。

4）胆道感染：多为逆行感染。病人出现腹痛、发热，严重者出现败血症。故进食后宜坐15~30分钟以利胃肠内容物引流。一旦发生，应遵医嘱使用抗生素和利胆药物，防止便秘。

3.健康教育

（1）40岁以上人群，短期内出现持续性上腹痛、闷胀、食欲减退、消瘦者，应对胰腺做进一步检查。

（2）饮食宜少量多餐，予以高蛋白、高糖、低脂肪饮食，补充脂溶性维生素。

（3）定期监测血糖、尿糖。

（4）定期化疗或放疗，每3~6个月复查1次。

二、壶腹部癌

（一）病理（掌握）

壶腹部癌的组织类型以**腺癌**最多见，其次为乳头状癌、黏液癌等。淋巴转移比胰头癌晚；远处转移多见于肝。

（二）临床表现（熟练掌握）

1.**黄疸　出现较早，进行性加重**，但少数病人出现波动性黄疸。**尿色深、粪色浅**及胆盐在皮下沉着刺激神经末梢而出现**皮肤瘙痒**。

2.上腹痛　早期部分病人剑突下钝痛，向背部放射。进食后明显，后期因癌肿浸润范围扩大，或伴有炎症而疼痛加重，并出现背脊痛。

3.发热　合并胆道感染或邻近部位有炎症时出现寒战、高热，甚至中毒性休克。

4.消化道症状　病人食欲下降、饱胀、消化不良、腹泻、乏力及体重下降，并出现继发性贫血，胰腺癌腹膜转移时出现腹水。

5.肝、胆囊增大　可触及肿大的肝脏和胆囊。

（三）辅助检查（掌握）

1.化验检查　早期淀粉酶升高，血清胆红素多在13.68μmol/L（8mg）以上，粪便隐血试验阳性，镜检见未消化的肌纤维和脂肪，尿中尿糖阳性。

2.十二指肠引流　引流液中可见鲜血或隐血阳性，或见脱落的癌细胞。

3.X线检查

（1）胃肠钡餐及十二指肠低张造影检查。

（2）PTC：可显示胆总管下端的阻塞部位。

（3）ERCP：可发现十二指肠内侧壁和乳头情况，并可活检确诊，对壶腹癌及胰头癌的诊断有较大帮助。

4.B超 见胆管扩张,对无黄疸者亦能提供早期进一步检查线索。

5.放射性核素检查 可了解梗阻部位。

(四)治疗原则(掌握)

一旦确诊,应做胰十二指肠切除术,而后进行消化道重建,这是目前最有效的治疗。如癌肿侵及门静脉、广泛腹膜后转移、肝转移等不能切除,则行内引流术以减轻黄疸。若发生十二指肠狭窄,应行胃空肠吻合以解除十二指肠梗阻。

(五)护理措施(熟练掌握)

1.术后1周内须定期监测生命体征,监测水电解质平衡情况以及血糖变化。

2.预防休克和出血,首先补充血容量,并使用止血剂以改善凝血功能。

3.预防肝肾综合征,长期黄疸病人常有肝肾功能障碍,术后进行保肝治疗,应用支链氨基酸等。在维持有效血循环血量的基础上,**保证每小时30~50ml以上的尿量**。

4.准确记录引流量,观察引流液性质。腹腔引流管待引流量逐渐减少至无引流液流出后1周内拔除。如放置胆道T形管或胰管导管而无异常情况,于2周左右拔除。

参考答案

1.D 2.C 3.E 4.E 5.E 6.C 7.A 8.E 9.D 10.A 11.A

答案与解析

1.D 胆道疾病是我国急性胰腺炎最常见病因,其机制是:胰管与胆总管共同开口于十二指肠乳头,当胆道疾病引起Oddi括约肌痉挛时,胆汁流入胰管引起急性胰腺炎。

2.C 患者于饱餐酗酒后出现上腹部持续性剧痛并向左肩、腰背部放射,初步考虑为急性胰腺炎。血、尿淀粉酶测定是急性胰腺炎最有价值的检查项目。

3~4.E、E 患者于饱餐饮酒后突然出现中上腹持久剧烈疼痛,同时血清淀粉酶明显增高,提示患者为急性胰腺炎。对于急性胰腺炎的患者,应首选采取的措施是禁食、胃肠减压,以减轻胰液的分泌,从而减轻胰痛的症状。

5~7.E、C、A 血淀粉酶测定是急性胰腺炎最有价值的检查项目;出血坏死型胰腺炎除了有腹痛、恶心、呕吐等症状外,还合并有休克;急性胰腺炎首要的治疗措施是禁食、胃肠减压,通过禁食、胃肠减压可减少对胰腺的刺激。

8.E 急性胰腺炎患者术后应禁食,以减少对胰腺的刺激。为了保证患者的营养供应,可通过完全胃肠外营养。

9.D 胰头靠近十二指肠乳头,当出现胰头癌时,癌肿压迫十二指肠乳头,导致胆汁排出受阻,患者出现黄疸。

10.A 胰头癌时,肿大的癌肿压迫胆总管,导致胆汁不能顺利排入肠道,胆汁吸收入血,病人出现进行性黄疸。

11.A 手术切除是胰头癌治疗的有效方法。

第三十三章 外科急腹症患者的护理

要点分析

本章内容较为重要，历年考试偶有涉及。对于本章的复习，考生应着重掌握急腹症的临床表现、鉴别诊断要点，常见外科急腹症的临床特点，急腹症的护理措施等内容。考生在复习本章内容时，应与急性肠梗阻、胃十二指肠溃疡等内容联合进行复习。

考点纵览

第一节 概述

（一）腹痛的类型（掌握）

类型	定义	特点/举例
内脏神经痛	由内脏神经感觉纤维传入中枢神经系统引起的疼痛	1.痛觉迟钝，对刺、割、灼等刺激不敏感，但对**较强的张力和压力性刺激所致疼痛较敏感** 2.**痛感弥散，定位不准确** 3.疼痛过程缓慢、持续，常伴焦虑、不安、恐惧
躯体神经痛	壁腹膜受腹腔病变刺激所致	**能准确反映病变刺激的部位，且感觉敏锐**
牵涉痛	某个内脏病变产生的痛觉信号，被定位于远离该内脏的其他部位	如急性胆囊炎出现右上腹或剑突下疼痛，常伴有右肩背部疼痛

> 锦囊妙记：牵涉痛常见于下列几种疾病：右上腹或剑突下疼痛，常伴有右肩背部疼痛，提示急性胆囊炎；中上腹疼痛，伴向腰背部呈带状放射提示急性胰腺炎；肾区疼痛并向会阴部放射提示肾结石。

小试身手 1.急性胆囊炎出现右上腹或剑突下疼痛，常伴有右肩背部疼痛，这种疼痛属于

  A.内脏神经痛　　　　B.躯体神经痛　　　　C.牵涉痛

  D.中枢性疼痛　　　　E.神经性疼痛

（二）临床表现（掌握）

1.**病史** 如胃溃疡病人饱餐后突发上腹剧痛考虑为溃疡穿孔；酗酒或饱餐后上

腹痛，考虑为急性胰腺炎。

2.症状

（1）腹痛

1）腹痛性质：**阵发性绞痛**是因平滑肌痉挛引起，**见于空腔脏器梗阻如机械性肠梗阻**等；持续性钝痛因腹腔炎症、缺血、出血性病变的持续性刺激引起，但**溃疡病穿孔**可引起化学性腹膜炎而呈**刀割样剧痛**；当**空腔脏器梗阻合并绞窄**时，腹痛为**持续性剧痛，伴阵发性加重**。**麻痹性肠梗阻以持续性胀痛**为特征，**胆道蛔虫病**出现间歇性剑突下**"钻顶样"绞痛**。

2）腹痛程度：炎症性疾病腹痛较轻，梗阻性疾病绞痛较重，消化道穿孔、急性胰腺炎等化学性腹膜炎时出现剧烈腹痛。腹痛加剧常提示病情加重，腹痛减轻可能是病情缓解，但阑尾炎穿孔后可有腹痛减轻。

3）腹痛部位和范围：腹痛部位一般即为病变器官的部位，且范围越大病情越重。但某些炎症性、梗阻性疾病早期，腹痛定位常不明确，或出现牵涉痛。

（2）其他伴随症状

1）呕吐：腹痛初期常因内脏神经末梢受刺激出现反射性呕吐，呕吐次数少，呕吐物为少量胃内容物；机械性肠梗阻呕吐频繁而剧烈；**肠麻痹呕吐呈溢出性。幽门梗阻时呕吐物无胆汁；高位肠梗阻吐出大量胆汁；粪臭样呕吐物提示低位肠梗阻；血性或咖啡色呕吐物提示绞窄性肠梗阻**。

2）腹胀：腹胀逐渐加重，考虑为低位肠梗阻，或腹膜炎病情恶化发生麻痹性肠梗阻。

3）排便改变：肛门停止排便排气，是肠梗阻典型症状之一；**腹腔脏器炎症疾病伴大便次数增多或里急后重，考虑为盆腔脓肿；果酱样血便或黏液血便为肠套叠或绞窄性肠梗阻的特征**。

4）发热：腹痛后发热，提示继发感染。

5）黄疸：可能为肝胆疾病或继发肝胆病变。

6）血尿或膀胱刺激征：考虑为泌尿系损伤、结石或感染等。

3.体征

（1）观察腹部形态及腹式呼吸运动。

（2）腹部压痛：压痛部位为病变器官所在处。如有腹膜刺激征，应评估其部位、范围及程度；弥漫性腹膜炎压痛最明显处即为原发病灶处。

（3）腹部包块：若触及腹部包块，应评估部位、大小、形状、质地、压痛情况、活动度等。

（4）肠鸣音：**肠鸣音亢进、气过水声，金属高调音提示机械性肠梗阻**；腹膜炎时肠鸣音减弱或消失。

（5）肝浊音界：**胃肠穿孔或肠胀气时肝浊音界缩小或消失**；炎性肿块、肠袢扭转可呈局限性浊音区；腹膜炎渗液或腹腔内出血出现移动性浊音。

小试身手　2.患者，男性，26岁，进餐后突然出现剧烈腹痛。入院查体：腹膜刺激征（＋），肝浊音界缩小，X线见膈下游离气体。可初步判断为

A.炎症性病变　　　　　　B.穿孔性病变　　　　　　C.出血性病变
D.梗阻性病变　　　　　　E.绞窄性病变

（6）直肠指诊：是判断急腹症病因及其病情变化简便而有效的方法。**指套染有血性黏液提示肠管绞窄等。**

（三）辅助检查（掌握）

1.腹腔穿刺　根据抽出液体性质、颜色、混浊度以及涂片显微镜检查、淀粉酶值测定等，判断急腹症的病因。

2.腹腔灌洗　对腹穿未获得阳性结果的急性腹膜炎、腹部损伤者可进行此项检查。

（四）诊断和鉴别诊断要点（掌握）

分类	腹痛特点
内科腹痛	1.**一般先发热或先呕吐，之后出现腹痛**，伴发热、咳嗽、胸闷、气促、心悸、心律失常、呕吐、腹泻等症状
	2.**腹痛或压痛部位不固定**，程度较轻，无明显腹肌紧张
	3.查体或化验、X线、心电图等检查可明确疾病诊断
妇科腹痛	1.以下腹部或盆腔内痛为主
	2.常伴有白带增多、阴道流血，或有停经史、月经不规则，或与月经周期有关
	3.妇科检查可明确疾病诊断
外科腹痛	1.**一般先有腹痛，后出现发热等伴随症状**
	2.**腹痛或压痛部位较固定**，程度重
	3.常可出现腹膜刺激征，甚至休克
	4.可伴腹部肿块或其他外科特征性体征及辅助检查表现

常见外科急腹症的临床特点：

分类	特点
炎症性病变	起病缓慢，**腹痛由轻到重**，呈持续性；有固定压痛点，可伴反跳痛和肌紧张；体温升高，血白细胞及中性粒细胞升高
穿孔性病变	腹痛突然，**呈刀割样持续性剧痛；迅速出现全腹腹膜刺激征**，但病变处最显著；有气腹表现如肝浊音界缩小或消失，**X线片见膈下游离气体**；有移动性浊音，肠鸣音消失；选择性腹腔穿刺有助于诊断
出血性病变	外伤后迅速发生，也见于肝癌破裂出血；以失血表现为主，可出现休克，**有不同程度的腹膜刺激征；腹腔积血在1000ml以上时叩出移动性浊音；腹腔穿刺抽出不凝固性血液**，必要时腹腔灌洗等检查有助于诊断
梗阻性病变	起病较急，**以阵发性绞痛为主**；发病初期多无腹膜刺激征

分类	特点
绞窄性病变	病情发展迅速，常呈**持续性腹痛阵发性加重或持续性剧痛**；容易出现腹膜刺激征或休克；可有黏液血便或腹部局限性固定性浊音等特征性表现

> 锦囊妙记：内科腹痛与外科腹痛的特点在某些方面刚好相反，如内科腹痛是先有发热后有腹痛，而外科腹痛是先有腹痛后有发热；内科腹痛部位不固定，而外科腹痛部位较固定。

小试身手 3.下列属于外科急腹症特点的是

A.腹痛或压痛部位不固定　　　　　　B.常伴有咳嗽、心悸、腹泻等症状

C.一般先有腹痛，后出现发热等症状　D.以下腹部或盆腔内疼痛为主

E.排便后腹痛可好转

小试身手 4.腹腔出现移动性浊音提示腹腔积血达

A.200ml以上　　　　　　B.300ml以上　　　　　　C.500ml以上

D.800ml以上　　　　　　E.1000ml以上

（五）治疗原则（掌握）

诊断明确者紧急手术治疗。暂时难以明确诊断者应对症处理，密切观察病情变化，进行抗休克，补液及抗感染治疗，**不轻易使用镇痛药，以免影响病情观察**。未能排除肠坏死、肠穿孔等**禁忌灌肠和服用泻药**。出现下列情况应积极剖腹探查：疑腹腔内出血不止；疑肠坏死或肠穿孔者；经非手术治疗后病情未见好转反而加重者。

小试身手 5.对急腹症患者的处理，**错误的是**

A.禁食，按需要实施胃肠减压　　　　B.应用抗生素抗感染

C.便秘者行低压灌肠　　　　　　　　D.禁用吗啡等强镇痛药

E.及时纠正体液失衡

小试身手 6.腹部损伤患者为尽早明确诊断，**错误的治疗方法是**

A.不随便搬动病人　　　　　　　　　B.积极补充血容量

C.剧烈疼痛时可注射镇痛药　　　　　D.应用广谱抗生素

E.禁食

小试身手 7.对急腹症病人的处理，**错误的是**

A.禁饮食、按需要实施胃肠减压　　　B.积极应用抗生素抗感染

C.便秘者行低压灌肠　　　　　　　　D.禁用吗啡等强镇静剂

E.及时纠正体液失衡

小试身手 8.患者男，18岁。闭合性腹部损伤2小时，腹痛、呕吐，患者精神紧张、面色苍白、四肢湿冷、无尿、血压70/50mmHg、脉搏120次/分，腹腔抽出不凝固血液，其根本处理措施是

A.镇静止痛   B.补充血容量   C.应用利尿剂

D.抗休克同时剖腹探查   E.禁饮食，持续胃肠减压

第二节 护理（熟练掌握）

1.病情观察

（1）定时测量生命体征，监测有无脱水或休克表现。

（2）严密观察腹部症状、体征的变化，如腹痛部位、程度、范围和性质，有无牵涉痛。如腹部检查见腹膜刺激征出现或加重，提示病情恶化。

（3）记录实验室检查结果变化，注意X线、B超、腹穿、直肠指检等检查结果。

2.体位   一般情况下取半卧位；休克者取平卧位。

小试身手 9.一般情况下急腹症患者宜取

A.半卧位   B.平卧位   C.去枕仰卧位

D.头低脚高位   E.端坐位

3.禁食、胃肠减压   一般病人入院后需暂禁饮食，保持胃肠减压管通畅和有效引流。

4.输液或输血   建立静脉输液通路，遵医嘱使用抗生素及甲硝唑。

5.疼痛护理   外科急腹症病人没有明确诊断前，应严格执行四禁，即：禁食、禁用镇痛药、禁服泻药、禁止灌肠。

小试身手 10.不属于急腹症患者四禁的是

A.饮食   B.泻剂   C.止痛剂

D.灌肠   E.半卧位

参考答案

1.C   2.B   3.C   4.C   5.C   6.C   7.C   8.D   9.A   10.E

答案与解析

1.C   牵涉痛是指某个内脏病变产生的痛觉信号，被定位于远离该内脏的身体其他部位。胆囊炎患者右上腹出现疼痛同时伴右肩背部疼痛即属于牵涉痛。

2.B   患者进餐后出现腹部剧痛，腹膜刺激征（+），肝浊音界缩小，X线见膈下游离气体，提示胃肠道有穿孔，胃肠内液体、气体进入腹腔。

3.C   外科腹痛特点包括：①一般先有腹痛，后出现发热等伴随症状；②腹痛或压痛部位较固定，程度重；③常可出现腹膜刺激征，甚至休克；④可伴有腹部肿块或其他外科特征性体征及辅助检查表现。选项C符合外科腹痛的特点。

4.C   腹腔积血在500ml以上时腹部叩诊可叩出移动性浊音。

5.C   急腹症在没有明确诊断前，禁止灌肠，防止引起腹腔感染。

6.C   腹部损伤患者在未明确诊断前，不可使用镇痛药，以免掩盖病情，影响

诊断。

7.C　急腹症的病人应执行四禁：禁食、禁灌肠、禁用热、禁止痛。

8.D　题干提示患者腹腔内脏器破裂同时伴休克，根本处理应是抗休克同时剖腹探查。

9.A　急腹症患者取半卧位可松弛腹部肌肉，缓解疼痛。

10.E　急腹症患者在未明确诊断前应禁食、禁用镇痛药、禁服泻药、禁止灌肠。

第三十四章　周围血管疾病患者的护理

要点分析

　　本章内容较为重要，历年考试偶有涉及。近5年的考试先后考查了下肢静脉曲张的病因、临床表现、辅助检查，血栓性脉管炎的临床表现等。整体的考查偏重于知识的记忆和应用。对于本章的复习，考生应着重掌握下肢静脉曲张的病因、临床表现、辅助检查和治疗原则，血栓性脉管炎的病因、临床表现、辅助检查和护理措施等内容。本章记忆性内容较多，考生可结合"锦囊妙记"中的方法进行记忆。

考点纵览

第一节　原发性下肢静脉曲张

　　下肢静脉曲张是指下肢浅静脉因血液回流障碍而引起静脉扩张、迂曲为主要表现的一种疾病。大隐静脉及其属支多见。

（一）解剖生理（了解）

　　下肢浅静脉位于皮下，主要为大隐静脉和小隐静脉。下肢深静脉位于肌肉中间与动脉伴行。下肢浅、深两组静脉之间有交通支。大、小隐静脉及其分别与股、腘静脉的汇合处，以及所有交通支均有静脉瓣膜向深静脉方向开放，在心脏、胸腔负压和下肢肌群收缩的作用下，这些静脉瓣膜可引导血液单向流入深静脉。

（二）病因、病理（熟练掌握）

病因	病理	常见疾病
原发性下肢静脉曲张	下肢浅静脉本身的病变或解剖因素所致	先天性静脉壁薄弱、瓣膜发育不良，如长期负重工作使腹压增高，或长时间站立工作造成下肢静脉压升高，下肢静脉回流受阻
继发性下肢静脉曲张	下肢深静脉的病变	如下肢深静脉瓣膜功能不全、深静脉阻塞、深静脉血栓形成后综合征、先天性深静脉瓣膜缺如综合征等；继发于深静脉外的病变，如盆腔内肿瘤及妊娠子宫压迫髂外静脉引起下肢静脉曲张；先天性动静脉瘘等

小试身手 1.下列可引起原发性下肢静脉曲张的是

A.下肢深静脉阻塞 　　　　　　　　B.下肢深静脉瓣膜功能不全

C.下肢浅静脉瓣膜发育不良 　　　　D.先天性深静脉瓣缺如综合征

E.先天性动静脉瘘

小试身手 2.引起继发性下肢静脉曲张的最常见原因是

A.先天性静脉壁薄弱　　　　B.下肢深静脉病变　　　　C.静脉瓣膜缺陷

D.长时间站立工作　　　　E.长期从事负重工作

（三）临床表现（熟练掌握）

大隐静脉曲张较多见，早期多无不适，随病变发展，病人在久站或行走后患肢酸胀、易疲劳，小腿肌肉痉挛；患肢出现隆起、迂曲、扩张的静脉，重者呈团块状，久病者可在足靴区出现淤滞性皮炎、色素沉着、毛发脱落、皮肤变硬及慢性溃疡等。

为了鉴别下肢静脉曲张的性质，需做静脉瓣膜功能试验。

1.深静脉通畅试验（波氏试验） 是检查深静脉回流是否通畅。检查时，病人站立，大腿中部绑扎止血带以阻断下肢浅静脉，然后嘱病人用力踢腿20次，或反复下蹲3~5次后，观察静脉曲张程度的变化。**若曲张静脉空虚萎陷或充盈度减轻，提示深静脉通畅**；若静脉充盈不减轻，甚至加重，提示深静脉不通畅。

2.浅静脉及交通支瓣膜功能试验（曲氏试验）

（1）曲氏试验Ⅰ：**检查大隐静脉瓣膜功能试验**。检查时先让病人平卧，下肢抬高，使下肢静脉排空，在大腿根部绑扎止血带，压迫大隐静脉，然后让病人站立，立刻松开止血带，若曲张静脉自下而上逐渐充盈时间超过30秒钟，提示大隐静脉瓣膜功能正常；若曲张静脉自上而下迅速充盈，提示大隐静脉瓣膜功能不全。

（2）曲氏试验Ⅱ：**检查交通静脉瓣膜功能试验**。检查方法基本与试验Ⅰ相同，但在病人站立后不松开止血带，若曲张静脉迅速充盈，则表明交通静脉瓣膜功能不全。

小试身手（3~4题共用题干）

患者，男性，50岁。因下肢静脉曲张入院。检查时嘱其站立，待下肢静脉曲张充盈后，在大腿上1/3扎止血带，嘱其反复下蹲3~5次，结果显示曲张静脉充盈度明显减轻。

3.上述检查结果提示

A.交通支瓣膜功能不全　　B.交通支瓣膜功能正常　　C.大隐静脉瓣膜功能不全

D.下肢深静脉通畅　　　　E.下肢深静脉瓣膜功能不全

4.为进一步检查交通静脉瓣膜功能，宜做

A.波氏试验　　　　　　　B.曲氏试验Ⅰ　　　　　　C.曲氏试验Ⅱ

D.步行试验　　　　　　　E.X检查

（四）辅助检查（掌握）

目前下肢静脉压测定、多普勒超声检查新的检查方法等，尤其是**下肢静脉造影检查是确切诊断下肢静脉疾病的最可靠的方法**。

小试身手 5.诊断下肢静脉曲张最可靠的方法是

A.下肢静脉压测定　　　　B.下肢静脉造影　　　　　C.MRI检查

D.多普勒超声检查　　　　E.静脉瓣膜功能试验

（五）治疗原则（掌握）

1.非手术治疗 采用弹力绷带包扎或穿弹力袜，使曲张静脉处于萎陷状态。注意休息，抬高患肢，避免久站。主要适用于：①病变局限，症状较轻或无症状者；②妊娠期女性；③年老体弱或重要脏器功能不全，不能耐受手术者。

2.硬化剂注射疗法　通常用5%鱼肝油酸钠1~2ml，用细针注射于曲张静脉，并同时手指紧压注射静脉两端约1分钟，使硬化剂不被血液稀释而与静脉壁有良好接触，**随即用绷带加压包扎3~6周**，期间避免久站，但鼓励行走。

3.**手术治疗**　**手术是治疗下肢静脉曲张根本有效的方法，凡深静脉通畅、无手术禁忌证者考虑手术治疗**。最常用的手术方法为大隐静脉和（或）小隐静脉高位结扎+剥脱术。

> 锦囊妙记：如深静脉不通畅，浅静脉（大隐静脉或小隐静脉）结扎后，下肢静脉无法回流。因此，当深静脉通畅时，才可考虑手术治疗。

小试身手 6.下肢静脉曲张患者的手术禁忌证是

A.大隐静脉瓣膜功能不全　　　　　　B.交通静脉瓣膜功能不全

C.深静脉阻塞　　　　　　　　　　　D.下肢水肿

E.下肢感染

（六）并发症及处理（熟练掌握）

1.小腿慢性溃疡　坚持换药，保持创面清洁，消除下肢静脉淤血的不利因素。在基本控制溃疡面感染的情况下，如深静脉通畅应手术治疗下肢曲张静脉。如怀疑溃疡有恶变，应做活组织病理切片检查，如证实为癌变，应行溃疡广泛切除，必要时截肢。

2.血栓性浅静脉炎　局部热敷。症状消退后行手术治疗。

3.曲张静脉破裂出血　大多发生在足靴区及踝部。一般抬高患肢和局部加压包扎后均能止血，必要时缝扎止血，以后再手术治疗。

（七）护理措施（熟练掌握）

1.术前护理

（1）减少静脉血液淤积：①维持良好的身体姿势，坐时双膝不要交叉过久。②避免长时间站立。③肥胖者应减轻体重。④**由脚后跟至大腿穿上弹力袜或用弹性绷带包扎**。⑤不穿过紧内裤。⑥预防便秘、尿潴留，避免腹内压升高。

（2）协助医生处理静脉曲张性溃疡；保护皮肤，预防受损。

（3）严格备皮。若术中需植皮，应做好供皮区的皮肤准备。

（4）抬高患肢以减轻症状。

（5）并发小腿慢性溃疡者，术前加强换药，局部包扎，避免渗液污染周围皮肤，**术前2~3日用70%乙醇擦拭周围皮肤**，每日1~2次。

> 锦囊妙记：小腿慢性溃疡者、供皮区、小儿头皮静脉、皮内注射、新生儿脐部均用70%乙醇进行消毒。

2.术后护理

（1）一般护理：大隐静脉高位结扎加分段剥离术后的病人，**抬高患肢30°**，作足背伸屈运动，促进静脉血回流。保持弹力绷带适宜的松紧度。一般弹力绷带需维持2周后拆除。**如病情允许，术后24小时鼓励病人下地行走。**

小试身手　7.患者女，55岁。今日在全麻下行双下肢大隐静脉高位结扎加剥脱术，对该患者的护理措施**错误的是**

A.抬高患肢　　　　　　　　　　　B.患肢使用弹力绷带加压包扎

C.观察腹股沟区伤口是否渗血　　　D.术后可立即下床活动

E.6小时后可进食

（2）预防和处理并发症：**当下肢深静脉血栓形成应注意预防肺栓塞**：①非手术治疗者，从发病之日起严格卧床2周；②**严禁按摩患肢**；③禁止实施对患肢有压迫的检查。出现栓塞的24小时内，病人应限制自身活动，保持呼吸节律正常，通知医院救治。

> 锦囊妙记：下肢深静脉血栓形成时，严禁按摩患肢，防止栓子脱落引起肺栓塞。

小试身手　8.大隐静脉曲张术后早期活动的主要目的是防止

A.患肢淤血　　　　B.患肢僵直　　　　　　C.术后复发

D.血栓形成　　　　E.血管痉挛

（3）健康教育

1）使用弹力绷带的注意事项：①宽度和松紧度适宜，松紧度以能容纳一个手指伸入缠绕的圈内为宜；②包扎前使静脉排空，因此清晨起床前包扎最好；③**包扎时从肢体远端开始，逐渐向近心端缠绕**；④包扎后注意观察肢端皮肤色泽、患肢肿胀情况；⑤根据不同疾病或手术选择相应的包扎方法。

2）弹力袜的选择须与病人腿部周径相符。手术治疗病人术后宜继续使用弹力袜或弹力绷带1~3个月。

3）指导病人进行适当的体育锻炼；保持大便通畅、避免肥胖。

4）平时保持良好的姿势，**避免久站，坐时双膝勿交叉过久，休息时抬高患肢**。

第二节　血栓闭塞性脉管炎

血栓闭塞性脉管炎，是一种进行缓慢的累及周围血管的炎症和闭塞性病变，好发于青壮年男性，下肢血管多见。**主要累及四肢中小动静脉，尤其是下肢血管。**

小试身手　9.血栓闭塞性脉管炎的好发位置是

A.下肢中小动静脉　　　B.上肢中小动静脉　　　　C.髂-股深静脉

D.上腔静脉　　　　　　E.下腔静脉

（一）病因、病理（熟练掌握）

病因尚未明确，长期吸烟与本病有关，长期在湿、寒环境下工作、生活是本病的诱因。

本病是周围血管的慢性非化脓性病变，**病变主要累及中小动脉**，伴行静脉和血管壁的交感神经也常受累。早期以血管痉挛为主，继而血管内膜增厚并形成血栓，最后导致血管完全闭塞。晚期血管壁的炎症向周围扩展，血管周围纤维组织增生硬化，将动静脉及周围神经粘连在一起。在血栓闭塞形成的同时，有代偿性侧支循环形成，症状可暂时缓解，最终可造成肢体远端坏疽或溃疡。

（二）临床表现（熟练掌握）

隐匿起病，开始时常表现在一侧下肢，以后才侵及对侧。症状大体分为3个阶段。

分期	病理改变	临床表现
局部缺血期	**以感觉和皮肤色泽改变为主**	患肢动脉供血不足，肢端发凉、怕冷及**间歇性跛行**等。患肢胫后动脉和足背动脉搏动明显减弱；皮肤温度低于正常；足背静脉充盈时间延长
营养障碍期	以疼痛和营养障碍为主，血管壁明显增厚及血栓形成	**常出现静息痛**，肌肉抽搐，夜间明显。患肢胫后动脉和足背动脉搏动消失；足背静脉充盈时间进一步延长
组织坏死期	以溃疡和坏疽为主。患肢动脉完全闭塞，肢体远端发生干性坏疽	皮肤呈暗红或黑褐色，逐渐向上扩展，形成经久不愈的溃疡。如病变发展，可出现足趾坏疽，继发感染后转为湿性坏疽。此期病人疼痛剧烈，常彻夜难眠，**屈膝抱足**

小试身手 10.血栓闭塞性脉管炎第二期的特点是

A.干性坏疽　　　　　　B.湿性坏疽　　　　　　C.静息痛

D.足背动脉搏动消失　　E.间歇性跛行

（三）辅助检查（掌握）

1.一般检查

（1）测定跛行时间和跛行距离。

（2）测定皮肤温度：**双侧肢体对应部位皮肤温度相差2℃以上，提示皮温降低侧动脉血流减少**。

小试身手 11.患者，男性，43岁。间歇性跛行，右侧足背动脉波动减弱，诊断为血栓闭塞性脉管炎。该患者双侧下肢的温度相差约

A.1℃以上　　　　　　B.2℃以上　　　　　　C.3℃以上

D.4℃以上　　　　　　E.5℃以上

（3）肢体抬高试验：让病人平卧，下肢抬高45°，3分钟后观察足部皮肤颜色变化。如足趾皮肤呈苍白或蜡黄色、自觉麻木疼痛，让病人坐起，下肢自然垂于床沿，足部皮肤出现潮红或发绀者为阳性。肢体严重供血不足时常出现以上表现。

2.特殊检查　包括多普勒超声波检查、电阻抗血流测定、动脉造影。

（四）治疗原则（掌握）

1.一般疗法

（1）严禁吸烟，消除烟碱对血管刺激而引起的血管收缩。

（2）防止受冷、受潮和外伤，**但禁忌使用热疗**。

小试身手 12.关于血栓闭塞性脉管炎的护理，**错误的是**

A.在寒冷环境中避免暴露肢体　　　　B.热水泡脚

C.避免长时间处于同一姿势　　　　　D.指导患者做伯格练习

E.指导患者戒烟

（3）患肢进行锻炼，以促进侧支循环建立。

（4）镇痛：一般镇痛药物常难以起效，可适当使用吗啡或哌替啶类镇痛药。

2.药物治疗

（1）低分子右旋糖酐500ml，或加丹参注射液20ml静脉滴注，每日1次。低分子右旋糖酐可减少血液黏稠度，抗血小板黏聚，因而能改善微循环。

（2）扩血管药：妥拉唑林、烟酸联合交替使用。

3.高压氧疗法　通过提高血氧量，增加肢体血氧弥散，改善组织缺氧，促进溃疡愈合。

4.手术治疗　腰交感神经切断术、动脉血栓内膜剥脱术、人造血管或自体大隐静脉旁路移植术。

5.创面处理　对于干性坏疽创面，消毒后包扎创面，预防继发感染；感染创面湿敷；组织坏死已有明确界限者，做截肢（趾、指）术。

（五）护理措施（熟练掌握）

1.改善下肢血液循环，预防组织损伤

（1）绝对戒烟：指导病人戒烟，消除烟碱对血管的收缩作用。

（2）适当保暖：**禁忌使用热水袋、热水泡脚**。若需要四肢保暖，将热水袋放在腹部，使血流增加，反射性扩张四肢血管。

（3）体位：**病人睡觉或休息时取头高脚低位**，使血液容易流至下肢。指导病人避免长时间维持同一姿势（站或坐）。

（4）保持足部清洁干燥。

2.缓解疼痛　早期轻症病人使用扩血管药、中医中药治疗等。对疼痛剧烈的中晚期病人遵医嘱使用麻醉性镇痛药。若疼痛难以缓解，使用连续硬膜外阻滞方法止痛。

3.适当休息、运动

（1）休息和运动要适度。避免长时间处于同一姿势，以免静脉淤血。

（2）指导病人做**勃格（Buerger）练习和行走锻炼**：利用改变姿势，被动地增加末梢血液循环，**促进侧支循环建立**。

（4）制动：腿部出现溃疡或坏疽时禁止运动。

5.皮肤溃疡或坏死的护理　卧床休息；保持溃疡部位清洁、避免受压及刺激；创面加强换药，选择敏感抗生素湿敷，遵医嘱使用抗感染药物。

6.术前准备　常规准备，需植皮者做好植皮区的皮肤准备。

7.术后护理

（1）体位：**静脉疾病术后抬高患肢30°；动脉疾病术后放平患肢**。

（2）病情观察

1）密切观察血压、脉搏、肢体温度及切口渗血情况；

2）血管重建术及动脉血栓内膜剥除术后，需观察患肢远端的皮肤温度、色泽、感觉和脉搏搏动，以判断血管通畅情况。

3）预防组织损伤与感染。

8.健康教育　向病人强调要绝对忌烟。指导病人进行肢体运动，以促进侧支循环建立。

方法是：病人平卧，抬高患肢45°，坚持2~3分钟，然后双足下垂床边2~3分钟，再将患肢平放2~3分钟，同时进行踝部和足趾运动，如此反复练习5次，每日3~4次。

参考答案

1.C　2.B　3.D　4.C　5.B　6.C　7.D　8.D　9.A　10.C　11.B　12.B

答案与解析

1.C　原发性下肢静脉曲张最主要的病因是下肢浅静脉本身的病变或解剖因素所致。选项C属于浅静脉本身的病变。

2.B　继发性下肢静脉曲张最常见的病因是下肢深静脉的病变。

3~4.D、C　在患者大腿上1/3扎止血带，下肢血液无法通过浅静脉回流。患者反复下蹲3~5次后，如深静脉通畅，下肢血液可通过深静脉回流。上述检查结果显示曲张静脉充盈度明显减轻，说明深静脉通畅。为检查交通静脉瓣膜功能的试验应做曲氏试验Ⅱ。

5.B　下肢静脉造影检查是诊断下肢静脉疾病的最可靠的方法。

6.C　当深静脉不通畅时，浅静脉（大隐静脉或小隐静脉）结扎后，下肢静脉无法回流。因此，深静脉阻塞是下肢静脉曲张患者的手术禁忌证。

7.D　下肢大隐静脉高位结扎加剥脱术后无异常情况下24~48小时鼓励病人下地行走。

8.D　大隐静脉曲张术后早期活动的主要目的的是防止血栓形成。当血栓形成时，严禁按摩患肢，防止栓子脱落引起肺栓塞。

9.A　血栓闭塞性脉管炎好发于下肢中小动静脉。

10.C　血栓闭塞性脉管炎第二期即为营养障碍期，此期以疼痛和营养障碍为主，还有明显的血管壁增厚及血栓形成，常出现静息痛。

11.B　血栓闭塞性脉管炎患者若双侧肢体对应部位皮肤温度相差2℃以上，提示皮温降低侧动脉血流减少。

12.B　血栓闭塞性脉管炎因患肢缺血，故不可使用热水袋、热水泡脚，以免加重缺氧、缺血。

第三十五章 泌尿、男性生殖系统疾病的主要症状和检查

要点分析

本章内容较为重要，历年考试偶有涉及。近5年的考试先后考查了尿失禁的类型，血尿的病变，肾盂逆行造影部位的禁忌证等。整体的考查偏重于知识的记忆。对于本章的复习，考生应着重掌握排尿异常、尿液异常、尿液检查、器械检查和影像学等内容。本章记忆性内容较多，考生可结合"锦囊妙记"中的方法进行记忆。

考点纵览

第一节 常见症状

（一）排尿异常及护理（熟练掌握）

1.尿频 是指排尿次数增多但每次尿量减少，见于泌尿、生殖道炎症，膀胱结石，前列腺增生等。

2.尿急 是指**有尿意即迫不及待地要排尿且难以自控，但尿量很少**，见于下尿路急性炎症或膀胱容量显著减少。

3.尿痛 是指排尿时感到尿道疼痛（烧灼感或针刺样感），为炎症的表现。

4.排尿困难 一般由膀胱以下尿路梗阻引起。

5.尿潴留 分为急性与慢性尿潴留。**急性尿潴留常见于膀胱颈部以下严重尿路梗阻**，突然不能排尿，尿液滞留在膀胱内。腹部、会阴部手术后也可引起，膀胱过度充盈后逼尿肌疲劳，暂时失去逼尿功能。慢性尿潴留常见于膀胱颈部以下尿路不完全性梗阻或神经源性膀胱，缓慢起病，表现为膀胱充盈、排尿困难，可无疼痛或仅有轻微不适。

6.尿失禁 分四种类型：

类型	含义	所见疾病
真性尿失禁	膀胱颈和尿道括约肌受损	外伤、手术、先天性疾病引起
压力性尿失禁	**腹压突然增加如咳嗽、喷嚏、大笑、突然起立时，尿液随意流出**	多见于经产妇
充溢性尿失禁	膀胱功能完全失代偿，**膀胱过度充盈，压力升高，尿液不断溢出**	见于各种原因所致慢性尿潴留
急迫性尿失禁	严重的尿频、尿急而膀胱不受意识控制而发生的尿液排空	通常发生于膀胱严重感染

锦囊妙记：考生无需记忆各种尿失禁的定义，只需根据患者的表现判断尿失禁的类型即可。

小试身手（1~2题共用备选答案）

A.压力性尿失禁　　　　B.充盈性尿失禁　　　　C.神经性尿失禁

D.麻痹性尿失禁　　　　E.痉挛性尿失禁

1.当腹内压突然增加时引起尿液外流称为

2.膀胱内充满尿液，压力增高，迫使尿液自尿道口溢出称为

（二）尿液异常及护理（熟练掌握）

1.**血尿**　分为镜下血尿和肉眼血尿。

（1）**镜下血尿**：正常人尿镜检每高倍视野可见到0~2个红细胞，**离心后每高倍视野红细胞超过3个**，即为不正常。多见于泌尿系慢性感染、结石、急性或慢性肾炎及肾下垂等。

（2）**肉眼血尿**：肉眼能见到血色的尿（100ml尿中含1ml血液）常因泌尿系肿瘤、急性膀胱炎、膀胱结石或创伤等引起。可分为：①**初始血尿**：提示病变在**尿道**；②**终末血尿**：提示病变在**膀胱颈部、三角区或后尿道**；③**全程血尿**：提示病变在**膀胱或以上部位**。

小试身手 3.终末血尿提示病变在

A.肾脏　　　　　　　　B.输尿管　　　　　　　C.膀胱顶部

D.膀胱颈部　　　　　　E.前尿道

小试身手 4.全程血尿提示病变部位在

A.膀胱颈部　　　　　　B.前尿道　　　　　　　C.后尿道

D.膀胱三角区　　　　　E.膀胱或以上

小试身手 5.患者，男性，45岁，因血尿1个月入院，患者诉每次均为初始血尿，考虑其出血部位在

A.肾脏　　　　　　　　B.前尿道　　　　　　　C.后尿道

D.膀胱颈部　　　　　　E.膀胱三角

2.**脓尿**　离心尿**每高倍视野白细胞超过5个以上为脓尿**。

3.**乳糜尿**　常为丝虫病的后遗症。

4.**晶体尿**　常见于尿液中盐类呈过饱和状态时，有时呈石灰水样，静置后有白色沉淀。

5.**少尿或无尿**　成人每日尿量少于400ml为少尿，少于100ml为无尿。

锦囊妙记：考生可将多尿、少尿、无尿、夜尿增多联系起来记忆（多尿是指每日尿量大于2500ml，夜尿增多是指每晚尿量大于750ml）。

第二节 辅助检查及护理

（一）实验室检查（掌握）

1.尿常规检查 **以新鲜晨尿为宜**，尿液呈弱酸性、中性或碱性，pH为5~7，可受进食影响。尿标本需及时送检，久置后尿液呈碱性。尿比重1.010~1.030，尿糖阴性，含极微量蛋白（40~80mg/d），常规定性试验不能测出。**每日尿液蛋白含量超过150mg即为蛋白尿**。

> **小试身手** 6.蛋白尿是指每日尿蛋白量持续超过
>
> A.100mg B.150mg C.250mg
>
> D.350mg E.500mg

2.尿液生化检查 需留取24小时尿液。测定钾、钠、钙、磷、尿素氮、肌酐、肌酸等。

3.**尿细菌学检查** 用于尿路感染的病人，以明确感染细菌的种类及对药物的敏感性。

4.**尿细胞学检查** 连续3天留取新鲜尿进行沉渣涂片检查，**阳性结果提示泌尿系移行细胞肿瘤**。

5.尿三杯试验 用于判断镜下血尿或脓尿的来源和病变部位。以排尿初期的5~10ml尿为第1杯，排尿最后的5~10ml尿为第3杯，中间部分为第2杯。

6.肾功能检查

（1）尿比重测定：是判断肾功能最简便的方法。肾功能受损失时，肾浓缩功能减退，尿比重降低。

（2）血肌酐和血尿素氮测定：其增高程度与肾实质损害程度成正比，故可判断病情和预后。

（3）**内生肌酐清除率（Ccr）：是肾功能损害的早期指标**。成人内生肌酐清除率正常值为80~120ml/min，**低于80ml/min提示肾小球滤过功能下降**。

> **小试身手** 7.肾功能损害的早期指标是
>
> A.内生肌酐清除率 B.尿比重 C.尿蛋白
>
> D.血肌酐 E.血尿素氮

6.前列腺液检查 经直肠指检按摩前列腺，收集由尿道口滴出的前列腺液。**白细胞数每高倍视野大于10个，提示前列腺炎症**。

7.前列腺特异性抗原（PSA） 血清正常值小于4ng/ml。PSA敏感性高，所以定量测定PSA可作为前列腺癌早期诊断的参考指标。**当PSA>10ng/ml时，无论直肠指诊是否正常都应高度怀疑前列腺癌**。前列腺指诊会导致PSA升高，一般应在指诊后2周再进行检查。

（二）器械检查（掌握）

1.导尿检查 测定膀胱容量、压力、残余尿，注入造影剂、判断有无膀胱损伤，探测尿道有无狭窄或梗阻。

2.尿道扩张术　探测尿道及膀胱内有无结石或异物；扩张尿道进行治疗。

3.尿道膀胱镜检查及输尿管插管　可直接窥查尿道、膀胱内有无病变，还可钳取活体组织做病理检查、钳取异物、碎结石等。

小试身手 8.两次尿道扩张的间隔时间不少于

A.2天　　　　　　　　B.3天　　　　　　　　C.5天

D.7天　　　　　　　　E.14天

4.经尿道输尿管肾镜检查　可直视窥查输尿管、肾盂内有无病变。可在直视下取石、碎石，切除或电灼肿瘤，取活体组织做病理检查。

5.经皮肾镜检查　通过经皮肾镜可以完成肾、输尿管上段结石、肾内异物取出；肾上皮肿瘤的检查、活检、电灼及切除等；肾盂输尿管交接处狭窄的治疗等。

（三）影像学检查（掌握）

1.X线检查

（1）尿路平片（KUB）：摄片前须做好肠道准备。

（2）**排泄性尿路造影**（IVP）：**造影前须做碘过敏试验**，阴性者做充分肠道准备，限制饮水6~12小时。肾功能良好者在注射造影剂5分钟后即显影。妊娠及肾功能严重损害为禁忌证。

（3）**逆行肾盂造影**：也称上行性尿路造影。能清晰显示肾盂、输尿管形态。适用于禁忌做排泄性尿路造影或显影不清晰时。**禁忌证为急性尿路感染及尿道狭窄。**

小试身手 9.逆行肾盂造影的禁忌证为

A.妊娠　　　　　　　　　B.严重肾功能损害

C.急性尿路感染　　　　　D.肉眼血尿

E.少尿无尿

小试身手 10.下列泌尿系统检查，需要做碘过敏试验是

A.尿路平片　　　　　　　B.静脉肾盂造影

C.磁共振尿路成像　　　　D.B超

E.膀胱镜检查

（4）经皮肾穿刺造影：适用于排泄性尿路造影显影不良、逆行肾盂造影失败或有禁忌证而疑为上尿路梗阻性病变时。

（5）膀胱造影和排尿性膀胱尿道造影：经导尿管注入10%~15%有机碘造影剂150~200ml。排尿造影可显示尿道病变及膀胱输尿管回流。

（6）肾动脉造影：适用于肾血管疾病、肾实质肿瘤、来自肾脏的血尿而其他检查未能确诊时，肾脏介入栓塞治疗等。

（7）CT扫描：其分辨不同密度组织的能力较普通X线强。

（8）MRI扫描：对泌尿、男性生殖系肿瘤的诊断和分期、肾囊肿内容物性质鉴别、肾上腺肿瘤的诊断等，能提供较CT更为可靠的依据。

2.超声波检查　B超检查对禁忌作排泄性尿路造影或不宜接受X线检查者更有意义。

参考答案

1.A 2.B 3.D 4.E 5.D 6.B 7.A 8.B 9.C 10.B

答案与解析

1~2.A、B 当腹压突然增加如咳嗽、喷嚏、大笑、突然起立时，尿液随意地流出，称为压力性尿失禁。充溢性尿失禁是指当膀胱过度充盈，压力增高，而引起尿液不断溢出。

3.D 终末血尿常提示病变在膀胱颈部、三角区或后尿道。

4.E 全程血尿常提示病变在膀胱或其以上部位。

5.D 初始血尿常提示病变在膀胱颈部或尿道。

6.B 尿液蛋白含量每日超过150mg即为蛋白尿。

7.A 内生肌酐清除率（Ccr）是肾功能损害的早期指标。当成人的内生肌酐清除率低于80ml/min，表示肾小球滤过功能下降。

8.B 为预防尿道狭窄，尿道损伤的患者应进行尿道扩张。两次尿道扩张的间隔时间不少于3日。

9.C 逆行肾盂造影的禁忌证为急性尿路感染及尿道狭窄。

10.B 泌尿系统检查时需做碘过敏试验的是静脉肾盂造影。

第三十六章　泌尿系损伤患者的护理

　　本章内容较为重要，每年必考。近5年的考试先后考查了肾损伤的临床表现、护理措施和健康教育，膀胱损伤的临床表现和辅助检查，尿道损伤的临床表现、辅助检查和护理措施等。整体的考查偏重于知识的记忆和应用。对于本章的复习，考生应着重掌握肾损伤的护理措施和健康教育，膀胱损伤的临床表现和辅助检查，尿道损伤的临床表现和护理措施等内容。本章记忆性内容较多，考生可结合"锦囊妙记"中的方法进行记忆。

考点纵览

第一节　肾损伤

（一）病因　（掌握）

　　1.开放性损伤　枪弹、弹片、刀刃等锐器贯穿伤所致。

　　2.闭合性损伤　因直接暴力引起，如腰腹部受撞击、跌打、挤压使肾发生损伤或肋骨、椎骨横突骨折片刺伤肾。间接暴力也可引起，如高处跌落时发生的对冲伤、突然暴力扭转所致肾或肾蒂损伤。临床上闭合性肾损伤多见。

（二）病理和分类（掌握）

分类	损伤部位	病理改变
肾挫伤 **大多此类损伤**	肾实质轻微受损，肾包膜及肾盂黏膜均完好	包膜下血肿，损伤如涉及肾集合系统可有少量血尿
肾部分裂伤	肾实质部分裂伤伴肾包膜破裂或肾盂肾盏黏膜破裂	形成肾周血肿或明显血尿
肾全层裂伤	肾实质、包膜和肾盂肾盏黏膜深度裂伤	引起广泛的肾周血肿、严重血尿和尿外渗
肾蒂损伤	肾蒂血管部分或全部撕裂	引起大出血，常来不及诊治即已死亡

（三）临床表现（熟练掌握）

　　1.休克　重度肾损伤或合并其他脏器损伤时，因严重失血常引发休克，甚至危及生命。

　　2.**血尿**　**出血是肾损伤的常见症状**，肾挫伤时血尿轻微，严重肾裂伤则出现大量肉眼血尿。血尿与损伤程度不成正比。损伤后第2、3周，因感染或过早下床活动而出现血尿。

> 锦囊妙记：血尿是肾损伤、膀胱癌最常见的症状。

3.疼痛　患侧腰腹部疼痛、同侧肾绞痛、全腹疼痛和腹膜刺激征等。

4.腰腹部肿块　肾周围血肿和尿外渗使局部形成肿块，有明显触痛和肌强直。

5.发热　肾损伤后吸收热；血肿及尿外渗继发感染，形成肾周脓肿或化脓性腹膜炎并伴全身中毒症状，严重可并发感染性休克。

小试身手　1.患者，男性，32岁。因右腰部撞击伤后伴右腰部疼痛2小时入院。查体：右腰部可扪及包块，肉眼血尿，神志淡漠，脉搏细速，血压80/60mmHg，应初步考虑为

A.急性腹膜炎　　　　　B.尿道损伤　　　　　C.膀胱损伤

D.肾损伤　　　　　　　E.尿潴留

（四）辅助检查（掌握）

1.尿液检查　<u>血尿是诊断肾损伤的重要依据</u>。

2.血液检查　血红蛋白与血细胞比容持续下降提示有活动性出血。白细胞计数升高提示感染。

3.影像学检查　B型超声检查、CT及排泄性尿路造影。

（五）治疗要点（掌握）

1.紧急处理　大出血休克者应迅速输血，判断其有无合并其他脏器损伤，做好手术探查的准备。

2.非手术治疗　若无合并其他脏器损伤，<u>多数**肾挫裂伤**可经非手术治疗而治愈</u>，<u>绝对卧床休息</u>，密切观察生命体征、血尿颜色和腰腹部肿块的变化，及时补充血容量，使用广谱抗生素预防感染，使用镇痛、镇静和止血药物。

> 锦囊妙记：肾脏损伤的患者应绝对卧床休息，防止出血。除此之外，肝癌术后、门静脉高压症分流术后也应卧床休息。

小试身手　2.可采取非手术治疗的肾损伤是

A.肾蒂裂伤　　　　　B.肾挫裂伤　　　　　C.肾全层裂伤

D.严重肾裂伤　　　　E.肾损伤合并腹内脏器损伤

3.手术治疗　<u>严重肾裂伤、肾碎裂、肾蒂损伤及肾开放性损伤，尽早实施手术</u>。手术方式包括肾修补、肾部分切除或肾切除术。

（六）护理措施（熟练掌握）

1.严密监测血压、脉搏、呼吸、神志并注意观察病人全身症状，及时补充血容量。

2.严密观察血尿的次数、量及浓度，用试管留取尿液，并按先后顺序排列，若

血尿颜色逐渐加深，说明出血加重，血尿常与损伤的程度有密切关系。

3.观察疼痛部位及程度，伤侧躯体或上腹部出现钝痛，因肾被膜张力增加或软组织损伤所致。尿液、血液渗入腹腔或同时有腹腔内脏损伤，可出现腹部疼痛及腹膜刺激症状。

4.**绝对卧床休息2~4周，即使血尿消失，仍需继续卧床休息至预定时间**。过早离床活动，有可能再度引发出血。

小试身手 3.关于肾损伤的护理，*错误的是*

A.严密监测生命体征及全身症状　　B.严密观察血尿的次数、量及浓度

C.观察疼痛的部位及程度　　　　　D.血尿消失即可下床活动

E.及时补充血容量

小试身手 4.肾脏损伤患者进行非手术治疗后，下列护理措施不正确的是

A.严密监测生命体征　　B.严密观察血尿变化　　　C.止痛、止血

D.尽早下床活动　　　　E.应用抗生素

5.并发症的观察　并发症有尿外渗、尿性囊肿、迟发性出血和肾周脓肿。

6.有手术指征者，在抗休克的同时积极进行术前准备。尽量少搬动危重病人去做检查。

7.健康教育

1)**绝对卧床休息有利于预防肾再度出血**。肾挫裂伤4~6周后肾组织才趋于愈合，过早活动易继发性出血。**恢复后3个月不宜从事重体力劳动，不宜做剧烈运动**。

2)**多饮水，保持尿路通畅**，减少尿液对损伤创面的刺激。

3)注意尿液颜色、排尿通畅程度及伤侧肾局部有无胀痛。

4)血尿停止，肿块消失，5年内定期复查。

5)严重损伤致肾脏切除后，病人应注意保护对侧肾脏，尽量不服用对肾脏有损害的药物。

第二节　膀胱损伤

（一）病因（掌握）

1.开放性损伤　由锐器或子弹贯通所致。

2.闭合性损伤　膀胱充盈时直接暴力致伤。如下腹部撞击、挤压。

3.医源性损伤　下腹部或盆腔手术、妇产科手术、腔镜手术或检查所致。

4.自发性破裂。

（二）病理和分类（掌握）

1.膀胱挫伤　损伤局限于黏膜或肌层，未穿破膀胱壁，可出现血尿。

2.膀胱破裂　分腹膜内型、腹膜外型和混合型。**腹膜内型**为膀胱壁与覆盖的腹膜一并破裂，尿液漏入腹腔，**出现腹膜炎**。**腹膜外型**为膀胱壁破裂，但腹膜完整，**尿液外渗到膀胱周围组织及耻骨后间隙，引起腹膜外盆腔炎或脓肿**。混合型常合并多脏器损伤，火器或利器所致贯通伤是其主要原因，死亡率高。

（三）临床表现（熟练掌握）

1.休克　骨盆骨折合并大出血，膀胱破裂致尿外渗或腹膜炎，常引起休克。

2.腹痛和腹膜刺激征　**膀胱内破裂**时，尿液流入腹腔**引起全腹压痛、反跳痛、肌紧张，出现移动性浊音。腹膜外破裂**时，**下腹部疼痛、压痛及肌紧张**。膀胱壁轻度挫伤仅有下腹部疼痛和少量终末血尿。

3.血尿和排尿困难　尿液流入腹腔或膀胱周围，导致病人有尿意但不能排尿或仅有少量血尿。

4.尿瘘　膀胱破裂如与体表、直肠或阴道相通时，出现伤口漏尿、膀胱直肠瘘或膀胱阴道瘘。

（四）辅助检查（掌握）

1.**导尿试验**　膀胱破裂时，导尿管虽能插入膀胱，但仅流出少量血尿。**经导尿管注入灭菌生理盐水200~300ml，片刻后吸出，若液体进出量差异很大，提示膀胱破裂**

小试身手 5.膀胱破裂最简便的诊断方法是

A.腹腔穿刺　　　　　　B.导尿试验　　　　　　C.耻骨上膀胱穿刺

D.下腹部叩诊　　　　　E.膀胱造影

2.X线检查　腹部平片可显示骨盆骨折。自导尿管**注入15%泛影葡胺300ml后拍摄片，若造影剂有外漏，则为膀胱破裂**。

3.CT　可发现膀胱血肿。

小试身手（6~7题共用题干）

患者女，35岁，下腹部外伤后6小时，患者诉腹部疼痛，排尿困难，留置尿管后引流出少量血性尿液30ml，腹部疼痛加重，出现移动性浊音。

6.考虑该患者可能出现了

A.肾挫伤　　　　　　　B.输尿管损伤　　　　　C.膀胱破裂

D.前尿道损伤　　　　　E.后尿道损伤

7.为进一步确诊，该患者应做的检查是

A.尿管侧漏试验　　　　B.静脉肾盂造影　　　　C.B超

D.CT　　　　　　　　　E.X线胸部平片

（五）治疗要点（掌握）

膀胱破裂后应尽早使用抗生素预防感染。膀胱挫伤或早期较小的膀胱破裂，膀胱造影时仅有少量尿外渗，**留置导尿管持续引流尿液10日左右，破口可自愈**。膀胱破裂严重者须尽早手术。

小试身手 8.闭合性尿道裂伤患者尿管留置时间为

A.1~2天　　　　　　　B.3~4天　　　　　　　C.5~7天

D.7~14天　　　　　　 E.10日左右

（六）护理措施（熟练掌握）

1.做好尿液观察和导尿管的护理。

2.做好病情观察，积极抗休克治疗，术后做好造瘘管的护理。

第三节　尿道损伤

（一）病因（掌握）

1.按尿道损伤的部位可分为：①**前尿道损伤：多发生于球部**；②**后尿道损伤：多发生于膜部**。

2.按致伤原因分：①开放性损伤：因弹片、锐器损伤所致；②闭合性损伤：多为挫伤或撕裂伤。**会阴部骑跨伤，可引起尿道球部损伤。骨盆骨折引起膜部尿道撕裂或撕断。经尿道器械操作不当可引起球膜部交界处尿道损伤。**

（二）病理和分类（掌握）

1.**尿道挫伤**　尿道内层损伤，阴茎筋膜完整，仅有水肿和出血，可自愈。

2.**尿道裂伤**　尿道壁部分断裂，引起尿道周围血肿和尿外渗，愈合后可引起瘢痕性尿道狭窄。

3.**尿道断裂**　尿道完全离断，断端退缩、分离，血肿和尿外渗明显，可发生尿潴留。

（三）临床表现（熟练掌握）

1.**休克**　骨盆骨折引起后尿道损伤，导致损伤性或失血性休克。

2.**疼痛**　尿道球部损伤时会阴部肿胀、疼痛，排尿时疼痛加重。**后尿道损伤疼痛可放射至肛门周围、耻骨及下腹部，出现下腹部疼痛，局部肌紧张、压痛**。伴骨盆骨折者，搬运时疼痛加剧。

3.**尿道出血**　**前尿道断裂时见尿道外口流血，后尿道破裂时无尿道口流血或仅少量血液流出**。

4.**排尿困难**　尿道挫裂伤后出现排尿困难。尿道断裂时发生尿潴留。

5.**血肿及尿外渗**　尿道膜部损伤引起尿生殖膈撕裂时，会阴、阴囊部血肿及尿外渗，并发感染时出现全身中毒症状。

（四）辅助检查（掌握）

1.**导尿**　检查尿道是否连续、完整。若能顺利插入膀胱，提示尿道连续而完整。

2.**X线检查**　骨盆前后位X线片见骨盆情况及是否存在异物。尿道造影明确损伤部位及造影剂有无外渗。

（五）治疗要点（掌握）

1.**紧急处理**　严重损伤合并休克者首先抗休克治疗。骨盆骨折者须平卧，勿随意搬动。尿潴留不宜导尿或未及时手术者，行耻骨上膀胱穿刺式造瘘术。

2.**非手术治疗**　排尿困难者首先试插导尿管，如试插成功，留置导尿管2周左右。

3.**手术治疗**　后尿道和前尿道的部分及完全断裂也应先试插导尿管，若不成功再考虑手术治疗。

（六）护理措施（熟练掌握）

1.密切观察生命体征，防治休克。**术后留置导尿管2~4周**。

2.留置导尿期间做好导尿管的护理，积极预防泌尿系感染。

3.因病人长期卧床，术后第3日服用缓泻剂以保持大便通畅。

4.合并骨盆骨折者应按骨盆骨折护理常规实施护理。

5.病人拔除导尿管后，根据需要**定期行尿道扩张术**。先每周1次，持续1个月后逐渐延长间隔时间。

> 锦囊妙记：尿道损伤术后应定期行尿道扩张术，间隔时间不少于3天，以防止尿道狭窄。

参考答案

1.D　2.B　3.D　4.D　5.B　6.C　7.A　8.E

答案与解析

1.D　患者腰部撞击后出现肉眼血尿，因此，应首先考虑为泌尿系损伤。查体：患者腰部可扪及包块，同时患者出现右腰部疼痛，因此应考虑为肾损伤。

2.B　肾挫裂伤时肾实质轻微受损，肾包膜完好，若无合并其他脏器损伤，多数肾挫裂伤可经非手术治疗而治愈。

3.D　无论血尿是否消失，肾损伤患者应绝对卧床休息2~4周。

4.D　肾损伤的患者应绝对卧床休息2~4周，即使血尿消失也应卧床至指定时间。

5.B　膀胱破裂时，将导尿管插入膀胱后注入生理盐水，5分钟后吸出，若液体进出量差异很大，提示膀胱破裂。

6.C　患者留置尿管后引流出少量血性尿液30ml，腹部疼痛加重，出现移动性浊音怀疑膀胱破裂。

7.A　怀疑膀胱破裂时应马上导尿，如尿液清亮可初步排除膀胱破裂。如仅有少量血尿或无尿液流出，可行注水侧漏试验：经尿管注入200~300ml生理盐水，稍等片刻后放出，如出入量差别很大提示膀胱破裂。

8.E　闭合性尿道裂伤患者术后留置导尿管10日左右，以促进损伤尿道的愈合。

第三十七章　泌尿系结石患者的护理

本章内容较为重要，每年必考。近5年的考试先后考查了上尿路结石的临床表现、辅助检查、治疗原则和护理措施，泌尿系结石病人的护理等。整体的考查偏重于知识的记忆和应用。对于本章的复习，考生应着重掌握上尿路结石的临床表现、辅助检查、治疗原则和护理措施，泌尿系结石病人的护理等内容。本章记忆性内容较多，考生可结合"锦囊妙记"中的方法进行记忆。

考点纵览

第一节　概述

尿路结石男性多于女性，男女之比约为3∶1。上尿路(肾、输尿管)结石发病率明显高于下尿路(膀胱、尿道)结石。

(一)病因(掌握)

大多数结石成因不明。**尿中形成结石晶体的盐类呈超饱和状态**，抑制晶体形成物质不足和核基质存在，**是形成结石的主要因素**。结石成分包括草酸钙、磷酸钙和磷酸镁铵、尿酸、胱氨酸等。

1.流行病学因素　包括年龄、性别、职业、饮食成分、水分摄入量、代谢和遗传、气候等因素影响尿路结石的形成。

2.尿液因素

(1)形成结石物质生成过多：尿液中钙、草酸或尿酸排出量增加。

(2)尿pH改变：**尿酸结石和胱氨酸结石易在酸性尿中形成，磷酸钙及磷酸镁铵结石易在碱性尿中形成**。

(3)尿液浓缩及尿中抑制晶体生成的物质不足。

3.泌尿系统局部因素　尿路淤滞、尿路感染及尿路异物等。

(二)病理(掌握)

尿路结石多在肾、膀胱内形成，绝大多数输尿管结石和尿道结石是结石在排出过程中停留所致。尿路结石可损伤泌尿系统，引起梗阻、感染和恶变。

第二节　上尿路结石

(一)临床表现(熟练掌握)

1.**疼痛**　肾结石可引起**肾区疼痛伴肋脊角叩击痛**。肾盂内大结石、肾盏结石，可无明显症状。结石活动或引起输尿管完全梗阻时，**可出现肾绞痛**。

2.血尿　结石活动或肾绞痛后，黏膜损伤，出现肉眼或镜下血尿。

小试身手 1.输尿管结石，血尿常发生在

A.早晨第1次尿　　　　B.卧床休息时　　　　　C.绞痛后

D.夜尿后　　　　　　　E.导尿时

3.恶心、呕吐　输尿管结石引起尿路梗阻时，使输尿管管腔内压力增高，管壁局部扩张、痉挛和缺血，由于输尿管与肠有共同的神经支配而导致恶心、呕吐，常与肾绞痛并发。

4.膀胱刺激征　结石伴感染或输尿管膀胱壁段结石时，可有尿频、尿急、尿痛。

5.其他症状　结石引起严重肾积水时可触到肾脏肿大；继发尿路感染时出现发热、畏寒、脓尿、肾区压痛。双侧上尿路完全梗阻时出现无尿。

（二）辅助检查（掌握）

1.实验室检查

（1）尿液检查：可见镜下血尿，合并感染时有脓细胞。尿液生化检查测定钙、磷、尿酸、草酸等，有助于分析结石成因。

（2）其他：血液分析：监测血钙、尿酸和肌酐等的水平；做结石成分分析，为制订预防措施提供依据。

2.影像学检查　**泌尿系统X线（90%以上的结石能在正、侧位平片中发现）**、静脉尿路造影、B型超声检查、逆行肾盂造影、放射性核素肾显像。

> 锦囊妙记：X线平片是泌尿系结石、骨折患者首选的检查方法。

3.内镜检查　包括输尿管镜和膀胱镜检查，适用于其他方法不能确诊或同时进行治疗时。

（三）治疗要点（掌握）

1.非手术治疗　适用于结石小于0.6cm，光滑、无尿路梗阻或感染、肾功能正常者。

（1）镇痛。单独或联合用药缓解肾绞痛，如注射阿托品、哌替啶、钙通道阻滞剂、黄体酮等。

小试身手 2.肾结石患者发生绞痛时最重要的护理措施是

A.大量饮水　　　　　B.遵医嘱应用抗生素　　　C.解痉镇痛

D.教患者做跳跃运动　　E.观察体温

（2）控制感染：感染性结石需控制感染，根据尿细菌培养及药物敏感试验选用抗生素。

（3）大量饮水：**每日尿量保持在2000ml以上**。

> 锦囊妙记：X线平片是泌尿系结石、骨折患者首选的检查方法。

（4）调节尿pH：碱化或酸化尿液，口服枸橼酸钾或氯化铵等。

（5）饮食调节：根据结石成分调节饮食。

（6）中西医结合疗法：包括中西药、解痉、利尿、针刺等，可促进排石。

（7）影响代谢的药物：服用别嘌醇降低尿酸。

2.体外冲击波碎石（ESWL）　大多数上尿路结石适用此法，**最适宜于<2.0cm的肾结石及输尿管上段结石。两次治疗间隔时间10~14天为宜。**

3.手术治疗

（1）非开放手术：输尿管肾镜取石或碎石术、经皮肾镜取石或碎石术。

（2）开放手术：结石远端存在梗阻、部分泌尿系畸形、结石嵌顿紧密及非手术治疗失败、肾积水感染严重或病肾无功能等需开放手术治疗。

第三节　膀胱结石

1.临床表现（熟练掌握）　主要表现为膀胱刺激症状，如尿频、尿急和排尿终末疼痛。**典型症状为排尿突然中断，并感疼痛，**常向阴茎头部和远端尿道放射，**变换体位后又能继续排尿。**常有终末血尿，合并感染出现脓尿。直肠指诊可扪及结石。

小试身手　3.患者男，42岁。排尿时常出现中断，变换体位后方可继续排尿，同时伴有膀胱刺激症状及终末血尿，应考虑为

A.尿道结石　　　　　　B.肾结石　　　　　　　C.输尿管结石

D.膀胱结石　　　　　　E.膀胱肿瘤

2.辅助检查（掌握）　①X线平片能显示绝大多数结石；②B型超声检查能显示结石声影；③**膀胱镜检查可直观结石。**

3.治疗原则（掌握）　手术去除结石，同时治疗病因。膀胱感染严重时，应用抗生素治疗。

第四节　尿道结石

1.临床表现（熟练掌握）　排尿困难、点滴状排尿、尿痛，甚至引起急性尿潴留。前尿道结石沿尿道可扪及，后尿道结石经直肠指诊可触及。

2.辅助检查（掌握）　B型超声和X线检查能确定诊断。

3.治疗原则（掌握）　前尿道结石可在麻醉下压迫结石近端尿道，注入无菌液状石蜡，轻轻向远端推挤、钩取和钳出，或应用腔内器械碎石，尽量不做尿道切开取石。后尿道结石，在麻醉下用尿道探条将结石轻轻推入膀胱，再按膀胱结石处理。

第五节　护理（熟练掌握）

（一）非手术治疗

1.**大量饮水**　每日饮水2500~3000ml，维持每日尿量在2000ml以上。

2.当结石合并感染时注意监测体温及全身情况，遵医嘱使用抗生素。

3.**肾绞痛发作时**嘱病人卧床休息，深呼吸，放松肌肉以减轻疼痛。**遵医嘱给予**

解痉镇痛药。

4.体外冲击波碎石治疗后注意观察腹部体征。

5.观察排尿情况和尿液性状，**用过滤网过滤尿液，注意碎石排出情况**。

6.根据结石的分析结果指导病人合理进食。

7.**对于巨大肾结石体外冲击波碎石治疗后嘱病人向患侧卧位48~72小时**。

锦囊妙记：肾结石体外冲击波碎石术后取患侧卧位，可减慢结石碎末流出的速度，防止结石碎末在流出过程中再次形成结石。

（二）手术治疗

1.术前护理　遵医嘱使用抗生素控制感染。评估疼痛部位、性质，观察血尿及有无结石排出。输尿管切开取石的病人，**术前1小时摄腹平片行结石定位**。故拍摄后应保持定位时的体位。

2.术后护理　肾盂造瘘者不常规冲洗。**肾实质切开取石及肾部分切除的病人应绝对卧床休息2周**。耻骨上膀胱切开取石术后应保持切口清洁干燥，敷料被浸湿时要及时更换。

（三）健康教育

1.大量饮水，睡前及半夜饮水效果更好。

2.尽早解除尿路梗阻、感染、异物等因素，以减少结石形成。

3.饮食指导　根据结石成分调节饮食。**含钙结石者**宜食用含纤维丰富食物，**限制含钙、草酸成分多的食物**，避免摄入大量动物蛋白、精制糖和动物脂肪。浓茶、菠菜、番茄、土豆、芦笋等含草酸量高。牛奶、奶制品、豆制品、巧克力、坚果含钙量高。**尿酸结石者不宜食用含嘌呤高的食物，如动物内脏**。

4.药物预防　采用药物降低有害成分、碱化或酸化尿液，预防结石复发。

5.预防骨脱钙　伴甲状旁腺功能亢进者须摘除腺瘤或增生组织。鼓励长期卧床者功能锻炼，防止骨脱钙，减少尿钙排出。

参考答案

1.C　2.A　3.D

答案与解析

1.C　患者活动或肾绞痛后，导致黏膜损伤，出现肉眼或镜下血尿。

2.A　肾绞痛患者疼痛剧烈，护士应遵医嘱给予解痉镇痛，以减轻患者的疼痛。

3.D　膀胱结石的典型症状为排尿突然中断，变换体位后又能继续排尿，常为终末血尿，合并感染时可出现脓尿。

第三十八章　肾结核患者的护理

要点分析

本章内容较为简单，历年考试偶有涉及。对于本章的复习，考生应着重掌握肾结核的临床表现、辅助检查、治疗原则、术前及术后护理中的关键措施等内容。考生可结合"锦囊妙记"中的方法进行巧记。

考点纵览

第一节　概述

（一）病理（掌握）

结核分枝杆菌由原发病灶（**大多在肺**）经血流进入肾小球血管丛，当病人免疫力低下，肾皮质结核病灶不能愈合则发展为肾髓质结核。肾髓质结核不能自愈，蔓延至肾盏并扩散累及全肾，形成闭合性脓肿或结核性脓肾。肾结核沿输尿管蔓延最终造成输尿管、肾积水或积脓。若结核杆菌侵犯膀胱，造成膀胱挛缩，引起对侧肾积水，尿道结核致尿道狭窄。

> 锦囊妙记：肾结核、骨结核均继发于肺结核。

小试身手 1.肾脏的结核感染主要来自于

A.肺结核　　　　　　B.肠结核　　　　　C.骨结核

D.脑结核　　　　　　E.淋巴结核

（二）临床表现（熟练掌握）

肾结核病灶在肾，症状在膀胱。

1.**膀胱刺激症状**　尿频是最早出现的症状，起初是酸性脓尿刺激膀胱所致，后来当结核病变侵及膀胱壁发生溃疡，尿频加重，并出现尿急、尿痛。晚期膀胱挛缩，尿频次数增多，甚至出现尿失禁。

小试身手 2.肾结核患者最早出现的症状是

A.尿频　　　　　　　B.尿急　　　　　　C.尿痛

D.肿块　　　　　　　E.脓尿

2.血尿　为肉眼血尿或镜下血尿。

3.**脓尿**　尿液中含有大量的脓细胞，严重时尿液呈洗米水状。

4.腰痛和肿块　病变波及肾包膜或继发感染时出现腰部钝痛或绞痛，结核性脓肾时出现腰部肿块。

5.男性生殖系统结核 肾结核男性病人中50%~70%合并生殖系统结核。

6.全身症状 常不明显。

(三)辅助检查(掌握)

1.<u>尿液检查</u> <u>连续收集3次晨尿进行结核杆菌检查,若结果阳性对诊断肾结核有决定意义。</u>

2.<u>影像学检查</u> <u>是确定肾结核治疗方案的主要手段,以X线检查最为重要。</u>

3.膀胱镜检查 早期见黏膜充血水肿、结核结节;后期见结核性溃疡,结核性肉芽肿及瘢痕等病变。

(四)治疗要点(掌握)

1.一般治疗 须重视全身治疗,包括补充营养、健康的心理、合理休息、避免劳累及适当运动等。

2.药物治疗 必须**早期、联合、适量、全程规律用药。一般至少治疗半年以上。**

3.手术治疗 **术前服用抗结核药2~4周**,术后继续服药。手术方法包括肾切除术和保留肾组织的肾结核手术。

锦囊妙记:肾结核、骨结核患者术前术后均需抗结核治疗。

小试身手 3.肾结核手术前服用抗结核药至少

A.1周　　　　　　　　　B.2周　　　　　　　　　C.3周

D.4周　　　　　　　　　E.5周

小试身手 4.肾结核患者术前护理措施中最重要的是

A.多饮水　　　　　　　　　　　B.心理护理

C.留置导尿引流尿液　　　　　　D.进行2~4周抗结核治疗

E.给予营养充分、富含维生素饮食

第二节　护理(熟练掌握)

(一)术前护理

1.一般护理 鼓励病人进营养充分、富含维生素饮食,多饮水,保证休息。

2.药物治疗的护理 **术前一般进行2~4周的抗结核治疗**,如病情较重应先进行3~4个月的抗结核治疗。

3.观察膀胱刺激症状、血尿或脓尿变化,如夜尿次数明显增多,影响病人睡眠时应保留尿管引流尿液。

(二)术后护理

1.密切观察血压、脉搏及有无发生术后出血的迹象。

2.体位 __肾切除者__血压平稳后取半卧位，__鼓励病人早期活动__。__保留肾组织者应__
__卧床3~7日__。

> 锦囊妙记：全肾切除的患者应早期下床活动；肾脏部分切除的患者术后应卧
> 床3~7日，防止出血。

3.饮食 待肛门排气后开始进易消化、营养丰富饮食。
4.引流管的护理 观察并记录引流液的颜色、量和性质的变化。
5.观察健侧肾功能是肾手术后护理观察中最重要的环节。

`小试身手` 5.肾结核术后最重要的观察内容是
A.引流管引流液的量、质、色　　B.有无发生术后出血的迹象
C.血压、脉搏、呼吸　　　　　　D.观察健侧肾功能
E.神志

6.预防感染 观察体温及血白细胞计数变化，遵医嘱使用抗生素，及时更换切
口敷料，充分引流，适时拔管，以减少异物刺激及分泌物增加等。

（三）健康教育

1.康复指导　加强营养，注意休息，适当活动，避免劳累。有肾造瘘者做好自
身护理，防止继发感染。

2.用药指导　①__术后继续抗结核治疗6~9个月__；②__坚持联合、规律、全程用__
__药，不可随意间断或减量、减药__；③用药期间监测药物不良反应；④勿用和慎用对
肾有害的药物。

3.定期复查　单纯药物治疗者须重视尿液检查和泌尿系造影的变化。术后应每
月检查尿常规和尿结核杆菌。5年不复发方为治愈。

`小试身手` 6.患者女，51岁，尿频2月余，今日出现尿频加重，伴尿急，尿
痛，有米汤样尿液和血尿史。应用抗生素治疗无好转，尿液检查：尿呈酸性，伴脓
细胞，连查3次晨尿结核菌均为阳性。X线示左肾钙化，逆行肾盂造影示左肾肾盏、
肾盂不规则扩大、变形，有空洞形成，右侧肾脏无异常，口服抗结核药3周后，经
充分术前准备行左肾切除术，术后护理__错误的是__

A.继续口服抗结核药1个月
B.卧床7~14天后，减少活动
C.连续3天准确记录24小时尿量
D.观察第一次排尿的时间、尿量及颜色
E.保持引流通畅，观察引流液的性质及量

参考答案

> 1.A　2.A　3.B　4.D　5.D　6.A

答案与解析

1.A　肾结核的病原体主要来自肺结核，也可来自骨关节结核、肠结核等其他器官结核。血行播散是最主要的感染途径，结核杆菌从肺部结核病灶中侵入血流而播散到肾脏。

2.A　肾结核病灶在肾，症状表现在膀胱。尿频是肾结核患者最早出现的症状。

3.B　患者术前一般应进行2~4周的抗结核治疗，以提高手术的效果。

4.D　肾结核是全身性疾病，术前应进行2~4周的抗结核治疗，以获得术后最好的效果。

5.D　肾结核患者需切除一侧全部或部分肾组织，因此术后最重要的观察项目是观察健侧肾功能。

6.A　肾结核术后应继续抗结核治疗6个月以上。

第三十九章　泌尿系梗阻患者的护理

要点分析

本章内容较为重要，历年考试偶有涉及。对于本章的复习，考生应着重掌握前列腺增生的临床表现、辅助检查和护理措施，急性尿潴留的临床表现和治疗原则等内容。本章记忆性内容较多，考生可结合"锦囊妙记"中给出的方法进行记忆。

考点纵览

第一节　概述

（一）病因（掌握）

泌尿系统本身或以外的一些病变均能引起泌尿系管腔的梗阻。肾、输尿管结石、肿瘤、炎症、结核、某些先天畸形均可引起梗阻。**膀胱最常见的原因是膀胱出口梗阻和膀胱调节功能障碍，尿道最常见**的原因是因炎症或损伤引起的**尿道狭窄**。

（二）病理（掌握）

泌尿系梗阻引起的基本病理改变是梗阻以上的尿路扩张。膀胱以上梗阻，很快发生肾积水。膀胱以下梗阻，最终可发生双侧肾积水。泌尿系持续梗阻，肾盂内高压、肾组织缺氧可引起肾乳头和肾实质萎缩。梗阻以后肾的功能受损害，且易出现继发性感染。

第二节　良性前列腺增生

（一）病因、病理（掌握）

人体内雄激素与雌激素平衡失调，可能为前列腺增生的病因。前列腺增生引起尿路梗阻后易继发感染和形成结石，最终可引起肾积水和肾功能损害。

小试身手 1.老年男性泌尿系梗阻常见的原因

A.包皮过长　　　　　B.结石、损伤　　　　　C.盆腔内疾病

D.先天性畸形　　　　E.前列腺增生症

（二）临床表现（熟练掌握）

1.**尿频**　前列腺增生病人**最初出现的症状**。早期仅表现为夜尿次数增多，随着梗阻加重，白天也可出现尿频。

2.**排尿困难**　是前列腺增生病人**最重要的症状**。表现为排尿迟缓、断续、尿后滴沥。尿路梗阻严重时排尿费力、射程缩短，尿线细而无力，呈滴沥状。

小试身手 2.良性前列腺增生患者最主要的症状是

A.血尿　　　　　　　　B.尿频　　　　　　　　C.尿急

D.尿痛　　　　　　　　E.进行性排尿困难

3.尿潴留　梗阻加重达到一定程度,可导致膀胱收缩无力,出现尿潴留,还可出现充溢性尿失禁。病人因受凉、劳累、饮酒等使前列腺突然充血、水肿,发生急性尿潴留。

4.血尿　因增生腺体表面黏膜血管破裂可发生血尿。

5.若并发感染或结石,可有膀胱刺激症状。

锦囊妙记:考生在复习外科护理学中各种疾病的临床表现时,应注意区别疾病的最早症状和最典型的症状。

小试身手 3.前列腺增生患者最典型的症状是

A.尿频　　　　　　　　B.尿潴留　　　　　　　C.进行性排尿困难

D.无痛性血尿　　　　　E.膀胱刺激征

小试身手 4.患者,男性,60岁,因夜尿次数增多伴进行性排尿困难4个月入院。直肠指诊发现前列腺明显肿大,血清PSA测定未见明显升高。首先应考虑为

A.膀胱结石　　　　　　B.前列腺癌　　　　　　C.前列腺增生

D.膀胱炎　　　　　　　E.肾结核

(三)辅助检查(掌握)

1.直肠指诊　应在膀胱排空后进行,以保证检查的准确性。

小试身手 5.前列腺增生患者简便而重要的检查方法是

A.尿流率测定　　　　　B.直肠指诊　　　　　　C.PSA测定

D.膀胱镜　　　　　　　E.B超

2.B型超声　经腹壁超声检查**可测量膀胱残余尿量**,正常人排尿后膀胱内没有或仅有极少量的残余尿(5ml以下),如残余尿超过50ml,提示膀胱逼尿肌处于失代偿状态。

3.尿流率检查　前列腺增生早期即可发生排尿功能改变,如最大尿流率及平均尿流率下降,排尿时间延长,尿道阻力增加等。

4.血清前列腺特异抗原**(PSA)测定**　用于排除前列腺癌。

5.尿液检查　检查是否有脓细胞、红细胞、白细胞等。

(四)治疗要点(掌握)

梗阻较轻或难以耐受手术的病人,采取非手术疗法或姑息性手术。**膀胱残余尿超过50ml或曾发生过急性尿潴留者,考虑手术治疗。**

1.前列腺增生无临床症状,无残余尿者随诊即可。

2.药物治疗　对症状较轻的病人有良好疗效。药物通过缩小前列腺,达到缓解梗阻的目的。

3.手术治疗　方式有经尿道前列腺切除术(TURP)、耻骨上经膀胱前列腺切除

术、耻骨后前列腺切除术。

（五）护理措施（熟练掌握）

1.术前护理

（1）评估病人的排尿情况，嘱病人食用粗纤维、易消化食物，预防便秘；忌饮酒及辛辣刺激性食物；鼓励病人多饮水，少憋尿，以免引发急性尿潴留。**如出现严重排尿困难和急性尿潴留，行导尿或留置导尿**，必要时行耻骨上膀胱造瘘术。

小试身手 6.患者，男性，65岁。患前列腺增生两年，因饮酒后出现急性尿潴留，现已16小时未排尿，目前解除尿潴留的首选方法是

　A.按摩腹部　　　　　　B.留置导尿管　　　　　C.针刺、诱导排尿

　D.耻骨上膀胱造口　　　E.肌内注射卡巴胆碱

（2）引流尿液　残余尿量多或有尿潴留致肾功能不良者，应留置导尿持续引流。

2.术后护理

（1）严密观察病人意识状态、生命体征。

（2）**术后利用三腔气囊尿管压迫止血**，将30~50ml生理盐水注入气囊内，将水囊放在前列腺窝的上方，导尿管固定在大腿内侧并稍加牵引。

（3）术后6小时无恶心、呕吐，可进流质，鼓励多饮水，1~2日后无腹胀即可恢复正常饮食。

（4）维持膀胱冲洗通畅，施行TURP的病人，**术后常规用生理盐水持续膀胱冲洗3~5日**。根据尿液颜色决定冲洗速度，**色深则快、色浅则慢**。若引流不畅应及时抽吸血块。

> 锦囊妙记：颜色深提示膀胱出血量多，因此应加快冲洗速度，防止血凝块堵塞尿管口。

（5）膀胱痉挛的护理。嘱病人深呼吸，放松腹部肌肉张力。术后留置硬脊膜外麻醉导管者按需注射小剂量药物。

（6）并发症的护理与护理

1）TURP综合征：**原因是术中大量冲洗液被吸收使血容量急剧增加，形成稀释性低钠血症**，病人在术后几小时内出现烦躁、恶心、呕吐、抽搐、昏迷，严重者出现肺水肿、脑水肿、心力衰竭等。一旦发生遵医嘱减慢输液速度，给高渗盐水、利尿药、脱水药处理。TURP术后**5~7日尿液颜色清澈，即可拔除导尿管**。

2）出血：多发生在术后6~10日，因组织坏死，或是用力排便及久坐引起。TURP术后3周因感冒、酗酒、刺激及活动量增加致电凝痂皮脱落出血。

小试身手 7.患者，男性，60岁，前列腺增生电气切术后。术后应避免灌肠是为了防止

　A.出血　　　　　　　　B.感染　　　　　　　　C.肠穿孔

　D.疼痛　　　　　　　　E.大便失禁

3）血栓和栓塞：鼓励病人翻身和适当活动腿部，当病情允许时，鼓励病人下床活动，预防血栓。

（2）拔管时间：耻骨后引流管术后3~4日，当引流量很少时拔除；**耻骨上经膀胱前列腺切除术后7~10日、耻骨后前列腺切除术后3~4日拔除导尿管**；术后10~14日，若排尿通畅拔除膀胱造瘘管。

> 锦囊妙记：考生应记住不同手术方式尿管拔除的时间。

小试身手 8.患者，男性，60岁，患前列腺增生，入院后经尿道行前列腺电气切术。术后拔除气囊导尿管的时间是

A.1~2天　　　　　B.3~5天　　　　　C.5~7天
D.7~9天　　　　　E.10~14天

（7）预防感染：早期使用抗生素，每日用消毒棉球擦拭尿道外口2次。

3.健康教育

（1）生活指导：①避免受凉、劳累、饮酒、便秘，以免引起急性尿潴留。②前列腺增生术后进易消化、高纤维食物，预防便秘，必要时使用缓泻剂；**术后1个月内避免剧烈运动，如提重物、骑自行车、跑步、性生活等**。

（2）康复指导：①前列腺窝的修复需3~6个月，因此术后仍有排尿异常现象，应多饮水，定期化验尿、复查尿流率及残余尿量。②如有尿失禁现象，指导病人锻炼肛提肌。

（3）心理指导：经尿道前列腺电切术后1个月，经膀胱前列腺切除2个月后可恢复性生活。

第三节　急性尿潴留

（一）病因和分类（掌握）

1.机械性梗阻　导致膀胱颈部和尿道梗阻的病变，均可引起急性尿潴留。
2.动力性梗阻　排尿功能障碍引起，但膀胱、尿道并无器质性梗阻病变。

（二）临床表现（熟练掌握）

突然起病，**膀胱胀满但滴尿不出、耻骨上触及膀胱膨胀**，用手按压膀胱有尿意，病人表情痛苦。

（三）治疗原则（掌握）

治疗原则为解除病因，恢复排尿。**病因不明或一时难以解除者，先做尿液引流。不能插入导尿管者行耻骨上膀胱穿刺**。若需长期引流行耻骨上膀胱造瘘术。

（四）护理措施（熟练掌握）

1.为避免发生急性尿潴留，指导病人吃粗纤维、易消化饮食，预防便秘；忌饮酒及辛辣刺激性食物；鼓励病人多饮水，勤排尿。

2.残余尿量多或有尿潴留引起肾功能不良者,应留置导尿持续引流。

3.向病人及家属做好解释,做好各种检查及术前准备。

参考答案

1.E 2.E 3.C 4.C 5.B 6.B 7.A 8.B

答案与解析

1.E 泌尿系统本身或者以外的一些病变都能引起泌尿系管腔的梗阻,良性前列腺增生是最常见的原因。

2.E 良性前列腺增生患者最主要的症状是进行性排尿困难。

3.C 前列腺增生患者早期会出现尿频的症状,随着梗阻程度的加重,患者会出现典型的症状,即进行性排尿困难。

4.C 直肠指诊发现该患者前列腺肿大,首先应考虑为前列腺癌或前列腺增生。但该患者PSA测定未见明显升高,因此可排除前列腺癌的可能。同时该患者出现了进行性排尿困难等前列腺增生的典型症状,因此应考虑该患者为前列腺增生。

5.B 直肠指诊是诊断前列腺增生患者最简便而重要的检查方法。通过直肠指诊可触摸到肿大的前列腺。

6.B 该患者出现急性尿潴留,并已16小时未排尿,因此,应首选留置导尿放尿以解除患者的痛苦。

7.A 前列腺增生电气切术后应避免灌肠,防止刺激膀胱引起痂皮脱落出血。

8.B 经尿道前列腺电气切术后3~5日尿液颜色清澈,即可拔除导尿管。

第四十章　泌尿系肿瘤患者的护理

本章内容较为重要，历年考试偶有涉及。对于本章的复习，考生应着重掌握肾癌的临床表现和护理措施，膀胱癌的病因、病理，膀胱癌的临床表现、辅助检查和护理措施，前列腺癌的辅助检查等内容。

考点纵览

第一节　肾癌

（一）病因、病理（掌握）

肾癌亦称肾细胞癌、肾腺癌，**是最常见的肾脏恶性肿瘤**。35岁以上发病率快速升高，60~70岁为发病高峰，男女发病比例约为2:1。病因尚未明确。家族史、吸烟、肥胖、高血压等可能与肾癌有关。

肾癌起源于肾小管上皮细胞，多累及一侧肾脏，可破坏整个肾脏，也可以侵犯相邻脂肪、肌肉、血管、淋巴管。肿瘤可直接扩散至肾静脉、腔静脉形成癌栓；亦可转移至肺、脑、骨、肝等。肾蒂淋巴结为淋巴转移的首站。

（二）临床表现（熟练掌握）

1. <u>血尿</u>　<u>无痛间歇性全程肉眼血尿</u>，肾癌出血堵塞输尿管时可产生肾绞痛。
2. <u>肿块</u>　肿块较大时在腹部或腰部可摸到肿块，质坚硬。
3. <u>腰痛</u>　多为钝痛或隐痛。肿瘤侵犯周围脏器和腰大肌时疼痛加重且为持续性。
4. 副肿瘤综合征和转移症状　发热、高血压、贫血，红细胞沉降率增快等。如肾静脉和腔静脉有癌栓，同侧阴囊可见精索静脉曲张，平卧位不消失。约有10%病人出现转移灶症状，如病理性骨折、神经麻痹、咯血等。

（三）辅助检查（掌握）

1. B型超声检查　可鉴别肾实质性肿块与囊性病变。
2. X线检查平片　见肾外形扩大、不规则，偶见钙化影。造影可见肾盏、肾盂因受肿瘤压迫而有不规则变形、狭窄、拉长或充盈缺损。
3. CT、MRI、肾动脉造影　有助于早期诊断和鉴别肾实质内肿瘤的性质、肾囊肿等。

（四）治疗要点（掌握）

<u>以手术为主</u>。Tis期、位于肾脏表面、便于手术操作的肿瘤，可行保留肾组织

的局部切除术。如瘤体较大，可在术前1日先行肾动脉栓塞治疗。

（五）护理措施（熟练掌握）

1.术前护理

（1）注意观察病人尿液颜色变化。

（2）注意观察疼痛性质，有无突发肾绞痛及腰部持续疼痛。

（3）观察体温，鉴别低热的原因。

（4）如肿瘤过大，协助做好肾动脉栓塞术及肾动脉插管化疗的护理。

（5）保证贫血病人营养摄入，遵医嘱输血。

2.术后护理

（1）观察生命体征　严密观察生命体征、出血倾向，保证输血输液通畅。

（2）作好伤口引流管的观察和护理。

（3）根治性肾切除术病人术后完全苏醒、血压平稳后取半卧位。**肾部分切除者应卧床3~5天，以防出血**。

锦囊妙记：实质性脏器部分切除术后应卧床休息，以防止残面发生出血，如肾部分切除、肝部分切除术后等。

小试身手 1.肾癌患者肾脏部分切除术后应卧床

A.1~2天　　　　　　　B.2~3天　　　　　　　C.7~14天

D.5~7天　　　　　　　E.3~5天

（4）监测肾功能，准确记录24小时尿量。

（5）严密观察病人有无憋气、呼吸困难等胸膜破裂的症状。

（6）术后禁食，待胃肠功能恢复后可进食。

（7）遵医嘱使用镇静药，以减轻疼痛，促进活动及有效咳嗽和排痰。

3.健康教育

（1）观察尿液颜色变化，如出现血尿应及早就诊。

（2）指导病人慎用对肾脏有毒性的药物，**保护健侧肾功能**。

（3）告知病人定期复查。

（4）指导病人定时进行生物治疗和免疫治疗。

第二节　膀胱癌

（一）病因、病理（掌握）

1.**膀胱癌是泌尿系统最常见的肿瘤**。50~70岁为高发年龄，男女发病比例约为4：1。从事染料、橡胶塑料、油漆等工作或生活中长期接触苯胺类化学物质，与膀胱癌发病有关。色氨酸和烟酸代谢异常可引起膀胱癌。吸烟也是膀胱癌重要的致癌因素。膀胱白斑、腺性膀胱炎、尿路结石等也是膀胱癌的诱因。

小试身手 2.膀胱癌的好发部位是

A.尖部　　　　　　　　B.颈部　　　　　　　　C.底部

D.体部　　　　　　　　E.三角区和侧壁

2.病理　病理与多种因素有关，以细胞分化和浸润程度最重要。

（1）组织类型　**上皮性肿瘤占95%以上，其中多为移行细胞癌**。

（2）分化程度　分为三级：Ⅰ级分化良好，低度恶性；Ⅱ级分化居Ⅰ、Ⅲ级之间，属中度恶性；Ⅲ级分化不良属高度恶性。

3.生长方式　分为原位癌、乳头状癌和浸润性癌。

4.浸润深度　**膀胱三角区和侧壁多见**，直接向深部浸润为主要的扩散形式。

（二）临床表现（熟练掌握）

1.**血尿**　为最常见和最早出现的症状，多为**全程无痛肉眼血尿**，偶见终末或镜下血尿，血尿间歇出现，量多少不一。出血量与肿瘤大小、数目、恶性程度不一致。

2.膀胱刺激症状　因肿瘤体较大或侵入肌层较深所致，肿瘤坏死、溃疡和合并感染时尿频、尿痛更明显。

3.排尿困难和尿潴留　当肿瘤较大或堵塞膀胱出口时出现排尿困难和尿潴留。

小试身手　3.膀胱肿瘤最常见和最早出现的症状是

A.血尿　　　　　　　　B.尿潴留　　　　　　　C.肾积水

D.排尿困难　　　　　　E.尿频尿急

4.其他　肾积水、贫血、水肿、腹部肿块等。

（三）辅助检查（掌握）

1.B型超声检查　可发现直径0.5cm以上的膀胱肿瘤。

2.尿脱落细胞检查　可找到癌细胞，但分化良好者不易检出。

3.**膀胱镜检查**　**最重要的检查手段**，能直接观察肿瘤大小、部位、数目、形态、浸润范围等，并可做活组织检查。

> 锦囊妙记：对于恶性肿瘤的确诊方法，均为内镜检查。一方面内镜可以观察病变部位，另一方面内镜可直接钳取病变组织进行活检。

4.X线检查、CT、MRI　了解肿瘤浸润深度及有无局部转移病灶。

（四）治疗原则（掌握）

以手术治疗为主的综合治疗。

1.手术治疗　根据肿瘤的分化程度、临床分期及病人身体状况决定手术方式。

2.放化疗　晚期肿瘤用姑息性放射治疗和化学治疗可减轻病状。

3.预防复发　凡保留膀胱的手术治疗病人，术后需进行膀胱内药物灌注治疗，以预防或推迟肿瘤复发。

（五）护理措施（熟练掌握）

1.术前护理

（1）病情观察：病程长、身体状况差、晚期肿瘤合并明显血尿者应卧床休息，每日观察排尿情况和血尿程度。

（3）观察有无膀胱刺激症状。

（4）饮食：给予高蛋白、易消化、营养丰富的食物，嘱病人多饮水，以稀释尿液，避免血块堵塞尿路。

（5）行膀胱全切肠道代膀胱术的病人，按肠切除术前准备肠道。

2.术后护理

（1）并发症的预防和护理

1）出血：严密观察生命体征，及早发现休克。**膀胱肿瘤电切术后常规冲洗1~3日**，根据引流液颜色的变化，及时调整冲洗速度。

2）尿瘘：回肠膀胱术后，应密切观察尿路造口的血运情况，及时发现尿瘘并发症。

（2）预防感染

（3）引流管的护理：①回肠膀胱或可控膀胱因肠黏膜分泌黏液，易引起引流管堵塞，应及时挤压将黏液排出，有贮尿囊者可用生理盐水每4小时冲洗1次。②**拔管时间：回肠代膀胱术后10~12日拔除输尿管引流管和回肠膀胱引流管**，佩戴皮肤造口袋；可控膀胱术后8~10日拔除肾盂输尿管引流管，12~14日拔除贮尿囊引流管，2~3周拔除输出道引流管，训练病人自行排尿。

3.健康教育

（1）康复指导：①术后加强营养，适当锻炼，增强体质；②禁止吸烟，对密切接触致癌物者应加强劳动保护。

（2）用药指导：病情允许，术后半个月行放疗和化疗。膀胱保留术后能憋尿者，即行**膀胱灌注。每周灌注1次，共6次，以后每月1次，持续2年**。灌注时插导尿管排空膀胱，以蒸馏水或等渗盐水稀释的药液<u>灌入膀胱后平、俯、左、右侧卧位</u>，每15~30分钟轮换体位1次，共2小时。

> 锦囊妙记：膀胱保留术后患者膀胱灌注后，应分别取平、俯、左、右侧卧位，以便药液与膀胱壁各面充分接触。

（3）定期复查。

（4）自我护理：尿流改道术后腹部佩戴接尿器者应避免集尿器的边缘压迫造口，保持清洁，定时更换尿袋。可控膀胱术后，开始每2~3小时导尿1次，逐渐延长至每3~4小时1次，导尿时要注意保持清洁，定期用生理盐水或清水冲洗贮尿囊，清除黏液和沉淀物。

第三节　前列腺癌

（一）病因病理（掌握）

病因未明，可能与性激素、环境、遗传、年龄、慢性炎症、种族和饮食等有关。

前列腺癌多起源于前列腺的外周带，**98% 为腺癌**。前列腺癌经局部、淋巴和血行转移，血行转移多见于脊柱、骨盆。

前列腺癌分为四期：

分期	病理特点
Ⅰ期	前列腺增生手术标本中偶然发现的小病灶，多数分化良好
Ⅱ期	局限于前列腺包膜内
Ⅲ期	癌已穿破包膜，可侵犯周围脂肪、精囊、膀胱颈或尿道
Ⅳ期	局部淋巴结或远处转移

（二）临床表现（熟练掌握）

早期无明显症状。当肿瘤增大时出现排尿困难、尿潴留、血尿等。晚期出现骨痛、病理性骨折、脊髓受压等转移灶症状。

（四）辅助检查（掌握）

1.实验室检查　**血清PSA升高**，如极度升高提示转移。

2.前列腺活检　**经直肠前列腺穿刺活检可确诊**。

3.影像学检查　经直肠B型超声检查、CT及MRI。全身核素骨扫描可发现骨转移病灶。

小试身手 4.可确诊前列腺癌的检查是

A.经直肠B型超声检查　　B.全身核素骨扫描　　　C.前列腺活检

D. MRI　　　　　　　E. CT

（五）治疗原则（掌握）

Ⅰ期癌可先不处理，严密随访。局限在前列腺内的Ⅱ期癌行根治性前列腺切除术。Ⅲ、Ⅳ期癌以内分泌治疗为主，采用手术或药物（如促黄体释放激素类似物）去势，配合抗雄激素制剂。

（六）护理措施（熟练掌握）

1.术前护理

（1）病情观察：病程长、体质差、晚期肿瘤血尿明显者，卧床休息，每日观察和记录排尿情况和血尿程度。

（2）做好内分泌治疗的指导和护理：防止心血管、肺部并发症。

2.术后护理

（1）密切观察生命体征，做好呼吸道护理。

（2）保持伤口敷料清洁干燥，观察伤口渗血情况。

（3）做好尿管及引流管护理，防止泌尿系逆行感染。

（4）做好尿失禁病人的生活护理，指导病人做肛提肌锻炼。

3.健康教育

（1）指导病人密切观察排尿情况，如有异常及时就诊。

（2）前列腺癌根治术后，因膀胱与尿道吻合部位狭窄可引起排尿困难，告知病人应定期进行尿道扩张。

（3）告知病人定期复查PSA。

参考答案

1.E 2.E 3.A 4.C

答案与解析

1.E 为防止切面出血，肾癌患者肾脏部分切除术后应卧床3~5天。

2.E 膀胱癌多见于膀胱三角区和侧壁。

3.A 血尿为膀胱肿瘤最常见和最早出现的症状，多数为全程无痛肉眼血尿，偶见终末或镜下血尿，血尿间歇出现，量多少不一。

4.C 经直肠行前列腺穿刺活检是确诊前列腺癌的重要依据。

第四十一章 骨科患者的一般护理

要点分析

本章内容较为重要，历年考试偶有涉及。对于本章的复习，考生应着重掌握牵引的种类和护理措施，石膏绷带术的护理措施，功能锻炼的方法等内容。

考点纵览

第一节 牵引术与护理（熟练掌握）

（一）牵引的目的和作用（熟练掌握）

1.骨折、脱位的复位和固定。

2.矫形治疗。

3.缓解肌肉痉挛，防止畸形。

4.肢体制动，减轻疼痛，预防畸形和病理性骨折。

小试身手 1.牵引术的目的和作用**不包括**

A.复位和固定作用   B.矫形畸形   C.防止骨质脱钙

D.缓解肌肉痉挛   E.肢体制动

（二）牵引的种类（熟练掌握）

1.皮肤牵引 利用胶布粘在皮肤或泡沫海绵带包在肢体上，通过皮肤、肌肉间接牵拉骨骼。优点是操作简便、无创，易被病人接受。**缺点是承受力量小，一般不能大于4~5kg**。时间短，只能使用2~4周。皮肤牵引分为胶布牵引和海绵带牵引。

2.兜带牵引 利用布带或布兜拉住身体某处进行牵引。

（1）**枕颌带牵引**：适用于**颈椎骨折、脱位，颈椎病和颈椎间盘突出症**等。

（2）**骨盆带牵引**：适用于**腰椎间盘突出症**。

（3）**骨盆悬吊牵引**：适用于**某些骨盆骨折治疗**。

> 锦囊妙记：请注意骨盆带牵引与骨盆悬带牵引适用范围的不同。

3.骨牵引 利用骨圆针或不锈钢针直接穿入骨的坚硬部位，通过骨科床架上的滑轮进行牵引。优点是直接牵拉骨组织，力量大，对皮肤无刺激，可较长时间牵引。缺点是要切开皮肤，骨钻打眼等，不易被病人接受。骨牵引常用的穿针部位及适应证：**尺骨鹰嘴牵引适用于复位困难的肱骨髁上骨折；胫骨结节和股骨髁上牵引适用于成人股骨骨折；跟骨牵引适用于胫腓骨干双骨折；颅骨骨板牵引适用于颈椎骨折、脱位**等。

（三）牵引用物（熟练掌握）

1.牵引床　是骨科专用床，床上有铁架，便于安置牵引用的滑轮和功能锻炼用的拉手。

2.牵引架　常用的有大腿骨折牵引用的布朗架（Braun架）和托马斯架（Thomas架），肱骨髁上骨折行尺骨鹰嘴牵引用的琼斯架，用于胫腓骨干骨折的螺旋牵引架等。

3.牵引器具　一般器具、工具（手钻、锤子、钳子等）、牵引针、牵引弓、牵引扩张板等。

（四）护理措施（熟练掌握）

1.心理护理　向病人解释牵引的必要性和安全性，解除其顾虑。

2.病情观察　观察肢体血管神经功能，注意肢体远端皮肤颜色、温度、感觉和运动功能，防止操作不当或牵引压迫引起血管神经损伤。

3.对抗牵引　**床脚抬高15~30cm以对抗牵引力量**。

4.维持有效牵引　注意牵引绳是否脱轨，滑轮是否灵活，牵引锤是否拖地等。

5.并发症的护理

（1）皮肤破溃、压疮：皮肤牵引前涂安息香酸酊保护皮肤，出现水疱及时处理，必要时改骨牵引。保持床单位整洁，在骨突起处加气垫，预防压疮。

（2）牵引针滑脱：选择恰当的钻孔部位，注意深度，重量不宜过大，颅骨牵引每日检查并拧紧牵引弓螺母。

（3）**牵引针孔感染**：牵引针孔周围皮肤保持清洁，防止牵引针左右滑动，**每日在针孔处滴75%乙醇2次**，无菌敷料覆盖。如针孔感染应及时处理，必要时拔针更换牵引部位。

（4）定时测量：**每日测量肢体长度**，并两侧对比，**防止牵引力不足或过度牵引**。

小试身手 2.下列哪项护理措施可防止骨折患者牵引过度

A.针孔处滴75%乙醇　　B.每日测量肢体长度　　C.床脚抬高15~30cm

D.防止牵引针移动　　E.保持功能位

（5）足下垂：牵引时足部保持功能位，卧位时足上不要压重物，棉被放在护架上。

（6）坠积性肺炎：鼓励病人深呼吸，有效咳嗽，勤翻身，拍背，雾化吸入等。

（7）泌尿系感染和结石：鼓励病人多饮水，增加尿量，预防泌尿系感染和结石。

（8）关节僵硬：骨折复位固定后要**循序渐进地进行功能锻炼**。

小试身手 3.骨折患者发生关节僵硬的主要原因是

A.神经损伤　　B.血管损伤　　C.关节腔破坏

D.缺乏功能锻炼　　E.关节面骨折

第二节　石膏绷带术与护理（熟练掌握）

（一）医用石膏的特性及其在骨科中的应用（熟练掌握）

X线不易穿透医用石膏，如包扎过厚会影响X线的观察。医用石膏粉浸湿到硬固，约需10~20分钟，利用这一段时间进行塑形，根据需要快速制作不同的石膏型，用于骨折固定、肢体制动。**石膏型完全干固时间约需24~72小时**，在硬固过程中如受外力作用易折断，如浸泡用水温度高，加入少量食盐，可缩短硬化时间，包扎后环境干燥，气温高，空气流通可加快干固。

1.常用石膏类型及应用

（1）固定躯干的石膏型：石膏床、石膏围腰、石膏背心、石膏围领。主要用于固定脊柱。

（2）固定肩部的肩人字石膏，固定髋部的髋人字石膏。

（3）固定肢体的石膏　上肢有长臂石膏、短臂石膏，下肢有长腿石膏和短腿石膏。

（二）石膏绷带包扎技术（熟练掌握）

1.准备工作　做好物品、人员和病人准备。

2.包扎技术

（1）浸泡石膏：将备好的石膏卷轻轻放入**盛有35℃~40℃热水桶中**，平置放入，石膏完全浸没水中，待其不再冒出气泡时，从水中取出，两手握石膏卷两端向中间挤出多余水分，打开石膏卷备用。

（2）制作石膏条：打开石膏卷后迅速按所需长度在木板上来回折叠6~8层，用于需要加固的部位，特别是关节周围。

（3）包石膏绷带：术者一般右手握石膏卷**由肢体近端开始向肢体远端滚动，切忌拉紧**，左手将石膏绷带抹平，保证石膏层层紧贴，平整，上下厚度一致，在关节和石膏边缘可加固2~3层。**肢端外露，便于观察病情**。操作过程中严禁手指按压石膏，防止术后压疮。

（4）修理、包边、标明日期：石膏绷带包裹完成后，在干固前将石膏抹平，边缘整齐，修理美观，将内衬边缘拉出少许盖住石膏边缘并用石膏糊粘住，防止石膏粉落入。石膏干固后在石膏表面用颜色笔标明日期。

（三）石膏的开窗、剪开和拆除（熟练掌握）

1.石膏开窗方法　首先用笔画好标记，以石膏刀或锯沿标记向内斜切，边切边向上提拉切开部分，开好后修整边缘，剪开内衬，包住边缘粘住，操作过程防止石膏粉落入石膏型内，开窗下来的石膏片可盖上窗口。

2.石膏剪开方法　发现石膏过紧，特别是影响神经和血运时，必须剪开石膏减压。剪开方法是用笔画好纵行标记，沿标记将剪刀伸入石膏和皮肤之间，逐渐剪开，操作过程由助手按压石膏下的皮肤可防止损伤皮肤。可单侧剪开，也可双侧剪开变成前后托绷带包扎。

3.石膏拆除方法　用石膏刀、剪、锯将石膏型一侧全层剖开，用撑开器撑开取下即可。操作过程当心损伤皮肤，动作轻慢。难拆的石膏型先用热水浸泡再拆。

（四）护理措施（熟练掌握）

1.石膏干固前护理

（1）搬运和翻身：注意用手掌平托石膏固定的肢体，切忌用手指抓捏石膏，以免留下指压凹陷，干固后形成局部压迫。

（2）加速干固：提高室温，加强通风，灯泡烘烤，红外线照射等，但要避免烫伤。

2.保持石膏清洁　如石膏轻微污染，用湿布擦拭，但不宜浸湿石膏。

3.观察血液循环和神经　包好石膏后**患肢抬高，促进静脉回流，注意观察肢体远端颜色、温度、感觉和运动**。

4.并发症的预防及护理

（1）压疮：包扎石膏前，加好衬垫，尤其骨突起处应加厚棉垫。**包扎石膏时严禁指尖按压，应用手掌托扶**。如局部出现持续疼痛，要警惕压疮。嘱病人和家属不可向石膏内塞垫，必要时更换石膏。

> 锦囊妙记：石膏在未干固前，如用手指托扶，会造成石膏凸凹不平，会引起患者不舒适甚至有压疮的发生。

（2）**失用性骨质疏松和关节僵硬：通过加强功能锻炼预防**。

（3）**化脓性皮炎**：长期石膏固定，皮肤脱屑、出汗和石膏摩擦，皮肤出现瘙痒、水疱，或用异物伸入搔痒，使局部感染。

（4）**骨筋膜室综合征**：发生原因包括：一是**骨筋膜内肿胀、出血，压力增高，常见于前臂或小腿骨折**；另一种是肢体包扎过紧，尤其是石膏包扎。预防方法：石膏包扎不宜过紧，密切观察，一旦发生应**迅速减压**。

小试身手（4~5题共用题干）

患者，男性，18岁，因车祸致左前臂骨折后行石膏管型固定。4小时后左侧手指苍白、发凉，桡动脉搏动减弱。

4.该患者可能出现了

A.压疮　　　　　　　　B.失用性骨质疏松　　　C.化脓性皮炎

D.骨筋膜室综合征　　　E.石膏综合征

5.针对上述情况，应采取的措施是

A.热敷　　　　　　　　B.迅速减压　　　　　　C.给予止痛剂

D.抬高患肢　　　　　　E.功能锻炼

（5）**石膏综合征**：大型石膏或包扎过紧，病人**呼吸费力，进食困难，胸部发憋，腹部膨胀**。预防方法：包扎石膏时适当留有余地，进食不要过多，上腹开窗等。

5.功能锻炼　为防止骨质脱钙、肌肉萎缩、关节僵硬及恢复功能，要分阶段进行功能锻炼，固定范围外的部位加强锻炼，范围内的肌肉等长收缩，循序渐进，主动锻炼为主。

6.健康教育

（1）体位：协助病人取功能位或治疗需要的体位。

（2）饮食：进食高热量、高蛋白、高维生素、易消化食物，多食水果、蔬菜，多饮水。

（3）石膏护理：保持石膏清洁、防止水浸、不能向石膏内填塞异物，不要重压或碰撞。

（4）功能锻炼：坚持功能锻炼。

第三节 功能锻炼

（一）目的（熟练掌握）

1.保持和恢复关节运动的幅度，防止关节僵硬。

2.保持和恢复肌肉力量及耐力，防止肌肉萎缩。

3.防止骨质脱钙，预防骨质疏松。

4.促进血液循环。

5.早日恢复正常生活和工作。

（二）护理（熟练掌握）

1.分阶段锻炼

锻炼时间	主要任务	运动重点
早期（伤后1~2周）	促血行，消肿胀，防止肌萎缩	**患肢肌肉舒缩锻炼**，固定范围以外的部位在不影响患肢固定的情况下进行锻炼
中期（伤后2周）	**防止肌萎缩和关节粘连**	**患肢骨折的远近关节运动**
后期（伤后6~8周后）	促使功能全面恢复	**重点关节为主的全身锻炼，此期是功能锻炼的关键阶段**

锦囊妙记：骨折患者术后早期锻炼患肢肌肉；中期锻炼骨折处的远近关节；晚期锻炼全身的重点关节。

2.功能锻炼方法

（1）被动运动：完全靠自身以外的力量进行运动，适用于严重瘫痪的病人。

（2）主动运动：依靠病人自身力量进行锻炼，是功能锻炼的主要方法，适用于有活动能力的病人。

（3）**助力运动：自身力量不足，借助外力协助，尤其在起动时需要帮助。**

小试身手 6.自身力量不足，需要外力协助，尤其是在运动时需要帮助的骨折患者，应采取的功能锻炼方法是

　　A.被动运动　　　　　　B.主动运动　　　　　　C.助力运动

　　D.手法治疗　　　　　　E.等长收缩

（4）**手法治疗**：适应于关节内粘连已完全机化，关节僵硬已定型。为创造锻炼条件，采取一次性手法撕裂瘢痕组织。须在麻醉下进行，手法缓和，护理应注意的

是术后尽早锻炼。

3.肌肉锻炼的形式　等长收缩和等张收缩。

4.锻炼原则　遵循动静结合，主动被动结合，循序渐进的原则。

参考答案

1.C　2.B　3.D　4.D　5.B　6.C

答案与解析

1.C　牵引的目的包括骨折、脱位的复位和固定，矫形治疗，缓解肌肉痉挛，防止畸形，肢体制动，减轻疼痛，预防畸形和病理性骨折。

2.B　骨折患者牵引时，应每日测量肢体长度，两侧对比，防止牵引力量不足或过牵。

3.D　骨折复位固定后，为防止关节僵硬，应遵循循序渐进的原则进行功能锻炼。

4～5.D、B　患者因左前臂骨折行石膏管型固定后出现左侧手指苍白、发凉，桡动脉搏动减弱，应考虑为骨筋膜室综合征。一旦发生骨筋膜室综合征，应迅速切口减压。

6.C　骨折患者应早期进行功能锻炼，其中助力运动是指自身力量不足，需要外力协助，尤其在起动时需要帮助。

第四十二章　骨折患者的护理

　　本章内容较为重要，每年必考。近5年的考试先后考查了骨折的临床表现，骨折的诊断，骨折的并发症和急救，股骨颈骨折，四肢骨折的护理措施，肩关节脱位的临床表现，断肢再植的治疗原则和护理措施等。整体的考查偏重于知识的记忆和应用。对于本章的复习，考生应着重掌握骨折的病因和分类，骨折的临床表现，骨折的诊断，骨折的并发症和急救，骨折患者的功能锻炼，常见四肢骨折，四肢骨折的护理措施，脊柱骨折的急救搬运，脊髓损伤的病理、临床表现和并发症，肩关节脱位的临床表现，断肢再植的治疗原则和护理措施等内容。本章记忆性内容较多，考生可结合"锦囊妙记"中的方法进行记忆。

考点纵览

第一节　概述

一、定义、病因、分类（熟练掌握）

（一）定义

骨折是指骨的完整性和连续性发生中断。

（二）病因

病因	含义	举例
直接暴力	暴力直接作用部位发生骨折	如压砸、撞击、火器伤等引起的骨折
间接暴力	着力点以外的部位发生骨折	从高处坠下足部着地引起脊椎骨折
肌肉牵拉作用	肌肉突然猛烈收缩拉断其附着部位的骨折	如投掷手榴弹用力不当引起肱骨结节撕脱骨折
疲劳性骨折	骨质持续受到轻度劳损引起的骨折	长途行军导致第2、3跖骨骨折
病理性骨折	骨骼本身有病变，受到轻微外力即发生骨折	骨肿瘤、骨结核、骨髓炎等发生的骨折

（三）分类

分类依据	含义
骨折端与外界是否相通	闭合性骨折：骨折处皮肤或黏膜完整，骨折端与外界不通
	开放性骨折：骨折处皮肤或黏膜不完整，骨折端与外界相通，易引起感染
骨折的程度及形态	**不完全骨折**：骨骼连续性没有完全中断，依骨折形态又分为**青枝骨折**、**裂缝骨折**等
	完全骨折：骨骼连续性完全中断，按骨折形态又分为**横形骨折**、**斜形骨折**、**螺旋形骨折**、**粉碎性骨折**、**嵌插骨折**、压缩骨折、凹陷骨折和骨骺分离等
按骨折处的稳定性	**稳定性骨折**：骨折端不易移位或复位后不易再移位的骨折，如**不完全性骨折及横形骨折**、**压缩骨折**、**嵌插骨折**等
	不稳定性骨折：骨折端易移位或复位后易再移位的骨折，如**斜形骨折**、**螺旋形骨折**、**粉碎性骨折**等
骨折后时间长短	**新鲜骨折**：**2周之内的骨折**
	陈旧骨折：发生在2周之前的骨折

二、临床表现（熟练掌握）

（一）全身表现

1.休克　较大的骨折或多发性骨折，可因大量出血和剧烈疼痛，引起失血性休克和神经性休克，如骨盆骨折及大腿骨折。

2.发热　一般骨折没有发热，当骨折大量出血后吸收可引起低热，开放性骨折感染发热。

（二）局部表现

1.一般表现　疼痛和压痛、肿胀和瘀斑、功能障碍等。

2.骨折专有体征　畸形、假关节活动（异常活动）、骨擦音或骨擦感。

小试身手　1.骨折的专有体征是

A.压痛与疼痛、局部肿胀和瘀斑、功能障碍

B.疼痛与压痛、局部肿胀与瘀斑、骨擦音或骨擦感

C.异常活动、局部肿胀和瘀斑、骨擦音或骨擦感

D.畸形、异常活动、骨擦音或骨擦感

E.畸形、局部肿胀与瘀斑、骨擦音或骨擦感

三、骨折的诊断（熟练掌握）

1.病史　损伤或相关病史。

2.临床表现　具有骨折的专有体征。

3.辅助检查

（1）**X线检查：明确诊断并明确骨折类型及移位情况**，包括正、侧位及邻近关节X线检查，并与健侧对照。

小试身手　2.诊断骨折的最可靠依据是

A.外伤史　　　　　　　B.疼痛　　　　　　　C.出血

D.X线检查　　　　　　E.肢体肿胀

（2）CT检查：更准确地了解骨折移位情况。

（3）MRI检查：适用于脊椎骨折合并脊髓损伤的病人，明确骨折类型及脊髓损伤程度。

四、骨折的并发症（熟练掌握）

早期并发症	晚期并发症
休克：股骨干骨折、骨盆骨折及多发性骨折易引起	**关节僵硬最常见：患肢长期固定**，关节周围组织发生纤维性粘连
血管损伤：骨折断端损伤血管，如肱骨髁上骨折可损伤肱动脉、股骨下1/3及胫骨上1/3骨折可损伤腘动脉	**骨化性肌炎**：关节附近骨折，形成骨膜下血肿，处理不当血肿扩大、机化并在关节附近软组织内骨化
神经损伤：　肱骨干骨折损伤桡神经；肘关节周围骨折损伤尺神经、正中神经；腓骨颈骨折损伤腓总神经；脊椎骨折引起脊髓损伤	愈合障碍：因整复固定不当、局部血液供应不良引起
内脏损伤：颅骨骨折引起脑损伤，肋骨骨折损伤肺、肝、脾，骨盆骨折损伤膀胱、尿道和直肠等	畸形愈合：整复不好或固定不牢发生错位而愈合
骨筋膜室综合征：常见于前臂和小腿骨折。表现为**肢体剧痛、肿胀**、指（趾）呈屈曲状、**局部肤色苍白或发绀**，常由骨折血肿、组织水肿或石膏管过紧引起	**创伤性关节炎：发生在关节内骨折易引起**创伤性关节炎
脂肪栓塞：骨折端血肿张力大，骨髓腔内脂肪微粒进入破裂的静脉内，引起肺、脑血管栓塞	**缺血性骨坏死：如股骨颈骨折时的股骨头坏死**
感染：**开放性骨折易造成化脓性感染和厌氧菌感染**，以化脓性骨髓炎多见	**缺血性肌挛缩**　如发生在前臂掌侧即"爪形手"畸形

锦囊妙记：考生应能区分骨折的早期并发症及晚期并发症。

小试身手　3.下列属于骨折早期并发症的是

A.脂肪栓塞　　　　　　B.关节僵硬　　　　　　C.缺血性骨坏死

D.创伤性关节炎　　　　E.畸形愈合

小试身手 4.骨折后导致关节僵硬的主要原因是

A.营养不良   B.神经损伤   C.肌萎缩

D.缺少功能锻炼   E.缺少血供

五、骨折的愈合过程和影响因素（熟练掌握）

（一）骨折愈合过程   骨折的愈合是一个连续的过程，根据其变化可分为三个阶段

1.血肿炎症机化演进期   又称纤维愈合期。此期大约需要2~3周。

2.原始骨痂形成期   又称临床愈合期。此期大约需要12~24周。

3.骨痂改造塑形期   又称骨性愈合期。此期大约需要1~2年。

（二）影响骨折愈合的因素

骨折愈合需要三个先决条件，即有足够的接触面、固定牢固、血供充分。

1.全身性因素   如年老、体弱、营养不良、各种代谢障碍性疾病等导致愈合迟缓或不愈合。

2.局部性因素   如骨折的部位、类型、程度，治疗与护理不当，骨折端血供不良与周围组织情况差，骨折局部感染均导致愈合迟缓或不愈合。

3.治疗方法   如反复多次的手法复位，治疗操作不当、骨折固定不牢固，过早和不恰当的功能锻炼等。

六、急救（熟练掌握）

1.抢救生命

2.防止进一步损伤或污染   **骨折或疑似骨折的病人应给予临时固定；外露骨端一般不进行现场复位**；可疑脊柱骨折的病人应保持脊柱中立位，由三人分别扶托病人的头背、腰臀和双下肢部位，协调动作，**平稳放在脊柱固定架或硬板上抬运，切忌背驮、抱持等，严禁弯腰扭腰**，疑有颈椎骨折或脱位时，专人双手牵引头部使颈椎保持中立位的同时将病人平放在硬板上，颈部两侧用沙袋固定以限制头颈部活动。

> 锦囊妙记：一般情况下，在现场急救时，骨折患者首要的处理措施是固定，防止骨折断端刺破神经、血管，引起进一步的损伤。颈椎骨折的患者应采用3人或4人搬运法，将患者平放在木板上，严禁肩扛、背驮，防止引起脊神经损伤。

小试身手 5.骨折治疗的首要步骤是

A.复位   B.固定   C.功能锻炼

D.石膏绷带固定   E.持续牵引骨牵引

小试身手 6.患者，男性，28岁，因车祸后致左胫腓骨骨折，骨折端外露，伤

口有活动性出血。下列急救措施中**错误的是**

A.现场复位　　　　　　　B.固定患肢　　　　　　　C.迅速转运

D.检查是否有其他合并伤　E.用清洁布加压包扎伤口

3.迅速转运　经初步抢救、妥善固定包扎后，应迅速平稳转送病人。

4.尽早清创开放性骨折，使用抗生素和TAT预防感染。

七、治疗原则（熟练掌握）

（一）复位

复位是骨折治疗的首要步骤。

1.按复位程度分为：解剖复位和功能复位。

2.复位方法

（1）**手法复位**：又称闭合复位，**是闭合性骨折最常用的复位方法**。手法复位动作要轻，争取一次成功，避免反复复位引起损伤。

（2）切开复位：优点是复位准确，可早期离床活动，减少并发症。缺点是可损伤周围组织和血管，影响愈合。

（3）持续牵引复位：对部分骨折行持续牵引复位，同时还可起固定作用。如颈椎骨折、大腿骨折等。

（二）固定

1.**小夹板固定**　**主要适用于四肢长骨且较稳定的骨折**，固定范围不包括骨折处的上下关节，方便早期功能锻炼。

2.石膏绷带固定　按肢体形状塑形、干固后，固定可靠，固定范围大，不易再移位，但不利于功能锻炼。

3.持续牵引骨牵引　较直接用力量大，利于观察开放性伤口和换药，利于功能锻炼、但不能早期下床活动；皮牵引较间接用力量小，多适用于儿童。

4.切开复位及内固定　复位准确、固定牢靠，但具有创伤等缺点。

（三）功能锻炼

功能锻炼是骨折治疗的重要阶段，固定后即可开始功能锻炼，以促进功能恢复。功能锻炼的原则是动静结合，主动为主，被动为辅，循序渐进。

分期	锻炼时间	锻炼目的	锻炼内容
早期	伤后1~2周内	促进血液循环，消除肿胀，防止肌肉萎缩	**以患肢肌肉的舒缩运动为主**，骨折部位的上、下关节保持不动
中期	损伤2周后	防止肌肉萎缩和关节僵硬	**以骨折处上、下关节运动为主**
后期	损伤6~8周后	促进关节活动范围和肌力的恢复	**以重点关节为主的全面功能锻炼**，可辅以理疗和外用药物

小试身手　7.关于功能锻炼的叙述，**错误的是**

A.功能锻炼应循序渐进　　　　B.指导和鼓励患者活动

C.患肢关节禁忌一切活动　　　　D.固定范围内肌肉可以活动

E.鼓励患者做能独立完成的事

第二节　常见的四肢骨折

一、锁骨骨折

（一）病因、病理（掌握）

多由间接暴力引起，常在侧方摔倒，肩部或手掌着地，力量传到至锁骨，导致锁骨中外1/3斜形骨折。少数由上胸部直接撞击伤引起，导致粉碎骨折。锁骨中、外段骨折时，近侧端受胸锁乳突的牵拉向后上移位，远侧端受上肢重力和胸大肌作用，向前下移位。锁骨骨折移位明显时应警惕臂丛神经损伤，外侧端的骨折易合并肩锁关节脱位。

（二）临床表现（熟练掌握）

局部疼痛、肿胀、瘀斑、患侧肩部下垂、肩部活动时疼痛加重，健侧手托扶患侧肘部，锁骨位于皮下，检查时可发现畸形和骨擦音。X线正位片可发现骨折及移位情况。

（三）治疗原则（掌握）

1.三角巾悬吊　对儿童的青枝骨折及成人无移位的骨折，可用三角巾悬吊3~6周，然后开始活动。

2.手法复位　对有移位的骨折行手法复位，**"8"字绷带固定**，双肩后伸挺胸位。

二、肱骨髁上骨折

指肱骨干与肱骨髁交界处发生的骨折，以儿童多见。

（一）病因、病理（掌握）

间接暴力所致，根据外力作用部位及骨折远端移位情况分为伸直型骨折和屈曲型骨折，前者多见。

1.伸直型骨折　此型最多见。跌倒时肘关节处于半屈或伸直位，手掌着地，暴力经前臂传至肱骨下端，引起骨折，骨折远端向后上方移位，近端前下移位，常同时有桡偏或尺偏移位，易合并肱动、静脉及正中神经、桡神经、尺神经损伤。

2.屈曲型骨折　跌倒时肘关节屈曲位，肘后着地，暴力由肘后下方向前上传导引起骨折。骨折远端向前，近端向后移位，较少损伤血管神经。

（二）临床表现（熟练掌握）

肘部肿胀、疼痛、皮下瘀斑、功能障碍。查体：局部压痛、假关节活动、骨擦音、畸形，伸直型肘后可触及骨折端。如合并血管神经损伤出现相应症状。X线正侧位片可明确骨折及移位情况。

（三）治疗原则（掌握）

1.手法复位　局部肿胀轻、无血管神经损伤者可在局麻下手法复位，后石膏托固定4~5周。

2.骨牵引　伤后时间较长，局部明显肿胀，暂不宜手法复位，先行尺骨鹰嘴牵引，待肿胀消退后再行手法复位石膏托固定。对肿胀不甚严重的，也可卧床休息，抬高患肢，待肿胀消退后再复位固定。

3.手术切开复位内固定　手法复位失败或伴血管神经损伤者行手术切开直视下复位交叉克氏针内固定。

（四）护理措施（熟练掌握）

严密观察患肢桡动脉搏动及末梢血运、感觉、活动情况，晚期注意有无骨化性肌炎、肘内翻畸形甚至缺血性肌挛缩等并发症发生。

三、桡骨远端骨折（Colles骨折）

发生于桡骨远端约3cm以内的骨折，常见于有骨质疏松的中老年女性。

（一）病因、病理（掌握）

桡骨远端伸直型骨折是由间接外力引起，跌倒时，手掌着地，暴力沿掌腕向上传导至桡骨下端，发生骨折。骨折后远端向背侧和桡侧移位。桡骨远端屈曲型骨折（Smith骨折）少见。

（二）临床表现（熟练掌握）

局部疼痛、肿胀、压痛、功能障碍，出现典型的畸形表现，**侧面观"银叉样"畸形，正面观"枪刺样"畸形**。X线正侧位片检查可显示骨折和移位情况。

（三）治疗原则（掌握）

1.手法复位　局麻下手法复位后，**以小夹板或背侧石膏托固定在屈腕、尺偏、旋前位2周**，之后改用中立位固定2周。

2.手术切开复位内固定。

（四）护理措施（掌握）

注意观察患侧手指血运、感觉、活动有无异常。固定期间做手指、肘、肩伸屈活动，拆除石膏后进行腕关节功能锻炼。

四、股骨颈骨折

股骨颈骨折多见于中、老年女性。

（一）病因、病理及分类（掌握）

1.病因、病理　**间接暴力是引起股骨颈骨折的主要原因**，多数情况是走路滑倒时，身体发生扭转，力量传到股骨颈发生骨折。对于老年人，暴力不一定很大即可引起骨折。而青年人多是受到较大暴力引起骨折。**股骨颈骨折后易引起血运障碍，**

导致股骨头坏死或骨折不愈合。

小试身手 8.最易引起股骨头坏死的骨折是

A.股骨干骨折　　　　B.股骨头下骨折　　　　C.股骨颈骨折

D.股骨颈基底骨折　　E.股骨转子间骨折

2.分类

（1）按骨折线部位分为：头下型骨折、经颈型骨折、基底骨折。其中**头下型和经颈型骨折易发生血运中断，造成股骨头坏死或骨折不愈合，而基底骨折对血运影响不大，骨折愈合较好。**

（2）按骨折线角度分为：①内收骨折：远端骨折线与两髂嵴连线的夹角（Pauwells角）大于50°；②外展骨折：Pauwells角小于30°。前者属于不稳定型骨折，后者为稳定型骨折。

（3）按骨折移位程度分为：①不完全骨折；②完全骨折。

（二）临床表现（熟练掌握）

患髋疼痛、患肢活动障碍，不能站立和行走，患肢呈屈曲、内收、缩短、外旋畸形，外旋45°~60°之间，检查见大转子上移。嵌插骨折畸形不明显，暂时仍可勉强行走，数日后症状加重。X线检查可显示骨折部位及移位情况。

（三）治疗原则（掌握）

1.非手术治疗

（1）**持续皮牵引：适用于无明显移位外展型骨折或嵌插骨折。**

（2）骨牵引。

2.手术治疗　手术治疗的优点在于术后可早期活动，避免老年人长期卧床引起的并发症。常见手术方式有：闭合复位内固定术、切开复位内固定术、人工关节置换术。

五、股骨干骨折

股骨干骨折是指股骨小转子与股骨髁之间的骨折，**多见于青壮年**。

（一）病因、病理及分类（掌握）

1.病因、病理

（1）直接暴力：重物直接打击、撞击、车轮辗轧，引起横形或粉碎骨折，周围软组织严重损伤。

（2）间接暴力：自高处坠落、机器扭转引起斜形或螺旋形骨折，周围软组织损伤较轻。

2.分类

（1）股骨上1/3段骨折：骨折的近折端屈曲外旋外展移位，远折端受内收肌的牵拉向上、向后移位。

（2）股骨中1/3段骨折：向外成角畸形，骨折端移位多与暴力方向有关。

（3）股骨下1/3段骨折：远折端向后移位，易损伤腘动脉、腘静脉和腓总神经。

（二）临床表现（熟练掌握）

局部疼痛、肿胀、功能障碍、畸形，可出现休克。查体：局部压痛、异常活动、骨擦音。中下1/3骨折易引起血管神经损伤，检查时注意肢体远端血运、感觉和运动功能。

（三）治疗原则（掌握）

1.非手术治疗

（1）皮牵引：**适用于3岁以下的儿童，采用垂直悬吊牵引。**

（2）骨牵引：适用于成人各类型股骨骨折。

小试身手 9.患者，男性，22岁，因车祸后致股骨干骨折，最适宜的固定方法是

A.小夹板　　　　　　　B.石膏绷带　　　　　　　C.皮牵引

D.骨牵引　　　　　　　E.皮肤牵引

2.手术治疗　切开复位内固定，适用于非手术治疗失败、伴有血管神经损伤或多发性损伤者，不宜长期卧床的老年人也可考虑手术治疗。

（四）护理措施（熟练掌握）

注意观察患肢远端动脉搏动及血运、感觉和活动有无异常，牵引期间注意早期进行股四头肌功能锻炼。

六、胫腓骨干骨折

胫腓骨干骨折是指发生在胫骨平台以下至踝上部分的骨折，是长骨骨折中最多见的一种，占全身骨折的4%。

（一）病因、病理及分型（掌握）

1.病因、病理

（1）直接暴力：胫腓骨表浅，易受直接暴力作用导致骨折，常为横行、斜行或粉碎骨折。多为开放性骨折。

（2）间接暴力：少见，可由高处坠落、滑倒引起，多为斜行或螺旋行骨折，胫骨下1/3血供少，骨折后不易愈合。

小腿的肌筋膜与胫骨、腓骨和胫腓骨间膜一起构成四个筋膜室，骨折后出血造成室内压增加，病人出现疼痛、肿胀、麻木、苍白和感觉障碍，甚至发生肌肉缺血坏死，即骨筋膜室综合征。

2.分型

（1）胫腓骨干双骨折：最多见，损伤重，并发症多。

（2）单纯胫骨干骨折：较少见，由于腓骨支撑移位不明显。

（3）单纯腓骨干骨折：少见，常于小腿外侧踢伤，移位少，预后好。

（二）临床表现（熟练掌握）

局部疼痛、肿胀、压痛、功能障碍。肢体短缩或成角畸形，异常活动，出现骨擦音或骨擦感。**开放性骨折骨端外露，如有胫前动脉损伤，足背动脉搏动消失，肢**

端苍白、冰凉。X线检查可显示骨折部位、类型及移位情况。

（三）治疗原则（掌握）

1.非手术治疗

（1）手法复位外固定：横行和短斜行骨折可手法复位，长腿石膏或下夹板固定。

（2）骨牵引治疗：斜行、螺旋行和轻度粉碎骨折可行跟骨结节牵引治疗。

2.**手术治疗** 对手法复位失败、**严重的开放性**或粉碎性骨折考虑手术治疗。

七、四肢骨折病人的护理

（一）护理评估（熟练掌握）

1.健康史 评估受伤时间、地点、部位，伤后肢体功能情况，急救过程及搬动情况等。

2.身体状况 了解骨折类型、畸形及功能状况，有无并发症及合并伤，重要脏器功能情况，治疗经过等。

（二）护理措施（熟练掌握）

1.一般护理 加强基础护理，照顾病人生活起居，卧硬板床，保持床单位清洁。提供营养丰富易消化饮食，多吃水果、蔬菜，适量纤维及多饮水，防止便秘及泌尿系感染和结石。

2.疼痛的护理 针对引起疼痛的原因进行护理。

3.病情观察 观察患肢肿胀、疼痛、制动情况，**抬高患肢或功能位**。对病情严重者应观察全身变化。

4.预防感染 开放性骨折处理不当易致感染，预防方法是早期彻底清创，全身使用抗生素，加强营养。

5.牵引病人的护理。

6.小夹板固定护理

（1）准备合适的夹板及衬垫。夹板外绑带松紧适宜，**以绑带能容易地上下移动1cm为宜**，绑带的松紧应适时调整。

（2）**抬高患肢**，促进静脉回流，减轻水肿，**观察肢体远端皮肤的温度、颜色、感觉和运动功能**。在医生的指导下进行功能锻炼。

7.石膏固定病人的护理。

8.并发症的护理

（1）休克：多见于大腿骨折、骨盆骨折，或发生于多发性损伤。预防方法：密切观察病人生命体征变化，尽早发现、及时处理，骨折固定、扩容、镇静镇痛等。

（2）血管神经损伤：颅骨骨折、脊椎骨折、肱骨髁上骨折易引起等。应仔细检查，尽早发现和处理。

（3）**脂肪栓塞：是骨折的早期严重并发症**，骨折时骨髓腔内压力过大，骨髓破坏后的脂肪颗粒进入破裂的血管，引起肺栓塞。应及时发现，迅速处理。当病人发生肺水肿、肺出血、肺不张、低氧血症时，会出现呼吸困难、发绀，X线胸片显示肺实变。保持呼吸通畅、给氧或使用呼吸机、半坐位、维持体液平衡、使用糖皮质激素及抗凝血制剂等。

（4）**骨筋膜室综合征**：主要表现为患肢红肿、持续性剧烈疼痛，肢体远端脉搏减弱或消失、麻木、指或趾屈曲，全身有中毒表现。一旦发生，应立即**去除过紧的外固定，内部血肿切开减压，禁忌抬高患肢，以免加重缺血**。

> 锦囊妙记：除骨筋膜室综合征禁忌抬高患肢，其余情况下均需抬高患肢。

（5）内脏损伤：颅骨骨折引起脑损伤，肋骨骨折引起肺、肝或脾损伤，骨盆骨折引起尿道、直肠损伤等。应注意观察病人的意识、呼吸、腹痛、尿血、便血等。一旦发现异常，应立即处理。

9.指导功能锻炼　整复固定后开始，遵循循序渐进，主动锻炼为主的原则。

第三节　脊椎骨折和脊髓损伤

一、脊椎骨折

脊椎骨折损伤严重而复杂，以胸、腰椎骨折多见，颈椎骨折常伴脱位、脊髓损伤，易致残或危及生命。

（一）病因、病理分类（掌握）

1.病因　多因间接暴力引起，多为屈身而下，引起椎体压缩或伴粉碎性骨折，严重时合并关节突脱位或脊髓损伤。

小试身手 10.患者，男性，28岁，从高空坠落脚着地后引起腰椎骨折。该患者的骨折类型是

A.直接暴力导致的骨折　　　　　B.间接暴力导致的骨折

C.肌肉牵拉作用导致的骨折　　　D.疲劳性骨折

E.病理性骨折

2.分类及病理

（1）按暴力作用方向分类

1）屈曲型：最多见，易发生于胸腰段的楔形压缩性骨折。

2）过伸型：少见，常发生于高速行驶的汽车，突然撞车，头部受力后仰造成颈椎骨折脱位或伴颈髓损伤。

3）屈曲牵拉型：常伴椎间关节脱位、半脱位。

4）垂直压缩型：自高空垂直坠落，足或臀部着地，引起胸腰椎的压缩粉碎性骨折，粉碎的椎体和椎间盘突入椎管，损伤脊髓。

（2）按骨折后稳定性分类

1）稳定型：骨折后较稳定，不易移位，**如单纯压缩性骨折，椎体压缩不超过**

原高度的1/3。

2）不稳定型：损伤严重，暴力不仅引起脊柱压缩，还伴有旋转力量，复位后不稳定。易出现脊柱后突和进行性神经症状。

（二）临床表现（熟练掌握）

局部疼痛、肿胀、脊柱活动受限、骨折处棘突有明显压痛和叩击痛；胸腰椎骨折常出现后突畸形；合并截瘫时，损伤脊髓平面感觉、运动、反射障碍，高位截瘫可出现呼吸困难，甚至呼吸停止。

（三）辅助检查（掌握）

1.X线　可显示骨折部位、类型和程度，关节脱位，棘突间隙改变等。

2.CT、MRI　可进一步显示骨骼、关节和椎管的变化。

（四）急救搬运（掌握）

正确的搬运方法：**三人平托病人，同步行动，将病人放在脊柱板、木板或门板上**；也可将病人保持平直体位，整体滚动到木板上。**严禁弯腰、扭腰。如有颈椎骨折、脱位，需另加一人牵引固定头部**，并与身体保持一致，同步行动。

（五）治疗原则（熟练掌握）

1.胸、腰椎骨折

（1）单纯压缩骨折：①椎体压缩不足1/5者或老年病人不能耐受复位和固定者，卧硬板床，骨折部位加厚枕，使脊柱过伸，3日后开始腰背肌锻炼，伤后第3个月可少许下床，3个月后逐渐增加下床活动时间；②椎体压缩大于1/5的年轻病人，可用两桌法或双踝悬吊法过伸复位，复位后石膏背心固定3个月，固定期间每日坚持背肌锻炼。

（2）爆破型骨折

1）无神经症状，经CT检查确无骨折片挤入椎管内，用双踝悬吊法复位。

2）有神经症状和有骨折片挤入椎管内考虑手术治疗。

2.颈椎骨折

（1）稳定型骨折：牵引复位，复位后石膏固定。

1）**颌枕带牵引：轻度压缩骨折**采用颌枕带卧位牵引复位，牵引重量3kg，复位后用头颈胸石膏固定3个月，石膏干固后可起床活动。

2）颅骨牵引：压缩明显或双侧椎间关节脱位采用持续颅骨牵引复位，牵引重量3~5kg，复位后再牵引2~3周后，头颈胸石膏固定3个月。

（2）爆破型骨折伴有神经症状：原则上手术治疗，一般经前路手术，去除骨片、减压、植骨融合及内固定。

二、脊髓损伤

（一）病因、病理（掌握）

1.病因　脊髓损伤是脊椎骨折、脱位的严重并发症，移位的椎骨或突入椎管内的骨折片，压迫或损伤脊髓或马尾神经，引起瘫痪。

若损伤平面以下的感觉、运动、反射及括约肌功能部分丧失，称为**不完全瘫痪**；若这些功能完全丧失称为**完全瘫痪**。骨折在胸腰椎引起脊髓损伤出现下肢瘫痪，称为**截瘫**；如颈髓损伤，双上肢出现瘫痪，称为**四肢瘫痪或四瘫**。

2.病理

（1）**脊髓震荡（脊髓休克）**：是脊髓损伤最轻的一种。从组织形态学上看无病理改变，只是**暂时性出现功能障碍**，短期即可恢复。

（2）**脊髓挫伤**：外观完整，但内部有不同程度受损，可引起脊髓软化或瘢痕形成。

（3）**脊髓受压**：骨折脱位移位的椎骨、碎骨片等突入椎管或直接压迫脊髓，引起脊髓改变，如及时去除压迫脊髓功能可能恢复。

（4）**脊髓断裂**：损伤严重，脊髓的连续性中断。脊髓断裂无法恢复。

（5）**马尾神经损伤**：第2腰椎以下脊椎骨折脱位可导致马尾神经损伤，受伤平面以下迟缓性瘫痪。

（二）临床表现（熟练掌握）

1.脊髓震荡　损伤后短暂性功能障碍，一般不留后遗症。

2.脊髓挫伤和脊髓受压　伤后损伤平面以下的感觉、运动、反射及括约肌功能部分或完全丧失，可为单侧，也可为双侧，双侧多在同一平面。一般2~4周后逐渐演变为痉挛性瘫痪，肌张力增高、腱反射亢进，锥体束征阳性。胸段脊髓损伤表现为截瘫，颈段损伤表现为四肢瘫，上颈段损伤表现为四肢痉挛性瘫痪，下颈段损伤表现为上肢弛缓性瘫痪，下肢为痉挛性瘫痪。

3.**脊髓半切征**（Brown Sequard征）　**损伤平面以下同侧肢体的运动和深感觉丧失，对侧肢体的痛觉和温度觉丧失**。

4.脊髓断裂　损伤平面以下的感觉、运动、反射和括约肌功能完全丧失。

5.脊髓圆锥损伤　成人脊髓终止于第1腰椎体的下缘，当第1腰椎骨折可损伤脊髓圆锥，病人会阴部皮肤鞍状感觉消失、括约肌功能及性功能障碍，而双下肢的感觉和运动功能正常。

6.截瘫指数　截瘫指数分别用"0""1""2"表示，**"0"代表没有或基本没有瘫痪，"1"代表功能部分丧失，"2"代表完全或接近完全瘫痪**。

（三）辅助检查（掌握）

1.实验室检查　血、尿、粪便常规、血、尿生化检查。

2.X线检查　脊髓造影经颅底穿刺，注入造影剂，观察造影剂下流是否受阻。

3.CT、MRI　可显示脊髓受压和椎管内软组织情况。

（四）并发症（掌握）

1.呼吸道并发症　**呼吸道感染和呼吸衰竭是脊髓损伤的严重并发症**。

2.泌尿系感染和结石　脊髓损伤后括约肌功能障碍导致排尿异常，长期留置尿管，形成泌尿道感染和结石。长期卧床易发生骨质脱钙，尿中钙盐增加，形成泌尿系结石。

3.皮肤压疮　脊髓损伤瘫痪病人长期卧床，皮肤感觉消失，长时间压迫可发生局部神经营养障碍，供血不足，皮肤坏死形成压疮。

4.体温异常：颈髓损伤后体温调节中枢功能丧失，病人出现体温过高或过低。

5.腹胀、便秘：长期卧床造成胃肠功能受到抑制，胃肠蠕动减弱，引起腹胀和便秘。

（五）治疗原则（熟练掌握）

1.固定　及早采取合适的方法固定。

2.解除脊髓受压　对椎骨骨折、脱位及血肿等**对脊髓的压迫，要尽早解除，这是保证脊髓功能恢复的关键。**

3.减轻脊髓水肿　①应用激素治疗：地塞米松静脉点滴或甲泼尼龙冲击疗法。②脱水利尿：甘露醇静脉滴注。③高压氧治疗：尽早使用效果较好。

三、护理（熟练掌握）

（一）护理评估

1.健康史　评估损伤发生时间、原因、部位、急救措施及搬运方法。

2.身体状况　评估有无合并伤及并发症，如颅脑损伤、呼吸衰竭、休克等。评定截瘫指数，了解瘫痪平面、程度、功能丧失状况、有无压疮等。

3.心理状态　评估病人对截瘫的认知水平，承受能力和家人的态度。

（二）护理措施

1.心理护理　脊椎骨折伴脊髓损伤的病人心理负担极大，担心治疗效果、长期卧床、生活不能自理等，病人出现焦躁不安，性格改变，甚至轻生念头。护士应加强心理护理，主动关心病人，使其正视现实，增强治疗信心。

2.生活护理　做好基础、皮肤和口腔护理，加强大小便护理。外伤性截瘫病人，3个月后指导病人练习坐起，逐渐使用拐杖或轮椅下床活动。

3.饮食护理　提供富有营养的易消化饮食，**鼓励病人多吃水果、蔬菜，多饮水。**

4.体温异常的护理。

（1）高热护理：体温高达40℃~42℃时采用乙醇擦浴、冰袋、冰帽、冰囊等物理降温，应用冰袋冰帽应加好衬垫，冰囊要用离被架，以免引起冻伤；药物降温；降低室内温度；冷却补液；多饮水，给予易消化饮食。

（2）低温护理：注意保暖，提高室温，物理升温，给予易消化营养丰富饮食。

5.截瘫并发症护理

（1）皮肤护理：截瘫病人长期卧床，骨隆突部位皮肤长时间受压，易发生压疮。间歇性解除压迫是预防关键。床铺平整、保持皮肤清洁、应用气垫或分区充气床垫、每2~3小时翻身一次，24小时不间断。已发生压疮的，浅表的用红外线灯烘烤，压疮深的去除坏死组织，换药，待炎症控制后植皮。

（2）呼吸道护理：疼痛、长期卧床、呼吸肌麻痹等因素均可导致呼吸不畅，发生坠积性肺炎甚至呼吸衰竭。护士应鼓励病人深呼吸、有效咳嗽、翻身拍背，同时雾化吸入抗生素、地塞米松或糜蛋白酶，稀释分泌物促进痰液排出，必要时吸痰。对于应用呼吸机进行辅助呼吸的病人，注意监管呼吸机。气管切开的病人保持呼吸道通畅，加强气管切开的护理。

（3）泌尿系统护理：做好留置尿管的护理。早期留置尿管持续引流，2~3周后定时开放，每4~6小时开放1次，平时夹闭，以使膀胱充盈，防止膀胱萎缩及感染，并训练自律性膀胱。鼓励病人多饮水，预防泌尿系统感染和结石。

第四节　骨盆骨折

（一）病因、病理（掌握）

1.病因　多由强大暴力挤压或直接撞击引起。

2.病理　骨盆内侧壁血管丰富，骨折后可引起大量出血，导致腹膜后血肿和出血性休克。**骨盆骨折可引起膀胱、尿道、阴道和直肠损伤**。同时还可损伤腰骶神经丛和坐骨神经。

（二）临床表现（熟练掌握）

1.症状　病人下腹部出现疼痛、活动障碍等。

2.体征　耻骨联合、腹股沟及会阴部有压痛和瘀斑。**骨盆分离试验和挤压试验阳性**，检查者双手交叉按压病人两侧髂嵴，如骨盆伤处出现疼痛为骨盆分离试验阳性，检查者双手挤压病人两侧髂嵴，骨盆伤处出现疼痛为骨盆挤压试验阳性。两下肢不等长。

（三）辅助检查（掌握）

1.X线检查　可显示骨折类型、是否移位。

2.CT检查　CT检查可更清晰地显示骶髂关节改变。

（四）常见并发症（熟练掌握）

1.休克　骨盆骨折极易导致休克。

2.腹膜后血肿　骨盆骨折后引起广泛出血，大量血液沿腹膜后疏松结缔组织扩散形成腹膜后血肿。

3.膀胱和后尿道损伤　**尿道损伤较膀胱损伤多见**，表现为疼痛、血尿或无尿。

4.直肠损伤　直肠损伤发生在腹膜反折以上引起弥漫性腹膜炎，发生在腹膜反折以下引起直肠周围脓肿。

5.神经损伤　主要是腰骶神经丛和坐骨神经损伤。骶神经损伤表现为括约肌功能障碍。

6.脏器损伤　分为实质性脏器和空腔脏器损伤。前者表现为腹腔内出血，后者引起腹膜炎。

7.脂肪栓塞与静脉栓塞　盆腔内静脉丛破裂可引起脂肪栓塞，其发生率可以高达35%~50%，症状性肺栓塞率为2%~10%，其中致死性肺栓塞率为0.5%~2%。

（五）治疗要点（掌握）

骨盆骨折应优先处理危及生命的并发症，然后处理骨折。

1.非手术治疗

（1）卧床休息：适用于骨盆单处骨折，骨盆环完整者，卧床休息3~4周。

（2）**骨盆兜悬吊牵引：适用于骨盆环一处骨折，尤其是耻骨联合分离者。**

2.手术治疗

（1）骨外固定架固定术：适用于骨盆环两处断裂骨折的病人。

（2）钢板内固定术：适用于骨盆环多处骨折。

（六）护理措施（熟练掌握）

1.急救处理　密切观察生命体征变化。尽早开放静脉补液或输血。

2.尽早行X线和CT检查以明确骨折类型。

3.排尿、导尿　如尿血提示泌尿系统损伤，尿道口流血提示尿道损伤，若病人不能排尿，应进行导尿。如导尿管顺利插入，尿道损伤可能性不大。插入导尿管后如引流出血尿提示膀胱以上损伤，导不出尿时，行膀胱注水试验，阳性提示膀胱破裂。

4.观察腹部　如出现腹部疼痛，应做诊断性腹腔穿刺，进一步明确有无腹内脏器损伤。

5.牵引及固定病人做好相应的护理。

6.卧床病人做好生活护理。

第五节　关节脱位

一、概述

（一）定义（掌握）

关节脱位是指骨的关节面失去正常的对合关系。

（二）病因（掌握）

1.**创伤性脱位　是脱位的常见病因，由外界暴力引起的脱位。**

2.先天性脱位　由于胚胎发育异常，导致骨关节结构缺陷，出生后已发生脱位。

3.**病理性脱位**　骨关节患骨关节结核、骨肿瘤等疾病，使骨关节结构破坏，关节失去稳定，受到轻微外力即发生脱位。

4.习惯性脱位　创伤性脱位破坏了关节囊、韧带，使关节松弛，以后再受到轻微外力即脱位，与初次脱位治疗不当关系密切。

（三）分类（掌握）

1.按脱位程度：分为全脱位或半脱位。

2.按远侧骨端关节面移位方向：分为前脱位、后脱位、侧方脱位。

3.按脱位后时间分为：**新鲜脱位（脱位后2周内）和陈旧脱位（脱位后2周后）**。

4.按脱位后皮肤是否与外界相通：分为闭合性脱位和开放性脱位。

（四）病理（掌握）

1.关节脱位造成关节囊破裂、韧带损伤、局部出血，关节内积血，血肿机化，纤维组织形成造成关节粘连，关节活动受到影响。

2.关节脱位可伴骨折，关节内骨折易形成创伤性关节炎。

3.关节脱位可损伤周围神经、血管。

（五）临床表现（熟练掌握）

1.一般表现　脱位关节疼痛、肿胀、压痛、关节功能丧失。

2.**特征表现　畸形、弹性固定、关节盂空虚。**

（六）辅助检查（掌握）

X线检查可明确有无脱位及脱位方向，并了解有无骨折。

（七）并发症（掌握）

关节内外骨折，血管、神经损伤，晚期并发骨化性肌炎或创伤性关节炎。

（八）治疗原则（熟练掌握）

1.复位　手法复位为主，早期进行手法复位效果好。伴关节内骨折及软组织嵌入、陈旧性脱位手法复位失败的病人考虑手术复位。

2.固定　**一般复位后固定2~3周。**

3.功能锻炼　固定后即开始功能锻炼，早期活动患部周围肌肉。固定去除后，逐渐活动患部关节，主动活动为主，被动为辅。

二、常见关节脱位

（一）肩关节脱位

1.病因、病理（掌握）　多为间接暴力引起，身体侧位跌倒时，手掌着地，外展、外旋的暴力撕破关节囊前部，肱骨头滑出肩胛盂窝引起脱位。依暴力作用方向及受伤时体位不同，肩关节脱位分为前脱位、后脱位、下脱位、盂上脱位四种类型，**前脱位多见**；前脱位以喙突下脱位多见。肩关节脱位可伴肩锁关节脱位和肱骨大结节撕脱骨折。

2.临床表现（熟练掌握）　肩部疼痛、肿胀、不能活动，以健手托扶患侧前壁，头部倾斜于患侧。三角肌塌陷，**呈"方肩"畸形、原关节盂处空虚。杜加试验阳性**。

小试身手 11.患者，男性，在上臂外展外旋时肩部受外力作用，当即患肢不能活动，疼痛，呈"方肩"畸形，杜加征阳性。应考虑为

A.肱骨头骨折　　　　　B.肱骨颈骨折　　　　　C.肱骨干骨折

D. 锁骨骨折　　　　　　E. 肩关节脱位

3. 辅助检查（掌握）　X线片可显示脱位类型及有无骨折。

4. 治疗原则（熟练掌握）

（1）复位：手法复位。包括病人取卧位的**手牵足蹬法**（Hippocrates法）和病人取坐位的**牵引回旋法**（Kocher法）。

（2）固定：**复位后将肩关节固定于内收、内旋、屈90°，用三角巾悬吊在胸前，固定3周。**

（3）功能锻炼：固定期间活动手和腕，固定解除后逐渐活动肩关节。

（二）肘关节脱位

1. 病因、病理（掌握）　多由间接暴力引起。跌倒时，上臂伸直手掌着地，暴力传至尺、桡骨上端，尺骨鹰嘴突产生杠杆作用，使尺、桡骨近端向后上移位，引起后脱位。严重的肘关节脱位可损伤神经血管，甚至发生Volkmann前臂缺血性挛缩。

2. 临床表现（熟练掌握）　肘部疼痛、肿胀、活动障碍，明显畸形，肘部弹性固定在半屈位，肘后空虚，可摸到凹陷，**肘后三角关系失常**。

3. 辅助检查（掌握）　X线检查可显示脱位方向及有无骨折。

4. 治疗原则（熟练掌握）

（1）复位：尽早手法复位，手法复位失败者考虑手术切开复位。

（2）固定：**复位后用长臂石膏托固定肘关节于屈肘90°，前臂三角巾悬吊在胸前3周。**

（3）功能锻炼：固定期间活动手指和肩部，固定去除后逐渐活动肘部，以主动活动为主，被动活动时动作轻柔，以免引起损伤和骨化性肌炎。

（三）髋关节脱位

1. 病因、病理（掌握）

（1）病因：髋关节脱位为间接外力引起，即当髋关节屈曲或伴有内收时，膝部受到强大暴力作用，经股骨干传至股骨头，向后冲出关节囊。病人弯腰工作时，同样可使股骨头向后冲出关节囊，发生髋关节后脱位。

（2）病理：由于是强大暴力引起脱位，所以常伴髋臼骨折和多发性损伤。**按脱位的位置不同，髋关节脱位**分为后脱位、前脱位、中心脱位，**以后脱位最多见**，中心脱位伴骨盆骨折，甚至盆内脏器损伤，一般会出现失血性休克。

2. 临床表现（熟练掌握）　疼痛、功能障碍、**患肢出现屈曲、内收、内旋、短缩畸形**，臀部可触及股骨头。

3. 辅助检查（掌握）　X线检查可显示脱位类型及有无骨折。

4. 治疗原则（熟练掌握）

（1）复位：手法复位，方法有提拉法（Allis法）和旋转法（Bgelow法）。**手法复位失败考虑手术复位。**

（2）固定：复位后置**患肢于外展中立位皮牵引或穿丁字鞋固定3~4周**，严禁屈曲、内收、内旋动作。

（3）功能锻炼：固定期间做股四头肌等长收缩，4周后扶拐下地，3个月内患肢不负重，防止股骨头变形。

三、护理

（一）护理评估（熟练掌握）

1.健康史　评估损伤史，包括外力大小、作用部位和方向，伤后急救过程。有无骨关节疾病和先天畸形，有无习惯性脱位等。

2.身体状况　评估全身表现，有无内脏损伤和休克。检查关节局部体征，有无疼痛、肿胀、功能障碍，尤其畸形、弹性固定、关节部位空虚等脱位特有体征。

3.心理状态　评估病人焦虑与恐惧的程度，家属的态度等。

（二）护理措施（熟练掌握）

1.密切观察　观察病人的生命体征，有无休克。观察局部脱位症状，复位后症状是否消失。

2.疼痛护理　**伤后24小时之内冷敷，之后热敷**。疼痛较重查明原因后可酌情使用止痛药。

3.患肢护理　**患肢抬高，促进静脉回流，减轻肿胀**。固定牢固并保持功能位或必要的位置。

4.功能锻炼　复位固定后开始功能锻炼，防止关节僵硬和肌肉萎缩。早期固定范围内肌肉等长舒缩，固定解除后逐渐增加活动量和范围，其他关节始终保持功能锻炼。

5.并发症护理　对并发骨折、血管神经损伤和内脏损伤者的病人加强护理，观察病情变化，促进功能恢复。髋关节脱位可导致股骨头坏死，**伤后3个月之内患肢切忌负重**。

第六节　断肢（指）再植

断肢再植是将完全离断或不完全离断的肢体采用显微外科手术的技术对其进行清创、血管吻合、骨骼固定、肌腱和神经修复，使其存活并最大程度地恢复功能。

外伤后肢体离断，没有任何组织相连或仅有少量组织相连，且该组织严重受损在清创时又必须切除的，为完全性离断。如**外伤后伤肢软组织大部分离断，断面超过2/3，并有骨折或脱位，主要血管断裂或栓塞**，如不进行血管修复将发生肢体远端坏死，**为不完全离断**。

（一）病因、病理（掌握）

1.切割伤　断面较整齐，周围组织创伤较轻，再植后存活率高。

2.碾压伤　创伤较重但局限，经过处理后可成为切割伤，再植后可取得较好效果。

3.撕裂伤　外力撕拉使组织损伤复杂而严重，血管、神经、肌腱等组织断裂又不在同一平面，修复困难，成活率及功能恢复较差。

（二）临床表现（熟练掌握）

1.全身表现　单个手指或脚趾离断一般无明显的全身症状，而大的肢体离断，由于出血和剧烈疼痛病人出现休克。

2.局部表现　完全离断时肢体远端与近端没有任何组织相连，或只有少量已严重损伤的组织连接。不完全离断时伤肢软组织大部分离断，断面有骨折或脱位，离断肢体远端无血液循环。

（三）治疗原则（掌握）

1.现场急救　**止血、包扎、断肢保存和快速转运**，观察伤员的全身情况，有无休克。

（1）止血：损伤肢体近端断面出血用压迫包扎法止血，如压迫止血无效可使用止血带止血，但要定时放松，以免压迫过久引起肢体坏死。

（2）包扎：止血后对断肢近端断面用无菌敷料包扎，对尚有少量组织相连的用夹板固定。

（3）断肢保存：对离断的肢体现场不做无菌处理，**严禁冲洗、浸泡、涂药**，用无菌或清洁敷料包裹离断的肢体，**立即干燥冷藏保存**，方法是将包裹好的断肢放入清洁的塑料袋内，再将其放入有盖的容器中，周围加放冰块，**保持在4℃左右**。避免离断肢体直接与冰块接触，以免发生冻伤，同时防止离断肢体直接与冰水接触。

小试身手 12.保存断肢的适宜温度为

A.-24℃　　　　　B.-8℃　　　　　C.-4℃

D.4℃　　　　　E.8℃

如断肢仍卡在机器中，应停机将机器拆卸后取出断肢，严禁强行拉出断肢。

（4）快速转运：**力争6小时内进行手术**。当离断肢体送达医院后，迅速送至手术室用肝素盐水灌注，冲洗后以无菌湿纱布包好，外用干纱布包好，放在无菌容器中，再放入2℃~4℃冰箱内冷藏，**严禁冷冻**。

> 锦囊妙记：考试复习多个"6"：洗胃在6小时内进行最有效，断肢再植应力争在6小时内进行，溶栓应在6小时内进行，腰麻后去枕平卧6~8小时。

小试身手 13.手指断指再植的时间一般要求不超过

A.4小时　　　　　B.6小时　　　　　C.8小时

D.10小时　　　　　E.12小时

2.手术治疗　手术过程包括彻底清创、处理骨折、缝合肌腱、吻合血管、吻合神经、缝合创面等。

（四）护理措施（熟练掌握）

1.现场急救护理　病人观察及离断肢体的低温保存和转运。

2.术前护理

（1）一般护理：评估损伤及急救情况，肢体缺血时间，有无合并性损伤及休克等。

（2）全身支持：静脉输血补液预防休克和肾衰竭，使用抗生素预防感染等。

（3）术前准备：局部清理及手术区皮肤准备，急查血常规，留置尿管等。

3.术后护理

（1）一般护理　了解手术情况。术后指导病人卧床10~14天，适当限制活动。

（2）病情观察

1）全身观察：监测生命体征及尿量并记录24小时出入量。

2）观察再植肢体：①制动及抬高患肢，**抬高患肢至略高于心脏水平，促进静脉回流，但不宜过高以免影响外周血供**。②局部皮温测量，术后10日内每1~2小时测量1次并记录，**如皮温突然下降3℃以上，提示静脉栓塞**，测量时注意在同一部位。③观察再植肢体的颜色、肿胀、毛细血管回流情况。皮肤由红润变苍白、皮温降低、指腹塌陷、毛细血管充盈时间延长超过2秒、动脉搏动减弱或消失，提示**动脉痉挛或栓塞**。若皮肤暗紫、皮温下降、指腹肿胀及毛细血管充盈时间缩短、动脉搏动存在提示静脉回流受阻，即**静脉危象**。如肢体肿胀应定位定时测量肢体周径。其中肢体肿胀和毛细血管充盈时间可更准确地反映肢体血供情况，要求术后3日内每小时观察1次。**血管危象易发在术后72小时内**。

（3）预防感染：术后住单人病房，定时消毒，术后1~2周内室温维持在20℃~25℃，湿度在50%~60%，专人护理，限制探视。肌内注射抗生素预防感染，减少静脉给药，防止发生静脉炎和血栓。

（4）用药护理：遵医嘱使用抗凝剂、扩血管药及镇静镇痛药。

（5）功能锻炼：术后循序渐进地、主动地进行功能锻炼。

小试身手 14.关于断肢再植的术后护理，**错误的是**

A.妥善固定患肢

B.密切观测患肢皮温

C.用烤灯照射再植肢体，以利于局部血管扩张

D.患肢放低，低于心脏平面，以保证断肢的血流供应

E.观察再植肢体的颜色、肿胀、毛细血管回流情况

参考答案

1.D　2.D　3.A　4.D　5.B　6.A　7.C　8.C　9.D　10.B　11.E　12.D　13.B　14.D

答案与解析

1.D　骨折专有体征包括畸形、假关节活动（异常活动）、骨擦音或骨擦感。

2.D　X线检查可明确诊断并明确骨折类型及移位情况。

3.A　脂肪栓塞为骨髓腔内脂肪微粒进入破裂的静脉内，引起肺栓塞可导致患者突然死亡，属于骨折早期、严重的并发症之一。

4.D　骨折患者术后如缺少功能锻炼，会导致骨折周围组织的炎性渗出物粘连，造成关节僵硬。

5.B　凡有骨折或疑有骨折的患者应首先予以临时固定处理，防止进一步损伤血管、神经。

6.A　外露骨端一般不进行现场复位，防止造成伤口的污染。

7.C　除骨折处外，患肢的其他关节均可进行适当的活动。

8.C　股骨颈骨折后易引起血运障碍，发生股骨头坏死或骨折不愈合。

9.D　骨牵引适于成人各类型股骨骨折。该患者为成年男性，因此应选择骨牵引。

10.B　间接暴力骨折是指着力点以外的部位发生骨折。上述患者是脚着地而引起了腰椎骨折，因此属于间接暴力导致的骨折。

11.E　"方肩"畸形、杜加试验阳性为肩关节脱位的典型表现。

12.D　对离断的肢体应尽快用无菌或清洁敷料包裹，并立即干燥冷藏保存，保存温度为4℃左右。

13.B　断肢再植的患者应力争6小时内进行手术，防止断指因缺血缺氧而坏死。

14.D　断肢再植术后，应抬高患肢，抬高患肢至略高于心脏水平，利于静脉回流，但不宜过高以免影响血供。

第四十三章　常见骨关节感染患者的护理

要点分析

　　本章内容较为重要，历年考试多有涉及。近5年的考试先后考查了急性血源性骨髓炎的病理、临床表现和护理措施，骨与关节结核的病因病理、临床表现、辅助检查和治疗要点，骨结核的护理措施等。整体的考查偏重于知识的记忆和应用。对于本章的复习，考生应着重掌握急性血源性骨髓炎的临床表现和护理措施，骨与关节结核的病因病理、临床表现、辅助检查和治疗要点，骨结核的护理措施等内容。

考点纵览

第一节　化脓性骨髓炎

　　化脓性骨髓炎是指化脓性细菌引起的骨膜、骨密质、骨松质及骨髓炎症。依感染途径分为血源性骨髓炎、创伤后骨髓炎和外来性骨髓炎三类，其中**以急性血源性骨髓炎多见**，临床上儿童多见。

一、急性血源性化脓性骨髓炎

（一）病因（掌握）

　　致病菌最多见的是溶血性金黄色葡萄球菌，其次是乙型溶血性链球菌，除此之外还有流感嗜血杆菌、大肠埃希菌、产气荚膜杆菌、肺炎球菌和白色葡萄球菌。

> 锦囊妙记：致病菌主要为金黄色葡萄球菌的疾病有：急性血源性骨髓炎、急性乳腺炎、急性脓胸、疖、痈、手部感染、化脓性关节炎等。

　　当体内有化脓感染病灶，由于处理不当或抵抗力低下，局部病灶的化脓菌侵入血流，随血行到达骨组织。**发病部位多在胫骨、股骨、肱骨等长骨的干骺端**。急性感染后形成脓肿，扩散后形成弥漫性骨髓炎，进一步发展为软组织感染或形成窦道甚或形成化脓性关节炎，治疗不当转为慢性骨髓炎。

（二）病理（掌握）

　　骨质破坏为早期特点，新骨形成和骨性死腔为晚期特点。大骨片不易去除长期停留在体内，便进入慢性阶段成为慢性骨髓炎。急性骨髓炎有时可引起化脓性关节炎。

（三）临床表现（熟练掌握）

　　急性起病，出现寒战、高热和全身中毒症状，患儿可出现烦躁、惊厥，严重时发生休克或昏迷。**患处持续性剧痛及深压痛**，患肢活动受限，患肢局部红、肿、热、痛或波动感。脓肿穿破皮肤形成窦道，合并化脓性关节炎时，出现关节红、肿、热、痛。

小试身手（1~2题共用备选答案）

A.骨质破坏   B.骨髓内脓肿   C.新骨形成、骨性死腔

D.反应性骨质增生   E.软组织蜂窝织炎

1.急性血源性骨髓炎晚期的病理特点是

2.急性血源性骨髓炎早期的病理特点是

（四）辅助检查（掌握）

1.实验室检查 血白细胞及中性粒细胞计数明显增高，中性粒细胞在90%以上；红细胞沉降率增快；血细菌培养应在寒战、高热时取血，最好在应用抗生素之前取血，以获得阳性结果；局部脓肿穿刺脓液做细菌培养。

2.影像学检查

（1）**X线检查**：早期X线检查无改变，**最少2周后才有所表现**，病骨干骺区骨质破坏，之后骨密质破坏变薄，后期可见密度很高的死骨形成。

小试身手 3.急性血源性骨髓炎患者X线片上出现异常表现为发病后

A.1周   B.2周   C.3周

D.4周   E.2个月

（2）CT检查：见骨膜下脓肿，并可发现较小的骨脓肿和软组织内的深部脓肿。

3.局部脓肿分层穿刺

（五）治疗原则（掌握）

早期诊断，早期治疗是关键。

1.抗感染治疗 早期应用足量抗生素，抗生素应用越早越好。为巩固疗效，退烧后3周内不要停药。

2.支持疗法 高热病人降温，给营养丰富、易消化饮食，注意维持水电解质和酸碱平衡。

3.局部制动 局部持续皮牵引或石膏托固定。

4.手术治疗 早期经全身抗生素治疗48~72小时无效时即要手术。手术的目的是引流脓液控制病变发展。引流方法一是**钻孔**，二是**开窗**。于骨髓腔内置管应用抗生素液持续冲洗引流。可闭式灌洗引流或脓液少时应用单纯闭式引流。

（六）护理措施（熟练掌握）

1.一般护理 卧床休息，多饮水，给营养丰富、易消化饮食；抬高患肢，促进淋巴和静脉回流，减轻肿胀。

2.密切观察

（1）全身变化：观察生命体征。高热者利用乙醇擦浴或温水擦浴进行全身降

温，多饮水，遵医嘱补液。

（2）局部变化：患肢疼痛、肿胀等改变。

3.抗感染治疗　遵医嘱使用抗生素。

4.术后护理

（1）切口观察及引流护理：**滴入瓶高于伤口60~70cm**，引流瓶低于伤口50cm，引流速度术后第1日快速滴入，以后维持在**50~60滴/分**。保持引流通畅，防止阻塞和扭曲。详细记录引流液性质、量。伤口及时换药。

（2）患肢护理：患肢制动，同时进行肌肉等长收缩，未制动部位进行功能锻炼，避免肌肉萎缩和关节僵硬。

> 锦囊妙记：多个"高度"需记忆：灌肠筒距离肛门的距离为40~60cm；膀胱冲洗时冲洗溶液距床面60cm；阴道灌洗时灌洗筒与床沿的距离不超过70cm；急性骨髓炎时滴入瓶高于伤口60~70cm。

二、慢性血源性化脓性骨髓炎

（一）病因、病理（掌握）

1.病因　多由急性骨髓炎迁延而来。少数由低毒病菌引起，开始即为慢性过程。

2.病理　病理特点是死骨、骨性包壳、无效腔、窦道，经久不愈，反复发作。窦口周围皮肤长期受分泌物刺激易发生癌变。骨骼破坏严重时发生病理性骨折。

（二）临床表现（熟练掌握）

贫血、消瘦、营养不良。患肢增粗、畸形、窦道周围皮肤色素沉着、瘢痕及窦道。急性发作期，已经暂时闭合的窦道破溃，流出臭味脓液或小死骨片。同时伴全身感染中毒表现。

（三）辅助检查（掌握）

1.X线检查　平片见骨骼增粗、变形、骨质硬化、骨髓腔不规则，可见密度增高的死骨。经窦道插管造影检查可见脓腔和死骨。

2.CT检查　可见脓腔和死骨情况。

（四）治疗原则（掌握）

手术治疗为主，去除死骨和炎性肉芽组织，消灭死腔。

（五）护理措施（熟练掌握）

1.术前护理

（1）卧床休息，提供营养丰富易消化饮食。

（2）患肢抬高制动，消除肿胀，减轻疼痛，防止畸形和病理性骨折。

（3）密切观察生命体征改变，高热病人应降温。

（4）控制感染，遵医嘱及时使用抗生素，并观察药物反应。加强窦道换药，控制感染。

2.术后护理

（1）病情观察，注意生命体征变化。

（2）伤口护理，及时换药，观察引流液的量及性质，保持引流管通畅。

第二节　化脓性关节炎

（一）病因、病理（掌握）

主要致病菌是金黄色葡萄球菌，其次有白色葡萄球菌、链球菌、淋病双球菌、大肠杆菌等。远处病灶可经血行播散、邻近病灶直接蔓延或关节开放性损伤，化脓菌直接侵入。

病理改变分为三期：

1.浆液性渗出期　关节软骨无明显改变，如能得到合理治疗，关节功能可完全恢复。

2.浆液纤维素渗出期　病变恶化，软骨破坏，纤维蛋白沉积引起关节粘连，关节功能部分受损。

3.脓性渗出期　炎症侵入软骨下骨质，关节软骨和滑膜破坏，关节粘连和破坏导致纤维性或骨性强直，关节功能严重受损，留有后遗症。

（二）临床表现（熟练掌握）

多见于体弱多病的儿童。**髋关节和膝关节好发**。

1.全身表现　急性起病，全身炎症反应明显，乏力、食欲低下、寒战高热，体温达39℃以上，严重感染者出现神经精神症状，如谵妄、惊厥、昏迷等。

2.局部表现　病变关节剧痛、红肿、功能障碍。关节呈半屈位。如**膝关节化脓性炎症查体浮髌试验阳性**。

（三）辅助检查（掌握）

1.实验室检查　白细胞升高，中性粒细胞比例增高，红细胞沉降率增快。关节腔穿刺抽脓做细菌培养，可获阳性结果。

2.X线检查　早期关节周围软组织肿胀，关节间隙增宽，关节骨质疏松。当软骨面破坏后，**X线检查见关节间隙变窄**，软骨下骨质破坏后骨面毛糙，**X线检查见虫蚀样改变**，严重者骨性强直。

（四）治疗原则（掌握）

1.非手术治疗　早期使用抗生素、关节腔内注入抗生素、关节腔灌洗、牵引或石膏固定。

2.手术治疗　关节切开引流术和关节矫形术。

（五）护理措施（熟练掌握）

1.休息与营养　急性期卧床休息，给予高热量、易消化饮食。

2.维持体温　发热者给予物理或药物降温。

3.控制感染　遵医嘱使用抗生素，观察疗效和不良反应。

4.患肢护理　患肢制动，保持功能位，牵引固定。

5.关节腔穿刺或灌洗的护理　关节腔穿刺每日1次，抽出积液后注入抗生素。每日滴入2000~3000ml抗生素溶液进行关节腔灌洗，直至引流液清澈，细菌培养阴性为止。停止灌洗后再继续引流几天，无引流液后拔管。

6.术后护理　术后患肢制动，保持引流管通畅，观察并记录引流液的量和性状。

第三节　骨与关节结核

一、概述

骨关节结核病是由结核分枝杆菌侵入骨或关节引起的一种继发性结核病。

（一）病因、病理（掌握）

1.病因　**骨关节结核大部分继发于肺结核。**

> 锦囊妙记：肾结核、骨关节结核均继发于肺结核。

2.病理　**发病部位以脊柱最多见**，其次是膝、髋、肘关节。发病初起为单纯滑膜结核或单纯骨结核，若病情进一步发展，则形成全关节结核，骨与关节出现结核性浸润、肉芽增生、干酪样坏死、寒性脓肿和窦道。晚期病人可发生病理性骨折或脱位。

小试身手 4.骨与关节结核的主要感染途径是

　A.血液传播　　　　　B.淋巴传播　　　　　C.接触感染

　D.呼吸道传播　　　　E.邻近结缔组织蔓延

（二）临床表现（熟练掌握）

1.全身表现　缓慢起病，出现全身结核病中毒表现，如低热、盗汗、乏力、食欲低下、消瘦、贫血等。

2.局部表现　疼痛、关节肿胀、畸形、功能障碍、寒性脓肿及窦道。

（三）辅助检查（掌握）

1.实验室检查　红细胞、血红蛋白减少；活动期红细胞沉降率增快。白细胞和中性粒细胞升高。寒性脓肿穿刺抽脓，抗酸染色查到结核菌。

2.X线检查　**一般在发病后2个月可显示病变。**

3.CT与MRI检查　可早期发现微小病变，**可发现寒性脓肿。**

4.超声 可以探查深部寒性脓肿的位置和大小。定位穿刺抽脓进行涂片和细菌培养。

5.关节镜检查 关节镜检查及骨膜活检对诊断滑膜结核很有价值。

（四）治疗原则（掌握）

1.全身治疗

（1）支持疗法：多休息。多进食水果、蔬菜，营养丰富，高维生素饮食。

（2）**抗结核治疗**：2~3种药物联合应用，给药时间不间断，一般用药2年。

2.局部治疗

（1）非手术治疗：固定制动和局部注药。

（2）手术治疗：切开排脓、病灶清除术、关节融合术、关节成形术和截骨术等。

二、常见骨关节结核

（一）脊柱结核

在骨关节结核病中，脊柱结核的发病率最高。绝大多数是椎体结核，腰椎最多见，其次是胸椎和颈椎。

小试身手 5.骨与关节结核中，发病率最高的是

A.膝关节结核　　　　B.髋关节结核　　　　C.脊柱结核

D.股骨结核　　　　E.胫骨结核

1.椎体结核的病理（掌握）

（1）中心型椎体结核：可出现跳跃式脊柱结核，多见于10岁以下儿童，好发于胸椎，可引起截瘫。

（2）边缘型椎体结核：椎间盘破坏是本型的特征。多见于成人，好发于腰椎。

椎体破坏后形成伴有干酪样物的脓肿，因缺乏急性化脓性感染的红热，故称为寒性脓肿。脓肿可压迫脊髓，还可形成流注脓肿。脓肿破向体表形成窦道，经常流出带有干酪样物或死骨的脓液。周围皮肤色素沉着，出现慢性溃疡经久不愈。

2.临床表现（熟练掌握）

（1）全身表现：起病缓慢，出现结核中毒的表现，如低热，盗汗、疲倦、消瘦、食欲低下等。

（2）局部表现

1）**疼痛**：病变部位疼痛，出现放射痛，颈椎结核放射至枕后或上肢，胸椎结核出现背部疼痛，放射至腹部，腰椎结核放射至下肢。

2）**特殊姿势**：颈椎结核病人常以双手托腮，腰椎结核出现腰部僵硬，双手按腰，头和躯体后倾，拾物时挺腰姿势下蹲，称为拾物试验阳性。

3）**畸形**：脊椎后凸、侧凸畸形，腰椎生理性前凸消失，胸椎后凸严重者出现驼背。

4）**寒性脓肿和窦道**：咽后壁脓肿和食管后脓肿出现呼吸、吞咽困难。

5）**瘫痪**：是脊椎结核的严重并发症。

3.辅助检查（掌握）

（1）X线检查：见椎骨中心或边缘骨质破坏。中心型出现空洞、死骨，严重者形成前窄后宽楔形改变，脊柱后突明显。边缘型骨质破坏集中在椎体上下缘，进一步破坏椎间盘，椎间隙变窄。同时可见寒性脓肿，颈椎结核侧位片椎前软组织阴影增宽，气管前移，胸椎结核正位片显示球形或梭形的椎旁脓肿，腰大肌脓肿见腰大肌隆起。

（2）CT检查：见到骨质破坏，软组织变化，发现小脓肿。

（3）MRI检查：主要用于观察脊髓受压情况。

4.治疗原则（掌握）

（1）非手术治疗

1）全身治疗：注意休息，加强营养，抗结核药物治疗。

2）局部治疗：卧硬板床，制动、固定。颈椎结核用枕颌带或颅骨牵引，胸腰椎结核用石膏背心，下腰椎结核石膏背心及腰围带一腿固定3个月。

（2）手术治疗：脓肿切开、病灶清除术和矫形手术。

（二）髋关节结核

1.病理（掌握）　早期为单纯性滑膜结核或单纯性骨结核，滑膜结核多见。单纯性骨结核好发于股骨头边缘、股骨颈和髋臼的髂骨处，可导致病理性脱位。

2.临床表现（熟练掌握）

（1）全身表现：起病缓慢，出现结核中毒表现，如低热，盗汗、疲倦、消瘦、贫血、食欲低下等。

（2）局部表现：患侧髋部疼痛，活动后加重，重者跛行。疼痛向膝部放射，患儿夜啼，并诉膝痛。晚期于腹股沟内侧或臀部查到寒性脓肿，可见窦道。可出现病理性脱位。**"4"字试验和托马斯征（Thomas征），又称为髋屈曲畸形试验，有助于诊断**。髋关节结核上述两项试验阳性。

3.辅助检查（掌握）

（1）X线检查：早期见骨质疏松，进行性关节腔变窄和边缘性骨质破坏。后期出现死骨、空洞、股骨头破坏或消失，病理性脱位。

（2）CT、MRI检查：可发现早期微小病变，获得早期诊断。

4.治疗原则（掌握）

（1）全身治疗：休息、加强营养和使用药物治疗。

（2）局部治疗：单纯滑膜结核行关节腔穿刺注入抗结核药物，皮牵引及髋人字石膏固定。单纯骨结核应尽早病灶清除术，术后皮牵引和髋人字石膏固定。全关节结核病人早期行病灶清除术，术后皮牵引。晚期行病灶清除术同时关节融合，术后髋人字石膏固定3~6个月。对于病变已静止，关节纤维性强直，稍有活动出现疼痛者，做关节融合术或全关节置换术。有明显畸形者行截骨术矫形。

（三）膝关节结核

1.病理（掌握）　缓慢起病，以炎性浸润和渗出为主。后期出现寒性脓肿，破溃后成为窦道。可发生病理性关节脱位。病变静止后出现纤维性或骨性强直。

2.临床表现（熟练掌握）

（1）全身表现 缓慢起病，出现结核中毒症状，如疲倦、低热、盗汗、消瘦、贫血、食欲不振等。

（2）局部表现：膝部疼痛，活动时加重，休息减轻。膝部肿胀，**出现"鹤膝"**。关节内积液，浮髌试验阳性。膝部半屈状，日久出现屈曲挛缩，屈曲畸形，关节半脱位，关节短缩畸形，可有寒性脓肿和窦道，病变静止后出现关节强直。

3.辅助检查（掌握）

（1）X线检查：**早期滑膜结核时X线片上仅见髌上囊肿胀，局限性骨质疏松**。单纯骨结核病变位于中心者，呈磨砂玻璃样改变，出现空洞和死骨。病期长者出现关节间隙变窄，边缘性骨腐蚀。后期关节间隙消失，关节半脱位等。

（2）CT、MRI检查 MRI检查具有早期诊断价值。

（3）关节镜检查：对早期滑膜结核有重要诊断价值，同时可做病检及镜下滑膜切除术。

4.治疗原则（掌握）

（1）全身治疗：休息、加强营养、抗结核治疗。

（2）局部治疗：**单纯滑膜结核行关节穿刺抽液，注入抗结核药物**，还可行滑膜切除术，术后关节内注抗结核药物治疗。单纯骨结核病灶清除术后植骨，石膏固定3个月。全关节结核早期病人行病灶清除术，对15岁以上关节破坏严重并有畸形者，术后行关节加压融合术，4周后拔除加压钢针，改用石膏管固定2个月以上。

三、护理（熟练掌握）

（一）非手术治疗和术前护理

1.卧床休息 休息可减退疼痛，防止病理性骨折和脱位。必要时制动固定。

2.加强营养 给予高蛋白、高热量、高维生素易消化饮食。

3.药物治疗 **遵医嘱使用抗结核药物，术前用药至少2周**。合并化脓性感染时使用抗生素治疗。

> 锦囊妙记：肾结核患者术前一般应进行2~4周的抗结核治疗。

4.皮肤护理 保持床单清洁干燥，窦道及时换药。

（二）术后护理

1.病情观察 监测生命体征，观察有无呼吸困难和缺氧。观察肢端颜色、温度、感觉、运动和毛细血管充盈时间。

2.**抗结核药物治疗 术后继续用药最少3~6个月**。

> 锦囊妙记：肾结核、骨结核患者术后均需抗结核治疗3~6个月。

3.并发症护理

（1）截瘫：脊柱结核病人术后截瘫预防最重要。在搬动病人或翻身时应保持身体动作一致，颈椎有专人牵引保护。对已截瘫的病人按截瘫常规护理。

（2）肺部感染：术前禁烟。术后鼓励病人深呼吸，有效咳嗽，排痰，雾化吸入，无禁忌者翻身拍背。遵医嘱使用抗生素。

（3）压疮：保持床面清洁干燥，骨隆凸处加软垫。

（4）关节僵硬：指导长期固定的病人加强非固定部位的功能锻炼。协助瘫痪的病人锻炼，按摩肌肉、关节，被动活动要适量，以免损伤。

（5）气胸：胸椎结核手术可引起气胸，应密切观察有无呼吸困难、发绀。气胸者行胸腔闭式引流。

参考答案

1.C　2.A　3.B　4.A　5.C

答案与解析

1~2.C、A　骨质破坏为急性血源性骨髓炎的早期特点，而新骨形成和骨性死腔为晚期特点。

3.B　急性血源性骨髓炎患者早期X线检查无改变，最少2周后才会出现干骺区骨质破坏。

4.A　骨与关节结核继发于肺结核，结核杆菌通过血液传播到达骨与关节。

5.C　骨结核大多继发于肺结核，发病部位以脊柱最多见，其次是膝、髋、肘关节。

第四十四章 骨肿瘤患者的护理

本章内容历年考试较少涉及。对于本章的复习，考生应着重掌握骨肿瘤患者的临床表现、影像学检查、治疗原则，常见骨肿瘤的临床表现、影像学检查等内容。

考点纵览

第一节 概述

（一）分类和病理（了解）

1.分类

（1）按肿瘤来源分为原发性和继发性。

（2）按肿瘤细胞来源分为成骨性、软骨性、纤维性、骨髓性、脉管性和神经性等。

（3）按肿瘤细胞所显示的分化类型及所产生的细胞间质分为良性、恶性及少数的临界瘤。

2.病理 骨肿瘤的外科分期是结合外科分级（G）、肿瘤区域（T）及转移（M）来进行。

G：代表肿瘤性质，G0为良性，G1为低度恶性，G2为高度恶性。

T：代表肿瘤范围，T0为囊内，T1为间室内，T2为间室外。

M：代表转移，M0无转移，M1有转移。

（二）临床表现（熟练掌握）

1.**疼痛和压痛** 疼痛和压痛程度不一，良性肿瘤疼痛和压痛不明显、边界清楚。恶性肿瘤疼痛及压痛开始较轻，后逐渐显著，最后剧烈疼痛。

2.**肿块和肿胀** 良性骨肿瘤局部出现肿块，质硬，无明显肿胀。恶性骨肿瘤不仅出现肿块，在长管状骨干骺端明显肿胀，皮肤发热，局部表浅静脉怒张。

3.**功能障碍和压迫症状** 近关节的骨肿瘤出现关节功能障碍。邻近大血管神经的骨肿瘤压迫血管神经引起相应症状。脊柱肿瘤出现截瘫。

4.**病理性骨折** 骨干肿瘤易发生病理性骨折。

5.转移表现 通过淋巴或血运转移至淋巴结、肺、脑和肝脏等。

（三）辅助检查（掌握）

1.影像学检查

（1）X线表现

1）骨肿瘤基本改变：骨质的破坏或吸收，有些骨肿瘤表现为骨的沉积，称为反应骨。这种肿瘤细胞产生类骨，称为肿瘤骨。

2）骨膜反应：骨内生长的肿瘤可刺激骨膜出现骨膜反应，出现Codman三角，多见于骨肉瘤。**X线可见"葱皮样"改变，常见于尤文肉瘤**。若骨肿瘤生长迅速，肿瘤骨与反应骨呈"日光射线"影像。

3）病理性骨折

4）恶性骨肿瘤：拍胸片判断有无肺转移。

（2）其他：CT、MRI、^{99m}锝可显示肿瘤范围和转移情况。

2.实验室检查　骨组织迅速破坏时血钙升高；成骨性肿瘤，如骨肉瘤，血清碱性磷酸酶升高；男性酸性磷酸酶增高提示骨肿瘤来自晚期前列腺癌。

3.病理检查　做切开活检和穿刺活检。

（四）治疗原则（掌握）

1.良性骨肿瘤　选择手术切除。

2.恶性骨肿瘤　选择手术为主的综合治疗。

（五）护理措施（熟练掌握）

1.补充营养　给予高蛋白、高热量、高维生素易消化饮食。

2.**疼痛护理**　轻度疼痛者取舒适体位，转移注意力等。较重疼痛按"三级镇痛"方案镇痛：一般疼痛使用非麻醉性药物。中度疼痛使用弱麻醉性药物如可待因。持续性剧痛使用强麻醉性药物，如吗啡。

3.化疗病人护理　监测血常规，加强营养等。

4.术前护理　做好术前准备，**下肢手术病人术前2周开始股四头肌收缩练习**；术前3日开始备皮；骶尾部手术术前3日口服肠道抗菌药，术前日晚和术日晨清洁灌肠等。

5.术后护理

（1）病情观察　观察生命体征，伤口有无出血和感染。

（2）体位　术后病情稳定后抬高患肢，膝部术后膝关节屈曲15°~10°，踝关节屈曲90°。髋关节呈外展中立。

（3）控制感染　遵医嘱使用抗生素预防感染。

（4）指导病人进行功能锻炼。

（5）疼痛护理　术后适当镇痛有利于病人休息。术后3日疼痛不减反而加重，体温升高，血中性粒细胞增多，提示感染可能性极大。

第二节　常见骨肿瘤

一、骨软骨瘤

1.病理（了解）　骨软骨瘤是一种常见的良性骨肿瘤。**骨软骨瘤好发于长管状骨的干骺端**，多见于青少年。肿瘤随年龄增长而长大，当骨骺线闭合后肿瘤停止生长。

> 锦囊妙记：急性血源性骨髓炎和骨软骨瘤均好发于长骨的干骺端。

小试身手 1.骨软骨瘤好发于长管状骨的

A.骨骺   B.干骺端   C.骨干

D.骨膜   E.骨髓

2.临床表现（熟练掌握） 可长期无症状，多数在无意中发现骨性肿块。当肿瘤长大对周围组织产生压迫时出现疼痛。

3.辅助检查（掌握） X线检查见长骨干骺端骨性突起，可呈有蒂、杵状或鹿角状。

4.治疗原则（掌握） 手术切除。

二、骨巨细胞瘤

骨巨细胞瘤是我国常见的潜在恶性骨肿瘤，**好发于股骨下端和胫骨上端**，20~40岁多见。

1.病理（了解） 是介于良性和恶性之间的临界瘤。

2.临床表现（熟练掌握） 局部疼痛、肿胀，如肿瘤侵犯关节将影响关节功能。

3.辅助检查（掌握） **X线检查呈肥皂泡样改变，无骨膜反应。**

4.治疗原则（掌握） **手术治疗为主**；化疗不敏感。

三、骨肉瘤

是原发性骨肿瘤中最多见、恶性程度很高的恶性肿瘤，好发于儿童及青年人，**以长管状骨的干骺端多见**，尤以膝关节上下的骨端最多见。

1.病理（了解） 病理特点是肿瘤细胞直接形成骨样组织。血运转移以肺多见。

2.临床表现（熟练掌握） 局部疼痛，初起间歇隐痛，以后逐渐加重，**直至剧痛难忍**。病变部位肿胀，肿瘤血管丰富。**病人皮温高、静脉怒张、震颤和血管杂音。**关节功能障碍，出现病理性骨折，晚期呈恶液质。

3.辅助检查（掌握） **X线片见Codman三角，并出现"日光射线"现象。**

4.治疗原则（掌握） 处于G2T1~2M0的骨肉瘤进行以手术为主的综合治疗，术前、后大剂量化疗，行肿瘤段切除假体植入的保肢手术或截肢手术。

> 锦囊妙记：急性血源性骨髓炎和骨软骨瘤均好发于长骨的干骺端。

小试身手 （2~3题共用备选答案）

A."方肩"畸形   B.Codman三角   C.侧面观"餐叉样"畸形

D."葱皮样"改变   E."哑铃状"影像

2.骨肉瘤X线片上可出现

3.尤文肉瘤X线片上可出现

参考答案

1.B   2.B   3.D

答案与解析

1.B　骨软骨瘤是一种常见的良性骨肿瘤，多见于青少年，好发部位为长管状骨的干骺端。

2~3.B、D　骨肉瘤X线片上可出现Codman三角影像。尤文肉瘤X线片上可出现"葱皮样"改变。

第四十五章　腰腿痛及颈肩痛患者的护理

要点分析

　　本章内容历年考试偶有涉及。近5年的考试先后考查了腰椎间盘突出症患者的术前护理，颈椎病的术后护理等。整体的考查偏重于知识的记忆和应用。对于本章的复习，考生应着重掌握腰椎间盘突出症的病理、治疗要点和护理措施，颈椎病的治疗要点和术后护理等内容。

考点纵览

第一节　腰椎间盘突出症

（一）病因、病理（掌握）

　　1.病因　包括**腰椎间盘退行性变**、损伤、妊娠及其他。

　　2.病理

　　（1）膨隆型：纤维环部分裂开，表面完整，局限性隆起。

　　（2）突出型：纤维环完全裂开，髓核突向椎管。

　　（3）脱垂游离型：破裂的椎间盘组织游离在椎管内。

　　（4）Schmorl结节及经骨突出型：髓核经上、下软骨板裂隙突入椎体骨松质内，或沿椎体间血管通道突向前纵韧带，游离于椎体前缘。

　　腰4~腰5和腰5~骶1是腰椎间盘突出最易发生的部位。

（二）临床表现（熟练掌握）

　　1.症状

　　（1）**腰痛：最多见**，一般早期仅有腰痛，为急性剧烈疼痛或慢性隐痛，当咳嗽、喷嚏、排便或弯腰时引起腹内压升高，可引起疼痛或使疼痛加重。

　　（2）**坐骨神经痛**：多为一侧，疼痛从下腰部向臀、下肢、足背或足外侧放射，可伴麻木感。中央型腰椎间盘突出可为双侧坐骨神经痛，出现双侧大腿和小腿后侧疼痛。当腹压增加时坐骨神经痛加剧。

　　（3）马尾神经受压：双侧大腿、小腿、足跟后侧及会阴部迟钝，大小便功能障碍。

　　2.体征

　　（1）**腰椎侧凸**：是腰椎为减轻神经根受压而呈现的姿势性代偿畸形，侧凸的方向与椎间盘突出和相邻神经根间的位置有关，当髓核突出位于神经根内侧时，腰椎凸向健侧可减轻对神经根的压迫而缓解疼痛，如髓核突出位于神经根外侧时，腰椎凸向患侧。

　　（2）**腰部活动受限**：腰部各方向活动均可受限，以前屈受限最明显，因为前屈使椎间盘后突加重，加剧对神经根的压迫，疼痛加重。

（3）<u>压痛、叩击痛</u>：在病变椎间隙的棘突间、棘突旁1cm处有深压痛和叩击痛，并向下肢放射。

（4）<u>直腿抬高试验和加强试验阳性</u>。病人平卧，患侧下肢伸直，被动抬高，当抬高至60°以内即出现放射痛，为直腿抬高试验阳性，是由于神经根受压或粘连使移动范围减小或消失，坐骨神经受牵拉所致。如在此基础上，缓慢降低患肢高度，至放射痛消失，再被动背屈踝关节，疼痛再现，为加强试验阳性，同样是坐骨神经受牵拉所致。

小试身手 1.直腿抬高试验阳性，患者下肢抬高的度数是

A.60°内　　　　　　B.65°内　　　　　　C.70°内

D.75°内　　　　　　E.80°内

（5）<u>神经系统表现</u>：主要表现为感觉减退、肌力下降和腱反射减弱或消失。当腰5神经根受累时，患侧小腿前外侧和足背内侧的痛、触觉减退，第1足趾背伸力下降。

（三）辅助检查（掌握）

1.X线平片　显示腰椎间盘退行性改变，如椎体边缘增生和椎间隙变窄，腰椎侧凸等。

2.CT和MRI检查　可显示椎管形态、椎间盘突出的程度和突出的部位，MRI还能显示脊髓、髓核、脊神经根和马尾神经情况。脊髓造影可显示有无椎间盘突出及突出程度。

3.电生理检查　肌电图检查可了解神经受损范围。

（四）治疗原则（掌握）

1.非手术治疗

（1）绝对卧床休息：<u>症状初次发作时，即应绝对卧硬板床休息</u>。一般卧床3周，之后戴腰围下床活动，3个月内不做弯腰动作，以后酌情行腰背肌锻炼。

（2）持续牵引：应用骨盆带牵引，重量一般为7~15kg，持续2~3周。也可进行间断牵引，每日2次，每次1~2小时。

（3）硬膜外注射糖皮质激素：其作用是减轻神经根周围炎症和粘连。常用醋酸泼尼松龙，每周1次，3次为一疗程。

（4）理疗、推拿和按摩：<u>除中央型椎间盘突出外，均可理疗、推拿和按摩</u>。有助于缓解肌肉痉挛和疼痛，减轻椎间盘压力。

2.手术治疗　非手术治疗无效，或巨大或骨化椎间盘、<u>中央型椎间盘压迫马尾神经者</u>，可行腰椎间盘突出物摘除术、人工椎间盘置换或经皮穿刺髓核摘除术。

小试身手 2.患者男，48岁。腰椎间盘突出症病史2年，并逐年加重，以严重影响生活和工作，且出现排尿、排便障碍，其治疗方法应选择

A.按摩　　　　　　B.理疗　　　　　　C.牵引

D.用药　　　　　　E.手术

（五）护理措施（熟练掌握）

1.非手术治疗及手术前护理

（1）**绝对卧硬板床休息**：初次发作时绝对卧硬板床休息，以缓解脊柱旁肌肉痉挛，减轻疼痛。**一般卧床3周，之后戴腰围下床活动，3个月内不做弯腰动作**，以后行腰背肌锻炼。

锦囊妙记：椎间盘突出症患者卧硬板床可减轻对神经的压迫，缓解疼痛。

（2）卧位：抬高床头20°，膝关节屈曲。

（3）牵引：保持有效牵引，注意病人体位、牵引力线和重量，维持反牵引，防止压疮。

（4）活动和功能锻炼：教会病人正确地坐起、下床；指导病人未固定关节的全范围活动及腰背肌锻炼，主动活动为主，可辅以按摩；避免弯腰、长期站立或上举重物。

2.术前准备　训练正确翻身、床上排便及术后功能锻炼。

3.术后护理

（1）一般护理

1）搬运：3人搬运，托起肩背部、腰臀部和下肢，同步平稳行动，保持身体轴线平直。

2）翻身：术后平卧2小时后可翻身，采取轴线翻身法翻身。

（2）病情观察

1）观察生命体征并做好记录。

2）观察下肢皮肤颜色、温度、活动和感觉。

3）引流：观察引流液颜色、性质和量，注意有无脑脊液漏出及活动性出血。**引流管一般24~48小时后取出**。

4）观察切口：观察切口敷料有无渗湿，注意渗液的量及性质。

（3）并发症的预防：术后并发症主要有肌肉萎缩和神经根粘连，**术后1周开始腰肌和臀肌等长收缩锻炼，预防肌肉萎缩**。病情允许时协助病人作**直腿抬高活动，预防神经根粘连**。

第二节　颈椎病

颈椎病是指颈椎间盘退行性变及其继发的椎间关节退行性变所致颈脊髓、颈脊神经根、椎动脉或交感神经受累引起的临床症状。

（一）病因、病理（掌握）

1.**颈椎间盘退行性变**　是最基本的原因。

2.急慢性损伤　均可诱发颈椎间盘退行性改变。

3.先天性颈椎管狭窄　椎管发育异常。

（二）分型及临床表现（熟练掌握）

分型	发生机制	临床表现
神经根型颈椎病（最常见）	神经根被刺激或压迫	**颈肩疼痛及僵硬，向上肢放射，**单侧或双侧上肢麻木、感觉过敏、无力，或有放电样窜痛，咳嗽、喷嚏、颈部活动时加重。体征：头偏向患侧，上肢相应神经根性感觉减退、过敏，肌力下降，腱反射减弱。**臂丛牵拉试验和压头试验阳性**
脊髓型颈椎病	脊髓受到刺激或压迫	**四肢无力，**握力弱，精细活动失调，**步态不稳，有踩棉花样感觉，**病情加重后出现上运动神经元损伤表现，四肢反射亢进，肌张力增强，病理征（＋），躯体有感觉障碍平面，出现括约肌功能障碍
椎动脉型颈椎病	椎动脉供血不足	椎基底动脉缺血症状，主要有**颈性眩晕，**即颈部活动尤其是仰头时引起眩晕，平衡障碍和共济失调，甚至猝倒
交感神经型颈椎病	颈椎不稳定、刺激颈交感神经	表现复杂多样，头痛、头晕、耳鸣、听力下降、视物模糊、上睑下垂、面部麻木无汗、心律失常等

（三）辅助检查（掌握）

1.X线检查　见颈椎生理性前凸消失、椎间隙狭窄、椎体前后缘骨赘形成、椎间孔变窄，后纵韧带骨化等。

2.CT或MRI　见椎间盘突出、椎管和神经根管狭窄及颈神经受压，椎动脉局部受压。

（四）治疗原则（掌握）

1.非手术治疗

（1）治疗原则：解除压迫，消炎镇痛，增加颈椎稳定性。

（2）方法

1）**牵引：颌枕带牵引，**除脊髓型外均可使用。病人取坐位或卧位，牵引重量2~6kg，每日1~2次，每次1小时，或每日6~8小时，2周一疗程。

2）颈托和围领：佩戴颈托和围领，限制活动范围，增加稳定性。

3）推拿按摩：**脊髓型颈椎病禁用此法。**每日2次，每次20~30分钟，可缓解肌肉痉挛，改善局部血液循环。

4）理疗药物。

5）高位硬脊膜外封闭。

2.手术治疗

（1）适应证：**经手术治疗无效、反复发作或脊髓型颈椎病压迫症状进行性加重者。**

（2）手术入路：包括前路、后路和前外侧。

（五）护理措施（熟练掌握）

1.非手术治疗的护理　做好牵引的护理、理疗的护理等。

2.手术治疗的护理

（1）手术前护理

1）心理护理：加强沟通，消除病人的悲观情绪，增强其治疗信心。

2）术前训练：**经颈前路手术的病人，术前做推移气管和食管的训练**。经后路手术的病人，术前进行俯卧训练，以适应术中长时间俯卧。

3）功能锻炼：颈部锻炼。

小试身手 3.椎间盘突出症患者术前护理措施**不包括**

A.抬高床头20°　　　　　　　　　B.卧床3周后，可戴腰围下床活动

C.避免弯腰、站立或上举重物　　　D.训练正确翻身、床上排便

E.观察下肢皮肤的颜色、温度和感觉

（2）手术后护理

1）**观察伤口出血**：经前路手术易发生术后出血，当出血量大或引流不畅时，血肿形成压迫气管，如处理不及时可危及生命。**术后观察有无伤口出血，引流是否通畅，有无颈部肿胀，呼吸困难，面部青紫**等。如病人出现颈部肿胀、呼吸困难、面部青紫，应迅速拆除缝线，去除血肿；必要时行气管切开。**术后常规床旁置气管切开包。**

> 锦囊妙记：甲状腺切除术后、颈椎病前路手术后均需在床旁放置气管切开包，以便血肿压迫气管时，紧急行气管切开。

2）**观察呼吸**：前路手术会导致呼吸不畅，严重者出现呼吸困难。术前加强训练，术中牵拉适度，术后避免受凉，有效咳嗽，密切观察等均可防止意外发生。一旦出现呼吸困难，面部青紫，应立即通知医生做好气管切开术的准备。

3）**颈部制动**：前路手术行植骨固定椎体融合，须制动。术后搬运病人时，用围领固定颈部，由专人护送。回病房后取平卧位，维持颈部稍前屈位，颈肩部两侧用沙袋固定，制动头颈部。指导病人在咳嗽、打喷嚏时用手轻按颈前部。**术后1周以颈围固定颈部**，或行头颈胸石膏或支架固定，以后逐渐下床。

4）**并发症的护理**：①颈深部血肿；②植骨滑脱：病人呼吸困难，面部发绀，尤其是在颈部活动后突然发生。一旦发生应立即通知医生，做好气管切开术的准备。③**呼吸困难：是前路手术最严重的并发症**，多数发生在术后1~3日内。

（3）健康教育：①加强颈部保护，防止颈部突然用力和大范围活动。②告知病人颈椎病恢复是一长期过程，应建立恢复的信心。③循序渐进地进行功能锻炼，避免颈部过度活动。

小试身手 4.颈椎病前路手术后患者最重要的护理项目是

A.观察呼吸　　　　　　B.观察伤口出血　　　　　C.观察并发症

D.颈部制动　　　　　　E.颈部功能锻炼

小试身手 5.关于颈椎病前路手术的护理措施不正确的是

A.术前进行食管气管推移训练

B.术前进行呼吸功能训练

C.术后床旁备气管切开包

D.术后颈部行颈围固定

E.术后最严重的并发病是喉上神经或喉返神经损伤

参考答案

1.C　2.E　3.E　4.B　5.E

答案与解析

1.C　患者双下肢伸直仰卧，检查者一手扶住患者膝部使其膝关节伸直，另一手握住踝部并徐徐将之抬高，直至患者产生下肢放射痛为止，记录下此时下肢与床面的角度，即为直腿抬高角度。正常人一般可达80度左右，且无放射痛。若抬高不足70度，且伴有下肢后侧的放射痛，则为阳性。

2.E　中央型腰椎间盘突出症出现马尾综合征（大小便功能障碍），应考虑手术治疗。

3.E　在上述护理措施中 A、B、C、D 均属于术前护理内容，E 属于术后护理措施。

4.B　经前路手术的颈椎病患者易发生术后出血，当出血量大或引流不畅时，可形成血肿，压迫气管，危及生命。因此，术后护士应重点观察颈部伤口出血情况。

5.E　颈椎病前路手术术后最严重的并发症是呼吸困难，常发生于术后1~3天。

第四篇　妇产科护理学

考情分析

护师资格考试分为基础知识、相关专业知识、专业知识、专业实践能力四个部分。其中基础知识、相关专业知识、专业知识均考查妇产科护理学的内容。每部分妇产科护理学知识约占15%，涉及A1、A2、A3/A4和B型题。在历年的考试中A1型题约占6题，A2型题约占6题，A3/A4约占3题，B型题约占2题。考试大纲将妇产科护理学的考核内容分为了解、掌握、熟练掌握三个层次。从历年的考试情况来看，考试大纲中要求考生了解的部分相对来说考查较少，约占10%，掌握、熟练掌握部分是考查的重点。因此，考生在复习的过程中，对于了解的内容只需要在理解的基础上记住重要内容即可。如了解胎膜早破的治疗要点这一部分内容，考生只需记住：产妇抬高臀部，避免不必要的肛诊与阴道检查；一般于胎膜破裂后12小时即给抗生素预防感染发生；妊娠<35周时，给予地塞米松10mg，以促胎肺成熟；脐带先露或脐带脱垂应在数分钟内结束分娩。而对于掌握、熟练掌握的内容，考生需要仔细复习并加以针对性的训练。如熟练掌握产后出血的临床表现，考生要能根据题干提供的信息判断产后出血的原因。

妇产科护理学共计22章，历年的考试中几乎每章均有涉及，但是各个章节所占比例不同。分析历年的考试，考核的重点章节主要分布在女性生殖系统与解剖、妊娠期妇女的护理、分娩期妇女的护理、产褥期妇女的护理、妊娠期并发症妇女的护理、妊娠期并发症妇女的护理、女性生殖器系统炎症病人护理、月经失调病人护理、妊娠滋养细胞疾病病人的护理、妇产科腹部手术病人的护理、计划生育妇女的护理。上述章节在考试中约占90%的比例。考生在第一轮复习时，可参照考点纵览对所有章节的主要考点进行全面细致的复习。在考前冲刺时，考生只需对上述重点章节进行复习，以提高复习的有效性和针对性。

从命题的趋势来看，近年来考查单纯识记的题目逐渐减少，考查理解、分析及应用的试题逐渐增多。因此这就要求考生在对记忆主要知识点的基础上，通过针对性训练以加强对相应知识点的理解和应用。

另一个命题趋势体现在通过一个题目只考查某一个知识点的这一类型的试题数目逐渐减少，更多的是通过一个题目考查某一知识点的多个不同方面和角度，或者不同知识点。这就要求考生备考时注重对知识的全面复习，横向掌握相关知识，有联系有比较的总结及掌握所有知识点。如：产妇，李某，28岁，双胎妊娠，37周分娩。产后1小时阴道出血达200ml。查体：子宫轮廓不清，血压80/60mmHg，首要的处理措施是

A.快速输液　　　　　B.检查软产道　　　　　C.阴道填塞纱布条
D.应用子宫收缩剂　　　E.查血小板和出凝血时间

此题考核两个知识点：产后出血的原因及治疗原则。根据题干提供的信息：产后产妇阴道大量出血、血压低、产妇子宫轮廓不清，提示产妇子宫收缩乏力。针对子宫收缩乏力，首要的处理措施是按摩子宫和注射子宫收缩剂。

第一章　女性生殖系统解剖与生理

要点分析

本章内容较为重要，每年必考。近5年的考试中先后考查了外生殖器的组成、内生殖器及其功能、骨盆的径线、青春期和性成熟期的特点、卵巢的生理性变化、雌激素和孕激素的功能、子宫内膜的周期性变化和月经的临床表现等。整体考查偏重于知识的记忆。对于本章的复习，考生应着重掌握内生殖器及其功能、骨盆的组成及其径线、妇女一生各阶段的生理特点、卵巢的周期性变化、卵巢激素的生理功能、子宫内膜的周期性变化和月经血的临床表现。本章记忆性内容较多，考生可结合"锦囊妙记"中的方法进行巧记。

考点纵览

一、外生殖器（掌握）

（一）范围

女性外生殖器是女性生殖器官的外露部分，包括耻骨联合至会阴及两股内侧之间的组织。

（二）组成

组成		解剖特点
阴阜		耻骨联合前面隆起的脂肪垫
大阴唇		双股内侧一对隆起的皮肤皱襞，起自阴阜，止于会阴。**大阴唇皮下脂肪肥厚**，内含丰富的血管、淋巴管和神经。当局部**损伤时，易发生出血，形成大阴唇血肿**
小阴唇		位于大阴唇内侧的一对薄皱襞，表面湿润、色褐、无毛，富有神经末梢，极敏感。两侧小阴唇前端相互融合，再分为两叶包绕阴蒂，前叶形成阴蒂包皮，后端与大阴唇后端汇合，形成阴唇系带
阴蒂		位于小阴唇顶端的联合处，有勃起性，分头、体和脚三部。阴蒂头**富含神经末梢，极其敏感**
阴道前庭：**为两侧小阴唇之间的菱形区**，前为阴蒂，后为阴唇系带。前方有尿道外口，后方有阴道开口	前庭球	又称球海绵体，由具有勃起性的组织组成，表面为球海绵体肌覆盖
	前庭大腺	位于大阴唇后部，开口于前庭后方小阴唇与处女膜之间的沟内。性兴奋时分泌黄白色黏液润滑阴道。**感染时腺管口闭塞，形成脓肿或囊肿**
	尿道口	位于阴蒂头的下方及前庭前部，女性尿道后壁有一对尿道旁腺，其分泌物可润滑尿道口
	阴道口及处女膜	阴道口位于尿道口下方，前庭后部。阴道口覆盖一层薄黏膜，称为处女膜。处女膜多在初次性交时破裂，分娩时进一步破损，经阴道分娩后仅留处女膜痕

小试身手 1.女性外生殖器**不包括**

A.阴蒂   B.阴道   C.阴阜

D.大阴唇   E.前庭大腺

二、内生殖器（熟练掌握）

（一）内生殖器及其功能

女性内生殖器包括**阴道、子宫、输卵管和卵巢**，输卵管和卵巢统称为子宫附件。

1.**阴道** 是性交器官，也是排出月经血及娩出胎儿的通道。阴道壁由黏膜层、肌层和纤维层组成。环绕子宫颈周围的组织称为阴道穹窿，分为前、后、左、右四部分。**后穹窿**较深，其顶端与子宫直肠陷凹毗邻，**是腹腔最低部分**，当该陷凹有积液时，可经阴道后穹窿穿刺或引流，**是诊断某些疾病**或实施手术的**途径**。

> 锦囊妙记：阴道后穹窿穿刺是诊断异位妊娠最简单有效的方法。

2.**子宫** 是产生月经和孕育胎儿的空腔器官。成人子宫重约50g，长7~8cm，宽4~5cm，厚2~3cm，宫腔容积约5ml。子宫下部较窄，呈圆柱状称子宫颈。**成人子宫体与子宫颈的比例为2：1，婴儿期为1：2。**

小试身手 2.成年女性子宫体与子宫颈的比例为

A.1：1   B.1：2   C.2：1

D.3：1   E.2：3

小试身手 3.正常成人子宫解剖特点是

A.子宫长约7~8cm，宽4~5cm，厚2~3cm

B.子宫位于骨盆腔中央，坐骨棘以下

C.宫体宫颈比例为1：2

D.子宫颈管呈椭圆形

E.子宫下段长约7cm

子宫体与子宫颈之间形成的最狭窄部分称子宫峡部，非孕期约长1cm。**子宫峡部的上端因解剖上较狭窄，称为解剖学内口**；**下端因黏膜组织在此处由宫腔内膜转变为宫颈黏膜称为组织学内口。子宫颈外口柱状上皮与鳞状上皮交界处是子宫颈癌的好发部位**。未产妇子宫颈外口呈圆形；经产妇子宫颈呈横裂口。

> 锦囊妙记：子宫峡部非孕期长约1cm，临产时其长度可达7~10cm。

子宫壁外层为浆膜层，中层为肌层，内层为黏膜层，即子宫内膜，子宫内膜分功能层和基底层，基底层与肌层紧贴，**功能层受卵巢激素影响，发生周期性变化**。子宫的正常位置借助4对韧带以及骨盆底肌肉和筋膜支撑。

韧带	作用	韧带	作用
圆韧带	**维持子宫前倾位**	阔韧带	维持子宫在盆腔的正中位置
主韧带	固定子宫颈在正常位置	宫骶韧带	间接保持子宫前倾

> 锦囊妙记：圆韧带直接维持子宫前倾，宫骶韧带间接维持子宫前倾；阔韧带和主韧带维持子宫居中。

小试身手 4.维持子宫呈前倾的韧带是

　A.圆韧带　　　　　　　B.阔韧带　　　　　　C.主韧带

　D.骶结节韧带　　　　　E.子宫骶骨韧带

　3.**输卵管**　为一对细长而弯曲的管道，长约8~14cm，**是精子和卵子相遇的场所**。由内向外分为：①间质部：长约1cm；②**峡部：是管腔最狭窄部分**；③**壶腹部**，管腔较宽大，**为正常情况下的受精部位**，长约5~8cm；④伞端，形似漏斗，是输卵管的末端，**有"拾卵"作用**。

> 锦囊妙记：在异位妊娠中，以输卵管妊娠最为多见。

　4.**卵巢**　为一对扁椭圆形腺体，**产生卵子和激素**。成年妇女卵巢约4cm×3cm×1cm大小，重约5~6g，呈灰白色，青春期开始排卵；绝经后卵巢萎缩变小、变硬。卵巢表面无腹膜。卵巢组织分为皮质与髓质两部分，皮质在外，含有原始卵泡及致密的结缔组织；髓质在卵巢中心，含有疏松的结缔组织及丰富的血管、神经、淋巴管及少量的平滑肌纤维。

（二）内生殖器的邻近器官

　1.**尿道**　位于阴道前、耻骨联合后，从膀胱三角尖端开始，经过泌尿生殖膈，止于阴道前庭的尿道外口。长4~5cm，**短而直，邻近阴道，易发生泌尿系统感染**。

> 锦囊妙记：女性尿道口邻近阴道口和肛门，这是女性易患泌尿系感染的重要原因。

　2.**膀胱**　为一空腔器官，位于子宫与耻骨联合之间。妇科检查及手术前须排空膀胱。

　3.**输尿管**　位于子宫颈旁约2cm处，长约30cm，在子宫动脉后方，与之交叉，向前方进入膀胱。妇科手术时应避免损伤输尿管。

　4.**直肠**　全长约10~14cm，前为子宫及阴道，后为骶骨。

　5.**阑尾**　长7~9cm，位于右髂窝内。妊娠时阑尾位置可向上外方移位，因此，女性阑尾炎时可累及附件。

三、骨盆

（一）骨盆的组成及分界（掌握）

1.组成　由左右两块髋骨、一块骶骨及一块尾骨组成。

2.骨盆分界　以耻骨联合上缘、髂耻缘、骶岬上缘的连线（即髂耻线）为界，分界线以上部分为假骨盆，分界线以下为真骨盆。

（二）骨盆的平面及径线（掌握）

平面	解剖位置	组成	含义	均值
骨盆入口平面	前方为耻骨联合上缘，两侧为髂耻缘，后面为骶岬前缘。是真假骨盆的交界面，呈横椭圆形	入口前后径	耻骨联合下缘中点至骶岬上缘中点的距离	11cm
		入口横径	两侧髂耻线间的最大距离	13cm
		入口斜径左右各一	左骶髂关节至右髂耻隆凸间的距离为左斜径，反之为右斜径	12.75cm
中骨盆平面	是骨盆最窄平面，呈前后径长的椭圆形。前方为耻骨联合下缘，两侧为坐骨棘，后方为骶骨下端	中骨盆前后径	耻骨联合下缘中点通过两侧坐骨棘连线中点至骶骨下端间的距离	11.5cm
		中骨盆横径	也称坐骨棘间径，为两坐骨棘间的距离	10cm
骨盆出口平面	由两个不在一个水平面上的两个三角区组成。坐骨结节间径为两个三角共同的底，前三角平面的顶为耻骨联合下缘，两侧为耻骨弓；后三角平面的顶为骶尾关节，两侧为骶结节韧带	出口前后径	耻骨联合下缘至骶尾关节间的距离	11.5cm
		出口横径	也称坐骨结节间径，为两坐骨结节内侧缘间的距离	9cm
		出口前矢状径	耻骨联合下缘至坐骨结节间径中点间的距离	6cm
		出口后矢状径	骶尾关节至坐骨结节间径中点间的距离	8.5cm

> 锦囊妙记：女性骨盆三个平面分别为横椭圆形、纵椭圆形、前小后大的共底三角形。

（三）骨盆底组织（了解）

1.组成　骨盆底由多层肌肉和筋膜组成，封闭骨盆出口，内有尿道、阴道及直肠贯穿。其主要作用是支撑盆腔脏器并使之保持在正常位置。骨盆底有三层组织，外层由会阴浅筋膜、球海绵体肌、坐骨海绵体肌及会阴浅横肌和肛门外括约肌构成；中层为泌尿生殖膈，由上、下两层坚韧的筋膜和会阴深横肌、尿道括约肌形成；内层即盆膈，为骨盆底的最内层，由肛提肌及其筋膜组成，肛提肌的主要作用是加强盆底的托力。

2.会阴特点　会阴指阴道口与肛门之间的软组织，包括皮肤、肌肉及筋膜，也是骨盆底的一部分。会阴体厚约3~4cm，由外向内逐渐变窄，呈楔状，表面为皮肤及皮下脂肪，内层为会阴中心腱。妊娠期会阴组织变软有利于分娩。分娩时应注意保护好会阴，避免撕裂。

四、女性一生各阶段的生理特点（了解）

时期	特点
胎儿期	指受精卵形成至胎儿娩出。受精卵是由父亲和母亲来源的23对（46条）染色体组成的新个体。胚胎6周后原始生殖腺开始分化。原始生殖细胞分化为初级卵母细胞，性索皮质的扁平细胞围绕卵母细胞构成原始卵泡。卵巢形成后，因无雄激素、无副中肾管抑制因子，所以中肾管退化，两条副中肾管发育成为女性生殖道
新生儿期	生后4周内称新生儿期
幼年期	出生4周到12岁左右称幼年期
青春期	**月经初潮开始至生殖器官发育成熟的时期称青春期**，大约在10~19岁
性成熟期	**卵巢功能成熟并有性激素分泌及周期性排卵的时期称为性成熟期**。一般自18岁左右开始，持续约30年
围绝经期	卵巢功能逐渐衰退，生殖器官开始萎缩向衰退过渡的时期
老年期	卵巢功能进一步衰退、老化，生殖器官萎缩

锦囊妙记：请注意妇产科护理学中的青春期与儿科护理学中的青春期的区别。儿科护理学中的青春期是指从第二性征出现到生殖功能基本发育成熟，身高停止增长的时期。

小试身手 5.女性青春期开始的重要标志是

A.音调变高　　　　　B.乳房丰满　　　　　C.月经来潮

D.骨盆变宽　　　　　E.阴毛出现

小试身手（6~7题共用备选答案）

A.儿童期　　　　　　B.青春期　　　　　　C.性成熟期

D.围绝经期　　　　　E.老年期

6.36岁女性属于

7.50岁女性属于

五、卵巢的周期性变化及内分泌功能

（一）卵巢周期性变化（掌握）

1.卵泡的发育与成熟　进入青春期，原始卵泡发育，形成生长卵泡。一般每个月经周期只有一个卵泡达到成熟程度，称成熟卵泡。

2.排卵　随着卵泡发育成熟，其逐渐向卵巢表面移行并向外突出，当接近卵巢表面时，该处表面细胞变薄，最后破裂，出现排卵。**排卵多发生在两次月经中间，一般在下次月经来潮之前14日左右**。

小试身手 8.一女性的月经周期为30天，其排卵日期应在月经来潮的

A.第7天左右　　　　　B.第14天左右　　　　　C.第16天左右

D.第18天左右　　　　　E.第24天左右

3.黄体形成　排卵后卵泡壁塌陷，卵泡膜血管壁破裂，血液流入腔内形成血体，继而卵泡破口由纤维蛋白封闭，残留颗粒细胞变大，细胞质内含黄色颗粒状的类脂质，此时血体变黄体。

4.黄体退化　**若卵子未受精，排卵后9~10日黄体开始萎缩**。正常排卵周期黄体寿命为12~16日，平均14日。黄体衰退后月经来潮，卵巢中新的卵泡发育，开始新的月经周期。

（二）卵巢功能（熟练掌握）

卵巢的功能是产生卵子并排卵（即**生殖功能**）和分泌女性激素（即**内分泌功能**）。

（三）卵巢激素的生理功能（掌握）

1.雌激素和孕激素功能

雌激素	孕激素
增加输卵管上皮细胞的活动	使增生期子宫内膜转化为分泌期内膜，抑制输卵管节律性收缩
促进阴道上皮的增生、角化，使细胞内糖原增加	促进阴道上皮细胞脱落
促进乳腺管增生	促进乳腺腺泡发育
促进体内水钠潴留	促进体内水与钠的排泄
促进骨中钙质沉着	兴奋体温调节中枢，有升高体温作用，正常妇女在排卵后基础体温可升高0.3~0.5℃

2.雄激素的生理功能

（1）合成雌激素的前体。

（2）维持女性正常生殖功能的重要激素。

> 锦囊妙记：在这一部分，考生可将雌、孕激素的功能进行对比，事实上，雌激素和孕激素的功能在许多方面刚好相反。

小试身手 59.能够使排卵后基础体温升高的激素是

A.催乳素　　　　　　　B.雌激素　　　　　　　C.雄激素

D.催产素　　　　　　　E.孕激素

六、子宫内膜的周期性变化及月经周期的调节

（一）子宫内膜的周期性变化（掌握）

1.增殖期　月经周期的第5~14日。

2.分泌期　月经周期的第15~28日，占月经周期的后一半。排卵后，黄体分泌雌激素和孕激素，使子宫内膜在增生期的基础上出现分泌期变化。约于排卵后1~10日，子宫内膜继续增厚，腺体增大，腺体内的分泌上皮细胞分泌糖原，为受精卵着床做准备。**至月经的第24~28日，为分泌期晚期**，子宫内膜厚达10mm，呈海绵状。内膜腺体开口面向宫腔，有糖原等分泌物溢出，间质变疏松、水肿。

3.月经期　约在月经周期的第1~4日。体内孕激素、雌激素水平下降，内膜螺旋小动脉痉挛，组织缺血缺氧发生局灶性坏死，坏死内膜剥落，月经来潮。

小试身手 10.影响子宫内膜由增殖期转变为分泌期的主要激素是

A.雄激素　　　　　　　B.雌激素　　　　　　　C.孕激素

D.促卵泡素　　　　　　E.黄体生成素

（二）月经的周期性调节（了解）

月经周期的调节主要通过下丘脑、垂体和卵巢的激素作用，称为下丘脑–垂体–卵巢轴。此轴又受中枢神经系统控制。

（三）月经的临床表现（掌握）

在内分泌系统周期性调节下，子宫内膜发生从增生到分泌的反应。如不受精和受精卵着床，子宫内膜则萎缩脱落并伴有出血，周而复始发生的子宫内膜剥脱性出血，称为月经。

月经第一次来潮，称为初潮。初潮年龄约在11~16岁，多数为13~14岁。**两次月经第1日的间隔时间，称为月经周期**。一般为21~35日，提前或延后3日左右仍为正常。月经持续的天数称为**月经期**，一般为2~8日。**月经量约为20~60ml**。

月经血呈暗红色，除血液外，尚含子宫内膜碎片、宫颈黏液及脱落的阴道上皮细胞等。其主要特点是**不凝固**，偶尔有小凝块。

> 锦囊妙记：月经血、腹腔内出血、胸腔内出血均为不凝血。

小试身手 11.下列关于月经的描述，**错误的是**

A.月经第一次来潮称为初潮

B.月经量约为20~60ml

C.月经血特征为暗红色、呈碱性、黏稠、易凝固

D.初潮年龄多在13~14岁

E.两次月经第1日间隔的天数为月经周期

参考答案

1.B　2.C　3.A　4.A　5.C　6.C　7.D　8.C　9.E　10.C　11.C

答案与解析

1.B　女性外生殖器主要包括阴阜、大阴唇、小阴唇、阴蒂和前庭大腺，阴道为女性内生殖器。

2.C　成人子宫体与子宫颈的比例为2∶1，婴儿为1∶2。

3.A　成人子宫重约50g，长7~8cm，宽4~5cm，厚2~3cm，宫腔容积约5ml。成人子宫体与子宫颈的比例为2∶1，婴幼儿为1∶2。未产妇的子宫颈外口呈圆形，已产妇的子宫颈呈横裂口。子宫体与子宫颈之间形成的最狭窄的部分称子宫峡部，在非孕期约长1cm。

4.A　子宫借助圆韧带、阔韧带、主韧带、宫骶韧带来维持正常的位置，其中圆韧带直接维持子宫呈前倾位。

5.C　青春期是指从月经初潮开始至生殖器官发育成熟的时期，女性进入青春期的重要标志是月经来潮。

6~7.C、D　妇女一生各阶段的生理特点：①新生儿期：指出生后4周内的婴儿；②幼儿期：指从出生4周到12岁；③青春期：指从月经初潮开始至生殖器官发育成熟的时期；④性成熟期：指卵巢功能成熟并有性激素分泌及周期性排卵的时期；⑤围绝经期：指卵巢功能逐渐衰退，生殖器官开始萎缩向衰退过渡的时期；⑥老年期：指卵巢功能进一步衰退、老化，生殖器官萎缩。因此36岁女性属于性成熟期，50岁女性属于围绝经期。

8.C　排卵多发生在两次月经中间，一般在下次月经来潮之前14日左右。该女性的月经周期为30天，因此其排卵日期为月经来潮的第16天（30－14）左右。

9.E　孕激素能兴奋体温调节中枢，升高体温。正常妇女在排卵后基础体温可升高0.3℃~0.5℃。

10.C　孕激素的功能包括使增生期子宫内膜转化为分泌期内膜，抑制输卵管节律性收缩，为孕卵的着床做准备。

11.C　月经血除血液外，尚含有子宫内膜碎片、宫颈黏液及脱落的阴道上皮细胞等。开始脱落的子宫内膜中含有一定量的激活因子，能激活血中的纤溶酶原，导致月经血不凝固。

第二章　妊娠期妇女的护理

　　本章内容较为重要，每年必考。近5年的考试中先后考查了着床的概念、胎盘的功能、脐带的数量、胎儿发育、妊娠期循环系统的变化、妊娠诊断、胎先露、预产期推算、仰卧位低血压综合征等。整体考查偏重于知识的记忆和应用。对于本章的复习，考生应着重掌握胎儿附属物的形成与功能、胎儿发育及生理功能、妊娠期母体生理变化、妊娠诊断、产前检查、妊娠期常见症状及其护理。

考点纵览

第一节　妊娠生理

一、受精与着床（了解）

（一）受精

已获能的精子和成熟的卵子相结合的过程称为受精。

1.精子获能　精子进入阴道后，经宫颈管进入宫腔，与子宫内膜白细胞产生的α、β淀粉酶作用，解除了精子顶体酶上的"去获能因子"，此时精子具有受精能力，称精子获能。

2.受精过程　当精子与卵子相遇后，精子顶体外膜破裂，释放出顶体酶，在酶的作用下，精子溶解卵子外围的放射冠和透明带，精子头部与卵子表面接触，受精开始。精原核与卵原核逐渐融合，诞生了新生命。

3.受精卵的输送与发育　约在受精后6~7日，晚期囊胚的透明带消失，开始着床。

（二）着床

受精卵着床是指晚期囊胚侵入子宫内膜的过程。

二、胎儿附属物的形成与功能（掌握）

胎儿附属物是指胎儿以外的组织，包括胎盘、胎膜、脐带和羊水。

小试身手　1.胎儿的附属物**不包括**

A.胎盘　　　　　　B.胎膜　　　　　　C.脐带

D.羊水　　　　　　E.蜕膜

（一）胎盘的形成、结构与功能

1.胎盘的形成　胎盘由羊膜、叶状绒毛膜和底蜕膜组成，是母体与胎儿间进行物质交换的重要器官。

（1）羊膜：构成胎盘的胎儿部分。

（2）叶状绒毛膜：构成胎盘的胎儿部分，是胎盘的主要部分。

（3）底蜕膜：构成胎盘的母体部分。

2.胎盘的结构　妊娠足月胎盘呈圆形或椭圆形盘状，重450~650g。

3.胎盘的功能

（1）**气体交换**：氧气是维持胎儿生命最重要的物质。

（2）**营养物质供应**。

（3）**排出胎儿代谢产物**。

（4）**防御功能**：母血中的免疫物质如IgG可通过胎盘，使胎儿得到抗体，对胎儿起保护作用。

（5）**合成功能**：胎盘能合成多种激素和酶。

1）绒毛膜促性腺激素（HCG）：受精后10天左右可用放射免疫自母体血清中测出，其作用是维持妊娠、营养黄体，使子宫内膜变为蜕膜，维持受精卵生长发育。

2）胎盘生乳素（HPL）：由合体滋养细胞分泌。HPL的主要功能包括：①与胰岛素、肾上腺皮质激素协同作用，促进乳腺腺泡发育，刺激其合成功能，为产后泌乳作准备。②促胰岛素生成作用，使母血中胰岛素浓度升高，促进蛋白质合成。③通过脂解作用，提高非脂化脂肪酸、甘油的浓度，抑制母体对葡萄糖的摄取和利用，使多余葡萄糖运转给胎儿，成为胎儿的主要能源，也是蛋白质合成的能源。

3）雌激素和孕激素：为甾体激素。妊娠早期由卵巢妊娠黄体产生，自妊娠第8~10周起，由胎盘合成。

4）酶：胎盘能合成多种酶，包括缩宫素酶和耐热性碱性磷酸酶。

小试身手 2.以下胎盘功能，与绒毛膜促性腺激素相关的是

A.气体交换　　　　B.营养物质供应　　　C.排出胎儿代谢产物

D.防御功能　　　　E.合成功能

（二）胎膜

胎膜是由绒毛膜和羊膜组成。胎膜外层为绒毛膜，在发育过程中因缺乏营养供应而逐渐退化为平滑绒毛膜。胎膜内层为羊膜，为半透明薄膜，与覆盖胎盘、脐带的羊膜层相连接。

（三）脐带

脐带是连接胎儿与胎盘的带状器官，一端连于胎儿腹壁脐轮，另一端附着于胎盘子面。

（四）羊水

羊水为充满于羊膜囊内的液体。**正常足月妊娠羊水量约800ml**。

锦囊妙记：羊水量大于2000ml为羊水过多，羊水量小于300ml为羊水过少，一次放羊水量不超过1500ml。

三、胎儿发育及生理特点（掌握）

（一）胎儿发育

妊娠8周末	胚胎初具人形，可分辨出眼、耳、鼻、口，四肢已具雏形，**超声显像可见心脏形成并有搏动**
妊娠12周末	外生殖器已发育，部分可分辨性别
妊娠16周末	从外生殖器可确定胎儿性别。头皮已长出毛发。除胎儿血红蛋白外，开始形成成人血红蛋白。**从外生殖器可确定胎儿性别，部分孕妇自觉有胎动**，X线检查见到脊柱阴影
妊娠20周末	**临床可听到胎心音**。全身覆有胎脂并有毳毛，出生后已有心跳、呼吸、排尿及吞咽运动
妊娠24周末	各脏器均已发育，皮下脂肪开始沉积，但皮肤仍呈皱缩状，出现眉毛及睫毛
妊娠28周末	皮下脂肪沉积不多，皮肤粉红色。可有呼吸运动，但肺泡Ⅱ型细胞产生的表面活性物质含量较少。**此期出生者易患特发性呼吸窘迫综合征**。若能加强护理，可以存活
妊娠32周末	面部毳毛已脱，生活力尚可，胎儿身长约40cm，体重约1700g，若注意护理，可以存活
妊娠36周末	**胎儿身长约45cm，体重约2500g，皮下脂肪发育良好，毳毛明显减少，指（趾）甲已达指（趾）尖。出生后能啼哭及吸吮，生活力良好。**
妊娠40周末	胎儿已成熟，身长约50cm，体重约3000g或以上。体形外观丰满，皮肤粉红色，男性胎儿睾丸已降至阴囊内，女性胎儿大小阴唇发育良好。出生后哭声响亮，吸吮能力强，能很好存活

> 锦囊妙记：妊娠2月胎心动，4月孕妇感胎动，5月可听胎心音，6月脏器已发育，7月出生肺未熟，9月出生可存活。

小试身手（3~4题用备选答案）

A.孕8周末   B.孕16周末   C.孕20周末

D.孕24周末   E.孕28周末

3.孕妇自觉有胎动是在

4.临床可听到胎心音是在

（二）胎儿的生理特点

1.循环系统

（1）解剖学特点：①**脐静脉1条**：带有来自胎盘氧含量较高、营养丰富的血液进入胎体。②**脐动脉2条**：带有来自胎儿氧含量较低的混合血，注入胎盘与母血进行物质交换；③动脉导管：位于肺动脉及主动脉弓之间，生后肺循环建立后，动脉导管闭锁成动脉韧带；④卵圆孔：位于左右心房之间，**多在出生后6~8周完全闭锁**。

小试身手 5.某产妇，27岁，妊娠36周，护士在查房时为护生讲解正常的脐带结构，正确的是

A.脐静脉较粗、壁厚   B.脐动脉较细、壁薄

C.一条动脉，一条静脉   D.一条动脉，二条静脉

E.二条动脉，一条静脉

（2）血液循环特点

胎儿出生后自主呼吸开始，肺循环建立，胎盘循环停止，循环系统血流动力学发生显著变化。左心房压力升高，右心房压力下降，卵圆孔在胎儿出生后数分钟开始闭锁，大多在生后6~8周完全闭锁。肺循环建立，肺动脉血流不再流入动脉导管，动脉导管闭锁为动脉韧带。

2.血液

（1）红细胞：早产儿或足月儿均较高，约为$6.0 \times 10^{12}/L$。

（2）血红蛋白：胎儿血红蛋白分为原始血红蛋白、胎儿血红蛋白和成人血红蛋白。

（3）白细胞：妊娠8周以后，胎儿血循环出现粒细胞，形成防止细菌感染的第一道防线，妊娠足月时白细胞计数高达$(1.5~2) \times 10^{12}/L$。粒细胞出现不久，胸腺、脾发育产生淋巴细胞，成为体内抗体的主要来源，构成了对抗外来抗原的第二道防线。

第二节 妊娠期母体变化

一、生理变化（熟练掌握）

（一）生殖系统

1.子宫

（1）子宫体：增大变软，妊娠晚期子宫多呈不同程度右旋。妊娠14周起，子宫出现不规则无痛性收缩，常不引起痛感，亦不使子宫颈扩张。

（2）子宫峡部：是子宫体与子宫颈之间最狭窄部分，非孕时长约1cm，**孕12周起逐步伸展拉长变薄，成为子宫腔的一部分，形成子宫下段，临产时其长度可达7~10cm**。

（3）子宫颈：孕期子宫颈血管增多伴水肿，外观肥大、呈紫蓝色。颈管腺体受孕激素影响分泌增多，形成黏稠的黏液栓，可防止病原体入侵。

2.阴道 妊娠时阴道黏膜着色、增厚、皱襞增多，结缔组织松软，伸展性增加。阴道内酸度升高，对防止细菌感染起重要作用。

3.外阴 妊娠期外阴部充血，皮肤增厚，大小阴唇色素沉着，大阴唇内血管增多及结缔组织变松软，伸展性增加。

4.卵巢　妊娠期略增大，停止排卵。一侧卵巢可见妊娠黄体。妊娠黄体于妊娠10周前产生雌激素和孕激素维持妊娠。黄体功能于妊娠10周后由胎盘取代。

5.输卵管　妊娠期输卵管伸长，但肌层无明显增厚。

（二）乳房

妊娠早期开始增大，明显充血。孕妇自觉乳房肿痛，乳头增大变黑，易勃起。乳晕变黑，乳晕上的皮脂腺肥大形成散在的结节状小隆起，称蒙氏结节。妊娠末期，尤其在接近分娩期挤压乳房时，可有数滴稀薄黄色液体溢出，称为初乳。

（三）循环系统及血液系统

1.心脏　心脏容量从妊娠早期至妊娠末期约增加10%，心率在妊娠晚期每分钟增加10~15次。由于血流量增加、血流加速及心脏移位使大血管轻度扭曲，多数孕妇心尖区及肺动脉区可听及Ⅰ~Ⅱ级柔和吹风样收缩期杂音，产后逐渐消失。

2.心输出量和血容量　心输出量自妊娠10周开始增加，**至妊娠32~34周达高峰**。临产后，**特别是在第二产程期间，心输出量显著增加**。

循环血容量于妊娠6周起开始增加，至妊娠32~34周达高峰，约增加40%~45%，平均约增加1450ml。血浆增加多于红细胞增加，血浆约增加1000ml，红细胞约增加450ml，血液稀释，**出现妊娠期生理性贫血**。

如孕妇合并心脏病，在妊娠32~34周、分娩期（尤其第二产程）及产褥期最初3日内易发生心力衰竭。

3.静脉压　妊娠期盆腔血液回流至下腔静脉的血量增加，增大右旋的子宫压迫下腔静脉使血液回流受阻，孕妇下肢、外阴及直肠的静脉压升高，加之妊娠期静脉壁扩张，孕妇易发生下肢、外阴静脉曲张和痔。**孕妇若长时间处于仰卧位姿势，可引起回心血量减少，心排出量降低，血压下降，称仰卧位低血压综合征**。

> 锦囊妙记：孕妇增大的子宫右旋，压迫下腔静脉，当产妇长时间平卧，会导致回心血量减少，孕妇即可发生仰卧位低血压综合征。

4.血液成分

（1）红细胞：由于血液稀释，红细胞计数约为$3.6 \times 10^{12}/L$（非孕妇女约为$4.2 \times 10^{12}/L$），血红蛋白值约为110g/L（非孕妇女约为130g/L），血细胞比容从未孕时0.38~0.47降至0.31~0.34。

（2）白细胞：**妊娠期白细胞稍增加**，为$(5~12) \times 10^9/L$，有时达$15 \times 10^9/L$，主要为中性粒细胞增多，淋巴细胞增加不多，而单核细胞和嗜酸性粒细胞几乎无改变。

（3）凝血因子：**妊娠期血液处于高凝状态**，凝血因子Ⅱ、Ⅴ、Ⅶ、Ⅷ、Ⅸ、Ⅹ均增加，有利于预防产后出血。

（四）泌尿系统

妊娠早期肾血浆流量（RPF）及肾小球滤过率（GFR）均增加，RPF比非孕时约增加35%，GFR约增加50%。RPF与GFR均受体位影响，孕妇仰卧位尿量增加，故夜尿量多于日尿量。

自妊娠中期，受孕激素影响，肾盂及输尿管轻度扩张，输尿管有尿液逆流现象，孕妇易患急性肾盂肾炎，多见于右侧。

（五）呼吸系统

妊娠早期孕妇胸廓即发生改变，胸廓横径加宽，周径加大，横膈上升，呼吸时膈肌活动幅度增加。**孕妇出现过度通气现象**，有利于供给孕妇和胎儿所需氧气。呼吸次数在妊娠期变化不大，但呼吸较深。

（六）消化系统

妊娠早期（约停经6周左右），约50%妇女出现早孕反应，一般于妊娠12周左右自行消失。肠蠕动减慢，易发生便秘。

（七）内分泌系统

妊娠期腺垂体增大1~2倍。嗜酸性粒细胞肥大、增多，形成"妊娠细胞"，于产后10天左右恢复。产后有出血性休克者可使增大的垂体缺血、坏死，导致席汉综合征。

（八）其他

1.皮肤　妊娠期垂体分泌促黑色素细胞激素增加，加之雌、孕激素大量增加，使黑色素增加，孕妇面颊、乳头、乳晕、腹白线、外阴等处色素沉着。随妊娠子宫增大，腹壁皮肤出现紫色或淡红色不规则平行的裂纹，称妊娠纹。产后变为银白色，永久不退。

2.体重　于妊娠13周前体重无明显变化，**以后平均每周增加350g**，直至**妊娠足月时体重平均增加12.5kg**。

3.矿物质　胎儿生长发育需要大量的钙、磷、铁。近足月妊娠的胎儿体内含钙约30g，磷24g。应于妊娠后3个月补充维生素及钙，提高钙含量。

> **小试身手** 6.妊娠期母体变化的描述，**错误的是**
> A.孕妇的夜尿量<日尿量
> B.妊娠后期睡眠时稍垫高头部利于呼吸
> C.妊娠末期挤压乳房溢出的稀薄黄色液体为初乳
> D.孕14周起，孕妇出现Braxton Hicks收缩
> E.孕妇长时间仰卧位可出现低血压综合征

二、心理变化（掌握）

（一）孕妇常见的心理反应

惊讶和震惊、矛盾心理、接受、情绪不稳定、内省。

（二）孕妇的心理调节

美国心理学家鲁宾提出妊娠期孕妇须完成4项心理发展任务：

1.确保自己及胎儿能安全顺利度过妊娠期、分娩期。

2.促使家庭重要成员接受新生儿。

3.学习为孩子贡献自己。

4.情绪上与胎儿连成一体。

第三节　妊娠诊断

妊娠13周末及以前称早期妊娠，第13~27周末称中期妊娠，第28周及其后称晚期妊娠。

一、早期妊娠诊断（掌握）

（一）临床表现

1.**停经**　停经是妊娠最早出现、最重要的症状。

小试身手 7.妊娠最早最重要的症状是

A.停经　　　　　　　B.早孕反应　　　　　　　C.尿频

D.乳房逐渐增大　　　E.乳晕着色加深

2.**早孕反应**　约半数妇女在停经6周左右出现早孕反应，大多于妊娠12周左右自行消失。

3.**尿频**　约在妊娠12周左右，增大的子宫进入腹腔，尿频症状自然消失。

4.**乳房**　自妊娠8周起，在雌孕激素的影响下，乳房逐渐增大。孕妇自觉乳房轻度胀痛及乳头刺痛，乳头及乳晕着色，乳晕周围有深褐色蒙氏结节出现。

5.**妇科检查**　子宫增大变软，妊娠6~8周，阴道黏膜及宫颈呈紫蓝色，充血。子宫随停经月份而逐渐增大，子宫峡部极软，感觉宫颈与宫体不相连，称黑加征。妊娠进展至8周，子宫约为非妊娠期子宫的2倍，妊娠12周时约为非妊娠期子宫的3倍，耻骨联合上方可触及。

（二）辅助检查

1.**妊娠试验**　用免疫学方法测定受检者血或尿中HCG含量，可协助早期妊娠诊断。

2.**超声检查**　是检查早期妊娠快速且准确的方法。

小试身手 8.女性，27岁，已婚，既往月经规律，因月经过多10天而就诊，要求明确是否怀孕，对确诊帮助最大的检查是

A.超声多普勒　　　　B.免疫法测定HCG　　　　C.测宫底高度

D.测孕激素　　　　　E.宫颈粘连涂片镜检

小试身手 9.患者，女，28岁，停经40余天。为了确诊其是否妊娠，快速准确的检查方法是

A.妊娠试验　　　　　B.超声检查　　　　　　　C.黄体酮试验

D.基础体温测定　　　E.宫颈黏液分析

二、中晚期妊娠诊断（掌握）

（一）临床表现

1.有早期妊娠经过，子宫明显增大，可感觉胎动，触及胎体，听诊有胎心音。

2.子宫增大　子宫逐渐增大。手测子宫底高度或尺测耻上子宫底高度，可判断子宫大小与妊娠周数是否相符（表4-2-1）。

表4-2-1　不同妊娠周数的子宫底高度及子宫长度

妊娠周数	妊娠月份	手测子宫底高度
满12周	3个月末	耻骨联合上2~3横指
满16周	**4个月末**	**脐耻之间**
满20周	5个月末	脐下1横指
满24周	**6个月末**	**脐上1横指**
满28周	7个月末	脐上3横指
满32周	8个月末	脐与剑突之间
满36周	9个月末	剑突下2横指
满40周	10个月末	脐与剑突之间或略高

> 锦囊妙记：妊娠16周后，妊娠周数增加4周，子宫底高度上升2横指。

小试身手　10.孕妇，28岁，子宫明显增大。入院查体：子宫底于脐上1指，估计孕周为

A.孕8周末　　　　　B.孕16周末　　　　　C.孕20周末

D.孕24周末　　　　　E.孕28周末

3.胎动　妊娠18~20周时开始自觉胎动，妊娠28周后，胎动次数≥10次/2h。

4.胎心音　妊娠18~20周用听筒在孕妇腹壁听到胎心音，呈双音，第一音和第二音相接近，似钟表"滴答"声，速度较快，每分钟110~160次。

（二）辅助检查

1.超声检查　B型超声显像法不仅能显示胎儿数目、胎方位、胎心搏动和胎盘位置，且能测量胎头双顶径，观察胎儿有无体表畸形。

2.胎儿心电图　目前国内常用间接法检测胎儿心电图，通常于妊娠12周以后显示较规律的图形，妊娠20周后成功率更高。

第四节　胎产式、胎先露、胎方位（掌握）

	定义	举例
胎产式	胎儿身体纵轴与母体身体纵轴之间的关系	两轴平行者称纵产式，占妊娠足月分娩总数的99.75%。两轴垂直者称横产式，仅占妊娠足月分娩总数的0.25%
胎先露	最先进入骨盆入口的胎儿部分	纵产式有头先露、臀先露，横产式有肩先露
胎方位（胎位）	胎儿先露部的指示点与母体骨盆的关系	枕先露以枕骨，面先露以颏骨，臀先露以骶骨，肩先露以肩胛骨为指示点

第五节　产前检查

确诊早孕后开始产前检查，妊娠28周前每4周检查一次，妊娠28周后每2周查一次，妊娠36周后每周查一次。

> 锦囊妙记：妊娠7月之前每月检查一次，妊娠7月~9月每月检查2次，妊娠9月以后每周检查一次。

一、病史（掌握）

（一）健康史

1.个人资料　孕妇年龄、职业、婚姻状况、受教育程度、宗教信仰、经济状况、住址、电话等。

2.过去史　评估有无高血压、心脏病、糖尿病、肝肾疾病、血液病、结核病等，注意其发病时间和治疗情况，有无手术史及手术名称。

3.月经史　询问月经初潮年龄、月经周期和月经持续时间，便于准确推算预产期。

4.家族史　评估家族中有无高血压、糖尿病、多胎妊娠、结核病等病史。

5.丈夫健康状况　了解孕妇配偶有无烟酒嗜好及遗传性疾病等。

（二）孕产史

1.既往孕产史　了解既往孕产史及其分娩方式，有无流产、早产、难产、死胎、死产、产后出血史。

2.本次妊娠经过　了解本次妊娠早孕反应出现的时间、严重程度，有无病毒感染史及用药情况，胎动开始时间，妊娠过程中有无阴道流血、头痛、心悸、气短、下肢水肿等症状。

（三）预产期推算

了解末次月经（LMP）的日期以推算预产期（EDC）。**计算方法为：末次月经第1天起，月份减3或加9，日期加7**；如为阴历，月份仍减3或加9，但日期加15。

> 锦囊妙记：末次月经月份大于或等于3即减3，月份小于3即加9。

小试身手 11.患者，女，28岁，确诊妊娠，其末次月经为2010年5月23日，预产期是

A.2011年8月16日　　　　B.2011年8月30日　　　　C.2011年2月16日

D.2011年2月23日　　　　E.2011年3月2日

二、身体评估（掌握）

（一）全身检查

评估发育、营养、精神状态、身高及步态。检查心肺有无异常，乳房发育情况，脊柱与下肢有无畸形。测量体重和血压。

（二）产科检查

包括腹部检查、骨盆测量、阴道检查、肛诊和绘制妊娠图。

1.腹部检查　排尿后，孕妇仰卧于检查床上，头部稍抬高，双腿略屈曲分开，放松腹部。检查者站在孕妇右侧。

（1）视诊：观察腹部外形和大小，腹部有无妊娠纹、手术瘢痕和水肿。

（2）触诊：检查腹壁肌肉紧张度，有无腹直肌分离，评估羊水量多少及子宫肌敏感度。用手测子宫底高度，用软尺测耻骨上方至子宫底的弧形长度和腹围值。用四步触诊法检查子宫大小、胎产式、胎先露、胎方位及胎先露是否衔接。

（3）听诊：胎心音在靠近胎背侧上方的孕妇腹壁上听得最清楚。**枕先露时，胎心音在脐下方右或左侧；臀先露时，胎心音在脐上方右或左侧；肩先露时，胎心音在脐部下方听得最清楚**。

2.骨盆测量　包括骨盆外测量和骨盆内测量。

（1）骨盆外测量：常测量下列径线。

经线	测量方法	正常值
髂棘间径	孕妇取伸腿仰卧位，测量两侧髂前上棘外缘的距离	**23~26cm**
髂嵴间径	孕妇取伸腿仰卧位，测量两侧髂嵴外缘最宽的距离	**25~28cm**
骶耻外径	孕妇取左侧卧位，右腿伸直，左腿屈曲，测量第5腰椎棘突下凹陷处至耻骨联合上缘中点的距离，**可间接推测骨盆入口前后径，是外测量中最重要径线**	18~20cm
坐骨结节间径（出口横径）	孕妇取仰卧位，两腿屈曲，双手抱膝。测量两侧坐骨结节内侧缘之间的距离	8.5~9.5cm，平均值9cm

续表

经线	测量方法	正常值
出口后矢状径	体位同上，测量坐骨结节间径中点至骶尾关节之间的距离。如出口横径与出口后矢状径之和大于15cm，一般足月胎儿可以娩出	9cm
耻骨弓角度（对角径）	用两拇指尖斜着对拢，放于耻骨联合下缘，左右两拇指平放在耻骨降支的上面，测量两拇指之间的角度即为耻骨弓角度	正常为90°，小于80°为异常

（2）骨盆内测量：常用径线包括：

径线	正常值	意义
骶耻内径	12.5~13cm	此值减去1.5~2cm，即为真结合径值，正常值为11cm。如触不到骶岬，说明此径线>12.5cm 测量时期以妊娠24~36周、阴道松软时进行为宜
坐骨棘间径	约为10cm	测量两侧坐骨棘间的距离
坐骨切迹宽度	如能容纳3横指（约5.5~6.0cm）为正常，否则属中骨盆狭窄	

3.阴道检查　妊娠最后1个月以及临产后应避免不必要的阴道检查。

4.肛诊　可了解胎先露部、骶骨前面弯曲度、坐骨棘及坐骨切迹宽度以及骶尾关节活动度。

三、心理社会评估（掌握）

（一）妊娠早期

重点评估孕妇对妊娠的态度及影响因素。评估孕妇对妊娠的接受程度。

（二）妊娠中晚期

评估孕妇对妊娠有无不良情绪反应，如焦虑和恐惧。评估支持系统，尤其是丈夫对妊娠的态度。评估孕妇家庭经济情况、居住环境、宗教信仰以及孕妇在家庭中的角色等。

四、高危因素评估（了解）

重点评估孕妇是否存在下列高危因素：年龄<18岁或>35岁；残疾；合并遗传性疾病；既往有无流产、异位妊娠、早产、死胎、难产、畸胎史；有无妊娠并发症，如心脏病、高血压、糖尿病等；有无妊娠并发症，如妊娠期高血压疾病、前置胎盘、胎盘早剥、羊水异常、胎儿宫内发育迟缓、过期妊娠、母儿血型不符等。

第六节　妊娠期常见症状及其护理

一、临床表现（掌握）

1.恶心、呕吐　约一半的孕妇在妊娠6周左右出现恶心、呕吐等早孕反应，12周左右消失。

2.尿频、尿急、白带增多　是妊娠期正常的生理改变，妊娠头3个月及末3个月明显。

3.下肢水肿及下肢、外阴静脉曲张　妊娠后期踝部及小腿下半部轻度水肿，休息后消退，为正常现象。

4.便秘　妊娠期肠蠕动及肠张力减弱，巨大子宫及胎先露部压迫，加上孕妇孕期活动量减少，易发生便秘。

5.腰背痛　妊娠期间关节韧带松弛，增大子宫向前突使躯体重心后移，腰椎向前突使背肌处于持续紧张状态，常出现轻微腰背痛。

6.下肢肌肉痉挛　妊娠后期多见，常在夜间发作，是缺钙的表现，发生于小腿腓肠肌。

7.仰卧位低血压综合征　**妊娠末期，孕妇若较长时间取仰卧位，增大的子宫压迫下腔静脉，使回心血量及心排出量骤然减少，出现低血压。**

8.贫血　血容量增加导致血液稀释，孕妇出现生理性贫血。

小试身手 12.孕妇在妊娠期不宜长期采取的卧位是

A.仰卧位　　　　　　　B.半坐卧位　　　　　　　C.左侧卧位

D.端坐位　　　　　　　E.抬高下肢

二、护理措施（掌握）

（一）常见症状的护理

1.恶心、呕吐　避免空腹，少量多餐；两餐之间补充液体；饮食清淡，避免油炸、不好消化或有特殊气味的食物；家人给予精神支持。

2.尿频、尿急　若因压迫引起且无任何感染征象，不必处理。

3.白带增多　嘱孕妇保持外阴部清洁，每日清洗外阴，避免分泌物刺激外阴部，但严禁阴道冲洗。

4.水肿　若下肢出现明显的凹陷性水肿或经休息后不消退者，应警惕发生妊娠期高血压疾病。**嘱孕妇取左侧卧位，下肢垫高15°，避免久坐久站，以免加重水肿。**适当限制孕妇摄入盐，但不必限制水分。

5.下肢及外阴静脉曲张　避免两腿交叉或长时间站立、行走，休息时常抬高下肢；指导孕妇穿弹力裤或弹力袜，但要避免穿紧身衣裤，以促进血液回流；会阴部出现静脉曲张者，可在臀下垫枕，抬高髋部休息。

6.便秘　指导孕妇养成每日定时排便的习惯，多吃含纤维素多的新鲜蔬菜水果；增加每日饮水量，每日适当活动。**不可随意使用大便软化剂或轻泻剂**。

7.腰背痛　指导孕妇穿平底鞋，在俯拾或抬举物品时，上身保持直立，弯曲膝部，用两下肢的力量抬起。疼痛严重者须俯卧休息（硬床垫），局部热敷。

8.下肢肌肉痉挛　下肢肌肉痉挛时嘱孕妇背屈肢体或站直前倾以伸展痉挛的肌肉，或局部热敷按摩。指导孕妇避免腿部疲劳、受凉，伸腿时避免脚趾尖伸向前，走路时脚跟先着地。必要时遵医嘱服用钙剂。

9.仰卧位低血压综合征　**此时若改为左侧卧位，使下腔静脉血流通畅，血压迅即恢复正常**。

10.贫血　适当增加含铁食物的摄入，如动物肝脏、蛋黄、瘦肉、豆类等。**如病情需要补充铁剂时，用温水或水果汁送服，促进铁的吸收，且应在餐后20分钟服用**，以减轻胃肠道刺激。

> 锦囊妙记：铁剂应于饭后服用，同时铁剂可与维生素C、稀盐酸、果汁同服。

（二）做好心理护理

小试身手　13.关于妊娠期妇女的健康指导正确的是

A.妊娠初3个月及末3个月出现尿频，不必处理

B.妊娠期如果出现便秘时，可以随便使用轻泻剂

C.需要补充铁剂的孕妇应在餐前半小时服用

D.早孕反应明显的孕妇，应经常保持空腹状态

E.妊娠期间白带增多，孕妇应每日进行阴道冲洗

参考答案

> 1.E　2.E　3.B　4.C　5.E　6.A　7.A　8.A　9.B　10.C　11.E　12.A　13.A

答案与解析

1.E　胎儿附属物是指胎儿以外的组织，包括胎盘、胎膜、脐带和羊水。蜕膜属于子宫内膜组织，不属于胎儿附属物。

2.E　胎盘能合成数种激素和酶，包括绒毛膜促性腺激素、胎盘生乳素、雌激素和孕激素等。

3~4.B、C　妊娠16周末，从外生殖器可确定胎儿性别，部分孕妇自觉有胎动。妊娠20周末，临床可听到胎心音，全身覆有胎脂并有毳毛，出生后已有心跳、呼吸、排尿及吞咽运动。

5.E　胎儿的循环系统包括1条脐静脉，2条脐动脉。

6.A　怀孕以后由于肾血浆流量及肾小球滤过率增加，引起尿量增多。肾血浆流量及肾小球滤过率均受体位影响，孕妇仰卧位时尿量增加，所以孕妇夜尿量多于日尿量。

7.A　早期妊娠的临床表现包括停经、早孕反应、尿频、乳房胀痛等。其中停经是最早最重要的症状。

8.A　超声检查是早期妊娠快速准确的方法。

9.B　超声检查是检查早期妊娠快速准确的方法。

10.C　子宫随妊娠进展逐渐增大，子宫底逐渐上移。妊娠20周时，子宫底距脐上1横指。

11.E　预产期的推算方法为：末次月经月份减3或加9，日期加7。月份大于或等于3即减3，月份小于3即加9。该孕妇末次月经为5月23日，月份减3即为2，日期加7即为30，但2月份只有28天，因此应为3月2日。

12.A　妊娠末期，孕妇若较长时间取仰卧位，由于增大的妊娠子宫压迫下腔静脉，使回心血量及心排出量骤然减少，出现低血压。

13.A　妊娠初3个月及末3个月出现尿频是因为肾血流量及肾小球滤过率均增加所致，无需处理。

第三章　分娩期妇女的护理

要点分析

本章内容非常重要，每年必考。近5年的考试先后考查了产力、软产道、胎头径线、枕先露的分娩机制、先兆临产、产程分期、产程护理等。整体的考查偏重于知识的记忆和应用。对于本章的复习，考生应着重掌握子宫收缩力、软产道、胎头径线、枕先露的分娩机制、产程分期和产程护理等内容。本章记忆性内容较多，考生可结合"锦囊妙计"中的方法进行记忆。同时考生还应学会判断潜伏期和活跃期异常。

考点纵览

妊娠满28周及以后的胎儿及其附属物，从临产发动至从母体全部娩出的过程，称为分娩。**妊娠满37周至不满42足周间分娩，称为足月产。妊娠满28周至不满37足周（196~258日）间分娩，称为早产。妊娠满42周及其后分娩，称为过期产。**

第一节　影响分娩的因素（熟练掌握）

影响正常分娩的因素包括产力、产道、胎儿和精神心理因素。

一、产力

产力是指将胎儿及其附属物从子宫内逼出的力量。**产力包括子宫收缩力、腹肌及膈肌收缩力和肛提肌收缩力。分娩的主要力量是子宫收缩力。**

小试身手 1.分娩时的主要产力是

A.腹肌收缩力　　　　　B.肛提肌收缩力　　　　　C.子宫收缩力

D.膈肌收缩力　　　　　E.盆底肌收缩力

（一）子宫收缩力

分娩时子宫肌产生规律性收缩称宫缩，是临产后的主要动力。

特性	表现
节律性	在分娩过程中，子宫收缩频率逐渐增加，强度逐渐加强，子宫腔内压力不断升高。**临产开始时，宫缩持续时间30秒，间歇期约5~6分钟。**随产程进展，宫缩持续时间逐渐延长，间歇期逐渐缩短。**当宫口开全后，宫缩持续时间长达60秒，间歇期缩短至1~2分钟**
对称性和极性	**正常宫缩每次始于左右两侧宫角**，以微波形式迅速向子宫底部集中，然后再向子宫下段扩散，以每秒2cm速度由宫底部向下移动，约15秒扩展到整个子宫，引起协调一致的宫缩，即为子宫收缩的对称性。**子宫底部收缩力最强、最持久，向下逐渐减弱、变短，**子宫底部收缩力的强度是子宫下段的2倍，宫缩的这种下行性梯度即为宫缩的极性

特性	表现
缩复作用	每次宫缩时子宫肌纤维缩短变宽，宫缩后肌纤维又重新松弛，但不能恢复到原来长度，经过反复收缩，肌纤维越来越短，此现象即为缩复作用。随产程进展，子宫收缩频率加快，缩复作用使子宫肌纤维变厚变短，子宫腔容积逐渐缩小，迫使胎先露逐渐下降及宫颈管逐渐展平、扩张

（二）腹肌及膈肌收缩力

腹肌和膈肌收缩力是第二产程娩出胎儿的主要辅助力量。

（三）肛提肌收缩力

第二产程中，**宫缩时肛提肌收缩可协助胎先露在骨盆腔内完成内旋转及仰伸等动作**，有利于胎儿娩出，并且在第三产程时可协助胎盘娩出。

> 锦囊妙记：节律性即为子宫收缩由弱到强，持续时间由短到长；对称性即为子宫收缩协调一致；极性即为子宫收缩时宫底力量最强，向下逐渐减弱；缩复作用即为子宫收缩时肌纤维逐渐缩短。

小试身手 2.第二产程中可协助胎先露在骨盆内完成内旋转及仰伸的产力是

A.腹肌收缩力   B.肛提肌收缩力   C.子宫收缩力

D.膈肌收缩力   E.盆底肌收缩力

二、产道

产道是胎儿娩出的通道，分骨产道和软产道。

（一）骨产道

1.骨盆各平面及其径线   骨盆腔分为3个骨盆平面，每一平面各有其与分娩相关的径线。

2.骨盆轴及骨盆倾斜度

（1）骨盆轴：骨盆轴是指连接骨盆各假想平面中点的曲线。此轴上段向下向后，中段向下，下段向下向前。分娩时胎儿沿此轴完成分娩机制，助产时也应按骨盆轴的方向协助胎儿娩出。

（2）骨盆倾斜度：当妇女直立时骨盆入口平面与地平面所形成的夹角，称为**骨盆倾斜度，一般为60°**。若骨盆倾斜度过大会影响胎头衔接和娩出。

（二）软产道

软产道是由**子宫下段、子宫颈、阴道和骨盆底软组织组成**的弯曲管道。

1.子宫下段的形成   由非孕期时长约1cm的子宫峡部伸展而成。妊娠12周时已成为子宫腔的一部分，到妊娠末期逐渐被拉长形成子宫下段。临产后的规律宫缩使子宫下段进一步拉长达7~10cm，肌壁变薄成为软产道的一部分。**由于子宫肌纤**

维的缩复作用，子宫上段的肌层越来越厚，子宫下段被牵拉而伸展变薄，由于子宫上下段的肌肉厚薄不同，在两者间的子宫内面形成一环状隆起处，称为生理性缩复环。

2.子宫颈的变化

（1）宫颈管消失：临产前宫颈管长为2~3cm，初产妇比经产妇稍长。临产后由于宫缩的牵拉及宫缩时前羊水囊对子宫颈的压迫，宫颈内口先扩张，随后宫颈管逐渐变短消失展平。**一般初产妇是宫颈管先消失，宫颈口后扩张，经产妇宫颈管消失与宫颈口扩张同时进行。**

（2）宫颈口扩张：临产后由于子宫肌收缩、缩复，以及前羊膜囊对宫颈压迫，协助宫颈口扩张。**胎膜多在宫颈口近开全时自然破裂。**破膜后，胎先露直接压迫宫颈，扩张宫颈口。

3.骨盆底、阴道及会阴的变化　临产后胎先露下降，直接压迫骨盆底、扩张阴道，使软产道下段形成一个向前弯曲的筒状，黏膜皱襞展平，腔道加宽。分娩时如保护会阴不当，易造成裂伤。

三、胎儿

胎儿能否顺利通过产道，还取决于胎儿大小、胎位和有无畸形。

（一）胎儿大小

1.胎头颅骨　胎头颅骨由顶骨、额骨、颞骨各两块及枕骨一块组成。颅骨间的缝隙称为颅缝，两顶骨间为矢状缝，顶骨与额骨间为冠状缝，枕骨与顶骨间为人字缝，颞骨与顶骨间为颞缝，两额骨间为额缝。两颅缝交界处空隙较大称为囟门。胎头前部菱形称为前囟，也称大囟门。后部三角形称为后囟，也称小囟门。在分娩过程中，通过颅缝轻度重叠，使头颅变形，头颅体积缩小，有利于胎头娩出。

2.胎头径线

径线	含义	足月时平均值
双顶径	**为两顶骨隆凸间的距离，是胎头最大横径，临床以B超测此值判断胎儿大小**	9.3cm
枕额径	又称前后径，为鼻根至枕骨隆凸的距离，胎头以此径衔接	11.3cm
枕下前囟径	又称小斜径，为前囟中央至枕骨隆凸下方的距离，胎头俯屈后以此径通过产道	9.5cm
枕颏径	又称大斜径，为颏骨下方中央至后囟顶部的距离	12.5cm

小试身手 3.临床上通过B超测量下列哪条径线可以判断胎儿大小

A.双顶径　　　　　　　B.枕额径　　　　　　　C.枕下前囟径

D.枕颏径　　　　　　　E.枕下后囟径

（二）胎位

如为纵产式（头位或臀位），胎体纵轴与骨盆轴一致，胎儿容易通过产道。矢

状缝和囟门是确定胎位的重要标记。头位时，分娩过程中，颅骨重叠，胎头变形，周径变小，有利于胎头娩出。臀位时，因胎臀较胎头周径小且软，后出胎头通过产道时，阴道不能充分扩张，胎头娩出时又无变形机会，使胎头娩出困难。横位时，胎体纵轴与骨盆轴垂直，妊娠足月的活胎不能通过产道，对母婴威胁极大。

（三）胎儿畸形

当胎儿某一部分发育不正常，如脑积水、联体儿等，由于胎头或胎体过大，通过产道困难。

四、精神心理因素

一般来说，产妇担心分娩的安全性，对医护人员有很大的依赖性。因此，产妇除在产前门诊接受健康宣教外，更应在分娩过程中获得护上的耐心安慰。

第二节　正常分娩妇女的护理

一、枕先露的分娩机制（掌握）

分娩机制是指胎儿先露部为适应骨盆各平面的不同形态，被动地进行一系列适应性转动，以最小径线通过产道的全过程。**临床上枕先露占95.55%~97.55%，以枕左前位最多见**。

步骤	机制
衔接	胎头双顶径进入骨盆入口平面，胎头颅骨最低点接近或达到坐骨棘水平
下降	是指胎头沿骨盆轴前进的动作。通过观察胎头下降的程度，可判断产程进展。**胎头下降程度可通过肛门检查或阴道检查，先露部颅骨最低点与坐骨棘的关系确定**
俯屈	胎头继续下降至骨盆底时，处于半俯屈状态的胎头枕骨遇到肛提肌及骨盆侧壁的阻力，借杠杆作用**胎头进一步俯屈，使下颌接近胸部**，有利于胎头继续下降
内旋转	胎头为适应骨盆纵轴而旋转，使其**矢状缝与中骨盆及骨盆出口前后径相一致**
仰伸	完成内旋转后，胎头极度俯屈达到外阴部，腹压以及宫缩迫使胎头下降，而肛提肌收缩力又将胎头向前推进。两者共同作用使胎头沿骨盆轴下段向下前的方向转向前，胎头枕部达耻骨联合下缘时，以耻骨弓为支点胎头逐渐仰伸，胎头的顶、额、鼻、口、颌相继娩出
复位及外旋转	胎头娩出时，胎儿双肩径沿骨盆入口左斜径下降。胎头娩出后，为使胎头与胎肩恢复正常关系，胎头枕部向左旋转45°，使胎头与胎肩成正常关系，称为复位。同时，胎头枕部需在外也继续向左旋转45°，以保持胎头矢状缝与胎肩成垂直关系，称为外旋转
胎儿娩出	胎儿完成外旋转后，胎儿前（右）肩出现在耻骨联合下方，前肩娩出，继之，后（左）肩从会阴部娩出，然后胎儿腹部，臀部及下肢全部娩出

小试身手（4~5题共用备选答案）

A.衔接　　　　　　　B.下降　　　　　　　C.内旋转
D.外旋转　　　　　　E.俯屈

4.能使枕额径变为枕下前囟径的动作是

5.使胎头的矢状缝和中骨盆前后径一致的动作是

二、先兆临产（熟练掌握）

出现预示不久即将临产的症状称为先兆临产。

1.不规律的子宫收缩　分娩前1~2周子宫出现不规律收缩，**收缩持续<30秒，间隔10~20分钟**，收缩强度不进行性加强，间隔时间不一，孕妇自觉轻微腰酸、下腹部轻微酸胀。

2.胎儿下降感　临产前胎先露下降进入骨盆入口使子宫底下降。

3.**见红　为可靠的分娩先兆**。正式临产前1~2日，阴道内流出少量血性黏液或血性白带，称为见红。

三、临产诊断（熟练掌握）

有规律且逐渐增强的子宫收缩，**持续30秒或以上，间歇时间5~6分钟左右**，同时伴进行性子宫颈管消失、宫口扩张和胎先露部下降。

> 锦囊妙记：先兆临产与临产诊断的主要区别在于宫缩持续的时间和间歇的时间。

四、产程分期（熟练掌握）

分娩的全过程是从规律性宫缩开始至胎儿胎盘娩出，称为总产程。临床上根据不同阶段的特点又分为3个产程。

分期	定义	所需时间
第一产程（宫颈扩张期）	从有规律宫缩开始至宫口开全	初产妇约需11~12小时，经产妇6~8小时
第二产程（胎儿娩出期）	从宫颈口开全到胎儿娩出	初产妇需1~2小时，经产妇约需几分钟至1小时
第三产程（胎盘娩出期）	从胎儿娩出到胎盘娩出	约需5~15分钟，一般不超过30分钟

> 锦囊妙记：初产妇第一产程、第二产程所用时间基本上为经产妇的2倍。

五、产程护理（熟练掌握）

（一）第一产程妇女的观察和护理

1.临床表现

（1）规律宫缩：产程开始时，宫缩持续时间短（约30秒），间歇期长（约5~6分钟）。随产程进展，持续时间延长（约50~60秒），且强度不断增加，间歇期逐渐缩短（约2~3分钟）。

（2）宫颈扩张：阴道检查或肛门检查可确定宫口扩张程度。第一产程分为潜伏期和活跃期。

产程	分期	宫颈扩张速度和时间
第一产程	潜伏期：从临产出现规律宫缩至子宫颈扩张6cm	较慢，平均每2~3小时扩张1cm，约需8小时，最大时限为16小时，超过16小时为潜伏期延长
	活跃期：从宫颈扩张6cm至宫口开全10cm	显著加快，约需4小时，最大时限为8小时，超过8小时为活跃期延长

小试身手 6.初产妇，孕40周。18小时前出现规律宫缩，现宫口开大2cm。此情况属于

A.产程正常 　　　　　B.潜伏期延长 　　　　　C.第二产程延长

D.活跃期延长 　　　　E.产程停滞

（3）胎头下降程度：是决定能否经阴道分娩的重要观察指标。

（4）胎膜破裂：随产程进展，宫缩逐渐加强，羊膜腔内压力更高，当羊膜腔内压力增加到一定程度时，胎膜自然破裂，称为破膜。**破膜多发生在宫口近开全时**。

> 锦囊妙记：破膜多发生于宫口近开全时，胎膜如在临产前自然破裂即为胎膜早破。

2.辅助检查

（1）胎儿监护仪：分外监护与内监护两种。

（2）胎儿头皮血检查：第一产程时正常胎儿头皮血pH为7.25~7.35。若pH小于7.25时，为酸中毒前期；若pH小于7.20时则为酸中毒；若pH持续下降或低于7.20时，应结合临床情况，立即终止妊娠。

3.护理措施

（1）一般护理

1）提供安静无刺激性的环境。给待产妇提供心理支持。

2）做好健康教育。

3）监测生命体征：入院后测体温、脉搏、血压，如体温>37.5℃，脉搏>100次/分，应通知医生处理。每4小时测量血压一次，若血压≥140/90mmHg，警惕待产

妇发生抽搐。

4）观察并发症的征象：如产妇出现头晕、眼花、头痛、呕吐、上腹部痛，子宫收缩异常，待产妇烦躁不安、呼吸困难等应引起重视。注意阴道流血量，若阴道流出鲜红色血液、量多于月经量，应排除前置胎盘或胎盘早剥等情况的发生。

5）活动：宫缩不强且未破膜的待产妇可在室内走动，有助于加速产程进展。但有并发症的待产妇，如阴道流血多、头晕、眼花等自觉症状，应卧床休息并取左侧卧位。

6）注意破膜时间：破膜后应立即卧床，勤听胎心音，行肛门检查，观察有无脐带脱垂征象，记录破膜时间，羊水量及性状，**破膜时间>12小时尚未分娩者使用抗生素**，预防感染。如系头位，**羊水混有胎粪呈黄绿色，提示胎儿宫内缺氧，应积极处理**。

7）饮食：鼓励待产妇少量多次进食高热量易消化食物，注意补充水分，保证精力和体力充沛。

8）预防尿潴留：**临产后每2~4小时嘱待产妇排尿一次，防止膀胱过胀影响胎先露下降及子宫收缩，延长产程**。

小试身手 7.产妇临产后，助产士每2~4小时嘱其排尿一次，其目的是避免

A.膀胱充盈影响宫口扩张　　　　　　B.膀胱充盈影响宫缩

C.下降的胎头压迫膀胱　　　　　　　D.充盈的膀胱过早的引起屏气动作

E.过度充盈，使膀胱受损

（2）产程护理：严密观察产程进展以及待产妇、胎儿对临产的反应。

1）产程图：以临产时间（h）为横坐标，以宫颈扩张度（cm）为纵坐标在左侧，胎头下降程度在右侧，画出宫颈扩张和胎头下降曲线。

2）勤听胎心音：用胎心听诊器或胎儿监护仪。**正常胎心率为110~160次/分**。

临产后每隔1小时在**宫缩间歇听胎心音一次**，每次听1分钟并记录。宫缩紧时每30分钟听一次。当宫缩停止后，如**出现胎心率下降久不恢复、胎心不规律、胎心>160次/分或<110次/分、胎儿监护显示胎心有减速，提示胎儿宫内窘迫**，应立即给待产妇吸氧，左侧卧位。

锦囊妙记：胎儿窘迫主要表现为胎心音改变，急性窘迫表现为胎心加快，慢性胎儿窘迫表现为胎心减慢。

枕先露的胎心音在待产妇脐下听到，如胎头已衔接，则在接近骨盆的边缘处可听到。**臀位一般在脐上和平脐处听到**。

3）观察子宫收缩：定时连续观察宫缩的持续时间、频率、强度，并做好记录。

4）阴道检查：在严密消毒外阴后进行，检查者戴无菌手套。阴道检查可直接摸清胎头，触清矢状缝及囟门确定胎位、宫口扩张程度。

初产妇宫口开全至10cm，经产妇宫口开大3~4cm且宫缩好，送产房准备接生。

小试身手 8.在第一产程时，若要了解宫口开大情况，一般的方法是

A.腹部检查　　　　　　B.阴道检查　　　　　　C.骨盆检查

D.胎心监护　　　　　　　E.双合诊

（二）第二产程妇女的观察和护理

1.临床表现　第二产程宫缩持续时间长，间歇期短，产力最强。**宫口开全后，若仍未破膜，影响胎头下降，应行人工破膜。胎头于宫缩时暴露于阴道口，宫缩间歇时又缩回阴道内，称为胎头拨露。随产程进展，在宫缩间歇时，胎头不再回缩，此时胎头双顶径已越过骨盆出口，称为胎头着冠。**此后会阴极度扩张，产程继续进展，娩出胎头，接着胎头复位、外旋转、前肩、后肩、躯体相继娩出，并伴羊水涌出。

> 锦囊妙记：在宫缩间歇期，胎头回缩即为拨露、胎头不回缩即为着冠。

2.辅助检查　监测胎心率，以及胎心率与宫缩的变化关系。

3.护理措施

（1）产房准备：备有母婴的抢救设备和药品。

（2）指导待产妇正确使用腹压：第二产程时间短，发生异常情况的可能性较多。严密观察待产妇的一般情况，测血压，听胎心音。**指导待产妇在宫缩时屏气用力，增加腹压，将胎儿娩出，是第二产程的首要护理目标。**待产妇一般取半坐卧位，双腿屈曲，双脚置于脚蹬上，待产妇双手握住产床边把手。在宫缩间歇时，指导待产妇尽量放松，安静休息。

小试身手（9～10题共用题干）

某产妇，30岁，孕38周，因临产由急诊收入产房，护士为其做产前检查：宫口开大10cm，胎心140次/分。

9.该产妇应考虑为

A.未进入产程　　　　　　B.进入第一产程　　　　　C.进入第二产程

D.进入第三产程　　　　　E.进入第四产程

10.针对该产妇的护理，正确的是

A.导尿　　　　　　　　　B.灌肠　　　　　　　　　C.做好接生准备

D.协助产妇沐浴　　　　　E.每1小时听胎心1次

小试身手 11.一孕妇，28岁，孕1产0，孕40周，破水4小时来院就诊，查体：血压110/75mmHg，胎头高浮，胎心100次/分。下列措施最恰当的是

A.立即进行B超检查　　　　　　　B.嘱孕妇自行去办理住院手续

C.吸氧　　　　　　　　　　　　　D.绝对卧床，臀部抬高

E.观察胎心，胎动及产妇的生命体征

（3）胎儿监护：每5～6分钟听胎心音一次，有条件者使用胎心监护仪。

（4）消毒外阴：用温水洗去外阴部血迹、黏液，然后用无菌钳夹取消毒纱布球或海绵块放入无菌碗内，用10%消毒肥皂水或碘附浸泡后，消毒外阴两遍。

（5）接生准备：备好新生儿睡篮，打开热辐射开放暖箱，开启产包，备好无菌生理盐水，新生儿吸痰器，如为初产妇应准备会阴侧切包和局麻药品。

（6）胎头娩出：当会阴水肿、会阴过紧缺乏弹力、耻骨弓过低、胎儿过大、胎儿娩出过速等，均易造成会阴撕裂，因此接生者应掌握好胎头娩出时机。保护会阴的同时协助胎头俯屈，让胎头以最小径线，最好在宫缩间歇时，让产妇稍向下屏气，使胎头缓慢娩出，预防会阴撕裂。

会阴过紧或胎头过大，估计分娩时会造成会阴撕裂，或母儿有病理情况急需结束分娩者，行会阴切开术。

胎头娩出后，接生者用手自鼻向下颌将羊水、黏液挤出，协助胎头复位和外旋转。左手将胎颈部向下轻压，使前肩娩出，然后再拖胎颈向上，娩出后肩，用力适当，不能过于牵拉，防止臂丛神经损伤。双肩娩出后，保护会阴的右手放松，双手协助胎体及下肢娩出。**胎儿娩出后，用新生儿吸痰器吸出口腔、鼻腔内的羊水和黏液**，防止发生吸入性肺炎。

（7）脐带处理：用无菌纱布擦净脐根周围后，在距脐根0.5~1.0cm处用气门芯或脐带夹结扎脐带。于线上0.5cm处剪断脐带，挤净断面上的脐血，用20%高锰酸钾或2.5%碘酊及75%乙醇消毒脐带断面。高锰酸钾不可触及新生儿皮肤，以免引起皮肤烧伤。以脐纱包好，脐带卷固定。

（三）第三产程妇女的观察及护理

1.临床表现

（1）胎盘剥离：胎儿娩出后，子宫底降至平脐，宫缩暂停几分钟后又重新出现。

胎盘剥离征象：子宫体变硬呈球形，胎盘剥离后降至子宫下段，下段被动扩张，子宫体呈狭长形被推向上，子宫底升高达脐上；阴道少量流血；**剥离的胎盘降至子宫下段，阴道口外露的脐带自行延长；用手掌尺侧在产妇耻骨联合上方轻压子宫下段，子宫体上升而外露的脐带不再回缩**。

2.辅助检查　血常规、出凝血时间、血气分析及心电图检查等。

3.护理措施

（1）协助胎盘娩出：当确定胎盘完整剥离时，在宫缩时用左手握住子宫底轻压子宫，产妇稍向下用力，同时右手牵拉脐带，协助胎盘娩出。**助产士切忌在胎盘未完全剥离之前，用手按揉、下压子宫底或牵拉脐带，以免引起胎盘部分剥离而出血或拉断脐带**，甚至造成子宫内翻。胎盘娩出后，按摩子宫刺激子宫收缩预防减少出血。

胎儿娩出后15~30分钟，排除膀胱充盈及使用宫缩剂后胎盘仍不能排出，应在严格执行无菌技术操作下行人工剥离胎盘术。

（2）检查胎盘胎膜：将胎盘铺平，仔细检查胎盘、胎膜是否完整，注意有无胎盘小叶缺损，血管有无断裂，及时发现副胎盘。若发现有残留胎盘和胎膜时，应在无菌操作下伸手入宫腔取出残留组织。

（3）检查软产道：胎盘娩出后仔细检查会阴、小阴唇内侧、尿道口周围、阴道及宫颈有无裂开。如有裂伤应及时缝合。

（4）预防产后出血：胎儿娩出后，遵医嘱注射缩宫素。

（5）新生儿即时护理：新生儿娩出后，采用阿普加评分法（Apgar）判断新生儿有无窒息或窒息程度。以出生后的**心率、呼吸、肌张力、喉反射和皮肤颜色五项体征**为依据，每项0~2分，满分10分。

Apgar评分	窒息程度
8~10分	**正常新生儿，无窒息**
4~7分	**轻度窒息**：积极处理，如吸氧、插管吸痰等
0~3分	**重度窒息**：紧急抢救，如气管插管、脐静脉给药或气管内给药等

在抢救过程中，应在不同时间继续评分。一般产生后5分钟，10分钟各进行一次评估，直至再次评分均≥8分。

1）新生儿保暖：新生儿出生后立即给予保暖，预防体热散失。**用毛巾将新生儿身上的血迹，黏液擦掉**，胎脂部位用消毒花生油棉球拭去，尤其是皮肤皱褶处。动作轻快，注意保暖，可在辐射开放台上完成上述操作。

2）清理呼吸道：不建议常规使用吸球或吸痰管清理呼吸道。

3）早开奶：**出生半小时~1小时内，若新生儿无异常情况，应裸体与母亲进行皮肤接触，将新生儿放置在母亲的胸部进行早开奶30分钟**。通过婴儿吸吮乳房，可刺激垂体释放催乳素和缩宫素，促进乳汁分泌并预防产后出血，同时也增加了母婴之间的情感交流。

4）眼睛护理：出生后用眼药水滴双眼，预防经过产道时新生儿眼睛受感染。

5）测量新生儿体重、身长，右手腕系上写有母亲姓名和病历号的手腕带，将婴儿右脚底纹印在婴儿病历上。

（6）产后即时护理：**分娩后继续在产房内观察2小时**，防治产后出血。给产妇提供擦浴，更换衣服，保暖的同时，观察子宫收缩，子宫底高度，膀胱充盈度，阴道流血量，会阴阴道内有无血肿。每15~30分钟测量血压、脉搏一次，询问产妇有无头晕、乏力等。同时注意以下情况：

1）阴道流血不多，但宫缩欠佳，子宫底上升提示子宫腔内有积血，应挤压子宫底排出积血，同时按摩子宫，使用宫缩剂。

2）注意膀胱是否膨胀，必要时导尿，以免影响子宫收缩。

3）产妇自觉肛门坠胀感，应警惕会阴阴道血肿，应做肛门检查以确诊。若血肿较小，可严密观察发展趋势，若血肿较大或持续增大时应切开止血，重新缝合。

参考答案

1.C　2.B　3.A　4.E　5.C　6.B　7.B　8.B　9.C　10.C　11.E

答案与解析

1.C　产力包括子宫收缩力、腹肌及膈肌收缩力和肛提肌收缩力。其中子宫收缩力为分娩的主要力量，贯穿于整个分娩过程中。

2.B　第二产程中，宫缩时肛提肌的收缩可协助胎先露在骨盆腔内完成内旋转及仰伸等作用，有利于胎儿娩出，并且在第三产程时可协助胎盘娩出。

3.A　双顶径是胎头最大横径，一般足月妊娠时平均值约为9.3cm。临床以B型超声测此值判断胎儿大小。

4~5.E、C　胎头衔接时，变枕额径为枕下前囟径的是俯屈。胎头为适应骨盆纵轴而旋转，使其矢状缝与中骨盆及骨盆出口前后径相一致，即为内旋转。

6.B　潜伏期是指从临产出现规律宫缩至子宫颈扩张6cm，此期约需8小时，最大时限为16小时，超过16小时称为潜伏期延长。该产妇从规律宫缩到宫口开大2cm共用了18小时，因此属于潜伏期延长。

7.B　充盈的膀胱可影响子宫收缩，故应嘱产妇每2~4小时排尿一次。

8.B　肛诊或阴道检查均可了解宫口开大情况。

9~10.C、C　根据产程的分期：第二产程是指产妇宫口开全（10cm）到胎儿娩出。该产妇宫口已开大10cm，因此属于第二产程。针对第二产程的产妇，护士应做好接生的准备，每5分钟听胎心音1次，同时禁忌灌肠、沐浴。

11.E　孕足月，羊水已破，生命体征均正常，目前最恰当的措施是继续观察待产。

第四章 产褥期妇女的护理

本章内容较为重要，*每年必考*。近5年的考试中先后考查了子宫的恢复、产妇的心理调适、恶露、产褥期的护理措施、母乳喂养等。整体的考查偏重于知识的记忆和应用。对于本章的复习，考生应着重掌握产褥期母体的生理调适、产褥期妇女的临床表现和护理等内容。本章记忆性内容较多，考生可结合"锦囊妙计"中的记忆方法进行联想记忆。

考点纵览

产褥期是指从胎盘娩出至产妇除乳腺外全身各器官恢复至非孕期状态的一段时期，一般为6周。

> **锦囊妙记**：考试复习多个"6"。洗胃在6小时内最有效；溶栓应在6小时内进行；断肢再植在6小时内手术；腰麻后平卧6~8小时；产妇产褥期为6周，6周后恢复性生活。

小试身手 1.从胎盘娩出到生殖器官完全恢复正常需要的时间为

A.2周　　　　B.4周　　　　C.6周　　　　D.8周　　　　E.10周

第一节 产褥期母体变化

一、产褥期妇女的生理调适（熟练掌握）

（一）生殖系统

1.子宫　**产褥期子宫变化最大**。自胎盘娩出后子宫状态逐渐恢复至非孕状态的过程，称为子宫复旧。

小试身手 2.产褥期妇女变化最大的器官是

　A.阴道　　　　B.外阴　　　　C.子宫　　　　D.乳房　　　　E.卵巢

子宫体肌纤维缩复	产后第1日子宫底平脐，以后每日下降1~2cm。产后10日，子宫降至骨盆腔内，腹部检查摸不到子宫底
子宫内膜的再生	分娩后2~3日内，基底层蜕膜表面坏死，随恶露排出。子宫内膜残存的基底层再生新的功能层，产后3周除胎盘附着面外，子宫腔内膜基本修复完成，胎盘附着处子宫内膜修复需6周。若在此期间胎盘附着面因复旧不良出现血栓脱落，可引起晚期产后出血

| 子宫颈 | 产后2~3日子宫口仍能通过两指。产后1周子宫颈外形及子宫颈内口完全恢复至非孕状态。**产后4周子宫颈完全恢复正常状态。**由于子宫颈外口分娩时常有轻度损伤，故由未产型的圆形变为已产型的横裂 |

> 锦囊妙记：关于产妇产后子宫的变化可记忆为："产后1日底平脐，10日降至骨盆里，内膜修复需4周，胎盘附着6周毕。"

小试身手 3.产后第1天子宫底的位置是在

A.脐上一指　　　　　　B.脐上两指　　　　　　C.平脐

D.脐下一指　　　　　　E.脐下两指

小试身手 4.产后胎盘附着处的子宫内膜修复时间一般为

A.3周　　　　　　　　B.4周　　　　　　　　C.5周

D.6周　　　　　　　　E.7周

2.阴道及外阴　产褥期阴道腔逐渐缩小，阴道壁肌张力逐渐恢复，黏膜皱襞约在产后3周开始复现。分娩后外阴轻度水肿，产后2~3日后自行消退。会阴有轻度撕裂伤，或会阴侧切缝合后水肿，均可在3~5日内愈合。

3.盆底组织　产褥期如能坚持产后运动，盆底肌肉可恢复至孕前状态。如盆底肌肉及筋膜严重断裂，产褥期内过早劳动，可造成阴道壁膨出甚至子宫脱垂。

（二）内分泌系统

一般不哺乳产妇产后6~10周月经复潮，在产后10周左右恢复排卵，哺乳产妇因泌乳素分泌可抑制排卵，月经复潮延迟，甚至哺乳期间月经一直不来潮，平均在产后4~6个月恢复排卵。**产后较晚恢复月经者，首次月经来潮前常有排卵，故哺乳妇女在月经恢复前也有受孕可能。**

（三）乳房

主要是泌乳。催乳素的分泌是泌乳的基础，但乳汁分泌很大程度上取决于婴儿的吸吮刺激。吸吮动作可刺激乳腺肌细胞和乳腺管收缩而促使乳汁排出，吸吮可使子宫收缩，预防产后出血。**婴儿频繁吸吮乳头是乳腺不断泌乳的关键，并有利于产后生殖器官复原。**

初乳是指产后7~14日内分泌的乳汁，呈浑浊淡黄色液体，**含有丰富的蛋白质，球蛋白较多**，使婴儿在生后一段时期具有防御感染的能力。**初乳中脂肪及乳糖含量少，易于消化吸收，并有泻胎粪的作用。一般产后7日，乳房开始分泌过渡乳**，蛋白质含量逐渐减少，脂肪和乳糖含量逐渐增加。**产后14日以后乳房分泌成熟乳，呈白色。**

（四）血液及循环系统

血容量于分娩后2~3周恢复至未孕状态。**产后72小时内**，大量血液从子宫进入体循环，组织间液回吸收，回心血量增加15%~25%，**原有心脏病的产妇易发生心力衰竭。**

产褥早期血液处于高凝状态，有利于胎盘剥离面形成血栓，减少产后出血。

（五）泌尿系统

妊娠期潴留在体内的大量水分，于分娩后最初几天经肾脏排出，故产后1周尿量明显增加。在分娩过程中，膀胱因过分受压、膀胱黏膜充血、水肿、肌张力降低，加之产后外阴伤口疼痛、产后疲乏等原因，易发生尿潴留。

（六）消化系统

产后1~2日产妇感口渴，喜进汤食，但食欲欠佳，以后逐渐好转。胃肠肌张力蠕动减弱，产后需1~2周逐渐恢复，约需2周恢复正常。产后易发生便秘。

（七）腹壁

腹壁皮肤受妊娠子宫膨胀的影响，弹力纤维断裂，腹直肌呈不同程度分离，产后明显松弛，产后6~8周紧张度恢复。

二、产褥期妇女的心理调适（掌握）

产后产妇心理调适需要经历三个时期：

1. 依赖期：产后1~3日。
2. 依赖：独立期产后3~14日。
3. 独立期：产后2周~1个月。

第二节　产褥期妇女的护理

（一）临床表现（熟练掌握）

1. 生命体征　产后体温多在正常范围。有些产妇产后24小时内体温略升高，但一般不超过38℃。未母乳喂养的产妇或未做到及时有效的母乳喂养，通常**产后3~4日因乳房血管、淋巴管极度充盈可有发热，称为泌乳热**。体温高达37.8℃~39℃，一般仅持续数小时，最多不超过16小时体温即下降，不属病态。产后脉搏约60~70次/分，一般1周左右恢复正常。产后呼吸深而慢，约14~16次/分。产后呼吸由妊娠期的胸式呼吸变为胸腹式呼吸。血压一般无变化。

> 锦囊妙记：产妇的泌乳热、外科的手术热均为正常现象。

小试身手 5.未母乳喂养或未做到及时有效的母乳喂养的产妇，通常在产后3~4天因乳房血管、淋巴管极度充盈可有低热，称为

　　A.产褥热　　　　　　B.产后热　　　　　　C.泌乳热

　　D.乳腺炎　　　　　　E.产褥感染

2. 褥汗　产褥早期因皮肤排泄功能旺盛，出汗多，尤其是夜间睡眠和初醒时更

明显，一般1周内自行好转，不属病态。

3.产后宫缩痛　产褥早期因子宫收缩，常引起阵发性腹部剧烈疼痛，经产妇更为明显，称为**产后宫缩痛。一般持续2~3日后自行消失。**

小试身手 6.产妇，25岁，自然分娩后1日，感下腹阵痛，可忍受。护士告诉其为宫缩痛后，产妇询问护士宫缩痛持续的时间为

　　A.产后2~3天　　　　　B.产后3~5天　　　　　C.产后5~7天

　　D.产后7~10天　　　　E.产后10~12天

4.子宫复旧　胎盘娩出后子宫收缩变硬，子宫底在脐下一横指。**产后10日子宫降入骨盆腔内，此时腹部检查在耻骨联合上方摸不到宫底。**

5.会阴　产后会阴轻度水肿，一般产后2~3日自行消退。

6.恶露　产后随子宫蜕膜特别是胎盘附着处蜕膜的脱落，含有血液、坏死蜕膜等组织经阴道排出，称为恶露。恶露分为：

恶露	特点	含义
血性恶露	色鲜红，**含大量血液，量多**	**持续3~4日**，出血量逐渐减少，浆液增加，转变为浆液恶露
浆液恶露	色淡红含多量浆液	**持续10日左右**，浆液逐渐减少，白细胞增多，变为白色恶露
白色恶露	黏稠，色泽较白	**持续3周干净**

　　正常恶露有血腥味，但无臭味，持续4~6周，总量约250~500ml。**若子宫复旧不全或宫腔内残留胎盘、大量胎膜或合并感染时，恶露增多，血性恶露持续时间延长并有臭味。**

（二）辅助检查（掌握）

产后常规体检，血、尿常规检查。若产妇有发热可做药物敏感试验。

（三）护理措施（熟练掌握）

1.一般护理

（1）环境：提供良好的环境，室内空气新鲜。

（2）个人卫生：做好个人卫生，勤换衣裤、会阴垫和床单。

（3）生命体征：产后24小时内密切观察生命体征变化。

（4）休息与活动：产后12小时内以卧床休息为主，若生命体征平稳，逐渐增加活动量。

（5）营养：正常分娩后稍事休息，产妇即可进食易消化半流质饮食。产后进食营养丰富，易消化饮食，少量多餐，汤汁类可促进乳汁分泌。

2.生殖器官的观察与护理

（1）子宫收缩：**产后2小时内易发生产后出血**，密切观察宫缩及恶露情况，每30分钟检查1次，共4次。**如子宫底上升，子宫体变软，提示子宫腔积血，应按摩**

子宫以刺激子宫收缩，排出血块，预防产后出血。

（2）恶露：评估恶露量、颜色和气味变化。**阴道有组织物排出时应保留送病理检查**。疑有感染时查血象，做阴道拭子细菌培养及药物敏感试验。

（3）会阴护理：保持外阴清洁干燥，预防感染，促进伤口愈合。

每日用0.2%苯扎溴铵冲洗外阴2次。冲洗前先排净小便，由上至下进行冲洗，动作轻柔，勿使冲洗水流进阴道。冲洗后用干纱球擦干外阴，垫消毒会阴垫，保持会阴部清洁干燥。

冲洗外阴时注意观察伤口愈合情况，**水肿严重者用50%硫酸镁湿热敷**，每日2~3次，每次20分钟。**如有侧切伤口，产妇取健侧卧位**，勤换会阴垫，减少恶露流进会阴伤口。一般于**产后3~5日拆线**，拆线前排大便1次，拆线后1周内避免下蹲，以防伤口裂开。**如伤口感染应提前拆线引流或行扩创处理**。伤口局部有硬结或分泌物时于分娩后7~10日温水坐浴，但恶露多且颜色鲜红者禁止坐浴。

> 锦囊妙记：产妇如有会阴侧切口，应取健侧卧位，有利于患侧伤口的愈合。

小试身手 7.关于产妇产后的会阴护理，**错误的是**

A.会阴水肿用50%硫酸镁湿热敷 B.会阴擦洗后垫消毒会阴垫

C.每日2次会阴擦洗 D.会阴侧切者取患侧卧位

E.拆线后1周内避免下蹲

小试身手 8.产妇，28岁，自然分娩1男婴，产后2天会阴侧切口出现红肿，局部热敷宜选择的溶液是

A.75%乙醇湿敷 B.95%乙醇湿敷 C.冰袋冷敷

D.50%硫酸镁湿热敷 E.热水袋热敷

3.尿潴留和便秘的处理 **因充盈的膀胱可影响子宫收缩，故产后4~6小时应排尿**。如产后6~8小时产妇仍不能自行排尿，子宫底上升达脐以上，或在子宫底下方触及一囊性肿块，提示尿潴留，应积极处理。

产后产妇因长时间卧床，肠蠕动减弱，腹肌松弛等因素易发生便秘。产后多饮水，多食蔬菜、水果，尽早下床运动，防止便秘。

小试身手 9.产后4~6小时应积极处理产妇出现的

A.便秘 B.恶露 C.褥汗

D.尿潴留 E.疲乏

4.乳房护理 产妇穿大小适宜的胸罩，支持增大的乳房，减轻不适感。每次哺乳前，产妇洗净双手，用湿毛巾擦净乳房。产妇因各种原因不能哺乳时应及时退奶。

5.产褥期保健操 产后运动可促进子宫复旧，增强阴道和尿道肌张力，促进骨盆底恢复。产后运动可促进血液循环，预防血栓性静脉炎。产后运动可促进肠道蠕动，增进食欲和预防便秘。

6.性生活指导　产后6周检查完毕，生殖器官已复原的情况下，恢复性生活。

7.产后复查　分娩后6周进行产后复查。

8.出院指导　告诉产妇产后42日到医院随访。

第三节　母乳喂养

一、母乳喂养的优点（掌握）

母乳营养丰富	含乳清蛋白、脂肪酸较多，易于消化吸收
	乳糖分解产酸，新生儿粪便pH较低，减少新生儿患腹泻及被大肠杆菌感染的机会
	钙磷比例合适，含铁量甚微，但易吸收
	大部分是乳清蛋白，并含有乳铁蛋白、转铁蛋白、溶菌酶、补体和巨噬细胞以及其他酶类，较强抗感染作用
	初乳具有轻泻的作用，可减轻新生儿黄疸的发生
母乳喂养对母婴的好处	增进母子感情
	促进子宫收缩，预防产后出血
	减低母亲患乳腺癌、卵巢癌的发病率
	延长排卵时间
母乳直接从乳腺分泌，温度适宜，无污染，喂养方便，可减少家庭经济上的开支	

二、母乳喂养指导（掌握）

（一）纯母乳喂养与母婴同室

1.纯母乳喂养　是指婴儿从出生至产后4~6个月，除给母乳外不给婴儿其他食品及饮料，包括水。

2.母婴同室　指产后母婴24小时在一起，母婴分离不超过1小时。

（二）护理措施

1.向孕妇讲解婴儿的营养需求，母乳喂养的好处，孕期妇女的营养知识。

2.产前乳房护理　妊娠7个月后用湿毛巾擦洗乳头，每日1次，擦洗时用力适当，不能用肥皂和乙醇擦洗。产前经常擦洗乳头可使乳头、乳晕皮肤坚韧，预防喂奶时乳头疼痛和皲裂，但有流产史及早产先兆的孕妇禁止刺激乳头。

3.协助产妇做好母乳喂养的心理准备。

4.母乳喂养的技巧指导

（1）母亲的体位：母亲可采取坐位或卧位，全身肌肉放松抱好婴儿。

（2）婴儿含接姿势：婴儿的下颌接触到乳房，让**乳头和大部分乳晕含在婴儿口内**，下唇外翻，婴儿嘴下方露的乳晕比上方少。

5.乳头皲裂的护理　婴儿含接姿势不良是造成乳头皲裂的主要原因。**发生皲裂后，若症状较轻，可先喂健侧乳房，再喂患侧**。喂奶结束时母亲用示指轻轻向下按压婴儿下颌，避免在口腔负压情况下拉出乳头而引起局部疼痛或皮肤损伤。如母亲因疼痛拒绝哺乳时，可将乳汁挤出收集在消毒容器内，用小勺喂哺婴儿，每3小时1次，直至好转。每次哺乳后，挤出数滴奶涂于皲裂的乳头、乳晕上，并将乳房暴露在空气中，使乳头干燥，促进伤口愈合。

锦囊妙记：乳头皲裂者，应先喂健侧，后喂患侧，这是因为婴儿刚开始时吸吮力强，易引起患侧乳房疼痛。

小试身手 10.护士为产妇开展母乳喂养的健康教育，正确的是

A.乳头皲裂即停止哺乳　　　　　B.每间隔3小时哺乳1次

C.哺乳是婴儿含住全部乳头　　　D.产后2小时开始母乳喂养

E.早吸吮可促进泌乳

6.乳房肿胀的护理

（1）原因：产后开奶时间晚，婴儿含接姿势不良，未做到按需哺乳。

（2）预防：**分娩后马上吸吮**，保证含接姿势正确，做到充分有效吸吮，鼓励按需哺乳。

（3）处理：如婴儿能吸吮应采取正确的含接姿势频繁喂哺，若因乳房过度肿胀，婴儿无法吸吮时将乳汁挤出喂哺婴儿，挤奶前先刺激射乳反射。可采用热敷、按摩、拍打等方法。每次挤奶时间为20~30分钟。

（4）手工挤奶方法：母亲把双手彻底洗净，将已消毒的挤奶容器靠近乳房。拇指及示指放在乳晕上，两指相对，其他手指托着乳房。用拇指及示指向胸壁方向轻轻下压，不可压得太深，否则引起乳腺导管阻塞。压力应作用在乳晕下方的乳窦上，反复一压一放。

7.乳腺炎护理　乳房出现红、肿、热、痛，或有硬结，提示可能患乳腺炎。**轻度时，喂奶前热敷乳房4~6分钟并按摩乳房**，由乳房外侧向乳头方向环行按摩。**喂奶时先喂患侧。同时按摩患侧乳房，充分吸空乳汁**，并增加喂奶次数。

参考答案

1.C　2.C　3.C　4.D　5.C　6.A　7.D　8.D　9.D　10.E

答案与解析

1.C　从胎盘娩出至产妇除乳腺外全身各器官恢复至非孕期状态的一段时期称

为产褥期，一般为6周。

2.C　产褥期子宫变化最大。

3.C　产后第1日子宫底平脐，以后每日下降1~2cm。产后10日，子宫降至骨盆腔内，腹部检查测不到子宫底。

4.D　产后3周，除胎盘附着面外，子宫腔内膜基本完成修复，胎盘附着处的子宫内膜修复需6周。

5.C　未母乳喂养的产妇，通常于产后3~4天因乳房血管，淋巴管极度充盈可有发热，称为泌乳热。

6.A　产妇产后早期因子宫收缩，常引起阵发性的腹部剧烈疼痛，称为产后宫缩痛。宫缩痛一般持续2~3日后会自行消失。

7.D　产妇如有侧切口，术后应采取健侧卧位，以利于会阴切开的愈合。

8.D　护士应观察产妇会阴切口的愈合情况，水肿严重者局部可用50%硫酸镁湿热敷，每日2~3次，每次20分钟。

9.D　产后尿潴留时，充盈的膀胱可影响子宫收缩，导致子宫收缩乏力，引起产后出血，因此应积极处理。

10.E　新生儿出生后30min内即可开始母乳喂养，早吸吮可促进乳汁的分泌；按需哺乳；喂乳时，婴儿含住乳头和大部分乳晕；乳头皲裂时先喂健侧，后喂患侧。

第五章　新生儿保健

本章内容较为简单，并且与儿科护理学部分章节中的内容有所重复。近5年的考试中较少涉及。对于本章的复习，考生应着重掌握正常新生儿的生理特点和护理措施。

考点纵览

从胎儿出生脐带结扎到满28日前的这一段时期称为新生儿期。

第一节　正常新生儿的生理解剖特点与护理

（一）正常新生儿的生理特点（掌握）

系统	生理特点	主要表现
体温调节	体温中枢尚未成熟，易受周围环境影响，致体温丧失	**新生儿体表面积大、皮下组织较少，皮肤层较薄，以及血管分布于近皮肤的表面，使新生儿**的体温容易传送到外界环境中
心血管系统	卵圆孔关闭	出生后数小时卵圆孔自动功能性关闭，数月后卵圆孔会永久的关闭
	动脉导管关闭	动脉导管功能性关闭发生在出生后15小时内，**而在出生3周后才会永久性关闭**
呼吸系统	以腹式呼吸为主，主要依靠膈肌运动	新生儿呼吸表浅，效能低，频率较快，安静时40次/min左右，超过60次/min称为呼吸急促
泌尿系统	生后4~5日，因尿液及粪便排出、摄入量少、无感性水分丧失及高代谢率	**体重下降5%~10%，一般不超过10%，称为生理性体重下降**，到出生后7~10日，体重恢复到原有水平
内分泌系统	出生的最初几天，受母体激素影响	新生儿乳房肿大并分泌出类似乳汁的物质；女婴有时出现假月经及阴唇肥大现象
肝脏功能	新生儿在胎儿期红细胞携氧能力弱，故数目多。出生后过多的红细胞被破坏，产生大量胆红素，而新生儿肝功能不全，无法短时间内将大量的胆红素代谢	血清胆红素值在出生3日正常值是4~12mg/dl，5日后快速下降 **出生后48~72小时出现黄疸，称为生理性黄疸**出生后24小时内的多为病理性黄疸
	新生儿肝脏功能不健全，出现凝血因子缺乏	新生儿的凝血时间延长，**生后立即预防性注射维生素K_1，防止新生儿出血**

系统	生理特点	主要表现
消化系统	**新生儿胃部呈水平状，贲门括约肌发育不全**	刚出生的新生儿胃容量约为40~60ml，生后3~4日胃部渐扩大至90ml。新生儿胃排空时间为2~4小时。 **新生儿喂奶后常出现溢奶现象**
	胎便	**90%的新生儿在出生24小时内排出第一次胎便。**胎便是一种无味、浓稠、深绿色的粪便
神经系统	神经系统发育不完全。**脑部大小约为成人的25%**，且神经纤维髓鞘化未完成	新生儿期会出现一些反射动作，待神经系统发育完成后即自动消失
免疫系统	胎儿从妊娠20周后就可自行合成少量的免疫球蛋白	胎儿在子宫内可获得母体的抗体产生对白喉、小儿麻痹、百日咳、麻疹和腮腺炎的被动免疫能力
血液系统	新生儿的血红蛋白平均值为15~20g/dl，血细胞比容为43%~61%	

> 锦囊妙记：新生儿出生后会出现生理性体重下降，下降幅度一般不超过10%，10日恢复正常体重。

（二）护理措施（熟练掌握）

1.维持体温　在产房，护士须小心擦拭新生儿身体，防止体温降低，尤其是头部。擦拭后用干净、温暖的包布包裹婴儿，并用包布将头部包住，再进行新生儿与母亲的皮肤接触和早开奶。在换尿布和沐浴时动作迅速，减少体热丢失。一般<u>室温为24℃~26℃，相对湿度在50%~60%为宜</u>。若室温过高或婴儿盖被太厚，加之婴儿摄入量少，排泄多，会出现新生儿脱水热，体温可达39℃左右。此时应立即喂糖水，减少盖被，使体温降至正常。

2.预防低血糖　**新生儿出生后立即哺乳**。观察新生儿吸吮情况，母亲乳房情况，婴儿排泄情况等。当怀疑新生儿入量不足时，应监测其血糖值变化，若血糖低于35~40mg/dl，应立即加喂。每日沐浴后测量新生儿体重，了解新生儿生理性体重下降情况。

> 锦囊妙记：出生后30分钟内应进行母乳喂养，因为新生儿吸吮能力在30分钟内最容易被唤起。

3.观察黄疸情况　鼓励母乳喂养，因初乳有轻泄作用，可减轻黄疸。观察黄疸程度，如面部、巩膜、手脚皮肤颜色，了解胆红素值的变化。

4.预防吸入性并发症　新生儿易发生黏液或食物反流吸入的现象。因此，**每次**

喂食后要给婴儿拍背，促使胃内气体排出，然后安置婴儿取右侧卧位。

> 锦囊妙记：新生儿喂养后应取右侧卧位，可使贲门在上，幽门在下，从而减少溢乳。

5.预防感染

（1）新生儿沐浴：**沐浴前调节室温在26℃~28℃**，准备好衣物，先倒冷水再倒热水，**水温40℃左右**。选择在喂奶后1小时沐浴，防止呕吐。沐浴顺序为眼睛、面部、颈部、身体，最后为生殖器。沐浴时适当支托头颈部和四肢，用拇指与中指分别压住婴儿两侧耳廓，避免洗澡水进入婴儿耳道，选择对婴儿皮肤无刺激性的皂液。若新生儿皮肤红斑多，应用清水洗澡，减少皂液对皮肤的刺激。

（2）脐带护理：用**75%乙醇**棉签从脐带根部以环形的方式向外涂抹，消毒直径为5cm大小，脐带不要包扎，促进脐带干燥脱落及预防感染。**一般脐带在生后3~7日自然脱落**，脱落后仍需脐部护理2天。

> 锦囊妙记：新生儿脐部、新生儿头皮静脉均用75%乙醇消毒。

小试身手 1.新生儿脐部消毒的溶液是

A. 0.5%碘伏　　　　　B. 75%乙醇　　　　　C. 95%乙醇

D. 0.1%新洁尔灭　　　E. 3%过氧化氢

（3）臀红护理：每次便后用温水洗净，适当暴露患部，用烤灯照射。照射时保持皮肤温热为适宜的距离，谨防烫伤。要勤换尿布，氧化锌软膏涂抹患处。

（4）免疫接种：**生后24小时后接种卡介苗。**但若出生体重<2500g的早产儿、体温高于37.5℃、严重腹泻、呕吐、病危抢救的新生儿应暂缓接种。**乙肝疫苗在出生后24小时内、1个月、6个月接种。**

> 锦囊妙记：新生儿出生后应接种的疫苗是："出生乙肝卡介苗。"

小试身手 2.新生儿出生后24小时内应接种的疫苗是

A.卡介苗、乙肝疫苗　　　B.麻疹减毒活疫苗　　　C.脊髓灰质炎疫苗

D.百、日、破混合制剂　　E.乙脑疫苗

6.观察大小便　每次更换尿布时应观察大小便次数、性状，记录第一次排尿、排便时间，以初步了解消化道情况。

第二节　婴儿抚触

（一）婴儿抚触的目的（掌握）

1.促进胃泌素和胰岛素释放，加快新生儿对食物的消化、吸收，促进新生儿体

重增加。

2.促进新生儿神经系统发育，增加其应激能力。

3.稳定情绪，减少哭闹，增加和改善睡眠。

4.促进血液循环及皮肤新陈代谢。

5.完善免疫系统，提高免疫力。

6.促进母子情感交流，给婴儿更多的安全感和自信心。

（二）婴儿抚触的手法（掌握）

1.抚触的注意事项

抚触时间	一般在出生后24小时开始，在沐浴后，两次哺乳之间进行。每次抚触10~15分钟，每日2~3次。
抚触室温度	28℃以上，全裸时使用调温的操作台，温度36℃左右
物品准备	婴儿润肤油、毛巾、尿布、衣服等
操作注意事项	抚触者操作前洗净双手，用婴儿润肤油揉搓使双手温暖后再进行抚触
	播放柔和音乐，抚触过程中与婴儿进行语言和情感交流
	注意婴儿反应，如有哭闹、肌张力增高、神经质、活动兴奋性增加、肤色出现变化或呕吐等，应立即停止对该部位的抚触，如持续1分钟以上，应完全停止抚触

小试身手 3.新生儿抚触的时间**不包括**

A.出生后24小时　　　　B.沐浴后　　　　　　C.饥饿时

D.两次哺乳之间　　　　E.哺乳1小时后

2.抚触手法

（1）头面部：两拇指指腹从眉间向两侧推，两拇指从下颌部中央向两侧以上滑行，让上下唇形成微笑状；一手托头，用另一手的指腹从前额发际抚向脑后，最后示、中指分别在耳后乳突部轻压一下；换手，同法抚触对侧。

（2）胸部：两手分别从胸部外下方（两侧肋下缘）向对侧上方交叉推进，至两侧肩部，在胸部划一个大的交叉，避开新生儿乳腺。

（3）腹部：示中指依次从新生儿的右下腹至上腹向下腹移动，呈顺时针方向划半圆，避开新生儿脐部和膀胱。

（4）四肢：两手交替抓住婴儿的一侧上肢从上臂至手腕轻轻滑行，然后在滑行的过程中从近端向远端分段挤捏。对侧及双下肢方法相同。

（5）手和足：用拇指指腹从婴儿掌面（脚跟）向手指（脚趾）方向推进，并抚触每个手指（脚趾）。

（6）背部：以脊椎为中分线，双手分别平行放在脊椎两侧，往相反方向重复移动双手；从背部上端开始逐步向下移至臀部，最后由头顶沿脊椎摸至骶部、臀部。

（7）大小便的观察　每次更换尿布时要观察大小便次数，大便性状，并记录第一次排尿、排便时间，通过观察可初步了解消化道情况。

二、婴儿抚触（掌握）

（一）婴儿抚触的目的

1.促进胃泌素和胰岛素的释放，加快新生儿对食物的消化、吸收，促进新生儿体重增长。

2.促进新生儿神经系统的发育，增加其应激能力。

3.稳定情绪减少哭闹，增加和改善睡眠。

4.促进血液循环及皮肤新陈代谢。

5.加快免疫系统的完善，提高免疫力。

6.促进母子感情交流，给婴儿更多的安全感和自信心。

参考答案

1.B　2.A　3.C

答案与解析

1.B　新生儿脐部结扎后，应用75%乙醇消毒，以促进脐带干燥脱落及预防感染。

2.A　卡介苗在出生后24小时后即可接种，乙肝疫苗第一针在出生后24小时内接种。

3.C　新生儿抚触一般在出生后24小时开始，应在沐浴后，两次哺乳之间进行。

第六章　胎儿宫内窘迫及新生儿窒息的护理

要点分析

本章内容较为重要，近5年的考试中偶有涉及，先后考查了胎儿宫内窘迫的临床表现和护理措施，新生儿窒息的临床表现和护理措施等。整体的考查偏重于知识的记忆和应用。对于本章的复习，考生应着重掌握胎儿宫内窘迫的临床表现，新生儿窒息的临床表现和护理措施。

考点纵览

第一节　胎儿宫内窘迫的护理

胎儿宫内窘迫是指胎儿在宫内有缺氧征象，危及胎儿健康和孕妇生命。主要发生在临产过程，也可发生在妊娠后期。

（一）病因、病理（了解）

引起胎儿宫内窘迫的病因包括：

1.母体因素：孕妇患妊娠期高血压疾病、重度贫血、心脏病、肺心病、慢性肾炎、高热、产前出血性疾病和创伤、急产或子宫不协调性收缩、产程延长、子宫过度膨胀、胎膜早破等；缩宫素使用不当，镇静剂、麻醉剂使用不当等。

2.胎儿因素：严重的先天性心血管疾病、母婴血型不合引起胎儿溶血、胎儿贫血、胎儿宫内感染等。

3.脐带、胎盘因素：脐带因素包括长度异常、缠绕、打结、扭转、狭窄、血肿、帆状附着，胎盘因素包括植入异常、形状异常、发育障碍、循环障碍等。

<u>胎儿宫内窘迫的基本病理生理变化是缺血缺氧引起一系列变化。</u>

（二）临床表现（掌握）

胎儿宫内窘迫的主要表现为**胎心率异常、胎动异常及羊水胎粪污染或羊水过少，严重者胎动消失**。

分型	发生时间	临床表现
急性胎儿宫内窘迫	**发生在分娩期**	**胎心率加快或减慢**，宫缩压力试验或缩宫素压力试验等出现频繁的晚期减速或可变减速；羊水胎粪污染和胎儿头皮血pH下降，**出现酸中毒**
慢性胎儿宫内窘迫	发生在妊娠末期，往往延续至临产并加重	**胎动减少或消失**，NST基线平直，胎儿生长受限，胎盘功能减退，**羊水胎粪污染**等。羊水胎粪污染分为3度：**Ⅰ度为浅绿色，Ⅱ度为黄绿色并浑浊，Ⅲ度为棕黄色，稠厚**。

小试身手 1.急性胎儿窘迫胎心音的变化是

A.加快   B.减弱   C.消失

D.不变   E.减慢

小试身手 2.Ⅰ度羊水胎粪污染的颜色为

A.浅绿色   B.深绿色   C.黄绿色

D.棕黄色   E.淡黄色

（三）辅助检查（了解）

1.胎盘功能检查　胎儿宫内窘迫的孕妇一般24小时尿雌三醇值急骤减少30%~40%，或于妊娠末期连续多次测定值小于10mg/24h。

2.胎心监测　胎动时胎心率加速不明显，基线变异率<3次/分，出现晚期减速、变异减速等。

3.胎儿头皮血血气分析　pH<7.20。

（四）治疗原则（掌握）

急性胎儿宫内窘迫	子宫颈未完全扩张	胎儿宫内窘迫情况不严重者给予吸氧，**嘱产妇左侧卧位，**如胎心率变为正常，可继续观察
	子宫口开全	**胎先露部已达坐骨棘平面以下3cm者，应尽快助产经阴道娩出胎儿**
	病情紧迫或经上述处理无效者	立即剖宫产结束分娩
慢性胎儿宫内窘迫	根据孕周、胎儿成熟度和窘迫程度决定处理方案	指导孕妇采取左侧卧位，间断吸氧，积极治疗各种合并症或并发症，密切监护病情变化
		如无法改善，应在促使胎儿成熟后迅速终止妊娠

（五）护理措施（熟练掌握）

1.一般护理　**孕妇取左侧卧位，间断吸氧**。严密监测胎心变化，一般每15分钟听胎心1次或进行胎心监护。为手术作好术前准备，如**宫口开全、胎先露部已达坐骨棘平面以下3cm者，应尽快助产娩出胎儿**，并做好新生儿抢救和复苏准备。

2.做好心理护理。

第二节　新生儿窒息的护理

新生儿窒息是指胎儿娩出后1分钟仅有心跳而无呼吸或未建立规律呼吸的缺氧状态。

（一）病因、病理（了解）

胎儿窘迫；胎儿吸入羊水、黏液阻塞呼吸道，气体交换受阻；缺氧、滞产、产钳术使胎儿颅内出血及脑部长时间缺氧导致呼吸中枢受损；胎儿娩出时使用了麻醉药、镇静药，抑制了呼吸中枢及早产、肺发育不良、呼吸道畸形等均可引起新生儿窒息。

窒息会造成新生儿缺氧，引起原发性呼吸暂停、继发性呼吸暂停，低氧和呼吸性酸中毒可引起体内血液重新分布。当缺氧持续存在，会引起重度代谢性酸中毒，造成脑损伤。

（二）临床表现（掌握）

根据窒息程度分为轻度窒息和重度窒息，以Apgar评分为分类依据。

窒息分度	Apgar评分	临床表现				
		皮肤颜色	呼吸	心率	刺激、反射	肌张力
轻度（青紫）窒息	4~7分	面部与全身皮肤呈青紫色	呼吸表浅或不规律	心跳规则且有力，心率80~120次/分	对外界刺激有反应，喉反射存在	肌张力好，四肢稍屈
重度（苍白）窒息	0~3分	皮肤苍白，口唇暗紫	无呼吸或仅有喘息样微弱呼吸	心跳不规则，心率<80次/分且弱	对外界刺激无反应，喉反射消失	肌张力松弛

（三）辅助检查（了解）

1. 对新生儿进行Apgar（心率、呼吸、肌张力、喉反射、皮肤颜色）评分检查。
2. 血气分析　$PaCO_2$升高，PaO_2降低，pH下降。

锦囊妙记：考生应主要从Apgar评分、心率两个方面判断窒息的分型。

小试身手（3~4题共用备选答案）

A.羊水中混有胎粪　　　　　　B.新生儿心率少于80次/分

C.新生儿呼吸表浅或不规则　　D.胎心130次/分

E.新生儿心率130次/分

3.新生儿轻度窒息的临床表现是

4.新生儿重度窒息的临床表现是

小试身手（5~6题共用题干）

足月新生儿，出生后1分钟，心率70次/分，呼吸弱而不规则，全身皮肤青紫，四肢张力松弛，喉反射消失。

5.该患儿为

A.正常新生儿　　　B.轻度窒息　　　C.青紫窒息

D.重度窒息　　　　E.急性窒息

6.应首先采取的抢救措施是

A.给氧　　　　　　B.保暖　　　　　C.清理呼吸道

D.人工呼吸　　　　E.心外按摩

（四）治疗原则（掌握）

以预防为主，一旦发生了窒息要及时按A（清理呼吸道）、B（建立呼吸，增加通气）、C（维持正常循环）、D（药物治疗）、E（评价）步骤进行复苏。

（五）护理措施（熟练掌握）

1.配合医生按ABCDE程序进行复苏。

ABCDE复苏步骤		具体操作	
A	清理呼吸道	**胎头娩出后用挤压法清除口鼻咽部黏液及羊水，胎儿娩出断脐后，用吸痰管吸出新生儿咽部黏液和羊水**	
B	建立呼吸，增加通气	确认呼吸道通畅后对无呼吸或心率<100次/分的新生儿进行正压人工呼吸	
C	维持正常循环：胸外按压	新生儿仰卧于硬垫上，颈部轻度仰伸，用拇指法或双指法，**按压胸骨下1/3部位，每分钟按压90次，按压深度为前后胸直径的1/3**	
D	药物治疗：建立静脉通道	保证药物应用	刺激心跳：肾上腺素静脉注射
			纠正酸中毒：5%碳酸氢钠脐静脉缓慢注入
D	药物治疗：建立静脉通道	保证药物应用	扩容：全血、生理盐水、白蛋白等
E	评价	复苏过程中每30秒评价患儿情况，确定进一步的抢救方案	

> 锦囊妙记：新生儿窒息时，应遵循ABCDE的顺序迅速进行复苏，A（airways）即为清理呼吸道。因此新生儿窒息时首要的步骤是清理呼吸道。

小试身手 7.新生儿出生后无呼吸，心率<80次/分，全身苍白、四肢瘫软，应首先采取的抢救措施是

    A.注射呼吸兴奋剂　　　B.人工呼吸　　　　　C.鼻导管给氧

    D.气管插管加压给氧　　E.清理呼吸道

2.保暖　整个抢救过程中注意保暖，**在30℃~32℃的抢救床上进行抢救，维持肛温36.5℃~37℃。**胎儿出生后立即擦干体表羊水和血迹，减少散热。

小试身手 8.新生儿抢救过程中要注意保暖，肛温应该维持在

    A.30℃~32℃　　　　　B.34℃~36℃　　　　　C.36℃~36.5℃

    D.36.5℃~37℃　　　　E.37℃~38℃

3.复苏后护理　复苏后加强新生儿护理，保证呼吸道通畅，密切观察面色、呼吸、心率、体温，预防感染。窒息新生儿应延迟哺乳，通过静脉补液维持营养。

4.母亲护理　提供情感支持，刺激子宫收缩，预防产后出血。

参考答案

1.A 2.A 3.C 4.B 5.D 6.C 7.E 8.D

答案与解析

1.A 急性胎儿窘迫多发生在分娩期，主要表现为胎心率加快。

2.A 羊水胎粪污染可分为3度：Ⅰ度为浅绿色；Ⅱ度为黄绿色并浑浊；Ⅲ度为棕黄色，稠厚。

3~4.C、B 新生儿轻度窒息的患儿呼吸表浅或不规律、心率减慢，通常在80~120次/分。新生儿重度窒息的患儿无呼吸，心率<80次/分且弱。

5~6.D、C 该患儿心率为70次/分，<80次/分，因此属于重度窒息。针对窒息的患儿首先应清理呼吸道。

7.E 新生儿窒息时，应遵循ABCDE的顺序迅速进行复苏，A（airways）即为清理呼吸道。因此新生儿窒息时首要的步骤是清理呼吸道。

8.D 新生儿窒息抢救时必须注意保暖，应在30~32℃的抢救床上进行抢救，维持肛温36.5~37℃。

第七章　妊娠期并发症妇女的护理

要点分析

　　本章内容非常重要，每年必考，并且题量较大。近5年的考试中先后考查了流产的临床表现、护理措施，异位妊娠的病因、临床表现和辅助检查，妊娠高血压综合征的临床表现与分类、治疗要点与护理措施，前置胎盘的辅助检查、护理措施，胎盘早期剥离的临床分型等。整体的考查偏重于知识的记忆和应用。对于本章的复习，考生应着重掌握流产的临床表现、治疗原则、护理措施，异位妊娠的临床表现和辅助检查，妊娠高血压综合征的临床表现与分类、治疗要点与护理措施，前置胎盘的辅助检查、护理措施，胎盘早期剥离的临床分型，羊水过多、过少的定义等内容。本章记忆性内容较多，考生可结合"锦囊妙计"中的记忆方法进行记忆。

考点纵览

第一节　流产

　　凡妊娠不足28周、胎儿体重不足1000g而终止者，称为流产。<u>发生在妊娠12周以前者称早期流产，发生在妊娠12周至不足28周者称晚期流产。</u>

> 锦囊妙记：考生可将流产与早产、足月产、过期产联系起来记忆。妊娠满28周至不满37周为早产，妊娠满37周至不满42周为足月产，妊娠超过42周为过期产。

小试身手（1~2题共用备选答案）

A.妊娠12周以前终止妊娠　　　　　B.妊娠12周至不足28周终止妊娠
C.妊娠28周至不满37周分娩　　　　D.妊娠37周至不满42周分娩
E.妊娠42周以后分娩
1.晚期流产
2.早期流产

（一）病因、病理（了解）

1.病因

（1）**染色体异常**：为最常见的原因。

（2）**母体因素**：全身性疾病如妊娠期患严重贫血或心力衰竭，感染后细菌毒素或病毒通过胎盘进入胎儿血循环引起流产。内分泌功能失调、身体创伤也可导致流产。

（3）**胎盘因素**：滋养细胞发育和功能不全是胚胎早期死亡的重要原因。前置胎盘、胎盘早期剥离造成胎盘血循环障碍，胎儿死亡等可致流产。

（4）其他因素：如免疫因素、母儿血型不合可引起流产。另外，妊娠早期行腹部手术、劳累、性交，或孕妇吸烟、酗酒、吸毒等不良习惯等，均可刺激子宫收缩引起流产。

2.病理　早期流产时胚胎多先死亡，继之底蜕膜出血，造成胚胎绒毛与蜕膜层剥离，引起子宫收缩而被排出。

（二）临床表现（掌握）

流产的主要症状是停经、腹痛及阴道流血。

1.先兆流产　停经后先出现少量阴道流血，量比月经少，可伴轻微下腹痛、腰痛。妇科检查子宫大小与停经周数相符，宫颈口未开，胎膜未破，妊娠产物未排出。

2.难免流产　阴道流血量增多，阵发性腹痛加重。妇科检查子宫大小与停经周数相符或略小，子宫颈口已扩张，但组织尚未排出；晚期难免流产有羊水流出或见胚胎组织或胎囊堵宫颈口。

小试身手 3.患者，女，27岁，停经67天，下腹阵痛，阴道出血多于月经量，妇科检查：子宫如孕2个月大小，子宫颈口开大，尿妊娠试验阳性，应考虑为

A.先兆流产　　　　B.难免流产　　　　C.不全流产

D.完全流产　　　　E.稽留流产

小试身手 4.患者停经60天，少量阴道流血两天，加重伴阵发性疼痛3小时，检查宫口开大2cm，胚胎组织堵塞于宫口，子宫大小符合孕周。最可能的诊断是

A.先兆流产　　　　B.难免流产　　　　C.完全流产

D.不全流产　　　　C.过期流产

3.不全流产　妊娠产物部分排出体外，部分残留在子宫内，阴道流血持续不止，严重时引起出血性休克，下腹痛减轻。妇科检查见子宫小于停经周数，宫颈口已扩张，不断有血液自子宫颈口内流出，有时可见胎盘组织堵塞子宫颈口或部分妊娠产物已排出阴道内，而部分仍留在子宫腔内，有时子宫颈口已关闭。

4.完全流产　妊娠产物已完全排出，阴道流血逐渐停止，腹痛逐渐消失。

5.稽留流产　胚胎或胎儿已死亡，滞留在子宫腔内尚未自然排出者。子宫不再增大反而缩小，早孕反应消失，若已至妊娠中期，孕妇感觉不到腹部增大，胎动消失。妇科检查子宫小于妊娠周数，子宫颈口关闭。听诊不能闻及胎心音。

6.习惯性流产　指自然流产连续发生3次或3次以上者。

> 锦囊妙记：考生可将先兆流产、难免流产、不全流产进行比较。

（三）辅助检查（了解）

1.B型超声显像　可显示有无胎囊、胎动、胎心等。

2.妇科检查　了解宫颈口及子宫情况等，检查双侧附件有无肿块、压痛等。

3.实验室检查　采用放射免疫方法对绒毛膜促性腺激素（HCG）、胎盘生乳素、

雌激素等进行测定，测定结果低于正常值提示有流产可能。

（四）治疗原则（掌握）

流产类型	治疗原则
先兆流产	**卧床休息，禁止性生活**；减少刺激；必要时给予对胎儿危害小的镇静药；对于黄体功能不足的孕妇，每日肌内注射黄体酮保胎
难免流产	**尽早使胚胎及胎盘组织完全排出**，以防止出血和感染
不全流产	**行吸宫术或钳刮术**以清除子宫腔内残留组织
完全流产	如无感染征象，一般不需特殊处理
稽留流产	及时促使胎儿和胎盘排出，防止发生凝血功能障碍。**处理前做凝血功能检查**
习惯性流产	以预防为主，在受孕前，对男女双方均应进行详细检查

小试身手 5.下列哪种流产处理前应做凝血功能检查

A.先兆流产　　　　　B.习惯性流产　　　　C.不全流产

D.难免流产　　　　　E.稽留流产

小试身手 6.患者女，停经9周，少量阴道流血3天，无腹痛，子宫符合孕月，宫口未开，B超检查，宫内妊娠，可见胎心搏动，入院后主要的治疗原则是

A.保胎治疗　　　　　B.尽快清宫　　　　　C.止血补血

D.间断吸氧　　　　　E.预防感染

（五）护理措施（熟练掌握）

1.先兆流产　孕妇需**卧床休息，禁止性生活，禁用肥皂水灌肠**。遵医嘱给孕妇使用适量的镇静药、孕激素等。

2.针对妊娠不能再继续者，应积极采取措施，及时做好终止妊娠的准备。

3.预防感染　监测体温、血常规及阴道流血、分泌物性质、颜色、气味等，严格执行无菌操作技术，加强会阴部护理。

第二节　异位妊娠

异位妊娠是指受精卵在子宫体腔外着床发育。**异位妊娠以输卵管妊娠最常见**。

（一）病因、病理（掌握）

1.病因

（1）**输卵管炎症：是最主要的原因**。

（2）输卵管发育不良或功能异常。

（3）其他：精神因素引起输卵管痉挛和蠕动异常，干扰受精卵运行，造成异位妊娠。另外，内分泌失调、神经精神功能紊乱、受精卵游走、输卵管手术及子宫内膜异位症等引起异位妊娠。

2.病理

（1）**输卵管妊娠流产**：多见于壶腹部妊娠，多在妊娠8~12周发生。

（2）输卵管妊娠破裂：多见于峡部妊娠，多在孕6周左右发生。

（3）继发性腹腔妊娠。

（二）临床表现（掌握）

1.症状

（1）**停经**：多数患者在停经6~8周后出现不规则阴道流血。

（2）**腹痛**：**是患者就诊的主要症状**，未发生流产或破裂前，常为一侧下腹隐痛或酸胀感；发生流产或破裂时，突感一侧下腹撕裂样疼痛，随后全腹疼痛，甚至放射到肩部。

（3）阴道流血。

（4）晕厥与休克：内出血的症状与阴道流血量不成比例。

（5）腹部包块。

2.体征　患者可呈贫血貌。腹部检查：下腹压痛、反跳痛，出血较多时腹部叩诊有移动性浊音。

（三）辅助检查（了解）

1.腹部及盆腔检查　输卵管妊娠流产或破裂者，下腹部明显压痛和反跳痛，以患侧为甚，轻度腹肌紧张；出血多时腹部叩诊有移动性浊音；如出血时间长，在下腹可触及软性肿块。未发生流产或破裂者，盆腔检查发现子宫略大较软，可触及胀大的输卵管并轻度压痛；流产或破裂者，阴道后穹窿饱满，有宫颈抬举痛或摇摆痛，是输卵管妊娠的主要体征之一。子宫稍大而软，腹腔内出血多时检查子宫呈漂浮感。

> 锦囊妙记：阴道后穹窿与子宫直肠陷凹紧邻，子宫直肠陷凹是盆腔最低部位，腹腔中如有游离的血液、渗出液、脓液，常积聚于此，输卵管妊娠破裂时，血液流至此部位。通过后穹窿穿刺抽出不凝血可协助诊断输卵管妊娠。

2.妊娠试验　放射免疫法测血中HCG，尤其是β-HCG阳性有助于诊断。

3.器械检查　简单可靠的诊断方法是阴道后穹窿穿刺。B超有助于诊断异位妊娠。腹腔镜检查适用于输卵管妊娠尚未流产或破裂的早期患者和诊断困难的患者。

小试身手 7.患者女，停经42天，突发右下腹撕裂样疼痛1小时，伴肛门坠胀感，BP80/40mmHg，全腹压痛，反跳痛，以右侧为著，移动性浊音阳性，宫颈举痛，后穹窿饱满触痛，子宫扪诊不满意，右附件区压痛明显，最简单可靠的诊断方法是

　　A.妊娠试验　　　　　　B.阴道后穹窿穿刺　　　　C.B超检查

　　D.腹腔镜检查　　　　　E.诊断性刮宫

（四）治疗原则（熟练掌握）

以手术治疗为主，其次是药物治疗（可用化疗药物甲氨蝶呤）。

（五）护理措施（熟练掌握）

1.接受手术治疗患者的护理　严密监测患者生命体征的同时，迅速开放静脉，交叉配血，做好输血输液准备。

2.接受非手术治疗患者的护理

（1）密切观察患者生命体征，**注意阴道流血量与腹腔内出血量不成比例**。协助患者正确留取血标本，以监测治疗效果。

（2）患者卧床休息，**避免腹部压力增大**。为病人提供生活护理。指导患者摄取足够营养。

3.出院指导　教育患者保持良好的卫生习惯，勤洗浴、勤换衣，性伴侣稳定。发生盆腔炎后须彻底治疗。并告诫患者下次妊娠要及时就医。

第三节　妊娠期高血压疾病

妊娠期高血压疾病是指妊娠20周以后出现高血压、水肿、蛋白尿，严重时出现抽搐、昏迷、心、肾衰竭，甚至母婴死亡。

（一）病因、病理（掌握）

1.病因　可能与以下因素有关：初产妇，年轻孕产妇或高龄孕产妇，精神过度紧张，寒冷季节或气温变化过大，有慢性高血压、慢性肾炎、糖尿病等病史的孕妇，体形矮胖者，子宫张力过高者，家族中有高血压史，尤其是孕妇之母患重度妊娠期高血压史者。

2.病理生理变化　**全身小动脉痉挛是本病基本的病理生理变化。**

小试身手 8.初孕妇，妊娠28周，近日自感头晕、头痛，产检时发现血压158/110mmHg，尿蛋白（＋＋）、水肿（＋＋），诊断为子痫前期重度，其基本的病理变化是

A.水肿　　　　　　　B.蛋白尿　　　　　　C.高血压

D.全身小动脉痉挛　　E.宫腔内张力过高

（二）临床表现及分类（熟练掌握）

1.妊娠期高血压　妊娠20周后首次出现血压≥140/90mmHg，并于产后12周内恢复正常；尿蛋白（－），可伴上腹部不适或血小板减少。

2.子痫前期

（1）轻度：妊娠20周后出现BP≥140mmHg；尿蛋白≥0.3g/24h或尿蛋白/肌酐比值≥0.3，或随机尿蛋白≥（＋）；可伴有上腹不适、头痛、视物模糊等症状。

（2）重度：BP≥160/110mmHg，尿蛋白≥2.0g/24h或随机尿蛋白≥（＋＋＋）；血清肌酐＞106μmol/L，血小板＜100×10⁹/L；出现微血管溶血（LDH升高）；血清ALT或AST升高；持续性头痛或其他脑神经或视觉障碍；持续性上腹不适等。

3.子痫　**在子痫前期的基础上出现抽搐发作，或伴昏迷。**子痫多发生在妊娠晚期或临产前，称产前子痫；少数发生在分娩过程中，称产时子痫；个别发生在产后24小时内，称产后子痫。

4.慢性高血压并发子痫前期　高血压孕妇于妊娠20周以前无蛋白尿，若妊娠20周后出现蛋白尿≥0.3g/24h尿；或妊娠20周突然出现蛋白尿增加，血压进一步升高，或血小板减少（<100×10⁹）

5.妊娠合并慢性高血压　妊娠前或妊娠20周前血压≥140/90mmHg，但妊娠期无明显加重；或妊娠20周后首次诊断高血压并持续到产后12周以后。

小试身手 9.孕妇，29岁，孕36周，因抽搐数次急诊入院。查体：眼球固定，瞳孔散大，牙关紧闭，双手紧握，血压170/120mmHg。应考虑为

A.轻度妊娠高血压综合征　　　　B.中度妊娠高血压综合征

C.重度妊娠高血压综合征　　　　D.先兆子痫

E.子痫

> 锦囊妙记：考生可通过血压水平判断妊高症的分度，不同分级妊高症患者血压相差10mmHg。

（三）辅助检查（掌握）

1.实验室检查

（1）血液检查：测定血红蛋白、血细胞比容、血浆黏度、全血黏度以了解血液浓缩程度；重症患者测定血小板计数、出凝血时间、凝血酶原时间等。

（2）尿液检查：留取24小时尿液进行蛋白定量检查。

（3）肝肾功能测定：如测定丙氨酸氨基转移酶、血尿素氮、肌酐及尿酸等。

2.眼底检查　重度妊娠期高血压疾病时，眼底小动脉痉挛，动静脉比例由正常的2∶3变为1∶2，甚至1∶4，或出现视网膜水肿、渗出、出血，甚至视网膜脱落，一时性失明等。

（四）治疗原则（熟练掌握）

治疗原则为解痉、降压、镇静、利尿，适时终止妊娠以达到预防子痫的发生。

1.轻症　加强孕期检查，密切观察病情变化，注意休息、调节饮食、取左侧卧位等。

2.子痫前期　住院治疗，防止发生子痫及并发症。治疗原则为**解痉、降压、镇静**，合理扩容及利尿，适时终止妊娠。

3.**子痫病人的处理**　**控制抽搐**，纠正缺氧和酸中毒，在控制血压、抽搐的基础上终止妊娠。

（五）护理措施（熟练掌握）

1.妊娠期高血压病的预防

（1）加强孕期教育　重视孕期健康教育工作，使孕妇及家属了解妊娠高血压疾病的知识及其对母儿的危害，促使孕妇自觉于妊娠早期开始作产前检查，并主动坚持定期检查。

（2）进行休息和饮食指导　孕妇应采取左侧卧位休息以增加胎盘绒毛血供。同时

指导孕妇合理饮食，增加蛋白质、维生素以及富含铁、钙、锌的食物，减少过量脂肪和盐分摄入。从妊娠20周开始，每日补充钙剂1~2g，降低妊娠期高血压疾病的发生。

小试身手 10.为了改善子宫胎盘血循环，孕妇卧床休息时，一般采取的卧位为

A.平卧位　　　　　　　B.右侧卧位　　　　　　C.左侧卧位

D.半卧位　　　　　　　E.头高脚低位

2.一般护理

（1）保证休息：采取左侧卧位休息，以改善子宫胎盘的血供。轻度妊娠期高血压疾病孕妇可住院也可在家休息，但建议子痫前期病人住院治疗。保证充足的睡眠，**每日休息不少于10小时**。

（2）调整饮食：轻度妊娠期高血压疾病孕妇需摄入足够的蛋白质、蔬菜，补充维生素、铁和钙剂。食盐（全身水肿者除外）不必严格限制，但全身水肿的孕妇应限制食盐摄入量。

（3）密切监护母儿状态：询问孕妇是否有头痛、视力改变、上腹不适等症状。每日测量体重及血压，每日或隔日复查尿蛋白。定期监测血压、胎儿发育状况和胎盘功能。

（4）间断吸氧：增加血氧含量，改善全身主要脏器供氧和胎盘功能。

3.用药护理 **硫酸镁为目前治疗子痫前期和子痫的首选解痉药物。**

硫酸镁的用药方法、毒性反应以及注意事项：①**用药方法：可采用肌内注射或静脉用药**。肌内注射作用时间长，但局部刺激性强。注射时**应注意使用长针头、深部肌内注射**。静脉滴注或推注，可使血中浓度迅速达到有效水平，用药后约1小时血浓度可达高峰，可避免肌内注射引起的不适。②毒性反应：**通常硫酸镁的滴注速度以1g/h为宜，不超过2g/h**。每日维持用量15~20g。**中毒现象首先表现为膝反射减弱或消失**，随着血镁浓度的增加可出现全身肌张力减退及呼吸抑制，严重者心跳可突然停止。③注意事项：**护士在用药前及用药过程中均应监测孕妇血压，同时还应检测膝腱反射必须存在、呼吸不少于16次/分、尿量每24小时不少于600ml，或每小时不少于25ml，并随时准备好10%的葡萄糖酸钙注射液**，以便及时予以解毒。10%葡萄糖酸钙10ml在静脉推注时宜在3分钟以上推完，必要时可每小时重复一次，直至呼吸、排尿和神经抑制恢复正常。

小试身手 11.硫酸镁治疗重度妊娠高血压综合征的药理作用是

A.扩容　　　　　　　　B.镇静　　　　　　　　C.降压

D.解痉　　　　　　　　E.利尿

4.子痫患者的护理：①协助医生控制抽搐：**患者一旦发生抽搐，应尽快控制。硫酸镁为首选药物**，必要时可加用镇静药物。②专人护理，防止受伤：子痫发生后，**首先应保持患者呼吸道通畅，并立即给氧。患者取头低侧卧位**。必要时，用吸引器吸出喉部黏液或呕吐物，在患者昏迷或未完全清醒时，禁止给予一切饮食和口服药。③减少刺激，避免诱发抽搐：**安置患者于单人暗室，保持绝对安静，避免声、光刺激；治疗和护理操作尽量相对集中**。④严密监护：密切注意生命体征、记出入量。及时进行必要的血、尿化验和特殊检查。⑤为终止妊娠做准备：子痫发作者往往在发作后自然临产。如经治疗病情以控制仍未临产者，应在孕妇清醒后

24~48小时内引产，一般抽搐控制后6~12小时即可考虑终止妊娠。

> 锦囊妙记：破伤风、子痫患者的病室宜黯，以免引起患者抽搐。

小试身手 12.硫酸镁中毒时应立即

A.使病人取半卧位　　　　B.注射尼可刹米　　　　C.注射地塞米松

D.注射肾上腺素　　　　　E.注射10%葡萄糖酸钙

5.妊娠期高血压疾病孕妇的产时及产后护理：若经阴道分娩，在第一产程中应密切监测患者的生命体征、尿量、胎心及宫缩情况以及有无自觉症状。在第二产程中**尽量缩短产程**。第三产程中须预防产后出血，**在胎儿娩出前肩后立即静脉推注缩宫素（禁用麦角新碱）**。观察血压变化，重视患者主诉。病情较重于分娩开始即需开放静脉。胎儿娩出后测血压，病情稳定者，方可送回病房。**重症患者产后应继续硫酸镁治疗1~2日，因产后24小时至5日内仍有发生子痫的可能，故产后48小时内仍应继续硫酸镁的治疗和护理**。密切观察子宫复旧情况，严防产后出血。

小试身手 （13~15题共用题干）

孕妇，25岁，孕38周，因头晕、眼花、恶心、呕吐12h入院，查体：BP160/110mmHg，下肢水肿，尿蛋白2g/24h。

13.考虑该患者为

A.妊娠期高血压　　　　B.轻度子痫前期　　　　C.重度子痫前期

D.先兆子痫　　　　　　E.子痫

14.首选的药物是

A.冬眠合剂　　　　　　B.硫酸镁　　　　　　　C.安定

D.葡萄糖酸钙　　　　　E.低分子右旋糖酐

15.针对该患者的护理措施，**错误的是**

A.保持病室安静、避免各种刺激　　　B.监测胎心、胎动的变化

C.以5g/h的速度滴注硫酸镁　　　　　D.协助产妇取左侧卧位

E.观察硫酸镁的毒性反应

第四节　前置胎盘

前置胎盘是指妊娠28周后胎盘附着在子宫下段，甚至胎盘下缘达到或覆盖子宫颈内口处，其位置低于胎儿先露部。

（一）病因（掌握）

尚未明确，可能与子宫内膜病变、子宫腔异常、胎盘面积过大、胎盘异常或受精卵发育迟缓等有关。

（二）临床表现及分类（熟练掌握）

妊娠晚期或临产时，**发生无诱因、无痛性反复阴道流血是前置胎盘的主要症状**，偶有发生在妊娠20周左右者。

类型	胎盘位置	表现
完全性前置胎盘	子宫颈内口全部为胎盘组织所覆盖	初次出血早，约在妊娠28周左右，反复出血次数频繁，量较多
部分性前置胎盘	子宫颈内口部分为胎盘组织覆盖	出血情况介于完全性前置胎盘和边缘性前置胎盘之间
边缘性前置胎盘	胎盘附着于子宫下段，边缘不超越子宫颈内口	初次出血发生较晚，多于妊娠37~40周或临产后，量较少
低置胎盘	胎盘附着于子宫下段边缘距宫口内<2cm	胎盘边缘与子宫颈内口的关系常随孕周而变化。目前临床上以处理前最后一次检查结果来确定分类

（三）辅助检查（了解）

1.产科检查　子宫大小与停经月份一致，胎方位清楚，先露高浮，胎心可正常或异常或消失。

2.超声波检查　B超可清楚看到子宫壁、胎头、子宫颈和胎盘位置，是目前最安全、有效的首选方法。

> 锦囊妙记：前置胎盘患者首选B超检查，禁忌肛查，以免引起胎盘早剥。

3.阴道检查　一般不主张应用。怀疑前置胎盘的孕妇切忌肛查。

4.产后检查　胎盘及胎膜胎盘的前置部分可见陈旧血块附着，呈黑紫色或暗红色，如这些改变位于胎盘边缘，而且胎膜破口处距胎盘边缘小于7cm，则为部分性前置胎盘。

小试身手 16.关于前置胎盘期待疗法的护理措施，错误的是

A.纠正贫血　　　　B.监测病情变化　　　C.加强宣教，预防感染

D.绝对卧床，减少刺激　　E.进行肛查以明确类型

（四）治疗原则（掌握）

抑制宫缩，纠正贫血，预防感染和适时终止妊娠。

1.期待疗法　适用于妊娠不足36周或估计胎儿体重小于2300g，阴道流血量不多，孕妇全身情况良好，胎儿存活者。

2.终止妊娠　适用于入院时出血性休克者，或期待疗法中发生大出血或出血量虽少，但妊娠已近足月或已临产者。终止妊娠的主要方法是剖宫产术。

（五）护理措施（熟练掌握）

需立即终止妊娠者，安排孕妇去枕侧卧位，开放静脉、配血，做好输血准备。在抢救休克的同时做好术前准备，监测母儿生命体征。

接受期待疗法的护理：①保证休息，减少刺激。孕妇绝对卧床休息，取左侧卧位，定时间断吸氧。避免各种刺激。禁做阴道检查和肛查。②纠正贫血。③监测病

情变化。严密观察孕妇生命体征，阴道流血量、色、时间及一般状况，监测胎儿宫内状况。④**预防产后出血和感染**。严密观察产妇阴道流血情况；保持会阴部清洁干燥；胎儿娩出后及早应用宫缩剂。

第五节　胎盘早剥

妊娠20周后或分娩期，正常位置的胎盘在胎儿娩出前，部分或全部从子宫壁剥离，称为胎盘早期剥离（简称胎盘早剥）。

（一）病因、病理（掌握）

1.病因　包括血管病变，机械性因素，宫腔内压力骤减。其他高危因素包括吸烟、营养不良、吸毒等。

2.病理　**主要病理变化是底蜕膜出血，形成血肿**，使胎盘自附着处剥离。内出血严重时，血液向子宫肌层浸润，引起肌纤维分离、断裂、变性，子宫表面出现紫蓝色瘀斑，称为子宫胎盘卒中。

胎盘早剥时羊水经剥离面进入开放的血管，引起羊水栓塞症状。严重胎盘早剥可引起凝血功能障碍、产后出血和急性肾衰竭等。

（二）临床表现及分级（熟练掌握）

胎盘早剥的临床特点是阴道流血、腹痛，可伴有子宫张力增高和子宫压痛，尤以胎盘剥离处最明显。阴道流血特征为陈旧不凝血，出血量与疼痛程度、胎盘剥离程度不一定相符。分类见下表。

胎盘早剥的Page分级标准

分级	标准
0级	分娩后回顾性产后诊断
Ⅰ级	外出血，子宫软，无胎儿窘迫
Ⅱ级	胎儿宫内窘迫或胎死宫内
Ⅲ级	产妇出现休克症状，伴或不伴弥散性血管内凝血

小试身手　17.患者，女，30岁，孕3产0，此次妊娠38周后突感剧烈腹痛伴有少量阴道流血。检查：血压170/120mmHg，子宫似足月妊娠大小，硬如板状，有压痛，胎心90次/分，胎位不清，最大的可能是

A.子痫　　　　　　　B.胎膜早破　　　　　　　C.前置胎盘

D.胎盘早期剥离　　　E.先兆子痫

（三）辅助检查（了解）

1.产科检查　通过四步触诊判定胎方位、胎心情况、宫高变化、腹部压痛范围和程度等。

2.B超　若胎盘与子宫壁之间有血肿时，在胎盘后方出现液性低回声区，暗区常不止一个，见胎盘增厚。若血液渗入羊水中，见羊水回声增强。重型胎盘早剥常伴胎心、胎动消失。

3.实验室检查　可了解患者贫血程度及凝血功能。

（四）治疗原则（熟练掌握）

处理胎盘早剥的原则是纠正休克、及时终止妊娠。患者入院时情况危重、处于休克状态，应积极补充血容量，及时输入新鲜血液，胎盘早剥一旦确诊，须及时根据病情采取剖宫产或经阴道分娩终止妊娠。

> 锦囊妙记：胎盘一旦剥离，胎儿失去血液和氧气的供应，易引起窒息，因此应及时终止妊娠。

（五）护理措施（熟练掌握）

1.纠正休克　迅速建立静脉通路，积极补充血容量。密切监测胎儿情况。

2.严密观察有无凝血功能障碍或急性肾衰竭等表现。

3.预防产后出血　分娩后及时使用宫缩剂，并配合按摩子宫，必要时遵医嘱做切除子宫的术前准备，同时预防晚期产后出血。

4.产褥期注意加强营养，纠正贫血。更换消毒会阴垫，保持会阴清洁，防止感染。做好母乳喂养指导。死产者及时退乳，可在分娩后24小时内尽早使用退乳药物。

第六节　早产

早产是指妊娠满28周至不满37足周之间分娩者。此时娩出的新生儿称为早产儿，出生体重多小于2500g。

（一）病因（了解）

1.孕妇因素　如妊娠合并感染性疾病、子宫畸形或肌瘤，急、慢性疾病及妊娠并发症时易诱发早产。

2.胎儿、胎盘因素　如前置胎盘、胎盘早期剥离、胎儿宫内窘迫、胎儿畸形、胎膜早破、胎儿生长受限、羊水过多、多胎等可引起早产。

（二）临床表现（掌握）

主要表现是子宫收缩，最初为不规则宫缩，伴少许阴道血性分泌物或流血，可发生胎膜早破，继之发展为规律宫缩，以后进展与足月临产相似。诊断依据是妊娠晚期子宫收缩规律（≥4次/20分钟），伴子宫颈管消退≥80%及进行性子宫口扩张2cm以上。

（三）治疗原则（掌握）

若胎儿存活、胎膜未破、无胎儿窘迫，通过休息和药物治疗控制宫缩，尽量维持妊娠至足月；若胎膜已破，早产不可避免，则尽可能提高早产儿的存活率。

> 锦囊妙记：早产者首要的治疗是抑制宫缩，以增加妊娠周数，促进胎儿成熟。

（四）护理措施（熟练掌握）

1.预防早产　嘱孕妇保持心情平静。避免诱发宫缩的活动。高危孕妇须多左侧卧床休息，慎作肛查和阴道检查，积极治疗合并症，**子宫颈内口松弛者在妊娠14~16周做子宫颈内口缝扎术**。

2.药物护理　**首要治疗是抑制宫缩**，积极控制感染、治疗合并症和并发症。常用抑制宫缩的药物包括：①β-肾上腺素受体激动剂，不良反应为心跳加速、血压下降、血糖升高、血钾降低、恶心、出汗、头痛等；②硫酸镁；③钙拮抗剂，若合并硫酸镁用药时应更慎重；④前列腺素合成酶抑制剂，已较少使用。

3.预防新生儿合并症　在保胎过程中行胎心监护，教会患者自数胎动。**在分娩前遵医嘱给孕妇使用糖皮质激素等促进胎肺成熟**。

4.为分娩做准备　如臀位、横位，估计胎儿成熟度低，而产程时间较长者，选择剖宫产术结束分娩；经阴道分娩者应尽可能缩短产程。同时做好早产儿保暖和复苏准备；产程中给孕妇吸氧；新生儿出生后适当延长30~120秒或脐带停止搏动后断脐带。

第七节　过期妊娠

过期妊娠是指平素月经周期规律，**妊娠达到或超过42周尚未分娩者**。

（一）病因、病理（了解）

1.病因

（1）遗传因素。

（2）内源性前列腺素和雌二醇分泌不足但黄体酮水平增高，子宫不收缩，分娩发动延迟。

（3）头盆不称时胎先露部对子宫颈内口和子宫下段的刺激不强。

（4）无脑儿畸胎又未发生羊水过多。

2.病理

（1）胎盘方面：过期妊娠的胎盘功能正常或出现功能减退，物质交换与转运能力下降；羊水量减少或羊水被胎粪污染。

（2）胎儿方面：胎儿成熟障碍或胎儿生长受限，小样儿。

（二）治疗原则（掌握）

根据胎盘功能、胎儿大小、子宫颈成熟度等综合分析，选择恰当的分娩方式。可以试产，但须放宽剖宫产指征。发生以下情况时应及时终止妊娠：**子宫颈条件成熟；胎儿体重≥4000g或胎儿宫内生长受限；12小时内胎动<10次或NST呈无反应型；OCT阳性或可疑；尿持续低E/C值；羊水过少或胎粪污染；并发重度先兆子痫或子痫**。

（三）护理措施（熟练掌握）

1.一般护理　指导孕妇多休息，补充营养。

2.病情观察　进入产程后，鼓励产妇取左侧卧位，给氧。产程中监护胎心变化，注意破膜时间和羊水性状。**羊水Ⅲ度污染者应在胎肩娩出前吸净胎儿鼻、咽部黏液**。

3.配合治疗　对于子宫颈条件成熟引产者，可在人工破膜后，发现羊水清亮时，在密切监护下经阴道分娩；若子宫颈条件不成熟则促使子宫颈成熟，若出现胎盘功能减退征象或胎儿窘迫现象，应立即剖宫产结束分娩。

第八节　羊水量异常

一、羊水量过多

羊水量过多是指在妊娠任何时期内羊水量超过2000ml者。

（一）病因（了解）

确切原因不明确，常见于下列情况：

1.多胎妊娠。

2.孕妇患病　如妊娠期合并糖尿病。

3.胎儿畸形　最为常见的是中枢神经系统和上消化道畸形。

4.胎盘脐带病变　胎盘绒毛血管瘤、脐带帆状附着等。

5.特发性羊水过多。

（二）临床表现（熟练掌握）

分类	发生时间	临床表现
急性羊水过多	较少见，多发生在妊娠20~24周	呼吸困难，不能平卧，甚至发绀，孕妇表情痛苦，下肢及外阴部水肿、静脉曲张
慢性羊水过多	较多见。多发生在妊娠晚期。羊水可在数周内逐渐增多，多数孕妇能适应	**孕妇子宫大于妊娠月份，腹部膨隆**，腹壁皮肤发亮、变薄，检查时胎位不清，胎心音遥远或听不到。羊水过多孕妇易并发妊娠期高血压疾病、胎位不正、早产等。患者破膜后因子宫骤然缩小，可引起胎盘早剥。产后造成子宫收缩乏力而致产后出血

（三）治疗原则（掌握）

1.诊断为羊水过多合并胎儿畸形者应及时终止妊娠。

2.羊水过多但为正常胎儿者，应根据羊水过多的程度与胎龄选择处理措施，症状严重者可经腹行单膜腔穿制放出适量羊水，缓解压迫症状。

（四）护理措施（熟练掌握）

1.一般护理　向孕妇及家属讲解羊水过多的原因及注意事项。指导孕妇进食低钠饮食，防止便秘。避免增加腹压的活动，防止胎膜早破。

2.观察病情　监测生命体征，定期测量宫高、腹围和体重。观察胎心、胎动及宫缩，及早发现胎儿宫内窘迫及早产征象。人工破膜时应密切观察胎心和宫缩，及时发现胎盘早剥和脐带脱垂征象。产后密切观察子宫收缩和阴道流血情况。

3.配合治疗 腹腔穿刺放羊水时应防止速度过快、量过多，**一次放羊水量不超过1500ml，放羊水后腹部放置沙袋或加腹带包扎防止血压骤降**。腹腔穿刺放羊水时应严格执行无菌操作。

小试身手 18.腹腔穿刺放羊水时一次不宜超过

A.500ml B.1000ml C.1500ml

D.2000ml E.3000ml

二、羊水量过少

羊水量过少是指妊娠足月时羊水量少于300ml。

（一）病因（了解）

原因不明，可能与下列因素有关：

1.母体因素 孕妇脱水、服用某些可能引起羊水过少的药物。

2.胎儿畸形 包括染色体异常、囊性淋巴瘤、泌尿生殖道畸形、小头畸形、法洛四联症等，其中以先天性泌尿系统异常最多见。

3.胎盘功能减退 过期妊娠、胎儿生长受限、胎盘退行性变、胎儿脱水、胎儿宫内慢性缺氧、胎儿过度成熟等。

4.其他 如胎膜病变等。

（二）临床表现（熟练掌握）

胎动时孕妇感觉腹痛，体检：见**宫高、腹围小于同期正常妊娠孕妇**，子宫敏感度较高，临产后阵痛剧烈，宫缩不协调，子宫口扩张缓慢，产程延长。羊水过少者可造成肺发育不全，胎儿生长迟缓等。同时，羊水过少易发生胎儿宫内窘迫、新生儿窒息等。

（三）治疗原则（掌握）

监测羊水量变化，怀疑羊水过少者应积极寻找原因，必要时及时终止妊娠。

（四）护理措施（熟练掌握）

1.一般护理 向孕妇及家属介绍羊水过少的原因。指导左侧卧位，改善胎盘血液供应；教会孕妇自我监测胎动，及时发现异常并就医。

2.病情观察 观察孕妇生命体征，定期测量宫高、腹围和体重，判断病情进展。

3.配合治疗 为合并过期妊娠、胎儿生长受限等需及时终止妊娠者做好阴道助产或剖宫产准备。若羊水过少合并胎膜早破或产程中发现羊水过少，需遵医嘱进行预防性羊膜腔输液者，应严格执行无菌操作。羊水过少合并胎儿畸形为严重致死性结构异常，配合尽早终止妊娠。

参考答案

1.B　2.A　3.B　4.B　5.E　6.A　7.B　8.D　9.E　10.C　11.D　12.E　13.C
14.B　15.C　16.E　17.D　18.C

答案与解析

1~2.B、A　凡妊娠不足28周、胎儿体重不足1000g而终止者，称为流产。发生于妊娠12周以前者称早期流产，发生在妊娠12周至不足28周者称晚期流产。

3.B　根据题干分析，该孕妇停经周数与子宫大小相符，同时宫颈口已开，符合难免流产的特征。

4.B　难免流产主要表现为阴道流血量增多，阵发性腹痛加重。妇科检查子宫大小与停经周数相符或略小，子宫颈口已扩张，但组织尚未排出。上述患者宫口开大2cm，胚胎组织堵塞于宫口未排出，子宫大小符合孕周，因此应考虑为难免流产。

5.E　稽留流产的产妇可能因胚胎稽留过久发生凝血功能障碍，因此处理前应做凝血功能检查。

6.A　停经9周后出现少量阴道流血，无腹痛，子宫符合孕月，宫口未开，考虑为先兆流产，因此应采取保胎治疗。

7.B　上述患者考虑发生了异位妊娠破裂出血，因此应首选阴道后穹窿穿刺。

8.D　妊娠期高血压的基本病理生理变化是全身小动脉痉挛。

9.E　该孕妇血压高达170/120mmHg，同时出现了牙关紧闭、双手紧握等抽搐的症状，符合子痫的临床表现。

10.C　孕妇增大的子宫压迫下腔静脉，使回心血量及心排出量骤然减少。孕妇取左侧卧位可避免上述情况。

11.D　重度妊娠高血压综合征首要的治疗措施是解痉，解痉的首选药物是硫酸镁。

12.E　硫酸镁中毒时，首先表现为膝反射减弱或消失，随着血镁浓度的增加可出现全身肌张力减退及呼吸抑制，严重者心跳可突然停止，因此应立即注射10%的葡萄糖酸钙注射液进行解毒。

13~15.C、B、C　该患者血压160/110mmHg，尿蛋白2.0g/24h，是重度子痫前期的典型症状。先兆子痫首选硫酸镁解痉，硫酸镁的滴注速度为2g/h。

16.E　前置胎盘的产妇禁忌肛查，以免引起胎盘早期剥离。

17.D　胎盘早期剥离的主要临床特点是妊娠末期突然发生腹部持续性疼痛伴有少量阴道流血。同时重型胎盘早期剥离以出血为主，导致胎盘后血肿，引起子宫硬如板状。

18.C　腹腔穿刺放羊水时应防止速度过快、量过多，一次放羊水量不超过1500ml，以防引起腹腔内压骤降引起充血。

第八章　妊娠期合并症妇女的护理

要点分析

　　本章内容较为重要，近5年的考试偶有涉及。对于本章的复习，考生应着重掌握妊娠、分娩及产褥期对心脏病的影响，妊娠合并心脏病的治疗要点、护理措施，肝炎对妊娠的影响，妊娠合并病毒性肝炎的治疗要点，糖尿病对母、儿的影响，妊娠合并糖尿病的辅助检查和治疗要点等内容。

考点纵览

第一节　心脏病

（一）心脏病与妊娠的相互影响（掌握）

　　1.妊娠对心脏病的影响

　　（1）妊娠期：孕妇总循环血量于妊娠第6周开始增加，至**32~34周达高峰**，产后2~6周逐渐恢复正常。

　　小试身手 1.初孕妇，妊娠24周，有先天性心脏病及心衰病史。该孕妇最易发生心衰的时期是

　　A.妊娠24~25周　　　　　B.妊娠26~28周　　　　　C.妊娠32~34周

　　D.妊娠35~36周　　　　　E.妊娠37~38周

　　（2）**分娩期**：是孕妇血流动力学变化最显著的时期，加之机体能量及氧消耗增加，**是心脏负担最重的时期**。在第一产程中，每次子宫收缩约250~500ml的血液被挤入体循环，心脏负担加重。第三产程，胎儿娩出后，腹腔内压力骤降，大量血液流向内脏，回心血量减少；继之胎盘循环停止，**子宫收缩使子宫血窦内约500ml血液进入体循环**，回心血量骤增，极易诱发心力衰竭。

　　小试身手 2.妊娠合并心脏病孕妇最易发生心衰的时间是

　　A.妊娠24~28周　　　　　B.妊娠28~30周　　　　　C.妊娠30~32周

　　D.妊娠32~34周　　　　　E.妊娠36~38周

　　（3）产褥期的最初3日内，子宫收缩和缩复使大量血液进入体循环，且产妇体内组织间隙内潴留的液体也回流至体循环，体循环血量仍有所增加。

　　妊娠32~34周、分娩期及产褥期最初3日内，是患有心脏病的孕妇最危险的时期。

　　2.心脏病对妊娠的影响　　心脏病不影响女性受孕。**心功能Ⅰ~Ⅱ级，无心力衰竭病史，且无其他并发症者，在密切监护下可以妊娠**，必要时给予治疗。但下列情况者病人在早期极易诱发心力衰竭，不宜妊娠：**心功能Ⅲ~Ⅳ级**、既往有心力衰竭病史、肺动脉高压、严重心律失常、青紫型先心病、围生期心肌病遗留有心脏扩

大、并发细菌性心内膜炎、风湿热活动期者。**如已妊娠应尽早终止。**

根据孕妇所能耐受的日常体力活动，心功能分为四级：

分级	表现
Ⅰ级	一般体力活动不受限
Ⅱ级	**一般体力活动稍受限制，休息时无自觉症状**
Ⅲ级	**心脏病患者体力活动明显受限，休息时无不适，轻微日常活动即感不适，心悸，呼吸困难或既往有心力衰竭病史者**
Ⅳ级	不能进行任何体力活动，休息状态下即出现心力衰竭症状，体力活动后加重

> 锦囊妙记：心功能Ⅰ～Ⅱ级的产妇可以妊娠，产后可以哺乳；心功能Ⅲ～Ⅳ级的产妇不宜妊娠，产后不宜哺乳。

小试身手 3.心脏病患者，决定是否妊娠最重要的依据是

A.心脏病的种类　　　　B.生育史　　　　　　C.家族史

D.心功能分级　　　　　E.治疗情况

（二）临床表现（掌握）

1.早期心力衰竭　①轻微活动后即感胸闷、心悸、气短；②休息时心率超过110次/分；③夜间因胸闷而被迫坐起，或需到窗口处呼吸新鲜空气；④肺底部闻及少量持续性湿啰音，咳嗽后不消失。

2.左心衰竭　以肺淤血及心排出量降低为主要表现：①不同程度的呼吸困难：最早出现的症状是劳力性呼吸困难，也可出现端坐呼吸、夜间阵发性呼吸困难，严重者有哮鸣音，急性肺水肿是左心衰竭最严重的表现；②咳嗽、咳痰、咯血；③疲倦、乏力、头晕、心慌；④少尿及肾功能损害症状。体征：①肺部湿啰音；②除心脏病固有的体征外，一般均有心脏扩大，肺动脉瓣区第二心音亢进及舒张期奔马律。

3.右心衰竭　以体静脉淤血的临床表现为主。

（1）消化道症状：腹胀、恶心、呕吐、食欲减退。

（2）体征：①水肿，肝脏肿大；②颈静脉征，如出现肝-颈静脉回流征阳性；③除心脏病固有体征外，还可因右心室扩大而出现三尖瓣关闭不全出现的反流性杂音。

4.全心衰竭　右心衰竭继发于左心衰竭而形成全心衰竭。

（三）辅助检查（了解）

1.心电图检查　见各种严重的心律失常。

2.X线检查　显示心脏扩大，尤其是个别心腔的扩大。

3.超声心动图　更精确反映各心腔大小、心瓣膜结构及功能情况。

4.胎儿电子监护仪　预测宫内胎儿储备能力。

（四）治疗原则（了解）

1.非孕期　根据孕妇所患心脏病类型、病情及**心功能状态，决定患者是否可以妊娠。**

2.妊娠期　**不宜妊娠但已怀孕者，应在妊娠12周前做人工流产术**；妊娠超过12周者应密切监护。对顽固性心力衰竭孕妇应在严密监护下做剖宫产终止妊娠。

> **小试身手** 4.妊娠合并心脏病孕妇不宜妊娠者，人工流产的时间是
> 　A.妊娠12周前　　　　B.妊娠16周前　　　　C.妊娠20周前
> 　D.妊娠24周前　　　　E.妊娠28周前

3.分娩期　**心功能Ⅰ~Ⅱ级，胎儿不大，胎位正常，子宫颈条件良好者，可在严密监护下经阴道分娩，第二产程时给予助产。**心功能Ⅲ~Ⅳ级，胎儿偏大，子宫颈条件不佳，合并其他并发症者，**应选择剖宫产终止妊娠。**

4.产褥期　产后3天内，尤其24小时内是心力衰竭发生的危险期，产妇应充分休息且严密监护。**心功能Ⅲ级或以上者不宜哺乳。**不宜再妊娠者建议1周做绝育术。

（五）护理措施（熟练掌握）

1.非孕期　根据心脏病的种类、病情、心功能分级等情况，决定是否适宜妊娠。

2.妊娠期

（1）加强孕期保健，定期产前检查。**重点评估心功能及胎儿宫内情况。心功能Ⅰ~Ⅱ级者应在妊娠36~38周入院待产。**若心功能在Ⅲ级或以上，有心力衰竭者应立即入院治疗。

> **小试身手** 5.心功能Ⅰ~Ⅱ级的孕妇入院待产的时间是
> 　A.妊娠24~28周　　　　B.妊娠28~32周　　　　C.妊娠32~36周
> 　D.妊娠36~38周　　　　E.妊娠38~40周

> **小试身手** 6.妊娠合并心脏病孕妇的护理措施中，**错误的是**
> 　A.限制食盐摄入　　　　　　　　B.产程中增加产科检查次数
> 　C.产后出血多时可用催产素　　　D.保持病室安静，空气清新
> 　E.保持每天至少10小时睡眠

（2）预防心力衰竭，保证孕妇每天至少10小时睡眠且中午休息2小时，休息时取左侧卧位或半卧位。指导孕妇摄入高热量、高维生素、低盐低脂饮食，少量多餐，多食蔬菜水果。**妊娠16周后每日食盐量不超过4~5g。**

（3）避免诱发心力衰竭的因素，如贫血、心律失常、妊娠期高血压疾病、上呼吸道感染等。

3.急性心力衰竭的处理　协助患者取端坐位或半坐卧位，双腿下垂；高流量湿化给氧；遵医嘱使用吗啡、快速利尿药、扩血管药、强心剂、氨茶碱等。

4.分娩期

（1）严密观察产程进展，防止发生心力衰竭。左侧卧位，上半身抬高。观察子

宫收缩，胎头下降及胎儿宫内情况，及时识别早期心力衰竭的症状和体征。

（2）缩短第二产程，减少产妇体力消耗。

（3）预防产后出血。**胎儿娩出后立即在产妇腹部放置沙袋压迫24小时。静脉或肌内注射缩宫素（禁用麦角新碱），防止产后出血。**

5.产褥期

（1）产后3日内严密监测生命体征，产妇取半卧位或左侧卧位，充分休息，必要时使用镇静剂。如心功能允许，鼓励孕妇早期下床适度活动。

（2）**心功能Ⅰ~Ⅱ级的产妇可母乳喂养，Ⅲ级或以上者应及时回乳。**

（3）促进亲子关系建立，避免产妇发生产后抑郁。

（4）不宜再妊娠者在产后1周做绝育术。

第二节 病毒性肝炎

（一）病毒性肝炎与妊娠的相互影响（掌握）

1.妊娠对病毒性肝炎的影响　妊娠期间孕妇易感染病毒性肝炎，也可使原有的肝病加重。

2.病毒性肝炎对妊娠的影响

（1）对孕妇的影响：孕早期可使妊娠反应加重，晚期使妊娠高血压疾病发生率增高。分娩时易发生产后出血。

（2）对胎儿及新生儿的影响：围生儿患病率及死亡率高。围生期感染的婴儿，部分转为慢性病毒携带者，易演变为肝硬化或原发性肝癌。

（二）辅助检查（了解）

1.肝功能检查　血清中丙氨酸氨基转移酶（ALT）增高，持续时间较长，血清胆红素>17μmol/L（1mg/dl），尿胆红素阳性对病毒性肝炎有诊断意义。

2.血清病原学检测及意义

（1）甲型病毒性肝炎：急性期患者血清中抗HAV-IgM阳性有诊断意义。

（2）乙型病毒性肝炎

HBsAg是HBV感染的特异性标志，见于慢性乙型肝炎及乙肝病毒携带者。

抗HBs是机体曾经感染过HBV，但已有免疫力，也是评价疫苗接种效果的指标之一。

HBeAg是肝细胞内有HBV活动性复制，具有传染性。

抗HBe是血清中病毒颗粒减少或消失，传染性减低。

抗HBc-IgM表示HBV在体内复制，肝炎急性期。

抗HBc-IgG是肝炎恢复期或慢性感染。

（3）丙型病毒性肝炎：血清中检测出HCV抗体多为既往感染，不可作为抗病毒治疗的证据。

小试身手 7.妊娠期合并病毒性肝炎的辅助检查**不包括**

A.肝功检查　　　　　　B.肝炎病毒检测　　　　　C.凝血功能检查

D.胎盘检查　　　　　　E.血HCG检查

（三）治疗原则（了解）

　　肝炎患者原则上不宜妊娠。妊娠期轻型肝炎的治疗原则与非孕期肝炎相同，即增加休息，加强营养，积极保肝治疗，预防感染。妊娠期重症肝炎需保护肝脏，积极预防及治疗肝性脑病，**限制蛋白质摄入，每日应<0.5g/kg**，增加糖类，保持大便通畅，预防DIC及肾衰竭。妊娠末期重症肝炎经积极治疗24小时后，通过剖宫产结束妊娠。分娩期备新鲜血液，缩短第二产程，并防止母婴传播及产后大出血。产褥期使用对肝脏损害小的广谱抗生素预防产褥感染。

（四）护理措施（熟练掌握）

　　1.加强卫生宣教，普及防病知识。重视围生期保健，提倡生殖健康。已患肝炎的育龄妇女应避孕。患急性肝炎应痊愈后半年，最好2年后在医师的指导下妊娠。

　　2.妊娠合并轻型肝炎者的护理与非孕期肝炎患者相同，更需注意增加休息，避免体力劳动。加强营养，增加优质蛋白、高维生素、富含碳水化合物、低脂食物的摄入。保持大便通畅。定期产前检查，防止交叉感染。阻断乙型肝炎母婴传播。

　　妊娠中晚期HBV DNA载量≥2×10⁶IU/ml，在与孕妇和家属充分沟通，知情同意的情况下，可于妊娠24~28周开始给予替诺福韦、替比夫定或拉米夫定进行抗病毒治疗，可减少HBV母婴传播。建议于产后3个月停药，停药后可以母乳喂养。

　　3.妊娠合并重症肝炎者需保护肝脏，积极防治肝性脑病。保持大便通畅，禁忌肥皂水灌肠。严密观察有无性格改变、行为异常、扑翼样震颤等肝性脑病的先兆症状。**预防产后出血，产前4小时及产后12小时内不宜使用肝素治疗**。

　　4.分娩期　密切观察产程进展，避免不良刺激，防止并发症。监测凝血功能。**于临产前1周开始服用维生素K**、维生素C，临产后备新鲜血。阴道助产缩短第二产程。胎儿娩出后，正确使用缩宫素、止血药，预防产后出血。严格执行消毒隔离制度，使用广谱抗生素预防感染。

　　5.产褥期　观察子宫收缩及阴道流血情况，加强基础护理，遵医嘱使用对肝脏损害小的抗生素预防感染。乳汁中HBV-DNA阳性不宜哺乳，母血HBsAg、HBeAg及抗HBc三项阳性及后两项阳性产妇均不宜哺乳。对新生儿已接受免疫，母亲为携带者（仅HBsAg阳性），可母乳喂养。**对不宜母乳喂养者，口服生麦芽冲剂或乳房外敷皮硝退乳，不宜使用雌激素退乳**。新生儿出生后6小时内和1个月时各肌内注射1ml的HBIG，**出生后24小时内、生后1个月、6个月分别注射乙型肝炎疫苗**。

第三节　糖尿病

（一）糖尿病与妊娠的相互影响（掌握）

　　1.妊娠对糖尿病的影响　妊娠使原有糖尿病的病情加重，使隐性糖尿病显性化，使既往无糖尿病的孕妇发生糖尿病。分娩过程中，产妇易发生低血糖。由于体内激素水平变化，孕妇极易发生酮症酸中毒。

2.糖尿病对妊娠的影响

（1）对孕妇影响：受孕率基本不受影响；流产率相对较高；妊娠期高血压疾病发生率相对高。由于**巨大儿发生率明显升高**，手术产率、产伤及产后出血发生率也明显增高。易发生羊水过多，增加了胎膜早破和早产的发生率。泌尿系感染多见，且感染后易发生酮症酸中毒。

（2）对胎儿的影响：<u>巨大儿发生率高，胎儿畸形、早产和胎儿生长受限发生率也明显增高。</u>

（3）对新生儿的影响：新生儿呼吸窘迫综合征和新生儿低血糖发生率增加。

（二）辅助检查（了解）

1.**血糖测定** 2次或2次以上空腹血糖≥5.8mmol/L者。

2.**葡萄糖耐量试验（OGTT）** 具体方法为：试验前连续3日正常体力活动、正常饮食。前1日晚餐后禁食至少8小时至次日晨。检查期间静坐、禁烟。检查时，5分钟内口服含75g葡萄糖的液体300ml，分别抽取服糖前、服糖后1小时、2小时的静脉血（从开始饮用葡萄糖水计算时间），测定血浆葡萄糖水平。空腹及服糖后1小时、2小时的血糖值分别低于5.1mmol/L、10.0mmol/L、8.5mmol/L。任何一点血糖值达到或超过上述标准者，诊断为妊娠期糖尿病（GDM）。

3.**肝肾功能检查** 24小时尿蛋白定量、尿酮体及眼底等检查。

（三）治疗原则（了解）

糖尿病妇女于妊娠前应评估病情程度，确诊妊娠的可能性。允许妊娠者，需在内科、产科医师的密切监护下，尽可能将孕妇血糖控制在正常或接近正常范围内，并选择恰当的分娩方式。

（四）护理措施（熟练掌握）

1.**非孕期** 糖尿病妇女在妊娠前应寻求咨询。

2.**妊娠期**

（1）指导孕妇有效控制血糖，使其掌握注射胰岛素的正确方法。

（2）孕期监测血糖变化，并进行肾功能监测及眼底检查。

（3）通过B超、胎儿超声心动图、胎动计数、胎心监护、胎盘功能测定等了解胎儿健康状况。

（4）控制孕妇饮食，提倡多食绿叶蔬菜、豆类、粗谷物、低糖水果等，坚持低盐饮食。

（5）适度运动。

（6）**孕妇不宜口服降糖药物，胰岛素是主要的治疗药物。**

3.**分娩期** 在控制血糖，确保母儿安全的情况下，尽量推迟终止妊娠的时间，可等待至接近预产期（38~39周）。妊娠合并糖尿病本身不是剖宫产指征，如有胎位异常、巨大儿、病情严重需终止妊娠时，应选择剖宫产。若胎儿发育正常，宫颈条件较好，可经阴道分娩。阴道分娩时应严密监测血糖、尿糖和尿酮体。**鼓励产妇取**

左侧卧位，产程时间不应超过12小时。

在新生儿娩出30分钟后定时滴服25%葡萄糖液防止发生低血糖。多数新生儿在出生后6小时内血糖值恢复正常。糖尿病产妇即使接受胰岛素治疗，哺乳也不会对新生儿产生不良影响。

4.产褥期

大部分GDM患者在分娩后即不再需要使用胰岛素，仅少数患者仍需胰岛素治疗。胰岛素用量应减少至分娩期前的1/3～1/2，并根据产后空腹血糖值调整用量。产后6～12周行OGTT检查，若仍异常，可能为产前漏诊糖尿病患者。

第四节　贫血

妊娠期缺铁性贫血最为多见。

（一）贫血与妊娠的相互影响（掌握）

1.对母体的影响　妊娠可使原有的贫血症状加重，而贫血可使孕妇妊娠风险增加。

2.对胎儿影响　因孕妇骨髓和胎儿在竞争摄取母体血清铁的过程中，一般以胎儿组织占优势，**故一般情况下胎儿缺铁程度不太严重**。若母体缺铁严重时，会影响骨髓造血功能引起重度贫血，引起胎儿生长受限、胎儿宫内窘迫、早产、死胎或死产等。

（二）辅助检查（了解）

1.血常规　呈小细胞低色素性贫血。血红蛋白<100g/L，血细胞比容<0.30或红细胞计数<3.5×10^{12}/L，可诊断为妊娠期贫血。

2.血清铁测定　**孕妇血清铁<6.5μmol/L（35μg/dl），为缺铁性贫血**。

小试身手 8.诊断妊娠合并缺铁性贫血的标准是血清铁
A.<5.0μmol/L　　　　　　B.<6.0μmol/L　　　　C.<6.5μmol/L
D.<7.0μmol/L　　　　　　E.<8.0μmol/L

（三）治疗原则（了解）

去除病因，治疗并发症，补充铁剂。如血红蛋白<60g/L，接近预产期或短期内行剖宫产术者，宜少量多次输血。同时积极预防产后出血和产褥感染。

（四）护理措施（熟练掌握）

1.预防　妊娠前积极治疗慢性失血性疾病，改变不良饮食习惯，补充营养。必要时补充铁剂，增加铁的储备。

2.妊娠期　指导孕妇摄取高铁、高蛋白质及高维生素C饮食，纠正偏食、挑食等不良习惯。多食富含铁的食物，如瘦肉、家禽、动物肝脏及绿叶蔬菜等。补充**铁剂首选口服**，补充铁剂的同时可服用维生素C及稀盐酸，以促进铁的吸收。**指导饭后或餐中服用铁剂**，告知孕妇服用铁剂后出现黑便属于正常。对于妊娠末期重度缺铁性贫血或口服铁剂胃肠道反应较重者，可深部肌内注射铁剂。血红蛋白在7g/L以下者应全休，避免因头晕而发生意外。妊娠期加强产前检查和母儿监护，预防各种感染。

> 锦囊妙记：小儿、成人缺铁性贫血，孕妇合并缺铁性贫血治疗均首选口服硫酸亚铁，服用时间为餐后。

3.分娩期 临产前应用止血药维生素K等并备新鲜血。严密观察产程，**第二产程酌情给予阴道助产。胎儿前肩娩出时遵医嘱给予缩宫素。**

4.产褥期 密切观察子宫收缩及阴道出血，继续应用抗生素预防和控制感染，补充铁剂，纠正贫血。指导母乳喂养，对于因重度贫血不宜哺乳者，向其讲解原因。采取正确的退乳方法，如口服生麦芽冲剂或皮硝外敷乳房。

小试身手 9.孕妇30岁，孕1产0孕28周，诊断为妊娠合并缺铁性贫血，下列补充铁剂的健康教育内容不正确的是

A.首选口服铁剂　　　　　　　B.同时服维生素

C.应饭后或餐中服用　　　　　D.轻度贫血不可下床活动

E.出现黑便无须就医

参考答案

> 1.C　2.D　3.D　4.A　5.D　6.B　7.E　8.C　9.D

答案与解析

1.C　孕妇总循环血量在妊娠32~34周达高峰，该时期是患有心脏病的孕妇最易发生心力衰竭的时期。

2.D　女性妊娠以后，循环血容量于第6周开始逐渐增加，32~34周达高峰。

3.D　心脏病患者是否继续妊娠取决于心功能分级：心功能Ⅰ~Ⅱ级，无心力衰竭病史，在密切监护下可以妊娠；心功能Ⅲ~Ⅳ级者应在12周前终止妊娠。

4.A　心功能Ⅲ~Ⅳ级的孕妇不宜妊娠，应于12周前终止妊娠。

5.D　妊娠合并心脏病的产妇应加强产前监测，心功能Ⅰ~Ⅱ级者，应在妊娠36~38周入院待产。

6.B　妊娠合并心脏病的孕妇，产前应减少产科检查次数，以防引起心力衰竭.

7.E　妊娠合并病毒性肝炎的辅助检查包括肝功能检查、血清病原学检测；胎盘检查以预防产后出血；凝血功能检查预防DIC及肾衰竭。不需要做血HCG检查，故此题选E。

8.C　孕妇血清铁<6.5μmol/L（35μg/dl）即可诊断为缺铁性贫血。

9.D　孕妇轻度贫血可下床活动。

第九章 异常分娩的护理

要点分析

本章内容较为重要，每年必考。近5年的考试中先后考查了产程曲线异常，产力异常的治疗原则、护理措施，骨产道异常的临床表现和护理措施等。整体的考查偏重于知识的记忆和应用。对于本章的复习，考生应着重掌握产力异常的临床表现，特别是产程曲线异常，产力异常的治疗要点和护理措施，骨产道异常的临床表现，持续性枕后位、枕横位的临床表现，臀先露的治疗原则。

考点纵览

第一节 产力异常

一、分类（掌握）

子宫收缩力异常是指在分娩过程中，子宫收缩的节律性、对称性及极性不正常或强度、频率有异常。

二、产力异常的病因（熟练掌握）

（一）子宫收缩乏力

下列情况可引起子宫收缩乏力：产妇精神紧张；骨盆或胎位异常；子宫壁过度膨胀，多产、急慢性子宫炎症，子宫肌瘤、子宫发育不良、子宫畸形等；妊娠末期雌激素、缩宫素、前列腺素、乙酰胆碱等分泌不足；营养不良、贫血，临产后进食与睡眠不足、体力消耗过多、产妇过度疲劳、膀胱直肠充盈、前置胎盘等。

（二）子宫收缩过强

经产妇软产道阻力小；缩宫素使用剂量过大等；产妇精神过度紧张、产程延长、极度疲劳、胎膜早破及宫腔内不当操作等，均可引起子宫壁某部肌肉呈痉挛性不协调性宫缩过强。

三、临床表现（熟练掌握）

（一）子宫收缩乏力

1.协调性子宫收缩乏力　子宫收缩具有正常的节律性、对称性和极性，但收缩力弱，子宫腔内压力小于15mmHg，持续时间短，间歇期长且不规律，宫缩小于2次/10分钟。在收缩的高峰期子宫体不隆起和变硬，用手指压子宫底部肌壁可出现凹陷。

2.不协调性子宫收缩乏力　**子宫收缩的极性倒置，宫缩不是起自于两侧子宫角部。宫缩时子宫底部不强，而是中段或下段强，宫缩间歇期子宫壁不能完全松弛**，表现为子宫收缩不协调，这种宫缩不能使子宫口扩张和先露下降，为无效宫缩。产妇自觉宫缩强，持续腹痛，拒按，精神紧张，烦躁不安，体力消耗，产程延长或停滞。由于胎儿-胎盘循环障碍，出现胎儿宫内窘迫。

3.产程异常

（1）潜伏期异常：从临产规律宫缩开始至活跃期起点（6cm）称为潜伏期。**初产妇＞20小时、经产妇＞14小时称为潜伏期延长。**

（2）活跃期异常：包括活跃期延长和活跃期停滞。

1）活跃期延长：从活跃期起点（6cm）至宫颈口全称为活跃期。**活跃期宫颈口扩张速度＜0.5cm/h称为活跃期延长。**

2）活跃期停滞：当破膜后宫颈口扩张≥6cm后，若宫缩正常，宫颈口停止扩张≥4小时；若宫缩欠佳，宫颈口停止扩张≥6小时称为活跃期停滞。

（3）第二产程异常：包括胎头下降延缓、胎头下降停滞和第二产程延长。

1）胎头下降延缓：第二产程初产妇胎头先露下降速度＜1cm/h，经产妇＜2cm/h，称为胎头下降延缓。

2）胎头下降停滞：**第二产程胎头先露停留在原处不下降＞1小时，称为胎头下降停滞。**

3）第二产程延长：初产妇＞3小时，经产妇＞2小时（硬膜外麻醉镇痛分娩时，初产妇＞4小时，经产妇＞3小时），产程无进展（胎头下降和旋转），称为第二产程延长。

小试身手（1~4题共用备选答案）

A.总产程不超过3小时

B.总产程超过24小时

C.宫口开大6cm至宫口开全超过8小时者

D.宫口开全后初产妇超过3小时，经产妇超过2小时尚未分娩者

E.从临产规律宫缩至宫口扩张6cm，初产妇超过20小时者

1.急产

2.潜伏期延长

3.活跃期延长

4.第二产程延长

小试身手 5.产妇，李某，妊38周，临产10小时，胎心136次/分，宫口开大6cm，6小时后再次肛查宫口扩张无进展，应考虑为

A.第一产程停滞　　　　B.潜伏期延长　　　　C.活跃期延长

D.活跃期停滞　　　　E.滞产

小试身手 6.经产妇，3年前自然分娩一男婴，体重3700g，无难产史，现孕40周，2小时前开始规律宫缩，检查：宫缩持续40~50秒，间歇期2~3分钟，胎心率130次/分，头先露，宫口开4cm，此时最恰当的处理是

A.入待产室观察　　　B.温肥皂水灌肠　　　C.给予人工破膜

D.静脉滴注缩宫素　　　E.急送产房准备分娩

4）胎头下降延缓：第二产程初产妇胎头先露下降速度<1cm/h，经产妇<2cm/h，称为胎头下降延缓。

5）胎头下降停滞：第二产程胎头先露停留在原处不下降>1小时，称为胎头下降停滞。

（4）滞产：指总产程超过24小时。

（二）子宫收缩过强

1.协调性子宫收缩过强　子宫收缩的节律性、对称性和极性均正常，仅子宫收缩力过强、过频（10分钟内达5次或以上的宫缩且持续达60秒或更长），宫腔压力≥60mmHg。若产道无阻力，无头盆不称及胎位异常，产程进展很快，宫颈口在短时间内迅速开全，短时间内分娩结束，造成**急产，即总产程不超过3小时**。多见于经产妇。由于宫缩过强、过频可造成产道损伤、胎儿缺氧、胎死宫内或新生儿外伤等。

2.不协调性子宫收缩过强

（1）强直性子宫收缩：**由外界因素引起子宫颈口以上部分子宫肌层出现强直性痉挛性收缩，宫缩间歇期短或无间歇，产妇烦躁不安、持续腹痛、拒按**。胎方位触诊不清，胎心音听不清。有时可在脐下或平脐处见一环状凹陷，即**病理缩复环**。

（2）子宫痉挛性狭窄环：**子宫壁某部肌肉在外因下呈痉挛性不协调性子宫收缩形成环状狭窄，持续不放松，称子宫痉挛性狭窄环**。此环不随宫缩上升，阴道检查可触及狭窄环。产妇持续性腹痛、烦躁、子宫颈扩张缓慢、胎先露下降停滞、胎心律不规则。

四、对母儿的影响（熟练掌握）

（一）子宫收缩乏力

子宫收缩乏力可引起产程延长、产妇体力耗尽、肠胀气、尿潴留，出现产伤、产后出血、产后感染等并发症，造成胎儿窘迫、新生儿窒息或死亡，新生儿颅内出血等。

（二）子宫收缩过强

子宫收缩过强可造成软产道损伤，若有梗阻引起子宫破裂，且易引起产褥感染、胎盘滞留或产后出血，手术产儿率增加；对胎儿及新生儿易引起胎儿窘迫、新生儿窒息甚至胎死宫内，新生儿颅内出血及感染，若坠地可引起骨折、外伤等。

五、治疗原则（掌握）

（一）子宫收缩乏力

对协调性子宫收缩乏力，首先应找出病因，针对病因进行对症处理，根据情况选择分娩方式。**对不协调性子宫收缩乏力，原则是恢复子宫收缩的生理极性和对称**

性，使用适当的镇静剂，使产妇充分休息后恢复为协调性子宫收缩，再适时选择结束分娩的方式和时间。

小试身手 7.孕妇分娩过程中，出现不协调性子宫收缩乏力，正确的处理是

 A.阴道助产   B.静脉滴注催产素 C.人工破膜

 D.立即剖宫产   E.肌注杜冷丁

（二）子宫收缩过强

对有急产史的产妇应提前住院待产。临产先兆开始即做好接生及抢救新生儿窒息的准备。对强直性子宫收缩应及时使用宫缩抑制剂，如因梗阻性原因引起，应立即考虑剖宫产结束分娩。对子宫痉挛性狭窄环，应先寻找原因，然后及时纠正。

六、护理措施（熟练掌握）

（一）子宫收缩乏力

1.协调性子宫收缩乏力者 明显头盆不称不能从阴道分娩者，积极做剖宫产的术前准备。

（1）第一产程的护理

1）改善全身状况：①保证休息，产妇休息后体力有所恢复，子宫收缩力也可恢复；②补充营养、水分和电解质，鼓励产妇进食易消化、高热量饮食，对入量不足者通过静脉补充；③保持膀胱空虚。初产妇宫颈口开大不足4cm、胎膜未破者给予温肥皂水灌肠，刺激子宫收缩。自然排尿有困难者先行诱导法，无效时给予导尿。

2）加强子宫收缩：如经上述处理子宫收缩仍乏力，且排除头盆不称、胎位异常和骨盆狭窄，无胎儿窘迫，产妇无剖宫产史，则遵医嘱加强子宫收缩：针刺穴位、刺激乳头、人工破膜及静脉滴注缩宫素。

3）剖宫产术的准备：经上述处理，试产2~4小时产程仍无进展，或出现胎儿宫内窘迫，产妇体力衰竭等，应立即做剖宫产的术前准备。

（2）第二产程的护理：经上述处理后一般宫缩转为正常，进入第二产程。此时做好阴道助产和抢救新生儿准备。若第二产程出现子宫收缩乏力，在无头盆不称的前提下，加强子宫收缩，静脉滴注缩宫素，促进产程进展。

（3）第三产程的护理：预防产后出血及感染；凡破膜时间超过12小时，总产程超过24小时，多次肛查或阴道助产者，遵医嘱使用抗生素预防感染。密切监测子宫收缩、阴道流血及生命体征。

2.不协调性宫缩乏力者 遵医嘱给予哌替啶100mg、吗啡10mg肌内注射或地西泮10mg静脉推注等，使产妇充分休息。指导产妇宫缩时深呼吸、腹部按摩及放松技巧，减轻疼痛。多数产妇能恢复为协调性宫缩。若宫缩仍不协调或伴胎儿窘迫、头盆不称等，应及时通知医师做好剖宫产术和抢救新生儿准备。

（二）子宫收缩过强

1.预防宫缩过强对母儿的损伤 有急产史的孕妇提前2周住院待产。经常巡视，

一旦发生临产先兆，指导产妇卧床休息，取左侧卧位。需解大小便时，先检查子宫口大小及胎先露下降情况。有临产先兆后提供缓解疼痛、减轻焦虑的支持性措施。鼓励产妇深呼吸，提供背部按摩，嘱其不要向下屏气用力，减慢分娩过程。密切观察产妇状况。

2.密切观察宫缩与产程进展。

3.分娩期及新生儿的处理　**分娩时作会阴侧切术**，遇有子宫颈、阴道及会阴的撕裂伤，应及时发现并缝合。**新生儿遵医嘱肌内注射维生素K，预防颅内出血**。

4.作好产后护理　观察子宫复旧、会阴伤口、阴道流血、生命体征，向产妇进行健康教育及出院指导。

小试身手　8.初产妇，第二产程延长，行胎头吸引，胎儿体重4000g，胎盘娩出后1小时阴道出血，宫底脐上二横指，质软，测量血压为73/30mmHg，脉细，出冷汗，其最可能的出血原因是

A.胎盘残留　　　　　　B.宫缩乏力　　　　　　C.会阴裂伤

D.凝血障碍　　　　　　E.胎盘早剥

第二节　产道异常

一、骨产道异常的临床表现（掌握）

（一）骨盆入口平面狭窄

扁平骨盆最常见骨盆入口平面呈横扁圆形，骶耻外径小于18cm，前后径小于10cm，对角径小于11.5cm。常见有单纯扁平骨盆和佝偻病性扁平骨盆两种，**表现为胎头衔接受阻，不能入盆**，前羊水囊受力不均，易发生胎膜早破，或胎头入盆不均，或**胎头骑跨在耻骨联合上方（即跨耻征阳性）**，表现为继发性宫缩乏力，潜伏期和活跃早期延长。

（二）中骨盆及骨盆出口平面狭窄

常见于漏斗骨盆，即骨盆入口平面各径线正常，两侧骨盆壁向内倾斜，形似漏斗。**其特点是中骨盆及出口平面明显狭窄，坐骨棘间径小于10cm，坐骨结节间径小于8cm，耻骨弓角度小于90°**。坐骨结节间径与出口后矢状径之和小于15cm。**临产后先露入盆不困难，但胎头下降至中骨盆和出口平面时，不能顺利转为枕前位，形成持续性枕横位或枕后位**，产程进入活跃晚期及第二产程后进展缓慢，甚至停滞。

（三）骨盆三个平面狭窄

骨盆外形属女性骨盆，骨盆每个平面的径线均小于正常值2cm或更多，称均小骨盆。胎儿小、产力好、胎位正常者可借助胎头极度俯屈和变形，经阴道分娩。中等大小以上的胎儿经阴道分娩困难。

（四）畸形骨盆

骨盆失去正常形态。

小试身手 9.骨盆入口前后径短，横径正常者，属于

A.漏斗骨盆 　　　　　B.均小骨盆 　　　　　C.男性骨盆

D.扁平骨盆 　　　　　E.畸形骨盆

二、软产道异常的临床表现（掌握）

1.外阴异常　常见于外阴瘢痕、外阴坚韧和外阴水肿等。

2.阴道异常　常见阴道纵隔、横隔及阴道尖锐湿疣。

3.子宫颈异常　常见于子宫颈外口粘连、子宫颈水肿、子宫颈坚韧和子宫颈瘢痕等。

4.子宫异常　常见于子宫畸形、瘢痕子宫等。

5.盆腔肿瘤　常见于子宫肌瘤、卵巢肿瘤等。

三、对母儿的影响（掌握）

（一）对母体的影响

骨盆入口狭窄易造成胎位异常、继发性子宫收缩乏力、产程延长或停滞，或因宫缩过强，出现病理性子宫缩复环引起子宫破裂。中骨盆狭窄可发生持续性枕后位、枕横位造成难产；胎头长时间嵌顿造成生殖道瘘；胎膜早破、产程延长、阴道检查与手术机会增多使感染概率升高；子宫收缩乏力致产后出血。

（二）对胎儿和新生儿的影响

易发生胎位异常、胎儿窘迫、胎死宫内，新生儿颅内出血、窒息、死亡，手术产机会增多导致新生儿产伤和感染，围生儿死亡率增加。

四、治疗原则（掌握）

明确狭窄骨盆类别和程度，了解胎位、胎儿大小、胎心率、宫缩强弱、宫颈扩张程度、破膜是否破裂，结合年龄、产次、既往分娩史，综合判断、选择分娩方式。

对软产道异常者根据局部组织病变程度及对阴道分娩的影响，选择局部手术治疗处理，或行剖宫产术结束分娩。

五、护理措施（熟练掌握）

（一）产程处理过程的护理

1.有明显头盆不称，不能从阴道分娩者，做好剖宫产术的术前准备。

2.**对轻度头盆不称可在严密监护下试产**，试产中的护理措施：

（1）专人守护，保证良好产力。关心产妇饮食、营养、水分、休息。少肛查，禁灌肠。一般试产过程不使用镇静、镇痛药。

（2）密切观察胎儿情况及产程进展，观察有无脐带脱垂，**试产2~4小时，胎头仍未入盆，并伴胎儿窘迫者，则应停止试产**，通知医师做好剖宫产术的术前准备。

（3）观察子宫破裂的先兆，如出现异常立即停止试产，及时处理，预防子宫破裂。

小试身手 10.下列哪种情况可行试产

A.漏斗骨盆　　　　　B.均小骨盆　　　　　C.骨盆入口平面轻度狭窄

D.横位　　　　　　　E.宫颈瘢痕

小试身手 11.可疑头盆不称者试产时间为

A.2~4h　　　　　　B.4~6h　　　　　　C.6~8h

D.8~10h　　　　　　E.12~24h

3.中骨盆狭窄者，**若宫口已开全，胎头双顶径达坐骨棘水平或更低，遵医嘱做好胎头吸引、产钳等阴道助产术**，以及抢救新生儿准备；若胎头未达坐骨棘水平，或出现胎儿窘迫征象，应做好剖宫产术的术前准备。

4.**骨盆出口狭窄者不宜试产**。若出口横径与后矢状径之和≥15cm，多数可经阴道分娩；两者之和为13~15cm，多数需阴道助产；两径之和小于15cm，足月胎儿不宜经阴道分娩，遵医嘱做好剖宫产术的术前准备。

（二）预防产后出血和感染

胎儿娩出后及时注射宫缩剂。遵医嘱使用抗生素，保持外阴清洁，每日冲洗会阴2次，使用消毒会阴垫。胎先露长时间压迫阴道或出现血尿时，留置导尿管8~12日，保持导尿管通畅，防止发生生殖道瘘。定期更换引流袋，防止逆行性感染。

（三）新生儿护理

胎头在产道压迫时间过长或经手术助产的新生儿，按产伤处理，严密观察颅内出血的症状。

第三节　胎位、胎儿发育异常

（一）持续性枕后位、枕横位临床表现（掌握）

分娩过程中，胎头以枕后位或枕横位衔接。在下降过程中，有5%~10%胎头枕骨持续不能转向前方，直至分娩后期仍位于母体骨盆后方或侧方，造成分娩困难，称持续性枕后位或持续性枕横位。多因骨盆异常、胎头俯屈不良、子宫收缩乏力及头盆不称等引起。**临床表现为临产后胎头衔接较晚及俯屈不良**，由于胎先露部不易贴紧子宫下段及子宫颈内口，常导致协调性宫缩乏力及宫口扩张缓慢。若枕后位，因枕骨持续位于骨盆后方压迫直肠，产妇自觉肛门坠胀及排便感，致使宫口尚未开全时过早使用腹压，易导致子宫颈前唇水肿和产妇疲劳，影响产程进展。**持续性枕后位、枕横位常致活跃期晚期及第二产程延长**。若在阴道口虽已见到胎发，历经多次宫缩时屏气却不见胎头顺利下降时，应考虑为持续性枕后位。

（二）臀先露的治疗原则（掌握）

臀先露指胎儿以臀、足或膝为先露，以骶骨为指示点，在骨盆前、侧、后构成6种胎位的总称。**临床表现为孕妇常感觉肋下或上腹部有圆而硬的胎头**，由于胎臀不能紧贴子宫下段及子宫颈，常导致子宫收缩乏力，产程延长，手术产机会增多。治疗原则：

1.临产前胎位异常者，定期产前检查，妊娠30周以前顺其自然；妊娠30周以后胎位仍不正常者，根据不同情况给予矫正。若矫正失败，提前1周住院待产。

2.临产后根据产妇及胎儿具体情况综合分析，以对产妇、对胎儿造成最少损伤为原则，采用阴道助产或剖宫产术结束分娩。

（三）胎儿发育异常（了解）

胎儿发育异常包括巨大胎儿及畸形胎儿，可引起难产。

1.巨大胎儿　**出生体重达到或超过4000g者，称巨大胎儿。**临床表现为妊娠期子宫增大较快，妊娠后期孕妇出现呼吸困难，自觉腹部及肋两侧胀痛等。常引起头盆不称、肩难产、软产道损伤、新生儿产伤等不良结果。

2.胎儿畸形

（1）脑积水：胎头颅腔内、脑室内外有大量脑脊液（500~3000ml）潴留，使头颅体积增大，头周径大于50cm，颅缝明显增宽，囟门增大，称为脑积水。临床表现为明显头盆不称，跨耻征阳性，如不及时处理可造成子宫破裂。

（2）其他：连体儿可经B超确诊。此外胎儿颈、胸、腹等处发育异常或发生肿瘤，使局部体积增大致难产，通常于第二产程出现胎先露下降受阻，经阴道检查时被发现。

> 锦囊妙记：这一部分是考查的重点内容，通常以病例的形式出题，考生应结合三个产程分期的内容进行针对性训练。

参考答案

> 1.A　2.E　3.C　4.D　5.D　6.E　7.E　8.B　9.D　10.C　11.A

答案与解析

1~4.A、E、C、D　急产是指总产程不超过3小时，通常见于子宫收缩过强。潜伏期延长是指从临产规律宫缩开始至子宫口开大6cm初产妇超20小时，经产妇超14小时。活跃期延长是指从子宫口开大6cm开始至子宫口开全超过8小时。第二产程是指宫口开全到胎儿娩出，当第二产程初产妇超过3小时，经产妇超过2小时尚未分娩即为第二产程延长。

5.D　该产妇宫口开大为6cm，提示产妇已进入活跃期。进入活跃期后，子宫口不再扩张达2小时以上即为活跃期停滞。

6.E　初产妇宫口开全10cm，经产妇宫口开大3~4cm且宫缩好，应送产房准备接生。

7.E　对不协调性子宫收缩乏力，可给予适当的镇静剂，使产妇充分休息后恢复为协调性子宫收缩。

8.B　胎盘娩出后1小时阴道出血，宫底脐上二横指，质软，提示宫缩乏力。

9.D　骨盆入口前后径短，横径正常者，属于扁平骨盆。

10.C　骨盆入口平面轻度狭窄者可行试产，但须严密监护。

11.A　可疑头盆不称者可试产2~4小时，4小时候胎头仍未入盆，并伴胎儿窘迫者，则应停止试产。

第十章 分娩期并发症妇女的护理

要点分析

本章内容非常重要，每年必考，考生应熟练掌握。近5年的考试中先后考查了胎膜早破的概念、治疗要点和护理措施，产后出血的概念、临床表现、治疗要点和护理措施，羊水栓塞的临床表现和护理措施等。整体的考查偏重于知识的记忆和分析。对于本章的复习，考生应着重胎膜早破的临床表现、治疗要点和护理措施，产后出血的临床表现、治疗要点和护理措施，羊水栓塞的临床表现、治疗要点和护理措施。本章记忆性内容较多，考生可结合"锦囊妙记"中的方法进行记忆、理解。

考点纵览

第一节 胎膜早破

（一）概念（熟练掌握）

胎膜早破是指在临产前胎膜自然破裂。

小试身手 1.胎膜早破是指

A.胎膜在临产前破裂　　　　　　　B.胎膜在第一产程末破裂

C.胎膜在第二产程末破裂　　　　　D.胎膜在宫缩开始破裂

E.胎膜在妊娠37周前破裂

（二）病因（掌握）

导致胎膜早破的因素有：

1.创伤　　创伤或妊娠后期性交，绒毛、羊膜感染的机会增加，引起胎膜炎。

2.羊膜腔内压力增高　　常见于多胎妊娠、羊水过多等。

3.下生殖道感染　　由细菌、病毒或弓形虫引起。

4.胎膜发育不良　　因胎膜菲薄、脆弱而发生破裂。

5.胎膜受力不同　　易于导致感染和前羊膜囊受力不均而发生胎膜早破。

> 锦囊妙记：正常情况下，胎膜多在宫口近开全时破裂。

（三）临床表现与并发症（熟练掌握）

1.临床表现

（1）症状：孕妇突感有**较多液体自阴道流出**，腹压增加时，阴道流液量增多。

（2）体征：做肛诊检查触不到羊膜囊，上推胎儿先露部可见流液量增多。

2.并发症　早产、感染和脐带脱垂。

（四）辅助检查（掌握）

1.阴道液酸碱度检测　用pH试纸检查，若流出液pH≥6.5时，即为阳性。

2.阴道液涂片检查　阴道液干燥片检查出现**羊齿植物叶状结晶为羊水**。

（五）对母、儿影响（掌握）

1.对母体的影响　若破膜时间超过24小时以上，感染率增加。若突然破膜，可引起胎盘早剥。羊膜腔感染易引发产后出血。

2.对胎儿的影响　常诱发早产，早产儿易发生急性呼吸窘迫综合征。出生后易发生新生儿吸入性肺炎。脐带脱垂、胎儿窘迫、新生儿颅内出血及感染，严重者出现败血症危及生命。

（六）预防（了解）

1.妊娠后期禁止性交，避免负重及腹部受压。

2.积极预防和治疗下生殖道感染，重视孕期卫生指导。

3.**宫颈内口松弛**者应卧床休息，**于妊娠14~16周行宫颈环扎术**。

> **小试身手** 2.宫颈内口松弛的孕妇行宫颈环扎术的时间是
>
> A.妊娠10~12周　　　　B.妊娠12~14周　　　　C.妊娠14~16周
>
> D.妊娠16~18周　　　　E.妊娠18~20周

（七）治疗原则（了解）

1.住院待产，严密监测胎心音变化。胎先露部未衔接者绝对卧床休息，**抬高臀部，避免不必要的肛诊与阴道检查**。

> 锦囊妙记：胎膜早破者，孕妇应取左侧卧位，臀部抬高。

> **小试身手** 3.胎膜早破孕妇宜取
>
> A.平卧位　　　　　　　B.右侧卧位　　　　　　C.半坐卧位
>
> D.头高脚低位　　　　　E.左侧卧位，抬高臀部

2.严密观察产妇生命体征，白细胞计数和感染的征象。

3.**胎膜破裂后12小时后应给予抗生素预防感染**。

4.妊娠<35周时，给予地塞米松10mg，静脉滴注，每日1次共2次，**促进胎肺成熟**。

5.终止妊娠　监测胎心NST、阴道检查以判断有无隐性脐带脱垂，**若有脐带先露或脐带脱垂应在数分钟内结束分娩**；孕期达35周以上并有分娩发动，可自然分娩；若孕龄<37周，已临产，或孕龄达37周，在破膜12~18小时后尚未临产者，均应采取措施，尽快结束分娩。

（八）护理措施（掌握）

1.住院待产　胎先露部未衔接者应绝对卧床休息，**左侧卧位，抬高臀部，防止**脐带脱垂。

2.观察病情　观察并记录羊水性状、颜色、气味等；注意胎心率变化，监测胎动。

3.外阴护理　保持外阴清洁、干燥；每日用1‰苯扎溴铵棉球擦洗会阴部3次。

4.遵医嘱用药　遵医嘱**使用抗生素预防感染，给予地塞米松促进胎肺成熟**。

5.掌握终止妊娠指征。

6.健康教育　积极预防和治疗下生殖道感染；**妊娠后期禁止性交，避免负重及腹部受压；子宫颈内口松弛者应卧床休息，于妊娠14~16周行子宫颈环扎术**。

第二节　产后出血

一、概念（熟练掌握）

产后出血是指胎儿娩出后24小时内阴道分娩者出血量≥500ml，剖宫产≥1000ml。产后出血是分娩期的严重并发症，是产妇死亡的首要原因，发生率占分娩总数的5%~10%。

小试身手　4.产后出血是指阴道分娩者

A.胎儿娩出后24h内出血≥500ml　　B.胎盘娩出后24h内出血≥500ml

C.胎儿娩出后24h内出血≥1000ml　　D.胎盘娩出后24h内出血≥1000ml

E.胎儿娩出后48h内出血≥500ml

二、病因（熟练掌握）

（一）子宫收缩乏力

是引起产后出血最主要的原因，约占产后出血总数的70%~80%。子宫收缩乏力可由产妇的全身因素或子宫的局部因素引起。

> 锦囊妙记：考生应注意产后出血与晚期产后出血的区别。

小试身手　5.产后出血最常见的原因是

A.胎盘残留　　　　　　B.软产道损伤　　　　　C.子宫收缩乏力

D.胎盘嵌顿　　　　　　E.弥漫性血管内凝血

1.全身因素　产妇精神过度紧张，产程时间延长，造成产妇体力耗竭；临产后镇静药、麻醉药使用过量；产妇合并急慢性全身性疾病。

2.局部因素　①子宫过度膨胀，如多胎妊娠、羊水过多、巨大儿等使子宫肌纤维过度伸展失去弹性；②多产妇，由于多次妊娠，子宫肌纤维受损，结缔组织增多；③子宫肌水肿，如妊娠期高血压疾病或严重贫血；④子宫肌纤维发育不良，如妊娠合并子宫肌瘤或子宫畸形；⑤胎盘影响，如前置胎盘附着在子宫下段，子宫肌被动收缩部分不易缩复。胎盘早剥，蜕膜坏死出血，子宫肌层渗血，胎盘后血肿；⑥膀胱、直肠过度充盈，影响子宫收缩。

（二）胎盘因素

<u>胎盘剥离不全、胎盘剥离后滞留、胎盘嵌顿、胎盘粘连、胎盘植入、胎盘和（或）胎膜残留</u>。上述因素均可影响子宫正常收缩而引起产后出血。

（三）软产道裂伤

常因**急产、子宫收缩过强**、产程进展过快、软产道未经充分扩张、胎儿过大、保护会阴不当、助产手术操作不当、胎儿娩出时未做会阴侧切导致软产道撕裂。

（四）凝血功能障碍

包括两种情况：一是妊娠合并凝血功能障碍性疾病：如血小板减少症、白血病、再生障碍性贫血、重症肝炎等；二是妊娠并发症导致凝血功能障碍，如重度妊娠期高血压疾病、重度胎盘早剥、羊水栓塞、胎死宫内等均可影响凝血功能，发生弥散性血管内凝血。

三、临床表现（熟练掌握）

1.症状　产妇阴道流血量过多，产妇面色苍白、出冷汗、诉口渴、心慌、头晕。**软产道损伤造成阴道壁血肿的产妇出现尿频或肛门坠胀感，且有排尿疼痛。**

2.体征　血压下降，脉搏细速，**子宫收缩乏力性出血及胎盘因素导致出血者，子宫轮廓不清，触不到子宫底**，按摩后子宫收缩变硬，停止按摩又变软，按摩子宫时阴道大量流血。血液积存或胎盘已剥离而滞留在子宫腔内者，子宫底升高，按摩子宫并挤压子宫底部刺激宫缩，可促使胎盘和淤血排出。因**软产道裂伤**或凝血功能障碍引起的产后出血，腹部检查见**宫缩较好，轮廓较清晰**。

> 锦囊妙记：子宫收缩乏力所致的产后大出血的主要特点是子宫软，轮廓不清；而软产道所致的大出血的特点是子宫收缩良好，轮廓清晰。

四、治疗原则（熟练掌握）

针对引起产后大出血的原因迅速止血，补充血容量以纠正失血性休克，防治感染。

1.因**产后子宫收缩乏力引起的大出血**　使用**宫缩剂、按摩子宫**、宫腔内填塞纱布条、结扎血管等方法止血。

（1）**按摩子宫**　不仅可刺激子宫收缩，还可压迫子宫内血窦，减少出血。

小试身手 6.因子宫收缩乏力引起的产后出血，首选的止血措施是

A.按摩子宫　　　　　B.给予止血药　　　　　C.子宫次全切

D.结扎盆腔血管止血　　E.无菌纱布条填塞宫腔

（2）**使用宫缩剂**：根据产妇情况采用肌内注射缩宫素10U或麦角新碱0.2~0.4mg。

（3）填塞子宫腔：适用于子宫松弛无力，虽经按摩及宫缩剂等治疗但仍无效者。由于子宫腔内填塞纱布条可增加感染机会，故只能<u>在缺乏输血条件、病情危急</u>

时考虑使用。

（4）结扎盆腔血管止血：用于子宫收缩乏力、前置胎盘等引起的严重产后出血。

小试身手 7.产妇，李某，28岁，双胎妊娠，37周分娩。产后1小时阴道出血达200ml。查体：子宫轮廓不清，血压100/60mmHg，首要的处理措施是

A.快速输液　　　　　B.检查软产道　　　　　C.阴道填塞纱布条

D.应用子宫收缩剂　　E.查血小板和出凝血时间

2.软产道撕裂伤造成的大出血　有效的止血措施是及时准确地修复缝合。若为阴道血肿应首先切开血肿，清除血块，缝合止血，同时补充血容量。

3.胎盘因素引起的大出血　**胎盘已剥离尚未娩出者**，可协助产妇排空膀胱，然后牵拉脐带，**按压子宫底协助胎盘娩出**；胎盘部分剥离者可徒手伸入子宫腔，协助胎盘剥离完全后，取出胎盘；**胎盘部分残留者**，徒手不能取出时，**用大刮匙刮取残留组织；胎盘植入者做好子宫切除的准备**；若子宫狭窄环导致**胎盘嵌顿**，要**使用麻醉，待环松解后用手取出胎盘**。

4.凝血功能障碍者引起的大出血　针对不同病因、疾病进行针对性治疗。

> 锦囊妙记：关于产后出血的治疗原则，考生可简单地记为：子宫收缩乏力——按摩；软产道裂伤——缝合；胎膜残留——"刮"；胎盘植入——"切"；胎盘嵌顿——"麻"。

小试身手（8~10题共用备选答案）

A.按摩子宫　　　　　B.缝合止血　　　　　C.刮匙刮取残留组织

D.子宫切除　　　　　E.麻醉松弛狭窄环

8.子宫收缩乏力引起的大出血可采取的止血措施是

9.胎盘部分残留引起的大出血可采取的止血措施是

10.胎盘嵌顿引起的大出血可采取的止血措施是

五、预防（熟练掌握）

分期	预防措施
妊娠期	加强孕期保健，定期产检，及时治疗高危妊娠
	对妊娠期高血压疾病、肝炎、贫血、多胎妊娠、羊水过多等高危妊娠应提前入院，提供积极的心理支持
分娩期	第一产程：密切观察产程进展，防止产程延长，满足产妇基本需要，必要时给予镇静剂以保证产妇休息
	第二产程：严格执行无菌技术；指导产妇正确使用腹压；适时适度做会阴侧切；胎头胎肩娩出要慢，一般相隔3分钟左右；**胎肩娩出后立即注射缩宫素**，加强宫缩
	第三产程：正确处理胎盘娩出。胎盘未剥离前不可过早牵拉脐带或按摩、挤压子宫，待胎盘剥离征象出现后，及时协助胎盘娩出，并仔细检查胎盘、胎膜是否完整

续表

分期	预防措施
产褥期	**产后2小时内，产妇需留**在产房接受监护，因80%的产后出血发生在这一时间
	督促产妇及时排空膀胱，以免影响宫缩导致产后出血
	早吸吮，刺激子宫收缩，减少阴道流血量
	对可能发生产后出血的高危产妇，注意保持静脉输液通畅，做好输血和急救准备

六、护理措施（熟练掌握）

（一）协助医生针对原因执行止血措施

1.子宫收缩**乏力性出血**　立即按摩子宫，**同时注射宫缩剂**。

2.**软产道裂伤引起的出血**　及时准确地缝合，若为阴道血肿，在补充血容量的同时，切开血肿，清除血块，缝合止血。

3.胎盘因素引起的大出血　根据不同情况进行处理，如**胎盘剥离不全、滞留**、**粘连，可徒手剥离取出**；**胎盘部分残留，需刮取胎盘组织**，导尿后按摩宫底促使嵌顿胎盘排出。

4.凝血功能障碍者所致出血　应针对不同病因、疾病种类进行护理。

（二）**失血性休克的护理**

对失血过多尚未发生休克者，及早补充血容量；**对失血多引起休克者应输血，以补充同等血量为原则**；病室安静，保持平卧、吸氧、保暖；严密观察并记录病人的意识状态、皮肤颜色、血压、脉搏、呼吸及尿量；观察子宫收缩情况，有无压痛、恶露量、色、气味；观察会阴伤口情况，严格做好会阴护理；遵医嘱使用抗生素防治感染。

鼓励产妇进食营养丰富易消化饮食，多进富含铁、蛋白质、维生素饮食，如鸡蛋、瘦肉、牛奶、绿叶蔬菜、水果等，注意少食多餐。

小试身手 11.产后出血是指胎儿娩出后24小时内阴道出血量超过

A.300ml　　　　　　　　B.400ml　　　　　　　　C.500ml

D.600ml　　　　　　　　E.700ml

第三节　羊水栓塞

（一）**概念（掌握）**

羊水栓塞是指**在分娩过程中羊水进入母体血循环引起肺栓塞**、休克和发生弥散性血管内凝血等一系列严重症状的综合征。

（二）临床表现

羊水栓塞起病急骤、来势凶险。70%发生在阴道分娩时，19%发生在剖宫产时。**大多发生在分娩前2小时至产后30分钟之内**。极少发生在中期引产、羊膜腔穿刺术中和外伤时。

1.典型羊水栓塞 以骤然出现的**低氧血症、低血压（血压与失血量不符）和凝血功能障碍**为特征，又称为**羊水栓塞三联征**。

（1）前驱症状：30%~40%的病人会出现非特异性的前驱症状，如呼吸急促、胸痛、憋气、寒战、呛咳、头晕、乏力、心慌、恶心、呕吐、麻木、针刺样感觉、焦虑、烦躁和濒死感，胎心率减速，胎心基线变异消失等。

（2）心肺功能衰竭和休克：**出现突发呼吸困难和/或发绀**、心动过速、低血压、抽搐、意识丧失或昏迷、突发血氧饱和度下降、心电图ST段改变、右心受损和肺底部湿啰音等。严重者数分钟内猝死。

（3）凝血功能障碍：出现以子宫出血为主的全身出血倾向，如伤口渗血、全身皮肤黏膜出血、针眼渗血、血尿、消化道大出血等。

（4）急性肾衰竭等脏器受损：全身脏器均可受损，除心肺功能衰竭及凝血功能障碍外，中枢神经系统和肾脏是最常见受损的器官。

2.不典型羊水栓塞 有些羊水栓塞的临床表现不典型，仅出现低血压、心律失常、呼吸短促、抽搐、急性胎儿窘迫、心搏骤停、产后出血或典型羊水栓塞的前驱症状。当其他原因不能解释时应考虑羊水栓塞。

锦囊妙记：羊水栓塞时→羊水经破裂的静脉窦进入母体血液循环→肺栓塞→病人出现呼吸困难、发绀。

小试身手 12.某产妇，26岁，宫口开全胎膜破裂后突然出现呛咳、烦躁、呼吸困难，随即昏迷，血压50/30mmHg。应考虑为

A.胎盘早破　　　　B.子宫破裂　　　　C.产时子痫

D.胎儿窘迫　　　　E.羊水栓塞

（三）治疗要点（掌握）

1.羊水栓塞的处理 羊水栓塞的处理原则是维持生命体征和保护器官功能。一旦怀疑羊水栓塞，立即按羊水栓塞急救流程实施抢救，分秒必争，推荐多学科协作以提高抢救成功率。

（1）**改善低氧血症**：立即保持气道通畅，尽早实施面罩吸氧、气管插管或人工辅助呼吸，维持氧供以避免呼吸和心搏骤停。

（2）血流动力学支持：根据血流动力学情况，保证心搏出量和血压稳定，避免过度输液。

1）维持血流动力学稳定：羊水栓塞初始阶段表现为肺动脉高压和右心功能不全。多巴酚丁胺、磷酸二酯酶-5抑制剂兼具强心和扩张肺动脉的作用，是治疗的首选药。低血压时应予升压：多巴酚丁胺$5 \sim 10\mu g/$（kg·min），静脉泵入；磷酸二酯酶-5抑制剂首剂$25 \sim 75\mu g/kg$静脉推注，然后$1.2 \sim 3mg/h$；去甲肾上腺$0.01 \sim 0.1\mu g/$（kg.min），静脉泵入。

2）解除肺动脉高压：推荐使用磷酸二酯酶-5抑制剂、一氧化氮（NO）及内皮素受

体拮抗剂等特异性舒张肺血管平滑肌的药物。具体用法：前列腺素 1~2μg/（kg·h），静脉泵入；西地那非口服，20mg/次，每日 3 次。也可考虑给予罂粟碱、阿托品、氨茶碱、酚妥拉明等药物。

3）液体管理：注意管理液体出入量，避免左心衰和肺水肿。

（3）抗过敏：早期使用大剂量糖皮质激素或有价值。氢化可的松 100~200mg 加于 5%~10% 葡萄糖注射液 50~100ml 快速静脉滴注，再用 300~800mg 加于 5% 葡萄糖注射液 250~500ml 快速静脉滴注，每日剂量可达 500~1000mg；或地塞米松 20mg 加于 5% 葡萄糖注射液 250~500ml 快速静脉推注后，再加 20mg 加于 5%~10% 葡萄糖注射液静脉滴注。

（4）纠正凝血功能障碍：包括：①积极处理产后出血；②及时补充凝血因子包括输注大量的新鲜血、血浆、冷沉淀、纤维蛋白原等，必要时可静脉输注氨甲环酸；③肝素治疗羊水栓塞DIC的争议很大，由于DIC早期高凝状态难以把握，使用肝素治疗弊大于利，因此不推荐肝素治疗。

（5）全面监测：包括血压、呼吸、心率、血氧饱和度、心电图、中心静脉压、心搏出量、动脉血气和凝血功能等。

2.产科处理　羊水栓塞发生于分娩前时应考虑立即**终止妊娠**，心脏骤停者应实施心肺复苏，复苏后仍无自主心跳可考虑紧急实施剖宫产。出现凝血功能障碍时，应果断快速地实施子宫切除术。

小试身手 13.关于羊水栓塞的处理措施，**错误的是**
A.纠正心力衰竭　　　　　B.纠正呼吸循环衰竭　　　C.等待自然分娩
D.抗过敏　　　　　　　　E.防治凝血功能障碍

小试身手 14.有关羊水栓塞的处理，**错误的是**
A.纠正呼吸循环衰竭　　　B.抗过敏　　　　　　　　C.抗生素预防感染
D.防止凝血功能障碍　　　E.等待自然分娩

（四）护理措施（熟练掌握）

1.密切观察病情，发现异常情况应及时正确处理。

2.产程与生命体征监测。

（1）监测产程进展、宫缩强度与胎儿情况。

（2）密切观察出血量、凝血情况，如子宫出血不止，应及时报告医生做好子宫切除术的术前准备。

（3）严密监测并记录病人生命体征变化，同时做好出入量记录。

参考答案

1.A　2.C　3.E　4.A　5.C　6.A　7.D　8.A　9.C　10.E　11.C　12.E　13.C
14.E

答案与解析

1.A 胎膜早破是指在临产前胎膜自然破裂。

2.C 因子宫颈内口松弛导致胎膜早破者，应于妊娠14~16周行子宫颈环扎术。

3.E 胎膜早破的产妇应卧床休息，左侧卧位，抬高臀部，以防脐带脱垂。

4.A 产后出血是指胎儿娩出后24小时内出血量超过500ml者。

5.C 产后出血的原因包括子宫收缩乏力、软产道损伤、胎盘因素、凝血功能障碍。其中子宫收缩乏力是引起产后出血最重要的原因。

6.A 因子宫收缩乏力引起的产后出血，首选的止血措施是按摩子宫，加强宫缩。

7.D 查体发现产妇子宫轮廓不清，提示产妇子宫收缩乏力。针对子宫收缩乏力，首要的处理措施是按摩子宫和注射子宫收缩剂。

8~10.A、C、E 子宫收缩乏力引起的大出血应按摩子宫，给予宫缩剂；胎盘部分残留引起大出血者应刮取胎盘组织；软产道裂伤造成的出血应及时准确地修补缝合。

11.C 产后出血是指胎儿娩出后24小时内出血量超过500ml者。

12.E 产妇在胎膜破裂后突然出现呛咳、呼吸困难，应考虑为羊水栓塞。

13.C 发生羊水栓塞的产妇如在第一产程应立即考虑行剖宫产结束分娩；如在在第二产程发病者可根据情况经阴道助产结束分娩。

14.E 羊水栓塞发生在第一产程，应立即考虑剖宫产结束分娩，在第二产程发病者应根据情况阴道助产结束分娩。

第十一章　产后并发症妇女的护理

要点分析

　　本章内容较为简单，历年考试偶有涉及。对于本章的复习，考生应着重掌握产褥感染的临床表现、护理措施，晚期产后出血的概念、病因和临床表现等内容。本章记忆性内容较多，考生可结合"锦囊妙计"中的方法进行对比记忆。

考点纵览

第一节　产褥感染

（一）概念（熟练掌握）

产褥感染是指分娩时及产褥期生殖道受病原体感染引起的炎性反应。

产褥病率是指分娩24小时以后至10日内，用口表每日测量4次，体温有2次达到或超过38℃。造成产褥病率的原因以产褥感染为主。

（二）病因（熟练掌握）

　　1.诱因　削弱产妇生殖道和全身防御能力的因素，如产妇贫血、产程延长、胎膜早破、胎盘残留、产道损伤、产后出血、手术分娩或器械助产等。

　　2.感染的途径　分为内源性感染和外源性感染。

　　3.**病原体**　以厌氧菌占优势。

　　　锦囊妙记：产褥感染、破伤风、气性坏疽等均为厌氧菌感染。

小试身手 1.产褥感染最主要的病原体是

A.厌氧菌　　　　　　　　B.大肠杆菌　　　　　　C.葡萄球菌

D.白色假丝酵母菌　　　　E.支原体

（三）临床表现（熟练掌握）

　　1.急性外阴、阴道、子宫颈炎。

　　2.急性子宫内膜炎、子宫肌炎。

　　3.急性盆腔结缔组织炎、急性输卵管炎

　　4.急性盆腔腹膜炎及弥漫性腹膜炎。

　　5.**血栓性静脉炎**　来自胎盘剥离处的感染性栓子，经血行播散引起盆腔血栓性静脉炎，病人多于产后1~2周继子宫内膜炎后出现反复发作寒战、高热，持续数周。髂总静脉或股静脉栓塞时影响下肢静脉回流，出现**下肢水肿、皮肤发白和疼痛（称股白肿）**。

小试身手 2.产妇,21岁,产后1周出现寒战、弛张热,下肢持续性疼痛、水肿,皮肤发白。最可能的诊断是

A.子宫内膜炎   B.下肢血栓性静脉炎

C.急性盆腔结缔组织炎   D.急性盆腔腹膜炎

E.急性宫颈炎

6.脓毒血症及败血症 当感染血栓脱落进入血液循环引起脓毒血症,出现肺、脑、肾脓肿或肺栓塞。当侵入血液循环的细菌大量繁殖引起败血症时,出现全身症状及感染性休克。

(四)治疗原则(熟练掌握)

1.支持疗法 纠正贫血和水电解质紊乱,补充营养,增强机体抵抗力。

2.抗生素应用 根据细菌培养和药物敏感试验结果选择抗生素。

3.清除子宫腔内残留物,对盆腔脓肿要切开排脓或穿刺引流。

4.对血栓性静脉炎,在使用大剂量抗生素的同时加用肝素,并口服双香豆素。

5.积极进行抢救感染性休克或肾衰竭。

(五)护理措施(熟练掌握)

1.病人取半卧位或抬高床头,促进恶露排出,炎症局限,防止感染扩散。

小试身手 3.产后患子宫内膜炎的产妇宜取

A.平卧位   B.半卧位   C.左侧卧位

D.右侧卧位   E.中凹卧位

小试身手 4.产妇发生产褥感染时,应采取的最佳体位是

A.平卧位   B.半坐位   C.侧卧位

D.截石位   E.头低脚高位

2.做好病情观察与记录。

3.合理休息,充足睡眠;给予高蛋白、高热量、高维生素饮食;保证液体摄入。

4.鼓励和帮助产妇做好会阴部护理,及时更换会阴垫。

5.做好脓肿引流术、清宫术、后穹窿穿刺术的准备和护理。

6.对高热、疼痛、呕吐等症状进行护理,解除或减轻病人不适。

第二节 晚期产后出血

(一)概念(掌握)

晚期产后出血是指分娩24小时后在产褥期内发生的大出血。多见于产后1~2周。

(二)病因(掌握)

1.胎盘、胎膜残留 是最常见的原因,多发生于产后10天左右。

小试身手 5.晚期产后出血最常见的原因是

A.胎盘、胎膜残留   B.蜕膜残留

C.剖宫产术后子宫伤口裂开　　　　D.感染

E.子宫胎盘附着部位复旧不全

2.蜕膜残留　蜕膜剥离不全 长时间残留,影响子宫复旧,继发子宫内膜炎引起晚期产后出血。

3.子宫胎盘附着部位复旧不全　如胎盘附着面感染、复旧不全可使血栓脱落,血窦重新开放,子宫大量出血。

4.剖宫产术后　子宫伤口裂开多见于子宫下段剖宫产横切口两侧端。引起切口裂开的原因主要有:子宫切口感染,横切口选择位置不当,缝合技术不当。

5.**感染**　**以子宫内膜炎为多见**,炎症引起胎盘附着面复旧不全及子宫收缩不佳,导致子宫大出血。

6.肿瘤　产后滋养细胞肿瘤、子宫黏膜下肌瘤等可引起晚期产后出血。

小试身手　6.产妇,31岁,产后3天出现低热,下腹痛,恶露增多伴臭味。查体:子宫体软,子宫底脐上1指。应考虑为

A.子宫内膜炎　　　　B.下肢血栓性静脉炎　　　　C.急性盆腔结缔组织炎

D.急性盆腔腹膜炎　　　　E.急性宫颈炎

小试身手　7.初产妇,剖宫产术后10天,突然阴道大量流血4小时,入院时血压80/50mmHg,心率110次/分,血红蛋白60g/dl,首要的处理原则是

A.加强宫缩　　　　B.预防感染　　　　C.抢救休克

D.静脉输入缩宫素　　　　E.按摩子宫

(三)临床表现(掌握)

1.**胎盘、胎膜残留**　**血性恶露持续时间延长**,反复出血或突然大量流血。查体:子宫复旧不全,宫颈口松弛,可触及残留组织。

2.蜕膜残留　子宫腔刮出物病理检查见坏死蜕膜,混有纤维素、玻璃样变的蜕膜细胞和红细胞,但不见绒毛。

3.子宫胎盘附着面感染或复旧不全　突然大量阴道流血,查体:子宫大而软,子宫口松弛,血块堵塞阴道及子宫口。

4.**剖宫产术后子宫伤口裂开**　多发生在术后2~3周,阴道大量流血,甚至休克。

(四)治疗原则(掌握)

1.药物治疗　少量或中量阴道流血,给予足量广谱抗生素、子宫收缩剂。

2.手术治疗　**疑有胎盘、胎膜、蜕膜残留或胎盘附着部位复旧不全者,行刮宫术**。剖宫产术后阴道流血,少量或中量应住院给予抗生素并严密观察。阴道大量流血需积极抢救。

(五)护理措施(熟练掌握)

1.预防

(1)术前预防:剖宫产时合理选择切口,避免子宫下段横切口两侧角部撕裂及合理缝合。

（2）产后检查：产后仔细检查胎盘、胎膜，如有残缺及时取出。在不能排除胎盘残留时，进行子宫腔探。

（3）预防感染：术后使用抗生素预防感染，严格无菌操作。

2.失血性休克的护理　为病人提供安静的环境，保证产妇充分休息。严密观察出血征象，观察皮肤颜色、血压、脉搏。观察子宫复旧情况，有无压痛等。遵医嘱使用抗生素防治感染，必要时输血。

第三节　产后心理障碍

（一）概念（了解）

产后发生心理障碍包括**产后沮丧、产后抑郁、产后精神病**。产后沮丧也称产后心绪不良，是短暂的抑郁；产后抑郁是一组非精神病性的抑郁综合征；产后精神病是一种严重的精神错乱状态。

（二）病因（了解）

1.内分泌因素　分娩后胎盘类固醇、绒毛膜促性腺激素（hCG）、胎盘生乳素（HPL）、孕激素、雌激素含量急剧下降，以及雌孕激素失衡在产后心理障碍的发生上起一定作用。

2.分娩因素　产后并发症、难产、滞产、手术产均给产妇带来紧张与恐惧，应激增强，造成心理失衡。

3.心理因素　敏感（神经质）、情绪不稳定、社交能力不良、性格内向等个性特点的产妇易发生产后心理障碍。

4.社会因素　孕期不良事件越多，患产后心理障碍的可能性越大。

5.遗传因素　有精神病家族史特别是有家族抑郁症病史的产妇，产后心理障碍的发病率高。

（三）临床表现（掌握）

产后心理障碍	临床表现	出现、持续时间
产后沮丧	发病率约为50%~70%。产妇情绪不稳定、易哭、情绪低落，感觉孤独、焦虑、疲劳、易忘、失眠等	**产后3~4日出现，产后5~14日为高峰期**，可持续数小时、数天至2~3周
产后抑郁	是一组非精神病性的抑郁综合征，发生率占5%~25%。表现为疲劳、注意力不集中、失眠、乏力、对事物缺乏兴趣、社会退缩行为、自责、自罪、担心自己或婴儿受到伤害，重者有伤害婴儿或自我伤害的行为	**一般在产后2周发病**，至产后4~6周逐渐明显，可持续数周
产后精神病	出现症状的频率依次为行为紊乱、乱语、幻觉、自杀行为、思维散漫、兴奋躁动、关系妄想、情绪低落、情感不适、缄默少语、消极观念、意识障碍、情绪高涨、自罪自责等	起病急骤，症状多种多样而且不典型者较多。

小试身手 8.关于产后沮丧的临床表现，正确的是

A.产妇出现行为紊乱　　　B.产妇出现自我伤害　　　C.产妇常有幻觉出现

D.表现为焦虑、疲劳　　　E.产妇常有意识障碍

（四）治疗原则（了解）

1.避免不良精神刺激，减少心理压力。

2.产后沮丧不需特别治疗，给予心理卫生保健指导与护理；重症产后抑郁或精神病产妇需住院给予抗抑郁、抗精神分裂等治疗。

3.定期家访，为产妇提供心理咨询。

（五）护理措施（掌握）

1.减少不良社会、心理因素刺激，减轻心理负担和躯体症状。

2.对于性格缺陷的产妇，给予心理指导，减少或避免精神刺激，减轻生活中的压力。

3.倾听产妇诉说心理问题，做好产妇的心理疏导工作。

4.帮助产妇适应母亲角色，指导产妇与婴儿交流、接触，为婴儿提供照顾，培养产妇的自信心。

5.对于有焦虑症状、手术产及存在抑郁症高危因素的产妇给予足够重视，提供帮助。

6.发挥产妇社会支持系统的作用，改善家庭生活环境和家庭关系。

7.高度警惕产妇的伤害性行为，避免危险因素，注意安全保护。

8.重症精神障碍需请精神科医师给予专科治疗。

9.做好出院指导与家庭随访工作，为产妇提供心理咨询。

参考答案

1.A　2.B　3.B　4.B　5.A　6.A　7.C　8.D

答案与解析

1.A　产褥感染的病原体主要来自产妇生殖道，以厌氧菌占优势。

2.B　来自胎盘剥离处的感染性栓子，经血行播散引起盆腔血栓性静脉炎，当栓子阻塞髂总静脉或股静脉时，可影响下肢静脉回流，出现下肢水肿、皮肤发白和疼痛。

3.B　产褥感染的产妇取半卧位可促进恶露引流，炎症局限，防止感染扩散。

4.B　产褥感染时产妇应采取半坐位，有利于恶露排出。

5.A　胎盘、胎膜残留是晚期产后出血最常见的原因，多发生于产后10天左右。

6.A　产妇产后出现低热、下腹痛、恶露增多伴臭味，同时伴子宫体软，子宫底未降入盆腔内，提示子宫内膜炎，子宫复旧不良。

7.C　晚期产后大出血的病人出现休克应首先抢救休克，故此题选C。

8.D　产妇产后沮丧主要表现为情绪不稳定、易哭、情绪低落、感觉孤独、焦虑、休息不好、疲劳、易忘、失眠等。

第十二章 妇科护理病历

要点分析

本章内容历年考试偶有涉及。近5年的考试中先后考查了病史内容，盆腔检查的要求和方法等。整体的考查偏重于知识的记忆。对于本章的复习，考生应着重掌握月经史、婚育史的描述，盆腔检查的基本要求和检查方法。

考点纵览

一、病史采集方法（掌握）

病史采集是护理评估的重要手段，其方法是通过观察、会谈及对病人进行体格检查、相关实验室检查及心理测试等方法获得妇女生理、心理、社会等全方位的资料。

二、病史内容（掌握）

1. 一般项目　包括病人姓名、年龄、婚姻、职业、籍贯、民族、教育程度、宗教信仰、家庭住址等。

2. 主诉　指病人就诊的主要症状及持续时间，病人的应对方式、主要心理问题。**妇科患者常见的症状有阴道流血、外阴瘙痒、白带异常、闭经、下腹痛、下腹部肿块及不孕**等。

3. 现病史　指病情发展及就医经过，采取的治疗护理措施及效果等。

4. 月经史　询问初潮年龄、月经周期、经期持续时间、经量多少、经期伴随症状，末次月经时间及其经量和持续时间。如13岁初潮，每28~30天来一次月经，每次持续7日，可简写为13　7/28~30。月经异常者应询问病人前次月经的日期。绝经后者应询问绝经年龄、绝经后有无不适、有无阴道出血和白带增多等。

5. 婚育史　包括结婚年龄、婚次、配偶健康情况、是否近亲结婚、同居情况、性病史。**足月产、早产、流产及现存子女数**。如足月产1次，无早产，流产1次，现存子女1人，可简写为1-0-1-1或用孕2产1表示。分娩方式、有无难产史、产后或流产后有无出血、感染史，末次分娩或流产时间，避孕措施及效果。

小试身手 1.妇科病历中描述婚育史的1-0-1-1表示的是

A.足月产1次，无早产，流产1次，现存子女1人

B.足月产1次，早产1次，无流产，现存子女1人

C.足月产1次，早产1次，流产1次，无子女

D.无足月产，早产1次，流产1次，现存子女1人

E.足月产1次，无早产，异位妊娠1次，现存子女1人

6. 既往史　评估病人既往健康状况，曾患过何种疾病，特别是妇科疾病、手术

外伤史等。询问病人有无食物过敏史、药物过敏史等。

7.个人史 询问病人的生活和居住情况、出生地和曾居住地区、个人嗜好、生活自理程度等。

8.家族史 了解病人家庭成员包括父母、兄弟、姊妹及子女的健康状况，询问家族成员有无遗传性疾病。

三、身体评估（熟练掌握）

包括全身检查，重点是腹部和盆腔检查。

（一）全身体格检查

测量生命体征、身高、体重；观察精神状态；发育、毛发分布、皮肤、淋巴结、头部器官、颈、乳房、心、肺、脊柱及四肢。

（二）腹部检查

在盆腔检查前进行。观察腹部有无隆起，腹壁有无瘢痕、静脉曲张、妊娠纹、腹壁疝、腹直肌分离等。触诊腹壁厚度，肝、脾、肾有无增大及压痛，腹部其他部位有无压痛、反跳痛和肌紧张，腹部能否扪到肿块及其部位、大小、形状、质地、活动度、表面光滑或高低不平隆起、有无压痛。叩诊时有无鼓音和浊音分布，有无移动性浊音存在。听诊肠鸣音。

（三）盆腔检查

1.基本要求

（1）检查前取得病人知情同意，检查时遮挡病人，动作轻柔。

（2）检查前嘱咐病人排空膀胱，必要时先导尿。大便充盈者应在排便或灌肠后进行检查。

（3）每检查一人更换一块置于臀部下面的垫单、无菌手套和检查器械，避免交叉感染。

（4）除尿瘘病人有时需取膝胸位外，妇科检查时病人均取膀胱截石位，危重病人可在病床上进行检查。

（5）月经期应避免检查，如为阴道异常流血必须检查时，检查前先消毒外阴，并使用无菌手套及器械，防止感染。

（6）未婚妇女一般仅限于直肠-腹部诊，禁作双合诊和窥阴器检查。如确有检查必要，应取得家属及本人同意后方可用示指放入阴道扪诊。

（7）凡腹壁肥厚、高度紧张不合作或未婚妇女，怀疑其有盆腔内病变，妇科检查不满意时，可在麻醉下检查盆腔。

小试身手 2.下列关于妇科检查的基本要求，**错误的是**

A.取得病人的知情同意　　B.嘱咐病人排空膀胱　　C.准备好消毒的检查器械

D.铺好干净的布垫　　　　E.协助病人取仰卧位

2.检查方法

（1）外阴：观察外阴发育、阴毛稀疏和分布情况，有无水肿、炎症、溃疡、畸形、赘生物或肿块，观察皮肤和黏膜色泽、有无萎缩、增厚或变薄等。观察处女膜的完整性，有无残痕。检查时让病人用力向下屏气，观察有无阴道前壁或后壁脱垂、子宫脱垂及尿失禁等。

（2）窥阴器检查：选择适合阴道大小及阴道壁松弛度的窥器。将窥阴器两叶合拢，用润滑剂润滑两叶前端，避免损伤。如拟做宫颈刮片或阴道涂片细胞学检查，禁忌使用润滑剂，改为生理盐水润滑，以免影响检查效果。取出窥器时将两叶合拢后退出，以免小阴唇和阴道壁黏膜被夹入两叶侧壁间引起剧痛或不适。

窥器检查内容包括子宫颈、阴道。观察子宫颈大小、颜色、外口形状，有无出血、糜烂、撕裂、外翻、腺囊肿、损伤、息肉、赘生物、畸形，子宫颈管内有无出血或分泌物。可于此时采集子宫颈管分泌物和行子宫颈外口鳞-柱交接部刮片。观察阴道前后壁和侧壁黏膜颜色、皱襞多少，是否有阴道隔或双阴道等先天畸形，有无溃疡、赘生物或囊肿等。观察阴道分泌物的量、性状、色泽，有无臭味。白带异常者做涂片或培养。

（3）双合诊：检查者一手示指和中指涂擦润滑剂后放入阴道，另一手放在腹部配合检查。**可检查阴道、子宫颈、子宫、输卵管、卵巢及子宫旁结缔组织和韧带，以及盆腔内壁有无异常**。双合诊可检查阴道通畅度和深度；有无先天畸形、瘢痕、结节或肿块；触诊宫颈的大小、形状、硬度及子宫颈外口情况，有无接触性出血和宫颈举痛；扪诊子宫体位置、大小、形状、软硬度、活动度以及有无压痛；正常子宫位置一般是前倾略前屈。扪清子宫后再触摸子宫附件处有无肿块、增厚或压痛，以及肿块部位、大小、形状、软硬度、活动度、与子宫的关系、有无压痛等。

（4）三合诊：经直肠、阴道、腹部联合检查称三合诊。在生殖器官肿瘤、结核、内膜异位症、炎症检查时尤为重要。检查者一手示指在阴道内，中指在直肠内；另一手在腹部配合检查。**检查内容除与双合诊相同外，还可扪清后倾或后屈子宫的大小，清楚地了解盆腔后壁的情况**；可发现子宫后壁、直肠子宫陷凹、子宫骶韧带及双侧盆腔后壁的病变。

（5）直肠-腹部诊：一手示指伸入直肠，另一手在腹部配合检查称为直肠-腹部诊，**一般适用于未婚、阴道闭锁或经期不宜做阴道检查者**。

小试身手 3.患者，女，22岁，未婚，无性生活史，因突发下腹部剧痛入院。入院后应选择的妇科检查方法是

A.腹部触诊 　　　　B.肛查 　　　　C.双合诊

D.三合诊 　　　　E.直肠-腹部诊

小试身手（4~7题共用备选答案）

A.外阴检查 　　　　B.阴道窥阴器检查 　　　　C.双合诊

D.三合诊 　　　　E.直肠-腹部诊

4.了解子宫颈的位置、大小、颜色、有无糜烂

5.适用于未婚、阴道闭锁或经期者

6.了解子宫的位置、大小、软硬度、活动度

7.了解盆后壁的情况

四、心理社会评估（了解）

1.病人对健康的态度及对医院环境的感知　评估病人对健康问题的态度，对自己所患疾病的认识程度，对治疗和护理的期望，对病人角色的接受程度。如有些病人担心通过住院检查发现更严重的疾病，不知道如何面对未来的压力；也可能因为担心经济问题、知识不足等影响对待疾病的态度。

2.病人对疾病的反应　用量化评估量表评估病人患病前及患病后的应激方法，面对压力的应对方式。明确导致病人疾病的社会心理因素，以采取更有效的心理护理措施。

3.病人的精神心理状态　发病后病人的定向力、意识水平、注意力、仪表、举止、情绪、沟通交流能力、思维、记忆和判断能力有无改变。患病后有无焦虑、恐惧、否认、绝望、自责、沮丧、愤怒、悲哀等不良心理反应。

五、护理计划（掌握）

护理诊断	是对病人生命历程中所遇到的生理、心理、精神、社会和文化等方面问题的阐述，这些问题可通过护理措施解决	当全面收集了有关病人的资料，并加以综合整理、分析后，根据病人的问题作出护理诊断。确认相应的护理诊断后，按照其重要性和紧迫性排列先后顺序，一般将威胁病人生命的问题放在首位
护理目标	是指通过护理干预，护士期望病人达到的健康状态或在行为上的改变，也是护理效果的标准	制订护理目标可以明确护理工作的方向，指导护士为达到目标中期望的结果去制订护理措施
护理措施	是护士为帮助病人达到预定目标所采取的具体护理措施	包括执行医嘱、缓解症状、促进舒适的护理措施；预防、减轻和消除病变反应的措施；用药指导和健康教育等
护理评价	对整个护理效果做出评价	可以判断执行护理措施后病人的反应，是评价预期目的是否实现的过程

参考答案

1.A　2.E　3.E　4.B　5.E　6.C　7.D

答案与解析

1.A　妇科病例中描述婚育史的顺序为：足月产、早产、流产及现存子女数。1-0-1-1表示的是足月产1次，无早产，流产1次，现存子女1人。

2.E　妇科检查时病人应取膀胱截石位，以充分暴露会阴部。

3.E　该患者为未婚女性，禁忌阴道检查，因此应选择直肠－腹部诊。

4~7.B、E、C、D 阴道窥阴器检查可直接观察子宫颈大小、颜色、外口形状，有无出血、糜烂等。直肠-腹部诊一般适用于未婚、阴道闭锁或经期不宜做阴道检查者。双合诊可检查阴道、子宫颈、子宫、输卵管、卵巢及子宫旁结缔组织和韧带，以及盆腔内壁有无异常。三合诊可扪清后倾或后屈子宫的大小，清楚地了解盆腔后壁的情况。

第十三章 女性生殖系统炎症病人的护理

要点分析

本章内容非常重要，每年必考。近5年的考试先后考查了女性生殖系统自然防御功能、外阴炎的治疗原则、滴虫性阴道炎、外阴阴道假丝酵母菌病、老年性阴道炎、子宫颈炎症的病理、淋病的治疗原则、梅毒的治疗原则等。整体的考查偏重于知识的记忆和应用。对于本章的复习，考生应着重掌握女性生殖系统自然防御功能，阴道炎症的临床表现、治疗原则、护理措施，盆腔炎症的病理、护理措施，淋病、梅毒的治疗原则等内容。本章记忆性内容较多，考生可通过比较和总结的方式进行记忆。

考点纵览

第一节 概述

（一）女性生殖系统自然防御功能（掌握）

1.**两侧大阴唇自然合拢盖住阴道口、尿道口。**

2.由于盆底肌的作用，阴道口闭合，**阴道前后壁紧贴**，可防止外界的污染。

3.**阴道上皮在雌激素的作用下增生变厚**，从而增强抵抗病原体入侵的能力。

4.子宫颈阴道部表面覆以复层鳞状上皮，具有较强的抗感染能力。**子宫颈分泌的黏液形成"黏液栓"，堵塞子宫颈管**，病原体不易侵入。

5.生育年龄女性**子宫内膜周期性剥脱**，及时消除子宫内感染。

6.**输卵管黏膜上皮细胞的纤毛向子宫腔方向摆动及输卵管蠕动**，有利于阻止病原体入侵。

小试身手 1.下列关于女性生殖器官自然防御功能的描述，**错误的是**

A.阴道前后壁紧贴

B.子宫内膜周期性剥脱

C.子宫颈分泌的黏液栓堵塞子宫颈管

D.输卵管蠕动有利于阻止病原体侵入

E.孕激素使阴道上皮变薄而抑制细菌生长

（二）病原体（了解）

1.细菌 大多为化脓菌如葡萄球菌、链球菌、大肠埃希菌、厌氧菌、变形杆菌、淋病双球菌、结核杆菌等。

2.原虫 多见阴道毛滴虫，阿米巴原虫少见。

3.真菌 以白色假丝酵母菌多见。

4.病毒 如疱疹病毒、人乳头瘤病毒等。

5.螺旋体　如苍白密螺旋体。

6.衣原体、支原体等。

（三）传播途径（了解）

1.沿生殖道黏膜上行蔓延　葡萄球菌、淋病奈瑟菌、沙眼衣原体多沿此途径蔓延。

2.经血液循环播散　是结核杆菌的主要传播途径。

3.经淋巴系统蔓延　链球菌、大肠杆菌、厌氧菌多沿此途径感染。

4.直接蔓延　腹腔脏器感染后直接蔓延到内生殖器，如阑尾炎引起输卵管炎。

> 锦囊妙记：在外阴阴道炎症中除外阴阴道假丝酵母菌病通过内源性途径传播外，其余均通过性途径传播。

第二节　外阴部炎症

一、外阴炎

外阴炎是指外阴部皮肤与黏膜的炎症。

（一）病因（掌握）

当阴道分泌物、炎症分泌物、经血、尿液、粪便刺激外阴皮肤；外阴清洁不及时；穿化纤内裤、紧身衣造成局部透气性差；细菌感染可引起外阴炎。

（二）临床表现（掌握）

1.症状　**外阴皮肤黏膜瘙痒、烧灼感、疼痛**。

2.体征　局部充血、红肿、肿胀、糜烂，有抓痕，局部湿疹，偶有溃疡，皮肤黏膜粗糙增厚、皲裂或呈棕色改变。

（三）治疗原则（掌握）

去除病因及物理刺激，积极治疗阴道炎、尿瘘、粪瘘、糖尿病等。**局部用0.1%聚维酮碘液或1：5000高锰酸钾溶液坐浴，水温40℃左右**，每日1~2次，每次15~30分钟，5~10次为一疗程。

小试身手　2.患者，女，主诉外阴部瘙痒，入院后诊断为外阴炎，医生建议其坐浴。坐浴液应选择

A.温水　　　　　　　　B.盐水　　　　　　　　C.2%碳酸氢钠溶液

D.0.02%呋喃西林溶液　　E.用1：5000高锰酸钾溶液

（四）护理措施（熟练掌握）

1.健康教育　对糖尿病、尿瘘、粪瘘患者加强指导。

2.保持外阴清洁干燥。

3.指导病人及时就医，积极治疗原发病。

4.局部坐浴　注意溶液浓度、温度及坐浴时间，**月经期避免坐浴。老年病人注意水温，防止烫伤。**

二、前庭大腺炎

前庭大腺炎多见于育龄妇女，包括前庭大腺脓肿和前庭大腺囊肿。

（一）病因（了解）

葡萄球菌、链球菌、大肠埃希菌、肠球菌等为主要病原体。腺管口因炎症肿胀阻塞，渗出液不能外流、积聚而形成脓肿。当急性炎症消退后，腺管口粘连阻塞，分泌物不能排出，脓液逐渐转为清液而形成前庭大腺囊肿。

（二）临床表现（掌握）

1.症状　急性期**大阴唇下 1/3 处疼痛、肿胀**，严重者走路受限。

2.体征　皮肤红肿、发热、压痛明显。脓肿形成时触之有波动感，脓肿直径达 3~6cm。

（三）治疗原则（掌握）

取前庭大腺开口处分泌物做细菌培养，根据培养结果选择抗生素。**脓肿一旦形成，应切开引流及造口。**

（四）护理措施（熟练掌握）

急性期卧床休息；保持外阴清洁干燥；切开引流术和造口术后充分引流，每日换药；用氯己定棉球擦洗外阴，每日 2 次；观察伤口有无红、肿，引流物的性质等。

第三节　阴道炎症

一、滴虫性阴道炎

滴虫性阴道炎由阴道毛滴虫引起，**主要经性交直接传播**，也可经游泳池、浴盆、衣物等间接传播。

（一）病因及发病机制（掌握）

滴虫适宜在温度 25℃~40℃、**pH5.2~6.6 的潮湿环境中生长繁殖**，能在 3℃~5℃的环境中生存 21 日，在 46℃环境中生存 20~60 分钟。月经前后 pH 发生变化，经后接近中性，隐藏在腺体及阴道皱襞中的滴虫在月经前后得以繁殖，引起滴虫性阴道炎。

（二）临床表现（熟练掌握）

1.症状　**典型症状是阴道分泌物增多伴瘙痒，分泌物典型特征为稀薄泡沫状。**如尿道口感染可出现尿频、尿痛甚至血尿。

2.体征 妇科检查见**阴道黏膜充血，严重者有散在出血点**。有时可见后穹隆有黄绿色或脓性液性泡沫状分泌物。

（三）辅助检查

1.湿片法 取0.9%氯化钠溶液1滴放于玻片上，在阴道侧壁取典型分泌物混于其中，立即在低倍镜下寻找滴虫。显微镜下可见到呈波状运动的滴虫及增多的白细胞被推移。此方法的敏感性为60%~70%，阴道分泌物智能化检测系统及分子诊断技术可提高滴虫检出率。**取分泌物前24~48小时避免性交、阴道灌洗或局部用药。取分泌物时阴道窥器不涂润滑剂，分泌物取出后应及时送检**并注意保暖，否则滴虫活力减弱，造成辨认困难。

2.分泌物革兰染色 涂片检查会使滴虫活动减弱或检出率下降。

（四）治疗原则（掌握）

确诊后，治疗原则为杀灭阴道毛滴虫，恢复阴道正常状态，防止复发。滴虫性阴道炎常在月经期后复发，治疗后在每次月经干净后复查1次，**连续3个月经周期均为阴性考虑治愈。夫妻双方要同时治疗**，切断直接传播途径。

> **小试身手** 3.需要夫妇同时治疗的生殖系统炎症是
> A.淋病 B.慢性宫颈炎 C.滴虫性阴道炎
> D.念珠菌性阴道炎 E.前庭大腺炎

> **小试身手** 4.滴虫性阴道炎的治愈标准是
> A.白带涂片检查阴性 B.月经干净后白带复查连续2次阴性
> C.月经干净后白带复查连续3次阴性 D.分泌物恢复正常
> E.外阴瘙痒消失

口服甲硝唑400mg/次，每日2次，7日1个疗程，妊娠期、哺乳期慎用。

（五）护理措施（熟练掌握）

1.做好卫生宣传，积极开展普查普治。

2.保持外阴清洁干燥，避免搔抓外阴损伤皮肤，**病人用物煮沸消毒5~10分钟以消灭病原体**，避免交叉感染。

3.用药护理 口服甲硝唑可出现食欲减退、恶心、呕吐、头痛、皮疹、白细胞减少等不良反应，一旦发现应停药。

4.治疗期间禁止性生活。

5.甲硝唑可通过乳汁排泄，**哺乳期妇女在用药期间及用药后24小时内不宜哺乳**。

6.嘱病人坚持治疗及随访，直至症状消失。

7.已婚者应检查男方是否患生殖器滴虫病，前列腺液有无滴虫，**若为阳性，需同时治疗**。

> **小试身手** 5.患者，女，35岁。已婚。因"外阴瘙痒1周，白带增多，有臭味"前来就诊，经检查确诊为"滴虫性阴道炎"。以下护理措施不正确的是
> A.嘱患者注意个人卫生，勿与他人共用浴盆、浴巾

B.患者的内裤、浴巾应煮沸5~10分钟以杀灭滴虫

C.治疗期间避免性生活或在同房时使用避孕套

D.嘱患者的性伴侣应同时治疗

E.嘱患者于月经干净后复查白带，未查见滴虫，视为治愈

二、外阴阴道假丝酵母菌病

外阴阴道假丝酵母菌病也称外阴阴道念珠菌病，**内源性传染为主要的传染方式**。

小试身手 6.外阴阴道假丝酵母菌病主要的传染方式是

A.内源性传染　　　　B.性交传播　　　　C.血液传染

D.污染器械传染　　　E.游泳池间接传染

（一）病因及发病机制（掌握）

病原体多为白色假丝酵母菌。白色假丝酵母菌呈卵圆形，有芽生孢子及菌丝，酸性环境适宜其生长，有假丝酵母菌感染的阴道pH多在4.0~4.7。此菌不耐热，当加热至60℃持续1小时即杀死，但对干燥、日光、紫外线及化学试剂等抵抗力较强。

（二）临床表现（掌握）

1.症状　　外阴、阴道奇痒，坐卧不宁，异常痛苦，还可出现尿痛、尿频、性交痛，**阴道分泌物的典型特点为干酪样白带或豆渣样白带**。

小试身手 7.患者，女性，已婚，45岁，近日发现外阴瘙痒，白带多。查体：阴道壁充血，宫颈光滑，白带呈豆渣样。应考虑为

A.滴虫性阴道炎　　　B.老年性阴道炎　　　C.外阴阴道假丝酵母菌病

D.慢性宫颈炎　　　　E.前庭大腺炎

小试身手 8.患者女，34岁，1周来觉得外阴瘙痒，有豆腐渣样白带，查体：阴道黏膜红肿，附有白色膜状物，易剥离。引起该病的病原体为

A.阴道毛滴虫　　　　B.大肠埃希菌　　　　C.苍白密螺旋体

D.白色假丝酵母菌　　E.金黄色葡萄球菌

2.体征　　小阴唇内侧、阴道黏膜红肿并附有白色块状薄膜，易剥离，下为糜烂及溃疡。外阴见红斑、水肿，皮肤有抓痕。

（三）辅助检查（了解）

悬滴检查：玻片滴10%氢氧化钾或生理盐水与少许阴道分泌物混合，在光镜下检查见白色假丝酵母菌芽孢和菌丝可确诊。有临床症状而悬滴法检查阴性者可采用培养法。

（四）治疗原则（了解）

1.消除病因　　积极治疗糖尿病，长期使用广谱抗生素、雌激素、皮质类固醇者应停药。

2.**阴道用药** 制霉菌素栓剂、克霉唑栓剂、咪康唑栓剂置于阴道内。每晚1粒或1片连用7~10天。

3.**阴道灌洗** 用2%~4%碳酸氢钠阴道灌洗或坐浴，每日1次，10天为一疗程。

小试身手 9.外阴阴道假丝酵母菌病的阴道灌洗液为

A.0.5%醋酸 　　　　　　B.1%乳酸 　　　　　　C.2%~4%碳酸氢钠溶液

D.0.02%呋喃西林溶液 　　E.用1∶5000高锰酸钾溶液

4.**全身用药** 伊曲康唑200mg/次，1次/日，连用3~5天。

（五）护理措施（熟练掌握）

1.开展健康教育，积极治疗糖尿病，正确使用抗生素、雌激素，避免诱发假丝酵母菌阴道炎。

2.每日清洗外阴、更换内裤，内裤煮沸消毒。切忌搔抓。

3.阴道灌洗注意药液浓度和治疗时间，温度一般为40℃。

4.孕妇应积极治疗，避免阴道分娩时新生儿被传染患鹅口疮。

5.假丝酵母菌阴道炎常在月经前复发，治疗后应在月经前复查白带。对复发病例应明确原因。

6.对有症状的性伴侣应同时进行治疗，无症状者无须治疗。

三、老年性阴道炎

（一）病因及发病机制（掌握）

妇女绝经后、卵巢切除或盆腔放射治疗后，雌激素水平下降，阴道上皮萎缩，黏膜变薄，上皮细胞糖原减少，阴道内pH升高，阴道自净作用减弱，致病菌易入侵繁殖，引起炎症。

1.**症状** 白带增多，分泌物稀薄，呈淡黄色，伴严重感染者白带呈脓性，有臭味。黏膜表浅溃疡时分泌物为血性，可伴外阴瘙痒、灼热、尿频、尿痛、尿失禁等症状。

2.**体征** 阴道检查见阴道皱襞消失，上皮菲薄，黏膜出血，表面有散在小出血点或片状出血点，严重时形成浅表溃疡。

（二）治疗原则（了解）

1.**增加阴道内酸度抑制细菌生长** 用0.5%醋酸或1%乳酸进行阴道灌洗，每日1次。灌洗后局部使用抗生素。

2.**增加阴道抵抗力** 全身用药口服尼尔雌醇或小剂量雌激素。乳腺癌和子宫内膜癌者慎用雌激素制剂。

（三）护理措施（熟练掌握）

1.对围绝经期、老年妇女开展健康教育。

2.指导病人或家属阴道灌洗、上药方法，注意操作前先洗净双手、消毒器具。局部治疗时药物应置于阴道深部。

3.保持外阴清洁，穿棉织内裤，减少刺激。

锦囊妙记：在三种阴道炎中，除外阴阴道假丝酵母菌病用碳酸氢钠灌洗外，其余两种均用醋酸灌洗。对于三种阴道炎的鉴别，考生可从阴道分泌物的特点进行判断。

小试身手（10~11题共用备选答案）

A.滴虫性阴道炎　　　　B.老年性阴道炎　　　　C.外阴阴道假丝酵母菌病

D.慢性宫颈炎　　　　　E.前庭大腺炎

10.阴道分泌物呈豆渣样

11.阴道分泌物稀薄，呈淡黄色

第四节　子宫颈炎症

子宫颈炎分为急性子宫颈炎和慢性子宫颈炎，其中以慢性子宫颈炎多见。

（一）病因（掌握）

1.**慢性子宫颈炎**　多由急性子宫颈炎发展而来，多见于分娩、流产或手术损伤宫颈后，病原体侵入而引起感染。

2.**病原体**　主要为葡萄球菌、链球菌、大肠埃希菌及厌氧菌。近年来，沙眼衣原体及淋病奈瑟菌感染引起的慢性宫颈炎日益增多。

（二）病理（掌握）

1.**宫颈糜烂**　**是慢性子宫颈炎最常见的一种病理改变**。糜烂面与正常子宫颈上皮界限清楚。主要是该部位鳞状上皮因炎症刺激而脱落，被子宫颈单层柱状上皮所覆盖。由于青春期、妊娠期雌激素水平增高，子宫颈管柱状上皮增生，原始鳞-柱交界外移。子宫颈外口可见形似糜烂的表现，为生理性宫颈糜烂。

根据糜烂深浅程度宫颈糜烂分为3型。

分类	表现
单纯型糜烂	指炎症初期鳞状上皮脱落后由单层柱状上皮覆盖，表面平坦
颗粒型糜烂	指炎症继续发展，腺上皮过度增生并伴有间质增生，糜烂面凹凸不平呈颗粒状
乳突型糜烂	指间质继续增生，糜烂面高低不平更加明显，呈乳突状突起

根据**糜烂面面积大小**，宫颈糜烂分为3度：

分度	表现
轻度糜烂	糜烂面积小于子宫颈面积的1/3
中度糜烂	糜烂面积占子宫颈面积的1/3~2/3
重度糜烂	糜烂面积大于子宫颈面积的2/3

2.宫颈肥大 因慢性炎症长期刺激，子宫颈组织充血、水肿、腺体及间质增生，使子宫颈肥大，但表面光滑，由于结缔组织增生而使子宫颈硬度增加。

3.宫颈息肉 慢性炎症长期刺激使子宫颈局部黏膜增生，子宫有排出异物的倾向，增生的黏膜逐渐自基底层向子宫颈外口突出而形成息肉，一个或多个，直径一般为1cm，色红质脆易出血。

4.宫颈腺囊肿 在宫颈糜烂愈合的过程中，新生的鳞状上皮覆盖子宫颈腺管口或伸入腺管，腺管口阻塞。腺管周围结缔组织增生或瘢痕形成，压迫腺管，使腺管变窄甚至堵塞，腺体分泌物引流受阻，潴留而形成囊肿。检查见子宫颈外口有青白色小囊泡突出，感染后囊泡呈淡黄色或白色。

5.宫颈黏膜炎 也称宫颈管炎，病变局限于子宫颈管内的黏膜及黏膜下组织，子宫颈管黏膜增生向外口突出，子宫颈口充血、红、肿、炎症细胞浸润和结缔组织增生造成子宫颈肥大。

（三）临床表现（熟练掌握）

1.症状 **阴道分泌物增多为慢性子宫颈炎的主要症状**。多呈乳白色黏液状，也可为淡黄色脓性，如有宫颈息肉时为血性分泌物或性交后出血。病人腰骶部疼痛，下坠感。因黏稠脓性分泌物不利于精子穿透而致不孕。

小试身手 12.慢性子宫颈炎的主要症状是

A.不孕   B.外阴瘙痒   C.下腹坠痛

D.外阴灼热感   E.阴道分泌物增多

2.检查 见子宫颈有不同程度糜烂、囊肿、肥大或息肉。

（四）治疗原则（掌握）

慢性子宫颈炎以局部治疗为主。治疗前常规做子宫颈刮片甚至活组织检查，排除早期宫颈癌。

1.物理治疗 **是宫颈糜烂最常用的有效治疗方法**。治疗方法有激光、冷冻、微波疗法等。**治疗时机是月经干净后3~7日之内**。

2.药物疗法 适宜于子宫颈糜烂面小、炎症浸润较浅者。

3.手术疗法 宫颈息肉考虑手术摘除。

（五）护理措施（熟练掌握）

1.分娩及手术时应避免子宫颈裂伤，一旦裂伤应及时缝合。

2.定期妇科检查。勤换内裤，保持外阴清洁干燥。

3.为明确诊断，应**先做子宫颈刮片细胞学检查，以排除宫颈癌**。

4.物理治疗后分泌物增多，甚至有大量水样排液；术后1~2周脱痂时有少量出血。嘱病人保持外阴清洁，每日清洗外阴2次，2个月内禁止性生活、盆浴及阴道冲洗。2次月经干净后复查，一般可痊愈，效果欠佳者可进行第二次治疗。

小试身手 13.宫颈息肉的最佳治疗方案是

A.激光   B.局部应用消炎药   C.宫颈锥切

D.息肉摘除术   E.中药治疗

第五节　盆腔炎性疾病

盆腔炎是指女性内生殖器及其周围组织、盆腔腹膜发生炎症。**最常见的是输卵管炎及输卵管卵巢炎**。盆腔炎分为急性盆腔炎和慢性盆腔炎。

一、急性盆腔炎

（一）病因（掌握）

1.经期卫生不良。

2.流产后、产后感染。

3.子宫腔内手术操作后引起感染。

4.阑尾炎、腹膜炎等邻近器官的炎症经过直接蔓延引起盆腔炎，以大肠埃希菌为主。

5.生殖道感染　不洁性生活史、性传播疾病引起阴道炎、子宫颈炎，上行引起盆腔炎。

6.多个性伴侣、性交过频。

7.慢性盆腔炎急性发作。

小试身手 14.由于盆腔炎内邻近器官炎症经过直接蔓延导致盆腔炎的病原体的主要是

A.淋病奈瑟菌　　　　B.沙眼衣原体　　　　C.梅毒螺旋体

D.大肠埃希菌　　　　E.结核杆菌

（二）临床表现（熟练掌握）

1.症状

（1）**下腹持续性疼痛，活动后加重，发热，阴道分泌物增多**。

（2）腹膜炎时出现恶心、呕吐、腹胀、腹泻。

（3）月经期发病引起经量增多、经期延长。

（4）膀胱刺激征，如尿痛、尿频、排尿困难；直肠刺激症状如腹泻、里急后重、排便困难。腹膜刺激征如压痛、反跳痛、肌紧张。

2.体征　**急性病容，体温升高，下腹部压痛、反跳痛、肌紧张**。妇科检查：阴道黏膜充血，脓性分泌物自宫颈口流出。子宫颈举痛，子宫体略大、压痛、活动受限，输卵管增粗并有压痛，如为输卵管卵巢囊肿可触及包块。

（三）治疗原则（掌握）

1.支持疗法　卧床休息，避免不必要的妇科检查以免引起炎症扩散。

2.**抗生素治疗　是治疗急性盆腔炎的主要手段**。根据细菌培养和药物敏感试验选择敏感抗生素。抗生素应足量，联合用药。

3.手术治疗　中毒症状加重者可手术治疗以免脓肿破裂，对于可疑脓肿破裂者需立即剖腹探查。

4.中药治疗　以活血化瘀、清热解毒为主。

（四）护理措施（熟练掌握）

1.卧床休息，协助病人**取半卧位**。给予高热量、高蛋白、高维生素流质、半流质饮食。

> 锦囊妙记：盆腔腹膜抗感染性较强，吸收性能差。急性盆腔炎取半卧位，可减少炎症的扩散和毒物的吸收，从而减轻中毒反应。

小试身手 15.急性盆腔炎患者宜取

A.平卧位   B.半坐卧   C.俯卧位

D.头低脚高位   E.侧卧位

2.体温过高　给予物理降温。

3.实施床边隔离。

4.遵医嘱给予抗生素治疗。

5.腹胀时进行胃肠减压，并观察恶心、呕吐及腹胀情况。

6.病情观察　如病人腹痛加剧、寒战、高热、恶心、呕吐、腹部拒按，考虑脓肿破裂，应通知医生处理。

二、慢性盆腔炎

（一）病因（掌握）

常因急性盆腔炎治疗不彻底、不及时或病人体质较弱，病程迁延引起。慢性盆腔炎病程长，症状在月经期加重，机体抵抗力下降时易反复发作。

（二）病理（了解）

1.慢性子宫内膜炎　流产后、产后，胎盘胎膜残留或子宫复旧不良引起感染；绝经后妇女雌激素下降，子宫内膜薄易受感染，严重者子宫颈管粘连造成子宫腔积脓。

2.慢性输卵管炎与输卵管积水　慢性输卵管炎多为双侧性，伞端闭锁并与周围组织粘连。输卵管峡部黏膜上皮和纤维组织增厚粘连，使输卵管呈结节性增厚称为结节性输卵管炎。当伞端及峡部粘连闭锁，浆液性渗出物积聚而形成输卵管积水，其表面光滑，管壁薄，形似腊肠。

3.输卵管卵巢炎及输卵管卵巢囊肿　当输卵管炎症波及卵巢时互相粘连形成炎性包块，或伞端与卵巢粘连贯通，液体渗出而形成输卵管卵巢囊肿，脓液被吸收后形成输卵管卵巢囊肿。

4.慢性盆腔结缔组织炎　炎症蔓延至子宫骶韧带，纤维组织增生、变硬，子宫固定，宫颈旁组织增厚变硬。

（三）临床表现（掌握）

1.症状

（1）全身症状：多不明显，有时有低热，全身不适，易疲劳。

（2）慢性盆腔痛：下腹坠痛、腰痛、肛门坠胀、月经期或性交后症状加重，可有月经失调、痛经或经期延长。

（3）不孕及异位妊娠：因输卵管阻塞引起。

2.体征 妇科检查：子宫呈后位，活动受限，粘连固定，输卵管炎时在子宫一侧或两侧触及增厚的输卵管呈条索状，输卵管卵巢积水或囊肿可摸到囊性肿物。

（四）治疗原则（掌握）

1.中药治疗 清热利湿、活血化瘀，也可用中药灌肠。

2.物理疗法 包括短波、超短波、离子透入、蜡疗等。

3.药物治疗 在使用抗生素的同时使用 α-糜蛋白酶或透明质酸酶，以利粘连和炎症吸收。

4.手术治疗 **输卵管积水、输卵管卵巢囊肿考虑手术治疗。**

（五）护理措施（熟练掌握）

1.注意个人卫生，节制性生活。

2.指导病人合理安排好日常生活，避免过度疲劳，增强免疫力。

3.腹痛、腰痛时注意休息，防止受凉。

第六节　尖锐湿疣

尖锐湿疣又称生殖器疣或性病疣，<u>由人乳头瘤病毒感染引起的性传播疾病。</u>

（一）病因及感染途径（掌握）

1.<u>病原体为人乳头瘤病毒</u>，发病与机体免疫状态有关，多个性伴侣、不洁性生活史者最易感染。

2.<u>主要的直接传播途径是性交</u>，偶可通过污染衣物、器械间接传播。孕妇患尖锐湿疣有垂直传播给胎儿的危险。

（二）临床表现（掌握）

潜伏期3周~8个月，平均3个月，病人以20~29岁年轻妇女居多。病变部位多见于外阴、大阴唇、阴道、子宫颈、尿道口、肛门周围，表现为局部瘙痒、烧灼痛，可见微小散在的乳头状疣，质软，粉红色或污灰色。

（三）治疗原则（了解）

1.以局部用药为主，常用药物为50%三氯醋酸、5%氟尿嘧啶等，也可用冷冻治疗、CO_2激光治疗，大的尖锐湿疣考虑手术切除。

2.妊娠期尖锐湿疣应坚持局部治疗或手术，**若病灶位于外阴、阴道、子宫颈，阴道分娩易造成软产道裂伤、出血，因此应通过剖宫产分娩。**

（四）护理措施（掌握）

1.开展性知识教育，减少患病。保持外阴清洁，避免不洁性交。

2.治疗期间禁止性生活。

3.已污染的衣裤、生活物品要及时消毒。

4.严格消毒隔离，治疗用物、器械严格消毒，避免交叉感染。

5.妊娠期妇女为避免传染给胎儿，考虑剖宫产。

6.该病预后好，治愈率高，但易复发，因此应坚持治疗。

第七节　淋病

（一）病因及感染途径（掌握）

淋病是由革兰阴性淋病奈瑟菌（简称淋菌）引起，在我国其发病率位于性传播疾病之首。淋菌以侵袭生殖、泌尿器官黏膜的柱状上皮及移行上皮为特点。**淋病主要通过性交直接传播，以子宫颈管最多见**，也可侵入尿道旁腺、前庭大腺。

（二）临床表现（掌握）

1.**潜伏期**　通常1~10日，平均3~5日，约50%~70%的病人感染淋病奈瑟菌后**无症状，易被忽视或致他人感染**。感染初期病变局限在下生殖道，如病情发展可累及上生殖道。

2.**急性淋病**　**最早症状为尿痛、尿频、排尿困难**。白带增多呈脓性。外阴红肿、烧灼感，子宫颈感染时子宫颈充血、水肿、脓性分泌物增多。淋菌侵入输卵管、卵巢引起急性盆腔炎，病人出现下腹两侧剧痛，伴寒战、高热、恶心、呕吐。

3.慢性淋病　急性淋病未治疗或治疗不彻底可转为慢性。临床表现为慢性尿道炎、慢性宫颈炎、输卵管积水。淋菌可长期潜伏在尿道旁腺、前庭大腺深处造成反复发作。

分泌物涂片检查，急性期见中性粒细胞内有革兰阴性双球菌。**分泌物淋菌培养是筛查淋病的金标准**。

（三）治疗原则（掌握）

1.尽早治疗，彻底、及时、足量、规范用药。

2.**首选药物为第三代头孢菌素**，性伴侣应同时治疗。

小试身手 16.治疗淋病应首选

A.庆大霉素　　　　　　B.青霉素　　　　　　　　C.链霉素

D.氯霉素　　　　　　　E.头孢噻肟

3.新生儿经产道直接接触可引起淋菌性结膜炎，故应及时使用红霉素眼药膏。

（四）护理措施（掌握）

1.病人内裤、浴盆、毛巾煮沸消毒5~10分钟，病人所接触的物品及器具用1%苯酚溶液浸泡。

2.性伴侣检查淋菌，阳性者同时治疗。严禁性交。

3.急性病人卧床休息，严格执行消毒隔离技术。

4.**治疗结束后连续3次检查淋菌阴性方为治愈**。

5.孕妇护理　淋病高发区，孕妇应做淋菌筛查，淋菌阳性者及时治疗。

6.妊娠期淋菌感染症状较轻，及时治疗可继续妊娠至足月。

第八节　梅毒

（一）病因及感染途径（掌握）

梅毒是由**苍白密螺旋体**引起的慢性全身性性传播疾病。**梅毒病人是传染源，最主要通过性交传播。**

（二）临床表现（掌握）

潜伏期约2~4周，早期表现为皮肤、黏膜损害，晚期侵犯心血管、神经系统等，造成劳动力丧失甚至死亡。

（三）治疗原则（掌握）

1.早期诊断，及时治疗。**首选青霉素**，用药足量，疗程规则。

> 锦囊妙记：梅毒、肺炎球菌感染、猩红热等疾病均首选青霉素。

小试身手 17.治疗梅毒首选
A.庆大霉素　　　　　　B.青霉素　　　　　　C.链霉素
D.氯霉素　　　　　　　E.诺氟沙星
2.性伴侣应同时接受检查和治疗。
3.治愈标准　各种损害消退，症状消失。血清学治愈为梅毒血清学试验转阴，脑脊液检查阴性。

（四）护理措施（掌握）

1.心理护理　帮助病人树立治愈的信心。
2.治疗期间禁止性生活，坚持治疗及随访。
3.切断间接传播，如接吻、哺乳、输血、衣裤、被褥、浴具。
4.做好孕期筛查，避免母婴传播。

第九节　获得性免疫缺陷综合征

（一）病因及感染途径（熟练掌握）

1.病因　获得性免疫缺陷综合征（艾滋病）是由**人类免疫缺陷病毒（HIV）**引起的一种以人体免疫功能损害为特征的高度传染性疾病。
2.传播途径
（1）**性传播：艾滋病主要经性接触直接传播。**

> 锦囊妙记：尖锐湿疣、淋病、梅毒、获得性免疫缺陷综合征等均通过性交传播。

（2）血液传播。

（3）母婴垂直传播。

（二）临床表现（了解）

1.潜伏期长达3个月至5年，患病后死亡率高。**易感高危人群包括同性恋者、静脉药瘾者、接受输血者、血友病病人、病人的异性性伴侣**等。

2.早期无明显症状或出现原因不明的颈淋巴结、腋窝淋巴结肿大。发病后全身性进行性病变直至衰竭死亡。

（三）治疗原则（了解）

尚无特效药物，以对症治疗为主。常用药物为抗病毒药物、干扰素、免疫刺激剂、对感染的特异性治疗。

（四）护理措施（掌握）

1.对HIV感染的妊娠妇女，应讲清危害，劝告其终止妊娠。

2.对胎膜早破者积极使用抗生素。感染孕妇可出现血小板减少，因此，应预防产妇出血。

3.产后严谨哺乳。

参考答案

> 1.E　2.E　3.C　4.C　5.E　6.A　7.C　8.D　9.C　10.C　11.B　12.E　13.D
> 14.D　15.B　16.E　17.B

答案与解析

1.E　阴道有自然防御功能，其上皮在卵巢分泌的雌激素作用下，增生变厚，从而抵抗病原体入侵。

2.E　外阴炎的女性局部可用1∶5000高锰酸钾溶液坐浴，每日2次，每次15~30分钟。

3.C　已婚女性患滴虫性阴道炎应应检查男方是否感染，若已感染，应同时治疗。

4.C　滴虫性阴道炎治疗后应在每次月经干净后复查1次，连续3个月经周期均是阴性称治愈。

5.E　滴虫性阴道炎患者治愈标准是月经干净后白带复查连续3次均为阴性，视为治愈。

6.A　外阴阴道假丝酵母菌病以内源性传染为主。

7.C　豆渣样白带是外阴阴道假丝酵母菌病的特征性表现。因此，本题选C。

8.D　上述患者外阴瘙痒，有豆腐渣样白带，提示为外阴阴道假丝酵母菌。外阴阴道假丝酵母菌病的致病菌为白色假丝酵母菌。

9.C　阴外阴阴道假丝酵母菌病由阴道念珠菌感染引起，该菌适宜在酸性溶液中生存，用2%~4%碳酸氢钠行阴道灌洗有利于将其杀灭。

10~11.C、B　豆渣样白带是外阴阴道假丝酵母菌病的特征性表现。白带增多，分泌物稀薄，呈淡黄色是老年性阴道炎的典型表现。

12.E　慢性子宫颈炎的主要症状是阴道分泌物增多。

13.D　慢性子宫颈炎以局部治疗为主，宫颈息肉可手术摘除。

14.D　导致盆腔炎的病原体的主要是大肠埃希菌。

15.B　盆腔腹膜抗感染性较强，吸收性能差。急性盆腔炎取半卧位，可减少炎症的扩散和毒物的吸收，从而减轻中毒反应。

16.E　淋病患者应尽早彻底、及时、足量、规范地使用抗生素治疗，首选药物以第三代头孢菌素为主，选项E属于第三代头孢菌素。

17.B　梅毒患者一旦确诊应及时治疗，首选青霉素。

第十四章 月经失调病人的护理

本章内容较为重要，历年均有所涉及。近5年的考试先后考查了功能失调性子宫出血的临床表现、辅助检查、治疗要点和护理措施，继发性闭经的定义，痛经的病因，围绝经期的护理措施等。整体的考查偏重于知识的记忆和理解。对于本章的复习，考生应着重掌握功能失调性子宫出血的临床表现、治疗要点和护理，闭经的定义，痛经的发病机制，围绝经期的临床表现和护理措施。

考点纵览

第一节 功能失调性子宫出血

功能失调性子宫出血（简称功血）是指由调节生殖的**神经内分泌机制失常**所引起的子宫异常出血，**无全身及生殖器官的器质性病变**。

（一）病因及发病机制（掌握）

分型	好发人群	发生机制
无排卵型功血	**青春期与绝经过渡期妇女**	青春期下丘脑－垂体－卵巢轴间的调节功能尚未发育成熟，与卵巢间尚未建立稳定的协调关系，垂体分泌的FSH相对不足，无正常月经周期中血LH高峰形成，导致卵巢不能排卵
		绝经过渡期妇女则因卵巢功能衰退，剩余卵泡对垂体促性腺激素反应低下，不能发育成熟而无排卵
排卵型功血	**生育年龄妇女**	黄体功能不足：月经周期中有卵泡发育及排卵，但黄体期孕激素分泌不足或黄体过早衰退，导致子宫内膜分泌反应不良
	子宫内膜不规则脱落	在月经周期中，有排卵，黄体发育良好，但萎缩过程延长导致子宫内膜不规则脱落

（二）临床表现（掌握）

1.无排卵型功血 **不规则子宫出血是最常见的症状**，其特点是：**月经周期紊乱，经期长短不一，出血量时多时少。失血者出现贫血，一般无腹痛**。根据异常子宫出血特点分为：①月经过多：周期规则，经期大于7日或经量多于80ml；②经量过多：周期规则，经期正常，但经量过多；③子宫不规则过多出血：周期不规则，经期延长，经量多；④子宫不规则出血：周期不规则，经期可延长而经量不太多。

小试身手 1.无排卵型功能失调性子宫出血的临床表现是

A.经期短，出血量多　　　　　　　　B.月经周期不正常，月经量每次固定

C.月经周期正常，但经期延长　　　　D.月经周期紊乱，月经量少

E.经期长短不一，出血量时多时少

小试身手 2.患者，女，17岁，初潮年龄为13岁，最近半年因学习压力大而出现月经周期不规则，2~3个月来潮一次，每次经期持续10余天，量多，无痛经。应考虑为

A.黄体功能不足　　　　B.子宫内膜不规则脱落　　　C.月经过多

D.无排卵型功血　　　　E.排卵型功血

2.有排卵型功血　**黄体功能不足，主要表现为月经周期缩短，可有不孕或在孕早期流产。子宫内膜不规则脱落者表现为月经周期正常，但因子宫内膜不规则脱落，经期延长，常达9~10日，出血量多。**

（三）辅助检查（掌握）

1.妇科检查　生殖器官无器质性病变。

2.**基础体温测定**　是测定排卵简单易行的方法。有排卵者的基础体温曲线呈**双相型**，无排卵者基础体温始终处于较低水平，呈单相型。如黄体期短，提示黄体功能不足。**子宫内膜不规则脱落者基础体温呈双相型，但下降缓慢。**

> 锦囊妙记：孕激素有升高体温的作用，因此有排卵者的基础体温曲线呈双相型，无排卵者基础体温始终处于较低水平。

小试身手 3.患者，女性，婚后3年不孕。基础体温测定显示：连续3个月每日清晨测得体温呈一规则水平线，说明其

A.卵巢有排卵　　　　　B.卵巢无排卵　　　　　C.卵巢发育不良

D.黄体功能不全　　　　E.黄体萎缩不全

小试身手 4.诊断无排卵型功血简单易行的方法是

A.基础体温测定　　　　B.诊断性刮宫　　　　C.宫腔镜检查

D.宫颈黏液结晶检查　　E.激素测定

3.诊断性刮宫　简称诊刮。通过诊刮达到止血及明确子宫内膜病理诊断的目的。

4.宫腔镜检查　可直视病变部位取活检以诊断子宫腔病变。

5.宫颈黏液结晶检查　经前出现羊齿植物叶状结晶者提示无排卵。

6.阴道脱落细胞涂片检查　可了解有无排卵及雌激素水平。

7.激素测定　经前测定血清黄体酮值，若在卵泡期水平为无排卵。

（四）治疗原则（掌握）

无排卵型功血的青春期及生育期以止血、调整周期、促排卵为目的。绝经过渡期以止血、调整周期、减少经量、防止子宫内膜病变为主，排卵型功血应以恢复其黄体功能为治愈目标。对于急性大出血及有子宫内膜癌高危因素的病人应采用刮

<u>宫术止血，刮宫是立即有效的止血措施</u>，而且刮出物送检明确诊断以排除器质性疾病，尤其是妇科肿瘤。

小试身手 5.青春期无排卵型功血的治疗原则是

A.刮宫　　　　　　　　　　　B.止血、调整周期

C.止血、防止子宫内膜病变　　D.调整周期、减少经量

E.止血、调整周期、促排卵

（五）护理措施（熟练掌握）

1.一般护理

（1）给予心理支持，卧床休息。

（2）鼓励病人摄入高蛋白、高维生素及含铁量丰富食物。

（3）做好局部清洁卫生，勤换会阴垫和内裤。

（4）禁止用未经严格消毒的器械或手套进入阴道做检查或治疗。

（5）**禁止盆浴，可淋浴或擦浴，禁止性生活**。

（6）遵医嘱准确用药。

2.大出血病人的护理

（1）病人绝对卧床休息，取平卧位或仰卧位。

（2）观察生命体征及意识状态，准确记录出入液量。

（3）做好给氧、输液及输血准备。

（4）配合医师做好手术止血准备，如刮宫术。

（5）严密观察与感染有关的征象，监测白细胞计数和分类。

（6）协助病人做好生活护理，防止因体弱引起外伤。

第二节　闭经

根据既往有无月经来潮，闭经分为原发性闭经和继发性闭经。**年龄超过16岁（有地域性差异），第二性征已发育且无月经来潮者，或年龄超过14岁，第二性征尚未发育，且无月经来潮者称为原发性闭经；以往曾建立正常月经**，但以后因某种病理性因素而**月经停止6个月以上者**，或按自身原来月经周期计算停经3个周期以上者称为**继发性闭经**。

小试身手 6.继发性闭经是指月经初潮后，因某种病理性原因停经在

A.2个月以上　　　　B.3个月以上　　　　C.4个月以上

D.5个月以上　　　　E.6个月以上

（一）病因及发病机制（掌握）

原发性闭经较少见。继发性闭经与性腺轴及靶器官有关。**以下丘脑性闭经最常见。**

小试身手 7.最常见的继发性闭经是

A.下丘脑闭经　　　　B.垂体性闭经　　　　C.卵巢性闭经

D.子宫性闭经　　　　E.生理性闭经

分类	病变部位	所见疾病
下丘脑性闭经		因精神、神经因素引起神经内分泌障碍而致闭经，严重营养不良或长期消耗性疾病；剧烈运动致机体肌肉/脂肪比例增加或总体脂肪减少（脂肪是合成甾体激素的原料）。另外运动加剧后GnRH释放受到抑制可引起闭经。长期应用吩噻嗪及其衍生物（奋乃静、氯丙嗪）以及甾体类避孕药，抑制下丘脑分泌GnRH或使垂体分泌催乳素增加，可出现闭经和异常乳汁分泌
垂体性闭经	垂体	由于垂体促性腺激素分泌失调或垂体器质性病变，影响卵巢功能而致闭经，如垂体肿瘤、**席汉综合征**、原发性垂体促性腺功能低下
卵巢性闭经	卵巢	因卵巢分泌激素水平低下，不能引起子宫内膜周期性变化所致。如先天性卵巢发育不全或缺如、卵巢功能早衰、卵巢功能性肿瘤或多囊卵巢综合征
子宫性闭经	子宫	月经调节功能正常，第二性征发育正常，但子宫内膜对卵巢激素缺乏正常反应，从而引起闭经。如子宫发育不全或缺如、因刮宫过度造成子宫内膜损伤或粘连、子宫内膜炎、子宫腔放射性治疗

小试身手 8.席汉综合征引起的闭经属于

A.下丘脑闭经　　　　B.垂体性闭经　　　　C.卵巢性闭经

D.子宫性闭经　　　　E.生理性闭经

（二）辅助检查（了解）

1.子宫功能检查　包括诊断性刮宫、子宫输卵管碘油造影、子宫镜检查及药物撤退试验。

2.卵巢功能检查　包括基础体温测定、阴道脱落细胞检查、子宫颈黏液结晶检查、血甾体激素测定、B超监测及卵巢兴奋试验。

3.垂体功能检查　包括血PRL、FSH、LH放射免疫测定、垂体兴奋试验、影像学检查、甲状腺功能及肾上腺功能等检查。

4.染色体核型分析及分带检查。

（三）治疗原则（了解）

全身治疗；积极治疗引发闭经的原始疾病；激素治疗；生殖器畸形、粘连、垂体及生殖器官肿瘤应考虑手术治疗。

（四）护理措施（了解）

做好心理护理，指导病人合理用药。讲清各项检查的目的及需病人配合的事项，以免延误检查。

第三节　痛经

凡在行经前后或月经期出现**下腹痉挛性疼痛**、坠胀、腰酸或合并头痛、头晕、乏力、恶心等不适，以致影响生活和工作者称为痛经。

（一）病因及发病机制（了解）

1.原发性痛经的发生主要与月经时子宫内膜合成和释放**前列腺素增加**有关。前列腺素刺激子宫平滑肌引起收缩，使子宫张力增加和过度痉挛，从而导致痛经。

> 锦囊妙记：前列腺素含量升高→子宫肌纤维收缩→下腹疼痛。

2.精神神经因素　精神紧张、焦虑、恐惧、过度敏感、寒冷刺激、经期剧烈运动以及生化代谢产物均可通过中枢神经系统刺激盆腔疼痛纤维。

（二）临床表现（掌握）

痛经的主要症状是下腹疼痛。疼痛最早出现在经前12小时，月经第1日最剧烈，常呈**阵发性痉挛性疼痛**，持续时间长短不一，多于2~3日后缓解。严重者疼痛放射至外阴、肛门、大腿内侧、腰骶部。

（三）治疗原则（了解）

避免精神刺激或过度劳累。以对症治疗为主，给予镇痛、镇静、解痉类药物。口服避孕药抑制子宫内膜生长，减少月经量及抑制排卵，减少月经血中前列腺素含量，缓解疼痛。还可使用前列腺素合成酶抑制剂以减少前列腺素的释放，减轻疼痛，如布洛芬400mg，每日3~4次等。

（四）护理措施（了解）

1.提供心理支持。

2.症状严重者遵医嘱给予镇痛药、镇静药。

3.要求避孕的痛经妇女可使用避孕药物治疗。

4.腹部热敷、进食热饮料有助于缓解疼痛。

5.健康教育。

第四节　围绝经期综合征

围绝经期综合征指妇女绝经前后因性激素波动或减少引起的一系列躯体和精神心理症状。

（一）病因及发病机制（掌握）

1.内分泌因素　卵巢功能减退，血中雌-孕激素水平降低，使正常的下丘脑-垂体-卵巢轴之间平衡失调，影响了自主神经中枢及其支配下的各脏器功能，从而出现一系列自主神经功能失调症状。当卵巢切除或放疗损伤卵巢后，雌激素突然急剧下降所造成的症状更为明显。

2.神经递质　绝经后血 β-内啡肽及其自身抗体含量明显降低，引起神经内分泌调节功能紊乱。与情绪变化密切相关的是神经递质5-羟色胺水平异常。

3.遗传因素、个体人格特征、神经类型均与绝经综合征的发病及症状严重程度有关。

（二）临床表现（掌握）

1.**月经改变** 是常见症状。可表现为月经频发、月经稀发、不规则子宫出血和闭经。

2.**血管舒缩症状** 出现潮红、潮热，夜间或应激状态下易发生。

3.**心血管疾病** 绝经后女性易发生动脉粥样硬化、心肌梗死、高血压和脑出血。

4.**泌尿生殖道症状** 泌尿生殖道萎缩，病人出现尿失禁，排尿困难，尿路感染反复发作，阴道干涩，性交困难，阴道炎反复发作。

5.**骨质疏松** 围绝经期过程中约25%的妇女出现骨质疏松症，与雌激素下降有关。

6.**精神、神经症状** 表现为忧郁、多疑、激动易怒、情绪低落，不能自我控制。

（三）治疗原则（掌握）

1.重视精神心理治疗，情绪不稳定者适当使用镇静剂、谷维素、更年安等。

2.**激素替代治疗** 适用于预防及控制围绝经期的各种症状及骨质疏松和心血管疾病等。使用的禁忌证包括：不明原因的子宫出血、肝胆疾病、血栓性静脉炎等。**激素替代治疗在制剂的选择上应注意：有子宫者应同时应用雌激素和孕激素，单纯的雌激素治疗只适于子宫已切除者。采用最小有效量。**口服给药可维持血药浓度稳定，阴道给药主要用于治疗下泌尿生殖道局部的低雌激素症状。**激素替代治疗的不良反应包括：乳房胀痛、水肿、色素沉着，还可增加子宫内膜癌的风险。**

3.为预防骨质疏松，可补充钙剂、维生素D、降钙素等。

小试身手 9.患者女，50岁。近一年月经周期缩短，经期延长，此次月经量多且持续10日，查体：子宫稍大、稍软，此次首先考虑的止血措施是

A.给予激素 B.立即行缩宫素 C.给予氨甲苯酸

D.给予大量黄体酮 E.给予大量丙酸睾酮

（四）护理措施（熟练掌握）

1.**心理护理** 使女性理解围绝经期是一个正常的心理阶段。

2.**指导正确用药** 让患者了解激素治疗的目的、剂量、用药方法及可能出现的不良反应。

3.**饮食指导** 围绝经期妇女易出现骨质疏松症，应多食富含钙的食物，注意补充足够蛋白质，鼓励多晒太阳。

参考答案

1.E 2.D 3.B 4.A 5.E 6.E 7.A 8.B 9.A

答案与解析

1.E　无排卵性功血的特点是月经周期紊乱，经期长短不一，出血量时多时少。

2.D　该患者17岁，为青春期少女，同时月经周期紊乱，经期延长，出血量多，均符合无排卵性宫血的临床特点。

3.B　该患者基础体温始终处于较低水平，呈单相型，提示卵巢无排卵。

4.A　基础体温测定是诊断无排卵性宫血最简单易行的方法。无排卵者基础体温始终处于较低水平，呈单相型。

5.E　无排卵型功血的青春期病人以止血、调整周期、促排卵为原则。

6.E　继发性闭经是指因某种病理性原因而月经停止6个月以上者，或按自身原来月经周期计算停经3个周期以上者称为继发性闭经。

7.A　继发性闭经与性腺轴及靶器官有关，包括下丘脑性闭经、垂体性闭经、卵巢性闭经、子宫性闭经。其中以下丘脑性闭经最常见。

8.B　席汉综合征的病变在垂体，因此，其引起的闭经属于垂体性闭经。

9.A　激素替代治疗适用于预防及控制围绝经期的各种症状及相关的骨质疏松症和心血管症状等。

第十五章　妊娠滋养细胞疾病病人的护理

要点分析

　　本章内容较为重要，每年必考。近5年的考试先后考查了葡萄胎的治疗原则、护理措施，浸润性葡萄胎的病理改变、转移部位，绒毛膜癌的病理改变、治疗原则，常见的化疗不良反应及护理等。整体的考查偏重于知识的记忆和理解。对于本章的复习，考生应着重掌握葡萄胎的病理改变、临床表现、治疗原则和护理措施，浸润性葡萄胎的病理改变、转移部位，绒毛膜癌的病理改变、治疗原则和护理措施，常见的化疗不良反应及护理。本章记忆性内容较多，考生可结合"锦囊妙计"中的记忆方法进行记忆。

考点纵览

第一节　葡萄胎

（一）概述（了解）

　　葡萄胎是一种良性滋养细胞疾病，又称良性葡萄胎。葡萄胎的病因未明确，可能与营养不良、病毒感染、卵巢功能失调、种族因素、细胞遗传异常及免疫功能等因素有关。

（二）病理改变（了解）

　　良性葡萄胎**病变局限在子宫内，不侵入肌层，未发生远处转移**。其病理特点为**滋养细胞呈不同程度增生，间质水肿，间质内血管消失**。

> 锦囊妙记：良性葡萄胎病变主要局限在子宫内，而浸润性葡萄胎病变已发生远处转移。

（三）临床表现（熟练掌握）

　1.病史　**病人有停经史**，停经4~37周，平均为12周。

　2.症状

　（1）**阴道流血**：是最常见的症状，多数病人在停经8~12周出现不规则阴道流血。

　　小试身手 1.葡萄胎患者最常见的症状是

　A.子宫异常增大　　　　　B.卵巢黄素化囊肿　　　　C.阴道流血

　D.腹痛　　　　　　　　　E.咯血

　（2）子宫异常增大、变软：一般子宫体积增长较快。

（3）卵巢黄素化囊肿：葡萄胎病人滋养细胞过度增生，产生大量绒毛膜促性腺激素（HCG），由于大量HCG的刺激，双侧或一侧卵巢呈多发性囊肿改变，称之卵巢黄素化囊肿。

（4）妊娠呕吐及妊娠期高血压疾病：病人在妊娠早、中期即可出现妊娠期高血压疾病。

（5）腹痛：由于子宫急速扩张造成下腹隐痛，一般发生在阴道流血前。**若黄素化囊肿急性扭转则为急腹痛**。

（6）甲状腺功能亢进征象：约7%病人出现轻度甲状腺功能亢进，表现为心动过速、皮肤潮湿和震颤，但突眼少见。

（四）辅助检查（了解）

人绒毛膜促性腺激素（HCG）测定、超声检查。

（五）治疗原则（掌握）

1.清除子宫腔内容物　**葡萄胎一经确诊，应立即给予清除。**

小试身手　2.确诊为葡萄胎，首选的治疗措施是

A.化疗　　　　　　　　B.放疗　　　　　　　　C.吸宫术

D.刮宫术　　　　　　　E.子宫切除术

2.子宫切除术　年龄超过40岁，葡萄胎恶变率较年轻女性高4~6倍，可直接切除子宫、保留附件。

3.黄素化囊肿的处理　黄素化囊肿一般不需处理，当黄素化囊肿扭转且卵巢发生血运障碍时应手术切除一侧卵巢。

4.预防性化疗　对于具有恶变倾向的葡萄胎病人选择性地采取预防性化疗（不常规推荐）。预防性化疗一般选用单药化疗，如5-FU、KSM、MTX等。

（六）护理措施（熟练掌握）

1.观察病情　严密观察病人腹痛及阴道流血情况，保留会阴垫。密切观察生命体征变化并记录。

2.预防感染　病人阴道流血期间，保持会阴清洁干燥，监测体温，及时发现感染征兆。

3.生活护理

4.清宫术的护理　葡萄胎一经确诊应<u>立即行清宫术，为防止术中大出血，术前应建立有效的静脉通路，备血，做好抢救准备。</u>术后将刮出组织送病理检查。注意观察阴道流血及腹痛情况。

小试身手　3.葡萄胎清宫术术前准备中最重要的项目是

A.急救药品　　　　　　B.大号吸管　　　　　　C.催产素

D.建立静脉通路　　　　E.保持会阴部清洁干燥

5.预防性化疗的护理　部分病人需进行预防性化疗，按妇科肿瘤化疗病人护理。

6.健康及随访指导

（1）饮食：给予高蛋白、高维生素、易消化饮食。

（2）活动与休息：出院后保证充足睡眠和心情愉快，适当活动。

（3）预防感染：葡萄胎清宫术后禁止性生活1个月。保持外阴清洁，每日清洗外阴。

（4）避孕：**葡萄胎术后避孕1年**。**避孕方法宜选用阴茎套或阴道隔膜。**

> 锦囊妙记：葡萄胎术后应避孕1年，乳腺癌术后应避孕5年。

小试身手 4.患者，女性，因葡萄胎入院后给予清宫术。术后即将出现，护士告诉患者应避孕

A.半年　　　　　　　　B.1年　　　　　　　　C.2年

D.3年　　　　　　　　E.5年

小试身手 5.患者女27岁，已婚未育，葡萄胎清宫术后准备出院，护士告知患者应随访两年，两年内不应妊娠，推荐选用的避孕方法为

A.针剂避孕药　　　　　B.口服避孕药　　　　　C.宫内节育器

D.安全期避孕　　　　　E.阴茎套

（5）随诊：葡萄胎病人有10%~20%的恶变可能，因此术后应定期随访。**葡萄胎清宫术后需每周查血或尿的HCG1次，直至连续3次阴性，以后每月1次共6个月，然后再每2个月1次共6个月，自第一次阴性后至少随访1年。**

> 锦囊妙记：葡萄胎患者术后最重要的随访项目是HCG。

小试身手 6.良性葡萄胎随访的主要目的是

A.了解盆腔恢复情况　　B.了解腹痛情况　　　　C.及早发现恶变

D.及早发现妊娠　　　　E.指导避孕

小试身手 7.葡萄胎患者随访时必须进行的常规检查是

A.阴道脱落细胞涂片检查　　　　　　　B.测尿中的HCG值

C.B超检查有无胎囊　　　　　　　　　D.多普勒超声检查听取胎心

E.CT检查脑转移情况

第二节　侵蚀性葡萄胎

（一）概述（了解）

侵蚀性葡萄胎，又称恶性葡萄胎，是指病变**侵入子宫肌层或转移至近处或远处器官**。

（二）病理改变（了解）

大体可见水泡状物或血块，葡萄胎组织侵入肌层或其他部位，见子宫表面单个

或多个紫色结节，严重者整个肌层全部被葡萄胎组织破坏。显微镜下见子宫肌层及转移病灶有显著增生的滋养细胞并呈团块状，细胞大小、形态均不一致，该滋养细胞可破坏正常组织侵入血管。增生的滋养细胞有明显出血及坏死，**但仍可见变性的或完好的绒毛结构。**

（三）临床表现（熟练掌握）

1.病史　有葡萄胎病史，**多发生在葡萄胎清除术后6个月以内。**

2.阴道流血　为侵蚀性葡萄胎最常见症状。多发生在葡萄胎排出后，阴道出现不规则流血。合并有阴道转移结节，破溃时可发生反复大出血。

3.转移灶表现　侵蚀性葡萄胎**最常见的转移部位是肺**，其次是阴道、子宫旁。

（四）辅助检查（了解）

1.人绒毛膜促性腺激素（HCG）测定　正常情况下，葡萄胎清除8~12周后HCG降至正常，如HCG仍持续高水平，或HCG曾一度降至正常水平又迅速升高，考虑为恶性滋养细胞肿瘤。

2.超声检查　超声检查常可发现广泛的肌层内肿瘤血管浸润及低阻性血流频谱。

3.盆腔动脉造影。

（五）治疗原则（了解）

以化疗为主，手术为辅。

（六）护理措施（熟练掌握）

见绒毛膜癌部分。

第三节　绒毛膜癌

（一）概述（了解）

绒毛膜癌简称绒癌，是一种高度恶性的滋养细胞肿瘤。早期可通过**血液转移**至全身各脏器，引起出血坏死。**最常见的转移部位依次为肺**、阴道、脑及肝等。

（二）病理改变（了解）

增生的滋养细胞大量侵犯子宫肌层及血管，并常伴远处转移。显微镜下见滋养细胞极度不规则增生，增生与分化不良的滋养细胞，排列成片状，侵入子宫内膜和肌层，并伴大量出血和坏死，**绒毛结构消失**。

> 锦囊妙记：浸润性葡萄胎与绒毛膜癌最主要的区别是绒毛结构是否消失。浸润性葡萄胎可见变性的或完好的绒毛结构，而绒毛膜癌的绒毛结构消失。

小试身手 8.绒毛膜癌与浸润性葡萄胎的主要区别是

A.阴道流血　　　　　B.盆腔包块　　　　　C.远处转移

D.有葡萄胎史　　　　　　E.绒毛结构是否消失

（三）临床表现（掌握）

1.病史　常继发于葡萄胎、流产或足月产后。

2.**阴道流血**　**为最主要的症状**。表现为产后、流产后，尤其是**葡萄胎清宫术后出现阴道持续不规则流血**。

3.盆腔包块及内出血　因增大子宫或阔韧带内血肿形成或增大的黄素化囊肿，病人出现下腹包块。

4.腹痛　因癌组织侵蚀子宫壁或子宫腔积血所致。

5.转移灶症状　阴道转移破溃出血引起阴道大出血；肺转移者出现咯血、胸痛及憋气等；脑转移出现头痛、喷射性呕吐、抽搐、偏瘫以及昏迷等；肝和脾转移出现呕血及柏油样大便；肾转移出现血尿等。

（四）辅助检查（掌握）

1.绒毛膜促性腺激素（HCG）测定。

2.超声检查。

3.胸部X线摄片检查可发现肺转移病灶；CT可用于发现脑转移病灶及早期肺转移病灶；MRI可用于脑转移的诊断。

（五）治疗原则（掌握）

以化疗为主，手术为辅。

> 锦囊妙记：在外科和妇产科的恶性肿瘤中，除浸润性葡萄胎、绒毛膜癌首选化疗，其余均首选手术治疗。

小试身手　9.绒毛膜癌的治疗原则是

A.手术为主，化疗为辅　　　　　　B.手术为主，放疗为辅
C.化疗为主，手术为辅　　　　　　D.放疗为主，化疗为辅
E.放疗为主，手术为辅

（六）护理（熟练掌握）

1.肺转移的护理

（1）病情观察：密切观察病人有无咳嗽、咯血、胸闷、胸痛等症状，遵医嘱使用镇静药物以减轻症状。

（2）吸氧：呼吸困难者间断给氧，取半坐卧位，有利于呼吸及痰液排出。

2.脑转移的护理

（1）一般护理：将病人置于单间并设专人护理，病室空气新鲜，光线宜暗，防止强光刺激引起烦躁、紧张、头疼而加重病情。抽搐病人应安置围挡，防止意外。

（2）观察病情：脑转移提示病情已进入晚期，病人可出现因瘤栓引起的一过性症状，如猝然摔倒、一过性肢体失灵、失语、失明等，约数分钟或数小时恢复。亦

可因瘤体压迫致颅内压增高，或瘤体破裂引起颅内出血，病人出现剧烈头痛、呕吐、偏瘫、抽搐、昏迷等。护士应严密观察病情变化，认真倾听病人主诉，及时发现病情变化并进行抢救。

（3）做好生活护理和皮肤护理。

（4）准确记录出入量：每天的总入量限制在2000~3000ml，防止加重脑水肿，控制脑转移者钠的摄入量。使用脱水剂时应根据药物特性掌握输液速度。

（5）脑转移抽搐的护理：一旦发生**抽搐应立即使用开口器，防止舌咬伤**，同时通知医生抢救。**保持呼吸道通畅，定时吸痰，有义齿者取下义齿防止吞服**。抽搐后，病人常有恶心、呕吐，此时应协助病人**去枕平卧，头偏向一侧**，防止呕吐误吸。大小便失禁者给予保留尿管长期开放。昏迷病人应定时翻身拍背，做好口腔和皮肤护理，**防止发生肺部并发症和压疮**。

3.阴道转移的护理

（1）尽早开始化疗。

（2）阴道转移结节未破溃者**以卧床休息为主，活动时勿用力过猛过重**，以免因摩擦引起结节破溃出血。

（3）减少一切增加腹内压的因素，如病人出现恶心、呕吐、咳嗽时应及时处理；保持大便通畅，必要时遵医嘱给予缓泻剂。

（4）保证热量及蛋白质摄入，粗细搭配，保证维生素供给。

（5）严密观察病情变化，做好大出血抢救的准备。

（6）避免不必要的阴道检查及盆腔检查。如必须检查应先做指检，动作要轻柔，防止碰破结节引起出血。**阴道转移者严禁行阴道冲洗**。

第四节　化疗病人的护理

一、常用药物的种类（了解）

1.烷化剂　是细胞周期非特异性药物。常用药物有邻脂苯芥、邻丙氨酸硝苄芥、氮芥、环磷酰胺。

2.抗肿瘤植物药　常用药物有长春碱、长春新碱、紫杉醇。

3.抗代谢药物　干扰核酸代谢，属细胞周期特异性药物。常用药物有氟尿嘧啶、甲氨蝶呤、阿糖胞苷。

4.抗肿瘤抗生素　是由微生物产生的具有抗肿瘤活性的化学物质，属细胞周期非特异性药物。常用药物有放线菌素D、平阳霉素、阿霉素。

5.其他抗肿瘤药物　如顺铂。

二、化疗药物的作用机制（掌握）

化疗药物的主要作用机制为：影响去氧核糖核酸（DNA）合成；直接干扰核糖核酸（RNA）复制；干扰转录，抑制信使RNA（mRNA）合成；阻止纺锤丝形成；阻止蛋白质合成。

三、常见的化疗不良反应（熟练掌握）

1.**造血功能障碍（骨髓抑制）** **是化疗药物最常见和最严重的不良反应**，主要表现为外周血液中白细胞和血小板计数减少。

> **锦囊妙记**：化疗药物最常见的不良反应是骨髓抑制，因此，在化疗过程中应定期检测患者的血象，了解白细胞和血小板下降的情况。

小试身手 10.化疗药物最常见和最严重的副反应是

A.消化道反应　　　　　B.毛发脱落　　　　　C.肝功能损害

D.肾功能损害　　　　　E.造血功能障碍

2.**消化道反应**　主要表现为食欲缺乏、恶心、呕吐，腹痛、腹泻，消化性溃疡等。

3.**皮肤黏膜损伤**

（1）皮肤反应：皮肤干燥、色素沉着、皮疹、全身瘙痒，严重者出现剥脱性皮炎。

（2）毛发脱落：因毛囊上皮生长迅速，对化疗药敏感。

（3）组织坏死：某些化疗药物对局部组织刺激性较大，如放线菌素D、长春新碱、阿霉素、氮芥等，若不慎注入皮下可引起组织损伤、溃烂，甚至坏死，形成硬结，经久不愈。

4.**肝、肾功能损伤**　主要表现为血清丙氨酸氨基转移酶增高，严重者出现黄疸。

多数化疗药物由肾脏排泄，大剂量使用时其代谢产物溶解性差，尤其在酸性环境中易形成沉淀物，堵塞肾小管，引起肾衰竭。如顺铂、甲氨蝶呤等。**环磷酰胺以原形排泄，可引起出血性膀胱炎。**

四、化疗前准备（熟练掌握）

（一）培训护士

1.护士应熟练掌握化疗的基础知识。

2.护士在操作的过程中严格执行无菌技术原则和三查七对制度。

3.做好化疗防护工作。有条件者使用生物安全柜配制化疗药物。

（二）病人准备

心理护理、测量体重。

五、化疗中的护理（熟练掌握）

1.根据医嘱严格执行"三查七对"，正确溶解和稀释药物，药物做到现配现用。

2.注意保护血管，经济条件允许的病人建议使用PICC及输液港；熟练静脉穿刺技术提高成功率。

3.经常巡视，保证化疗药物准确、按时输入。

六、化疗不良反应的护理（熟练掌握）

（一）造血系统不良反应的护理

1.白细胞减少的护理

（1）室内环境清洁，每日定时通风，减少病室内人员流动，白细胞低于 1.0×10^9/L时对病人实施保护性隔离。

（2）观察病情：监测血常规变化。如白细胞计数下降，应每日监测3~4次体温，**若体温超过38.5℃时，及时通知医生，抽血做细菌培养，给予降温和抗生素治疗；**同时注意易发生感染部位有无炎症反应，如病人有无咽痛、口腔溃疡、咳嗽、尿急、尿痛等症状。

（3）营养支持：指导病人增加蛋白质、维生素类食物摄入，增强机体抵抗力。注意饮食卫生，水果、蔬菜要洗净。

（4）卫生指导：保持口腔清洁，除每日早晚刷牙外，其他时间可使用盐水或硼酸水漱口。指导病人每日清洁外阴，勤洗澡及更换内裤。注意保暖，避免感冒。

（5）治疗过程中严格遵守无菌技术操作原则，避免发生医源性感染。

（6）遵医嘱使用抗生素、升白细胞药物，注意观察用药后反应。

2.血小板降低的护理

（1）观察病情：注意血常规变化。如在病人血小板计数下降期，要密切注意病人面色及生命体征变化，及早发现因血小板计数下降引起的隐性出血。显性出血易被发现，表现为牙龈出血、鼻出血、阴道流血、尿血、便血。隐性出血不易被发现，表现为皮下出血、内脏出血、颅内出血。

（2）根据病情适当限制病人活动，防止因体弱无力、贫血而发生外伤及出血意外，有颅内出血或其他内脏出血倾向者要绝对卧床休息。

（3）**指导病人用软毛刷刷牙，不可使用牙签剔牙，防止牙龈出血**，严重者禁止刷牙，用盐水、硼酸水漱口或给予口腔护理。

（4）嘱患者不要抠鼻、咬指甲等，预防出血。

（5）饮食指导：给予升血小板治疗的同时，注意改善病人饮食，达到食疗配合药疗的作用。忌食辛辣、坚硬粗糙食物；多喝水，吃新鲜水果、蔬菜，避免便秘，防止因用力排便引起肠黏膜损伤和潜在性颅内出血。

（6）进行各种治疗操作时动作轻柔，尽量避免肌肉、静脉注射，慎用止血带，注射后要用棉球压迫穿刺部位至无出血为止。

（二）消化道不良反应的护理

1.食欲减退、恶心、呕吐的护理

（1）及时清理呕吐物，协助患者漱口。

（2）详细记录呕吐量，及时补充水、电解质。

（3）遵医嘱给予镇静、止吐药物，必要时静脉补充营养。

（4）饮食指导：给予清淡、易消化饮食，少食多餐，食用自己平常喜爱的食物。

2.口腔溃疡的护理

（1）保持口腔清洁，用盐水、硼酸水漱口。

（2）根据溃疡程度给予口腔护理，具体方法如下：先用1%的过氧化氢溶液漱口；再用长棉签蘸1.5%过氧化氢溶液为病人擦洗口腔黏膜溃疡处，注意动作轻柔，尽量除去溃疡表面覆盖的腐败组织及脱落黏膜，血小板低的病人，切忌擦破口腔黏膜，防止出血不止；然后用生理盐水高压冲洗，将口腔内的污物冲洗干净；最后用棉签蘸干后，将口腔溃疡散涂于溃疡处。

（3）病人进食前用0.03%的丁卡因喷口腔及咽部止疼。

（4）鼓励病人多咀嚼，多说话，以利唾液分泌。

（5）饮食清淡、质软、无刺激性，急性期应以流食少渣为主。

3.腹痛、腹泻的护理

（1）详细记录病人每天大便次数，观察其量、性质和颜色。嘱病人将腹痛、大便次数增多的情况及时报告医务人员，以便及早处理。

（2）化疗过程中出现腹泻，应立即停止化疗药。及时留大便送细菌培养。

（3）饮食护理：养成良好的饮食卫生习惯，不吃不洁、生冷、油腻食物。鼓励病人多饮用酸奶等含乳酸菌饮料。急性期禁食，通过输液补充电解质，恢复期进流食。

（4）对疑似假膜性肠炎者，及时进行床边隔离。备专用便盆，对所有污染粪便用石灰水搅拌20分钟后再处理，病人衣裤床单等放入专用口袋，先消毒后再清洗，防止交叉感染。

（三）皮肤、黏膜损害的护理

保护血管，防止药物外渗。有计划、合理使用血管；使用化疗药物时，**静脉穿刺成功后再输注化疗药物**。如在输注化疗药物，特别是对血管刺激性强的化疗药物出现外渗，应立即处理，处理方法为：**立即停药，局部采取封闭治疗。冰袋冷敷药物外渗部位，并嘱病人局部24小时不可接触热物**。

（四）脱发的护理

帮助病人正确面对自我形象改变。协助病人选择假发、围巾、帽子等装饰物，维护病人自尊。

（五）肾功能损害的护理

1.化疗过程中通过静脉补充大量液体，严格控制输液速度；鼓励病人多饮水，多吃一些利尿食物，如西瓜、冬瓜、黄瓜等，保证肾脏持续灌注，保证尿量。

2.详细记录24小时出入量。

3.注意观察有无泌尿系统症状，是否排尿困难等。

4.遵医嘱给予解救药。

（1）**硫代硫酸钠**：与顺铂竞争占领肾脏受体，减轻**顺铂毒性**，但其作用亦减轻，所以硫代硫酸钠与顺铂应用于不同的途径。

（2）**碳酸氢钠**：使体液呈碱性，**甲氨蝶呤**不易结晶，易从肾脏排泄。

小试身手 11.关于绒毛膜癌患者化疗期间的护理措施，**错误的是**

A.穿刺从远端开始，有计划地使用血管

B.熟练掌握静脉穿刺技术，提高成功率

C.使用化疗药物时，应确保成功后，再输注化疗药物

D.化疗药物如出现外渗，应立即停止用药，局部封闭治疗

E.化疗药物外渗时，可局部给予热水袋热敷

参考答案

1.C 2.C 3.D 4.B 5.E 6.C 7.B 8.E 9.C 10.E 11.E

答案与解析

1.C 阴道流血是葡萄胎患者最常见的症状，多数病人在停经12周左右发生不规则阴道流血。

2.C 葡萄胎的诊断一经确定后，应立即予以吸宫清除，并定期复查HCG。

3.D 为防止术中大出血，葡萄胎清宫术前应建立有效的静脉通路、备血，准备好抢救措施。

4.B 葡萄胎清宫术后应避孕1年，避孕方法宜选用阴茎套或阴道隔膜。

5.E 葡萄胎避孕方法宜选阴茎套或者阴道隔膜。

6.C 葡萄胎病人有恶变的可能，因此病人要定期随访。

7.B 葡萄胎清宫术后必需每周查血或尿的HCG 1次，直到阴性，以后每月1次，半年以后每3个月1次，至少随访1年。

8.E 浸润性葡萄胎仍可见变性的或完好的绒毛结构，而绒毛膜癌的绒毛结构已消失。

9.C 绒毛膜癌的治疗原则是以化疗为主，手术为辅。

10.E 化疗过程中最常见和最严重的一种不良反应是造血功能障碍，主要表现为外周血液中的白细胞及血小板计数的下降。

11.E 化疗药物外渗时，应局部冷敷，以减少药液外渗。

第十六章　妇科腹部手术病人的护理

要点分析

本章内容非常重要，每年必考。近5年的考试先后考查了妇科腹部手术的皮肤准备、子宫颈癌的好发部位、临床表现、辅助检查，子宫肌瘤的临床表现，子宫内膜癌的临床表现、辅助检查，卵巢肿瘤的病理改变、并发症，子宫内膜异位症的常见部位、辅助检查等。整体的考查偏重于知识的记忆和理解。对于本章的复习，考生应着重掌握妇科腹部手术的术前准备和术后护理，子宫颈癌的病因、好发部位、临床表现、辅助检查，子宫肌瘤的临床表现，子宫内膜癌的好发人群、临床表现、辅助检查，卵巢肿瘤的病理改变、并发症，子宫内膜异位症的常见部位、临床表现、辅助检查等内容。本章记忆性内容较多，考生可通过总结、对比等方式进行记忆，如子宫颈癌为接触性出血，子宫内膜癌为绝经后阴道流血。

考点纵览

第一节　妇科腹部手术病人的一般护理

（一）妇科腹部手术种类（掌握）

按手术急缓程度分为择期手术、限期手术和急诊手术。按手术术式或目的分为剖宫产探查术、附件切除术、次全子宫切除术、全子宫及双侧附件切除术、宫颈癌根治术、剖宫产术。

（二）术前准备（熟练掌握）

1.术前指导

（1）术前指导病人学会胸式呼吸，老年患者学会咳嗽和排痰，预防术后发生坠积性肺炎。

（2）术前指导病人学会应对术后疼痛。

（3）指导病人翻身、起床和活动技巧，鼓励病人术后早期活动，促进术后康复。**术后早期活动是避免下肢静脉血栓形成的有效方法。**

（4）术前指导病人在床上练习使用便器。

2.术前准备

（1）皮肤准备：术前1日进行皮肤准备。**腹部手术皮肤备皮范围：上至剑突下缘，下至两大腿上1/3，左右到腋中线，剃去阴毛。**

（2）术前1日抽血做血型鉴定及交叉配血试验，做普鲁卡因、青霉素等药物过敏试验。

（3）术前晚及手术当日清晨测生命体征，了解病人有无月经来潮，上呼吸道感染。

（4）**阴道准备：术前1日为病人冲洗阴道2次**，第2次冲洗后在子宫颈口及阴道穹隆部涂甲紫，作为手术切除宫颈的标记。阴道流血及未婚者禁忌做阴道冲洗。

（5）胃肠道准备：一般妇科手术病人肠道准备于术前1日开始。术前8小时禁食，术前4小时禁水。妇科恶性肿瘤病人，特别是卵巢癌病人，由于肿瘤组织有可能侵犯肠道，术中要剥离癌组织或切除病变部位的部分肠管，肠道准备应从术前3日开始，术前3日进半流食，口服庆大霉素8万U，每日2次，口服20%的甘露醇250ml加生理盐水250ml，每日1次。术前2日进流食，其他内容同术前3日。术前1日禁食，静脉补液，口服庆大霉素及甘露醇，并行清洁灌肠。手术当日清晨清洁灌肠，直到排泄物中无粪渣。

（6）术前12小时应避免使用镇静药物。对于严重焦虑的病人，可遵医嘱使用镇静催眠药。

（7）膀胱准备：手术前为病人置保留尿管。

（8）准备床单位：铺好麻醉床，床上备床垫，备好血压表、听诊器、沙袋、弯盘、吸氧用物、引流瓶等。

（9）其他：术前评估病人有无药物过敏史。进入手术室前取下义齿、发卡及首饰，遵医嘱给予术前药物，核对病人姓名、床号、手术带药及手术名称，将病人及病历送至手术室。

（三）手术日护理（熟练掌握）

1.接诊病人　病房护士向麻醉师详细了解术中情况，检查骶尾部皮肤受压情况。

2.体位　**全麻病人取去枕平卧位，头偏向一侧，防止呕吐物误吸。硬膜外麻醉的病人去枕平卧6~8小时，腰麻病人去枕平卧12~24小时，防止术后头痛。**如无特殊病情变化，**术后次日晨取半卧位**。

3.术后即时护理　测量血压、脉搏和呼吸，检查输液通路是否通畅、腹部伤口及麻醉穿刺部位敷料有无渗血、阴道有无流血、尿管是否通畅以及尿液的量和性质、全身皮肤情况。**沙袋置腹部6小时，防止出血**。

（四）术后护理（熟练掌握）

1.观察生命体征　全麻未清醒者应注意观察瞳孔、意识及神经反射。每15~30分钟测量生命体征一次直至血压平稳后改为每4小时一次，以后每日测量生命体征3~4次，直至正常后3日。

2.观察尿量　观察尿量及性质，如发现尿液为鲜红色则考虑可能损伤输尿管或膀胱；术后尿量至少每小时在50ml以上，如尿量过少，应检查导尿管是否堵塞、打折、受压、脱落。一般情况下妇科手术于术后第1日晨拔除尿管。保留尿管期间每日测量体温3~4次，每日冲洗会阴并更换尿袋，操作时严格执行无菌技术，防止逆行性感染。**在拔除尿管的前1~2日，定时开放导尿管，一般3~4小时开放一次**，夜间持续开放以促进膀胱功能恢复。

3.留置引流管护理　保持引流管通畅，观察引流液的量和性质，**术后24小时内若每小时引流液出100ml以上鲜红色血液时，考虑为内出血**。引流管应保持适宜的长度。引流管及引流瓶应每日更换，每日2次冲洗会阴，同时每日测体温3次，早发现感染征兆。如引流液为脓性且体温升高时考虑为感染；如引流量逐渐增加，色淡黄要分析是否有漏尿。一般情况下24小时引流液小于10ml且病人体温正常可考虑拔除引流管。

4.术后止痛　术后24小时内使用哌替啶50mg加异丙嗪25mg肌内注射，可缓解伤口疼痛。可6~8小时重复1次。也可使用病人自控止痛泵。**术后12~24小时病人取半坐卧位**。

5.术后恶心、呕吐及腹胀的观察和护理　呕吐时使病人头偏向一侧，及时清理呕吐物，清洁口腔，保持床单干净整齐。术后腹胀是由于肠管暂时麻痹导致过多气体积聚肠腔而不能从肛门排出。**鼓励病人早期活动，促进肠蠕动恢复，防止肠粘连。通常术后48小时肠蠕动恢复正常，腹胀减轻**。

6.饮食护理　术后6~8小时进流质饮食，忌食牛奶及甜食，肛门排气后进半流食，排便后进普食。胃肠减压者禁食。

7.**术后7日拆线**，年老、体弱或过度肥胖者应延长拆线时间或间断拆线。

> 锦囊妙记：妇产科腹部手术一般术后7日拆线，会阴侧切口术后3~5日拆线。

8.出院指导

（1）饮食：进食高蛋白、高热量、高维生素饮食。

（2）休息与活动：术后多休息，保持充足睡眠。

（3）症状观察：若伤口出现红肿、硬结、疼痛或发热等应及时就医。**全子宫切除术后7~14日，阴道有少量粉红色分泌物，因阴道残端肠线溶化引起，不需处理**。

（4）全宫切除术后3个月内禁止性生活及盆浴。子宫肌瘤剔除术、卵巢囊肿剔除术及宫外孕术后1个月内禁止性生活及盆浴。妇科手术病人出院后1个月至1个半月来院复查。

第二节　子宫颈癌

（一）概述（了解）

子宫颈癌发病率仅次于乳腺癌，**是女性生殖系统最常见的恶性肿瘤**。患病高发**年龄为50~55岁**。

（二）病因（掌握）

宫颈癌的发生与下列因素的综合作用有关

1.婚姻　早婚或多次结婚。

2.炎症或病毒　人乳头瘤病毒是主要的致病因素。

3.孕产史　早育、孕产频繁。

4.性生活　18岁以前就有性生活，或性生活紊乱。

5.配偶　配偶为高危男子，其患阴茎癌、前列腺癌或其前妻患子宫颈癌者。

（三）正常宫颈上皮生理（了解）

子宫颈上皮由子宫颈阴道部的鳞状上皮和子宫颈管柱状上皮共同组成。两种上皮的交接部为子宫颈外口，此部位称原始鳞–柱交接部或鳞柱交界。此交接部位随体内雌激素水平变化而发生生理性移位。

（四）病理改变（了解）

子宫颈外口的原始鳞–柱交接部与生理性鳞–柱交接部间所形成的移行带区是子宫颈癌的好发部位。

小试身手 1.子宫颈癌的好发部位是

A.宫颈阴道部的鳞状上皮　　　　　　B.宫颈管柱状上皮

C.宫颈外口鳞柱状上皮交界处　　　　D.宫颈内口与宫颈管交界处

E.宫颈管与宫颈外口交界处

（五）临床表现（掌握）

1.症状

（1）**阴道流血：早期表现为接触性出血**，性交后或妇科检查后出血。

（2）阴道排液：阴道排液量增多，为白色或血色，稀薄如水或米汤样，有腥臭。

（3）晚期症状：癌症晚期病变累及骨盆壁、闭孔神经、腰骶神经，出现腰骶部或坐骨神经痛。病灶压迫输尿管或直肠，引起尿频、尿急、肛门坠胀等症状。

2.体征　局部体征与浸润癌的类型、生长发展情况有关。外生型癌见向外突出的赘生物，触之易出血。内生型癌表现为宫颈肥大、质硬、子宫颈管膨大如桶状，子宫颈表面光滑或有浅表溃疡。浸润盆腔，妇科检查扪及冰冻骨盆。

（六）辅助检查（掌握）

1.**宫颈刮片细胞学检查**　用于子宫颈癌的普查。

2.碘试验。

3.氮激光肿瘤固有荧光诊断法　本方法可筛查早期子宫颈癌及癌前病变定位取材。

4.阴道镜检查　有利于进一步观察早期病变，选择病变部位进行宫颈活组织检查，以提高诊断正确率。

5.**子宫颈和子宫颈管活组织检查**　**是子宫颈癌前病变和子宫颈癌确诊的最可靠方法。**

小试身手 2.患者，女性，45岁，因接触性出血入院。查体：宫颈重度糜烂。要排除宫颈癌，应首选哪种检查方法

A.碘试验　　　　　　　B.阴道镜检查　　　　　　C.妇科三合诊检查

D.宫颈刮片细胞学检查　E.宫颈多点活检

（七）治疗原则（掌握）

常用治疗方法有手术、放疗和化疗等综合应用方案。

（八）护理措施（熟练掌握）

1.指导病人摄入营养丰富、清淡、易消化饮食，多食新鲜蔬菜和水果。

2.手术前后护理　除按妇科手术一般护理外，<u>术前重点做好阴道准备</u>，术后做好生命体征监测，伤口及引流管护理，疼痛护理等。

3.晚期子宫颈癌病人的护理

（1）子宫颈癌并发大出血：备齐急救药物和物品，应及时报告医生并配合抢救，用明胶海绵及纱布条填塞阴道，压迫止血。

（2）<u>有大量米汤样或恶臭脓样阴道排液者，用1：5000高锰酸钾溶液擦洗阴道</u>。擦洗时动作轻柔，防止引起大出血。

（3）持续性腰骶部痛或腰腿痛者遵医嘱适当使用镇痛药。

（4）有贫血、感染、消瘦、发热等恶病质表现者，应加强护理，预防肺炎、口腔感染、压疮等并发症。

5.健康宣教

（1）保持外阴清洁卫生，积极防治阴道或子宫颈炎症。

（2）预防病毒感染。

（3）定期普查，每1~2年普查1次，30岁以上妇女应定期参加子宫颈癌普查，以早发现、早诊断和早治疗。

（4）术后禁止性生活半年。

（5）随访指导：出院后按时随访。随访时间：出院后第一年内，<u>出院后1个月行首次随访，以后每2~3个月复查1次；出院后第2年，每3~6个月复查1次；出院后3~5年，每半年复查1次；第6年开始，每年复查1次</u>。出现不适症状应立即就诊。

第三节　子宫肌瘤

<u>子宫肌瘤是女性生殖器最常见的良性肿瘤</u>，由平滑肌和结缔组织组成。<u>常见于30~50岁妇女</u>，20岁以下少见。据尸检统计，30岁以上妇女约20%有子宫肌瘤。因肌瘤多无症状或很少有症状，临床报道的子宫肌瘤发病率远低于实际发病率。

> 锦囊妙记：子宫肌瘤是女性生殖系统中最常见的良性肿瘤，子宫颈癌是最常见的恶性肿瘤，卵巢恶性肿瘤是妇科恶性肿瘤中死亡率最高的。

（一）病因（掌握）

确切病因不明，临床资料表明，子宫肌瘤好发于30~50岁女性（占70%~80%），尤其多见于不孕症者。肌瘤在生育年龄期间可继续生长和发展，至绝经期后停止生长、萎缩，提示<u>子宫肌瘤的发生和生长可能与雌激素有关</u>。

> 锦囊妙记：子宫肌瘤与雌激素有关，痛经与前列腺素有关，经前期体温升高与孕激素有关。

（二）病理（了解）

子宫肌瘤为球形实质性肿瘤，多发或单个，大小不一，表面光滑，表面有一层由子宫肌层受肌瘤压迫而形成的假包膜。

（三）分类（掌握）

按肌瘤所在部位分为子宫体肌瘤（占92%）和子宫颈肌瘤（占8%）。

按肌瘤与子宫肌层的位置关系分为3类：

1.浆膜下肌瘤　约占20%。肌瘤向子宫浆膜面生长，向子宫表面突出。

2.肌壁间肌瘤　最常见，约占总数的60%~70%。肌瘤位于子宫肌层内，周围被肌层包绕。

3.黏膜下肌瘤　肌瘤向子宫腔方向生长并突出于子宫腔内，表面由子宫黏膜层覆盖，称黏膜下肌瘤。

（四）临床表现（掌握）

1.月经改变　**较大的肌壁间肌瘤使子宫腔变大**，子宫黏膜面积也随之增大，子宫收缩不良或子宫黏膜增生时间过长等，**使月经周期缩短、经期延长、经量增多、**不规则阴道流血等。**黏膜下肌瘤常出现月经过多，随肌瘤增大，经期延长。**

2.腹部肿块。

3.白带增多　肌壁间肌瘤使子宫腔面积变大，黏膜腺体分泌物增多，盆腔充血，白带增多。当黏膜下肌瘤脱出阴道内并发生感染时，脓性或血性白带增多，或有腐烂组织从阴道排出。

4.腹痛、腰酸、下腹坠胀　肌瘤可引起腰酸、腰痛、下腹坠胀，且经期加重。**当浆膜下肌瘤发生蒂扭转时可出现急性腹痛。**

5.压迫症状　较大的肌瘤压迫邻近器官引起相应症状。肌瘤压迫膀胱时出现尿频、排尿障碍、尿潴留等。肌瘤压迫直肠时出现便秘、排便困难等。

6.不孕。

7.继发性贫血。

8.体征　其体征与肌瘤大小、位置、数目及有无变性有关。肌瘤较大者在腹部可扪及。妇科检查：肌壁间肌瘤者可触及增大子宫，表面不规则、呈结节状。浆膜下肌瘤者可扪及有蒂与子宫相连的质地较硬的球状物。黏膜下肌瘤时子宫均匀增大，有时在子宫颈口或阴道内见到红色、表面光滑的肌瘤。

（五）辅助检查（掌握）

B超检查为常用的诊断方法，还可采用子宫镜、腹腔镜协助诊断。

（六）治疗原则（掌握）

1.保守治疗

（1）随访观察：肌瘤小且无症状者，特别是接近围绝经期者一般不需治疗。

（2）药物治疗：诊断明确的肌瘤，小于2个月妊娠子宫大小，症状不明显或较轻，尤其近绝经年龄或全身情况不能耐受手术者，考虑药物对症治疗。

2.手术治疗

（1）肌瘤切除术：适用于35岁以下希望保留生育功能者，保留子宫。

（2）子宫切除术：适用于肌瘤较大，症状明显，治疗效果不佳，无生育要求者。

（七）护理措施（熟练掌握）

1.鼓励病人摄入高蛋白、高维生素和含铁量丰富食物。

2.阴道出血　严密观察生命体征变化，观察病人有无面色苍白、脉搏细速等症状。保留会阴垫以准确估计阴道流血的量和性质。大出血时应及时通知医师处理。

3.协助完成血常规、凝血功能检查，检测血型，交叉配血，以备急用。

4.用药护理　注意服用铁剂的注意事项。

5.腹部肿块　观察肿块大小和症状。**浆膜下子宫肌瘤蒂扭转可出现急性腹痛**，应立即入院观察处理。

6.出院指导　嘱病人按预定随访时间接受检查和指导。全子宫切除术者术后可有少量暗红色阴道流血，血量逐渐减少，**若术后7~8天出现阴道流血，多为阴道残端肠线吸收所致**，出血量不多者暂观察；出血较多者可用明胶海绵压迫止血或缝合残端。**术后1个月应到医院随访，检查伤口愈合情况。**

小试身手 3.患者，女性，40岁，月经量增多，月经周期缩短2年。妇科检查：子宫增大约3个月大小，质硬，凸凹不平，双附件(-)，最可能的诊断是

A.功能失调性子宫出血　　B.子宫内膜癌　　　　　　C.子宫颈癌

D.子宫肌瘤　　　　　　　E.围绝经期

小试身手 4.患者女性，经产妇女，39岁，一年多月经量增多，经期持续4~14天，检查，子宫如3个月大小，凹凸不平，双附件无异常，血红蛋白90g/dL，诊断为子宫肌瘤，恰当的处理为

A.随访观察　　　　　　B.手术治疗　　　　　　　C.放射治疗

D.中药治疗　　　　　　E.激素治疗

第四节　子宫内膜癌

（一）概述（了解）

子宫内膜癌，又称子宫体癌，发生于子宫内膜层，以腺癌为主，**多见于老年妇女。**

（二）病因（了解）

子宫内膜癌的病因未明，可能与**子宫内膜增生过长**有关，尤其是缺乏孕激素对抗而长期接受雌激素刺激，可引发子宫内膜癌。**未婚、少育、未育**或家族中有癌症史的女性，**肥胖、高血压、绝经延迟、糖尿病**及患其他心血管疾病的病人发生子宫内膜癌的几率增加。

小试身手 5.使子宫内膜出现增生期变化的激素是

A.绒毛膜促性腺激素 B.雌激素   C.生乳素

D.孕激素   E.雄激素

（三）病理（了解）

病变多发生在子宫底部的子宫内膜，以**两侧子宫角附近多见**。显微镜检镜下可见类型为：内膜样腺癌、黏液性癌、癌肉瘤、透明细胞癌、浆液性腺癌，以内膜样腺癌为主。

（四）临床表现（熟练掌握）

1.阴道流血 病人出现不规则阴道流血，量一般不多。**绝经后阴道流血为典型症状**；未绝经者经量增多、经期延长或经间期出血。

2.阴道排液 少数病人诉阴道排液增多，早期为浆液性或浆液血性白带，晚期合并感染时出现脓性或脓血性排液，并有恶臭。

3.疼痛 晚期癌肿侵犯周围组织，压迫神经，出现下腹部和腰骶部疼痛，并向下肢及足部放射。

4.全身症状 晚期出现恶病质表现，如贫血、消瘦、发热、衰竭等。

5.体征 早期妇科检查无明显异常。随病情发展，子宫逐渐增大，质稍软。晚期偶见癌组织自子宫颈口脱出，质脆，触之出血。

（五）辅助检查（了解）

1.**分段诊断性刮宫**（简称分段诊刮）。

2.其他 细胞学检查、B型超声检查、宫腔镜检查均有助于确诊。

小试身手（6~7题共用备选答案）

A.B超检查   B.宫颈刮片

C.分段诊刮   D.绒毛膜促性腺激素测定

E.宫颈活体组织检查

6.诊断子宫内膜癌的首选方法是

7.诊断葡萄胎最重要的辅助检查是

（六）治疗原则（掌握）

治疗方法包括手术治疗、放射治疗、药物治疗，根据病情选择单种方法或综合应用。

（七）护理措施（熟练掌握）

1.治疗护理 采用不同治疗方法的病人，提供相应的护理措施。

2.健康宣教

3.随访指导 绝大多数子宫内膜癌病人在3年以内复发。随访时间：一般在术后2~3年内，每3~6个月1次；术后3年后，每6个月1次，5年后每年1次；嘱病人出现不适感觉时及时就诊。

小试身手（8~9题共同题干）

患者，女，52岁，绝经4年后出现阴道流血近1个月。妇科检查：宫颈光滑，子宫略饱满，两侧附件（-）。

8.该患者可能患

A.宫颈炎　　　　　　　B.子宫肌瘤　　　　　　C.宫颈癌

D.子宫内膜癌　　　　　E.子宫内膜异位症

9.为明确诊断可选择下列哪项检查

A.宫腔镜检查　　　　　B.B超　　　　　　　　C.分段诊断性刮宫

D.阴道涂片细胞学检查　E.宫颈刮片细胞学检查

第五节　卵巢肿瘤

（一）概述（了解）

卵巢肿瘤是女性生殖器常见的肿瘤，可发生于任何年龄。卵巢恶性肿瘤的**死亡率居妇科恶性肿瘤之首位。**

（二）组织学分类（了解）

根据WHO制订的卵巢肿瘤组织学进行分类：包括体腔上皮来源的肿瘤、性索间质肿瘤、生殖细胞瘤、脂质（类脂质）细胞瘤、性腺母细胞瘤、非卵巢特异性软组织肿瘤（肉瘤、纤维肉瘤、淋巴肉瘤）、未分类肿瘤、转移性肿瘤及瘤样病变。

（三）常见卵巢肿瘤的病理改变（了解）

1.卵巢上皮性肿瘤　　发病年龄多为30~60岁女性，肿瘤分为良性、交界性和恶性。

（1）卵巢浆液性肿瘤

1）浆液性囊腺瘤：约占卵巢良性肿瘤的25%。多见于育龄妇女。

2）交界性浆液性腺囊瘤：多见于生育年龄的妇女。双侧卵巢肿瘤多见。

3）浆液性囊腺癌：为最常见卵巢恶性肿瘤，约占卵巢癌的75%。肿瘤多为双侧，体积较大，生长迅速，预后差。

（2）卵巢黏液性肿瘤

1）黏液性囊腺瘤：为常见肿瘤，约占卵巢良性肿瘤的20%。多见于30~50岁妇女，常合并妊娠。多为单侧，囊壁光滑、稍厚，灰白色，体积大。

2）交界性黏液性囊腺瘤：中等大小，多发生于单侧卵巢，表面光滑。

3）黏液性囊腺癌：占卵巢恶性肿瘤的3%~4%。多见于40~70岁妇女。癌肿多见于单侧卵巢，瘤体较大，灰白色，常伴出血和坏死灶。

2.卵巢生殖细胞肿瘤　　可见于任何年龄，发病率仅次于卵巢上皮性肿瘤，居卵巢肿瘤第二位。

（1）畸胎瘤：肿瘤组织多数成熟，多为囊性。

1）**成熟畸胎瘤：是最常见的卵巢良性肿瘤。**多为囊性，实性不常见，又称皮样囊肿。多为单侧圆形，中等大小，表面光滑，壁薄质韧。切面多为单房，腔内充满油脂和毛发，有时可见牙齿或骨质，甚至胎儿样结构。其中任何一种组织成分均可恶变，形成各种恶性肿瘤。

2）未成熟畸胎瘤：为恶性肿瘤，多见于20岁以前。肿瘤由分化程度不同的未成熟胚胎组织构成，主要为原始神经组织。肿瘤较大，常为单侧实质性，表面呈结节状。肿瘤恶性程度高，生长迅速，常穿透包膜，侵犯周围组织器官。

（2）无性细胞瘤：为恶性肿瘤，好发于20~30岁女性。

（3）内胚窦瘤：是罕见的恶性肿瘤，恶性程度高，生长迅速，易早期转移，多见于儿童及青年妇女。内胚窦瘤细胞能产生甲胎蛋白（AFP），此指标可作为诊断和监护肿瘤消长的重要指标。

3.卵巢性索间质肿瘤　占卵巢恶性肿瘤的5%~8%，是由分化不等的颗粒细胞、卵泡膜细胞及构成纤维瘤的胶原、梭形细胞等单一或多种性腺间质成分形成的肿瘤。

（1）颗粒细胞瘤：为低度恶性肿瘤，多发于45~55岁妇女，因肿瘤能分泌雌激素，多数患者以性激素分泌紊乱为首发症状，预后较好。

（2）卵泡膜细胞瘤：为良性肿瘤，多发生于绝经后，40岁以下少见。肿瘤具有内分泌功能，能分泌雌激素，因而有女性化作用。

（3）纤维瘤：是较常见的卵巢良性肿瘤，多见于中年妇女。肿瘤多发生于单侧卵巢，双侧占4%~8%。

（4）支持－间质细胞瘤：也称睾丸母细胞瘤，在卵巢肿瘤中罕见，多见于40岁以下女性。

4.卵巢转移性肿瘤　占卵巢肿瘤的5%~10%。来自胃肠道、乳腺和子宫的转移癌最多见，**在来自胃肠道的转移癌中以胃癌多见**。

（四）临床表现（掌握）

1.症状　良性卵巢肿瘤生长缓慢，早期肿瘤小，多无症状，常不被患者发觉。当肿瘤增大至中等大小时，腹部可扪及肿块，并有腹胀感。肿块较大时，妇科检查可触及囊性或实性之球形肿瘤，表面光滑，蒂长者活动良好。

恶性卵巢肿瘤早期常无症状，一旦出现腹胀症状或发现腹部肿块时提示肿瘤已至晚期。

2.体征　<u>妇科检查可触及子宫一侧或两侧的卵巢囊性、实质性或半实性包块</u>，表面光滑，活动，与周围组织无粘连，或肿块表面高低不平，与周围组织有粘连，固定不动，可有腹水。

（五）卵巢肿瘤的并发症（熟练掌握）

1.卵巢肿瘤并发蒂扭转　是妇科常见急症，常发生于中等大小的肿瘤。**表现为一侧下腹腹痛加剧，或一侧下腹痛伴恶心、呕吐甚至休克。**

`小试身手` 10.卵巢肿瘤最常见的并发症是

A.肿瘤破裂　　　　　B.蒂扭转　　　　　C.肿瘤感染

D.恶变　　　　　　　E.出血性休克

2.卵巢肿瘤破裂　有外伤性及自发性两种。破裂时患者可有轻度或剧烈腹痛、恶心呕吐、出血性休克和腹膜炎。

3.卵巢肿瘤感染 常见于肿瘤蒂扭转和肿瘤破裂。表现为高热、腹痛、肿块、腹部压痛、肌紧张及白细胞计数增高等腹膜炎征象。

4.恶变 肿瘤迅速生长，尤其双侧应考虑有恶变可能。

（六）辅助检查（了解）

1.细胞学检查 在腹水和腹腔冲洗液中找到癌细胞，对于确诊、确定卵巢癌分期和选择治疗方案有意义。

2.影像学检查 B超检查、X线检查、CT及MRI、淋巴造影。

3.腹腔镜检查 对腹腔肿块、腹水或可疑卵巢恶性肿瘤者采用腹腔镜检查。

4.肿瘤标志物检查。

5.细胞学检查 抽取腹水或腹腔冲洗液和胸腔积液查找癌细胞。

（七）治疗原则（掌握）

1.良性肿瘤 一旦明确诊断应进行手术治疗。仅怀疑为卵巢瘤样病变且直径小于5cm者，可短期随访观察。

2.恶性肿瘤 对恶性肿瘤应采取综合治疗方案。**原则是以手术为主，化疗、放疗为辅**。

（八）护理措施（熟练掌握）

1.手术护理 按妇科腹部手术患者护理。

2.化疗 按化疗护理常规护理。

3.放疗护理 按放疗护理常规护理。

4.健康宣教 卵巢肿瘤治疗后易复发，应坚持长期随访。随访时间为：手术后1年内，每月1次；术后第2年，每3个月1次；术后3~5年，视病情每4~6个月1次；术后5年以上，每年1次。

小试身手 11.患者女，29岁。妇科普查时发现卵巢囊性肿物直径3cm，月经正常，无不适主诉，正确的处理措施是

A.每3个月复查一次 　　B.行患侧卵巢切除术 　　C.预防性化疗
D.腹腔镜探查 　　E.服用激素类药物

第六节 子宫内膜异位症

（一）概述（了解）

子宫内膜异位症是指具有生长功能的子宫内膜组织出现在子宫体以外的部位。**异位子宫内膜**可侵犯全身任何部位，**最常见的被侵犯部位依次为：卵巢**、子宫直肠陷凹、阔韧带、子宫骶韧带、直肠、乙状结肠、膀胱及输尿管。

小试身手 12.子宫内膜异位症最常见的部位是

A.卵巢 　　B.子宫直肠陷凹 　　C.阔韧带
D.宫骶韧带 　　E.直肠

（二）病因及发病机制（掌握）

关于病因主要有子宫内膜种植学说、体腔上皮化生学说、遗传因素和免疫学说等。

（三）病理改变（了解）

基本病理变化是异位子宫内膜随卵巢激素变化而发生周期性出血，导致周围纤维组织增生和粘连。

（四）临床表现（掌握）

1.症状

（1）疼痛：**典型症状是继发性痛经，进行性加重**。常于月经前1~2天始，经期第1天最剧烈，以后逐渐减轻，至经后数日消失。

小试身手 13.子宫内膜异位症最典型的症状是

A.月经增多   B.肛门坠胀   C.性交痛

D.不孕   E.继发性进行性痛经

（2）不孕：内膜异位症患者不孕率高达40%。

（3）月经失调：15%~30%病人经量增多、经期延长或经前、经后少量出血。

（4）性交痛：30%病人有性交痛，是由于异位内膜使周围组织充血肿胀、纤维化粘连等，当性交时由于子宫颈受到碰撞使子宫收缩向上提升所致。

2.体征 子宫后倾固定，子宫直肠陷凹、子宫骶韧带触及痛性结节。卵巢子宫内膜异位囊肿时，在一侧或双侧附件扪及与子宫相连的活动度差的囊性包块，有轻压痛。若病变累及直肠阴道隔时，可在阴道后穹窿处扪及甚至可直接看到局部隆起的紫蓝色斑点或结节。

（五）辅助检查（了解）

1.B超 阴道和腹部B超是鉴别卵巢子宫内膜异位囊肿和直肠阴道隔内膜异位症的重要方法。

2.CA125值测定 中、重度内膜异位症病人血清CA125值可升高。

3.腹腔镜检查 是目前诊断内膜异位症的最佳方法。

小试身手 14.诊断子宫内膜异位症的最佳方法是

A.B超   B.CA125值测定   C.腹腔镜检查

D.宫腔镜检查   E.分段诊断性刮宫

（六）治疗原则（了解）

根据病人年龄、症状、病变部位、分期、病变活动性、有无生育要求等综合选择治疗方法。主要方法有手术治疗、药物治疗和介入治疗。

（七）护理措施（熟练掌握）

1.手术护理 按妇科腹部手术护理常规护理。

2.缓解疼痛。

3.生活护理。

4.病情观察。

参考答案

1.C　2.D　3.D　4.B　5.B　6.C　7.A　8.D　9.C　10.B　11.A　12.A　13.E　14.C

答案与解析

1.C　子宫颈癌病变好发于子宫颈外口的原始鳞–柱交接部与生理性鳞–柱交接部间所形成的移行带区。

2.D　子宫颈癌普查时首选宫颈刮片细胞学检查。

3.D　患者出现月经改变以及子宫出现凸凹不平，而双附件（−），最可能的诊断是子宫肌瘤。

4.B　随访观察适用于肌瘤小无症状者；药物治疗适用于诊断明确的肌瘤，小于2个月妊娠子宫大小，症状不明显或较轻。子宫如3个月大小，凹凸不平，应考虑手术治疗。

5.B　雌激素使子宫内膜增生，孕激素使增生期子宫内膜转化为分泌期内膜。

6.C　子宫内膜癌的辅助检查首选分段诊断性刮宫。

7.A　葡萄胎的首选检查为超声检查。

8~9.D、C　该患者为老年女性，绝经后出现阴道流血，符合子宫内膜癌的典型特征。子宫内膜癌的确诊应通过分段性刮宫。

10.B　蒂扭转是卵巢肿瘤最常见的并发症，主要表现为突发性的下腹部剧痛。

11.A　妇科普查时发现卵巢囊性肿物直径3cm，月经正常，无不适主诉，建定期复查B超，以排除生理性黄体囊肿。

12.A　异位子宫内膜最常见的被侵犯部位依次为：卵巢、子宫直肠陷凹、阔韧带、子宫骶韧带、直肠、乙状结肠、膀胱及输尿管。

13.E　继发性渐进性痛经是子宫内膜异位症的典型症状。常于月经前1~2天始，经期第1天最剧烈，以后逐渐减轻，至经后数日。

14.C　腹腔镜检查是目前诊断内膜异位症的最佳方法。

第十七章 会阴部手术病人的护理

要点分析

本章内容较为重要，部分年份有所涉及。近5年的考试中先后考查了术前皮肤准备、术后体位、子宫脱垂分型的判断、尿瘘的原因等。整体的考查偏重于知识的记忆和应用。对于本章的复习，考生应着重掌握外阴、阴道手术病人的术前准备、术后护理，外阴、阴道创伤的病因，子宫脱垂的病因、临床表现，尿瘘的病因、护理措施等内容。

考点纵览

第一节 会阴部手术病人的一般护理

（一）外阴、阴道手术种类（掌握）

外阴手术是指女性外生殖器部位的手术，包括外阴癌根治术、前庭大腺切除术、处女膜切开术、阴式子宫切除术、阴道成形术、阴道前后壁修补术、尿瘘修补术等。

（二）手术前准备（熟练掌握）

1.皮肤准备 术前每日清洗外阴，毛发稀少的部位无须常规剃毛，如需备皮，最好以剪毛代替剃毛，病人备皮时间离手术时间越近越好。

小试身手 1.下列关于女性外阴手术术前皮肤准备的说法，<u>错误的是</u>

    A.常在术前一天进行   B.上至耻骨联合上10cm

    C.下达外阴部、肛周、臀部   D.左右两侧达髂前上棘

    E.两侧大腿内侧上1/3

2.肠道准备 同腹部手术肠道准备。

3.**阴道准备** 术前3日开始进行阴道准备，一般行阴道冲洗或擦拭，每日2次，常用1：20碘伏溶液。术晨行阴道消毒。必要时宫颈涂甲紫。

（三）手术后护理（熟练掌握）

1.体位 <u>处女膜闭锁及有子宫的先天性无阴道者，术后取半卧位</u>，促进经血流出；<u>外阴癌根治术后病人取平卧位，双腿屈膝外展，膝下垫软枕</u>，降低腹股沟及外阴部张力，促进切口愈合；<u>行阴道前后壁修补术或盆底修补术后的病人取平卧位，禁止半卧位</u>，降低外阴、阴道张力，促进切口愈合。

> 锦囊妙记：外阴癌根治术后、疝气术后等均需取平卧位，大腿外展，膝下垫软枕，以降低腹股沟区的张力，有利于切口的愈合。

2.疼痛护理　采取各种措施镇痛，并及时评价止痛效果。

3.切口护理　观察切口有无渗血、红肿热痛等炎性反应；仔细观察切口周围皮肤颜色、温度、湿度以及有无皮肤或皮下组织坏死等。

4.保持外阴清洁干燥　每日行外阴擦洗2次，观察阴道分泌物的量、颜色、性质及有无异常气味。术后3日行外阴烤灯，保持切口干燥，促进血液循环，有利于切口愈合。

5.保持大小便通畅　**外阴、阴道手术一般留置尿管2~14日**，注意保持尿管通畅，并做好保留尿管的护理；**为防止大便对切口的污染及排便时牵拉切口涉及肠道的手术应在病人排气后抑制肠蠕动，按医嘱给予药物，以控制术后5日大便为宜**。术后第5日开始可遵医嘱给予缓泻剂，软化大便，避免排便困难。

小试身手　2.外阴、阴道手术一般留置尿管的时间为

A.1~2天　　　　　　B.2~3天　　　　　　C.3~4天

D.2~14天　　　　　　E.10~14天

6.出院指导　嘱病人避免增加腹内压的动作；逐渐增加活动量，避免重体力劳动；保持外阴部清洁，防止感染；出院1个月后到门诊检查术后恢复情况，术后3个月再次到门诊复查，经医生确认切口完全愈合后方可恢复性生活。

第二节　外阴癌

（一）概述（了解）

外阴癌是女性外阴最常见的恶性肿瘤，60岁以上妇女多见。组织学分型包括外阴鳞状细胞癌、恶性黑色素瘤、基底细胞癌、前庭大腺癌等，其中**以外阴鳞状细胞癌最为常见**。

（二）病因

外阴癌病人常并发外阴色素减退疾病，其中仅5%~10%伴不典型增生者可能发展为外阴癌。相关因素有：①人乳头瘤病毒（HPV），40%~60%的外阴癌与HPV感染有关；②非HPV感染相关病变，如外阴鳞状上皮增生和硬化性苔藓；③外阴受慢性长期刺激，如乳头瘤、尖锐湿疣、慢性溃疡等也可发生癌变。外阴癌可与子宫颈癌、阴道癌合并存在。

（三）病理改变

癌灶为浅表溃疡或硬结节，可伴感染、坏死、出血，周围皮肤可增厚及色素改变，镜下见多数外阴鳞癌分化好，有角珠和细胞间桥。前庭和阴蒂的病灶倾向于分化差或未分化，常有淋巴结和神经的侵犯，必要时可行活检，做电镜或免疫组化染色确定组织学来源。

（四）临床表现（掌握）

1.症状　**外阴瘙痒、局部肿块或溃疡是最常见症状**，肿瘤合并感染或较晚期癌可出现疼痛、渗液、出血。外阴出现结节肿物或疼痛，可伴溃疡或少量出血。如继发性感染分泌物增多并有臭味。

2.体征 癌灶大多数发生于大阴唇，其次为小阴唇、阴蒂、会阴、尿道口、肛门周围等。早期起病时表皮出现突起小结、肿块或局部变白，呈菜花状。癌肿向深部浸润，致基底皮肤变硬。

（五）辅助检查（了解）

活组织病理检查：采用甲苯胺蓝染色外阴部，再用1%醋酸洗去染料，在蓝染部位做活检，或借助阴道镜观察外阴皮肤也有助于定位活检，提高活检的阳性率。

（六）治疗原则（了解）

早期肿瘤手术治疗为主；晚期肿瘤手术辅以放射治疗及化学治疗；转移病灶行姑息、对症及支持治疗。

（七）护理措施（熟练掌握）

1.术前护理

（1）术前进行身体检查和评估，积极治疗各种内科疾病，完善各项化验检查。

（2）皮肤准备：外阴需植皮者，应在充分了解手术方式的基础上对植皮部位进行剃毛，消毒后用无菌治疗巾包裹。

2.术后护理

（1）除按一般会阴部手术病人护理外，应给予病人积极止痛，术后保持病人平卧位，双腿外展屈膝，腘窝垫软垫。严密观察生命体征，严格记录出入量及护理记录。

（2）伤口护理：手术后注意观察伤口有无渗血，皮肤有无红、肿、热、痛，以及皮肤湿度、温度、颜色等移植皮瓣的愈合情况。外阴及腹股沟伤口拆除敷料后，保持局部清洁，每日用1∶40碘伏溶液擦洗2次，大便后及时擦洗外阴部。

（3）尿管护理：保持尿管引流通畅，留置尿管期间鼓励病人多饮水，观察尿液颜色、性质及量。<u>一般5~7日后拔除尿管，拔除尿管后注意观察排尿情况</u>。

（4）保持局部干燥，术后第2日用支架支起盖被，以利通风；外阴擦洗后用冷风吹伤口，每次20分钟，观察伤口愈合情况。

（5）<u>手术伤口愈合不良时用1∶5000高锰酸钾溶液坐浴，每日2次</u>。

（6）饮食：外阴癌术后1日进流食，术后2日进半流食，以后根据病情过渡为普食。

3.健康指导

（1）保持外阴清洁干燥。

（2）出现外阴部的各种不适及改变及时就诊。发现外阴部的硬结、肿物，要及时就诊，不要随意抠抓。

（3）术后遵医嘱坚持放化疗。

（4）鼓励病人进食高热量、高蛋白、高维生素饮食，加强营养，促进机体康复。

小试身手（3~5题共用备选答案）

A.平卧位

B.半卧位

C.平卧位，双腿屈膝外展，膝下垫软枕

D.俯卧位

E.截石位

3.处女膜闭锁切口术后的病人应取

4.外阴癌根治术后的病人应取

5.阴道前后壁修补术后的病人应取

第三节　外阴、阴道创伤

（一）病因（掌握）

1.分娩　**分娩是导致外阴、阴道创伤的主要原因。**

2.外伤　如骑跨伤或不慎跌倒，外阴创伤可伤及阴道，甚至穿过阴道损伤尿道、膀胱或直肠。

3.幼女遭受强暴致软组织损伤。

4.初次性交可使处女膜破裂，绝大多数可自行愈合，偶见裂口延至小阴唇、阴道或伤及穹窿，引起大量阴道流血，甚至发生失血性贫血或休克。

（二）临床表现（掌握）

1.症状

（1）疼痛：**是外阴、阴道创伤的主要症状。**

（2）局部肿胀：因创伤后水肿或血肿引起。

（3）外出血：新鲜血液从阴道或外阴创伤处流出。

（4）其他：由于疼痛，病人坐卧不安，行走困难；出血量多时出现头晕、乏力、心慌、出汗等症状；合并感染时出现发热和局部红、肿、热、痛等。

2.体征　外阴皮肤、皮下组织或阴道有明显裂口和活动性出血；形成外阴血肿时外阴部可见紫蓝色块状物突起，明显压痛；伤及膀胱、尿道时见尿液自阴道流出；伤及直肠见直肠黏膜外翻等。

（三）治疗原则（掌握）

止痛、止血、抗休克和抗感染为治疗原则。

（四）护理措施（熟练掌握）

1.预防和纠正休克　如病人出血量多或血肿较大伴面色苍白，应立即平卧、吸氧，立即建立静脉通路，做好输液、输血的准备；密切观察病人的生命体征、尿量及神志的变化；做好手术准备。

2.保守治疗的护理　血肿小采取保守治疗，嘱病人采取正确体位，避免血肿受压；及时使用止血、镇痛药物；**24小时内冷敷，降低局部神经敏感性和血流速度，减轻疼痛与不适感；24小时后热敷或外阴部烤灯，促进水肿或血肿吸收；**保持外阴部清洁干燥，每日外阴冲洗3次，大便后及时清洁外阴。

> 锦囊妙记：外伤出血的病人均为早期冷敷，晚期热敷。早期冷敷可减少出血，晚期热敷可促进血肿的吸收。

3.术后护理　外阴、阴道创伤手术后阴道常填塞纱条或外阴加压包扎，病人疼痛感加重，应及时止痛；阴道纱条取出或外阴包扎松解后密切观察阴道及外阴伤口有无出血，病人有无进行性疼痛加重或阴道、肛门坠胀等再次形成血肿的症状；保持外阴部清洁干燥。

第四节　子宫脱垂

（一）概述（了解）

子宫脱垂是指子宫从正常位置沿阴道下降，子宫颈外口<u>达坐骨棘水平以下</u>，甚至子宫全部脱出阴道口以外。

小试身手　6.子宫脱垂是指子宫颈外口达

A.坐骨棘水平以下　　　B.坐骨棘水平以上　　　C.坐骨结节水平以下

D.坐骨结节水平以下　　E.骶尾骨水平以下

（二）病因（掌握）

1.分娩损伤　是引起子宫脱垂的主要原因。

2.盆底组织发育不良或退行性变。

3.腹腔内压力增加　如慢性咳嗽、便秘等。

（三）临床表现（掌握）

1.症状　轻度脱垂一般无自觉症状。Ⅱ、Ⅲ度脱垂者主诉外阴有"肿物"脱出，行动不便，轻者卧床后"肿物消失"，重者"肿物"一直存在，不能还纳。子宫脱垂一般不影响月经，也不影响受孕、妊娠、分娩，但子宫脱垂不可还纳者，可因子宫颈水肿而使宫颈扩张困难导致难产。

2.体征　以病人平卧用力向下屏气时子宫下降程度不同，子宫脱垂分为Ⅲ度：

分度	分型	表现
Ⅰ度	轻型	子宫颈外口距处女膜缘<4cm，未达处女膜缘
	重型	子宫颈外口已达处女膜缘
Ⅱ度	轻型	子宫颈脱出阴道口外，子宫体仍在阴道内
	重型	子宫颈及部分子宫体脱出阴道口外
Ⅲ度		子宫颈及子宫体全部脱出至阴道口外

小试身手　7.患者，女性，46岁，自觉阴道口脱出肿物1年。妇科检查：宫颈及部分宫体脱出阴道口外，应诊断为

A.Ⅰ度轻型　　　　　B.Ⅰ度重型　　　　　C.Ⅱ度轻型

D.Ⅱ度重型　　　　　E.Ⅲ度

小试身手　8.患者，女，50岁，孕4产2，因腰骶部酸痛伴下坠感6个月入院。查体：宫颈已达处女膜缘，阴道可见子宫颈。该患者子宫脱垂的程度为

A. Ⅰ度轻型　　　　　　B. Ⅰ度重型　　　　　　C. Ⅱ度轻型
D. Ⅱ度重型　　　　　　E. Ⅲ度

（四）治疗原则（掌握）

积极治疗慢性咳嗽、便秘等使腹内压增高的疾病，加强盆底肌肉和筋膜张力，促进盆底功能恢复。

1. 非手术治疗　使用子宫托及盆底肌肉（肛提肌）锻炼，改善全身情况。

2. 手术治疗　对脱垂超出处女膜缘且有症状的病人可考虑手术治疗。

（五）护理措施（熟练掌握）

1. 一般护理

（1）指导病人尽早就医，及时回纳脱出物，避免摩擦过久。病情重，不能回纳者卧床休息，减少下地活动次数和时间。

（2）保持外阴部清洁干燥，**禁止使用酸性或碱性等刺激性药液**。溃疡处遵医嘱于冲洗后涂抹溃疡油。

（3）冲洗后嘱病人更换干净棉制紧内裤，或用清洁丁字带，有效支撑下垂子宫，避免或减少摩擦。

（4）选择吸水性、透气的卫生用品。

（5）进食高蛋白、高维生素饮食，促进溃疡面愈合，增强机体抵抗力。

2. 子宫托的使用　选择合适的型号、掌握正确的放置方法、保持子宫托及阴道清洁。**子宫托每天早上放入阴道，睡前取出消毒后备用**。上托后分别于第1、3、6个月时到医院检查1次，以后每3~4个月到医院复查1次。

> 锦囊妙记：子宫托应于睡前取出，早上放入，以减少子宫脱对阴道黏膜的压迫。

小试身手 9.患者女性，60岁子宫脱垂Ⅰ度轻型，下列治疗原则正确的是

A. 加强运动　　　　　　B. 手术治疗　　　　　　C. 放射治疗
D. 使用子宫托　　　　　E. 增强腹压

3. 术后注意事项　避免从事重体力劳动、举重物、长时间站立、行走，治疗咳嗽及便秘等使腹内压增加的疾病。术后坚持肛提肌锻炼，使松弛的盆底组织逐渐恢复张力。术后休息3个月，出院后1、3个月时复查。

4. 预防措施

（1）实行计划生育，避免多孕、多胎。

（2）产后进行体操锻炼，帮助机体恢复。

（3）产后避免重体力劳动，以免影响盆底支撑组织修复。

（4）盆底肌肉组织锻炼：每日做收缩肛门运动，用力收缩放松盆底肌肉2~3次，每次10~15分钟。

（5）积极治疗使腹内压增加的慢性疾病，如咳嗽、便秘等。

（6）避免长时间站立、行走、久蹲。

（7）更年期及绝经期妇女在医生指导下使用激素替代疗法，并定期复查。

（8）合理，保证营养物质及粗纤维摄入，防止便秘。

（9）加强体育锻炼，提高身体素质。

第五节 尿瘘

（一）概述（了解）

尿瘘是指泌尿生殖瘘，是指人体泌尿道与生殖道之间形成异常通道，病人无法自主排尿，尿液从阴道外流。根据发生部位不同，尿瘘分为膀胱阴道瘘、膀胱宫颈瘘、尿道阴道瘘、膀胱尿道阴道瘘、膀胱宫颈阴道瘘及输尿管阴道瘘。**其中最多见的是膀胱阴道瘘。**

（二）病因（了解）

引起泌尿生殖瘘的原因很多，**以产伤和妇科手术损伤为主。**

（三）临床表现（掌握）

1.漏尿　无自主排尿，尿液自阴道不断流出。

2.外阴瘙痒和疼痛　因尿液长期刺激，外阴部、大腿内侧常出现皮炎，外阴瘙痒不适。

3.尿路感染　病人出现尿频、尿急、尿痛等。

（四）辅助检查（了解）

1.亚甲蓝试验　可鉴别膀胱阴道瘘、膀胱宫颈瘘或输尿管阴道瘘，并可协助辨别位置不明的极小瘘孔。

2.靛胭脂试验　**亚甲蓝试验瘘孔流出清亮液的病人，静脉推注靛胭脂5ml，10分钟内见到瘘孔流出蓝色尿液，确诊为输尿管阴道瘘。**

3.膀胱镜检查　了解膀胱内有无炎症、结石，特别是瘘孔位置、数目。

4.排泄性尿路造影　可了解双侧肾功能及输尿管有无异常，用于诊断输尿管阴道瘘、结核性尿瘘和先天性输尿管异位。

（五）治疗原则（掌握）

根据病因采取**手术治疗为主**，少数病人可保守治疗。器械损伤所致的新鲜清洁瘘孔一经发现应立即手术修补。坏死型尿瘘或伴感染者应等3~6个月，待炎症消除、瘢痕软化、局部血供恢复正常后再考虑手术。

（六）护理措施（熟练掌握）

1.适当体位　对部分妇科手术后所致的小瘘孔，留置导尿管，根据瘘孔位置协助病人取适当体位，使小瘘孔自行愈合。一般应使瘘孔高于尿液液面的位置。

2.保证液体入量，**嘱病人多饮水，一般每日入量不少于3000ml**，达到稀释尿液、冲洗膀胱的目的，减少漏出尿液对皮肤的刺激。

> 锦囊妙记：尿瘘、泌尿系感染、尿路结石、腹泻、尿失禁、高热、痰液黏稠者均需多饮水。

3.做好术前准备 除按一般外阴阴道手术准备外，指导病人每日用1：5000的高锰酸钾和0.02%的碘伏液坐浴。外阴有湿疹者，坐浴后进行红外线照射，然后涂氧化锌软膏，使局部干燥。遵医嘱使用抗生素。老年妇女和闭经者遵医嘱术前1周开始服用雌激素，或阴道局部涂含雌激素软膏，以促进术后阴道上皮生长愈合。

4.术后护理 根据瘘孔位置安置体位，**如膀胱阴道瘘中瘘孔在膀胱后底部者，取俯卧位；瘘孔在侧面者取健侧卧位，使瘘孔居于高位，减少尿液对修补伤口处的浸泡**。保留尿管者注意防止尿管脱落，勿打折、堵塞，保持尿管通畅，避免膀胱过度充盈影响伤口愈合。**一般情况尿管或耻骨上膀胱造瘘要保留7~14天**，拔管后协助病人每1~2小时排尿一次，以后逐渐延长排尿时间，但应避免膀胱过度膨胀。术后加强盆底肌肉锻炼，同时积极消除咳嗽、便秘等使腹内压升高的因素。

> 锦囊妙记：尿瘘患者取哪种卧位取决于瘘孔的位置，安置患者卧位时应遵循的原则是保证瘘孔处于高处。

小试身手 10.下列关于尿瘘的护理措施，**错误的是**

A.根据瘘孔的位置采用正确的体位

B.嘱病人少饮水，减少尿液对皮肤的刺激

C.协助病人每天用低浓度的消毒液坐浴

D.按医嘱使用抗生素治疗

E.外阴有湿疹的病人，坐浴后进行红外线照射治疗

5.健康教育

（1）指导病人出院后遵医嘱服药，告知病人服药的方法及注意事项。

（2）出院3个月内禁止性生活及重体力劳动。

（3）如出现咳嗽、便秘等应积极治疗。

（4）指导病人进食高蛋白、高维生素、高纤维素、低脂饮食，粗细粮搭配。

（5）如再次出现漏尿要及时就诊。

（6）保持外阴清洁干燥，每日清洗外阴，勤换内裤。

参考答案

> 1.D　2.D　3.B　4.C　5.A　6.A　7.D　8.B　9.D　10.B

答案与解析

1.D 女性外阴手术病人应在术前1日备皮，备皮范围上至耻骨联合上10cm，下包括外阴部、肛门周围、臀部及大腿内侧上1/3。

2.D 外阴、阴道手术病人术后一般留置尿管2~14日，以促进会阴伤口的愈合。

3~5.B、C、A 处女膜闭锁切口术后的病人应取半卧位，以利于经血的流出。外阴癌根治术后的病人应取平卧位，双腿屈膝外展，膝下垫软枕，以减轻腹股沟及

外阴部的张力，促进切口的愈合。阴道前后壁修补术后的病人以平卧位为宜，以降低外阴、阴道张力，促进切口的愈合。

6.A　子宫脱垂是指子宫从正常位置沿阴道下降或脱出，子宫颈外口达坐骨棘水平以下，甚至子宫全部脱出阴道口以外。

7.D　Ⅱ度重型：子宫颈及部分子宫体已脱出阴道口外。

8.B　Ⅰ度重型脱垂是指子宫颈已达处女膜缘，阴道口可见子宫颈。

9.D　Ⅰ度子宫脱垂考虑使用子宫托及盆底肌肉锻炼。

10.B　尿瘘的患者应保证液体入量，多饮水，一般每日入量不少于3000ml，以达到稀释尿液、冲洗膀胱的目的，减少漏出的尿液对病人皮肤的刺激。

第十八章　不孕症妇女的护理

本章内容较为简单，历年考试中偶有涉及。近5年的考试先后考查了不孕症的辅助检查、护理措施等。整体的考查偏重于知识的记忆。对于本章的复习，考生应着重掌握不孕症的定义、病因、辅助检查和护理措施等内容。

考点纵览

第一节　不孕症

不孕症是指女性无避孕，有性生活至少12个月而未受孕者。 不孕症分为原发性不孕和继发性不孕。原发性不孕是指婚后未避孕而从未妊娠者，继发性不孕是指曾有过妊娠而后未避孕连续2年不孕者。

小试身手 1.下列关于原发性不孕的定义，正确的是

A.婚后未避孕，有正常性生活，同居1年而未受孕者

B.女性未避孕，有性生活至少12个月而未受孕者

C.婚后未避孕，有正常性生活，第一次生育后同居1年而未受孕者

D.婚后未避孕，有正常性生活，第一次生育后同居2年而未妊娠者

E.曾有过妊娠而后未避孕连续2年未受孕者

（一）病因及发病机制（掌握）

1.女性不孕因素

（1）**输卵管因素：占女性不孕因素的1/3。**

锦囊妙记：输卵管炎症是女性不孕的主要病因。

小试身手 2.导致女性不孕最常见的因素是

A.输卵管因素　　　　B.排卵障碍　　　　　C.子宫因素

D.宫颈因素　　　　　E.外阴、阴道因素

（2）其他：包括排卵障碍、子宫因素、子宫颈因素和阴道因素。

2.男性不育因素　包括精液异常、输精管道阻塞及精子运送受阻、免疫因素和性功能异常。

3.男女双方因素

（1）缺乏性生活的基本知识及精神因素。

（2）免疫因素：①同种免疫：精子、精浆或受精卵是抗原物质，被阴道或子宫内膜吸收后，通过免疫反应产生抗体，使精子与卵子不能结合或受精卵不能着床；

②自身免疫：不孕妇女血清中存在透明带自身抗体，与透明带起反应后阻止精子穿透卵子，影响受精。

（二）辅助检查（掌握）

1.男方检查　全身检查，检查外生殖器有无畸形或病变。重点是精液常规检查。

2.女方检查　检查内外生殖器官的发育和病变情况，还应做以如下检查：

（1）卵巢功能检查：包括排卵监测及黄体功能检查。

（2）输卵管通畅试验。

（3）宫腔镜及腹腔镜检查。

（4）性交后精子穿透力试验：上述检查未见异常后进行性交后试验。**根据基础体温测定选择在预测的排卵期进行。试验前3日禁止性交，避免阴道用药或冲洗。性交后2~8小时内就诊。**每高倍视野内有20个活动精子为正常。若子宫颈管有炎症，黏液黏稠并有白细胞时，影响性交后试验效果。

（5）免疫检查：判断免疫性不孕的因素是男方的自身抗体因素还是女方的抗精子抗体因素。

（三）治疗原则（了解）

针对不孕症的病因选择辅助生殖技术。

（四）护理措施（掌握）

1.向妇女解释诊断性检查可能引起的不适及应对措施。

2.指导服药。

3.教会妇女提高受孕的技巧　①保持健康状态，如戒烟酒，补充营养、减轻压力、增强体质；②性交前、中、后勿使用阴道润滑剂或进行阴道灌洗，不要在性交后立即入厕，而应卧床，抬高臀部，持续20~30分钟，以使精子进入子宫颈；选择适当日期性交，注意性交次数适当，在排卵期增加性交次数。

小试身手　3.28岁已婚女性，性生活正常，婚后三年未孕，护士在指导其提高受孕率技巧时应除外

A.减轻精神压力，保持健康状态　　　B.与伴侣加强沟通

C.性交前，中，后使用阴道润滑剂　　D.性交后卧床抬高臀部

E.排卵期适当增加性交次数

第二节　辅助生殖技术及护理

（一）人工授精（掌握）

人工授精是用器械将精子通过非性交方式注入女性生殖道内使女性妊娠的方法。按精液来源不同分丈夫精液人工授精（AIH）和供精者精液人工授精（AID）。AID适用于丈夫精子质量问题的不孕者。人工授精的主要步骤是：①收集及处理精液；②促进排卵或预测自然排卵的规律；③选择人工授精时间：**受孕的最佳时间是**

排卵前后的3~4日，于排卵前和排卵后各注射一次精液。

（二）体外受精与胚胎移植（了解）

体外受精与胚胎移植（IVF-ET），即试管婴儿。体外受精指从妇女体内取出卵子，放入试管内培养一个阶段与精子受精后，发育成早期胚泡。胚胎移植指将胚泡移植到妇女子宫腔内使其着床发育成胎儿的全过程。

小试身手 4.试管婴儿是指

A.人工授精（AI） B.体外受精与胚胎移植（IVF-ET）

C.配子输卵管内移植（GIFT） D.配子宫腔内移植（GIUT）

E.配子经阴道输卵管移植（TV-GIFT）

（三）配子输卵管内移植（了解）

配子输卵管内移植（GIFT）是直接将卵母细胞和洗涤后的精子移植到输卵管壶腹部，受精发生在输卵管内的一种助孕技术。

（四）配子宫腔内移植（了解）

配子宫腔内移植（GIUT）是指将卵细胞和洗涤后精子直接移植入子宫腔内，从而使妇女受孕的一种助孕技术。

（五）并发症（了解）

1.卵巢过度刺激综合征（OHSS） 是一种由于诱发促排卵所引起的医源性并发症。轻度：主要表现为腹胀，卵巢增大；中度：有明显下腹胀痛，明显腹水，少量胸腔积液，双侧卵巢明显增大；重度：腹胀痛加剧，腹水明显增多，可因腹水使膈肌上升或胸腔积液致呼吸困难，卵巢直径≥12cm，严重者出现急性肾衰竭、血栓形成及成人呼吸窘迫综合征，甚至死亡。

2.多胎妊娠 是由于促排卵药物应用及多个胚胎移植引起。多胎妊娠增加了母体孕产期并发症，增加围生儿的病死率。

3.流产和宫外孕 IVF-ET的流产率较高，宫外孕发生率为3%。

（六）护理措施（掌握）

1.遵医嘱采取治疗措施 用药过程中注意观察病情变化，中重度OHSS住院病人每4小时测量生命体征，记录出入量，每天测量体重和腹围。严密观察继发于OHSS的严重并发症如卵巢破裂或蒂扭转、肝功能损害、肾功能损害甚至衰竭、血栓形成、成人呼吸窘迫综合征等。

2.三胎及以上妊娠者应教育其在早期进行选择性胚胎减灭术。加强多胎妊娠产前检查监护，要求病人提前住院观察，足月后尽早终止妊娠。

小试身手 5.辅助生殖技术护理中，对3胎及以上者，重点教育其在妊娠早期

A.进行胚胎染色体分析 B.选择性胚胎减灭术

C.实施产前监护 D.补充黄体功能

E.治疗卵巢过度刺激综合征

3.健康教育 教育妇女采取各项预防措施如预防自然流产；合理用药；避免多

胎妊娠；改善黄体功能；移植前进行胚胎染色体分析，防止异常胚胎种植；预防相关疾病等。

参考答案

1.B 2.A 3.C 4.B 5.B

答案与解析

1.B 女性未避孕，有性生活至少12个月而未受孕者。

2.A 导致女性不孕因素包括输卵管因素、排卵障碍、子宫因素、子宫颈因素和阴道因素。其中输卵管因素最常见，约占1/3。

3.C 性交中使用阴道润滑剂，会阻碍精子的通行，不利于受孕。

4.B 试管婴儿，又称体外受精–胚胎移植（IVF–ET），是指采用人工方法将卵子与精子从人体内取出并在体外受精，发育成胚胎后，再移植回母体子宫内，以达到受孕目的的一种技术。

5.B 为减少母儿并发症，对三胎及以上妊娠者教育其在早期进行选择性胚胎减灭术。

第十九章 计划生育妇女的护理

要点分析

本章内容较为重要，历年考试偶有涉及。对于本章的复习，考生应着重掌握宫内节育器的避孕原理、放置时间、术后健康指导，药物避孕的方法及注意事项，终止妊娠的方法及护理，特别是不同妊娠周数的妊娠终止方法。本章记忆性内容较多，考生可运用"锦囊妙计"中的总结进行记忆。

考点纵览

计划生育是指采用科学的方法，有计划地生育子女，科学地控制人口数量，提高人口素质。

第一节 避孕方法及护理（掌握）

避孕是指采用药物、器具及利用妇女的生殖生理自然规律，在不妨碍正常性生活和身心健康的情况下，使妇女暂时不受孕。常用的方法有宫内节育器、药物避孕和外用避孕等。

一、工具避孕

（一）宫内节育器（intrauterine device，IUD）

目前宫内节育器避孕是我国育龄妇女主要的避孕措施，具有安全、有效、简便、经济、可逆性的特点。

1.种类　包括惰性宫内节育器和活性宫内节育器。活性宫内节育器分为带铜宫内节育器和药物缓释宫内节育器。

2.避孕原理

节育器类型	避孕原理
惰性宫内节育器	**子宫内膜长期受到节育环异物刺激引起无菌性炎症反应**，白细胞和巨噬细胞增多，子宫液组成改变，破坏胚激肽，**阻止受精卵着床**
带铜宫内节育器	与惰性宫内节育器作用机制相同，而且所致异物反应更重
含孕激素宫内节育器	释放的黄体酮引起子宫内膜腺体萎缩和间质蜕膜化，**不利于受精卵着床**

小试身手 1.宫内节育器的避孕原理是

A.阻止受精卵的运行　　　　　　　B.改变输卵管蠕动方向

C.改变宫腔内环境　　　　　　　　D.抑制排卵

E.改变子宫内膜的功能

3.宫内节育器放置术

（1）适应证：凡育龄妇女自愿要求放置且无禁忌证者。

（2）禁忌证：①急慢性生殖道炎症；②生殖器官肿瘤；③月经紊乱：月经过多过频或不规则出血；④子宫畸形；⑤宫颈口松弛、重度陈旧性子宫颈裂伤或子宫脱垂；⑥患严重的全身性疾病；⑦妊娠或可疑妊娠；⑧人工流产出血多，怀疑有妊娠组织残留或感染；⑨宫腔＜5.5cm或＞9.0cm。

（3）放置时间：①月经干净后3~7日，无性交；②产后42天恶露已净，会阴伤口愈合，子宫恢复正常，剖宫产术后半年；③人工流产术后（出血少、宫腔长度小于10cm者）；④哺乳期排除早孕者。

> 锦囊妙记：妇科检查、手术均为月经干净后3~7日。

（4）术前准备：手术器械、敷料，受术者体温测试正常，排空膀胱。

（5）术后健康指导：①术后休息3天，1周内避免重体力劳动，禁性生活及盆浴2周；②3个月内月经或大便时注意观察有无节育器脱落；③复查：术后1个月、3个月、6个月、1年各复查1次，以后每年复查1次；④保持外阴清洁；术后可有少量阴道流血及下腹不适，如出现腹痛、发热、出血大于月经量，持续时间大于7天则应随时就诊。

小试身手 2.下列关于宫内节育器放置时间的描述，**错误的是**

A.月经干净后3~7天　　B.自然分娩后3个月　　C.剖宫产术后半年

D.人工流产术后　　　　E.哺乳期

小试身手 3.女性，28岁，孕2产1，现要求放置宫内节育器，放置后护士应嘱其禁止性生活

A.3d　　　　　　　　B.5d　　　　　　　　C.1周

D.2周　　　　　　　　E.4周

4.宫内节育器取出术

（1）适应证：①出现并发症或因不良反应治疗无效者；②带器妊娠者；③改用其他避孕方法或绝育者；④计划再生育者；⑤放置期限已满需更换者；⑥绝经1年者；⑦节育器嵌顿或异位者；⑧已无性生活不需要再避孕者。

（2）取器时间：①月经干净后3~7日；②子宫不规则出血或出血多者随时取出；③带器早期妊娠者于人工流产时取出；④带器异位妊娠者于术前行诊断性刮宫时或术后出院前取出。

（3）护理要点：①术后休息1天，2周内禁止性生活和盆浴；②协助妇女落实其他合适的避孕措施。

5.宫内节育器的不良反应及护理

不良反应	表现	护理
不规则阴道流血	常发生在放置后头3个月内。月经过多、经期延长或周期中点滴出血	休息、补充铁剂，观察出血量和持续时间，指导病人严格按医嘱用药
腰酸腹胀	节育器与子宫腔大小或形态不符，引起子宫过度收缩而致腰酸或下腹坠胀	轻症不需处理，重症休息或遵医嘱使用解痉药物

6.宫内节育器的并发症及护理

并发症	发生原因	处理
感染	无菌操作不严格并发盆腔炎症，生殖器本身存在感染灶	用抗生素积极治疗并取出节育器
节育器嵌顿	多因节育器放置时损伤子宫壁引起，或因节育器过大或表面不光滑，放置后引起子宫壁损伤，致部分器体嵌入子宫肌壁	一经确诊应立即住院取出
节育器异位	因操作不当致子宫穿孔，将节育器放置于腹腔、阔韧带、直肠子宫陷凹等处	
节育器脱落	发生时间多见在放置IUD1年内，尤其3个月内，常在经期脱落	放器1年内应定期随访
带器妊娠	术时未将节育器放置在子宫底部；节育器号过大，子宫收缩使节育器下移；型号偏小，降至子宫腔下部；双子宫者节育器只放入一侧子宫腔；哺乳期放器，待哺乳结束子宫恢复正常大小时节育器偏小；节育器嵌顿、异位等	*确诊带器妊娠时，应行人工流产终止妊娠*

（二）阴茎套（condom）

为男用避孕工具，性生活时套在阴茎上，使精液排在套内而不进入阴道以达到避孕目的。

二、药物避孕

国内应用最广泛的女用避孕药为人工合成的甾体激素避孕药，由雌激素和孕激素配伍组织，具有安全、有效、经济、简便的特点。

（一）短效口服避孕药

1.复方短效口服避孕药　由雌激素和孕激素配伍合成。

（1）作用机制：①抑制排卵；②改变子宫颈黏液性状；③改变子宫内膜形态和功能。

（2）适应证：育龄期健康妇女。

（3）禁忌证：①严重心血管疾病；②急慢性肝炎和肾炎；③血液病、血栓性疾病；④内分泌疾病如糖尿病需用胰岛素控制血糖者、甲亢者；⑤恶性肿瘤、癌前期病变、子宫或乳房肿块；⑥哺乳期；⑦月经稀少或年龄>45岁者；⑧用药后偏头疼或持续头疼者；⑨产后未满6个月或月经未来潮者；⑩年龄>35岁的吸烟妇女（避免卵巢功能过早衰退）。

（4）用法及注意事项：**自月经周期第5日起服用，每晚1片，连服22日不间断，若漏服于次晨补服1片。**一般于停药后2~3日发生撤退性出血，犹如月经来潮。若停药7日尚无阴道流血，则当晚开始第2周期用药。若再次无流血，宜停药并检查原因。

小试身手 4.短效口服避孕药开始服第一片的时间为

A.性生活前8小时   B.月经周期的第5天

C.月经来潮前第5天   D.月经来潮前第10天

E.月经干净后第5天

（5）**药物不良反应**

1）**类早孕反应**：反应轻症无须处理，数天后症状减轻或消失。重者遵医嘱服药，一般坚持1~3个周期后上述症状可自行消失。

2）**月经改变**：因药物抑制了内源性激素分泌，替代性对子宫内膜产生作用，一般服药后月经变得规则、经期缩短、经血量减少、痛经症状减轻或消失。但可发生闭经、突破性出血等情况。

3）**体重增加**：因避孕药中孕激素成分的弱雄激素活性促使体内合成代谢引起，也可能是雌激素成分引起水钠潴留所致。

4）**色素沉着**。

5）其他注意事项：希望妊娠者须停药6个月后再受孕。对机体代谢中某些改变是暂时性的，停药后可恢复。

2.复方三相口服避孕药（简称三相片） 三相片模仿正常月经周期中内源性雌、孕激素的水平变化，将1个周期服药天数分成3个阶段，每个阶段中雌、孕激素剂量均不相同，顺序服用，每日1片，共21天。

（二）长效口服避孕药

1.作用机制 利用长效雌激素炔雌醚从胃肠道吸收后储存在脂肪组织缓慢释放起到长效避孕作用。**服药1次避孕1个月**，避孕有效率达98%。

2.用法 第一周期为月经来潮第5日开始服第1片，第10日服第2片，以后每次月经来潮第5日服1片。

3.注意事项 停用长效避孕药时应在月经周期第5日开始服用短效口服避孕药物3个月作为过渡期，因此时体内有雌激素蓄积，停药后2~3个月内有月经失调可能。

（三）长效避孕针

包括单纯孕激素类和雌、孕激素混合类两种，有效率达98%。用法为每月肌内注射1次。

1.适应证与禁忌证 与复方短效避孕药相仿，月经频发或经量过多者禁忌使用。

2.用法　第1个月于月经周期第5日和第12日各肌内注射1次，以后每次月经周期第10~12日肌内注射1次，一般于用药后12~16日月经来潮。

3.不良反应及其处理　月经周期不规则、经量多，多见于用药初3个月，建议就诊处理。

（四）速效避孕药（探亲避孕药）

速效避孕药的服用时间不受月经周期限制，适用于探亲夫妇。

1.作用机制

（1）改变子宫内膜形态与功能，阻碍受精卵着床。

（2）使子宫颈黏液变黏稠，不利于精子穿透。

（3）月经周期前半期服用还可抗排卵。

2.种类和用法

（1）炔诺酮：每片5mg，于性生活当晚及以后每晚口服1片；若超过14日，可改用1号或2号短效避孕药至探亲结束。停药后月经于7日内来潮，经量基本不变。

（2）炔诺孕酮：每片3mg，性生活前1~2日开始服用，服用方法同炔诺酮。

（3）探亲片1号：每片含甲地孕酮2mg，性生活前8小时服1片，当晚再服1片。以后每晚1片，直到探亲结束次晨加服1片。

（4）事后探亲片：即53号避孕药，为带弱雌激素活性的双炔失碳酯片。服用时间不受月经周期限制，性交后立即服1片，次晨加服1片，也不需连续用药。此药不良反应多，现多用于意外性生活的紧急补救。

（五）外用避孕药

通过阴道给药，以杀精或改变精子功能达到避孕目的。常用避孕药膜以壬苯醇醚为主药。用法是在性生活前5分钟将药膜揉团置于阴道深处，待其溶解后即可性交。

三、其他避孕方法

1.安全期避孕法　又称自然避孕法。确定安全期：①月经规律者通过月经周期推算，月经周期28~30日，推测排卵时间为下次月经前14日，排卵日及其前5日、后4日以外的时间则为安全期。**此法不可靠**。②基础体温测定，基础体温处于升高0.3℃~0.5℃，3日后为安全期；如体温为逐渐升高，连续3日的基础体温均高于上升前6日平均体温0.2℃以上，以后为安全期。③子宫颈黏液检查，正常育龄妇女子宫颈黏液量和性状有周期变化，排卵前增加10倍，稀薄、透明、黏液拉丝度达10cm以上。

2.黄体生成激素释放激素类似物（LHRHa）避孕。

3.免疫避孕法。

第二节　终止妊娠方法及护理（掌握）

终止妊娠分为早期妊娠终止、中期妊娠终止和晚期妊娠终止。

一、早期妊娠终止方法及护理

凡在妊娠早期采用人工方法终止妊娠称为早期妊娠终止，亦称人工流产。

（一）人工流产术

1.适应证与禁忌证

适应证	禁忌证
因避孕失败要终止妊娠者	各种疾病的急性期或严重的全身性疾病需经治疗好转后再手术
因各种疾病不宜妊娠者	生殖器官急性炎症者，应先控制炎症
	妊娠剧吐酸中毒尚未纠正者
	术前相隔4小时测2次体温≥37.5℃者

2.术前准备

（1）**人工流产负压吸引术**：适用孕10周以内者。

（2）**人工流产钳刮术**：适用于妊娠10~14周者。

> 锦囊妙记：流产的方法总结如下：
>
> 妊娠7周以内：药物流产（米非司酮+米索前列醇）；
>
> 妊娠10周以内：负压吸引；
>
> 妊娠10~14周：钳刮术；
>
> 妊娠15~24周：依沙吖啶引产、水囊引产。

小试身手 5.女，28岁，孕2产1，妊娠60天需中断妊娠，应选择

A.负压吸引　　　　　B.钳刮术　　　　　C.药物流产

D.依沙吖啶引产　　　E.水囊引产

3.并发症及防治

（1）**子宫穿孔**：多见于瘢痕子宫、过度屈曲、畸形子宫、哺乳期子宫。手术时突然感到无宫底感觉，或入宫腔深度明显超过原来测量的宫腔深度。一旦发生应立即停止手术，给予缩宫素和抗生素，严密观察术者生命体征，有无腹痛、阴道流血及腹腔内出血征象。子宫穿孔后，若情况稳定，胚胎组织尚未吸净者，可在B超或腹腔镜监护下清宫；尚未进行吸宫操作者应立即入院剖腹探查。

（2）**人工流产综合征**：由于子宫体、子宫颈受机械性刺激导致迷走神经兴奋引起冠状动脉痉挛、心脏传导功能障碍。**受术者在术时或术后出现心动过缓、心律不齐、血压下降、面色苍白、出汗、胸闷甚至昏厥和抽搐**。术前做好受术者心理护理。如出现症状应立即停止手术，给予吸氧，一般能自行恢复，严重者可遵医嘱静脉注射阿托品0.5~1mg即可缓解症状。

（3）**吸宫不全**：**是人工流产后常见的并发症**。若部分胎儿或胎盘组织残留子宫腔为吸宫不全。多见于子宫体过度屈曲、术者操作不熟练。术后阴道流血超过10

日，血量过多，或流血暂停后又有多量出血者。经B超确诊后服用抗生素3日再行清宫术。

（4）漏吸或空吸：漏吸是指已确诊为宫内妊娠，但未吸到胎盘或胎盘绒毛，常与位置异常、子宫畸形（双子宫）及术者操作不熟练等有关。因此，术后检查吸出物未发现胎囊等妊娠物时，应复查子宫及位置，重新探测子宫腔后行吸引术，如仍未见胚胎组织，应将吸出物送病理检查以排除异位妊娠。空吸是指误诊宫内妊娠而行人工负压吸引术。

（5）术中出血：多见于钳刮术中，因妊娠月份较大，妊娠组织不能迅速排出而导致子宫收缩乏力引起。术中扩张子宫颈后在子宫颈注射缩宫素促进子宫收缩，同时尽快钳取或吸出妊娠物。

（6）术后感染：病人体温升高、下腹疼痛、白带浑浊或不规则阴道流血。妇科检查发现子宫或附件区有压痛。多因吸宫不全或流产后过早恢复性生活所致；开始感染为子宫内膜炎，以后扩散至子宫肌层、子宫附件、腹膜，严重时引起败血症。病人卧床休息，全身性支持疗法，积极抗感染。子宫腔内有妊娠物残留者按感染性流产处理。

（7）羊水栓塞：行人工流产钳刮术时，由扩宫引起子宫颈裂伤，胎盘剥离面血窦开放，羊水进入母体，其有形成分在肺内形成栓子。病人出现心力衰竭、循环、呼吸衰竭及休克、出血及衰竭。

4.护理措施

（1）做好术前准备，器械须严格消毒。

（2）术中护理：严密观察受术者面色、脉率、出汗，对精神紧张者帮助其树立信心。遵医嘱使用药物治疗。

（3）术后在观察室休息1~2小时，观察腹痛及阴道流血情况。

（4）嘱受术者保持外阴清洁，**禁止盆浴、性生活1个月**。

（5）**吸宫术后休息2周；钳刮术后休息2~4周；有腹痛或出血多者随时就诊**。

（6）指导夫妇双方采用安全可靠的避孕措施。

（二）药物流产

适用于妊娠7周内者。

1.适应证　年龄40岁以下、妊娠7周内者无禁忌证要求药物流产者、B超确诊排除宫外孕。

2.禁忌证　心、肝、肾疾病及肾上腺疾病、糖尿病、青光眼、过敏体质、带器妊娠者。

3.具体用法　**米非司酮**25mg，每日2次口服，或遵医嘱服用，共3日，于第4日上午**米索前列醇**0.6mg，一次顿服。

药物流产的不良反应轻，空腹或进食2小时后服药效果好。仅有恶心、呕吐、下腹痛和乏力等，但产后出血时间长和出血量多是其主要不良反应。用药后遵医嘱定时到医院复查，若流产失败，宜及时终止；不全流产出血量多时需急诊刮宫。阴道流血时间长者给予抗生素预防感染。

小试身手 6.药物流产的最佳方案是

A.大剂量孕激素疗法 　　　　　　B.雌孕激素联合治疗

C.米索前列醇顿服 　　　　　　　D.米非司酮与米索前列醇配伍

E.米非司酮分次口服

二、中期妊娠终止方法及护理

中期妊娠终止是指妊娠≥14周至<28周用人工方法终止妊娠。

（一）依沙吖啶引产

1.适应证　①中期妊娠要求终止而无禁忌证者；②因患各种疾病不宜继续妊娠者；③孕期接触有害物质导致胎儿致畸者；④因各种原因不愿继续妊娠者。

2.禁忌证　①急性感染性疾病、慢性疾病急性发作期及生殖器官感染尚未治愈者；②急、慢性肝、肾疾病及心脏病、高血压、血液病；③术前相隔4小时体温两次超过37.5℃者；局部皮肤感染者；④对依沙吖啶过敏者；⑤前置胎盘。

3.术前准备　①身心评估：严格掌握适应证和禁忌证；②B超行胎盘定位及穿刺点定位；③术前3天禁止性生活，每日冲洗阴道1次或上药。

4.操作步骤

（1）羊膜腔内注入法：①排空膀胱后取平卧位，常规消毒、铺巾；②用穿刺针从B超选定的穿刺点或子宫底下2~3横指，中线旁空虚部位垂直进针，经过两次落空感后即进入子宫腔，拔出针芯，见羊水流出，用注射器抽出羊水后，将依沙吖啶50~100mg药液注入羊膜腔内；③拔出穿刺针，局部用消毒纱布2~3块压迫数分钟后用胶布固定。

（2）子宫腔内羊膜腔外注射法：①孕妇排空膀胱后取截石位、消毒、铺巾；②暴露子宫颈后，宫颈钳夹住子宫颈前唇，用敷料镊将导尿管送入子宫壁与胎囊间，将<0.4%依沙吖啶液经导尿管注入子宫腔，折叠尿管，结扎外露的导尿管放入阴道穹隆部，填塞纱布，24小时后取出纱布及导尿管。

5.术中注意事项

（1）给药量：一般为50~100mg，**不要超过100mg**。

（2）子宫腔内羊膜腔外注药须稀释，浓度不能超过0.4%。

（3）如从穿刺针向外溢血或针管抽出血液时应向深部进针或向后退针，如仍有血应更换穿刺部位。

（4）严格执行无菌操作技术。

6.护理措施

（1）术中注药过程中监测孕妇有无呼吸困难、发绀等症状。

（2）用药后定时测量生命体征，严密观察宫缩开始时间、持续时间、间隔时间，阴道流血情况。引产期间，孕妇应卧床休息，羊膜外给药者绝对卧床休息。

（3）产道损伤：产后仔细检查软产道及胎盘完整性，待组织排出后常规作清宫术。注意观察产后宫缩、感染体征、阴道流血及排尿功能恢复情况。

（4）产后即刻采取退乳措施。

（5）术后6周内禁止性交及盆浴，为产妇提供避孕指导。

（6）给药5日后仍未临产者即为引产失败，通知家属，协商再次给药或改用其他措施。

（二）水囊引产

是将水囊置于子宫壁和胎膜之间，囊内注入300~500ml生理盐水，使子宫膨胀，激发宫缩，使胎儿娩出。

1.适应证　①中期妊娠终止者；②因患各种疾病不宜继续妊娠者。

2.禁忌证　同依沙吖啶引产，还包括子宫瘢痕、子宫颈或子宫发育不良者。

3.术前准备　受术者准备、器械、敷料准备同依沙吖啶子宫腔内注入引产。用阴茎套制备水囊，将两个阴茎套套在一起制成双层，再将14号橡皮导尿管送入阴茎套内1/3，用丝线将囊口缚扎于导尿管上。排空囊内空气后将导尿管末端扎紧高压消毒后备用。

4.注意事项

（1）放置时不得触碰阴道壁，放置后尽量卧床休息。

（2）水囊引产失败后取出水囊，如无异常情况，休息72小时改用其他方法引产。

（3）如出现发热、寒战，应及时取出水囊。

5.护理措施　基本内容同依沙吖啶引产。在水囊内注入无菌生理盐水，并加入数滴亚甲蓝方便识别羊水或注入液。

小试身手（7~9题共用备选答案）

A.妊娠7周以内　　　B.妊娠10周以内　　　C.妊娠10~14周

D.妊娠15~24周　　　E.妊娠15~28周

7.钳刮术适用于

8.人工流产负压吸引术适用于

9.依沙吖啶（利凡诺）引产适用于

第三节　女性绝育方法及护理（了解）

绝育是指通过手术或药物的方法，达到永久不生育的目的。

（一）经腹输卵管结扎术

1.适应证与禁忌证

适应证	禁忌证
自愿接受绝育术且无禁忌证者	各种疾病的急性期
患有严重的全身性疾病不宜生育者，可行治疗性绝育术	全身健康情况不良，不能耐受手术者，如心力衰竭、产后出血、血液病等
	腹部皮肤感染或内外生殖器炎症者
	患严重的神经症
	24小时内2次体温达37.5℃或以上者

2.手术时间选择

（1）**非孕妇女选择在月经前期，最好是月经结束后3~4日。**

（2）人工流产或取环术后。

（3）自然流产月经复潮后，分娩后48小时内，剖宫产、剖宫取胎术同时。

（4）哺乳期或闭经妇女排除早孕后再行手术。

3.术前准备

（1）详细询问病史，全面评估身体状况。

（2）按腹部手术要求备皮，做普鲁卡因皮试。

（3）测生命体征，嘱病人排空膀胱。

4.麻醉方式　局部浸润麻醉或其他麻醉。

5.手术步骤及配合

（1）受术者平卧，手术野按常规消毒铺巾。

（2）切开腹壁，暴露输卵管，结扎输卵管。

（3）清点纱布、器械，关闭腹腔。

6.术后并发症及防治措施

（1）出血、血肿：血肿见于腹壁，输卵管系膜，偶见于腹腔内。一旦出血或形成血肿，应及时处理。

（2）感染：腹壁切口感染，盆腔与腹腔不同程度感染。

（3）脏器损伤。

（4）输卵管再通。

8.护理措施

（1）做好术前准备。

（2）术后密切观察体温、脉搏及有无腹痛等。保持伤口敷料清洁、干燥，避免感染。

（3）鼓励病人早日下床活动。

（5）**术后休息3~4周，禁止性生活1个月。**

（二）经腹腔镜输卵管绝育术

1.适应证　同经腹输卵管结扎术。

2.禁忌证　多次腹部手术史或腹腔粘连，心肺功能不全，多部位疝病史等，其余同经腹输卵管结扎术。

3.术前准备　术前晚肥皂水灌肠，术前禁食、禁水6小时，进手术室前排空膀胱，术时取头低仰卧位。其余同经腹输卵管结扎术。

4.手术步骤　局麻或全麻。于脐孔下缘作1~1.5cm的横弧形切口，将Verres气腹针插入腹腔，灌入二氧化碳气体，然后换置腹腔镜。在腹腔镜直视下将弹簧夹或硅胶环钳夹或环套于输卵管峡部。

5.术后护理　术后静卧数小时后下床活动；严密观察体温，腹痛，腹腔内出血或脏器损伤的征象。

参考答案

1.C　2.E　3.D　4.B　5.A　6.D　7.C　8.B　9.D

答案与解析

1.A　宫内节育器的避孕原理是引起子宫内膜炎症反应，阻止受精卵着床。

2.E　哺乳期女性在月经复潮前有妊娠的可能，因此，改变宫腔内环境对哺乳期女性应排除早孕才能放置宫内节育器。

3.D　女性放置宫内节育器后应休息3日，1周内避免重体力劳动，2周内禁性生活及盆浴。

4.B　短效口服避孕药的用法是自月经周期第5日起，每晚1片，连服22日不能间断，若漏服必于次晨补服1片。

5.A　该孕妇妊娠约9周，适宜选择负压吸引。因此，本题选A。

6.D　药物流产的用法是米非司酮25mg，每日2次口服，共3日，于第4日上午米索前列醇0.6mg，一次顿服。

7~9.C、B、D　不同的妊娠周数采用不同终止妊娠的方法。妊娠7周以内：药物流产（米非司酮+米索前列醇）；妊娠10周以内：负压吸引；妊娠10~14周：钳刮术；妊娠15~28周：依沙吖啶引产、水囊引产。

第二十章　妇女保健

要点分析

本章内容较少，历年考试很少涉及，基本未考。对于本章的复习，考生应着重掌握妇女疾病普查普治及劳动保护。

考点纵览

（一）妇女保健工作的目的和意义（了解）

目的	通过积极的普查、预防保健及监护和治疗措施，降低孕产妇及围生儿死亡率，减少患病率和伤残率，控制某些疾病发生及性传播疾病的传播，从而促进妇女身心健康
意义	它是我国卫生保健事业重要组成部分，与临床医学、疾病预防控制构成我国医学卫生防病的基本体系。**妇女保健的宗旨是维护和促进妇女身心健康**
方法	采取以预防为主，以保健为中心，以群体为服务对象，以基层为重点，以保健与临床相结合的方法，提高民族综合素质，维护家庭幸福和后代健康，并促进计划生育基本国策的贯彻和落实

（二）妇女保健工作的组织机构和工作方法（了解）

1.组织机构　包括卫生行政机构和专业机构。

2.工作方法

（1）多部门协作，强调全社会参与和政府职责。

（2）加强三级妇幼保健网建设，提高专业队伍的业务技术水平。

（3）深入调查研究，制订切实可行的工作计划和防治措施。

（4）广泛开展社会宣传，普及妇幼保健方面的卫生宣教。

（三）妇女疾病普查普治及劳动保护（掌握）

1.健全妇女保健网络，定期对育龄妇女进行妇科常见病、肿瘤的普查普治工作，**每1~2年普查1次**，中老年妇女以防癌为重点，做到早发现、早诊断及早治疗，提高妇女生命质量。针对普查结果，制订预防措施，降低发病率，提高治愈率，维护妇女健康。

2.劳动保护　我国政府规定：①月经期：**女职工不得从事装卸、搬运等重体力劳动及高处、低温、冷水、野外作业及用纯苯作溶剂而无防护措施的作业；不得从事连续负重（每小时负重次数在6次以上者）单次负重超过20kg，间断负重每次负重超过25kg的作业**；②孕期：妇女在劳动时间进行产前检查，可按劳动工时计算；**孕期不得加班、加点，妊娠满7个月后不得安排夜班劳动**；不得从事工作中频繁弯腰、攀高、下蹲作业；不允许在女职工怀孕期、产期、哺乳期降低基本工资或解除劳动合同；③产期：**女职工产假为98日，其中产前休息15日，难产增加产假**

928

15日，多胎生育每多生一个婴儿增加产假15日，女职工执行计划生育可按本地区本部门规定延长产假；④哺乳期：**时间为1年，每班工作应给予两次哺乳时间，每次哺乳时间，单胎为30分钟**；有未满1周岁婴儿的女职工，不得安排夜班及加班；⑤围绝经期：经医疗保健机构诊断为围绝经期综合征者，经治疗效果不佳，已不适应现任工作时，应暂时安排其他适宜的工作；⑥其他：如妇女应遵守国家计划生育法规，但也有不育的自由；各单位对妇女应定期进行以防癌为主的妇女病普查、普治；女职工的劳动负荷，单人负荷一般不得超过25kg，两人抬运不得超过50kg。

第二十一章　妇产科常用护理技术

　　本章内容较为简单，历年考试偶有涉及。对于本章的复习，考生应着重掌握会阴擦洗的顺序、护理要点，会阴热敷的时间和温度，阴道、子宫颈上药的护理要点。

考点纵览

第一节　会阴擦洗/冲洗（掌握）

（一）目的

　　去除会阴部分泌物，保持会阴清洁，促进舒适和会阴伤口愈合；防止泌尿生殖系统逆行感染。

（二）物品准备

　　擦洗药液、会阴擦洗盘。

（三）操作方法

　　1.将用物带至床旁，向病人解释，用屏风遮挡，帮助病人脱去一侧裤腿，取屈膝仰卧位，暴露外阴。

　　2.护士戴一次性手套，在病人臀下垫一次性垫巾。

　　3.擦洗　擦洗顺序：第一遍自上而下，由外向内，初步擦去会阴部分泌物和血迹。**第二遍擦洗顺序：以伤口为中心，由内向外，自上而下。**最后擦洗肛门及肛周。一个棉球仅用一次，最后用干棉球或纱布擦干。

> 锦囊妙记：会阴擦洗的顺序与导尿时的擦洗顺序是一致的。

　　4.擦洗完毕，撤去一次性垫巾，协助病人穿好裤子，取舒适体位。

（四）护理措施

　　1.擦洗时动作轻柔，顺序正确。

　　2.擦洗溶液温度应适中，冬天注意保暖。

　　3.擦洗时注意观察会阴伤口有无红肿及分泌物情况。

　　4.对留置导尿的病人注意保持尿管通畅，避免脱落、扭曲和受压。

　　5.每擦洗一个病人后应清洗双手，注意将伤口感染者安排在最后擦洗，防止交叉感染。

　　6.会阴擦洗每日2次，大便后及时擦洗。

第二节 阴道灌洗（掌握）

（一）目的

阴道灌洗可起到收敛、热疗和消炎作用。

（二）物品准备

灌洗装置、灌洗溶液和灌洗包。

（三）操作方法

1.向病人解释，用屏风遮挡。

2.协助病人脱去一侧裤腿，取膀胱截石位。

3.按需要配制**灌洗溶液500~1000ml**，将灌洗筒挂于距床面适当位置处，排去管内空气，试溶液温度适当后备用。

4.打开灌洗包，在小碗内倒入适量20%肥皂溶液。

5.进行阴道灌洗，顺序为：

1）第一把卵圆钳夹纱球蘸肥皂液：擦洗阴阜，左侧小阴唇，右侧小阴唇，左侧大阴唇，右侧大阴唇。

2）第二把卵圆钳夹纱球蘸肥皂液：擦洗子宫颈穹窿，阴道前后壁。

3）用灌洗液将外阴肥皂液冲净。

4）戴一次性手套，放入窥阴器充分暴露子宫颈，用灌洗液冲洗子宫颈、穹窿及阴道前后壁；轻巧转动窥器，暴露子宫颈、穹窿、阴道壁用冲洗液冲净分泌物。

6.灌洗液即将流完时（约剩100ml），拔出灌洗头，再冲洗外阴部，然后扶病人坐在便盆上，让阴道内残留液体流出。

7.撤去便盆，擦干外阴，协助病人穿好裤子，整理用物。

（四）护理措施

1.**灌洗溶液的温度为40℃左右，灌洗筒与床沿的距离不超过70cm。**

2.灌洗时动作轻柔，避免损伤阴道和宫颈组织。

3.掌握阴道灌洗的禁忌证 阴道灌洗的禁忌证包括：**如月经期、妊娠期、产后或人工流产术后子宫颈内口未闭、阴道流血者。**子宫颈癌病人有活动性出血者禁止灌洗，防止大出血。某些产后10日后或妇产科手术2周后的病人合并阴道分泌物混浊、有臭味、阴道伤口愈合不良、黏膜感染坏死等情况时，采用低位阴道灌洗，一般灌洗筒距床面的高度不超过30cm。

`小试身手` 1.阴道灌洗适用于

A.阴道流血者   B.子宫颈癌患者   C.会阴有伤口者

D.妊娠期   E.子宫肌瘤术前

`小试身手` 2.阴道灌洗时灌洗筒与床沿的距离不得超过

A.30cm   B.40cm   C.50cm

D.60cm   E.70cm

小试身手 3.阴道灌洗液的最佳温度是

A.31℃~33℃ B.36℃~38℃ C.40℃~41℃

D.44℃~46℃ E.45℃~50℃

第三节 会阴湿热敷（掌握）

（一）目的

会阴湿热敷适用于会阴水肿、血肿、伤口硬结及早期感染等病人。会阴湿热敷可促进血液循环，增加局部白细胞吞噬作用和组织活力，有助于局限脓肿，刺激局部组织生长和修复。

（二）物品准备

会阴擦洗盘、棉垫、干纱布、凡士林、一次性垫单、一次性手套、有盖搪瓷罐、沸水或50%硫酸镁，内备纱布若干。

（三）操作方法

1.携用物至床旁，解释湿热敷目的、方法和注意事项。

2.戴一次性手套，按会阴擦洗的方法清洁会阴后擦干。

3.热敷部位先涂一层凡士林软膏，盖上纱布，再将热敷溶液中的纱布轻轻敷上，外面盖上大棉垫。

4.每3~5分钟更换敷料一次，也可在棉垫外放热水袋，以延长更换敷料时间。

5.每次热敷15~30分钟，每日2~3次。

（四）护理措施

1.湿热敷的温度为41℃~48℃。

2.注意观察热敷后病人的全身反应，对休克、虚脱、昏迷及感觉迟钝者警惕烫伤。

3.一般热敷面积为病损范围的2倍。

第四节 阴道、子宫颈上药（掌握）

（一）目的

治疗各种阴道炎和急慢性子宫颈炎及术后阴道残端炎。

（二）物品准备

阴道灌洗用物，干棉球、长棉签、带尾线的大棉球或纱球、长镊子、药品、一次性手套。

（三）操作步骤

上药前先作阴道冲洗、灌洗，清除子宫颈黏液或炎性分泌物，使药物直接接触炎性组织。

1.局部用药

（1）腐蚀性药物

1）20%~50%硝酸银溶液：**多用于慢性子宫颈炎颗粒增生型**。用长棉签蘸少许药液涂在子宫颈糜烂面，并插入子宫颈管内口约0.5cm，然后用生理盐水棉球拭去表面残余的药液，再用棉球吸干，每周1次，2~4次为一疗程。

2）20%或100%铬酸溶液：适应证与硝酸银局部用药相同，用棉签蘸铬酸涂在子宫颈糜烂面上，糜烂面乳头较大的可反复涂药数次，使局部呈黄褐色。再用长棉签蘸药液插入子宫颈管内约0.5cm持续1分钟。每20~30日上药1次，直至糜烂面乳头完全光滑为止。

（2）非腐蚀性药物

1）新霉素、氯霉素等消炎药：用于急性或亚急性子宫颈炎、阴道炎。

2）1%甲紫或大蒜液涂擦，适用于念珠菌性阴道炎。每日1次，7~10日为一疗程。

2.喷雾法

3.阴道后穹窿上药　适用于阴道滴虫、假丝酵母菌感染者、老年性阴道炎及慢性子宫颈炎等。指导病人于<u>临睡前洗净双手或戴无菌手套用示指将药片沿阴道后壁向上向后推进，直到示指完全进入为止</u>。

4.子宫颈棉球上药　适用于子宫颈急性或亚急性炎症伴出血者。先将带尾线的大棉球蘸上药液和药粉，再将棉球置于子宫颈处，将棉球尾线留在阴道外，并用胶布将尾线固定在阴阜侧上方，<u>嘱病人于放药12~24小时后自行牵引尾线取出棉球</u>。

小试身手 4.宫颈用棉球上药后，宫颈部棉球取出的时间为

A.1~2小时　　　　　　　B.8~10小时　　　　　　　C.12~24小时

D.24~48小时　　　　　　E.48~72小时

（四）护理措施

1.月经期或阴道流血者停止阴道上药，避免逆行性感染。

2.上药期间禁止性生活。

3.阴道壁上<u>非腐蚀性药物时，应转动窥阴器</u>，将药物均匀地涂布在阴道四壁。

4.<u>使用腐蚀性药物时注意保护阴道壁及正常子宫颈组织</u>。上药前将棉球或纱布垫于阴道后壁及后穹窿部，蘸取的药液不宜过多，以免药液下流烧伤正常组织，药液涂擦后用棉球吸干，然后取出棉球和纱布。

5.未婚女性上药时不可使用窥阴器，可用长棉签涂，但要注意<u>将棉签上的棉捻紧，涂药时顺一个方向转动，避免棉花脱落遗留在阴道内</u>。

6.子宫颈棉球上药者，<u>放药完毕切记嘱咐病人按时取出阴道内的棉球</u>。

7.阴道、子宫颈局部上药一般每日1次，7~10次为1个疗程。

参考答案

1.E　2.E　3.C　4.C

答案与解析

1.E　阴道流血者、会阴有伤口者，妊娠期均禁忌阴道灌洗，防止引起上行感染；子宫颈癌患者禁忌灌洗，防止引起出血。

2.E　阴道灌洗时，灌洗筒与床沿的距离不超过70cm。

3.C　阴道灌洗时，灌洗溶液温度为40℃左右。

4.C　宫颈用棉球上药时，应嘱病人于放药12~24小时后自行牵引尾线取出棉球。

第二十二章　妇产科诊疗及手术病人的护理

　　本章内容历年考试较少涉及。近5年的考试先后考查子宫颈活体组织检查、输卵管通畅术、胎头吸引术、会阴切口缝合术、剖宫产术等。整体的考查偏重于知识的记忆。对于本章的复习，考生应着重掌握宫颈活体组织检查、输卵管通畅术的适应证和禁忌证、胎头吸引术的护理、会阴切口缝合术的护理、剖宫产术后护理等内容。

考点纵览

第一节　阴道及宫颈细胞学检查（掌握）

　　阴道脱落细胞主要来自阴道上段和子宫颈阴道部，也可来源于子宫腔、输卵管、卵巢及腹腔。阴道及宫颈脱落细胞学检查是一种简便、经济、无痛苦的检查方法。

（一）适应证与禁忌证

适应证	禁忌证
协助诊断阴道、子宫颈、子宫腔、输卵管等部位的肿瘤	月经期及生殖器官急性炎症期
卵巢功能检查月经紊乱、异常闭经	
子宫颈炎症	
宫颈癌筛选：30岁以上的妇女每2年检查1次	

（二）操作方法

　　1.阴道涂片

　　（1）阴道侧壁刮片法：用于已婚妇女。病人取膀胱截石位，用窥阴器扩张阴道（窥器上不涂润滑剂），用刮片在阴道侧壁上1/3处轻轻刮取分泌物，将分泌物薄而均匀地涂在玻片上，放入装有固定液的小瓶中。取材时动作轻柔，切勿用力，以免将深层细胞混入。

　　（2）棉签采取法：用于幼女及未婚者。方法是将卷紧的消毒棉签浸湿后伸入阴道，在其侧壁上1/3处涂抹，取出棉签，横放在玻片上向一个方向滚涂，然后将玻片置于固定液。

　　2.**子宫颈刮片法**　为早期筛查子宫颈癌的重要方法。在子宫颈外口鳞柱状上皮交界处取材，以子宫颈外口为圆心，将木质小脚刮板轻轻刮取一周，然后放入装有固定液的小瓶中。

> 锦囊妙记：宫颈癌普查的方法为子宫颈刮片，确诊的方法为子宫颈活体组织检查。

3.子宫颈管吸引涂片法　先将子宫颈表面分泌物拭净，用吸管轻轻放入子宫颈管内，吸取子宫颈管分泌物，制成涂片；也可用生理盐水棉签伸入子宫颈管内，轻轻旋转一周取出做涂片。

4.子宫腔吸引涂片　疑有子宫腔恶性病变者，可采用子宫腔吸片。消毒外阴、阴道及子宫颈口，了解子宫腔方向及深度。将塑料吸管伸入子宫腔，上下左右移动，吸取标本后制片固定。

（三）检查结果及临床意义

1.测定雌激素对阴道上皮的影响　正常情况下涂片看不到底层细胞，全部为表层细胞。如卵巢功能低下时出现底层细胞。轻度低下者底层细胞占20%以下，中度低下者底层细胞占20%~40%，高度低下者则占40%以上。

2. TBS（Bethesda系统）分类法　①良性细胞学改变；②鳞状上皮细胞异常；③腺上皮细胞异常；④其他恶性肿瘤细胞。

（四）护理措施

1.向病人检查目的和注意事项。

2.用物准备齐全，协助病人摆好体位。

3.所用器具须消毒、干燥，不宜粘有化学药品或润滑剂。

4.取标本时动作轻、稳、准，以免损伤组织，引起出血。

5.涂片不宜太厚，不可来回涂抹，避免破坏细胞。

6.涂毕的玻片做好标记，立即**固定在95%乙醇中**，至少15分钟。

7.向病人讲解巴氏分级的临床意义，嘱病人及时将病理报告反馈给医生，以免延误诊疗。

第二节　宫颈活体组织检查（掌握）

（一）适应证

1.宫颈涂片检查　结果疑有子宫颈癌时（通常在巴氏Ⅲ级或ASCUS及以上时）或肉眼观察见可疑病灶，应进一步做子宫颈活组织检查。

2.有接触性阴道流血或绝经后出血者。

3.重度子宫颈糜烂、乳头状增生伴出血或久治不愈的子宫颈炎症者。

4.不易与子宫颈癌鉴别的慢性特异性子宫颈炎症，如子宫颈结核、尖锐湿疣等。

（二）物品准备

盛10%甲醛溶液或95%乙醇的小标本瓶、病理检查申请单、无菌手套等。

（三）操作方法

1.钳取法

（1）嘱病人排空膀胱，取膀胱截石位。

（2）戴手套，用阴道窥阴器暴露子宫颈，清除黏液后，用0.5%碘附液消毒子宫颈、阴道。用宫颈活检钳在可疑病灶（碘不着色区）上，或在子宫颈外口鳞状上皮与柱状上皮交界处的3、6、9、12点处（或用阴道镜观察可疑部位多点）钳取子宫颈组织，放入有固定液的标本瓶中，注明姓名、部位后送检。

（3）如怀疑有子宫颈管病变者，用小刮匙在子宫颈管内刮取组织，放在有固定液的标本瓶中送检。

（4）术后子宫颈局部出血时，用带尾线纱球压迫子宫颈活检部位，尾线留于阴道口外，嘱病人于24小时后自行取出棉球，如出血多应及时就诊。

2.锥形切除法

（1）选择腰麻或硬膜外麻醉，病人取膀胱截石位，消毒外阴和阴道，戴无菌手套，铺无菌巾。

（2）导尿后用窥阴器暴露子宫颈，消毒子宫颈及子宫颈管。

（3）用宫颈钳夹住子宫颈前唇，用手术刀在**子宫颈病灶外0.5cm处做环形切口**，根据不同的手术指征，可深入1~2cm做锥形切除，用无菌纱布卷填塞创面，压迫止血。

（4）切除的标本用**10%甲醛固定**，做病理检查。

> **小试身手** 1.关于宫颈活组织检查的描述，**错误的是**
> A.在宫颈外口取材　　　　　　　B.术后24h后取出止血棉球
> C.凡肉眼可疑者应行活检　　　　D.术后给予抗生素
> E.取下的标本用95%乙醇固定

（5）术后留置导尿管24小时，持续开放。

（四）护理措施

1.术前准备　向病人解释：①手术目的、过程；②月经期或近月经期禁忌活检，以防止感染和出血过多；③生殖器急性炎症者，应治愈后方可活检，以免炎症扩散。

2.术中配合　注明钳取部位，便于确定病变所在；标本瓶应标记取材部位。

3.术后健康指导　嘱病人于24小时后自行取出棉球，如出血多及时就诊；术后保持外阴清洁，避免性生活和盆浴1个月，防止感染。

第三节　诊断性刮宫术（了解）

诊断性刮宫是刮取子宫内膜组织作病理学检查，以明确诊断、指导治疗。

（一）适应证

1.月经失调　如功能失调性子宫出血或闭经者，需了解子宫内膜变化及其对性激素的反应。

2.子宫异常出血 如不规则阴道流血、经间期流血、绝经后阴道流血者等。

3.不孕症 了解有无排卵或子宫内膜炎症。

4.不全流产、过期流产、葡萄胎等导致子宫长时间出血者。刮宫不仅可协助诊断，还可止血。

（二）物品准备

刮宫包1个，抢救药品和器械。

（三）操作方法

1.测量生命体征，询问阴道流血量和时间。

2.向病人解释诊断性刮宫的目的和意义，手术步骤、方法、时间以及配合要点。

3.嘱病人排空膀胱，取膀胱截石位，常规消毒外阴、阴道，铺无菌巾。

4.术者进行双合诊检查，了解子宫的屈向、大小及附件的情况。

5.暴露子宫颈，拭去阴道分泌物，重新消毒子宫颈及子宫颈管，用子宫颈钳夹住子宫颈下唇，固定子宫颈，用探针探查子宫腔。

6.按子宫的屈向，用子宫颈扩张器逐号扩张子宫颈管，直至能进入中号刮匙。

7.将刮匙顺子宫屈向送入至子宫底部，从子宫前壁、侧壁、后壁、子宫底部依次刮取组织。

8.根据刮宫目的选择刮宫部位和侧重点。

（1）**功能失调性子宫出血者，将肥厚的内膜全面、彻底刮干净**，既可送病理学检查，又可止血。

（2）**怀疑为结核性子宫内膜炎引起闭经者，应刮取两侧子宫角部组织。**

（3）**分段诊刮，先用小刮匙刮取子宫颈管内组织，然后刮取子宫腔组织**，将刮取组织分别送检。

（4）因**不孕症进行诊刮，应选择月经来临前或月经来潮12小时内**，以判断有无排卵。

（5）**子宫异常出血怀疑癌变者随时诊刮，刮宫时小心轻刮，若刮出物经肉眼检查高度疑为癌组织时，只要刮出部分组织够病理检查即可，不必全面刮宫**，以免引起子宫穿孔、出血或癌组织扩散。若未见明显癌组织，则应全面刮宫，防止漏诊。

9.将刮出物放入盛有固定液的标本瓶中送病理检查。

（四）护理措施

1.术前准备

（1）向病人解释操作目的。备好固定标本的小瓶，填好病理检查单。

（2）指导病人术前5日禁性生活；对因**不孕而进行刮宫者，应选择月经前或月经来潮12小时内进行。**

（3）刮宫可引起出血、子宫穿孔、感染等并发症。有些疾病可导致刮宫时大出血，应备好抢救物品。

2.术中配合

（1）密切观察病人情况。

（2）协助医生仔细观察刮出组织后，将组织放入装有固定液的小瓶内，做好标记立即送病理科检查。

3.术后护理

（1）严密观察病人有无腹痛和阴道流血情况，如无异常，1小时后可让病人回家休息。

（2）嘱病人保持外阴清洁、禁止性生活和盆浴2周，1周后来医院复查并了解病理检查结果。

第四节　输卵管畅通术（了解）

输卵管通畅术是测定输卵管是否通畅的方法，主要用于女性不孕症的检查、诊断和治疗。

（一）适应证与禁忌证

适应证	禁忌证
原发或继发性不孕症，男方精液正常，疑有输卵管阻塞者	生殖器官急性炎症或慢性盆腔炎急性或亚急性发作者
对轻度粘连的输卵管有通畅作用	月经期或有不规则阴道流血者
检验或评价各种绝育手术、输卵管再通术或输卵管成形手术效果	有严重的心、肺疾患者
	碘过敏者不能做输卵管造影术

（二）护理措施

1.术前护理

（1）一般手术时间选在月经干净后3~7天内进行。

> 锦囊妙记：妇产科手术、检查一般均在月经干净后3~7日内进行，女性的乳腺自查一般在月经干净后7~10日进行。

（2）检查用物是否完备，各种导管是否通畅。器械须严格消毒。

（3）对输卵管碘油造影术者，术前评估过敏史，做好碘过敏试验。

（4）术前向病人解释通畅术的目的、步骤及配合要求。

2.术中护理

（1）在通畅术过程中，子宫颈导管须紧贴子宫颈，以免漏气、漏液。通气、通液时，速度以60ml/min为宜，每加压10mmHg应稍停，且最高压力不得超过200mmHg，以免输卵管损伤、破裂，引起内出血。

（2）畅通过程中随时了解病人感受，观察病人下腹部疼痛的性质、程度，如有异常应及时处理。

（3）对通气术需重复试验者，应先放出气体，休息片刻再进行，一般重复不得超过2次。

（4）在碘油造影过程中注意观察病人有无过敏症状。

3.术后护理

（1）对通气术者，由于气体刺激横膈，病人可出现胸闷、呼吸困难等，严重者出现休克。**术后协助病人取头低臀高位，使腹部气体趋向盆腔**，减轻刺激后症状即可缓解。

> 锦囊妙记：输卵管通畅术后取头低脚高位，有利于减少二氧化碳的吸收，从而减轻刺激症状。

（2）手术后遵医嘱使用抗生素。

（3）通畅术后禁止性生活和盆浴2周。

小试身手 2.输卵管通液检查的适应证**不包括**

A.子宫肌瘤   B.合并肺结核   C.月经干净后5天

D.输卵管阻塞   E.阴道炎

第五节　阴道后穹窿穿刺术（了解）

（一）目的

适用于协助诊断异位妊娠引起的内出血，检查盆腔炎症积脓、积液。

（二）适应证

1.疑有子宫直肠陷凹积液、积血需明确诊断者。

2.盆腔积脓者抽取脓液后注入抗生素。

（三）操作方法

1.指导病人排尿或导尿后，取膀胱截石位，常规消毒外阴、阴道，戴手套，铺无菌巾。

2.用窥阴器暴露子宫颈及后穹窿部，再次消毒。

3.用子宫颈钳夹持子宫颈后唇向前牵引，充分暴露阴道后穹窿，用碘酊、酒精消毒穿刺部位。

4.注射器接上腰椎穿刺针头在子宫颈阴道黏膜交界下方1cm后穹窿中央部位与子宫颈平行方向刺入，当针穿过阴道壁后失去阻力、有落空感时，提示已进入直肠子宫陷凹，穿刺深度约2~3cm，抽出标本5ml。

5.拔出针头，观察局部有无出血，出血时用纱布压迫止血，取出窥阴器。

（四）护理措施

1.操作中严密观察病人病情变化。

2.穿刺时注意进针方向、深度，避免误伤子宫及直肠。如误入直肠，应立即拔出针头，重新消毒，更换针头和注射器后重新穿刺。

3.抽出物如为血液，可静置4~5分钟，血液凝固者为血管内血液，则应改变穿刺部位、方向或浓度，重新穿刺。**若抽出的血液不凝固，提示为腹腔内出血**。若抽出液为浅红色稀薄液，多为盆腔炎症渗出液。若抽出物为脓液则可做涂片、染色后显微镜下检查并送细菌培养及药物敏感试验。

第六节　内镜检查术（了解）

一、阴道镜检查

阴道镜检查是利用阴道镜将子宫颈的阴道部黏膜放大10~40倍，来观察子宫颈异常上皮细胞、异型血管及早期癌变以准确选择可疑部位做子宫颈活体组织检查。

（一）适应证

1.肉眼观察阴道壁有可疑癌变者。

2.宫颈脱落细胞学检查巴氏Ⅲ级、TBS系统ASCUS以上或肉眼观察可疑癌变者。

（二）操作方法

1.嘱病人排空膀胱，取膀胱截石位。

2.用窥阴器充分暴露子宫颈阴道部，用生理盐水棉球轻轻拭净子宫颈分泌物。

3.接通光源，调好焦距，一般物镜距离子宫颈约15~20cm，距外阴约5~10cm，先用低倍镜观察，再增大倍数检查。

4.发现可疑部位取活组织送病理学检查。

（三）护理要点

1.检查前48小时内禁忌性交、阴道检查和冲洗等操作。

2.备齐检查用物，协助医生调整灯光，接通电源。

3.**使用窥阴器时不蘸润滑剂，以免影响观察**。

4.术中配合医生调整光源，及时传递所需用物。

5.术后嘱病人休息，如有标本应注明标记，及时送检。

二、宫腔镜检查

子宫镜检查是利用宫腔镜直接观察子宫颈管及子宫腔情况，用于指导诊刮、活检和疾病治疗等。

（一）适应证和禁忌证

适应证	禁忌证
子宫异常出血探查	**急性或亚急性生殖道炎症**
原发性或继发性不孕的子宫内病因诊断	活动性子宫出血者
宫内节育器的定位与取出	近期有子宫手术史者
子宫内异物取出	早期宫内妊娠希望继续妊娠者
输卵管粘连的治疗	子宫颈恶性肿瘤者
	严重心、肺或血液疾患

（二）操作方法

1. 评估病人病情。

2. 指导病人排空膀胱，取膀胱截石位；常规消毒外阴及阴道；用窥阴器暴露子宫颈，并用宫颈钳固定。

3. 按人工流产要求，探查子宫腔屈向及深度，扩宫。

4. 将宫腔镜管顺子宫腔方向送入子宫颈内口，注入5%葡萄糖液冲洗子宫腔。继续缓慢滴注葡萄糖50~100ml，待子宫腔充分扩展，子宫内壁清晰可见时，移动镜管依次观察子宫腔各部。

5. 观察子宫颈管，缓慢取出镜管。

（三）护理措施

1. 选择月经干净1周内检查，因此时子宫内膜薄，检查时不易出血，子宫镜下图像清晰。

2. 宫腔镜检查的并发症　可并发子宫颈裂伤、子宫穿孔、感染等。术中、术后应密切观察上述并发症。

3. 术后遵医嘱使用抗生素3~5日。告知病人子宫镜检查后2~7日可能有少量血性分泌物，注意保持会阴清洁。检查后禁止性交和盆浴2周。

三、腹腔镜检查

腹腔镜检查是将腹腔镜自腹壁插入盆、腹腔内观察病变部位、形态，必要时取组织送病理学检查，以明确诊断。

（一）适应证和禁忌证

适应证	禁忌证
诊断不清的盆腔包块、肿瘤、炎症、不孕症、异位妊娠、子宫内膜异位等	膈疝、脐疝、脐部感染者、血液病及严重神经症者
生殖道发育异常	严重心、肺疾患不能耐受检查者
如不明原因的急慢性下腹痛	结核性腹膜炎等原因造成的腹腔粘连者
不孕症及内分泌疾病	腹部巨大肿瘤者。过度肥胖
人工流产放环术后可疑子宫穿孔	
恶性肿瘤手术和化疗后的效果评价	

（二）并发症

1. 腹膜外气肿　因通气针尚未进入腹腔前充气所致。

2. 大出血　因手术过程中损伤腹主动脉或下腔静脉。

3. 膈肌气肿　腹腔充气压力过高，气体通过横膈裂孔进入纵隔。

4. 气栓　充气过急，气体进入血管或组织。

5. 脏器损伤　充气针误伤腹腔脏器。

6. 感染　原有感染灶被激惹扩散等。

（三）用物准备

腹腔镜检查包及设备。

（四）护理措施

1.术前准备

（1）评估病人身心状况，做好解释。

（2）排空膀胱，取膀胱截石位，进行检查时病人臀部抬高15°。

（3）腹部常规消毒，皮肤切口局部选择相应的麻醉方式。

2.术中配合

（1）体位：**随CO_2气体进入腹腔，将病人改为臀高头低位**，并按医生要求及时更换体位。

> 锦囊妙记：胎膜早破、空气栓塞、下肢骨折、腹腔镜检查术中等均取头低脚高位。

（2）严密观察生命体征变化。

3.术后护理

（1）卧床休息半小时，注意观察生命体征及有无并发症出现。

（2）向病人讲解可能因腹腔残留气体而感肩痛及上肢不适等症状会逐渐缓解。2周内禁性交；如出现发热、出血、腹痛等应及时就诊。

（3）遵医嘱使用抗生素。

（4）观察脐部伤口情况，鼓励病人早期下床活动。

第七节　会阴切开与缝合术（了解）

（一）适应证

子宫收缩乏力，第二产程延长者；初产妇需进行胎头吸引、产钳或臀部助产时；产妇、胎儿异常需要缩短第二产程者；早产，预防早产儿颅内出血。

（二）物品准备

会阴侧切包，0.5%普鲁卡因20ml。

（三）操作方法（会阴侧切缝合术）

（1）评估病人一般情况，听胎心音，了解胎儿大小、产力情况，会阴部情况。

（2）向产妇解释会阴切开的目的。选择切口部位，用2.5%碘酊、75%乙醇消毒局部皮肤，用0.5%普鲁卡因局部麻醉。

（3）切开会阴：术者将左手示、中指伸入胎头先露和阴道侧壁之间，以保护胎儿并指示切口位置，右手持剪刀<u>自会阴后联合向左下方与正中线成45°~60°</u>，在宫缩时剪开会阴全层，切口长3~5cm，局部压迫或结扎止血。

（4）缝合：胎儿、胎盘娩出后，检查子宫颈、阴道有无撕裂伤，阴道内填塞纱条1根，用0号或1号铬制肠线自切口顶端间断或连续缝合阴道黏膜，再用0号或1号铬制肠线间断缝合肌层和皮下组织，最后用丝线间断缝合皮肤。

（5）缝合完毕，取出阴道内纱球，常规检查肛门。

（四）护理措施

1.进行会阴切开术缝合前，向产妇及家属说明情况，解释目的和意义。

2.密切观察产程进展，备好会阴切开各种用物，选择最佳时机切开会阴。

3.术后保持会阴清洁、干燥，嘱产妇取健侧卧位，及时更换卫生巾。术后3日内每天外阴冲洗2次。

`小试身手` 3.会阴切开缝合术后的产妇宜取

A.平卧位　　　　　　B.半卧位　　　　　　C.头高脚低位

D.健侧卧位　　　　　E.患侧卧位

4.观察外阴伤口有无渗血、红肿、脓性分泌物及硬结等，如有异常及时通知医生处理；**如外阴伤口肿胀疼痛，用50%硫酸镁或95%乙醇湿热敷。**

5.会阴伤口术后3~5日拆线。

`小试身手` 4.正常会阴切口于

A.1~2d拆线　　　　　B.3~5d拆线　　　　　C.5~7d拆线

D.7~10d拆线　　　　 E.10~12d拆线

`小试身手` （5~6题共用题干）

孕妇，32岁，妊娠38周后入院待产，分娩时行会阴左侧切开术，产后第3天，伤口出现红肿，疼痛。

5.针对该产妇的护理措施，**错误的是**

A.嘱右侧卧位　　　　B.拆线引流　　　　　C.坐浴

D.会阴擦洗　　　　　E.红外线照射

6.下列哪种溶液可用于伤口局部湿敷

A.25%乙醇　　　　　B.50%乙醇　　　　　C.75%乙醇

D.25%硫酸镁　　　　E.50%硫酸镁

第八节　胎头吸引术（了解）

胎头吸引术是将胎头吸引器置于胎头上，形成负压后吸住胎头，通过牵引协助胎儿娩出。

（一）适应证和禁忌证

适应证	禁忌证
第二产程延长者，胎头拨露于会阴部达半小时未能娩出者	胎儿不能或不宜由阴道分娩者；如严重头盆不称、产道阻塞、尿瘘修补术后
妊娠合并心脏病、妊娠期高血压疾病、临产宫缩乏力或胎儿宫内窘迫，需缩短第二产程者	子宫颈口未开全或胎膜未破者

续表

适应证	禁忌证
有剖宫产史或子宫瘢痕不宜过分用力者	结核性腹膜炎等原因造成的腹腔粘连者
	除头顶先露以外的其他异常头位，如面先露、额先露等

（二）操作方法

1.评估产妇一般情况，有无禁忌证。

2.导尿排空膀胱，胎膜未破者予以破膜，初产妇会阴过紧者先作会阴切开术。

3.左手示、中指撑开阴道后壁，右手持涂好润滑剂的吸引器，沿阴道后壁进入；再以左手示、中指掌面向外拨开右侧阴道壁，使开口侧沿壁滑入阴道内；然后手指向上撑起阴道前壁，使胎头吸引器从前壁进入，再以右手示、中指撑起左侧阴道壁，整个胎头吸引器入阴道内，使边沿与胎头紧贴，避开囟门。

4.以右手示指沿吸引器与胎头衔接处触摸一周，了解吸引器边缘是否紧贴胎头，如有阴道壁及子宫颈组织夹在吸引器与胎头之间应将其推出。检查无误后，调整吸引器横柄使之与胎头矢状缝一致，作为胎头旋转的标记。

5.**调节负压吸引器，负压调节为200~300mmHg**，或用注射器分次缓慢地抽出吸引器内空气150~180ml，使之形成负压，用血管钳夹紧橡皮接管，取下注射器，等待2~3分钟，使吸引器与胎头吸牢。

6.子宫收缩产妇屏气时，沿产轴方向牵引，边牵引边旋转至枕前位，使胎头按分娩机制俯屈、内旋转、仰伸娩出。

7.胎头娩出后，松开夹橡皮管的血管钳，待吸引器内恢复正压后取下吸引器。

（三）护理措施

1.吸引器压力适当，如负压不足容易滑脱、负压过大易使胎儿头皮受损；胎头娩出阴道口时应立即放松负压，取下吸引器。

2.**牵引时间不宜过长，一般20分钟内应结束分娩**。

3.牵引过程中如有滑脱，可重新放置，但一般不超过2次，如牵引失败应改为产钳助产或剖宫产。

4.术后检查子宫颈和阴道，如有裂伤及时缝合。

5.新生儿护理

（1）密切观察新生儿头皮产瘤位置、大小及头皮有无血肿、头皮损伤及颅内出血征象。

（2）观察新生儿面色、反应、肌张力等，做好新生儿抢救准备。

（3）**新生儿静卧24小时，避免搬动，3日内禁止洗头**。

（4）**新生儿处理好后，遵医嘱肌内注射维生素K_1 10mg**。

小试身手　7.下列关于胎头吸引术后新生儿的护理措施，**错误的是**

A.密切观察颅内出血征象

B.观察新生儿面色、反应、肌张力等，做好抢救准备

C.新生儿静卧24小时

D.24小时后可给新生儿洗头

E.遵医嘱肌内注射维生素K_1

第九节　人工剥离胎盘术（掌握）

徒手剥离并取出滞留在子宫腔内胎盘的手术称为人工剥离胎盘术。

（一）适应证

1.胎盘滞留　胎儿娩出10~30分钟后胎盘仍未娩出。

2.胎盘剥离不全　胎儿娩出后胎盘部分剥离，经按摩子宫、使用宫缩剂、牵拉脐带等方法，胎盘仍不能排出者。

3.胎儿娩出后胎盘娩出前有活动性出血者。

4.前置胎盘或胎盘早期剥离，胎儿娩出后仍有活动性出血者。

（二）操作方法

1.产妇取膀胱截石位，排空膀胱，再次消毒外阴，接生者更换手套。

2.根据产妇情况实施麻醉　一般不需要麻醉，对于子宫口紧，手不能伸入者遵医嘱肌内注射阿托品0.5mg及哌替啶50~100mg，必要时全身麻醉。

3.接生者一手紧握腹部子宫底，另一手指并拢呈圆锥形沿脐带进入子宫腔，找到胎盘边缘。

4.进入子宫腔后手背紧贴子宫壁，插入胎盘与子宫壁之间，以手掌的尺侧缘慢慢将胎盘自子宫腔分离；另一手在腹部按压子宫底。

（三）护理措施

1.严密观察产妇生命体征，及时做好输血准备。

2.产妇身旁有专人观察，配合医师尽快完整娩出胎盘、胎膜。

3.严格执行无菌操作技术，动作轻柔。

4.术后密切观察子宫收缩和阴道流血情况，对宫缩不良者，及时按摩子宫并给予宫缩剂。

5.仔细检查胎盘、胎膜是否完整，如胎盘有缺损，根据缺损多少和子宫收缩、阴道流血情况决定是否清宫，尽量减少宫腔内操作次数和时间，避免感染。

6.术后观察有关发热、阴道分泌物异常等体征，必要时遵医嘱使用抗生素。

第十节　产钳术（了解）

产钳术是指使用产钳牵引胎头帮助胎儿娩出的手术。

（一）适应证与禁忌证

适应证	禁忌证
同胎头吸引术	同胎头吸引术
臀位分娩后出头困难者	胎头骨质部的最低点在坐骨棘水平或以上，有明显头盆不称时
胎头吸引术失败而胎儿存活者	确定死胎、胎儿畸形者，应尽可能作穿颅术，以免损伤产道

（二）物品准备

灭菌产钳，其他用物同胎头吸引术。

（三）护理措施

1.备好产钳助产术所需要的器械。

2.严密观察宫缩和胎心变化，及时给产妇吸氧、补充能量。

3.陪伴产妇，产妇双腿出现麻木感和肌痉挛时为其局部按摩，协助伸展下肢。

4.指导孕妇配合宫缩正确使用腹压。

5.臀位后出头困难者在产钳助产时，协助按压产妇耻骨上方胎头，使俯屈，以利娩出。

6.产后检查软产道，观察子宫收缩、阴道流血及排尿情况。

7.检查新生儿有无产伤。

第十一节　剖宫产术（掌握）

（一）适应证

1.产力异常　子宫收缩乏力造成滞产经处理无效者。

2.产道异常　骨盆狭窄或畸形，软产道阻塞。

3.胎儿方面　胎位异常，如横位、初产臀位、胎儿宫内窘迫或巨大胎儿。

4.妊娠合并症及并发症　妊娠合并心脏病、严重妊娠期高血压疾病、前置胎盘。

5.其他　高危初产妇、瘢痕子宫、生殖道修补术后以及各种头盆不称者。

（二）手术方式

子宫下段剖宫产术、子宫体剖宫产术、腹膜外剖宫产术、新式剖宫产术。

（三）麻醉方式

以持续硬膜外麻醉为主。

（四）护理要点

1.术前护理

（1）评估产妇一般情况，测量生命体征，了解产程进展和胎儿情况。观察子宫收缩、听胎心音，进行产科检查，了解先露和子宫口扩张情况，注意观察阴道流血情况。

（2）向产妇家属讲解剖宫产的必要性、手术过程、麻醉方法、手术方式及术后注意事项。

（3）术前备皮，做药物过敏试验。

（4）常规留置导尿管，做好输血准备。

（5）遵医嘱使用术前用药，听胎心音，护送产妇进手术室。

2. 术中护理

（1）摆放好产妇体位，一般为仰卧位，对有血压下降或胎儿宫内窘迫者，可稍倾斜手术台或取侧卧位。

（2）术中密切观察产妇血压、脉搏、呼吸，遵医嘱输液、输血。

3. 术后护理

（1）按一般腹部手术常规护理。

（2）了解手术情况，及时测量血压、脉搏、呼吸；检查输液管、导尿管是否通畅；检查腹部切口敷料是否干燥，有无渗血。

（3）术后24小时内密切观察子宫收缩及阴道流血情况，流血多者遵医嘱使用宫缩剂。

（4）鼓励产妇术后早期活动：术后24小时拔尿管后早下床活动，鼓励产妇深呼吸，床上勤翻身，早期下床活动，预防肺部感染和肠粘连。

（5）保持外阴清洁：每日擦洗外阴2次，防止逆行感染。

（6）术后留置导尿管24小时，拔除导尿管后观察产妇排尿情况。

（7）健康教育：包括产后保健操、会阴、乳房、饮食等护理及性生活指导，**术后6周内禁止性生活**；术后42日复查，指导合理避孕。

参考答案

1.E　2.E　3.D　4.B　5.C　6.E　7.D

答案与解析

1.E　宫颈活组织检查切除的标本用10%甲醛固定，送病理检查。

2.E　生殖器官急性炎症或慢性盆腔炎急性或亚急性发作者不应作输卵管通液检查。

3.D　会阴侧切术后应嘱产妇取健侧卧位，以利于切口的愈合。

4.B　通常情况下，会阴伤口术后3~5天拆线。

5~6.C、E　剖宫产术后产妇禁忌坐浴，以免引起上行性感染。如产妇会阴切口水肿，可用50%硫酸镁或95%乙醇湿热敷。

7.D　胎头吸引术后，新生儿应静卧24小时，避免搬动，3日内禁止洗头。

第五篇　儿科护理学

考情分析

护师资格考试分为基础知识、相关专业知识、专业知识、专业实践能力四个部分。其中基础知识、相关专业知识、专业知识均考查儿科护理学的内容。每部分儿科护理学约占15%，涉及A1、A2、A3/A4和B型题。在历年的考试中A1型题约占6题，A2型题约占6题，A3/A4型题约占3题，B型题约占2题。考试大纲将儿科护理学的考核内容分为了解、掌握、熟练掌握三个层次。从历年的考试情况来看，考试大纲中要求考生了解的部分相对来说考查较少，约占10%，掌握、熟练掌握部分是考查的重点。因此，考生在复习的过程中，对于了解的内容只需要在理解的基础上记住重要内容。如了解小儿造血特点这部分内容，考生只需记住：胚胎第6~8周时肝出现活动的造血组织，并成为胎儿中期的主要造血部位；骨髓第4~5个月才开始造血活动，直至生后2~5周成为唯一的造血场所；婴幼儿因缺乏黄骨髓，造血潜力较差，需要造血增加时，则出现骨髓外造血，表现为肝、脾、淋巴结肿大。而对于掌握、熟练掌握的内容，考生需要仔细复习并加以针对性的训练。如熟练掌握小儿腹泻的临床表现，考生不仅要掌握腹泻时水、电解质和酸碱紊乱的临床表现，还需根据临床表现判断小儿脱水的分度。

儿科护理学共计14章，除绪论外，历年的考试中几乎每章均有涉及，但是各个章节所占比例不同。分析历年的考试，考核的重点章节主要分布在小儿保健、新生儿和患病新生儿的护理、营养性疾病患儿的护理、消化系统疾病患儿的护理、呼吸系统疾病患儿的护理、循环系统疾病患儿的护理、血液系统疾病患儿的护理、泌尿系统疾病患儿的护理、常见传染病患儿的护理和小儿结核病的护理。上述章节在考试中约占80%的比例。考生在第一轮复习时，可参照考点纵览对所有章节的主要考点进行全面细致的复习。在考前冲刺时，考生只需对上述重点章节进行复习，以提高复习的有效性和针对性。

从命题的趋势来看，近年来考查单纯识记的题目逐渐减少，考查理解、分析及应用的试题逐渐增多。因此这就要求考生在对记忆主要知识点的基础上，通过针对性训练以加强对相应知识点的理解和应用。

另一个命题趋势体现在通过一个题目只考查某一个知识点的这一类型的试题逐渐减少，更多的是通过一个题目考查某一知识点的多个不同方面和角度，或者不同知识点。这就要求考生备考时注重对知识的全面复习，横向掌握相关知识，有联系有比较的总结及掌握所有知识点。

如：患儿，6个月。腹泻2天入院。查体：皮肤弹性稍差，体温37.8℃。为纠正脱水，应选择

A.少量多次饮温开水

B.少量多次给予糖水

C.静脉补充林格液

D.静脉补充10%葡萄糖溶液

E.少量多次喂服口服补液盐

此题考查了两个知识点：脱水的分度和脱水的治疗。根据患儿皮肤弹性稍差可判断该患儿为轻度脱水。对轻度脱水患儿应口服补液盐。

儿科护理学的考核内容中，有一些特性及共性的内容。为了便于考生更好地复习与记忆，特总结如下：

1.生长发育是小儿不同于成人的基本特点。不同年龄小儿在解剖、生理、感觉、运动、语言等方面各有特点，各种生理正常值不同（如年龄越小心率和呼吸频率越快等），发育的程度也不同，复习时需要分别记忆。同时，在疾病的治疗与护理中要注意避免对生长发育的影响，如饮食控制和药物选择等方面。

2.儿科护理学的一些疾病是可以预防的。营养性疾病、常见传染病和某些遗传性疾病都是可以预防的，因此治疗护理的重点，也是考核的重点就是预防的措施。

3.不同年龄小儿相同疾病的临床表现不同。在儿科所有疾病中小婴儿多以全身中毒症状为主，局部症状可以不典型，甚至不出现；随着年龄的增长则局部症状越来越明显，全身症状可以较轻。年龄越大越接近成人的表现。

4.小儿患病多起病急，变化快。由于小儿多有症状不典型的特点，所以观察病情变化是所有疾病护理措施的重点内容，要进行重点复习。同时如果诊治及时，护理恰当，疾病往往恢复迅速，后遗症比成人要少。

5.健康教育的对象除了患儿，还有患儿的家长。由于小婴幼儿身心发育的特点，健康教育的对象往往是家长。随着认知的发育，小儿对疾病和死亡有了越来越客观的认识，此时应将健康教育的对象逐渐移向患儿。健康教育的内容主要是相关疾病的特点，用药的护理以及预防的措施。在以后各章节复习内容中有关疾病健康教育共性的内容将不再一一复述，只复习特征性的内容。

儿科护理学的这些特点，即是复习的重点，也是考核的重点。考生在复习的时候，一定要关注这些内容。

第一章 绪 论

本章内容较为简单，历年考试基本未涉及。对于本章的复习，考生应着重掌握儿科护士的角色与素质要求。

儿科护理学是研究小儿生长发育规律、儿童保健、儿童疾病防治、康复与护理，以促进儿童身心健康的一门学科。

第一节 儿科护理学的任务和范围（掌握）

1.任务 儿科护理学的任务是从体格、智能、行为和社会等方面来研究和保护儿童，**为儿童提供广泛性、综合性的护理**，以增强儿童体质，降低儿童发病率和死亡率，提高儿童健康水平。

2.范围 涉及儿童时期的一切健康和卫生问题，包括**正常小儿身心保健、小儿疾病防治与护理**。

第二节 儿科护士的角色与素质要求（掌握）

（一）儿科护士的角色

角色	含义
专业照护者	**最重要的角色**。在帮助小儿保持或恢复健康的过程中，提供各种护理照顾，满足小儿身心方面的需要
护理计划者	收集小儿生理、心理、社会方面资料，找出其健康问题，制订系统全面的、切实可行的护理计划，实施有效的护理措施
健康教育者	根据各年龄段儿童智力发展水平，向他们解释疾病治疗和护理过程。向儿童家长宣传科学育儿知识，使其采取健康的态度和行为
健康咨询者	倾听患儿及家长的内心感受、触摸和陪伴儿童、解答疑问、提供治疗信息、给予健康指导，澄清儿童及家长对疾病与健康有关问题的疑虑
健康协调者	协调与有关人员及机构的关系，维持有效沟通，使诊断、治疗、救助与有关的儿童保健工作互相协调、配合
儿童及其家庭代言人	护士是儿童权益的维护者，在小儿不会表达或表达不清自己意愿时，护士有责任解释并维护小儿的权益不受侵害
护理研究者	护士应积极开展研究工作，通过研究来验证、扩展护理理论知识，发展护理新技术，改进护理工作

（二）素质要求

素质	要求
思想道德素质	热爱儿童，热爱护理，具有高度的责任感和同情心
	品格诚实、人文修养高、道德情操高尚。以友善的心态为儿童及家庭提供帮助
	正视现实、面向未来，追求崇高，忠于职守，救死扶伤，实行人道主义
科学文化素质	具备一定的文化素质和自然科学、社会科学、人文科学等多学科知识
	掌握一门外语及现代科学发展的新理论和新技术
专业素质	知识结构合理，掌握系统的专业理论知识和较强的实践技能
	具有敏锐的观察力和综合分析能力，树立整体护理观念，运用护理程序解决患儿的健康问题
	具有开展护理教育和护理科研的能力
身体、心理素质	**心理健康，乐观、开朗、情绪稳定，宽容豁达**。身体健康、言行举止良好
	有较强的适应能力，良好的忍耐力及自我控制力，善于应变，灵活敏捷
	具有强烈的进取心，不断学习新知识，丰富和完善自我
	具有与小儿成为好朋友、与小儿家长建立良好人际关系的能力

> 锦囊妙记：儿科护士的素质要求不需要考生记忆，考生只需要学会归类。

第二章　小儿保健

　　本章内容较为重要，每年必考。近5年的考试先后考查了幼儿期的定义、各系统器官发育的先后顺序、体重的计算、前囟闭合的时间、运动功能的发育、新生儿时期的预防接种等。整体的考查偏重于知识的记忆和应用。对于本章的复习，考生应着重掌握小儿各年龄阶段的划分、小儿生长发育的规律、小儿体格生长常用指标及其意义、婴儿喂养、预防接种等内容。本章记忆性内容较多，"锦囊妙记"中给出了较多记忆方法。同时，小儿体重的计算应结合第四章中营养不良的分类进行复习。

考点纵览

第一节　小儿年龄阶段的划分及各期特点（熟练掌握）

　　小儿年龄划分为以下7个时期：

时期	含义
胎儿期	从受精卵形成到胎儿出生为止，约40周
新生儿期	自出生后脐带结扎起至生后28日止。胎龄满28周至出生后7足日称围生期，此期小儿死亡率最高
婴儿期	出生后到满1周岁之前
幼儿期	1周岁后到满3周岁之前
学龄前期	3周岁后到入小学前（6~7岁）
学龄期	从入小学起（6~7岁）到进入青春期前（11~12岁）为止
青春期	从第二性征出现到生殖功能基本发育成熟，身高停止增长的时期

　　锦囊妙记：注意儿科护理学中的"青春期"与妇产科护理学中"青春期"含义的区别。妇产科中的"青春期"是指从月经初潮开始至生殖器官发育成熟的时期。

小试身手　1.新生儿期是指

A.自出生脐带结扎起至生后7天　　　　B.自出生脐带结扎起至生后28天

C.胎龄满28周至生后30天　　　　　　D.出生后到满30天

E.出生后到满100天

小试身手 2.小儿年龄阶段的划分中，婴儿期是指

A.出生~28天　　　　　B.出生~1岁　　　　　C.2~3岁

D.4~5岁　　　　　E.6~7岁

小试身手 3.在小儿年龄分期中，幼儿期是指

A.从出生脐带结扎到满28天　　　　B.从出生到满1周岁

C.从生后28天到满1周岁　　　　D.1周岁后到满3周岁之前

E.3周岁后到满6周岁之前

第二节　生长发育

一、小儿生长发育的规律（熟练掌握）

规律	含义
连续性和阶段性	生长发育呈一连续过程，但各年龄阶段生长发育速度不同。出生后最初6个月生长最快，出现生后第一个生长高峰；至青春期又猛然加快，出现第二个生长高峰
各系统器官发育的不平衡性	神经系统发育较早，生殖系统发育较晚，淋巴系统则先快而后减慢
生长发育的顺序性	由上到下、由近到远、由粗到细、由低级到高级、由简单到复杂
生长发育的个体差异	在一定范围内受遗传、营养、环境、教育等因素影响而存在较大个体差异

小试身手 4.小儿机体发育较早的系统是

A.呼吸系统　　　　　B.循环系统　　　　　C.消化系统

D.生殖系统　　　　　E.神经系统

二、小儿生长发育的影响因素（熟练掌握）

影响小儿生长发育的2个最基本因素是遗传因素和外界环境因素。

1.遗传　小儿生长发育的特征、潜力、趋向、程度等受到父母双方遗传因素的影响。

2.性别。

3.营养　合理的营养是小儿生长发育的物质基础。

4.孕母情况。

5.生活环境。

6.疾病和药物。

三、小儿体格生长常用指标及其意义（熟练掌握）

（一）体重

体重是反映儿童体格生长，尤其是营养状况的最易获得的敏感指标，也是临床

计算药量、输液量等的重要依据。

> **锦囊妙记**：体重是计算小儿输液量的重要依据，也是女性浸润性葡萄胎、绒毛膜癌化疗药物用量的依据。

　　我国2015年九市城区调查结果显示，**平均男婴出生体重为（3.38±0.40）kg，女婴为（3.26±0.40）kg**，第一个月可增长1~1.7kg，**3~4个月时体重约为出生时的2倍（6kg）**，1岁时体重约为出生时的3倍，2岁时体重约为出生时的4倍（12~13kg），进入青春期体格生长速度加快，体重猛增，呈现第2个生长高峰。

　　按以下公式粗略估计小儿体重：

　　出生：体重（kg）-3.25

　　3~12月龄：体重（kg）=［年龄（月）+9］/2

　　1~6岁：体重（kg）=年龄（岁）×2+8

　　7~12岁：体重（kg）=［年龄（岁）×7-5］/2

小试身手 5.出生体重为3.5kg，现体重为7kg，按公式计算其月龄为

A.3个月 　　　　　　　B.5个月 　　　　　　　C.6个月

D.8个月 　　　　　　　E.10个月

（二）身长（高）

　　身长（高）指从头顶到足底的长度，**是反映骨骼发育的重要指标**。年龄越小增长越快，婴儿期和青春期是2个生长高峰。**新生儿出生时平均50cm，1岁时75cm，2岁时86~87cm**。

　　出生：身长/高（cm）=50

　　12月龄：身长/高（cm）=75

　　2~6岁：身长/高（cm）=年龄（岁）×7+75

　　7~10岁：身长/高（cm）=年龄（岁）×6+80

（三）坐高

　　是指由头顶至坐骨结节的垂直距离，3岁以下取仰卧位测量，称顶臀长。

（四）头围

　　自眉弓上缘经枕骨结节绕头一周的长度称为头围，可反映脑的发育。胎儿时期脑发育最快，故出生时头围相对较大，约34~35cm。**1岁时为46cm**。

小试身手 6.小儿头围与胸围相等的月龄是

A.6个月 　　　　　　　B.8个月 　　　　　　　C.10个月

D.12个月 　　　　　　　E.18个月

（六）胸围

　　沿乳头下缘水平绕胸一周的长度为胸围。出生时头围比胸围大1~2cm，胸围约32~33cm。1岁时头围与胸围相等，以后则胸围超过头围。

（七）上臂围

上臂围是指沿肩峰与尺骨鹰嘴连线中点的水平绕上臂一周的长度，反映上臂骨骼、肌肉、皮下脂肪和皮肤的发育水平。常用于评估小儿营养状况。评估标准为：>13.5cm为营养良好；12.5~13.5cm为营养中等；<12.5cm为营养不良。

（八）牙齿

人的一生有乳牙20颗、恒牙32颗两副牙齿。生后4~10个月乳牙萌出，13个月未萌出者为乳牙萌出延迟，大多3岁时乳牙出齐。6岁左右萌出第一颗恒牙，6~12岁阶段乳牙逐个被同位恒牙替换，此期为混合牙列期。12岁萌出第二恒磨牙，17~18岁萌出第三恒磨牙（智齿）。

> 锦囊妙记：小儿出生多个"1"（1岁未萌出乳牙者为乳牙萌出延迟；1~1岁半时前囟应闭合；10~12个月应断奶）。

（九）囟门

前囟为顶骨与额骨边缘形成的菱形间隙，其对边中点连线的长度在出生时为1.5~2cm，6个月后逐渐骨化变小，1~1岁半时应闭合，最迟2岁闭合。前囟过小或早闭见于小头畸形；前囟迟闭、过大见于佝偻病、先天性甲状腺功能减退症等；前囟饱满提示颅内压增高，见于脑积水、脑肿瘤、脑出血、脑炎、脑膜炎等疾病。而前囟凹陷则见于极度消瘦或脱水者。后囟出生时已很小或闭合，最迟生后6~8周闭合。

小试身手 7.正常小儿前囟最迟闭合的时间为

A.6个月　　　　　　　B.8个月　　　　　　　C.12个月

D.18个月　　　　　　E.24个月

四、小儿感觉和运动功能的发育（掌握）

（一）感知的发育

1.视感知的发育　新生儿已有视觉感应功能，在15~20cm范围内视觉最清晰，第2个月起可协调性地注视物体，头跟随移动的物体在水平方向转动90°，具备初步的头眼协调；3~4个月时喜欢看自己的手，头眼协调较好，头可随物体水平移动180°；5~7个月时目光可随上下移动的物体垂直方向转动，出现眼手协调动作，追随跌落的物体，开始认识母亲和常见物品如奶瓶，喜红色等鲜艳明亮的颜色；8~9个月时开始出现视深度的感觉，能看到小物体；18个月时能区别各种形状，喜看图画；2岁时两眼调节好，可区别横线和竖线；5岁时能区别颜色；6岁时视深度充分发育，视力达1.0。

2.感知的发育　出生3~7日后听力已相当好；1个月时能分辨"吧"和"啪"的声音；3~4个月时头可转向声源（定向反应），听到悦耳的声音时会微笑；6个月时能区别父母声音，呼唤其名时有应答表示；7~9个月时能确定声源，区别语言的意义；**1岁时听懂自己的名字**；**2岁时能区别不同高低的声音，能听懂简单吩咐**；**4岁时听觉发育完善**。

3.味觉和嗅觉的发育　新生儿对甜、酸、苦等味道可产生不同反应，闻到乳香会寻找乳头；3~4个月时能区别好闻和难闻的气味；4~5个月大的婴儿能敏感地觉觉到食物的微小变化。

4.皮肤感觉的发育　皮肤感觉包括触觉、痛觉、温度觉和深感觉。触觉是引起某些反射的基础，新生儿触觉已很灵敏，尤以眼、口周、手掌、足底等部位最为敏感，触之即有瞬目、张口、缩手足等反应，而前臂、大腿、躯干部触觉则迟缓。新生儿已有痛觉，但较迟缓，疼痛刺激后出现泛化的现象，第2个月起才逐渐改善。新生儿温度觉很灵敏，冷刺激比热刺激敏感，如出生时离开母体环境、温度骤降就会啼哭；3个月的婴儿已能区分31.5℃与33℃的水温。2~3岁时小儿通过接触能区分物体的软、硬、冷、热等属性；5岁时能分辨体积相同而重量不同的物体。

5.知觉发育　知觉为人对事物各种属性的综合反应。生后5~6个月时小儿已有手眼协调动作，通过看、摸、闻、咬、敲击等逐步了解物体各方面属性，其后随着语言发展，小儿的知觉开始在语言的调节下进行。1岁末开始有空间和时间知觉的萌芽；3岁能辨上下；4岁辨前后；5岁开始辨别以自身为中心的左右。4~5岁时已有时间的概念，能区别早晚、今天、明天；5~6岁时能区别前天、后天、大后天。

（二）运动功能的发育

运动发育分为大运动和精细运动两大类。

1.大运动

（1）抬头：新生儿俯卧位时能抬头1~2秒；**3个月时抬头较稳**；4个月时抬头很稳并能自由转动。

（2）翻身：1~2个月婴儿可伸展脊柱从侧卧位到仰卧位。4~5个月可较有意识地以身体为一体从侧卧位到仰卧位，但无身体转动。5~6个月可由仰卧位翻至侧卧位，或从俯卧位翻至仰卧位；7~8个月可有意从仰卧位翻至俯卧位，再从俯卧位翻至仰卧位。

（3）坐：**6个月时能双手向前撑住独坐**；8~9个月时能坐稳并能左右转身。

（4）匍匐、爬：2个月时俯卧能交替踢腿；3~4个月时用手撑起上身数分钟；7~8个月时用手支撑胸腹；**8~9个月时可用上肢向前爬**；12个月左右爬时手膝并用；18个月时可爬上台阶。

（5）站、走、跳：　5~6个月扶立时双下肢可负重，并能上下跳动；8个月时可扶站片刻，背、腰、臀部能伸直；10个月左右能扶走；11个月时能独站片刻；15个月时可独自走稳；18个月时已能跑及倒退走；2岁时能并足跳；2岁半时能单足跳1~2次；3岁时双足交替走下楼梯；5岁时能跳绳。

> 锦囊妙记：小儿运动功能的发展可记为"三抬四翻六会坐，七滚八爬周会走"。

小试身手 （8~10题共用备选答案）

A.会翻身　　　　　　　B.能独坐　　　　　　　C.会爬行

D.会独立行走　　　　　E.会上下台阶

8.正常6个月婴儿运动发育应达到的标准是

9.正常1周岁小儿运动发育应达到的标准是

10.正常3个月婴儿运动发育应达到的标准是

2.精细运动　精细运动指手和手指的动作，如抓握物品、涂画、叠方木等。婴儿3~4个月握持反射消失后，试用全手掌抓握物体；5~6个月时主动伸手抓物；6~8个月能独自摇摆或玩弄小物体，出现换手及捏、敲等探索性动作；9~10个月可用拇、示指取物，喜撕纸；12~18个月能拿笔乱画，几页、几页地翻书；18个月能叠2~3块方木；2岁能叠纸、叠6~7块方木，一页一页翻书，模仿画直线和圆；2~2.5岁用积木搭桥；3~4岁会使用一些"工具性"玩具；4~5岁穿鞋带、剪纸；5~6岁时能学习写字、折纸、剪复杂图形。

第三节　小儿心理发展

（一）语言的发展

阶段	表现
发音阶段	新生儿已会哭叫。婴儿1~2个月开始发喉音，2个月发"啊"、"咿"、"呜"等元音，6个月时出现辅音，7~8个月能发"爸爸"、"妈妈"等语音，8~9个月时喜欢模仿成人口唇动作练习发音
理解语言阶段	婴儿在发音的过程中逐渐理解语言。9个月左右的婴儿已能听懂简单的词意，如"再见"、"把手给我"等。10个月左右的婴儿已能有意识地叫"爸爸"、"妈妈"
表达语言阶段	在理解的基础上学会表达语言。一般1岁开始会说单词，后可组成句子；先会用名词，然后才会用代名词、动词、形容词、介词等；从讲简单句发展为复杂句

（二）情感的发展

6个月后小儿能辨认陌生人时，逐渐产生对母亲的依恋及分离性焦虑，9~12个月时依恋达高峰。

第四节　小儿的营养与喂养

一、小儿能量与营养素的需要（了解）

（一）能量的需要

供给人体能量的三大营养素分别是蛋白质、脂肪、糖类，它们在体内实际产能约为：蛋白质4kcal/g（17kJ/g），脂肪9kcal/g（38kJ/g），糖类4kcal/g（17kJ/g）。小儿生长需要量约为：**<6月龄婴儿能量平均需要量为90kcal/（kg·d），7~12月龄为80kcal/（kg·d）**每增长3岁减少10kcal（42kJ）/kg，到15岁时约为60kcal（250kJ）/kg。

（二）营养素的需要

1.宏量营养素

（1）蛋白质：**蛋白质**提供的能量占每日总能量的**10%~15%**。

（2）脂肪：**脂肪**提供的能量占每日总能量的**45%（35%~50%）**，随着年龄增长，所占比例逐渐下降，但仍占总能量的25%~30%。

（3）碳水化合物：由**碳水化合物**产生的能量占总能量的**50%~65%**。

2.微量营养素

（1）维生素：按溶解性，维生素可分为**脂溶性（A、D、E、K）与水溶性（B族和C）**两大类。

（2）矿物质：包括常量元素和微量元素。每日膳食需要量在100mg以上的元素为常量元素，氢、氧、氮、碳、钙、磷、镁、钠、钾、氯、硫为常量元素。铁、铜、锌及碘、氟等均为微量元素。

（3）水：**婴儿每日需水150ml/kg**，以后每增加3岁减少25ml/kg，9岁时每日约为75ml/kg，至成人则每日需45~50ml/kg。

（4）膳食纤维：纤维素可吸收水分，增加粪便体积，促进排便；半纤维素可结合铁、锌、钙、磷而使其吸收减少；果胶在吸水后形成凝胶，可降低食物中糖密度、减少食饵性胰岛素分泌之功用。

二、婴儿喂养（熟练掌握）

婴儿喂养的方式包括母乳喂养、部分母乳喂养及人工喂养3种。

（一）母乳喂养

母乳是婴儿最理想的食品。母乳喂养可以满足6个月以内婴儿全部液体、能量和营养素的需要。

1.乳汁的成分

（1）蛋白质：**母乳中含较多的乳清蛋白**，遇胃酸时凝块较小，而凝块较大的**酪蛋白含量较少，有利于婴儿消化**。含有较多的必需氨基酸，能促进婴儿神经系统和视网膜发育。

（2）脂肪：母乳脂肪颗粒小，含有脂肪酶，易于消化吸收。

（3）糖类：**母乳中糖类的主要成分是乙型乳糖**，占糖类总量的90%，其可促进双歧杆菌和乳酸杆菌生长，抑制大肠杆菌繁殖，婴儿很少发生腹泻。

（4）矿物质：含量较低，减轻了婴儿的肾脏负担，且吸收率远高于牛乳。

（5）酶：母乳中含有较多的淀粉酶、乳脂酶等，有助于消化。

（6）免疫因子：母乳中含有较多的免疫因子。如**母乳尤其是初乳中含sIgA**，能有效抵抗病原微生物侵袭；初乳中的乳铁蛋白是重要的非特异性防御因子，可抑制大肠杆菌、多数厌氧菌及白色念珠菌的生长。

世界卫生组织规定，**产后7日以内的乳汁称为初乳；7~15日的乳汁为过渡乳；15日以后的乳汁为成熟乳；初乳量少，内含脂肪较少而以免疫球蛋白为主的蛋白质多，**维生素、牛磺酸和矿物质含量丰富，有利于新生儿及婴儿生长，提高抗感染能力。

2.母乳喂养的优点

（1）满足婴儿的营养需求：母乳中含有适合婴儿消化吸收的各种营养物质，且比例适宜。

（2）增强免疫：婴儿可从母乳中获得免疫因子，增加自身抵御能力，减少患病。

（3）喂哺简便：母乳温度适宜，不易污染，省时、方便、经济。

（4）增加母婴情感交流：母乳喂养时婴儿能频繁地与母亲皮肤接触，母亲抚摸，使婴儿获得安全感；母婴目光的对视，有利于促进婴儿心理与社会适应性的发育。

（5）母亲哺乳时产生催乳激素，促进子宫收缩，加速子宫复原；抑制排卵，有利于计划生育；减少患乳腺癌和卵巢癌的概率。

3.母乳喂养的护理

（1）鼓励母乳喂养：积极宣传母乳喂养的优点，排除干扰因素，从妊娠期开始直至整个哺乳期，应不断鼓励母亲母乳喂养。

（2）增进乳母健康。

（3）指导正确哺乳

1）**开奶时间愈早愈好，正常新生儿第一次哺乳应在产房开始。**产后母婴同室，将婴儿裸体放在母亲胸前进行皮肤接触，同时吸吮乳头，促进乳汁早分泌、多分泌。

2）喂哺前做好清洁准备，给婴儿换尿布，母亲洗手，清洁乳头。**一般取坐位，**怀抱婴儿，使其头、肩部枕于母亲哺乳侧肘弯部，婴儿口含住乳头及大部分乳晕而不致堵鼻，母亲另一手拇指和四指分别放在乳房上、下方，喂哺时将整个乳房托起。**每次尽量使一侧乳房排空后，再喂另一侧，**下次哺乳时则先喂未排空的一侧。**喂后将婴儿抱直，头部靠在母亲肩上，轻拍背部，排出空气，取右侧卧位，防止呕吐。**

3）婴儿满月前提倡按需哺乳，以促进乳汁分泌。随婴儿长大，吸奶量逐渐增多，可开始定时喂养，一般2个月以内每3小时喂一次，昼夜7~8次；3~4个月大约6次。每次哺乳时间约为15~20分钟。

4）乳母患急慢性传染病如肝炎、结核等，或心、肝、肾疾病时均不宜哺乳。

（4）指导断奶：生后4~6个月开始添加辅食，为完全断奶做准备。随年龄增长，各项生理功能逐步适应非流质食物，母乳不能满足婴儿营养需要和生长需要。因此，**婴儿6个月开始引入半固体食物，**并逐渐减少哺乳次数，增加引入食物的量，**继续母乳喂养至24月龄，最好自然离乳。**

（二）混合喂养

分补授法和代授法2种。

1.补授法　当母乳分泌量确实不足而无法改善，或其他原因不能完全母乳喂养时，先喂母乳，将乳房吸空，再喂代乳品，以刺激母乳分泌，称为补授法。

2.代授法　乳汁足够，但因特殊原因不能完全承担喂哺，不得不实行部分母乳喂养时，可用代乳品1次或数次代替母乳，称为代授法。

（三）人工喂养

婴儿以其他代乳品完全代替母乳喂养，称为人工喂养。

（四）辅助食品（断奶期食品）的添加

婴儿4~6月龄后，单纯母乳喂养已不能满足其生长发育需要，应添加辅助食品，以保障婴儿营养需要。

1.添加目的

（1）补充乳类营养素的不足；

（2）改变食物性质，为断奶做准备；

（3）逐步培养婴儿良好的饮食习惯：食具由奶瓶改为匙、碗，锻炼小儿自我进食能力。

2.添加原则

（1）添加方式：根据小儿营养需要及消化能力循序渐进，适应一种食品后再添加一种，**从少到多，从稀到稠，从细到粗，逐步过渡到固体食物**。

（2）添加时机：天气炎热或患病期间应减少辅食量或暂停辅食，以免引起消化不良。

（3）食物质量：添加的食品应单独制作，不以成人食物代替辅食，保证质量。

3.添加顺序见表5-2-1。

表5-2-1　换乳期食物的引入

月龄	食物形状	引入的食物	餐数		进食技能
			主餐	辅餐	
4~6个月	泥状食物	含铁配方米粉、配方奶、蛋黄、菜泥、水果泥	6次奶（断夜间奶）	逐渐加至1次	用勺喂
7~9个月	末状食物	粥、烂面、烤馒头片、饼干、鱼、全蛋、肝泥、肉末	4次奶	1餐饭1次水果	学用杯
10~12个月	碎食物	稠粥、软饭、面条、馒头、碎肉、碎菜、豆制品、带馅食品等	3次奶	2餐饭1次水果	抓食断奶瓶自用勺

锦囊妙记：小儿辅食的添加遵循由稀到稠的原则，可简单地记为"1汁4泥7末10稠粥"。

三、儿童、少年膳食安排

1.幼儿膳食　食物制作细、软、碎，易于咀嚼、便于消化，逐渐增加食物品种及花色，注意孩子良好的饮食习惯，定时进餐、不挑食、不吃零食等。食物次数以4餐（奶类2，主食2）二点为宜。

2.学龄前小儿　膳食与成人饮食接近。

3.学龄儿童　膳食食物种类同成人，早餐保证高营养价值，以满足上午学习集中、脑力消耗多及体力活动量大的需求。课间加餐。

4.青春期少年膳食　青春期少年体格发育进入第二个高峰时期，肌肉、骨骼增长突出；各种营养素如蛋白质、维生素及总能量需要量增加。女孩因月经来潮，饮食中应补充足够的铁剂。

第五节　预防接种（熟练掌握）

一、人工获得的免疫方式

主动免疫制剂（主要指疫苗），是利用病原微生物（如病毒、细菌等）及其代谢产物，通过人工减毒、灭活或基因重组等方法制成，具有抗原性。疫苗接种后所产生的免疫应答反应是人工诱导宿主对特异性抗原所产生的特异性反应，与自然感染所引起的免疫应答反应是一致的。

被动免疫制剂属于特异性免疫球蛋白，如抗毒素、抗血清等，具有抗体属性，可增加机体的被动免疫力，主要用于应急预防和治疗。

二、计划免疫

儿童计划免疫（简称"计划免疫"）是根据儿童免疫特点和传染病发生情况制订的免疫程序，有针对性地将生物制品接种到婴幼儿体内，严格实施基础免疫（即全程足量的初种）及随后适时的"加强"免疫（即复种），以确保儿童获得可靠免疫。

（一）免疫程序

实施预防接种证制度可保证接种对象和接种项目能准确、及时，避免错种、漏种和重种（表5-2-2）。

表5-2-2　国家免疫规划疫苗儿童免疫程序表（2021年版）

可预防疾病	疫苗种类	接种途径	剂量	接种年龄															
				出生时	1月	2月	3月	4月	5月	6月	8月	9月	18月	2岁	3岁	4岁	5岁	6岁
乙型病毒性肝炎[1]	乙肝疫苗	肌内注射	10或20μg	1	2					3								
结核病[1]	卡介苗	皮内注射	0.1ml	1														
脊髓灰质炎	脊灰灭活疫苗	肌内注射	0.5ml			1	2											
	脊灰减毒活疫苗	口服	1粒或2滴					3								4		
百日咳、白喉、破伤风	百白破疫苗	肌内注射	0.5ml				1	2	3				4					
	白破疫苗	肌内注射	0.5ml															5
麻疹、风疹、流行性腮腺炎	麻腮风疫苗	皮下注射	0.5ml								1		2					
流行性乙型脑炎[2]	乙脑减毒活疫苗	皮下注射	0.5ml								1			2				
	乙脑灭活疫苗	肌内注射	0.5ml								1、2			3				4
流行性脑脊髓膜炎	A群流脑多糖疫苗	皮下注射	0.5ml							1		2						
	A群C群流脑糖疫苗	皮下注射	0.5ml												3			4
甲型病毒性肝炎[3]	甲肝减毒活疫苗	皮下注射	0.5或1.0ml										1					
	甲肝灭活疫苗	肌内注射	0.5ml										1	2				

注：1. 主要指结核性脑膜炎、粟粒型肺结核等。

2. 选择乙脑减毒活疫苗接种时，采用两剂次接种程序。选择乙脑灭活疫苗接种时，采用四剂次接种程序；乙脑灭活疫苗第1、2剂间隔7~10天。

3. 选择甲肝减毒活疫苗接种时，采用一剂次接种程序。选择甲肝灭活疫苗接种时，采用两剂次接种程序。

锦囊妙记：出生乙肝卡介苗，二月脊灰炎正好，三四五月百白破，八月麻疹岁乙脑。

小试身手 11.应在新生儿期接种的疫苗是

A.乙脑疫苗　　　　　　　　　B.麻疹减毒活疫苗

C.乙肝疫苗　　　　　　　　　D.百、白、破混合制剂

E.脊髓灰质炎减毒疫苗

（二）预防接种的注意事项

1.接种过程中的注意事项

（1）安排适当场所：接种场所光线明亮，空气流通，冬季室内温暖。接种用品及急救用品摆放有序。

（2）解释说明：消除小儿紧张、恐惧情绪，争取儿童合作。**接种最好在饭后进行，避免晕针**。

（3）生物制品的准备和处理：检查制品标签，包括名称、批号、有效期及生产单位，做好登记；检查安瓿有无裂痕，药液有无发霉、异物、凝块、变色或冻结等；按照规定方法稀释、溶解、摇匀后使用。

（4）严格无菌操作：接种后剩余药液应废弃，活菌苗烧毁。

（5）仔细查对：仔细核对儿童姓名、年龄及疫苗名称；详细询问儿童病史及传染病接触史等，严格掌握禁忌证，必要时先进行体格检查；严格执行规定的接种剂量和途径；注意预防接种的次数，按使用说明完成全程和加强免疫；按各种制品要求的间隔时间接种，一般需间隔4周后再接种其他疫苗。

（6）局部消毒：接种活疫苗、菌苗时只能**用75%乙醇消毒**。

（7）及时记录和预约：保证接种及时、全程足量，避免重种、漏种。

（8）交代接种后的注意事项及处理措施。

2.严格掌握禁忌证

（1）患自身免疫性疾病、免疫缺陷者。

（2）有明确过敏史者禁种白喉类毒素、破伤风类毒素、麻疹疫苗（特别是鸡蛋过敏者）、脊髓灰质炎糖丸疫苗（牛奶或奶制品过敏）、乙肝疫苗（酵母过敏或疫苗中任何成分过敏）。

（3）患有结核病、急性传染病、肾炎、心脏病、湿疹及其他皮肤病者不予接种卡介苗。

（4）在接受免疫抑制剂治疗（如放射治疗、糖皮质激素、抗代谢药物和细胞毒性药物）期间、发热、腹泻和急性传染病期忌服脊髓灰质炎疫苗。

（5）因百日咳菌苗可产生神经系统严重并发症，故儿童及家庭成员患癫痫、神经系统疾病，有抽搐史者禁种百日咳菌苗。

（6）患有肝炎、急性传染病（包括有接触史而未过检疫期者）或其他严重疾病者不宜进行免疫接种。

（三）预防接种的反应及处理

1. 一般反应　分为局部反应和全身反应。

（1）局部反应：接种后数小时至24小时左右，注射部位出现红、肿、热、痛，有时伴有局部淋巴结肿大或淋巴管炎。红晕直径在2.5cm以下为弱反应，2.6~5cm为中等反应，5cm以上为强反应。局部反应一般持续2~3日。如接种活菌（疫）苗，则局部反应出现较晚、持续时间较长。

（2）全身反应：一般于接种后24小时内出现不同程度发热，多为中、低度发热，持续1~2日。体温37.5℃左右为弱反应，37.5℃~38.5℃为中等反应，38.6℃以上为强反应。但接种活疫苗需经过一定潜伏期（5~7日）才会出现体温上升。此外，常伴头晕、恶心、呕吐、腹泻、全身不适等反应。

2. 异常反应　发生于少数人，临床症状较重。

（1）**过敏性休克**：注射免疫制剂后数秒钟或数分钟内发生。表现为烦躁不安、面色苍白、口周青紫、四肢湿冷、呼吸困难、脉细速、恶心、呕吐、惊厥、大小便失禁以致昏迷。一旦发生应立即**使患儿平卧，头稍低，注意保暖，给予氧气吸入，立即皮下或静脉注射1：1000肾上腺素0.5~1ml**，必要时重复注射。

（2）晕针：**因各种刺激引起反射性周围血管扩张所致的一过性脑缺血**。儿童在空腹、疲劳、室内闷热、紧张或恐惧等情况下，在接种时或几分钟内，出现头晕、心慌、面色苍白、出冷汗、手足冰凉、心跳加快等症状，重者心跳、呼吸减慢，血压下降，知觉丧失。**应立即使患儿平卧，头稍低，保持安静，饮少量热开水或糖水**，必要时针刺人中、合谷穴，一般即可恢复正常。数分钟后不恢复正常者，皮下注射1：1000肾上腺素，每次0.5~1ml。

（3）过敏性皮疹：最为多见的是荨麻疹，一般接种后几小时至几天内出现，服用抗组胺药物后即可痊愈。

（4）全身感染：有严重原发性免疫缺陷或继发性免疫功能遭受破坏者，接种活菌（疫）苗后可扩散，造成全身感染。

参考答案

1.B　2.B　3.D　4.E　5.B　6.D　7.D　8.B　9.D　10.A　11.C

答案与解析

1.B　新生儿期是指自出生后脐带结扎起至生后满28天。

2.B　婴儿期是指出生后到满1周岁之前。

3.D　考察小儿年龄分期：幼儿期是指1周岁后到满3周岁之前。

4.E　小儿各系统器官发育存在不平衡性，神经系统发育较早，生殖系统发育较晚，淋巴系统则先快而后减慢。

5.B　考察婴儿体重计算公式。按公式可分别计算出3个月（6kg）、5个月（7kg）、6个月（7.5kg）、8个月（8.5kg）、10个月（9.5kg）时的体重。

6.D 经眉弓上方、枕后结节绕头一周的长度称为头围，与脑的发育密切相关。沿乳头下缘水平绕胸一周的长度为胸围。1岁时头围、胸围相等。

7.D 前囟为顶骨与额骨边缘形成的菱形间隙，其对边中点连线的长度在出生时为1.5~2cm，6个月后逐渐骨化变小，1~1岁半时应闭合。

8~10.B、D、A 小儿运动功能的发展可记为"三抬四翻六会坐，七滚八爬周会走"。因此8题选B，9题选D，10题选A。

11.C 新生儿期是指出生脐带结扎至生后满28天，"出生乙肝卡介苗，二月脊灰炎正好，三四五月百白破，八月麻疹岁乙脑。"新生儿期应接种乙肝和卡介苗。

第三章　新生儿和患病新生儿的护理

　　本章内容非常重要，每年必考，并且题量较大。近5年的考试先后考查了新生儿分类、新生儿的特殊生理状态、正常新生儿的护理，新生儿缺血缺氧性脑病的治疗要点，新生儿颅内出血的护理措施，新生儿黄疸的分类，新生儿肺透明膜病的病因，新生儿败血症的病因和临床表现，新生儿寒冷损伤综合征的临床表现和护理措施，新生儿破伤风的临床表现和护理措施等。整体的考查偏重于知识的记忆和应用。对于本章的复习，考生应着重掌握足月新生儿的特点及护理，新生儿窒息的治疗要点和护理措施，新生儿缺血缺氧性脑病的治疗要点，新生儿颅内出血的治疗原则和护理措施，新生儿黄疸的分类和临床表现，新生儿病理性黄疸的常见疾病，新生儿肺透明膜病的病因、临床表现和护理措施，新生儿败血症的病因和临床表现，新生儿寒冷损伤综合征的临床表现和护理措施，新生儿破伤风的病因、临床表现和护理措施等内容。本章记忆性内容较多，考生可结合"锦囊妙记"中的方法进行记忆。

考点纵览

第一节　概述（熟练掌握）

　　新生儿是指从出生后脐带结扎至生后28天内的婴儿。出生后7天内的新生儿又称早期新生儿。围生期是指从妊娠满28周至出生后7天这一时期。

分类依据	类型	定义
根据胎龄分类	足月儿	**胎龄满37周至未满42周**
	早产儿	**胎龄未满37周**
	过期产儿	胎龄满42周以上
根据出生体重分类	正常体重儿	出生体重在2.5~4.0kg
	低出生体重儿	**出生1小时内体重不足2.5kg的新生儿。其中出生体重低于1500g者称极低出生体重儿；出生体重低于1.0kg者称超低出生体重儿**
	巨大儿	**出生体重大于4.0kg者**
根据体重和胎龄关系分类	小于胎龄儿	出生体重在同胎龄儿平均体重第10百分位数以下者
	适于胎龄儿	出生体重在同胎龄儿平均体重第10~90百分位数之间者
	大于胎龄儿	出生体重在同胎龄儿平均体重第90百分位数以上者
高危儿		指已发生或有可能发生危重情况而需要特殊监护的新生儿

小试身手 1.早产儿是指

A.胎龄满37周不满42周，体重大于2500g的新生儿

B.胎龄大于37周而体重小于2500g的新生儿

C.胎龄大于37周而体重大于2500g的新生儿

D.胎龄不足37周的新生儿

E.胎龄为37周的新生儿

小试身手 2.极低出生体重儿是指出生体重低于

A.1.0kg　　　　　B.1.5kg　　　　　C.2.0kg

D.2.5kg　　　　　E.4.0kg

第二节　足月新生儿的特点及护理

正常足月新生儿是指胎龄满37~42周出生，体重2.5~4.0kg以上，无任何畸形和疾病的活产婴儿。

一、正常新生儿的特点（熟练掌握）

1.外观特征　出生时哭声响亮，**四肢屈肌张力高而呈屈曲姿态**，皮肤红润，胎毛少，覆盖胎脂；头发分条清楚；**耳廓软骨发育好、轮廓清楚**；乳晕明显，乳房可摸到结节；**指甲长到或长过指端**；足底皮纹多而交错。**女婴大阴唇完全遮盖小阴唇，男婴睾丸已降入阴囊**。

2.体温　体温中枢发育不完善，调节能力差。皮下脂肪薄，体表面积相对较大，散热快；体温易受外界温度影响。**新生儿产热主要依靠棕色脂肪的代谢**。

> 锦囊妙记：新生儿体温中枢发育不完善，新生儿发热时，当体温<38.5℃时，应通过松开包被、多喂水降温。

3.循环系统　胎儿出生后血液循环变化巨大，脐带结扎，肺血管阻力降低，卵圆孔和动脉导管功能性关闭。心率波动较大，100~150次/分，平均120~140次/min。足月儿血压平均9.3/6.7kPa（70/50mmHg）。

4.消化系统　**胃呈水平位，贲门括约肌发育差，幽门括约肌发育好，易发生溢乳和呕吐**。新生儿肠壁较薄，通透性高，有利于吸收母乳中的免疫球蛋白，但也易使肠腔内毒素及消化不全产物通过肠壁进入血液循环，引起中毒症状。**生后24小时开始排出黑绿色胎粪**，2~3日排完，粪便转为黄绿色。**如24小时未排出胎粪者应检查消化道是否有畸形**。

5.呼吸系统　新生儿出生第一次吸气后，肺泡张开。呼吸浅快，**40次/分左右**。新生儿胸腔小，肋间肌较弱，胸廓运动较浅，主要依靠膈肌运动进行腹式呼吸。

6.血液系统　新生儿在胎儿期处于相对缺氧状态，出生时红细胞和血红蛋白量相对较高，血容量85~100ml/kg。白细胞计数生后第1日达（5~20）×10^9/L，分类中以中性粒细胞为主，4~6日中性粒细胞与淋巴细胞接近，以后淋巴细胞占优势。

7.泌尿系统 足月儿24小时排尿，48小时未排尿者需检查原因。生后头几天内尿色深、稍浑、放置后有红褐色沉淀，为尿酸盐结晶所致，不需处理。

小试身手（3~4题共用备选答案）

A.6小时　　　　　B.8小时　　　　　C.12小时

D.24小时　　　　　E.48小时

3.新生儿出生后开始排出胎粪的时间是

4.足月儿出生后开始排尿的时间是

8.神经系统 新生儿脑相对较大，重约300~400g，占体重的10%~20%。生后具有觅食反射、握持反射、拥抱反射、吸吮反射、交叉伸腿等原始反射。正常情况下，生后数月上述反射可自然消失。

9.免疫系统 新生儿免疫功能不成熟。**新生儿通过胎盘从母体中获得免疫球蛋白IgG，因此不易患传染性疾病，而免疫球蛋白IgA和IgM不能通过胎盘，易患呼吸道和消化道疾病。**

> 锦囊妙记：抗体知识知多少。IgA：婴幼儿体内分泌型IgA（sIgA）低下，故易患呼吸道感染。IgE：外源性哮喘产生的抗体。IgG：可通过胎盘，使新生儿不易感染一些传染性疾病。IgM：不能通过胎盘，婴儿易患消化道疾病；与类风湿关节炎的发生密切相关（自身抗体IgM，也称为类风湿因子RF）。

小试身手 5.新生儿通过胎盘从母体获得的免疫球蛋白是

A.IgA　　　　　B.IgC　　　　　C.IgD

D.IgG　　　　　E.IgM

二、新生儿的特殊生理状态（掌握）

1.生理性体重下降 新生儿在生后数日内出现体重下降，但一般不超过10%，生后10日左右恢复到出生时体重。

小试身手 6.新生儿生理性体重下降一般不超过

A.5%　　　　　B.10%　　　　　C.15%

D.20%　　　　　E.25%

小试身手 7.新生儿生理性体重下降的恢复时间为出生后

A.3天左右　　　　B.5天左右　　　　C.10天左右

D.15天左右　　　　E.20天左右

2.生理性黄疸 **大部分新生儿在生后2~3日即出现黄疸，4~5日最重，5~7日消退**

3.乳腺肿大 足月新生儿出生后3~5日，乳腺可触到蚕豆到鸽蛋大小肿块，因胎内母体的孕酮和催乳素经胎盘至胎儿体内，出生后这些激素影响突然中断所致。

4.假月经 部分女婴在生后5~7日，阴道流出少量的血液，持续7日停止。是**因母体雌激素在孕期进入胎儿体内，出生后突然消失引起**，一般不必处理。

5.口腔内改变 新生儿上颚中线和齿龈切缘上常出现黄白色小斑点，民间称"板牙"、"马牙"，是上皮细胞堆积或黏液腺分泌物积留所致，又称"上皮珠"，生后数周到数月逐渐消失，不需处理。新生儿面颊部的脂肪垫俗称"螳螂嘴"，对吸乳有利，不应挑割，以免发引起感染。

小试身手 8.新生儿口腔黏膜上腭中线和齿龈切缘处出现黄白色小斑点，正确的处理是

　　A.手术切除　　　　　　B.用针头刺破　　　　　　C.不必处理
　　D.用力擦净　　　　　　E.涂制霉菌素

小试身手 9.女婴6天，其母换尿片时发现其阴道流出少量血性分泌物而向护士咨询，护士正确的解释是

　　A.细菌性阴道炎所致　　　B.真菌性阴道炎所致　　　C.阴道黏膜肿胀所致
　　D.阴道腺未成熟所致　　　E.出生后母体雌激素影响所致

三、新生儿的护理（熟练掌握）

1.病室环境 病室干净、整齐，阳光充足、空气流通，<u>温度22℃~24℃，湿度55%~65%。床与床之间的距离为1m</u>。

2.保持呼吸道通畅 <u>新生儿出生后迅速清除口、鼻分泌物</u>，防止吸入性肺炎。<u>经常检查并清理鼻孔，保持气道通畅。取合适体位，仰卧位时避免颈部前屈或过度后仰；俯卧位时头偏向一侧，双上肢自然屈曲在头两侧，不可随意将物品放在新生儿口、鼻腔处或使胸部受压。</u>

3.维持体温 冬季头戴绒帽，棉被包裹，外置热水袋，必要时放入培育箱中。监测体温变化，每4小时测体温一次。

4.预防感染 遵守消毒隔离制度，完善清洗设施。入室时更换衣、鞋，接触新生儿前后洗手，避免交叉感染。

5.皮肤护理 新生儿出生后用消毒植物油轻擦皮肤皱褶和臀部，擦干皮肤后包裹。每日沐浴1~2次，以减少皮肤菌落积聚和促进血液循环。脐部无菌结扎后逐渐干燥，残端1~7天内脱落。<u>每日检查脐部，用75%乙醇消毒</u>，保持局部干燥，防止感染引起脐炎。

> 锦囊妙记：新生儿脐部用75%酒精消毒，当脐部化脓性感染时，脐部应用3%过氧化氢消毒。

6.喂养 <u>出生后30分钟左右将婴儿抱至母亲处吸吮</u>，鼓励按需哺乳。无法母亲喂养时，首先试喂10%葡萄糖液10ml，吸吮及吞咽功能良好者给予配方奶，每3小时一次。

> 锦囊妙记：新生儿吸吮反射在出生后30分钟内最容易被唤起，因此新生儿出生后30分钟内进行母乳喂养。

7.预防接种 <u>出生后3日接种卡介苗</u>；<u>出生1日</u>、1个月、6个月时，各注射乙肝疫苗1次。

第三节 早产儿的特点及护理

早产儿又称未成熟儿，是指胎龄不满37周的活产婴儿。

一、早产儿的特点（熟练掌握）

1.**外观特征** 体重大多在2.5kg以下，身高不到47cm，哭声微弱，颈肌软弱，**四肢肌张力低下呈伸直状**，皮肤红嫩，胎毛多，**足底纹少**，足跟光滑，**女婴大阴唇不能盖住小阴唇，男婴睾丸未降或未全降，阴囊少皱纹**。

2.**体温** 早产儿体温中枢发育不完善，调节功能差，体表面积相对较大，皮下脂肪薄，易散热，加之**棕色脂肪少**，无寒战反应，产热不足，保暖性差，体温易受环境温度变化的影响。

小试身手 10.早产儿产热少易出现体温低于正常的原因是

A.体表面积小   B.肌肉组织少   C.棕色脂肪少

D.皮下脂肪多   E.汗腺功能旺盛

3.**循环系统** 安静时心率较足月儿快，部分可伴有动脉导管未闭，血压较足月儿低。

4.**消化系统** **早产儿下食管括约肌压力低，胃底发育差，呈水平位，而幽门括约肌较发达，易发生溢乳**。消化酶分泌不足，胆酸分泌较少，不能乳化脂肪，对脂肪的消化吸收差，故以母乳喂养为宜。早产儿肝脏发育不成熟，肝葡萄糖醛基转移酶活性低，生理性黄疸的程度较足月儿重，持续时间长。由于早产儿胎粪形成较少和肠蠕动无力，故胎粪排出延迟。

> 锦囊妙记：新生儿胃呈水平位，喂养后取右侧卧位，贲门处于高处，幽门处于地处，有利于防止溢乳。

5.**呼吸系统** 早产儿呼吸中枢更不成熟，呼吸节律不规则，可发生呼吸暂停。呼吸暂停是指呼吸停止超过15~20秒，或虽不到20秒，但心率减慢<100次/分，并出现发绀及肌张力减低。**早产儿肺部发育不成熟，肺泡表面活性物质少，易发生肺透明膜病**。

6.**血液系统** 早产儿白细胞计数较低，为（6~8）×10^9/L；大多数早产儿第3周末嗜酸性粒细胞增多，持续2周左右。血小板数量较足月儿略低，维生素K储量少，凝血因子Ⅱ、Ⅶ、Ⅸ、Ⅹ活性较低。由于红细胞生成素水平低，先天储铁不足，血容量迅速增加，"生理性贫血"出现早，胎龄越小，贫血持续时间越长，程度越重。

7.**泌尿系统** 早产儿肾小管对醛固酮反应低下，肾脏排钠增多，易发生低钠血症。其血中的碳酸氢盐浓度极低，阴离子间隙较高，肾小管排酸能力受到限制，蛋白质入量增多时，易发生代谢性酸中毒。

8.神经系统 神经系统的功能与胎龄密切相关，胎龄越小，反射越差，早产儿易发生缺氧，而发生缺氧缺血性脑病。早产儿脑室管膜下存在发达的胚胎生发层组织，易引起颅内出血。

二、早产儿的护理（熟练掌握）

1.环境 早产儿与足月儿分室居住，室温24℃~26℃，晨间护理时，**相对湿度为55%~65%**。工作人员进入病室前更换清洁工作服、鞋，洗手，病室保持清洁、干净、舒适。室内配备婴儿培养箱、远红外保暖床、微量输液泵、吸引器和复苏抢救设备。

> 锦囊妙记：关于病室温度总结如下：一般病室温度为18℃~22℃；足月儿病室温度为22℃~24℃；早产儿病室温度为24℃~26℃；新生儿沐浴时的温度为26℃~28℃。

2.保暖 根据早产儿体重及病情，给予保暖，一般体重小于2000g者，尽早置于婴儿培养箱保暖，婴儿培养箱的温度应根据患儿体重设定，体重越轻箱温越高。体重大于2000g再放在婴儿保暖箱外保暖，维持体温在36.5℃~37℃。头部戴绒布帽，降低耗氧和散热量；各种操作集中，并在远红外辐射床保暖下进行。每日测体温6次，注意体温变化。

3.合理喂养 尽早开奶，以防止低血糖。提倡母乳喂养，无法母乳喂养者以早产儿配方乳为宜。喂乳量根据早产儿耐受力而定，以不发生胃潴留及呕吐为原则（表5-3-1），同时需要结合患儿临床生理特点、病理情况以及喂养耐受情况制订个体化加量方案。吸吮能力差和吞咽不协调者可用间歇鼻饲喂养、持续鼻饲喂养，能量不足者以静脉高营养补充并合理安排，补液与喂养时间交叉，尽可能减少血糖浓度波动。每天详细记录出入量、准确测量体重，以便分析、调整喂养方案，满足能量需求。

早产儿缺乏维生素K依赖凝血因子，出生后应及时补充维生素K，预防出血症。除此之外还应补充维生素A、维生素C、维生素D、维生素E和铁剂等物质。

表5-3-1 新生儿肠内营养开始用量和添加速率　　　　单位：ml/（kg·d）

出生体重/g	间隔时间	开始用量	添加速度	最终喂养量
< 750	q.2h.	< 10（1周）	15	150
750~1000	q.2h.	10	15~20	150
1001~1250	q.2h.	10	20	150
1251~1500	q.3h.	20	20	150
1501~1800	q.3h.	30	30	150
1801~2500	q.3h.	40	40	165
> 2500	q.3h.	50	50	180

4.维持有效呼吸　早产儿呼吸中枢不完善，易发生缺氧和呼吸暂停。有缺氧症状者给予氧气吸入，吸入氧浓度及时间，应维护动脉血氧分压在50~70mmHg。

5.预防出血　新生儿和早产儿易缺乏维生素K依赖凝血因子，出生后应补充维生素K，**肌内注射维生素K_1，连用3日，预防出血**。

小试身手 11.为了预防出血症，早产儿出生后应注射

A. 维生素K_1　　　　B. 维生素C　　　　C.维生素B_{12}

D. 维生素B_6　　　　E. 维生素B_1

6.预防感染　早产儿免疫功能不健全，应加强口腔、皮肤及脐部护理，每日沐浴1~2次。脐部未脱落者采用分段沐浴，沐浴后保持脐部皮肤清洁干燥。每日口腔护理1~2次。严格遵守消毒隔离制度，工作人员接触患儿前后均应洗手。

7.病情观察　及早发现病情变化并做好抢救准备。

第四节　新生儿窒息

新生儿窒息是指胎儿因缺氧发生宫内窘迫，或娩出过程中引起的呼吸、循环障碍。

（一）病因及发病机制（熟练掌握）

凡是造成胎儿或新生儿血氧浓度降低的因素均可引起窒息。

（二）临床表现（熟练掌握）

胎儿缺氧早期表现为胎动增加，胎心率加快≥160次/分；晚期表现为胎动减少或消失，胎心减慢或停搏，羊水污染呈黄绿或墨绿色。临床上根据生后1分钟的Apgar评分，将窒息分为轻重两度，0~3分为重度；4~7分为轻度。

系统	表现
呼吸系统	出现羊水吸入性肺炎或胎粪吸入综合征、肺透明膜病、呼吸暂停等
循环系统	轻度窒息可发生心脏传导系统和心肌受损；严重者出现心源性休克和心力衰竭
泌尿系统	发生急性肾衰竭，表现为少尿、蛋白尿、血中尿素氮、肌酐增高，肾静脉栓塞可出现肉眼血尿
消化系统	应激性溃疡、坏死性小肠结肠炎、黄疸加重等
神经系统	缺氧缺血性脑病和颅内出血。意识障碍、肌张力改变及原始反射消失、惊厥、脑水肿颅内压增高等一系列表现
机体代谢方面	糖原消耗增加、无氧酵解加速，引起酸中毒、低血糖、低钙血症、低钠血症等一系列电解质及酸碱平衡紊乱

（三）治疗原则（掌握）

1.早期预测　预防及治疗孕母疾病，及时进行Apgar评分，做好抢救准备工作。

2.及时复苏　采用ABCDE复苏方案。

3.复苏后处理　评估和监测呼吸、心率、血压、肤色、血氧饱和度及神经系统症状。

（四）护理措施（熟练掌握）

1.新生儿窒息复苏步骤　积极配合医生按A、B、C、D、E程序进行复苏。

复苏步骤	措施
（A）保持呼吸道通畅	患儿仰卧，肩部以布卷垫高2~2.5cm颈部轻微伸仰。**迅速清除口、鼻、咽及气道分泌物**
（B）建立呼吸，增加通气	如无自主呼吸、心率小于100次/分者，立即用复苏器加压给氧，面罩应密闭口鼻；通气频率为40~60次/分，**胸廓起伏提示通气有效**
（C）胸外按压心脏	采用双拇指（环抱法）或中示指法按压，操作者双拇指并排或重叠在**患儿胸骨体下1/3**，其他手指围绕胸廓托在后背同时按压；或仅用中、示两手指并拢按压胸骨体下1/3处，**频率为90次/分，按压深度为胸廓压下约1~2cm。按压有效可摸到颈动脉和股动脉搏动。按压与通气比为3：1**
（D）药物治疗	建立有效的静脉通路，保证药物及时进入体内；胸外按压心脏不能恢复正常循环时，可给予1：10000肾上腺素0.1~0.3ml/kg静脉推注，或0.5ml/kg气管内注入：根据医嘱，及时正确输入纠酸、扩容剂等
（E）评价	复苏过程中，及时评价患儿情况并准确记录

小试身手 12.新生儿窒息紧急处理首先应

A.口对口人工呼吸　　　　B.用酒精擦胸部　　　　C.脐静脉注入三联药物

D.氧气吸入　　　　　　　E.清理呼吸道

2.加强监护　患儿取侧卧位，床旁备吸引器。监护神志、肌张力、体温、床温、呼吸、心率、血氧饱和度、血压、尿量和窒息所引起的各系统症状。

3.保暖　将患儿置于远红外保暖床，病情稳定后置暖箱中保暖或热水袋保暖，**维持患儿肛温36.5℃~37.5℃**。

小试身手 13.关于新生儿窒息的护理措施，**错误的是**

A.迅速清除呼吸道分泌物　　　　　　B.建立呼吸，增加通气

C.胸外心脏按压的频率为130次/分　　D.立即给予药物治疗

E.维持患儿肛温在36.5℃~37.5℃。

小试身手 （14~16题共用题干）

新生儿女，出生时全身皮肤苍白，呼吸微弱，心率30次/分，四肢略屈曲，弹足底无反应。

14.Apgar评分为

A.4分　　　　　　　　　B.3分　　　　　　　　　C.2分

D.1分　　　　　　　　　E.0分

15.该患者窒息程度为

A.无窒息　　　　　　　　B.轻度窒息　　　　　　　C.中度窒息

D.重度窒息　　　　　　　E.极重度窒息

16.最紧急的处理措施为

A.给氧　　　　　　　B.刺激呼吸　　　　　　C.纠正酸中毒

D.胸外心脏按压　　　E.清除气道分泌物

第五节　新生儿缺氧缺血性脑病

新生儿缺氧缺血性脑病是因各种围生期因素引起缺氧和脑血流减少或暂停而导致胎儿和新生儿脑损伤。是新生儿窒息后的严重并发症。

（一）病因及发病机制（熟练掌握）

病因包括：缺氧原因有围生期窒息、反复呼吸暂停、严重呼吸系统疾病、右向左分流型先天性心脏病等。缺血因素有心脏停搏或严重心动过缓、重度心力衰竭或周围循环衰竭等。

缺氧缺血性脑病引起脑损伤的部位与胎龄有关。足月儿主要累及脑皮质、矢状窦旁区，早产儿易发生脑室周围白质软化。

（二）临床表现（熟练掌握）

主要临床表现为意识改变及肌张力变化，严重者伴脑干功能障碍。

分度	临床表现
轻度	兴奋、激惹，肢体及下颌出现颤动，拥抱反射活跃，肌张力正常，呼吸平稳，一般不出现惊厥。上述症状一般在生后24小时内明显，3天内逐渐消失。脑电图正常，影像学诊断无阳性发现
中度	嗜睡、反应迟钝，肌张力降低，肢体自发动作减少，病重者出现惊厥。前囟张力正常或稍高，拥抱、吸吮反射减弱，瞳孔缩小，对光反应迟钝等症状一般在生后72小时内明显，病情恶化者嗜睡程度加深，甚至昏迷，反复抽搐可留有后遗症。脑电图检查见癫痫样波或电压改变，影像诊断常发现异常
重度	意识不清，昏迷状态，肌张力低下，肢体自发动作消失，惊厥频繁发作，反复呼吸暂停，前囟张力明显增高，拥抱、吸吮反射消失，双侧瞳孔不等大、对光反射差，心率减慢等。脑电图及影像诊断明显异常。脑干诱发电位异常。此期死亡率高，存活者多留有后遗症

（三）辅助检查（了解）

1.脑电图　脑损害程度不同出现不同程度改变。

2.头颅B超　可床边操作、进行动态观察，对脑室及其周围出血具有较高特异性。

3.CT扫描　有助于了解水肿范围、颅内出血类型，对预后判断有一定参考价值，最适合的检查时间为生后2~5日。

（四）治疗要点（掌握）

以支持疗法、控制惊厥和治疗脑水肿为主。

1.支持疗法　给氧、改善通气，纠正酸中毒、低血糖；保持血压稳定。

2.控制惊厥　**首选苯巴比妥**，20mg/kg，15~30分钟内静脉滴入；若不能控制惊厥，1小时后加用10mg/kg，12~24小时后给维持量，每日3~5mg/kg。肝功能不全者改为苯妥英钠，顽固性抽搐者加用地西泮或水合氯醛。

3.治疗脑水肿　控制入量，**用呋塞米（速尿）静脉推注**，严重者使用20％甘露醇。

> 锦囊妙记：新生儿缺氧缺血性脑病引起惊厥首选苯巴比妥，高热惊厥首选地西泮。

小试身手 17.新生儿缺氧缺血性脑病引起惊厥的首选药是

A.地西泮　　　　　　　B.苯巴比妥　　　　　　　C.苯巴比妥钠

D.水合氯醛　　　　　　E.苯妥英钠

4.亚低温治疗　仅适用于足月儿，对早产儿尚不宜采用。采用人工诱导方法将体温下降2~4℃，减少脑组织的基础代谢，保护脑细胞，降温方法采用全身性或选择性头部降温，应用于发病6小时内，持续48~72小时。

（五）护理措施（熟练掌握）

1.保持呼吸道通畅　维持呼吸功能，患儿取侧卧位、床旁备吸引器，合理给氧，耐心喂养。

2.消毒隔离　严格执行无菌操作技术，勤洗手，减少探视次数，防止交叉感染。

3.加强监护　监测神志、肌张力、体温、呼吸、心率、血氧饱和度、血压、尿量和窒息所引起的各系统症状。

4.亚低温治疗护理　亚低温治疗的同时应注意保暖，避免新生儿寒冷损伤综合征。治疗结束后，复温宜缓慢，时间大于5小时，体温上升速度不高于每小时0.5℃，需持续监测肛温。

第六节　新生儿颅内出血

新生儿颅内出血是因缺氧或产伤引起，是新生儿期一种常见的严重脑损伤性疾病。

（一）病因及发病机制（熟练掌握）

1.**缺氧缺血性颅内出血**　凡是引起缺氧的因素均可引起颅内出血，**以未成熟儿多见。**

2.**产伤性颅内出血**　**以足月儿多见**，因胎头过大、**臀产**、急产、产程过长、高位产钳，多次吸引器助产等。

> 锦囊妙记：未成熟儿肺泡发育不完善，容易引起缺氧而发生缺血缺氧性颅内出血；足月儿部分因胎头过大造成产伤性颅内出血。

（二）临床表现（熟练掌握）

颅内出血的症状、体征与出血部位及出血量有关，一般生后1~2日内出现。常见的表现包括：

1.意识形态改变 如易激惹、过度兴奋或表情淡漠、嗜睡、昏迷等。

2.眼部症状 凝视、斜视、眼球上转困难、眼球震颤等。

3.颅内压增高表现 脑性尖叫、前囟隆起、惊厥等。

4.呼吸系统表现 呼吸增快或减慢，呼吸不规则或暂停等。

5.肌张力改变 早期增高，以后减低。

6.瞳孔改变 大小不对称，对光反应差。

（三）辅助检查（了解）

1.脑脊液检查 急性期为均匀血性和皱缩红细胞，蛋白含量明显增高，严重者出生24小时内脑脊液糖定量降低。

2.CT和B超 可提供出血部位和范围，头颅B超对颅脑中心部位分辨率高，因此成为**脑室周围-脑室内出血的特异诊断手段，应为首选，并在生后3~7天进行**，1周后动态监测。但蛛网膜下隙、后颅窝和硬膜外等部位出血B超不易发现，需做CT、MRI确诊。

（四）治疗原则（掌握）

1.支持疗法 **保持安静，尽可能减少搬动、刺激性操作**。维持正常 PaO_2、$PaCO_2$、pH等。贫血患儿输入少量的新鲜血浆或全血，静脉注射维生素C，改善毛细血管通透性，减少出血和水肿。

2.止血及对症处理 **选择维生素K_1、血凝酶等**。

3.控制惊厥 **首选苯巴比妥**，也可选用地西泮、水合氯醛等。

4.降低颅内压 **可用呋塞米（速尿）静脉推注，中枢性呼吸衰竭者可用小剂量20%甘露醇**。

> 锦囊妙记：一般情况下，颅内压升高时首选20%甘露醇，但新生儿颅内出血引起颅内压升高时首选呋塞米。

小试身手 18.新生儿颅内出血出现颅内压增高时治疗首选的药物是

A.地塞米松 B.呋塞米 C.甘露醇

D.50%葡萄糖溶液 E.10%低分子右旋糖酐

5.脑积水治疗 乙酰唑胺可减少脑脊液产生，必要时腰椎穿刺放脑脊液。

（五）护理措施（熟练掌握）

1.绝对保持安静 病室保持安静，减少噪音。**患儿取侧卧位或头偏向一侧。入院后3日内除臀部护理外免除一切清洁护理，护理操作轻、稳、准，尽量减少对患儿移动和刺激，避免因患儿烦躁加重缺氧和出血，静脉穿刺宜选用留置针，减少反**

复穿刺，避免头皮穿刺输液，防止加重颅内出血。

2.喂养　不能进食者给予鼻饲。少量多餐，每日4~6次，保证患儿热量及营养物质的摄入。

3.保持呼吸通畅，改善呼吸功能　备好吸痰用物，及时清除呼吸道分泌物，避免胸部受压影响呼吸。

4.合理用氧　根据缺氧程度予用氧，注意用氧的方式和浓度，**足月儿血氧饱和度维持在85%~98%**，早产儿维持在88%~93%，防止氧浓度过高或用氧时间过长导致的氧中毒症状。呼吸衰竭或严重的呼吸暂停时需气管插管、机械通气并做好相关护理。

5.并发症观察　15~30分钟巡视病房1次，每4小时测量生命体征1次并记录。密切观察患儿生命体征、神志、瞳孔变化。当患儿出现脉搏减慢、呼吸节律不规则、瞳孔不等大等圆、对光反射减弱或消失等症状，应立即报告医生并做好抢救。

6.遵医嘱使用止血药　**使用维生素K$_1$**、酚磺乙胺（止血敏）、卡巴克络（安络血）等**控制出血**。

> **小试身手** 19.新生儿颅内出血的护理措施，**错误的是**
> A.保持室内安静　　　　B.头肩抬高　　　　　　C.为患儿洗澡
> D.观察生命体征　　　　E.必要时给鼻饲

第七节　新生儿黄疸

新生儿黄疸是胆红素（大部分为未结合胆红素）在体内积聚而引起，表现为皮肤、巩膜、黏膜以及其他组织和体液发生黄染，分为生理性黄疸和病理性黄疸。

一、新生儿胆红素代谢的特点（熟练掌握）

1.胆红素生成较多　新生儿每日生成的胆红素约为成人的2倍以上，其原因：①红细胞破坏多；②新生儿红细胞寿命比成人短；③其他来源胆红素生成多。

2.结合运送胆红素能力弱　新生儿出生后的短暂阶段有轻重不等的酸中毒，影响胆红素与白蛋白的结合。

3.肝脏对胆红素摄取能力差　新生儿肝细胞内Y、Z蛋白含量低，出生后5~10日才可达到成人水平。早产儿血中白蛋白数量少，胆红素的联结运送延缓。

4.**肝脏酶系统功能不完善**　肝细胞内脲苷二磷酸葡萄糖醛基转移酶的量少，且酶的活力不足，不能将非结合胆红素有效转变为结合胆红素，以至于非结合胆红素潴留在血液中。

5.肠肝循环的特殊性　出生后由于新生儿肠道内正常菌群尚未建立，不能将进入肠道的胆红素还原成尿胆原、粪胆原排出体外，加之新生儿肠道内β-葡萄糖醛酸苷酶活性较高，将结合的胆红素水解成葡萄糖醛酸及非结合胆红素，再经肠壁吸收经门静脉到达肝脏，加重肝脏负担。

二、新生儿黄疸的分类（熟练掌握）

（一）生理性黄疸

60%足月儿和80%以上早产儿在生后2~3日即出现黄疸，4~5日最重，足月儿5~7日消退，最迟不超过2周，未成熟儿可延迟至3~4周，血清胆红素足月儿不超过205.2μmol/L（12mg/dl），早产儿<256μmol/L（15mg/dl），但患儿一般情况良好，食欲正常。

小试身手 20.足月儿生理性黄疸持续时间应小于

A.2周   B.3周   C.4周

D.5周   E.6周

小试身手 21.足月新生儿生理性黄疸血清胆红素值最高不超过

A.85.5μmol/L   B.171μmol/L   C.205.2μmol/L

D.256.5μmol/L   E.342μmol/L

小试身手 22.足月顺产男婴，产后3天，皮肤黄染，哺乳后有溢乳现象，可能的原因是

A.肝功能不健全   B.胆道发育不良   C.凝血因子缺乏

D.生理性黄疸   E.病理性黄疸

（二）病理性黄疸（高胆红素血症）

1.特点

（1）黄疸出现过早（生后24小时内）。

（2）黄疸程度重：血清胆红素迅速增高，血清胆红素足月儿>205.2~256.5μmol/L（12~15mg/dl）。

（3）黄疸进展快：每日上升>85μmol/L（5mg/dl）。

（4）黄疸持续时间过长或黄疸退而复现：足月儿>2周，早产儿>4周。

（5）血清结合胆红素>34μmol/L（2mg/dl）。

> 锦囊妙记：病理性黄疸的特点可概括为：出现早、程度重、进展快、持续长。

2.病因

（1）感染性：①新生儿肝炎：以巨细胞病毒、乙型肝炎病毒为常见；②新生儿败血症、尿路感染：由于细菌毒素作用于红细胞，加速红细胞破坏、损伤肝脏细胞，使肝脏结合胆红素能力下降，导致黄疸加重。

（2）非感染性：①新生儿溶血：ABO系统和Rh系统血型不合最为常见；②胆道闭锁：肝肠循环受阻，胆红素排泄不畅，血清含量增高；③胎粪延迟排出；④母乳性黄疸：发生率0.5%~2%；⑤遗传性疾病：如红细胞6-磷酸葡萄糖脱氢酶缺陷等；⑥药物性黄疸：如维生素K_3、维生素K_4、樟脑丸等。

三、临床表现（熟练掌握）

1.生理性黄疸   出生后2~3日出现黄疸，5~7日达到高峰，以后逐渐消退。

2.病理性黄疸　新生儿溶血症**出生后24小时内出现黄疸**，并迅速加重；感染引起的黄疸程度重、发展快，血清胆红素迅速升高，且黄疸持续时间长或黄疸退而复现。

3.胆红素脑病　**当血清胆红素>342μmol/L（20mg/dl）**可因脂溶性非结合胆红素通过血－脑屏障，使大脑神经核黄染、变性坏死，以大脑基底核、下丘脑和第四脑室底部最明显，引起胆红素脑病（核黄疸）。患儿精神反应差，食欲低下，拒乳，以后出现尖叫、凝视、角弓反张甚至抽搐等症状。

四、新生儿病理性黄疸的常见疾病（熟练掌握）

1.新生儿溶血病

（1）ABO血型不合：**母亲多为O型，新生儿A型或B型多见**。母亲为AB型或婴儿为O型均不会发生。

锦囊妙记：母亲为O型血，其血液中含抗A、抗B抗体，当新生儿为A型或B型时即可发生溶血反应。

小试身手　23.下列哪种母子血型关系可引起新生儿溶血

A.母亲B型，新生儿O型　　　　　　B.母亲A型，新生儿O型

C.母亲AB型，新生儿O型　　　　　　D.母亲AB型，新生儿A型

E.母亲O型，新生儿A型

（2）Rh血型不合：Rh血型有六种抗原（C、c、D、d、E、e），**具有D抗原者为阳性**，汉族人99.66%Rh阳性。**主要发生在Rh阴性孕妇，Rh阳性胎儿，一般不会发生在母亲未输过血的第一胎，症状随胎次加重。**

新生儿溶血病临床表现轻重不一，Rh溶血病症状较重，ABO溶血病病情较轻。主要表现为：①胎儿水肿；②黄疸：生后24小时内出现黄疸，呈进行性加重，血清胆红素浓度迅速升高；③贫血：ABO血型不合者血红蛋白多正常。严重贫血见于Rh血型不合，由于骨髓外造血活跃，肝脾肿大，严重者出现贫血性心力衰竭；④胆红素脑病。

2.母乳性黄疸　因母乳中β－葡萄糖醛酸苷酶活性较牛乳明显增高，使肠道中非结合胆红素的产生及吸收增加所致。**一般于母乳喂养后4~5日出现黄疸，持续升高，2~3周达高峰，1~4个月逐渐消退。**患儿一般状态良好，停喂母乳3日黄疸明显下降。

3.先天性胆道闭锁　黄疸在生后1~3周出现，逐渐加重，皮肤呈黄绿色，肝脏进行性增大，质硬、光滑，**粪便呈灰白色（陶土色）**。

4.新生儿肝炎　生后2~3周出现，逐渐加重伴拒食、体重不增、大便色浅，尿色深黄，肝（脾）大。以结合胆红素增高为主，伴肝功能异常。

5.新生儿败血症及其他感染　由于细菌毒素作用，加快红细胞破坏、损坏肝细胞所致。黄疸于1周内出现，或黄疸退而复现并进行性加重，伴全身中毒症状，有感染病灶，以脐炎、皮肤脓疱疮引起最多见。

五、辅助检查（了解）

1.血清总胆红素浓度>205μmol/L（12mg/dl），血清结合胆红素浓度>34μmol/L（2mg/dl）。

2.血红蛋白、血细胞比容、网织红细胞及抗人球蛋白试验可明确引起病理性黄疸的原因。

3.测定葡萄糖-6-磷酸脱氢酶。

4.溶血的检查　红细胞、血红蛋白降低，网织红细胞和有核红细胞增高，并以非结合胆红素增高为主。对母婴血型进行测定，检查有无ABO或Rh血型不合。

5.血清特异性抗体检测　红细胞直接抗人球蛋白试验阳性可确诊Rh溶血病；抗体释放试验也是诊断溶血病的可靠方法。

6.肝功能检查　可诊断新生儿肝炎。

7.腹部B超检查　可确诊先天性胆道闭锁。

六、治疗原则（掌握）

1.明确病因，采取相应治疗。

2.降低血清胆红素　尽早喂养，促进肠道正常菌群建立，保持大便通畅，减少肠壁吸收胆红素。**必要时使用蓝光疗法**。

3.保护肝脏　预防和控制病毒、细菌感染，避免使用对肝细胞有损害的药物。

4.降低游离胆红素　**适当输入人体血浆和白蛋白，防止胆红素脑病**。

5.纠正缺氧和水电解质紊乱，维持酸碱平衡。

七、护理措施（熟练掌握）

1.病情观察

（1）观察皮肤颜色：评估皮肤黄染部位、范围和深度，估计血清胆红素增高的程度。

（2）观察生命体征：体温、脉搏、呼吸及有无出血倾向，**观察患儿哭声、吸吮力、肌张力变化，判断有无核黄疸**。

（3）观察大小便次数、量及性质，如胎粪排出延迟，应给予灌肠处理。

2.保暖　体温维持在36℃~37℃，低体温影响胆红素与白蛋白结合。

3.尽早喂养　刺激肠蠕动，促进胎粪排出。耐心、细致喂养，少量多次，保证患儿营养及热量摄入。

4.处理感染灶　观察皮肤有无破损及感染灶，**脐部如有脓性分泌物，用3%过氧化氢溶液清洗局部后涂0.2%~0.5%碘伏**，保持脐部清洁干燥。

5.光照疗法　按光照疗法护理。

6.遵医嘱用药　**给予补液和白蛋白治疗**，调整补液速度，纠正酸中毒和**防止胆红素脑病**。

第八节 新生儿肺透明膜病

新生儿肺透明膜病又称新生儿呼吸窘迫综合征，是由于**缺乏肺表面活性物质所引起**，早产儿多见。**主要表现为出生后不久即出现进行性呼吸困难和呼吸衰竭**。

（一）病因及发病机制（熟练掌握）

新生儿肺透明膜病是因缺乏肺泡表面活性物质引起。肺泡表面活性物质可降低肺泡表面张力，使肺泡张开；缺乏时肺泡壁表面张力增高，肺泡萎陷，通气不良，患儿出现缺氧、发绀，进而出现代谢性酸中毒，并使毛细血管通透性增高，液体漏出，肺间质水肿和纤维蛋白沉积在肺泡表面形成嗜伊红透明膜。

小试身手 24.新生儿肺透明膜病的病因是

A.颅内出血　　　　　　　　　B.感染

C.产伤　　　　　　　　　　　D.缺乏肺泡表面活性物质

E.缺血缺氧

（二）临床表现（熟练掌握）

患儿出生时或生后6小时内即出现呼吸困难，呈进行性加重，出现鼻翼扇动、发绀、吸气时胸廓凹陷，伴呼气时呻吟（呼气时呻吟是机体保护性反应），呼气时声门不完全开放，使肺内气体潴留，防止肺泡萎陷。**呼吸窘迫呈进行性加重为本病的特点**。严重者呼吸暂停，肌张力低下。

（三）辅助检查（了解）

1.X线检查　生后24小时X线检查出现特征表现：①毛玻璃样改变：两肺呈普遍性透光度降低，见弥漫性均匀网状颗粒阴影；②支气管充气征；③"白肺"：见于重症。

2.**胃液振荡试验**（泡沫稳定试验）　**有助确诊，泡沫多者可排除本病**。

（四）治疗原则（掌握）

纠正缺氧，使用表面活性物质替代治疗，对症处理。

（五）护理措施（熟练掌握）

1.保暖　室温维持在22℃~24℃，皮肤温度在36℃~36.5℃，以降低机体氧耗；室内湿度55%~65%，减少体内水分丢失。

2.氧疗护理　尽早使用气道内正压通气（CPAP）辅助呼吸、气管插管用氧。

锦囊妙记：新生儿肺透明膜病使用持续正压通气，成人呼吸窘迫综合征使用呼气终末正压通气。

小试身手 25.新生儿肺透明膜病患儿的给氧方式是

A.鼻导管给氧　　　　B.鼻塞给氧　　　　C.持续正压呼吸给氧

D.面罩给氧　　　　　E.头罩给氧

气管内滴入表面活性物质 头稍后仰,使气道伸直,吸净气道分泌物。抽取药液,从气管中滴入**(患儿分别取平卧、左侧、右侧卧位)**,然后用复苏囊加压给氧,使药液迅速弥散。用药后4~6小时内禁止气道内吸引。

> 锦囊妙记:气管滴入药液后,患儿分别取平卧、左侧、右侧卧位,以便药液与气管壁充分接触。

4.饮食护理 根据患儿每日所需热量计算奶量,保证机体营养供给。不能吸乳吞咽者用鼻饲法或静脉补充营养。

5.病情观察 掌握病情变化,定期评估患儿,使用监护仪和专人守护,做好护理记录。

6.作好消毒隔离 严格执行无菌操作,预防感染。

第九节　新生儿肺炎

新生儿肺炎是新生儿期常见病,分为吸入性肺炎和感染性肺炎。

一、吸入性肺炎

(一)病因及发病机制(熟练掌握)

胎儿在宫内或娩出时吸入羊水致肺部发生炎症,称羊水吸入性肺炎;吸入被胎粪污染的羊水,称胎粪吸入性肺炎;出生后因喂养不当、吞咽功能不全、哺乳后呕吐、食管闭锁和唇腭裂等引起乳汁吸入引起肺炎,称乳汁吸入性肺炎。**其中胎粪吸入性肺炎病死率最高**,由于胎儿缺氧,出生后除肺炎外,常伴缺氧缺血性脑病、颅内出血等多系统损害,故胎粪吸入性肺炎又称胎粪吸入综合征(MAS),足月儿和过期产儿多见。

小试身手 26.新生儿肺炎中病死率最高的是

A.羊水吸入性肺炎　　　B.胎粪吸入性肺炎　　　C.乳汁吸入性肺炎

D.细菌感染性肺　　　E.支原体感染性肺炎

(二)临床表现(熟练掌握)

羊水、胎粪吸入者多有宫内窘迫和(或)出生时窒息史,在复苏或出生后患儿出现呻吟、呼吸急促(呼吸>60次/分)、呼吸困难、青紫、鼻翼扇动、吸气性三凹征、口吐泡沫或从口腔内流出液体,大量羊水吸入性肺炎两肺可闻及干湿性啰音。**胎粪吸入者病情较重,小儿皮肤、指甲、口腔黏膜呈黄绿色**,缺氧严重者出现神经系统症状,双目凝视、尖叫、惊厥;若并发气胸和纵隔气胸时,出现呼吸衰竭,病情迅速恶化甚至死亡。乳汁吸入性肺炎患儿喂奶时呛咳,乳汁从口、鼻流出,面色青紫,吸入量过多出现窒息。

(三)辅助检查(了解)

1.血气分析　PaO_2下降,$PaCO_2$升高,pH降低。

2.胸部X线检查　两侧肺纹理增粗伴肺气肿。

（四）治疗原则（掌握）

1.尽快清除吸入物，保持气道通畅。

2.给氧、保暖、对症处理，并发气胸而又需要正压通气时先做胸腔闭式引流；合并纵隔气肿者，从胸骨旁2、3肋间抽气使纵隔减压，必要时行胸骨上切开引流或剑突下闭式引流。

二、感染性肺炎

（一）病因及发病机制（熟练掌握）

引起新生儿感染性肺炎的病原体有细菌、病毒、衣原体等，病原体侵入可发生在子宫内、出生时及出生后。

1.**出生前感染**　胎儿在子宫内吸入污染的羊水引起感染，或胎膜早破时孕母阴道细菌上行造成感染，或母体孕期受病毒、细菌感染，病原体通过胎盘到达胎儿血循环至肺部引起感染。**以病毒为主**。**胎儿通过羊水感染以革兰阴性杆菌**如大肠埃希菌为主，B族链球菌、衣原体也可引起。

2.出生时感染　分娩过程中吸入污染的产道分泌物或断脐不洁发生血行感染。

3.**出生后感染**　由上呼吸道下行感染肺部或病原体通过血循环直接引起肺部感染。**以革兰阳性球菌**（金黄色葡萄球菌、链球菌、肺炎链球菌）**为**主。

（二）临床表现（熟练掌握）

1.宫内感染患儿出生时常有窒息史，较早出现症状，多在12~24小时之内发生；呻吟、点头呼吸、面色苍白、发绀，甚至呼吸衰竭、抽搐、肌张力低下等。

2.产时感染性肺炎常要经过一段潜伏期，如细菌感染多在生后3~5日发病，Ⅱ型疱疹病毒感染则在生后5~10日出现症状。

3.**产后感染性肺炎多在生后5~7日发病**。一般患儿症状不典型，主要表现为反应差、哭声弱、拒奶、吐奶、口吐白沫、呼吸浅促、发绀、呼吸不规则、体温不稳，可有发热或体温不升，病情严重者出现点头呼吸或呼吸暂停，肺部体征不明显，仅表现双肺呼吸音粗。金黄色葡萄球菌肺炎易并发气胸、脓胸、脓气胸等，病情较严重。

（三）辅助检查（了解）

1.血液检查　细菌感染者白细胞总数增高；病毒感染者、体弱儿及早产儿白细胞总数多降低。

2.X线检查　胸片见肺纹理增粗，出现点状、片状阴影，有的融合成片；双下肺改变多见，可伴肺不张、肺气肿。

3.病原学检查　取血液、脓液、气管分泌物做细菌培养、病毒分离；免疫学方法检测细菌抗原、血清检测病毒抗体及衣原体特异性的IgM等有助诊断。

（四）治疗原则（掌握）

1.控制感染　针对病原体选择抗生素，如**肺炎链球菌、B族β溶血性链球菌肺炎选用青霉素；金黄色葡萄球菌肺炎选择头孢菌素；大肠埃希菌肺炎可选用阿米卡**

星；**呼吸道合胞病毒肺炎可选用利巴韦林（病毒唑）；衣原体肺炎选用红霉素。**

2.呼吸道管理　保持呼吸道通畅，雾化吸入，体位引流，定时翻身、拍背、及时吸净口鼻分泌物。

3.合理氧疗　采用鼻导管、面罩、头罩或CPAP给氧。

4.支持疗法　合理喂养，注意保暖。

（五）护理措施（熟练掌握）

1.保持呼吸道通畅

（1）**胎头娩出后立即吸净口、咽、鼻黏液**，无呼吸及疑有分泌物堵塞气道者，立即用喉镜进行气管插管，通过气管内导管将黏液吸出，再吸氧或人工呼吸。

（2）分泌物黏稠者做超声雾化吸入，湿化气道，稀释痰液，促进分泌物排出。雾化吸入时每次不超过20分钟，以免引起肺水肿。吸入后协助排痰或吸痰。

（3）经常为患儿更换体位，预防肺内分泌物堆积并使受压部位的肺扩张。呼吸道分泌物多者轻拍击患儿胸背部，促进痰液排出。

（4）对痰液过多、无力排痰者应及时吸痰。

2.合理用氧，改善呼吸功能

（1）有低氧血症者，根据病情和血氧监测结果采用鼻导管、面罩、头罩等方法给氧，**使其PaO_2维持在7.9~10.7kPa（60~80mmHg）**。重症并发呼吸衰竭者给予正压通气。

（2）室内空气新鲜，温湿度适宜，经常翻身，减少肺部淤血。

（3）遵医嘱使用抗生素、抗病毒药物，密切观察药物疗效。

（4）胸部理疗，促进肺部炎症吸收。

3.维持正常体温　**体温过高时松开包被，体温过低时保暖。**

> 锦囊妙记：新生儿对冰袋、乙醇擦浴等的耐受性较差，所以当新生儿发热、体温低于38.5℃时，首选的降温措施是松开包被、多喂水。新生儿体温发育中枢不完善，体温过高时，不宜直接使用冰袋。

4.供给足够热量与水分，少量多餐，耐心喂养，防止窒息。重者通过鼻饲或静脉补充营养。

5.密切观察病情　注意患儿的反应、呼吸、心率等变化。

第十节　新生儿败血症

新生儿败血症是指新生儿期致病菌侵入血循环并在血液中生长繁殖、产生毒素引起全身感染。

（一）病因及发病机制（熟练掌握）

新生儿免疫系统发育不完善，皮肤黏膜屏障功能差，**细菌常通过未愈合的脐部入侵**，加之血液中补体少，白细胞在应激状态下杀菌能力下降、T细胞对特异性抗原反应差，细菌一旦入侵容易引起全身性感染。**致病菌以葡萄球菌最常见**，其次为大肠埃希菌、表皮葡萄球菌。

锦囊妙记：新生儿通过脐部感染的疾病有：新生儿败血症、破伤风。

小试身手 27.引起新生儿败血症常见的致病菌是

A.大肠杆菌　　　　　　B.葡萄球菌　　　　　　C.肺炎球菌

D.链球菌　　　　　　　E.铜绿假单胞菌

（二）临床表现（熟练掌握）

出生7天内出现症状者称为早发型败血症，7天以后出现者为晚发型败血症。**临床表现无特征性**，早期表现精神欠佳、哭声减弱、体温异常等，继而精神萎靡、嗜睡、拒乳、不哭、不动，未成熟儿则出现体温不升，出现病理性黄疸并随病情发展而加深，严重者惊厥、昏迷、出血、休克、呼吸异常，少数患儿很快出现循环衰竭、DIC、中毒性肠麻痹、酸碱平衡紊乱和核黄疸。

小试身手 28.新生儿败血症的典型表现是

A.哭声减弱　　　　　　B.精神萎靡　　　　　　C.拒乳

D.无特征性　　　　　　E.体温不升

（三）辅助检查（了解）

1.血常规　白细胞总数 $<5 \times 10^9/L$ 或 $>20 \times 10^9/L$，出现中毒颗粒和核左移，血小板计数 $<100 \times 10^9/L$ 有诊断价值。

2.细菌培养　**在使用抗生素之前取血做血培养**，血培养和病灶分泌物细菌培养一致更具有诊断意义。**血培养阴性也不能排除败血症**。脑脊液培养还可直接涂片找细菌。

3.病原菌抗原检测。

（四）治疗原则（掌握）

1.选用药物敏感的抗菌药物

（1）**早期**：怀疑败血症的新生儿，不必等血培养结果即可使用抗生素。

（2）**足量、静脉联合用药**：病原菌未明确前可结合当地菌种流行病学特点和耐药菌株情况选择两种抗生素；病原菌明确后根据药敏试验结果选择用药。

（3）**足疗程**：疗程至少10~14天，有并发症者需治疗4周。

2.处理局部病灶、对症治疗和支持疗法。

（五）护理措施（熟练掌握）

1.保护性隔离，避免交叉感染　调节环境温度，维持体温稳定，**体温过高时通过打开包被**、多喂水来降低体温，**但新生儿不宜用药物、乙醇擦浴、冷盐水灌肠等刺激性强的降温方法**。体温不升时及时给予保暖措施；降温后30分钟测量体温一次并记录。

2.保证营养供给　耐心喂养，少量、多次哺乳，保证机体需要。吸吮无力者鼻饲喂养或静脉营养。每日测量体重一次。

3.保证抗生素有效进入体内，注意药物的副作用。

4.清除脐炎、脓疱疮、皮肤破损等局部感染灶，促进皮肤病灶早日愈合，防止感染继续蔓延。

5.严密观察病情变化，每4小时监测T、P、R、BP的变化，<u>如患儿出现面色发灰、哭声低弱、尖叫、呕吐频繁等症状时，提示脑膜炎</u>。

第十一节　新生儿寒冷损伤综合征

新生儿寒冷损伤综合征又称新生儿硬肿症，是指新生儿期由多种原因引起皮肤和皮下脂肪变硬和水肿的一组疾病。

（一）病因及发病机制（熟练掌握）

病因尚未明确，<u>寒冷、早产、低体重、感染和窒息可能是其致病因素</u>。

新生儿体温调节中枢不完善；体表面积相对较大，皮肤薄。血管丰富，易散热；早产儿棕色脂肪储存不足，易出现体温下降。新生儿皮下脂肪组织中饱和脂肪酸含量多，熔点较高，体温下降时易凝固。

（二）临床表现（熟练掌握）

以出生3日内或早产新生儿多见。患儿<u>食欲缺乏或拒乳</u>，反应差，<u>哭声低</u>，心音低钝，心率减慢，尿少，<u>体温常低于35℃</u>，重症患儿低于30℃。皮肤发凉、硬肿、颜色暗红，不易捏起，按之如硬橡皮，<u>硬肿发生顺序：小腿-大腿外侧-下肢-臀部-面颊-上肢-全身</u>，严重者肺出血、循环和呼吸衰竭及肾脏等多脏器损害，合并DIC而危及生命。

小试身手 29.新生儿硬肿症皮肤首先出现硬肿的部位是

A.下肢　　　　　　　B.臀部　　　　　　C.面部

D.手臂　　　　　　　E.小腿

（三）治疗原则（掌握）

<u>复温</u>；支持疗法；合理用药；对症处理。

小试身手 30.新生儿寒冷损伤综合征治疗的关键是

A.支持治疗　　　　　B.合理用药　　　　C.对症处理

D.复温　　　　　　　E.控制感染

（四）护理措施（熟练掌握）

1.复温　是治疗护理的关键措施，复温原则是循序渐进，逐步复温。如<u>肛温>30℃</u>，腋-肛温差为正值的轻、中度硬肿患儿<u>放入30℃暖箱中，6~12小时恢复正常体温</u>。如<u>肛温<30℃</u>，腋-肛温差为负值的重度患儿，先<u>将患儿置于比肛温高1℃~2℃的暖箱中</u>，逐步提高暖箱温度，每小时提高箱温1~1.5℃，箱温不超过34℃，每小时监测肛温、腋温1次，<u>于12~24小时恢复正常体温</u>。

> 锦囊妙记：不同肛温患儿箱温设定值、复温时间不同，考生应注意比较，详见表5-3-2。

表5-3-2　同肛温患儿箱温设定值、复温时间

肛温	暖箱温度	复温时间
>30℃	30℃	6~12小时
<30℃	比肛温高1℃~2℃	12~24小时

2.合理喂养　提供能量与水分，保证足够热量摄入。

3.预防感染　加强消毒隔离，严格遵守操作规范，保持患儿皮肤完整性。

4.病情观察　监测体温，每2小时测体温1次，体温正常6小时后改为4小时1次，监测心率、呼吸及硬肿范围，记录出入量。

小试身手（31~32题共用题干）

患儿，男，生后2天，因拒乳，反应差，哭声低入院。体检：心音低钝，双下肢红肿如橡皮，测肛温29.5℃。

31.该患儿可能患

A.新生儿败血症　　　　　　　　　　B.新生儿黄疸

C.新生儿颅内出血　　　　　　　　　D.新生儿寒冷损伤综合征

E.肢体坏疽

32.下列护理措施中正确的是

A.将患儿放入34℃暖箱中复温　　　　B.6小时内将患儿的体温恢复至正常

C.60℃热水袋保暖　　　　　　　　　D.放入比肛温高1℃~2℃的温箱中复温

E.每小时箱温提高2℃

第十二节　新生儿破伤风

新生儿破伤风是指破伤风梭状杆菌**经脐部侵入**引起的感染，常在**生后7日左右发病**，主要表现为全身骨骼肌强直性阵发性痉挛和牙关紧闭、苦笑面容，有"脐风"之称。

> 锦囊妙记：新生儿破伤风又叫"七日风"，所以不难理解其潜伏期为7天左右。

（一）病因及发病机制（熟练掌握）

破伤风梭状杆菌为革兰阳性厌氧菌，存在于土壤、尘埃、水和人畜的粪便中，在缺氧环境中易生长繁殖。接生时如消毒不严或脐部不洁，破伤风梭状杆菌入侵脐部，缺氧环境促进该菌繁殖并产生破伤风痉挛毒素，引起全身肌肉强烈收缩。

小试身手 33.新生儿破伤风感染的主要途径是

A.呼吸道   B.消化道   C.产道

D.脐部   E.胎盘

（二）临床表现（熟练掌握）

潜伏期多为4~8日，13~14天发病起病初期，患儿烦躁不安，咀嚼肌先受累、**张口及吸吮困难**，随后牙关紧闭、面肌抽搐、口唇皱缩、引起口角上牵，出现苦笑面容，继而双拳紧握、上肢过度屈曲、下肢伸直，呈角弓反张，阵发性痉挛，间歇期肌强直继续存在。强光、声音等轻微刺激均可引起痉挛发作。发作间期患儿神志清楚、早期多不发热，病情加重时，出现呼吸肌、喉肌痉挛引起呼吸困难、青紫、窒息；膀胱和直肠括约肌痉挛，出现尿潴留和便秘，常合并肺部感染。可因缺氧、窒息死亡。

小试身手 34.新生儿破伤风的潜伏期大多数为

A.1~2天   B.2~3天   C.4~7天

D.7~10天   E.10~12天

小试身手 35.新生儿破伤风最早出现的症状是

A.张口困难   B.牙关紧闭   C.苦笑面容

D.角弓反张   E.颈项强直

（三）治疗原则（掌握）

控制痉挛、对症治疗、保证营养和预防感染。

（四）护理措施（熟练掌握）

1.镇静、控制痉挛

（1）**注射破伤风抗毒素（TAT）以中和尚未与神经组织结合的破伤风痉挛毒素**。

> 锦囊妙记：考生应注意破伤风抗毒素和类毒素的区别：抗毒素相当于抗体，适用于已感染破伤风的患者；类毒素相当于抗原，刺激机体产生抗体，适用于计划免疫。

（2）患儿住单间，专人看护。室内保持绝对安静、空气新鲜、温湿适宜、**光线宜暗、避免任何声、光等不良刺激**，各种治疗护理应在镇静药发挥最大作用时集中治疗，操作时动作轻、细、快，静脉输液使用留置套管针，减少刺激。

（3）遵医嘱静脉使用地西泮、苯巴比妥、水合氯醛等药物，严禁药液外渗，特别是止痉药物。

2.密切观察病情 观察病情变化，尤其是使用镇静药后**第1次抽搐发生时间、强度、持续和间隔时间**。

3.保持气道通畅 发作频繁，出现缺氧症状，用头罩给氧，避免刺激加重病情。

4.脐部护理：用消毒剪刀剪去残留脐带的远端并重新结扎，**近端用3%过氧化**

氢或 1 ：4000 高锰酸钾液清洗后涂以碘酒。保持脐部清洁、干燥。**遵医嘱用破伤风抗毒素 3000U 做脐周封闭，以中和未进入血流的游离毒素。**

5.保证营养供给　患儿早期吞咽功能障碍，通过**静脉补充营养**。病情好转后经口喂养，训练患儿吸吮及吞咽功能，同时做好口腔护理。

6.健康教育　在边远农村地区，做好基层接生员培训，**推广无菌接生法**。

参考答案

1.D　2.B　3.C　4.D　5.D　6.B　7.C　8.C　9.E　10.C　11.A　12.E　13.C

14.B　15.D　16.E　17.B　18.B　19.C　20.A　21.C　22.D　23.E　24.D　25.C

26.B　27.B　28.D　29.E　30.D　31.D　32.C　33.D　34.C　35.A

答案与解析

1.D　早产儿指胎龄满 28 周至未满 37 周的新生儿。

2.B　考查极低出生体重儿的定义。极低出生体重儿是指出生体重低于 1500g 者。

3~4.C、D　新生儿出生后 12 小时开始排出胎粪，3~4 日排完。足月儿出生后 24 小时开始排尿，48 小时未排尿者需检查原因。

5.D　新生儿可通过胎盘从母体中获得免疫球蛋白 IgG，因此不易感染一些传染性疾病。

6.B　新生儿在生后数日内出现体重下降，但一般不超过 10%。

7.C　新生儿在生后数日内出现体重下降，生后 10 日左右，恢复到出生时体重。

8.C　新生儿上腭中线和齿龈切缘上常有黄白色小斑点，是上皮细胞堆积或黏液腺分泌物积留所致，生后数周到数月逐渐消失，不需处理。

9.E　新生儿假月经指部分女婴在生后 5~7 日，可见阴道流出少量的血液，持续 1 周后停止。因母体雌激素在孕期进入胎儿体内，出生后突然消失引起，一般不必处理。

10.C　早产儿体表面积相对较大，皮下脂肪薄，容易散热，加之棕色脂肪少，无寒战反应，产热不足，容易出现体温低下。

11.A　早产儿易缺乏维生素 K 依赖凝血因子，出生后应补充维生素 K，防止出血。

12.E　新生儿窒息时，应迅速遵循 ABCDE 的顺序进行复苏，A（airways）即为清理呼吸道。因此新生儿窒息时首要的步骤是清理呼吸道。

13.C　新生儿窒息时首先应迅速清除呼吸道分泌物，通畅气道，然后进行人工呼吸，胸外心脏按压，按压的频率为 120 次/分。

14.B　全身皮肤苍白计 0 分，呼吸微弱计 1 分，心率 30 次/分计 1 分，四肢略屈曲计 1 分，弹足底无反应计 0 分，共 3 分。

15.D　临床上根据生后 1 分钟的 Apgar 评分将窒息分为轻、重两度：0~3 分为重度，4~7分为轻度。上述患者Apgar评分为3分，因此为重度。

16.E 重度窒息最紧急的处理措施为清除气道分泌物，保持气道通畅。

17.B 新生儿缺氧缺血性脑病引起惊厥首选苯巴比妥控制惊厥。

18.B 新生儿颅内出血出现颅内压增高时可用呋塞米静脉推注，以降低颅内压。

19.C 新生儿颅内出血时，入院后3日内除臀部护理外免除一切清洁护理，以免加重出血。

20.A 60%足月儿在生后2~3日即出现黄疸，5~7日最重，足月儿一般10~14日消退。

21.C 足月儿在生后2~3日即出现黄疸，5~7日最重，足月儿一般10~14日消退，血清胆红素足月儿不超过205.2μmol/L（12mg/dl）。

22.D 新生儿生理性黄疸多出现在生后2~3日，新生儿病理性黄疸多出现在出生后24小时内。

23.E 母亲为O型血，其血清中含抗-A、抗-B抗体，新生儿为A、B型时，会引起新生儿溶血。

24.D 新生儿肺透明膜病是由于缺乏肺泡表面活性物质引起。

25.C 新生儿肺透明膜病尽早使用持续正压呼吸（CPAP）用氧，以减少肺泡的萎陷。

26.B 胎儿在宫内或娩出时吸入被胎粪污染的羊水时，可引起胎儿缺氧、缺氧缺血性脑病、颅内出血等多系统损害，在新生儿肺炎中的病死率是最高的。

27.B 引起新生儿败血症以葡萄球菌常见，其次是大肠埃希菌、表皮葡萄球菌。

28.D 新生儿败血症的典型表现特点是无特征性。

29.E 新生儿硬肿发生顺序为小腿—大腿外侧—下肢—臀部—面颊—上肢—全身。

30.D 复温是治疗新生儿寒冷损伤综合征的关键措施，复温时应遵循循序渐进、逐步升高的原则。

31~32.D、D 新生儿出生后2天出现双下肢红肿硬如橡皮，不难判断为新生儿寒冷损伤综合征。该患儿体温为29.5℃，小于30℃，因此应放入比肛温高1℃~2℃的温箱中复温。

33.D 新生儿破伤风是指破伤风梭状芽孢杆菌经脐部侵入引起的中枢神经系统严重中毒感染。

34.C 新生儿通过脐部感染破伤风后常在生后7日左右发病。

35.A 新生儿破伤风又称"锁口风"，其最早出现的症状是张口困难。

第四章　营养性疾病患儿的护理

本章内容非常重要，每年必考。近5年的考试先后考查了营养不良的临床表现和护理措施，小儿肥胖的概念，维生素D缺乏性佝偻病的病因、临床表现和护理措施，维生素D缺乏性手足搐搦症的临床表现、治疗原则和护理措施等。整体的考查偏重于知识的记忆和应用。对于本章的复习，考生应着重掌握营养不良的病因、临床表现和护理，维生素D缺乏性佝偻病的病因、临床表现和护理措施，维生素D缺乏性手足搐搦症的临床表现、治疗原则和护理措施等内容。本章记忆性内容较多，考生可结合"锦囊妙记"中的方法进行记忆。同时，考生应结合第二章中正常体重的计算分析营养不良和肥胖。

考点纵览

第一节　蛋白质–能量营养不良

蛋白质—能量营养不良是指由于各种原因引起的蛋白质和/或能量摄入不足或消耗增多引起的一种营养缺乏症，3岁以下的婴幼儿多见。

（一）病因（熟练掌握）

1.**长期摄入不足**　母乳量不足而未及时添加其他乳制品；**骤然断奶后而未及时添加辅食**；奶粉配制过稀；长期以淀粉类喂养为主；长期偏食、挑食、吃过多零食等不良饮食习惯。

2.**疾病因素**　消化系统先天畸形，如唇腭裂、幽门梗阻等，消化系统疾病如迁延性腹泻、过敏性肠炎、肠吸收不良综合征等均可影响食物的消化和吸收。

3.**营养需要量增多**　急、慢性传染病（如肝炎、结核等）后的恢复期，双胎、早产、生长发育的快速时期等均可因需要量增多而造成营养相对不足。

4.**消耗量过大**　长期发热、大量蛋白尿、烧伤、甲亢、恶性肿瘤等均可使蛋白质消耗或丢失过多。

由于长期能量供应不足，自身组织消耗。糖原不足或消耗过多导致低血糖；脂肪消耗引起血清胆固醇下降、脂肪肝；蛋白质供给不足或消耗造成血清蛋白下降、低蛋白水肿。由于全身总液量增多致细胞外液呈低渗状态。同时还可引起消化、循环、泌尿、免疫及中枢神经系统功能低下。

小试身手　1.护士凌晨巡视病房时发现一营养不良患儿面色苍白，神志不清，脉搏减慢，四肢厥冷，最可能是发生了

　　A.低血钙症　　　　　　B.心力衰竭　　　　　　C.低血钠症

　　D.低血糖症　　　　　　E.继发感染

（三）临床表现（熟练掌握）

营养不良的早期表现为体重不增，以后体内脂肪逐渐消失，体重减轻。皮下脂肪消瘦的顺序依次是腹部→躯干→臀部→四肢→面部。

> 锦囊妙记：对成人来讲，营养不良的主要表现为体重下降；而小儿处在生长发育的过程中，体重不断增加，儿营养不良表现出来的体重不增即相当于成人的体重下降。

小试身手 2.营养不良的早期表现为

A.脂肪逐渐消失   B.体重减轻   C.身高低于正常

D.身材矮小   E.体重不增

小试身手 3.营养不良时患儿皮下脂肪最先消失的部位是

A.四肢   B.腹部   C.面部

D.躯干   E.臀部

临床上根据症状的严重程度，将营养不良分为3度（表5-4-1）。

表5-4-1   婴幼儿不同程度营养不良的特点

	营养不良程度		
	Ⅰ度（轻）	Ⅱ度（中）	Ⅲ度（重）
实际体重为理想体重的百分比	80%~89%	70%~79%	<70%
腹部皮下脂肪厚度	0.4~0.8cm	<0.4cm	消失
身高（长）消瘦	正常不明显	低于正常明显	明显低于正常皮包骨样
皮肤	干燥	干燥、苍白	苍白、干皱，无弹性，出现瘀点
肌张力	正常	明显降低、肌肉松弛	肌张力低下、肌肉萎缩
精神状态	正常	烦躁不安	萎靡，反应低下抑制与烦躁交替

小试身手 4.Ⅱ度营养不良患儿的体重低于正常均值的

A.5%~10%   B.10%~15%   C.15%~25%

D.25%~40%   E.40%以上

（四）辅助检查（了解）

血清白蛋白降低最突出的表现，胰岛素样生长因子1水平下降，由于其出现在身高、体重等体格发育指标改变前，而且不受肝功能影响，被认为是诊断营养不良的较好指标。除此之外，多种血清酶活性、血浆胆固醇、血糖水平下降，各种电解质、维生素及微量元素缺乏；生长激素分泌增多。

（五）治疗原则（了解）

及早发现，及时采取综合性治疗措施：调整饮食，补充营养物质；去除病因，治疗原始疾病；控制继发感染；促进消化和代谢功能改善；治疗并发症。

（六）护理措施（熟练掌握）

1.补充营养　应遵循循序渐进，逐渐补充的原则。

（1）对于**轻度营养不良患儿，开始每日可供给能量250～330kJ/kg（60～80kcal/kg）**，以后逐渐递增，逐渐增至每日628kJ/kg（150kcal/kg）待体重接近正常后，恢复供给正常需要量。

（2）对于**中重度营养不良患儿，能量供给从每日165～230kJ/kg（45～55kcal/kg）开始**，逐步少量增加；若消化吸收能力较好，可逐渐增加到每日628～711kJ/kg（150～170kcal/kg），并按实际体重计算所需能量。待体重恢复，体重与身高（长）比例接近正常后，恢复正常需要量。

> 锦囊妙记：轻度营养不良患儿消化功能正常，因此，可直接供给较高能量的食物。而中、重度营养不良患儿消化功能较差，尽管其需要更多的能量，但只能循序渐进、从低热量开始。

小试身手 5.重度营养不良患儿调整饮食时，开始供给热量为

A.30~40kcal/kg　　　　B.40~45kcal/kg　　　　C.45~55kcal/kg
D.55~60kcal/kg　　　　E.60~70kcal/kg

2.促进消化、改善食欲　遵医嘱指导病人口服各种消化酶（胃蛋白酶、胰酶等）和B族维生素，以助消化；给予蛋白同化类固醇制剂如苯丙酸诺龙肌注，以促进机体对蛋白质的合成。必要时少量多次输血或氨基酸、脂肪乳等，补充营养。

3.预防感染　保持皮肤清洁、干燥，防止皮肤破损。

4.观察病情。

（1）**患儿清晨出现出冷汗、肢冷、脉弱、血压下降等休克表现**，提示**发生了低血糖，需立即静脉注射25%的葡萄糖溶液进行抢救**。

（2）治疗及护理开始后每日记录患儿进食情况和对食物的耐受情况，定期测量体重、身高及皮下脂肪厚度，以判断治疗效果。

5.促进生长发育　提供舒适环境，合理安排患儿生活，减少不良刺激，保证充足睡眠；及时纠正先天畸形，适当进行户外活动和体格锻炼，促进新陈代谢和生长发育。

第二节　儿童单纯性肥胖

肥胖症是指长期摄入的能量超过人体消耗，导致体内脂肪过多蓄积，体重超过一定范围的营养障碍性疾病。**体重超过同性别、同身高（长）小儿正常标准的10%~19%者为超重，超过20%以上者即为肥胖症。**

> 锦囊妙记：要判断小儿是否为肥胖，考生需结合第二章中小儿正常体重的计算来进行。

（一）病因及发病机制（熟练掌握）

1.营养素摄入过多　如长期过多摄入高脂肪、淀粉类食物，超过机体代谢需要，剩余热量转化为脂肪储存在体内。

2.活动量过少　缺乏活动和体育锻炼是引起肥胖症的重要因素。

3.遗传因素　肥胖具有高度遗传性，肥胖双亲的后代也常肥胖。

4.其他疾病、进食过快、精神创伤、心理因素等均可导致小儿肥胖。

（二）临床表现（熟练掌握）

根据患儿体重增长情况，儿童肥胖分为3度。以同性别、同身高正常小儿体重均值为标准，**体重超过均值20%~29%者为轻度肥胖；超过30%~49%者为中度肥胖；超过50%者为重度肥胖。**

（三）辅助检查（了解）

血清胆固醇、甘油三酯增高，高胰岛素血症；肝超声显示出现脂肪肝。

（四）治疗原则（了解）

采取综合性治疗措施：控制饮食，**加强运动**，消除心理障碍，配合药物治疗。饮食治疗和运动治疗是两项主要措施。

（五）护理措施（熟练掌握）

1.饮食疗法　患儿每天摄入的热量须低于机体消耗的总热量，但必须满足小儿基本营养及生长发育的需要。

（1）根据患儿年龄及肥胖程度，决定每日食物供能总量。

（2）培养患儿良好的饮食习惯，提倡少量多餐，避免过饱，鼓励患儿选择体积大、饱腹感明显而热能低的蔬菜类食品，如萝卜、青菜、黄瓜、番茄等，食品以蔬菜、水果、米饭、面食为主，适量增加蛋白质。

2.运动疗法　是减轻肥胖者体重的重要手段。鼓励患儿选择喜欢和易于坚持的运动。运动应循序渐进，持之以恒。

3.心理护理　解除患儿的心理负担，提高患儿坚持控制饮食和坚持运动的兴趣。消除因肥胖带来的自卑心理，鼓励患儿参与社交活动。

第三节　营养性维生素D缺乏性佝偻病

营养性维生素D缺乏性佝偻病是由于体内维生素D缺乏导致钙、磷代谢紊乱，导致的一种以骨骼改变为特征的全身慢性营养性疾病。**2岁以下的婴幼儿多见。**

一、病因（熟练掌握）

1.日光照射不足　**体内维生素D的主要来源为皮肤内的7-脱氢胆固醇经紫外线**

<u>照射合成</u>。在北方，因寒冷季节长、日照时间短，小儿户外活动少，紫外线照射剂量不足，佝偻病发病较多。

> 锦囊妙记：小儿维生素D的主要来源为皮肤，这就是为什么在冬天父母需多带小儿晒太阳的原因。

小试身手 6.体内维生素D的主要来源为

A.皮肤内7-脱氢胆固醇　　　　　　　B.维生素D制剂

C.植物性食物中的麦角固醇　　　　　D.动物性食物中的胆钙化醇

E.母乳中的维生素D

小试身手 7.下列维生素D中生物活性最强的是

A.胆骨化醇　　　　　　　　　　　　B.麦角骨化醇

C.25-羟胆骨化醇　　　　　　　　　　D.1，25-二羟胆骨化醇

E.24，25-二羟胆骨化醇

2.维生素D摄入不足　天然食物含维生素D少，不能满足婴幼儿需要。

3.维生素D的需要量　<u>早产儿体内储存不足，出生后生长速度较足月儿快，易发生佝偻病</u>。

4.疾病与药物的影响　胃肠道或肝胆疾病影响维生素D及钙磷的吸收和利用；长期服用抗惊厥药物、糖皮质激素等均可引起小儿佝偻病。

小试身手 8.婴儿佝偻病的主要病因是

A.缺乏维生素A　　　B.缺乏维生素D　　　C.饮食中缺钙

D.甲状旁腺素缺乏　　E.人工乳喂养

二、发病机制（掌握）

维生素D缺乏时，肠道吸收钙、磷减少，血钙、血磷水平下降。血钙降低刺激甲状旁腺分泌增加，骨溶解加速，骨钙释放入血，以维持血钙水平。但因甲状旁腺素可抑制肾小管对磷的重吸收而使尿磷排出增加，导致血磷降低、钙磷乘积下降，最终骨样组织钙化受阻，成骨细胞代偿性增生，局部骨样组织堆积，碱性磷酸酶增多，机体出现骨骼病变和一系列佝偻病症状、体征及血液生化改变。

三、临床表现（掌握）

（一）初期

大多小儿出生6个月内起病，<u>主要表现为神经精神症状</u>，如夜间啼哭、易激惹、烦躁、睡眠不安等。常伴与季节、室温无关的多汗，<u>头部多汗刺激头皮，致婴儿摇头擦枕，出现枕秃</u>。

（二）激期

除上述症状外，<u>主要为骨骼改变和运动功能及智力发育迟缓</u>。

1.骨骼改变

（1）头部：6个月内患儿出现**颅骨软化**，重者出现乒乓球样感觉；7~8个月患儿出现**方颅或鞍形颅**；前囟增宽、闭合延迟，出牙延迟、牙釉质缺乏并易患龋齿。

（2）胸部：胸廓畸形多见于1岁左右小儿。胸部**肋骨串珠**，以第7~10肋最明显；膈肌附着处的肋骨受膈肌牵拉内陷而形成郝氏沟；胸骨突出，呈**鸡胸或漏斗胸**。

（3）四肢：6个月以上小儿腕、踝部肥厚的骨骺形成钝圆形环状隆起，称佝偻病手镯或脚镯；由于骨质软化，小儿开始行走后因负重下肢出现弯曲，**形成"O"形腿或"X"形腿**。久坐位者脊柱后突或侧弯。

小试身手 9.维生素D缺乏性佝偻病激期的主要表现是

A.易激惹　　　　　　　B.多汗　　　　　　　　C.夜间啼哭

D.枕秃　　　　　　　　E.骨骼改变

2.运动功能发育迟缓　患儿肌肉发育不良，肌张力低下，韧带松弛，患儿头颈软弱无力，坐、立、行等运动功能落后，腹肌张力低，腹部膨隆如蛙腹。

3.神经、精神发育迟缓　患儿表情淡漠，语言发育迟缓，免疫功能低下，易感染。

（三）恢复期

经适当治疗后患儿临床症状和体征减轻或接近消失，精神活泼，肌张力恢复。

（四）后遗症期

多见于2岁以后小儿。临床症状消失，仅遗留不同程度的骨骼畸形。

> 锦囊妙记：在考试过程中，通常要求考生判断患儿处于佝偻病的哪一期。初期主要表现为神经和精神症状（激惹、枕秃）；极期主要为骨骼改变（方颅、鸡胸）；恢复期主要表现为症状减轻或消失，后遗症期主要为骨骼畸形。

小试身手 10.佝偻病后遗症期的主要表现是

A.血清钙降低　　　　　B.骨骼畸形　　　　　　C.肌肉韧带松弛

D.枕秃　　　　　　　　E.表情淡漠，语言发育迟缓

四、辅助检查（掌握）

初期：常无明显骨骼改变，X线检查可正常或临时钙化带稍模糊；血生化检查血钙浓度正常或稍低，血磷浓度降低，碱性磷酸酶正常或增高。若未经适当治疗，可发展为极期。

极期：血液生化检测患儿血清钙稍降低，血磷明显降低，碱性磷酸酶增高。X线检查骨骺端临时钙化带消失，呈毛刷样、杯口状改变，骨骺软骨带明显增宽，骨密度减低，可有骨干弯曲或青枝骨折。

恢复期：血清钙、磷浓度、钙磷乘积也渐恢复正常。碱性磷酸酶开始下降，约

4~6周恢复正常。X线检查骨骺异常明显改善。

后遗症期：血生化及骨骼X线检查正常。

五、治疗原则（掌握）

治疗原则：控制病情活动，防止骨骼畸形，做到早期发现、早期治疗。

1.活动期　合理喂养，多晒太阳；给予维生素D制剂。

2.恢复期　夏季多晒太阳，冬季给予预防量口服。

3.后遗症期　加强体格锻炼，骨骼畸形者采用主动或被动运动矫正。严重骨骼畸形者考虑外科手术矫治。

六、护理措施（熟练掌握）

1.定期户外活动　指导家长定期带小儿户外活动，直接接受阳光照射。活动时间由短到长，从数分钟增加至1小时以上。

2.补充维生素D

（1）提倡母乳喂养，按时添加辅食，给予富含维生素D、钙、磷和蛋白质的食物。

（2）遵医嘱给予维生素D制剂。

3.预防骨骼畸形和骨折　衣着柔软、宽松，床铺松软，**避免过早、过久地坐、站、走，防止发生骨骼畸形**。

4.加强体格锻炼　已有骨骼畸形者采取主动和被动运动的方法矫正。如遗留胸廓畸形，做俯卧位抬头展胸运动；下肢畸形行肌肉按摩，"O"形腿按摩外侧肌，"X"形腿按摩内侧肌。外科手术矫形者，指导家长正确使用矫形器具。

5.预防感染　保持空气清新，温湿度适宜，阳光充足，避免交叉感染。

6.健康教育　①给孕妇及患儿家长讲解疾病预防、护理知识，宣传母乳喂养，及时添加富含维生素D、钙和蛋白质的食物；尽早开始户外活动和晒太阳；**早产儿、双胎儿生后每日即应补充VitD800~600IU/d，1~3个月后改为400~800IU/d**。②以示范和指导练习的方式讲授户外活动、日光浴、服维生素D及按摩肌肉矫正畸形的方法。

小试身手（11~13题共用题干）

患儿，男，1岁半，人工喂养，平时烦躁易惊、多汗、方颅、枕秃、鸡胸、血钙磷乘积<30，碱性磷酸酶增高。X线检查：临时钙化带消失。临床诊断为维生素D缺乏性佝偻病。

11.该患儿为佝偻病的

A.初期　　　　　　　　B.激期　　　　　　　　C.恢复期

D.后遗症期　　　　　　E.缓解期

12.针对该患儿提供的护理措施，**错误的是**

A.遵医嘱给予维生素D制剂　　　　B.多晒太阳

C.护理操作时避免重压和强力牵拉　　D.鼓励患儿尽早地站立、行走

E.给予富含维生素D的食物

13.对患儿家长的健康教育，**错误的是**

A.介绍佝偻病的预防、护理知识　　　　B.鼓励患儿多进行户外运动

C.选择富含维生素D的食物　　　　D.多晒太阳

E.新生儿出生2周给予维生素D800~1000IU

小试身手（14~15题共用题干）

护士向新生儿家长开展关于如何预防佝偻病的健康教育。

14.小儿开始服用维生素D的时间是

A.生后立即　　　　B.生后2周　　　　C.生后2月

D.生后4月　　　　E.生后半年

15.每日服用维生素D的剂量是

A.100IU　　　　B.200IU　　　　C.300IU

D.400IU　　　　E.1000IU

第四节　维生素D缺乏性手足搐搦症

维生素D缺乏性手足搐搦症是由于维生素D缺乏，血钙降低，神经肌肉兴奋性增高，患儿出现惊厥、喉痉挛或手足抽搐等症状。多见于6个月以内的小婴儿。

（一）病因及发病机制（熟练掌握）

引起惊厥、喉痉挛、手足抽搐的直接原因是血清离子钙浓度降低。**当血钙低于1.75~1.88mmol/L（7.0~7.5mg/dl）或血清钙离子浓度1mmol/L（4mg/dl）以下时，即可发病。**

诱发血钙降低的原因包括：①春季开始，日光接触增多，或开始使用维生素D治疗；②人工喂养儿进食含磷高的奶制品，导致高血磷、低血钙症状；③合并发热、感染、饥饿时，组织细胞分解释放磷，血磷升高，抑制25-（OH）D转化为1,25-（OH）D_2，导致离子钙下降，出现低钙抽搐；④血清钙离子水平还受pH的影响，pH增高，离子钙降低。

（二）临床表现（熟练掌握）

1.惊厥　惊厥发作多见于婴儿，患儿突然发生两眼上翻，面肌抽动，四肢抽动，神志不清。发作时间持续数秒至数分钟，发作时间持续久者可有发绀。发作停止后意识恢复，精神萎靡而入睡，醒后活泼如常。可数日发作1次至1日数次甚至数十次。一般不发热，发作轻时仅有短暂的眼球上蹿和面肌抽动，神志仍清。

2.手足抽搐　手足抽搐多见于较大的婴幼儿和年长儿童。患儿突然发生手足肌肉痉挛成弓状，手腕屈曲，手指僵直，拇指内收贴紧掌心，踝关节僵直，足趾弯曲向下，发作停止后活动自如。

3.喉痉挛　**喉痉挛多见于2岁以下的小儿**，表现为喉部肌肉、声门突发痉挛，出现呼吸困难，吸气时喉鸣。**严重者窒息死亡。**

4.特殊性体征

（1）面神经征：以指尖或叩诊锤轻击患儿颧弓与口角间的面颊可引起眼睑和口

角抽动者为阳性，新生儿可呈假阳性。

（2）陶瑟征：以血压计袖带包裹上臂，充气使压力维持在收缩压与舒张压之间，5分钟之内该手出现抽搐为阳性。

（3）腓反射：用叩诊锤骤击膝下外侧腓骨头上方，引起足向外侧收缩者为阳性。

（三）辅助检查（掌握）

血钙低于 1.75~1.88mmol/L（7.0~7.5mg/dl），血磷正常或偏高。

（四）治疗原则（掌握）

1.急救处理　吸氧，保持气道通畅；**控制惊厥与喉痉挛**。

2.钙剂治疗　**选择10%葡萄糖酸钙5~10ml，用10%葡萄糖液稀释1~3倍后缓慢推注（10分钟以上）或滴注**。

3.维生素D治疗　症状控制后补充维生素D，使钙磷代谢恢复正常。

（五）护理措施（熟练掌握）

1.控制惊厥、喉痉挛　**遵医嘱使用镇静药、钙剂**。静脉推注钙剂时需缓慢推注（10分钟以上）或滴注。

锦囊妙记：维生素D缺乏性搐搦症发作时首要的治疗措施是镇静。

小试身手 16.维生素D缺乏性手足搐搦症发生惊厥时，治疗首选

A.注射维生素　　　　B.给予镇静剂　　　　C.吸氧

D.使用脱水剂　　　　E.强心药

2.防止窒息　密切观察惊厥、喉痉挛的发作情况，做好气管插管或气管切开的准备。一旦出现症状应及时吸氧，**喉痉挛者需立即将患儿舌头拉出口外，同时将患儿头偏向一侧，清除患儿口鼻分泌物，保持呼吸道通畅，避免窒息；对已出牙的患儿，应在上下门齿间放置牙垫，避免舌咬伤**，必要时行气管插管或气管切开。

3.补充维生素D　定时户外活动，多晒太阳；补充鱼肝油。

4.健康教育　**教会家长惊厥、喉痉挛发作时的急救方法**，如使患儿平卧，松开衣领，颈部伸直，头后仰，保持气道通畅，同时紧急呼叫医护人员。

小试身手 17.患儿女，1岁。因反复抽搐急诊入院，来院时全身肌肉痉挛，双手握拳，两眼上翻，首先应采取的护理措施是

A.立即开放静脉通路，滴注抗生素预防感染

B.控制高热，物理降温

C.密切观察患儿呼吸，心率

D.准备好气管插管用具

E.平卧，头偏向一侧，清除口鼻分泌物

小试身手 18.患儿男，4个月，人工喂养，睡眠时常烦躁哭闹，难以入眠，查体；体重6kg、有枕秃及颅骨软化，诊断为佝偻病，给予维生素D30万IU肌内注射后突发全身抽搐3次，每次约20~60秒，发作停止后精神如常，查血清离子钙为

1.0mmol/L，血清总钙为1.8mmol/L，该患儿发生抽搐的原因是

  A.酸中毒   B.热性惊厥   C.癫痫发作

  D.血清钙减少   E.缺乏维生素D

参考答案

> 1.D 2.E 3.B 4.D 5.C 6.A 7.D 8.B 9.E 10.B 11.B 12.D 13.E
>
> 14.B 15.D 16.B 17.E 18.D

答案与解析

1.D 营养不良患儿清晨易发生低血糖，主要表现为脉弱、肢冷、出汗、血压下降等表现。

2.E 小儿营养不良的早期表现为体重不增，以后体内脂肪逐渐消失，体重减轻。

3.B 小儿营养不良时，皮下脂肪消耗的顺序依次是腹部、躯干、臀部、四肢，最后是面部。

4.D 小儿营养不良分为3度：Ⅰ度营养不良为低于正常体重的15%~25%；Ⅱ度营养不良为25%~40%；Ⅲ度营养不良为40%以上。

5.C 对于中、重度营养不良患儿，由于其消化功能较差，热能和营养物质的供给应由低到高，逐渐增加。供给热量从一日165~230kJ/kg（40~55kcal/kg）开始，逐步增加。

6.A 小儿体内维生素D的主要来源为皮肤下7-脱氢胆固醇经紫外线照射合成。

7.D 维生素D中生物活性最强的是1，25-二羟胆骨化醇。

8.B 维生素D缺乏性佝偻病是由于体内维生素D缺乏导致钙、磷代谢紊乱，导致的一种以骨骼病变为特征的全身慢性营养性疾病。

9.E 维生素D缺乏性佝偻病激期除了有神经、精神方面的症状以外，主要表现为骨骼改变和运动功能及智力发育迟缓。

10.B 佝偻病后遗症期小儿临床症状消失，仅遗留不同程度的骨骼畸形。

11~13.B、D、E 该患儿除有烦躁易惊、多汗等精神、神经方面的症状外，还合并有方颅、枕秃、鸡胸等骨骼方面的改变，提示该患者已近处于佝偻病的激期。对佝偻病患儿，应避免让其过早、过久地坐、站、走，以防发生骨骼畸形。为预防佝偻病的发生，新生儿出生2周后每日给予维生素D 400~800U。

14~15.B、D 为了预防新生儿佝偻病的发生，新生儿出生2周后每日给予维生素D 400~800U。

16.B 维生素D缺乏性手足搐搦症发生惊厥时，应首先给予镇静剂，控制惊厥与喉痉挛。

17.E 维生素D缺乏性手足搐搦症发作时，应清理口鼻分泌物，保持呼吸道通畅，避免吸入性窒息，同时控制惊厥与喉痉挛。

18.D 维生素D缺乏性抽搐症患儿血清钙低于1.75~1.88mmol/l时即可发生抽搐。

第五章　消化系统疾病患儿的护理

要点分析

本章内容非常重要，每年必考。近5年的考试先后考查了口腔炎的临床表现和护理措施，小儿腹泻的病因、临床表现、治疗原则和护理措施，常用液体的成分，液体疗法等。整体的考查偏重于知识的记忆和应用。对于本章的复习，考生应着重掌握口腔炎的临床表现和护理措施，小儿腹泻的病因、临床表现（脱水的分度）、治疗原则和护理措施，急性坏死性小肠结肠炎的治疗原则和护理措施，常用液体的成分，液体疗法等内容。本章记忆性内容较多，考生可结合"锦囊妙记"中的方法进行记忆。

考点纵览

第一节　小儿消化系统解剖生理特点（掌握）

（一）口腔

新生儿舌短而宽，口腔黏膜柔嫩，唇肌、咀嚼肌、两颊部脂肪垫发育良好，具有较好的吸吮和吞咽功能，但早产儿较差。新生儿涎腺发育不成熟，**3~4个月时唾液分泌逐渐增多**，5~6个月时更显著，但婴儿口底浅，尚不能及时吞咽所有分泌的唾液，因此常出现生理性流涎。

小试身手 1.小儿出现生理性流涎的年龄为

A.1~2个月　　　　　　B.3~4个月　　　　　　C.5~6个月

D.7~8个月　　　　　　E.9~10个月

（二）食管

新生儿食管似漏斗状，弹力组织及肌层尚不发达，食管下端贲门肌发育不完善，控制能力较差，常发生**胃食管反流，一般在小儿8~10个月时症状消失**。

（三）胃

婴儿胃呈水平位，贲门肌发育差，幽门括约肌发育良好，婴儿常发生胃肠逆向蠕动，若哺乳时吸入空气，则易发生溢乳和呕吐。新生儿胃容量约30~60ml，1~3个月90~150ml，1岁时250~300ml，5岁时700~850ml，成人2000ml。因食物种类不同，胃排空时间不同：水为1.5~2小时，母乳为2~3小时，牛乳为3~4小时。

（四）肠及肠道菌群

婴儿肠道较长，一般为身长的5~7倍，分泌和吸收面积较大，利于消化吸收。肠系膜相对较长且活动度大，易患肠套叠及肠扭转。早产儿肠乳糖酶活性低、肠壁屏障功能差和肠蠕动协调能力差，易发生乳糖吸收不良、全身性感染和功能性肠梗阻。

（五）肝

年龄越小，小儿肝相对越大，肝细胞发育不完善，肝功能不成熟，解毒能力较差。**婴幼儿在右肋缘下1~2cm处易触及肝**，6岁后肋缘下不能触及。

> 锦囊妙记：正常成人的肝脏一般触不到。

（六）消化酶

3个月以下小儿唾液淀粉酶产生较少，婴儿胃酸分泌比成人少，各种酶活性较低，6个月以下小儿胰淀粉酶活性较低，1岁接近成人。因此**不宜过早喂淀粉类食物**，合理摄入一定比例的脂肪和蛋白质。

（七）婴儿粪便

1. 正常粪便

（1）胎粪：新生儿生后第一次排出墨绿色粪便，质黏稠，无臭味，**生后12小时内开始排便**，持续2~3日后过渡为黄糊状粪便。

（2）人乳喂养儿粪便：纯人乳喂养儿粪便呈金黄色，均匀糊状，偶有细小乳凝块，不臭，有酸味，每日2~4次。

（3）牛、羊乳喂养儿粪便：呈淡黄色，较稠，多成形，为碱性或中性，量多，较臭，每日1~2次。添加淀粉或糖类食物后粪便变软。

（4）混合喂养儿粪便：母乳加牛乳喂养者粪便与喂牛乳者类似，但较软、黄。

2. 异常粪便 若平时粪便一直为每日4~6次，小儿一般情况好，无其他不适，体重正常增长，属生理性腹泻。若粪便干结，多因进食蛋白质过多、淀粉或糖过少或肠蠕动弱、水分吸收过多引起；若粪便呈黑色，系肠上部及胃出血或服用铁剂或大量进食含铁食物引起；**若粪便带血丝，多系肛裂、直肠息肉引起；若粪便呈灰白色提示胆道梗阻。**

第二节　口腔炎

一、病因（熟练掌握）

口腔炎是指口腔黏膜的炎症。**疱疹性口腔炎由单纯疱疹病毒**感染引起，溃疡性口腔炎由链球菌、金黄色葡萄球菌、肺炎链球菌等感染引起，**鹅口疮由白色念珠菌感染引起。**

二、临床表现（熟练掌握）

（一）疱疹性口腔炎

疱疹性口腔炎全年均可发病，无季节性，1~3岁小儿多见。局部表现为口腔黏膜（牙龈、舌、唇、颊黏膜，有时累及上腭及咽部）早期呈散在或成簇的小水疱，水疱很快破溃形成溃疡，**溃疡面覆盖黄白色膜样渗出物，周围绕以红晕**。全身出现拒食、流涎、哭闹、烦躁、发热（低热或高热38℃~40℃）、颌下淋巴结肿大等症状。体温在3~5天后恢复正常，病程约1~2周，淋巴结肿大可持续2~3周。**注意和疱疹性咽峡炎鉴别，后者由柯萨奇病毒引起，好发于夏秋季，不累及牙龈和颊黏膜，淋巴结不肿大。**

小试身手 2.下列哪种口腔炎患儿应注意与健康儿隔离

A.鹅口疮 　　　　　　B.口角炎 　　　　　　C.疱疹性口腔炎

D.单纯性口腔炎 　　　E.溃疡性口腔炎

（二）溃疡性口腔炎

多见于婴幼儿，急性感染、长期腹泻等抵抗力下降时发病。局部表现为初起时口腔黏膜充血、水肿，继而形成大小不等的糜烂面或浅溃疡，散在或融合成片，**表面有纤维性炎性渗出物形成的灰白色假膜，易拭去**，但遗留溢血的创面。患儿哭闹、烦躁、拒食、流涎，常发热，体温达39℃~40℃，颌下淋巴结肿大。

（三）鹅口疮

鹅口疮又称雪口病，多见于新生儿和营养不良、腹泻、长期使用广谱抗生素或激素患儿，使用不洁奶具或出生时经产道感染。**局部表现为口腔黏膜出现白色乳凝块样物**，初呈点状或小片状，后逐渐融合成大片，不宜擦去，周围无炎症反应，强行拭去可见创面充血。患处不痛，不流涎。

> 锦囊妙记：考生在判断口腔炎的类型时，主要从口腔黏膜渗出物的特点进行分析。

小试身手 3.患儿，5个月，家长诉患儿爱流口水。查体见齿龈都有白色乳凝块物，不易擦去，擦拭时，患儿无明显不适感，最可能的诊断是

A.齿龈炎 　　　　　　B.鹅口疮 　　　　　　C.溃疡性口炎

D.生理性表现 　　　　E.磨牙

三、治疗原则（掌握）

1.对症治疗　清洗口腔及局部涂药，对疼痛较重影响进食者在进食前局部涂2%利多卡因。

2.控制感染　严重者全身用药，一般鹅口疮无需口服抗真菌药，可口服微生态制剂，纠正肠道菌群失调，抑制真菌生长。

3.注意补充水分和营养。

四、护理措施（熟练掌握）

1.保持口腔清洁　鼓励患儿多饮水，清洁口腔。用3%过氧化氢溶液或0.1%依

沙叮啶（利凡诺）溶液清洗溃疡面，清除分泌物和坏死组织，减少继续感染。**鹅口疮患儿用2%的碳酸氢钠溶液清洗，饭后1小时清洗为宜。**

> 锦囊妙记：不同浓度碳酸氢钠的作用见基础护理学中的《医院内感染的预防和控制》。

小试身手 4.患儿，男，1个月大，口腔黏膜有白色乳凝状物，呈小片状，入院后诊断为鹅口疮。为该患儿清洁口腔时应选择

A.温开水　　　　　B.0.9%生理盐水　　　　C.0.1%依沙叮啶

D.2%的碳酸氢钠溶液　　E.3%的过氧化氢溶液

2.局部涂药　鹅口疮局部涂抹10万~20万U/ml制霉菌素鱼肝油混合液；疱疹性口腔炎局部涂疱疹净（碘苷）；溃疡性口腔炎局部涂2.5%~5%金霉素鱼肝油，每日2~3次，也可涂冰硼散、锡类散或西瓜霜粉剂等。伴口唇干裂者涂液状石蜡或抗生素软膏。涂药前先清洗口腔，然后将纱布或干棉球垫在颊黏膜腮腺管口或舌系带两侧以隔断唾液；干棉球蘸干溃疡表面后再涂药，**涂药后嘱患儿闭口10分钟**再去除棉球或纱布，嘱患儿勿立即漱口、饮水或进食。

3.防止继发感染及交互感染　护士为患儿护理口腔前后洗手，患儿食具、玩具、毛巾等及时消毒，**鹅口疮患儿使用过的奶瓶、水瓶及奶头应放在5%碳酸氢钠溶液中浸泡30分钟后洗净再煮沸消毒。**哺乳妇女的内衣每天更换并清洗，**疱疹性口腔炎具有较强的传染性，应实施接触性隔离，防止传染。**

> 锦囊妙记：除疱疹性口腔炎应予以隔离外，外科护理学中的丹毒也应予以隔离。

4.饮食护理　给予微温或凉的流质饮食，避免酸、咸、辣、热、粗、硬等刺激性食物；在清洁口腔及局部涂药时，动作要轻、快、准，以免使患儿疼痛加重。对疼痛较重者可在进食前局部涂2%利多卡因。

第三节　小儿腹泻

小儿腹泻是由多种病因引起的以大便次数增多和大便性状改变为特征的疾病。多见于婴幼儿，2岁以下小儿约占3/4。一年四季均可发病，夏季（6、7、8月）及秋冬季（10、11、12月）为发病高峰。

根据病程不同，小儿腹泻分为急性腹泻（病程在2周以内）、迁延性腹泻（病程在2周~2个月）和慢性腹泻（病程在2个月以上）。

一、病因及发病机制（熟练掌握）

（一）易感因素

1.婴幼儿消化系统发育不完善　胃酸及消化酶分泌少，消化酶活性低，食物量及质显著变化时易引起消化道功能紊乱。

2.小儿生长发育快 需要营养物质相对多，且婴儿食物以液体为主，水进出量多，消化道负担重。

3.胃肠道防御功能较差 婴儿胃酸偏低，胃排空较快，对进入胃内的细菌杀灭能力较弱；加之婴儿血清免疫球蛋白IgG、IgA和胃肠道sIgA较低，对感染的防御能力差。

4.肠道菌群失调 新生儿生后尚未建立正常的肠道菌群，改变饮食使肠道内环境改变或因使用广谱抗生素使肠道正常菌群失调，引起肠道感染。

5.人工喂养 母乳中含有大量体液因子（sIgA、乳铁蛋白）、巨噬细胞和粒细胞、溶菌酶、溶酶体，有很强的抗肠道感染作用。牛乳中虽含有上述部分成分，但在加热过程中被破坏，而且人工喂养的食具易被污染，所以人工喂养小儿肠道感染发生率明显高于母乳喂养小儿。

（二）病因

1.感染因素 感染性腹泻病原体有细菌、病毒与原虫等，**肠道内感染以轮状病毒（秋季）和致病性大肠埃希菌（夏季）最常见**；肠道外感染如肺炎等疾病是因为发热及病原体毒素作用引起腹泻。

小试身手 5.小儿腹泻病主要的致病菌为

A.轮状病毒　　　　　B.肺炎球菌　　　　　C.大肠杆菌

D.金黄色葡萄球菌　　E.肺炎链球菌

2.非感染因素 主要由饮食不当引起的食饵性腹泻、过敏性腹泻；乳糖酶、双糖酶缺乏或气候突然变化等因素所致腹泻。

（三）发病机制

1.感染性腹泻 病原体侵入消化道，肠黏膜充血、水肿、炎症细胞浸润、溃疡和渗出等，食物的消化、吸收发生障碍，未消化的食物被细菌分解（腐败、发酵），其产物引起肠蠕动加快及肠腔内渗透压升高引起腹泻。腹泻后丢失大量水、电解质，造成机体脱水、酸中毒和电解质紊乱。

2.非感染性腹泻 当摄入食物的量过多或食物的质发生改变，食物不能被充分消化吸收而堆积在小肠上部，局部酸度减低，肠道下部细菌上移和繁殖，未消化的食物腐败、发酵造成消化功能紊乱、肠蠕动亢进，引起腹泻。

二、临床表现（熟练掌握）

（一）腹泻的临床表现

1.胃肠道症状 **轻型腹泻患儿食欲低下，偶有呕吐，大便每日数次或达10余次，呈黄色或黄绿色，稀薄或带水，酸臭味，有奶瓣或混少量黏液；中重型腹泻患儿**常有呕吐，严重者吐出咖啡渣样液体，每日大便达十余次甚至数十次，每次量较多，**呈蛋花汤或水样**，有少量黏液。侵袭性大肠埃希菌、空肠弯曲菌引起腹泻者大便呈脓血样；出血性大肠埃希菌引起者大便由水样转为血性。

2.全身中毒症状 轻型腹泻患儿偶有低热，中重型腹泻患儿发热、精神萎靡或烦躁不安、意识朦胧，甚至昏迷等。

3.水、电解质和酸碱平衡紊乱

（1）脱水：口渴、眼窝及前囟凹陷、眼泪及尿量减少、皮肤黏膜干燥、皮肤弹性差、烦躁、嗜睡甚至昏迷、休克等。脱水分为轻、中、重3种（表5-5-1）。

表5-5-1　脱水的分度

	轻度	中度	重度
精神	稍差	萎靡、烦躁	表情淡漠、昏睡或昏迷
眼泪	少	明显减少	无
前囟、眼窝	**稍凹陷**	**明显凹陷**	**深陷**
皮肤	**干、弹性可**	**干、弹性差**	**干、弹性极差**
尿量	稍减少	明显减少	极少或无
末梢血液循环	正常	四肢稍凉	四肢厥冷
心率	正常	快	快、弱
血压	正常	正常或稍低	血压下降
体重减少	**<5%**	**5%~10%**	**>10%**

小试身手 6.婴儿腹泻发生中度脱水时，失水量占体重的百分比为

A.<5%　　　　　　B.5%~10%　　　　　　C.11%~15%

D.16%~20%　　　　　E.21%~25%

脱水性质分为等渗性、低渗性和高渗性脱水。等渗性脱水有一般脱水表现，临床最多见；低渗性脱水除有一般脱水表现外可出现血压下降、休克、嗜睡、昏迷或惊厥；高渗性脱水临床较少见，除一般脱水表现外还可出现口渴、高热、烦躁、惊厥、肌张力增高等（表5-5-2）。

表5-5-2　脱水的分类

	低渗性	等渗性	高渗性
血钠（mmol/L）	**<130**	**130~150**	**>150**
口渴	不明显	明显	极明显
皮肤	弹性极差	稍差	尚可
血压	明显下降	下降	正常/稍低
神志	嗜睡/昏迷	萎靡	烦躁/惊厥

（2）代谢性酸中毒：腹泻丢失大量碱性物质；血容量减少，血液浓缩，循环缓慢，组织缺氧，乳酸堆积；肾脏灌注不足，尿量减少，酸性代谢产物堆积。故中、重度脱水患儿可出现不同程度的酸中毒。

小试身手 7.患儿，女，6个月，因腹泻5天入院。入院查体：皮肤弹性差，呼吸深而快，口唇樱桃红色，该患儿可能出现了

　　A.轻度脱水，酸中毒　　　B.中度脱水，酸中毒　　　C.中度脱水，碱中毒

　　D.重度脱水，酸中毒　　　E.重度脱水，低钾血症

小试身手 8.可以判断腹泻患儿脱水性质的检查是

　　A.血钾测定　　　　　　　B.血钠测定　　　　　　　C.血糖测定

　　D.血清蛋白测定　　　　　E.CO_2结合力测定

（3）低钾血症：呕吐、腹泻时大量丢钾；进食减少，钾摄入不足，故腹泻时患儿多有低钾血症，多见于腹泻时间长和营养不良患儿。**主要表现为神经、肌肉兴奋性降低，精神萎靡，腱反射减弱或消失，腹胀，肠鸣音减弱甚至肠麻痹**，心音低钝，心律失常等。心电图示T波改变、ST段下降，T波低平，出现u波。

> 锦囊妙记：下列几种情况下可出现低钾血症：小儿腹泻、急性肾衰竭等。低血钾首要的表现为疲乏无力。

小试身手 9.患儿，女，5个月，因婴儿腹泻伴中度等渗性脱水入院。入院后给予补液治疗，脱水症状缓解，但患儿精神较差，四肢软弱无力，腹胀明显。该患儿可能出现了

　　A.低血糖　　　　　　　　B.代谢性酸中毒　　　　　C.低钾血症

　　D.低钙血症　　　　　　　E.高钾血症

（4）低钙和低镁血症：腹泻患儿进食少，吸收不良，大便中丢失钙、镁，使体内钙、镁减少，但一般不严重，长时间腹泻或合并活动性佝偻病患儿血钙较低。**低钙血症表现为抽搐或惊厥等**；极少数患儿经补钙后症状不见好转，考虑为低镁血症，表现为手足震颤、手足搐搦或惊厥。

> 锦囊妙记：下列几种情况下可出现低钙血症：小儿腹泻、维生素D缺乏性搐搦症、甲状旁腺误切、枸橼酸钠中毒等。

（二）生理性腹泻

多见于6个月以内的婴儿，外观虚胖，常见湿疹。生后不久即腹泻，除大便次数增多外，小儿食欲、精神好，体重正常增长，不影响生长发育。添加辅食后大便逐渐转为正常。

三、辅助检查（掌握）

1.血常规　白细胞总数及中性粒细胞升高提示细菌感染，降低见于病毒感染，过敏性肠炎及寄生虫引起的肠炎嗜酸性粒细胞增多。

2.粪便检查　**轻型腹泻患儿粪便镜检见大量脂肪球；中重型腹泻患儿粪便镜检见大量白细胞**，有些可见不同数量的红细胞。粪便细菌培养可做病原学检测。

3.血生化检查　不同性质脱水血钠的浓度不同，血清钾、钙在脱水纠正后可下降。二氧化碳结合力降低。

四、治疗原则（掌握）

1.调整饮食　继续饮食，以满足患儿生理需要，补充疾病消耗。根据患儿食欲、腹泻等情况，结合患儿平时饮食习惯，采取循序渐进的原则补充营养，适当补充微量元素和维生素。

2.控制感染　合理使用抗生素。**一般水样便，腹泻患儿多为病毒或非侵袭性细菌所致，不需使用抗生素**；黏液便、脓血便患儿多为侵袭性细菌感染，应对因选药，可使用抗生素。

3.纠正水和电解质紊乱　**口服补液用于轻中度脱水患儿**。静脉补液用于中重度脱水或吐泻频繁或腹胀的患儿。

4.微生态疗法　目的在于恢复肠道正常菌群，重建肠道天然生物屏障的保护作用。补充大量活性菌，尤其是厌氧菌，如双歧菌、乳酸菌等，使肠道菌群趋于平衡，具有良好的辅助及治疗腹泻的作用。常用有双歧杆菌、乳酸杆菌、粪链球菌、蜡样芽孢杆菌、地衣杆菌等。**微生态疗法适用于迁延与慢性腹泻伴明显肠道菌群紊乱的患儿。**

5.肠黏膜保护剂　适用于急性水样腹泻（病毒性或产毒素细菌性），对迁延与慢性腹泻有一定效果。

6.对症治疗　明显腹胀者用肛管排气或肌内注射新斯的明。呕吐严重者针刺足三里、内关或肌内注射氯丙嗪等。高热者给予物理降温或遵医嘱药物降温。低钾血症、低钙血症者及时补充钾、钙。

五、护理措施（熟练掌握）

1.腹泻的护理

（1）评估相关因素，去除病因。因饮食不当及肠内感染引起腹泻，应停止食用可能被污染的食物及可能引起消化不良及过敏的食物。感染引起的腹泻遵医嘱使用抗感染药物。

（2）观察排便次数、性状及腹泻量并记录，收集粪便送检。

（3）做好消毒隔离，与其他小儿分室居住。食具、衣物、尿布专用，护理患儿前后洗手，对腹泻患儿的粪便，被污染的衣被进行消毒处理，防止交互感染。

2.调整饮食　**母乳喂养者继续母乳喂养，暂停辅食，少量多次喂哺，缩短每次喂乳时间。人工喂养者暂停牛奶和其他辅食4~6小时后（或脱水纠正后）继续进食。**6个月以下婴儿，首选牛奶或稀释奶。轻度腹泻者配方牛奶喂养；严重腹泻者先以稀释奶、发酵奶、奶谷类混合物、去乳糖配方奶喂哺，每天喂6次，保证足够热量，逐渐增至全奶。6个月以上者选用稠粥、面条，加些植物油、蔬菜、肉末或鱼泥等，也可喂菜汁或水果食品。饮食调整原则上由少到多、由稀到稠、尽量鼓励多吃，逐渐恢复到平时饮食，调整速度与时间取决于患儿对饮食的耐受情况。腹泻停止后，提供富有营养的饮食，并超过平时需要量的10%~100%，一般2周内每日加餐1次，以较快地补偿生长发育的需要，赶上正常生长发育的速度。

3.正确补充液体

（1）口服ORS液：**适用于轻、中度脱水而无严重呕吐者**。累积损失量按轻度脱水30~50ml/kg、中度脱水50~100ml/kg喂服，于8~12小时喂完；继续损失量根据排便次数和量而定。服用ORS液时的注意事项：①服用ORS液期间让患儿照常饮水，防止发生高钠血症；②如果患儿出现眼睑水肿，停止服用ORS液，改为白开水；③新生儿或心肾功能不全、休克及明显腹胀者不宜服用ORS液。

小试身手 10.患儿，6个月。腹泻2天入院。查体：皮肤弹性稍差，体温37.8℃。为纠正脱水，应选择

A.少量多次饮温开水　　　　　　　B.少量多次给予糖水

C.静脉补充林格液　　　　　　　　D.静脉补充10%葡萄糖溶液

E.少量多次喂服口服补液盐

静脉补液：**适用于中度及以上脱水的患儿**。注意事项：①输液速度过快易引起心力衰竭及肺水肿，输液速度过慢造成脱水不能及时纠正。②补液中密切观察患儿前囟、皮肤弹性、眼窝凹陷情况及尿量，**若补液合理，3~4小时排尿，表明血容量恢复。若24小时患儿皮肤弹性及眼窝凹陷恢复，说明脱水已纠正。若尿量多而脱水未纠正，提示输入的液体中葡萄糖液比例过高；若输液后出现眼睑水肿，说明电解质溶液比例过高。**③及时观察静脉输液是否通畅，局部有无渗液、红肿。④准确记录第一次排尿时间、24小时出入液量，根据患儿基本情况，调整输液速度和量。

11.小儿腹泻伴脱水，补液后出现眼睑水肿，应考虑为

A.补液不足　　　　　　　　　　　B.葡萄胎溶液比例过高

C.电解质溶液比例过高　　　　　　D.电解质溶液比例过低

E.输液量过多

小试身手（12~14题共用题干）

患儿，6个月，腹泻3天，10~20次/日，呈水样便，已12小时未排尿。体温37.6℃，意识模糊，四肢发凉，皮肤弹性极差，前囟及眼窝凹陷明显，血清钠138mmol/L。

12.该患儿脱水的程度和性质是

A.中度等渗脱水　　　　B.中度高渗脱水　　　　C.重度低渗脱水

D.重度等渗脱水　　　　E.重度高渗脱水

13.补液中对该患儿的病情观察最为重要的是

A.体温变化　　　　　　B.大便情况　　　　　　C.呼吸情况

D.有无低血钙表现　　　E.第一次排尿时间、尿量

14.补液后脱水征消失，但突然全身抽搐，两眼上翻，考虑为

A.低血糖　　　　　　　B.低钾血症　　　　　　C.低钙血症

D.低钠血症　　　　　　E.氮质血症

4.皮肤护理　**选择清洁、柔软的尿布，避免使用塑料布包裹**。及时更换尿布，**每次便后用温水清洗臀部，蘸干、涂油，保持会阴部及肛周皮肤干燥，预防臀红**。发生臀红者采用暴露疗法或灯泡照射、理疗等，促使创面干燥愈合。

5.病情观察

（1）密切观察患儿精神、肌张力及腱反射，注意有无低钾血症或低钙血症。输液后有尿时即可开始静脉补钾，**补钾的浓度不超过0.3%，滴速不宜过快，严禁静脉推注**。若补液中出现抽搐，**可静脉缓慢注射钙剂，时间不得少于10分钟**。

> 锦囊妙记：补钾"五不宜"，即不宜过早、不宜过浓、不宜静推、不宜过量、不宜过快。

（2）密切观察酸中毒的症状和体征，采集动脉血做血气分析，根据血气分析结果补充碱性溶液。

6.对症处理

（1）眼部护理：重度脱水患儿泪液减少，结膜、角膜干燥，且眼睑不能闭合，角膜暴露容易受伤引起感染。用生理盐水浸润角膜，点眼药膏，用眼罩覆盖。

（2）发热的护理：监测体温变化，体温过高时给予物理或药物降温，及时擦干汗液，更换潮湿衣被，多饮水，做好口腔和皮肤护理。

（3）腹痛护理：轻轻按摩患儿腹部，腹部保暖或热敷，转移患儿注意力，严重者遵医嘱使用解痉、镇痛药物。

7.健康指导

（1）向患儿家长介绍婴儿腹泻的病因、转归和护理要点。在补液、饮食、用药、护理等方面给予指导。

（2）指导家长保持患儿臀部清洁，以免粪便刺激皮肤引起臀红等。指导观察患儿尿量、眼窝及前囟凹陷、皮肤弹性等变化。

（3）指导不住院患儿家长做好家庭护理，介绍预防患儿脱水的方法，指导口服补液盐的配制、喂养方法和注意事项。

（4）指导患儿家长在患儿出院后注意饮食卫生、合理喂养，气候变化时注意保暖。切忌随便给小儿服用抗菌药物，以免引起肠道菌群失调导致肠炎迁延不愈。

（5）在服用微生态制剂时应避开抗生素使用时间。一般抗生素半衰期平均为1~2小时（头孢曲松为8~12小时），**因此使用微生态制剂时应与抗生素间隔至少2小时以上**。

（6）讲解消化道黏膜保护剂的作用及注意事项，消化道黏膜保护剂蒙脱石散具有较好效果，服用时不能和其他药物同时服用，应在两餐间服用。

第四节　急性坏死性小肠结肠炎

急性坏死性小肠结肠炎是一组病因不明的急性肠道节段坏死性疾病。**病变以空肠为主**，严重者全部空肠及回肠均受累，急性腹痛、腹胀、腹泻、呕吐及便血为主要表现，重症者出现休克，病死率高。自婴儿至成人均可发病，3~9岁儿童多见。全年均可发病，发病高峰为夏秋季。

（一）病因及发病机制（熟练掌握）

1.细菌及其所产毒素　与C型产气荚膜梭状芽孢杆菌产生的肠毒素有关。肠毒素可引起组织坏死。

2.患儿胰蛋白酶活性降低　产气荚膜芽孢杆菌所产β毒素，被肠内胰蛋白酶水解而失去致病作用，但长期营养不良患儿，及（或）经常食用甘薯、玉米等含丰富胰蛋白酶抑制剂的食物，均可使肠内胰蛋白酶活性下降，发病儿率增加。

（二）临床表现（熟练掌握）

1.起病急骤，以急性腹痛起病。腹痛位于脐周或上腹部，呈持续性钝痛伴阵发性加重。随后出现恶心、呕吐，呕吐物为胃内容物，严重者呕吐咖啡样物。

2.腹泻　开始为水样或黏液稀便，继而出现赤豆汤样血水便或红色果酱样便。粪便有特殊腥臭味。

3.出现不同程度腹胀、不固定压痛　初期肠鸣音亢进，腹胀严重时肠鸣音消失。腹部压痛、反跳痛，提示并发腹膜炎。

4.全身感染中毒症状，如发热、精神萎靡、烦躁、嗜睡、面色苍白，严重时发生感染性休克，出现明显脱水、电解质紊乱。

（三）辅助检查（了解）

1.血白细胞计数升高，粒细胞核左移，重者血小板减少。粪便做革兰染色时见革兰阳性杆菌。

2.腹部X线　肠袢轻度至中度充气扩张，可见液平面，呈麻痹性肠梗阻征象。肠间隙增宽，黏膜皱襞变粗，部分病例见肠管僵直，或有肠壁囊样积气及门静脉积气。

（四）治疗原则（掌握）

1.禁食，胃肠减压，纠正水与电解质失衡，通过肠外补充营养。

2.休克者按感染性休克治疗。

3.使用抗生素控制感染。

4.由于胰蛋白酶可水解产气荚膜杆菌β毒素，并清除肠坏死组织，故主张加用胰蛋白酶治疗。

5.肠梗阻症状明显，或肠坏死、穿孔引起腹膜炎者，立即手术治疗。

（五）护理措施（熟练掌握）

1.观察生命体征、神志、尿量变化，观察肢端温度及皮肤有无瘀斑。密切监测肠鸣音变化、腹部体征、腹痛症状，以及大便性质、次数及量。一旦患儿出现面色发灰，精神萎靡，四肢发凉，脉搏细弱，应立即通知医生并迅速建立静脉通路。

2.禁食，胃肠减压5~10日，重症者延长至14日或更长。腹胀消失，粪便隐血试验阴性，患儿出现觅食表现，可试喂少量5%葡萄糖液。2~3次后无腹胀、呕吐，可开始喂流食，由稀释奶开始，情况良好可加量，逐渐过渡到半流食、少渣饮食，直至恢复到高热量、高蛋白、低脂肪的正常饮食。禁食期间，静脉补充能量、水分和电解质。恢复饮食后密切观察病情变化。

3.取侧卧位或半卧位，减轻腹部张力，缓解疼痛。腹胀明显者行肛管排气、胃肠减压。一般不宜使用止痛剂。

第五节　小儿液体疗法及护理

一、小儿体液平衡的特点（掌握）

（一）体液总量与分布

年龄越小，体液总量占体重的百分比越高，**新生儿体液占体重的80%**，婴儿占70%，2~14岁占65%，成人占55%~60%。**小儿间质液比例较高**，血浆、细胞内液占体重的比例与成人接近。

小试身手 15.新生儿体内液体总量占其体重的

A.50%　　　　　　　　B.60%　　　　　　　　C.70%

D.80%　　　　　　　　E.90%

（二）体液的电解质成分特点

细胞外液的电解质以 Na^+、Cl^-、HCO_3^- 等为主，其中 Na^+ 占阳离子总量90%以上，对维持细胞外液的渗透压起主导作用。**细胞内液以 K^+、Mg^{2+}、HPO_4^{2-} 和蛋白质等离子为主**，K^+ 是维持细胞内液渗透压的主要离子。

> 锦囊妙记：体液电解质成分可简单地记为"外钠内钾"。

（三）水的交换

正常人体液保持动态平衡，每日需水量与能量消耗成正比，小儿因生长发育需要，能量与水的需要量较成人高。

二、常用液体种类、成分及其配制（熟练掌握）

（一）非电解质溶液

常用的非电解质溶液有5%和10%的葡萄糖溶液，主要供给水分和热量。

（二）电解质溶液

1.生理盐水（0.9%氯化钠溶液）　为等渗液，常与其他液体混合后使用，输入过多可使血氯升高，在严重脱水酸中毒或肾功能不佳时有加重酸中毒的危险，故临床常以2份生理盐水和1份1.4%碳酸氢钠混合，使其 Na^+ 与 Cl^- 之比为3：2，与血浆中钠氯之比接近。

2.高渗氯化钠溶液　常用的有3%氯化钠溶液和10%氯化钠溶液。

3.碱性溶液　用于纠正酸中毒。

（1）碳酸氢钠溶液：是治疗代谢性酸中毒的首选药物，1.4%溶液为等渗液，

5%碳酸氢钠溶液为高渗液。

（2）乳酸钠：在有氧条件下经肝脏代谢产生HCO_3^-而起缓冲作用，起效较慢，在休克、缺氧、肝功能不全、新生儿或乳酸潴留性酸中毒时不宜使用。

4.氯化钾溶液　用于补钾，有10%氯化钾和15%氯化钾溶液，均不能直接应用，**须稀释成0.15%~0.3%溶液静脉滴注，含钾溶液不能静脉推注，注入速度过快可引起心肌抑制死亡。**

（三）混合溶液

常用混合液的组成，见表5-5-3。

表5-5-3　几种常用混合液组成

混合溶液	生理盐水	5%~10%葡萄糖	1.4%碳酸氢钠	张力
1：1	1	1		1/2
2：1	2		1	等张
2：3：1	2	3	1	1/2
4：3：2	4	3	2	2/3
1：2	1	2		1/3
1：4	1	4		1/5

> 锦囊妙记：关于液体的张力，不需要考生记忆。考生只需理解葡萄糖进入体内后被氧化成水和二氧化碳不产生张力。如4：3：2溶液的张力为（4+2）/（4+3+2）=2/3张。

小试身手 16.4：3：2的混合液的张力为

A.1/2张　　　　　　B.1/3张　　　　　　C.2/3张

D.3/4张　　　　　　E.4/5张

（四）口服补液盐

简称ORS液，**由氯化钠2.6g，枸橼酸钠2.9g，氯化钾1.5g，葡萄糖13.5g加水至1000ml配制而成。此口服液是1/2张溶液，钾浓度为0.15%。**适用于能口服的轻中度脱水患儿，对呕吐频繁、脱水较重的患儿应选择静脉补液。

> 锦囊妙记：关于口服补液盐中氯化钠、碳酸氢钠、氯化钾的含量，考生可简单地记为"价格越高，含量越低"。

小试身手 17.口服补液盐中电解质含量最多的是

A.氯化钠　　　　　　B.氯化钾　　　　　　C.氯化钙

D.葡萄糖　　　　　　E.碳酸氢钠

三、液体疗法（掌握）

（一）补液原则

液体疗法的目的是纠正水电解质酸碱平衡紊乱，恢复机体正常生理功能。入院第1日补液总量包括补充累积损失量、继续损失量及供给生理需要量三个方面。

1.补充累积损失量　累积损失量是指自发病到补液时所损失的水、电解质的量。

（1）定输液量（定量）：根据脱水程度而定，轻度脱水补液<50ml/kg；中度脱水补50~100ml/kg；重度脱水补100~120ml/kg。实际先按上述量的2/3补充，学龄前儿童及学龄儿童酌减1/4~1/3。

（2）定输液种类（定性）：根据脱水性质而定。**低渗脱水补2/3~等张含钠液，等渗脱水补1/2~2/3张含钠液，高渗脱水补1/4~1/3张含钠液**。如临床判断脱水性质有困难，先按等渗脱水处理。

（3）定输液速度（定速）：补液速度取决于脱水程度，原则上先快后慢。**累积损失量在8~12小时内补足。滴速约为每小时8~10ml/kg。重度脱水或有周围循环衰竭者首选静脉推注或静脉快速滴入2∶1等张含钠液20ml/kg，总量不超过300ml，在30~60分钟内静脉输入。**

小试身手 18.患儿，女，6个月，因腹泻2天入院。入院查体：精神萎靡、前囟极度凹陷，皮肤弹性极差。首选的治疗措施是

A.快速滴注生理盐水20ml/kg

B.快速滴注1/2张含钠液20ml/kg

C.快速滴注2∶1等张含钠液20ml/kg

D.快速滴注5%葡萄糖20ml/kg

E.快速滴注5%碳酸氢钠20ml/kg

小试身手 19.小儿腹泻脱水无明显循环障碍者，前8小时最合适的补液速度是

A.2~4ml/（kg·h）　　　B.6~8ml/（kg·h）　　　C.8~10ml/（kg·h）

D.12~14ml/（kg·h）　　E.14~16ml/（kg·h）

2.补充继续损失量　继续损失量是指补液开始后继续丢失的液体量。继续损失量的补充一般用1/3~1/2张含钠液。

3.供给生理需要量　供给基础代谢需要的水60~80ml/kg，实际用量应除去口服部分，用1/5~1/4张含钠液补充。

继续损失量和生理需要量在后12~16小时内输入。滴速为每小时约5ml/kg。

在实际补液过程中，要对上述三部分需要进行综合分析，**一般轻度脱水约90~120ml/kg；中度脱水约120~150ml/kg；重度脱水约150~180ml/kg。**

（二）几种常见疾病的补液方法

1.新生儿时期的补液　新生儿补液应慎重。新生儿正常时血钾即偏高，生后几天内如无明显损失，短期补液可不补钾。生后10天如有明显缺钾时，应评估肾功能及尿量情况，每日补钾总量为2~3mmol/kg，浓度不超过0.15%，输入速度宜

慢，新生儿补液速度，一般每小时不应超过 10ml/kg。不宜把全天的液量在短时间内一次输入。因新生儿肝脏功能不完善，纠正酸中毒时宜用碳酸氢钠，禁忌使用乳酸钠。

2.婴幼儿肺炎的补液　小儿肺炎时应尽量口服补液。若进食不足或不能进食必须静脉补液时，补液量要控制在生理需要量最低值，约为60~80ml/kg。电解质浓度不宜过高，速度也要慢。如肺炎合并腹泻的补液原则与婴幼儿腹泻相同，但补液量按计算的3/4补充。

3.营养不良伴腹泻的补液　营养不良时体液平时处于偏低渗状态，呕吐腹泻时多为低渗性脱水。由于皮下脂肪少，在估计脱水程度时多易估计偏高，故补液按体重计算后，应减少总量的1/3为宜，用2/3张含钠液补充。在补液过程中易发生低钾、低钙、低镁，应及时补充，由于心功能较差，补液速度应稍慢。为补充热量，预防低血糖，可用10%~15%葡萄糖配制液体。

4.急性感染的补液　急性感染时，因高热、呼吸增快、多汗，消耗增加而摄入热量不足，常出现高渗性脱水和代谢性酸中毒。应适当输液，如无特殊损失给予1/5~1/4张含钠液，按生理需要量补充水分并供给一定热量，经纠正脱水恢复有尿后，一般酸中毒多能自然纠正。严重酸中毒才需另外补充碱性液体，休克病人按休克处理。

参考答案

1.B　2.C　3.B　4.D　5.A　6.B　7.B　8.B　9.C　10.E　11.C　12.D　13.E
14.C　15.D　16.C　17.A　18.C　19.C

答案与解析

1.B　新生儿出生后3~4个月时唾液分泌逐渐增多，5~6个月时更为显著，但婴儿尚不能及时吞咽所有分泌的唾液，故常出现生理性流涎。

2.C　疱疹性口腔炎患儿有传染性，因此应实行接触隔离。

3.B　鹅口疮的特征表现是口腔有白色乳凝块样物，常见于颊黏膜、上下唇内侧、舌、齿龈和上颚等处。

4.D　鹅口疮患儿宜用2%的碳酸氢钠溶液清洗。

5.A　引起婴儿腹泻的致病菌以轮状病毒和致病性大肠埃希菌最常见。

6.B　小儿脱水可分为轻、中和重度，其中轻度脱水体重减少<5%，中度为5%~10%，重度>10%。

7.B　患儿腹泻后出现皮肤弹性差提示中度脱水。同时患儿呼吸深快，口唇樱桃红色提示发生了酸中毒。

8.B　小儿腹泻时主要根据血钠浓度判断患儿为高渗脱水、等渗脱水还是低渗脱水。

9.C　患儿脱水后出现四肢软弱无力，腹胀等症状，符合低钾血症的典型表现。

10.E　根据患儿皮肤弹性稍差可判断该患儿为轻度脱水。对轻度脱水患儿应口服补液盐。

11.C 小儿脱水经输液后若出现眼睑水肿，说明电解质比例过高。

12~14.D、E、C 该患儿血清钠在130~150mmol/L之间，属于等渗性脱水。根据患儿皮肤弹性极差，前囟凹陷明显，可判断患儿为重度脱水。补液中应密切观察患儿前囟、皮肤弹性、眼窝凹陷情况及尿量。当患儿出现抽搐，应考虑为低钙血症。

15.D 年龄越小，体液总量占体重的百分比愈高，新生儿体液占体重的80%，成年男性占60%，女性占55%。

16.C 4∶3∶2的混合液即4份生理盐水、3份葡萄糖、2份碳酸氢钠。由于葡萄糖进入体内后被氧化成水和二氧化碳不产生张力。因此，4∶3∶2溶液的张力为（4+2）/（4+3+2）=2/3张。

17.A 口服补液盐由氯化钠3.5g、碳酸氢钠2.5g、氯化钾1.5g、葡萄糖20g加水至1000ml配制而成。因此，含量最多的电解质是氯化钠。

18.C 该患儿前囟极度凹陷，皮肤弹性极差，提示为重度脱水。对重度脱水者应首先静脉推注或静脉快速滴入2∶1等张含钠液20ml/kg，总量不超过300ml，于30~60分钟内静脉输入。

19.C 小儿脱水的累积损失量应在8~12小时内补足。滴速约为每小时8~10ml/kg。

第六章　呼吸系统疾病患儿的护理

要点分析

本章内容较为重要，每年必考。近5年的考试先后考查了小儿呼吸系统解剖生理特点、免疫特点，急性上呼吸道感染的病因、并发症和护理措施，急性感染性喉炎的临床表现，小儿肺炎的临床表现和护理措施等。整体的考查偏重于知识的记忆和应用。对于本章的复习，考生应着重掌握小儿呼吸系统解剖生理特点、免疫特点，急性上呼吸道感染的护理措施，急性感染性喉炎的临床表现，小儿肺炎的临床表现和护理措施等内容。本章记忆性内容较多，考生可结合"锦囊妙记"中的方法进行记忆。

考点纵览

第一节　小儿呼吸系统解剖生理特点

（一）解剖特点（了解）

1.上呼吸道

（1）鼻：鼻腔狭小，无鼻毛，后鼻道狭窄，黏膜柔嫩，血管丰富，易于感染；炎症时易充血肿胀导致鼻塞，患儿呼吸困难、张口呼吸。

（2）鼻窦：鼻腔黏膜与鼻窦黏膜相连续，鼻窦口相对较大，故急性鼻炎时易引起鼻窦炎，婴儿出生后6个月即可患鼻窦炎，尤以上颌窦及筛窦多见。

（3）咽鼓管：**较宽、短、直、呈水平位**，故鼻咽炎易侵犯中耳引起中耳炎。

小试身手 1.新生儿上呼吸道感染时易并发中耳炎的主要原因是

A.IgM含量不足　　　　B.SIgA含量不足　　　　C.易经淋巴组织传播

D.咽鼓管短、平、粗　　E.咽鼓管长、平、细

（4）咽部：咽部狭窄垂直。腭扁桃体1岁末逐渐增大，4~10岁时达高峰，扁桃体炎多见于年长儿，1岁以内少见。

（5）喉部：**喉部较长、狭窄，呈漏斗形**，黏膜柔嫩，血管丰富，炎症时易发生肿胀，故喉炎时易引起梗阻而致窒息、痉挛及吸气性呼吸困难和声音嘶哑。

2.下呼吸道

（1）气管及支气管：管腔相对狭窄，缺乏弹力组织，纤毛运动差，所以易发生炎症，炎症时易导致阻塞。**右侧支气管由气管直接延伸、粗短、因此、异物易进入右侧支气管**。

（2）肺：肺组织尚未发育完善，弹力组织差，血管丰富，间质发育旺盛，肺泡数量较少，使其含血量相对多而含气量少，易于感染。

3.胸廓　婴幼儿胸廓较短且呈桶状，肋骨呈水平位，横膈位置较高，心脏呈横

位；胸腔较小而肺相对较大。

> 锦囊妙记：婴幼儿上呼吸道、泌尿道感染均表现为全身症状重，局部症状轻。

（二）生理特点（掌握）

1.呼吸频率和节律　年龄越小，呼吸频率越快，小儿各年龄组呼吸频率见表5-6-1。

表5-6-1　各年龄小儿呼吸、脉搏频率（次/分）

年龄	呼吸	脉搏	呼吸：脉搏
新生儿	40~45	120~140	1：3
<1岁	30~40	110~130	1：4~1：3
1~3岁	25~30	100~120	1：4~1：3
4~7岁	20~25	80~100	1：4
8~10岁	18~20	70~90	1：4

小试身手 2.新生儿的呼吸频率为

A.15~20次/分　　　　B.25~30次/分　　　　C.35~40次/分
D.40~45次/分　　　　E.50~60次/分

2.呼吸形态　婴幼儿呼吸肌发育差，呼吸时胸廓活动范围小而膈肌活动明显，呈腹膈式呼吸；随年龄增长出现胸腹式呼吸。

3.呼吸功能　小儿肺活量、潮气量、每分通气量和气体弥散量较成人小，患呼吸道疾病时，易引起呼吸功能不全。

（三）免疫特点（了解）

小儿呼吸道免疫功能较差。婴幼儿体内免疫球蛋白含量低，特别是**分泌型IgA（SIgA）低**，且肺泡巨噬细胞功能不足，故**易患呼吸道感染**。

小试身手 3.婴幼儿易患呼吸道感染的免疫因素是呼吸道黏膜缺少

A.IgA　　　　　　　B.SIgA　　　　　　　C.IgD
D.IgG　　　　　　　E.IgM

第二节　急性上呼吸道感染

急性上呼吸道感染（简称上感）主要指鼻、鼻咽和咽部的急性感染，是小儿最常见的疾病。

一、病因（掌握）

90%以上由病毒引起，病毒感染多见于呼吸道合胞病毒（RSV）、流感病毒、副流感病毒、腺病毒、鼻病毒、柯萨奇病毒。在病毒感染的基础上可继发细菌感染，细菌感染常见于溶血性链球菌、肺炎球菌等。

小试身手 4.引起小儿急性上呼吸道感染的主要病原体是

A.病毒 　　　　　　B.细菌 　　　　　　C.真菌

D.衣原体 　　　　　E.支原体

二、临床表现（掌握）

（一）一般类型上感

1.症状　婴幼儿局部症状不明显而全身症状重；年长儿全身症状轻，主要为局部症状。

（1）局部症状：流涕、鼻塞、打喷嚏、咳嗽、咽部不适、咽痛等。

（2）全身症状：乏力、发热、畏寒、头痛、烦躁不安、拒奶等，可伴呕吐、腹泻、腹痛，甚至高热惊厥。

2.体征　咽部充血，扁桃体肿大，颌下淋巴结触痛、肿大。肠道病毒感染者出现皮疹。一般肺部听诊无异常。

（二）两种特殊类型上感

类型	病原体	好发季节	临床表现	体检	病程
疱疹性咽峡炎	柯萨奇A组病毒	夏秋季	急起高热、咽痛、流涎、拒食等	咽充血，咽腭弓、腭垂、软腭等处黏膜上有2~4mm大小灰白色疱疹，周围有红晕，疱疹破溃后形成小溃疡	1周左右
咽-结合膜热	腺病毒	春夏季	发热、咽炎、结合膜炎为特征，主要表现为高热、咽痛、眼部刺痛、畏光、流泪	咽充血，一侧或双侧滤泡性眼结合膜炎，可有球结膜充血，颈部及耳后淋巴结肿大	1~2周

小试身手 5.引起疱疹性咽峡炎的病原体是

A.轮状病毒 　　　　　B.埃可病毒 　　　　　C.柯萨奇病毒A组

D.腺病毒3型、7型 　　E.合胞病毒

（三）并发症

婴幼儿上感可并发中耳炎、鼻窦炎、咽后壁脓肿、颈淋巴结炎、喉炎、支气管炎及肺炎等。年长儿因链球菌感染可并发急性肾炎及风湿热。

三、治疗原则（掌握）

以支持疗法及对症治疗为主，预防并发症。抗病毒药物常用利巴韦林。继发细菌感染或发生并发症者选用抗生素。

四、护理措施（熟练掌握）

1. 维持体温

（1）环境温度适宜，室内温度在18℃~22℃，湿度在50%~60%，每日通风2次以上，保持室内空气新鲜。

（2）保证营养和水分摄入，鼓励患儿多饮水，给予易消化和富含维生素的清淡饮食，必要时遵医嘱补液。

（3）**松解衣被，衣服和被子不宜过多、过紧，以免影响散热**，出汗后及时更换衣服。

（4）密切观察体温变化，**当体温超过38.5℃时给予物理降温**。

（5）遵医嘱给予解热药，如口服对乙酰氨基酚或肌内注射柴胡注射液等。

> 锦囊妙记：新生儿体温中枢发育不完善，对冷较敏感，当体温小于38.5℃时通过松解包被、多喂水降低体温。

小试身手 6.婴幼儿上感引起体温过高时，首选的降温措施是

A.温水擦浴　　　　　B.松开包被　　　　　C.冰盐水灌肠

D.冰袋冷敷　　　　　E.遵医嘱使用退烧药

2. 促进舒适

（1）及时清除鼻腔及咽喉部分泌物，保持气道通畅。

（2）**鼻塞严重时可清除鼻腔分泌物后酌情给予减充血剂**，对因鼻塞而影响吃奶的婴儿，**宜在哺乳前15分钟滴鼻**，保持鼻腔通畅，方便吸吮。

（3）加强口腔护理，保证口腔清洁。咽部不适或咽痛时用温盐水或复方硼酸液漱口、含服润喉片或使用咽喉喷雾剂等。

3. 病情观察　**密切观察体温变化，警惕高热惊厥**。怀疑有咽后壁脓肿时，应及时报告医师，注意防止脓肿破溃后脓液流入气道引起窒息。

第三节　急性感染性喉炎

急性感染性喉炎为喉部黏膜急性弥漫性炎症，以犬吠样咳嗽、声音嘶哑、喉鸣、吸气性呼吸困难为特征，多发生在冬春季节，婴幼儿多见。

（一）病因（掌握）

病毒或细菌感染引起，常为上呼吸道感染的一部分。有时可在麻疹或其他急性传染病的病程中并发。

（二）临床表现（掌握）

起病急，症状重，可有不同程度的**发热、声音嘶哑、犬吠样咳嗽，吸气性喉鸣**

和三凹征。一般白天症状轻，夜间入睡后喉部肌肉松弛，分泌物阻塞导致症状加重。体检可见咽部充血，间接喉镜检查可见喉部及声带充血、水肿。

小试身手 7.关于急性感染性喉炎临床表现的描述，**错误的是**

　　A.声音嘶哑　　　　B.呼气性呼吸困难　　　C.喉鸣

　　D.犬吠样咳嗽　　　E.发热

（三）治疗原则（掌握）

1.保持气道通畅　吸氧、雾化吸入，消除黏膜水肿。

2.控制感染　常用青霉素类、大环内酯类或头孢菌素类等。出现气急、呼吸困难时，及时静脉输入足量广谱抗生素。

3.使用糖皮质激素　使用抗生素的同时给予糖皮质激素，减轻喉头水肿，常用泼尼松，每日1~2mg/kg，分次口服；重症者使用地塞米松或甲泼尼龙静脉滴注。

4.对症治疗　烦躁不安者给予镇静药异丙嗪。

5.气管切开　严重缺氧征象或有Ⅲ度喉梗阻者及时做气管切开。

（四）护理措施（熟练掌握）

1.改善呼吸功能，保持气道通畅

（1）保持室内空气新鲜，温湿度适宜。置患儿舒适体位，及时给氧，可吸入型糖皮质激素超声雾化吸入，可迅速消除喉头水肿，恢复气道通畅。

（2）遵医嘱使用抗生素、激素治疗，以控制感染，减轻喉头水肿，缓解症状。

（3）密切观察病情变化，根据患儿三凹征、喉鸣、青紫及烦躁等的表现正确判断缺氧的程度，发生窒息后及时抢救，随时做好气管切开的准备，以免因吸气性呼吸困难发生窒息而死。

2.维持正常体温，促进舒适

（1）密切观察体温变化，体温超过38.5℃时给予物理降温。

（2）补充足够水分和营养，喂饭、喝水时避免患儿呛咳。

（3）保持安静，尽可能将检查及治疗集中进行，以不打扰患儿休息。一般情况下不用镇静药，若患儿过于烦躁不安，遵医嘱使用异丙嗪，以达到镇静和减轻喉头水肿的功效。避免使用氯丙嗪，以免使喉头肌松弛，加重呼吸困难。

第四节　急性支气管炎

急性支气管炎是指由于各种致病菌引起的支气管黏膜的急性炎症，气管常同时受累，故又称为急性气管支气管炎，婴幼儿多见。

（一）病因及发病机制（掌握）

病原体多为病毒或细菌，或为混合感染。凡能引起上呼吸道感染的病原体均可引起支气管炎。

锦囊妙记：小儿麻疹、小儿先心病均易并发支气管肺炎。

（二）临床表现（掌握）

大多先出现上呼吸道感染症状，咳嗽为主要症状，初为刺激性干咳，以后有痰。婴幼儿全身症状较明显，出现发热、乏力、食欲减退、呕吐、腹泻等，一般无气促和发绀。**体征：双肺呼吸音粗，或有不固定、散在的干湿啰音。**

婴幼儿可发生哮喘性支气管炎，又称**喘息性支气管炎，泛指一组以喘息为突出表现的婴幼儿急性支气管感染**。患儿除有上述症状外，主要特点包括：①多见于有湿疹或其他过敏史的婴幼儿；②有类似哮喘的表现，如呼气性呼吸困难，肺部叩诊呈鼓音，听诊两肺布满哮鸣音及少许粗湿啰音；③部分病例复发，大多与感染有关；④大多近期预后良好，3~4岁后发作次数减少渐趋康复，但少数可演变为支气管哮喘。

小试身手 8.小儿毛细支气管炎好发年龄是

A.2岁以内 　　　　　　B.3~4岁 　　　　　　C.5~7岁

D.7~10岁 　　　　　　E.各年龄组

（三）辅助检查（掌握）

病毒感染时白细胞正常或偏低，细菌感染者白细胞计数升高。**胸部X线检查多无异常，或有肺纹理增粗，肺门阴影加深。**

（四）治疗原则（掌握）

控制感染、止咳、化痰、平喘等对症治疗。口服祛痰剂，如复方甘草合剂等镇咳祛痰，口服氨茶碱平喘，也可做超声雾化吸入。**一般不用镇咳药或镇静药，以免抑制咳嗽反射，阻碍痰液咳出。**

（五）护理措施（熟练掌握）

1.保持呼吸道通畅

（1）室内空气新鲜，温湿度适宜，减少对支气管黏膜的刺激，以利于排痰。

（2）减少活动，注意休息，保证充足水分和营养摄入。

（3）平卧时抬高头胸部，经常变换患儿体位，指导并鼓励患儿有效咳嗽，保持呼吸道通畅，促进排痰。

（4）采用超声雾化吸入或蒸汽吸入，以湿化呼吸道，促进排痰。

（5）遵医嘱使用抗生素、镇咳祛痰及平喘剂，注意观察药物疗效及不良反应。

（6）哮喘性支气管炎患儿，注意观察有无缺氧症状，必要时给氧。

2.维持体温　密切观察体温变化，体温超过38.5℃时采取物理降温或遵医嘱给予药物降温，**防止高热惊厥**。

第五节　小儿肺炎

肺炎是由不同致病原或其他因素引起的肺部炎症，主要表现为发热、咳嗽、气促、呼吸困难及肺部固定湿啰音。

（一）分类（掌握）

分类标准	类型
病理	大叶性肺炎
	小叶性肺炎（支气管肺炎），最常见
病因	感染性肺炎：如病毒性肺炎、细菌性肺炎、真菌性肺炎、支原体肺炎、衣原体肺炎、原虫性肺炎
	非感染性肺炎：如吸入性肺炎、过敏性肺炎等
病程	**急性肺炎：病程<1个月**
	迁延性肺炎：病程1~3个月
	慢性肺炎：病程>3个月
病情	**轻症肺炎：主要是呼吸系统受累**，其他系统无或仅轻微受累，无全身中毒症状
	重症肺炎：除呼吸系统受累外，**其他系统也受累且全身中毒症状明显**
临床表现典型与否	典型性肺炎：由肺炎链球菌、金黄色葡萄球菌、流感嗜血杆菌等引起
	非典型肺炎：由肺炎支原体、衣原体、军团菌、病毒等引起

锦囊妙记：小儿轻型肺炎与重症肺炎的主要区别是重症肺炎合并有循环系统、神经系统的表现。

小试身手 9.重症肺炎与轻症肺炎的主要区别在于
A.高热　　　　　　　　　B.呼吸困难较重
C.肺部湿啰音　　　　　　D.咳嗽较频
E.伴有循环、神经和消化系统受累

（二）病因（熟练掌握）

引起肺炎的病原体有病毒、细菌、支原体、真菌等。发达国家小儿肺炎病原以病毒为主，如呼吸道合胞病毒、腺病毒、流感病毒等；发展中国家小儿肺炎病原以细菌为主，如肺炎链球菌、葡萄球菌、链球菌等。

（三）发病机制（熟练掌握）

病原体通过呼吸道入侵，少数经血行入肺，引起肺组织充血水肿、炎性细胞浸润。炎症使肺泡壁充血水肿而增厚，支气管黏膜水肿，管腔狭窄，通气和换气功能障碍，导致缺氧和二氧化碳潴留，从而引起一系列病理生理改变。

1.酸碱平衡失调与电解质紊乱　**重症肺炎可出现混合性酸中毒**。进食少、利尿及激素治疗可引起低血钾，导致低钾性碱中毒。

2.循环系统　缺氧和二氧化碳潴留致肺动脉高压，右心负荷加重，加之病原体毒素作用于心肌，致中毒性心肌炎、心力衰竭。

3.神经系统　缺氧和二氧化碳潴留致脑毛细血管扩张，毛细血管通透性增加，引起脑水肿。病原体毒素作用也可引起脑水肿、中毒性脑病。

4.消化系统 低氧血症和病原体毒素可致中毒性肠麻痹，胃肠道毛细血管通透性增加，导致消化道出血。

（四）临床表现（熟练掌握）

1.**轻症肺炎** 仅表现为呼吸系统症状和相应肺部体征。

（1）症状：大多起病急，患儿出现发热、咳嗽、气促和全身症状。

（2）体征：呼吸加快，40~80次/分、鼻翼扇动、点头呼吸、三凹征、唇周发绀。肺部听到较固定的中、细湿啰音，以背部、两肺下方、脊柱两旁较易听到，深吸气末更明显。

2.**重症肺炎** 除呼吸系统症状和全身中毒症状外，常有循环、神经和消化系统受累的表现。

（1）循环系统：常见心肌炎、**心力衰竭**。前者主要表现为面色苍白、心动过速、心音低钝、心律不齐、心电图显示ST段下移、T波低平或倒置；后者**表现为呼吸困难加重，呼吸加快（>60次/分），烦躁不安，面色苍白或发绀，心率增快（婴儿>180次/分，幼儿>160次/分），心音低钝或出现奔马律，肝脏迅速增大**等。

> 小试身手 10.以下哪项不是肺炎合并心力衰竭的临床表现
>
> A.安静时心率>180次/分 　　　B.安静时呼吸>60次/分
>
> C.昏迷、惊厥、前囟膨隆 　　　D.肝脏迅速增大
>
> E.烦躁不安，面色苍白

（2）**神经系统**：发生脑水肿时出现烦躁或嗜睡、意识障碍、惊厥、前囟隆起、瞳孔对光反射迟钝或消失、呼吸节律不齐甚至停止等。

（3）消化系统：食欲减退、呕吐或腹泻。**发生中毒性肠麻痹时出现明显腹胀，呼吸困难加重，肠鸣音消失**；发生消化道出血时出现呕吐咖啡样物，粪便隐血试验阳性或柏油样便。

> 小试身手 11.重症肺炎患儿出现严重腹胀、肠鸣音消失，最常见的原因是
>
> A.低钙血症 　　　B.低镁血症 　　　C.低钾血症
>
> D.低钠血症 　　　E.中毒性肠麻痹

3.几种不同病原体所致肺炎的特点

（1）呼吸道合胞病毒肺炎：**2岁以内，尤以2~6个月婴儿多见**。临床表现分为两种类型。①喘憋性肺炎：起病急骤、**明显喘憋，很快出现呼气性呼吸困难及缺氧症状**，肺部体征以喘鸣为主，可闻及细湿啰音，全身中毒症状明显；②**毛细支气管炎**：出现上述症状，但全身中毒症状不严重。肺部X线以肺间质病变为主，常伴肺气肿和支气管周围炎。

（2）腺病毒肺炎：腺病毒为主要病原体，临床特点：①本病多见于6个月~2岁幼儿；②起病急骤，全身中毒症状明显，体温达39℃以上，呈稽留热或弛张热，重症者持续2~3周；③肺部体征出现较晚，咳嗽频繁，可出现喘憋、呼吸困难、发绀，多在发热3~4日后出现肺部湿啰音，以后因肺部病变融合而出现肺实变体征；④胸片改变出现较肺部体征为早，特点为大小不等的片状阴影或融合成大病灶，肺

气肿多见，病灶需数周至数月吸收。

小试身手 12.腺病毒肺炎主要的临床表现是

A.年长儿多见　　　　　　　　B.高热，但一般情况较好

C.憋喘，但肺部体征出现较晚　D.夏季多见

E.咳嗽少

（3）**肺炎支原体肺炎**：临床特点是症状与体征不成比例。起病多较缓慢，学龄期儿童多见，学龄前期儿童也可发生。**刺激性干咳为突出的表现**，有的酷似百日咳样咳嗽，常有发热，热程1~3周。而肺部体征常不明显。肺部X线分为4种改变：①肺门阴影增多；②支气管肺炎改变；③间质性肺炎改变；④均一的片状影。

（4）金黄色葡萄球菌肺炎：本病多见于新生儿及婴幼儿。起病急、病情重、进展快。多呈弛张热，婴幼儿呈稽留热。中毒症状明显，面色苍白，咳嗽，呻吟，呼吸困难。肺部体征出现早，双肺可闻及中、细湿啰音，易并发脓胸、脓气胸。常合并循环、神经及消化系统功能障碍。

（五）辅助检查（了解）

1.血常规　病毒性肺炎白细胞计数大多正常或降低；细菌性肺炎白细胞总数及中性粒细胞升高，并有核左移。

2.病原学　做病毒分离或细菌培养可明确病原体。血清冷凝集试验在50%~70%的支原体肺炎患儿中呈阳性。

3.胸部X线检查　早期肺纹理增粗，后出现大小不等的斑片阴影，融合成片，可伴肺不张或肺气肿。

（六）治疗要点（掌握）

主要为控制感染，改善通气功能，对症治疗，防治并发症。

1.根据不同病原体选择敏感抗生素控制感染　**使用原则为早期、联合、足量、足疗程，重症患儿静脉给药**，用药时间：一般用至热退且平稳、全身症状明显改善、呼吸道症状改善后3~5天。**一般肺炎链球菌肺炎疗程7~10天，支原体肺炎、衣原体肺炎疗程平均10~14天**，个别严重者可适当延长。**葡萄球菌肺炎在体温正常后2~3周可停药，一般总疗程≥6周**。抗病毒选择利巴韦林等。

2.镇咳、平喘，纠正水、电解质、酸碱平衡紊乱，改善低氧血症。

3.中毒症状明显或严重喘憋、脑水肿、感染性休克、呼吸衰竭者使用糖皮质激素，常用地塞米松，疗程3~5日。

4.发生感染性休克、心力衰竭、中毒性肠麻痹、脑水肿等，应及时处理。脓胸和脓气胸者及时行穿刺引流。

（七）护理措施（熟练掌握）

1.保持呼吸道通畅

（1）室内空气新鲜，定时开窗通风，避免吹对流风。**病室温、湿度适宜**。

（2）给予易消化、营养丰富的流质、半流质饮食，多喂水。少量多餐，避免过饱影响呼吸。**喂哺时应耐心，哺母乳者应抱起患儿喂，防止呛咳**。重症不能进食时

给予静脉输液。

（3）及时清除口鼻分泌物，分泌物黏稠者用超声雾化或蒸汽吸入；分泌物过多影响呼吸时用吸引器吸痰。

（4）帮助患儿取合适的体位并经常更换，翻身拍背，帮助痰液排出，防止坠积性肺炎。**方法是五指并拢，稍向内合掌，由下向上、由外向内地轻拍背部。**

（5）指导和鼓励患儿进行有效咳嗽。根据病情或病变部位进行体位引流。

（6）遵医嘱使用祛痰药。

2.改善呼吸功能

（1）凡患儿出现呼吸困难、口唇发绀、烦躁、面色灰白等缺氧症状，应立即给氧。**一般采用鼻导管给氧，氧流量为0.5~1L/min**，氧气应湿化，以免损伤呼吸道黏膜。缺氧明显者用面罩给氧，氧流量2~4L/min。若出现呼吸衰竭，应使用人工呼吸器。

> 锦囊妙记：为小儿肺炎给氧时，应严格控制给氧流量和浓度，防止引起晶状体后纤维组织增生。

小试身手 13.婴幼儿肺炎鼻导管给氧时，氧流量和氧浓度分别为

A.0.5~1L/min，<40%　　　　B.1~2L/min，<40%

C.1~2L/min，<50%　　　　D.2~4L/min，<40%

E.2~4L/min，<50%

（2）病室安静、空气新鲜、温湿度适宜。做好呼吸道隔离，防止交叉感染，不同病原引起的肺炎患儿分别收治。

（3）护理操作相对集中完成，以减少刺激，避免哭闹。

（4）遵医嘱使用抗生素治疗肺部炎症、改善通气，观察药物疗效及不良反应。

3.维持体温　注意体温监测，**警惕高热惊厥发生**，并采取降温措施。

4.密切观察病情

（1）若患儿出现**烦躁不安、面色苍白、呼吸增快（>60次/分）、心率增快（>160~180次/分）、心音低钝或奔马律、肝脏短期内迅速增大，考虑为肺炎合并心力衰竭**，应及时报告医生，立即给氧、减慢输液速度。**若患儿突然口吐粉红色泡沫样痰，考虑为肺水肿，吸入20%~30%乙醇湿化的氧气**，间歇吸入，每次吸入不宜超过20分钟。

小试身手 （14~15题共用题干）

患儿，男，2岁，因支气管肺炎入院。住院3天后患儿突然出现烦躁不安，面色苍白，呼吸60次/分，心率180次/分，肝脏肋下3cm。

14.该患儿可能出现了

A.气胸　　　　B.脓胸　　　　C.肺不张

D.心力衰竭　　E.肺栓塞

15.针对该患儿的护理措施，**错误的是**

A.患儿取半坐位　　　　　　　　B.病室保持合适的温湿度

C.面罩给氧　　　　　　　　　　D.必要时吸痰

E.快速补充液体

（2）若患儿出现烦躁、嗜睡、惊厥、昏迷、呼吸不规则等考虑为脑水肿、中毒性脑病，应立即报告医生并配合抢救。

（3）若患儿病情突然加重，体温持续不降或退而复升，咳嗽和呼吸困难加重，面色青紫，考虑脓胸或脓气胸，及时报告医生并配合抢救。

小试身手（16~17题共用备选答案）

A.败血症　　　　　　　B.风湿热　　　　　　　C.胃肠炎

D.咽后壁脓肿　　　　　E.支气管肺炎

16.小儿上呼吸道感染时炎症向邻近器官蔓延导致

17.小儿患上呼吸道感染后，可引起的变态反应性疾病是

参考答案

> 1.D　2.D　3.B　4.A　5.C　6.B　7.B　8.A　9.E　10.C　11.C　12.C　13.A
> 14.D　15.E　16.D　17.B

答案与解析

1.D　由于新生儿咽鼓管宽、短、直，呈水平位，所以新生儿患鼻咽炎时易侵及中耳而致中耳炎。

2.D　新生儿的呼吸频率为40~45次/分。

3.B　婴幼儿体内的免疫球蛋白含量低，尤以分泌型IgA（SIgA）为低，且肺泡巨噬细胞功能不足，故易患呼吸道感染。

4.A　小儿急性上呼吸道感染90%以上由病毒引起，如呼吸道合胞病毒（RSV）、流感病毒、副流感病毒等。

5.C　疱疹性咽峡炎由柯萨奇病毒A引起，好发于夏秋季，不累及牙龈和峡黏膜，淋巴结不肿大。

6.B　婴幼儿体温中枢发育不完善，对冷刺激较为敏感，当体温低于38.5℃时，首选的降温措施是松开包被，增加散热。

7.B　急性感染性喉炎患儿起病急，症状重，有不同程度的发热、声音嘶哑、犬吠样咳嗽，吸气性喉鸣和三凹征。

8.A　呼吸道合胞病毒肺炎分为喘憋性肺炎和毛细支气管炎。该肺炎好发于2岁以内，尤以2~6个月婴儿多见。

9.E　小儿重症肺炎除有呼吸系统症状和全身中毒症状外，常有循环、神经和消化系统受累的表现。

10.C　小儿心力衰竭的主要表现为呼吸困难加重，呼吸加快（>60次/分），烦躁不安，面色苍白或发绀，心率增快（婴儿>180次/分），幼儿>160次/分），心音

低钝或出现奔马律，肝脏迅速增大等。

11.C　腹胀、肠鸣音消失是低钾血症的典型表现。

12.C　腺病毒肺炎患儿肺部体征出现较晚，咳嗽频繁，可出现喘憋、呼吸困难、发绀；多在发热4~5日后开始出现肺部湿啰音，以后因肺部病变融合而出现肺实变体征。

13.A　婴幼儿肺炎引起缺氧时，一般采用鼻导管给氧。氧流量为0.5~1L/min，氧浓度不超过40%，以防止高浓度氧引起氧中毒。

14~15.D、E　患儿因感染肺炎后出现烦躁不安，面色苍白，呼吸增快、心率达180次/分，肝脏增大，提示小儿出现了心力衰竭。一旦出现肺炎合并心力衰竭，应立即给予吸氧，病减慢输液速度。

16.D　小儿上呼吸道感染向邻近器官蔓延可并发中耳炎、鼻窦炎、咽后壁脓肿、颈淋巴结炎、喉炎、支气管炎及肺炎等。

17.B　小儿上呼吸道感染后可引起的变态反应性疾病是风湿热。

第七章 循环系统疾病患儿的护理

要点分析

本章内容较为重要，历年考试有所涉及。近5年的考试先后考查了小儿的心率、血压，先天性心脏病的分类，常见先天性心脏病的临床表现、辅助检查和治疗原则，先天性心脏病患儿的护理等。整体的考查偏重于知识的记忆和应用。对于本章的复习，考生应着重掌握小儿的心率、血压，先天性心脏病的分类，法洛四联症的临床表现、辅助检查和治疗原则，先天性心脏病患儿的护理等内容。本章记忆性内容较多，考生可结合"锦囊妙记"中的方法进行记忆。

考点纵览

第一节 小儿循环系统解剖生理特点（了解）

（一）心脏（了解）

1.心脏的胚胎发育 **胚胎发育2~8周为心脏形成的关键时期**，先天性心脏畸形主要在这一期形成。

2.心脏位置 新生儿心脏位置较高并呈横位，心尖搏动在第4肋间锁骨中线外，心尖部主要为右心室，2岁后小儿心脏由横位逐渐转成斜位，心尖搏动下移至第5肋间隙，心尖部主要为左心室。

> 锦囊妙记：考生应注意小儿心尖搏动位置与成人心尖搏动位置的区别。成人心尖搏动位于胸骨左缘第5肋间，锁骨中线内0.5~1.0cm。

（二）心率（掌握）

年龄	心率
新生儿时期	120~140次/分
1岁以内	110~130次/分
2~3岁	100~120次/分
4~7岁	80~100次/分
8~14岁	70~90次/分

锦囊妙记：小儿心率的数值遵循一定规律：在8岁之前，年龄增加1岁，心率减慢10次。考生记住了新生儿心率后，其他年龄段的心率就很容易推导出来。如4~7岁的心率，年龄增加了4岁，心率就在新生儿心率的基础上减去40，即为80~100次/分。其他心率以此类推。

小试身手（1~3题共用备选答案）

A.80~100次/分　　　　　B.100~120次/分　　　　　C.110~130次/分

D.120~140次/分　　　　　E.140~160次/分

1.新生儿时期的正常心率为

2.1岁以内婴儿的正常心率为

3.2~3岁幼儿的正常心率为

（三）血压（掌握）

1岁以内婴儿的收缩压80mmHg（10.67kPa），2岁以后小儿收缩压=年龄×2+80mmHg，小儿的舒张压=收缩压×2/3。1岁以上小儿，下肢血压比上肢血压高20mmHg（2.6kpa）。

小试身手 4.5岁小儿正常血压为

A.80/50mmHg　　　　　B.90/50mmHg　　　　　C.90/60mmHg

D.100/60mmHg　　　　　E.110/70mmHg

第二节　先天性心脏病

一、先天性心脏病概述（掌握）

先天性心脏病是小儿最常见的心脏病。致病因素包括：

1.遗传因素：大多数先天性心脏病是多其因遗传缺陷。

2.母体因素：子宫内感染、缺乏叶酸、与大剂量放射线接触、药物影响等。

3.环境因素。

二、先天性心脏病的分类（掌握）

分型	病理改变	常见疾病
左向右分流型	平时不青紫。剧烈哭闹或任何原因使肺动脉或右心室压力增高并超过左心室时，血液自右向左分流，可出现暂时性青紫	房、室间隔缺损和动脉导管未闭
右向左分流型	因心脏结构异常，静脉血流入右心后不能全部流入肺循环达到氧合作用，有一部分或大部分自右心或肺动脉流入左心或主动脉，直接进入体循环，出现持续性青紫	法洛四联症、大动脉错位

分型	病理改变	常见疾病
无分流型	心脏左、右两侧或动、静脉之间无异常通路或分流。通常无青紫	肺动脉瓣狭窄 主动脉瓣狭窄

> 锦囊妙记：考生应能理解房、室间隔缺损或动脉导管未闭为潜伏青紫型，法洛四联症为持续青紫型。左心腔压力比右心腔高，当房、室间隔存在缺损时，左心经过氧合后的血液流入右心，所以患儿不出现青紫，当出现肺动脉高压右向左分流时，未经氧合的血液流入左心，最终到达外周小动脉，小儿出现青紫。法洛四联症患儿右心室肥厚，右心腔压力比左心高，导致右心室血液持续流入左心室，患儿出现持续青紫。

小试身手 5.小儿中最常见的青紫型先天性心脏病是

A.房间隔缺损　　　　　B.动脉导管未闭　　　　　C.室间隔缺损

D.肺动脉狭窄　　　　　E.法洛四联症

三、常见先天性心脏病

（一）室间隔缺损（VSD）

室间隔缺损为小儿最常见的先天性心脏病，约占先天性心脏病的30%~50%。

小试身手 6.最常见的先天性心脏病畸形为

A.房间隔缺损　　　　　B.室间隔缺损　　　　　C.动脉导管未闭

D.法洛四联症　　　　　E.肺动脉狭窄

小试身手 7.最常见的左向右分流型先天性心脏病是

A.房间隔缺损　　　　　B.室间隔缺损　　　　　C.动脉导管未闭

D.法洛四联症　　　　　E.主动脉狭窄

1.病理生理（掌握）　一般无青紫。患儿哭闹时右心室压力升高，缺损处分流自右向左，出现暂时性青紫，当肺动脉高压显著，产生自右向左分流时，患儿出现持久性青紫，即称艾森门格综合征。

2.临床表现（熟练掌握）　**取决于缺损大小**。小型缺损因分流量较小，患儿无明显症状，生长发育不受影响。中型缺损左向右分流多，体循环血流量减少，小儿生长发育受影响，患儿乏力、气短、多汗、生长发育缓慢，肺循环血流量增多，易患肺部感染。大型缺损患儿生长发育迟缓。左向右分流增多，婴幼儿常出现乏力、气短、多汗、呼吸急促、喂养困难等心力衰竭的表现。当出现肺动脉高压右向左分流时，患儿出现持续青紫。查体：**胸骨左缘第3~4肋间可闻及Ⅲ~Ⅳ级粗糙的全收缩期杂音**。

室间隔缺损易并发**支气管炎、支气管肺炎**、充血性心力衰竭、肺水肿和急性细菌性心内膜炎。

小试身手 8.室间隔缺损患儿在门诊拔牙时，应特别注意

A.使用抗生素预防感染　　B.避免受凉　　　　　　　C.保护性隔离

D.测血常规　　　　　　　E.测心功能

3.辅助检查（了解）

（1）X线检查：大型缺损者肺纹理增粗增多，左心室、右心室增大。重度肺动脉高压时，右心室大为主，肺动脉段明显凸出，肺门血管呈"残根状"。

（2）心电图：分流量大者左心房增大、左心室肥厚或双室肥厚，重度肺动脉高压时主要为右心室肥厚。

4.治疗原则（掌握）

（1）内科治疗：强心、利尿、抗感染、扩血管及对症治疗。使用抗生素控制感染，强心苷、利尿药改善心功能。合并肺动脉高压者使用扩血管药，控制潜在的肺部感染，早期争取手术。

（2）外科治疗：小型VSD不需手术治疗，中大型VSD考虑手术治疗。一旦出现艾森门格综合征即为手术禁忌。

（3）导管介入性堵闭术。

（二）房间隔缺损（ASD）

房间隔缺损约占小儿先天性心脏病的20%~30%左右。

1.发病机制（掌握）　出生后随着肺循环血量增加，左心房压力超过右心房压力，分流自左向右，分流量大小取决于缺损大小和两侧心室顺应性。分流造成右心房和右心室负荷加重，导致右心房和右心室增大，肺循环血量增多和体循环血量减少。分流量大时肺动脉压升高，晚期当右心房压力大于左心房压力时，产生右向左分流，患儿出现持续性青紫，即为艾森门格综合征。

2.临床表现（熟练掌握）　取决于缺损的大小。缺损小者无症状，仅在体检时发现胸骨左缘第2~3肋间收缩期杂音。缺损大者，由于体循环血量减少，患儿出现气促、乏力和生长发育受限，当患儿哭闹、患肺炎或心力衰竭时，右心房压力超过左心房，出现暂时性青紫。查体：体格发育落后、消瘦，心前区隆起，心尖搏动弥散，心浊音界扩大，**胸骨左缘第2~3肋间闻及Ⅱ~Ⅲ级收缩期喷射性杂音**，肺动脉瓣区第二音增强或亢进，呈固定分裂。

3.辅助检查（了解）

（1）胸部X线检查：心脏外形轻中度扩大，以右心房、右心室增大为主，肺动脉段突出，肺门血管影增粗，可见**肺门"舞蹈"征**，肺野充血，主动脉影缩小。

（2）心电图：电轴右偏+90°~+180°。不完全性右束支传导阻滞，部分患儿右心房和右心室肥大。

4.治疗原则（掌握）

（1）内科治疗：导管介入堵闭术，堵闭ASD。

（2）外科治疗：一孔型ASD及静脉窦型ASD一般考虑外科手术治疗，一旦出现

艾森门格综合征则为手术和介入治疗的禁忌证。

（三）动脉导管未闭（PDA）

动脉导管未闭是指出生后动脉导管持续开放，**血流从主动脉经导管分流至肺动脉**然后进入左心，产生相应的病理生理改变。

1.发病机制（掌握）　**动脉导管于生后10~15小时完成功能上关闭。**若持续开放，血液自主动脉经未闭导管分流至肺动脉，使肺循环血量增多，左心室容量负荷增加，产生病理改变即为动脉导管未闭。

2.临床表现（熟练掌握）　临床症状取决于导管管腔粗细和分流量大小。动脉导管较细，患儿无症状或症状较轻。导管粗大分流量大时，患儿出现气急、咳嗽、乏力、多汗、生长发育落后等。偶见扩大的肺动脉压迫喉返神经引起声音嘶哑。严重肺动脉高压时**产生差异性发绀，下肢青紫明显**。查体：**胸骨左缘第2~3肋间可闻有粗糙响亮的连续性机器样杂音，占据整个收缩期和舒张期**，伴震颤，传导广泛。分流量大时心尖部闻及高流量舒张期隆隆样杂音。P_2增强或亢进。周围血管征（＋）。

3.辅助检查（了解）

（1）X线检查：分流量大时左心房、左心室增大；肺动脉高压时右心室明显增大。

（2）心电图：4种改变可反映分流量大小和肺动脉压力变化，1/3病例正常；分流量大，左心房、左心室增大；双室增大；肺动脉高压者以右心室大为主。

4.治疗原则（掌握）

（1）手术根治：**手术适宜年龄为1~6岁**，小于1岁婴儿反复发生心力衰竭，合并其他心脏畸形者考虑手术治疗。手术禁忌证为晚期艾森门格综合征。

（2）保守治疗：强心、利尿、抗感染，使用前列腺素抑制剂。

（3）导管介入堵闭术。

（四）法洛四联症（TOF）

法洛四联症包括**肺动脉狭窄、室间隔缺损、主动脉骑跨和右心室肥厚**四种畸形。其中以**肺动脉狭窄为主要畸形**。

小试身手　9.法洛四联症最重要的畸形是

A.房间隔缺损　　　　　B.室间隔缺损　　　　　C.主动脉骑跨

D.右心室肥厚　　　　　E.肺动脉狭窄

1.发病机制（掌握）　肺动脉狭窄导致血液进入肺循环受阻，右心室代偿性肥厚，右心室压力增大；当右心室压力与左心室相似时，大部分右心室血液进入主动脉。

由于主动脉跨在两心室之上，主动脉除接受左心室血液外，还直接接受部分右心室的静脉血，输送至全身各组织脏器，患儿出现青紫。同时肺动脉狭窄，肺循环进行气体交换的血流减少，青紫程度加重。

动脉导管未关闭前，肺循环血流减少不多，青紫不明显。随着动脉导管关闭和漏斗部狭窄程度加重，青紫日益明显，出现杵状指（趾），红细胞代偿性增多。

临床表现（熟练掌握）　**主要表现为青紫，其出现早晚和程度与肺动脉狭窄程度有关**。大多于生后3~6个月逐渐出现青紫，青紫多见于唇、指（趾）、甲床、球结膜等处。因患儿长期处于缺氧状态，指、趾端毛细血管扩张增生，局部软组织和骨组织增生肥大，出现**杵状指（趾）**。

蹲踞症状：患儿活动后常主动蹲踞片刻。

缺氧发作：婴儿期常有缺氧发作史，表现为呼吸急促、烦躁不安、发绀加重，**重者晕厥、抽搐、意识丧失，甚至死亡**。

查体：患儿发育落后，口唇、面部、外耳廓青紫，舌色发暗，杵状指（趾）。心前区略隆起，**胸骨左缘第2~4肋间闻及Ⅱ~Ⅲ级收缩期喷射性杂音**，杂音响度与狭窄程度成反比；肺动脉第二心音减弱。

> **锦囊妙记**：小儿先天性心脏病的杂音总结如下：
>
> 动脉导管未闭（PDA）：胸骨左缘第2~3肋间可闻及粗糙响亮的连续性机器样杂音。
>
> 房间隔缺损（ASD）：胸骨左缘第2~3肋间可闻见Ⅱ~Ⅲ/6级收缩期喷射性杂音。
>
> 室间隔缺损（VSD）：胸骨左缘第3~4肋间可闻及Ⅲ~Ⅳ级粗糙的全收缩期杂音。
>
> 法洛四联症（TOF）：胸骨左缘第2~4肋间有Ⅱ~Ⅲ/6级收缩期喷射性杂音。

3.辅助检查（了解）

（1）血常规：血红蛋白、红细胞计数、血细胞比容升高。

（2）X线检查：**心影呈"靴形"**，肺血管纹理减少，肺野清晰。

小试身手 10.法洛四联症患儿X线检查可见

A.肺门"舞蹈"征　　　B.左心室明显增大　　　C.左心房明显增大

D.靴形心　　　　　　E.肺纹理明显增多

（3）心电图：电轴右偏，右心室肥厚，右心房肥大。

4.治疗原则（掌握）

（1）缺氧发作的处理：①**立即置患儿膝胸卧位**；②吸氧、镇静；③吗啡0.1~0.2mg/kg，皮下或肌内注射；④β受体阻滞剂普萘洛尔每次0.05~0.1mg/kg+10%葡萄糖液稀释后缓慢静脉注射，必要时15分钟后再重复一次；⑤纠正代谢性酸中毒，给予碳酸氢钠缓慢静脉注入，10~15分钟重复应用；⑥如患儿意识丧失，血压不稳，尽早做气管插管和人工呼吸。

（2）外科治疗：绝大多数患儿可根治。轻症患儿，手术年龄以5~9岁为宜。根治困难者做姑息手术，即体-肺分流术。

每日摄入足够水分。腹泻、发热、及时补液。对缺氧发作频繁者应长期口服普萘洛尔预防发作，剂量为2~6mg/（kg·d），分3~4次口服。

5.预后（掌握） 本病未经治疗者的平均存活10年左右。常见并发症包括：**脑血管栓塞、脑脓肿**、感染性心内膜炎、红细胞增多症。

四、护理（熟练掌握）

1.休息 合理安排患儿的生活作息时间，保证睡眠，根据病情安排适当的活动量，以减轻心脏负荷。烦躁、哭闹可加重病情，须遵医嘱给予镇静剂。

2.病室环境

（1）室内温度20℃~22℃，湿度55%~60%，空气新鲜，室内安静。

（2）室内备有抢救设备。

（3）轻重症病儿分开安置，轻症病儿住大房间，重症病儿住抢救室。

（4）病儿衣服暖和、轻柔，床垫上放海绵垫，被褥轻而暖和，床单平整，床头抬高。

3.注意观察病情，防止并发症

（1）注意观察、防止法洛四联症患儿因活动、哭闹、便秘引起缺氧发作，**一旦发生应将患儿置于膝胸卧位，给予吸氧，遵医嘱给予吗啡及普萘洛尔进行抢救。**

小试身手（11~12题共用题干）

患儿，男，2岁，发育迟缓，平日口唇、甲床青紫，活动、哭闹时加重，喜蹲踞。

11.该患儿为

A.房间隔缺损　　　　　　B.室间隔缺损　　　　　　C.动脉导管未闭

D.法洛四联症　　　　　　E.肺动脉狭窄

12.该患儿突然出现呼吸困难、青紫加重，应首选采取的体位是

A.平卧位　　　　　　　　B.端坐位　　　　　　　　C.膝胸卧位

D.头低脚高位　　　　　　E.中凹卧位

（2）**法洛四联症患儿**血液黏稠度高，发热、出汗、吐泻时，体液量减少，加重血液浓缩易形成血栓，因此要**注意供给充足液体，必要时静脉补液**。

> 锦囊妙记：法洛四联症患儿由于缺氧→红细胞代偿性增多→血液黏稠度增加→患儿易出现脑血管栓塞。

小试身手 13.护理法洛四联症患者要注意保证液体摄入量，其原因是避免发生

A.便秘　　　　　　　　　B.心力衰竭　　　　　　　C.休克

D.肾衰竭　　　　　　　　E.血栓栓塞

小试身手 14.患儿出现以下哪种畸形时会呈持续发绀

A.室间隔缺损（VSD）　　B.动脉导管未闭（PDA）　C.房间隔缺损（ASD）

D.肺动脉瓣狭窄（PS）　　E.法洛四联症（TOF）

（3）观察有无心率增快、呼吸困难、端坐呼吸、咳泡沫样痰、水肿、肝大等心力衰竭的表现，如出现上述症状，立即协助患儿取半卧位，给氧，及时通知医生并按心衰护理。

4.饮食护理　准确记录出入量，给予清淡易消化饮食，少食多餐。注意控制水和钠盐摄入，注意营养搭配，补充充足能量、蛋白质和维生素，保证营养摄入。对喂养困难的小儿要耐心喂养，少量多餐，避免呛咳和呼吸困难。根据病情给予无盐或低盐饮食。

5.对症护理

（1）患儿出现呼吸困难、频率加快、青紫等症状，让病儿休息，取半卧位。出

现三凹征或点头呼吸，指、趾甲、口周发绀，烦躁不安，给氧，烦躁者遵医嘱使用镇静药。

（2）水肿护理：①给无盐或少盐易消化饮食；②尿少者遵医嘱使用利尿药；③每周测量体重2次，严重水肿者每日测体重1次；④皮肤护理：每日做2次皮肤护理，动作轻柔，毛巾柔软；定时翻身，预防压力性损伤；保持床单清洁、平整、干燥。

（3）咳嗽、咯血的护理：心脏病患儿并发肺部感染时须绝对卧床休息；抬高床头，备好吸痰器、痰瓶，必要时协助病儿排痰；详细记录痰量、性质。收集痰液送细菌培养，咳嗽剧烈者遵医嘱给予镇咳药；危重患儿设专人护理，密切观察病情，详细记录。

（4）注意大便通畅，防止便秘，多食含纤维素丰富食物。**患儿超过2天无大便者立即报告医师处理，遵医嘱给予缓泻剂，禁止下地独自排便，防止发生意外。**

6.用药护理　服用强心苷类药物后注意观察药物作用，如呼吸平稳、心音有力、脉搏搏动增强。观察强心苷毒性反应，如胃肠道、神经、心血管反应。服用利尿药应注意患儿尿量变化。

7.预防感染　注意气温的度化，及时根据气温变化加减衣服，避免受凉引起肺部感染。注意保护性隔离，以免交叉感染。先天性心脏病患儿**做小手术如拔牙时，应给予抗生素预防感染，防止发生感染性心内膜炎**，一旦感染应积极治疗。

参考答案

1.D　2.C　3.B　4.C　5.E　6.B　7.B　8.A　9.E　10.D　11.D　12.C　13.E　14.E

答案与解析

1~3.D、C、B　新生儿的心率120~140次/分，在8岁之前，小儿年龄增长1岁，心率减慢10次，因此，不难推导出1岁小儿心率为110~130次/分，2~3岁100~120次/分。

4.C　根据血压计算公式（年龄×2+80）mmHg，5岁小儿正常收缩压为5×2+80=90mmHg，舒张压为90×2/3=60mmHg。

5.E　法洛四联症患儿右心室肥厚，右心腔压力比左心高，导致右心室血液持续流入左心室，患儿出现持续青紫。

6.B　室间隔缺损为最常见的先天性心脏畸形，约占先天性心脏病的25%~50%。

7.B　室间隔缺损为最常见的先天性心脏畸形，而左向右分流型常见于房间隔缺损、室间隔缺损和动脉导管未闭。所以室间隔缺损是最常见的左向右分流型先天性心脏病。

8.A　先天性心脏病患儿因生长发育落后，抵抗力低下，做小手术时，如拔牙，应给予抗生素预防感染，防止感染性心内膜炎的发生。

9.E　法洛四联症包括肺动脉狭窄、室间隔缺损、主动脉骑跨和右心室肥厚。其中以肺动脉狭窄为主要畸形，肺动脉狭窄的程度会影响到患儿青紫出现的程度。

10.D　法洛四联症患儿X线检查可见心影呈"靴形"，肺纹理减少，肺野清晰。

11~12.D、C　该患者口唇、甲床持续青紫，喜蹲踞，符合法洛四联症患儿典型的临床表现，因此，该患儿为法洛四联症。法洛四联症患儿缺氧发作时，应取膝胸卧位。

13.E　法洛四联症患儿因缺氧导致红细胞代偿性增多，血液黏稠度高，体液量减少，血液浓缩易形成血栓，因此要注意供给充足液体。

14.E　由于主动脉瓣跨于两心之上，主动脉除接受左心室血液外，还直接接受部分右心室的静脉血液，输送到全身各部，因而出现青紫。同时肺动脉瓣狭窄，肺循环进行气体交换的血流减少，加重青紫，发绀持续。

第八章 血液系统疾病患儿的护理

本章内容较为重要，每年必考。近5年的考试先后考查了小儿贫血的诊断标准、小儿贫血的分类，缺铁性贫血的病因、临床表现和护理措施，巨幼红细胞性贫血的病因、临床表现、治疗要点和护理措施，原发免疫性血小板减少症的治疗要点和护理措施等。整体的考查偏重于知识的记忆和应用。对于本章的复习，考生应着重掌握小儿造血特点和血液特点，小儿贫血的诊断标准和分类，缺铁性贫血的病因、临床表现和护理措施，巨幼红细胞性贫血的病因、临床表现、治疗要点和护理措施，原发免疫性血小板减少症的治疗要点等内容。本章记忆性内容较多，考生可结合"锦囊妙记"中的方法进行记忆。

考点纵览

第一节 小儿造血和血液特点

一、小儿造血特点（了解）

1.胚胎期造血

（1）中胚叶造血期：从胚胎第3周起，卵黄囊上形成许多血岛，其间的细胞分化为原始血细胞，至胚胎第6周后造血功能开始减退。

（2）肝（脾）造血期：胚胎第6~8周时肝出现造血组织，并成为胎儿中期的主要造血部位。脾脏在胚胎第8周开始造血。

（3）骨髓造血期：胚胎第6周开始出现骨髓，但直至胎儿第4个月才开始造血活动，直至生后2~5周成为唯一的造血场所。

2.生后造血

（1）骨髓造血：婴幼儿时期所有骨髓均为红骨髓，全部参与造血，5~7岁后，黄骨髓逐渐取代长骨中的红骨髓。因此，婴幼儿因缺乏黄骨髓，造血潜力差，需要增加造血时，则出现骨髓外造血。

（2）骨髓外造血：婴幼儿时期，当发生各种感染或贫血、骨髓受异常细胞侵犯时，肝、脾和淋巴结可恢复到胎儿时期的造血状态，肝、脾、淋巴结出现肿大，外周血液中出现有核红细胞和（或）幼稚中性粒细胞。

> 锦囊妙记：胚胎3~6周主要为卵黄囊造血；胚胎第6~8周至4~5个月主要为肝脾造血；4~5个月至生后2~5周为骨髓造血。当婴幼儿出现感染时，肝脾和淋巴结可出现造血。

小试身手 1.婴幼儿发生各种感染时，可出现

A.卵黄囊造血　　　　　　　　　B.肝、脾、淋巴结参与造血

C.红骨髓造血　　　　　　　　　D.黄骨髓造血

E.红、黄骨髓均参与造血

二、小儿血液特点（掌握）

1.红细胞和血红蛋白量　胎儿时期处于相对缺氧状态，红细胞生成素合成增加，故红细胞和血红蛋白量较高。生后2~3个月时红细胞数降至3×10^{12}/L，血红蛋白量降至110g/L左右而出现轻度贫血，称为"生理性贫血"。

2.白细胞计数及分类　白细胞分类主要是粒细胞与淋巴细胞的比例变化，出生时中性粒细胞约占65%，淋巴细胞约占30%；随着白细胞总数减少，中性粒细胞比例也逐渐下降，生后4~6日时中性粒细胞和淋巴细胞比例相等（第一次交叉）；以后整个婴幼儿期均以淋巴细胞占优势，至4~6岁时两者再次相等（第二次交叉），6岁后逐渐与成人相似。

3.血小板　与成人相似，约为（150~250）× 10^9/L。

4.血容量　相对较成人多，新生儿血容量约占体重的10%，儿童约8%~10%，成人约占体重的6%~8%。

第二节　小儿贫血概述

一、小儿贫血的诊断标准（掌握）

贫血是指外周血中单位容积内的红细胞数或血红蛋白（Hb）低于正常，婴儿和儿童的红细胞数和血红蛋白随年龄不同而有差异。根据世界卫生组织资料，6个月~6岁的儿童Hb<110g/L，5~11岁儿童Hb<115g/L，12~14岁的儿童Hb<120g/L，可诊断为贫血。6个月以下的婴儿由于生理性贫血等因素，血红蛋白值变化较大，目前尚无统一标准。我国小儿血液病学会建议：新生儿Hb<145g/L，1~4个月婴儿Hb<90g/L，4~6个月婴儿Hb<100g/L，诊断为贫血。海拔每升高1000米，Hb上升约4%。

> 锦囊妙记：6个月~6岁小儿贫血的诊断标准为女性血红蛋白（110~150g/L）的低限，6~14岁小儿贫血的诊断标准为男性血红蛋白（120~160g/L）的低限。

小试身手 2.6个月~6岁儿童诊断为贫血的标准为

A.Hb<90g/L　　　　B.Hb<100g/L　　　　C.Hb<110g/L

D.Hb<120g/L　　　　E.Hb<130g/L

二、小儿贫血的分类（掌握）

1.程度分类　见表5-8-1。

表5-8-1　贫血程度分类

	轻度	中度	重度	极重度
血红蛋白（g/L）	90~120	60~90	30~60	<30
红细胞计数（$\times 10^{12}$/L）	3~4	2~3	1~2	<1

2.病因分类

（1）红细胞及血红蛋白生成障碍：①造血物质缺乏：**缺乏铁、维生素B$_{12}$、叶酸等营养物质，是小儿贫血最常见的原因**；②造血功能障碍：各种原因引起骨髓抑制，如放射线、药物等；③其他：如感染性、癌性、肾脏疾病所致贫血等。

（2）红细胞破坏过多（溶血性贫血）：①红细胞内在异常：红细胞膜结构缺陷，血红蛋白合成或结构异常，如地中海贫血、血红蛋白病等。②红细胞外在因素：免疫因素即体内存在破坏红细胞的抗体，如新生儿溶血症、自身免疫性溶血等。非免疫因素如感染、理化因素、毒素、脾功能亢进、弥散性血管内凝血等。

（3）红细胞丢失过多（失血性贫血）：①急性失血：如外伤大出血、内脏破裂出血等；②慢性失血：如肠息肉、消化性溃疡出血等。

3.形态学分类　依照红细胞平均容积（MCV）、红细胞平均血红蛋白量（MCH）、红细胞平均血红蛋白浓度（MCHC）进行分类，分为大细胞性、正细胞性、单纯小细胞性和小细胞低色素性贫血。

第三节　营养性缺铁性贫血

营养性缺铁性贫血是由于体内铁缺乏导致血红蛋白合成减少而引起的一种贫血。**多见于6个月至2岁婴幼儿。**

小试身手　3.小儿营养性缺铁性贫血的好发年龄为

A.胎儿期　　　　　　B.新生儿期　　　　　　C.婴幼儿期

D.学龄前期　　　　　E.学龄期

（一）病因及发病机制（熟练掌握）

1.先天储铁不足　胎儿从母体获得的铁以妊娠后3个月最多，如早产、双胎、孕母患缺铁性贫血等均导致胎儿铁储存不足。

2.**铁摄入不足　是导致婴儿缺铁的主要原因。**婴儿长期用乳类喂养，未及时添加含铁丰富食物，年长儿偏食等。

小试身手　4.营养性缺铁性贫血的主要原因是

A.铁的贮存不足　　　B.铁摄入不足　　　　　C.生长发育快

D.铁的吸收和利用障碍　E.铁的丢失过多

3.生长发育快　婴儿期、青春期，早产儿及低出生体重儿生长发育速度快，对铁的需要量相对增多，易发生缺铁。

4.铁吸收、利用障碍　消化道畸形、慢性腹泻、反复感染及不合理饮食等均可影响铁的吸收、利用而导致缺铁。

5.铁丢失过多　每1ml血约含铁0.5mg，故长期慢性失血可导致缺铁，如服用未经加热的鲜牛乳，婴儿可因蛋白过敏而发生少量肠出血，患有肠息肉、膈疝、钩虫病等均可引起小量肠出血导致铁丢失。

> 锦囊妙记：小儿缺铁性贫血的主要原因与成人不同。小儿为铁摄入不足，成人为慢性失血。

（二）临床表现（熟练掌握）

1.一般表现　**皮肤、黏膜苍白，以口唇、甲床、口腔黏膜最明显**。易疲乏、不爱活动，年长儿诉全身无力、头晕、耳鸣、眼前发黑等。

2.外造血的表现　肝、脾、淋巴结增大。

3.造血系统表现

（1）消化系统：食欲减退、恶心、呕吐、腹泻、口腔炎、舌乳头萎缩及**异食癖现象**。

（2）神经系统：精神萎靡、烦躁不安、注意力不集中、记忆力减退、理解力下降、学习成绩下降等。

（3）心血管系统：严重贫血患儿心率增快，心脏扩大或心前区吹风样杂音，甚至发生心力衰竭。

（4）其他：头发枯黄无光泽，指甲薄脆、不光滑甚至出现反甲；重度贫血患儿因免疫力下降易患感染性疾病。

（三）辅助检查（掌握）

1.血常规　**血红蛋白下降较红细胞数下降明显，呈小细胞低色素性贫血**。血涂片见红细胞大小不等，以小细胞为多，中央淡染区扩大。网织红细胞数正常或轻度减少，白细胞、血小板多正常。

2.骨髓象　红细胞系统增生活跃，以中、晚幼红细胞增生为主，各期红细胞均较小，细胞质发育落后于细胞核。一般粒细胞系和巨核细胞系无明显异常。

3.铁代谢检查　**血清铁（SI）减少**，<10.7μmol/L；**总铁结合力（TIBC）增高**，>62.7μmol/L；**血清铁蛋白（SF）降低**，<16μg/L；**转铁蛋白饱和度（TS）<0.15**。

（四）治疗原则（掌握）

去除病因和铁剂治疗，必要时输血。铁剂多选用易被吸收的二价铁盐。**疗程至血红蛋白正常后2个月左右停药**。

小试身手（5~6题共用题干）

患儿，男，8个月，出生后奶粉喂养，未添加辅食。近1个月来出现食欲减退、腹泻、皮肤苍白。入院后查体：口唇、皮肤黏膜苍白，肝脾大。血常规显示：Hb 80g/L，血红蛋白及红细胞均低于正常，红细胞以小细胞为主，白细胞、血小板及网织红细胞计数均正常。

5.该患儿可能患

A.生理性贫血　　　　　B.营养性缺铁性贫血　　　C.营养性巨幼细胞贫血

D.白血病　　　　　　　　E.再生障碍性贫血

6.最适宜的治疗方案是

A.调节饮食　　　　　　B.少量输注红细胞　　　　C.口服铁剂

D.肌内注射铁剂　　　　E.口服维生素B$_{12}$和叶酸

（五）护理措施（熟练掌握）

1.合理安排饮食，正确服用铁剂

（1）提倡母乳喂养，及时添加含铁丰富的食物，如动物肝脏、肾、血、瘦肉及蛋黄、黄豆、紫菜、木耳等。**早产儿/低出生体重儿喂养时应注意从出生后4周开始对母乳喂养儿补充元素铁2mg/（kg·d），对配方奶喂养的婴儿补充元素铁1mg/（kg·d），直至矫正年龄1岁。**

（2）采取措施增进患儿食欲。

（3）遵医嘱使用铁剂，注意事项：①从小剂量开始逐渐增加至全量，并**在两餐之间服用**，减少对胃的刺激；②**与维生素C（如各种果汁）、果糖等同服**以促进铁的吸收；③**忌与影响铁吸收的食品如茶、咖啡、牛乳、钙片、植酸盐等同服**；④**用吸管服药或服药后漱口**以防牙齿被染黑；⑤肌内注射铁剂时**深部肌内注射**；⑥首次注射右旋糖酐铁后应观察1小时，警惕发生过敏现象；⑦疗效判断：**用药3~4日后，网织红细胞开始上升**，7~10日达高峰，1~2周后血红蛋白逐渐上升，**说明治疗有效**；⑧疗程：服铁剂一般用至血红蛋白达正常水平后6~8周再停药。

> 锦囊妙记：考生只需记住能与铁剂同服的有稀盐酸和维生素C，禁忌服用的不需记忆。

小试身手 7.患儿，1岁，患营养性缺铁性贫血，需口服铁剂治疗。护士对其家长进行服用铁剂方面的指导，其中**错误的**是

A.餐后服用，减少对胃肠道的刺激　　B.用吸管服用，以免牙齿染黑

C.服药后大便变黑，停药后恢复正常　D.可与牛奶同服，以促进铁的吸收

E.注意观察药物不良反应。

小试身手 8.营养缺铁性贫血患者经铁剂治疗有效后，首先出现的改变是

A.面色改变　　　　　　B.心率快慢　　　　　　C.食欲情况

D.血红蛋白量　　　　　E.网织红细胞升高

小试身手 9.患儿，女，4岁，面色苍白，辅助检查示：Hb85g/L，血清铁蛋白减少，诊断为小细胞低色素性贫血。对该患儿应用铁剂治疗时，**错误的**做法是

A.应从小剂量开始，逐渐增加到全量　B.为减少对胃的刺激应在两餐之间服用

C.为促进铁的吸收，可与果汁同服　　D.为促进铁的吸收，可与牛奶同服

E.为防止牙齿被染黑，服药后可漱口

2.适当安排休息和活动。

3.预防感染。

4.健康指导：加强预防宣教，孕妇及哺乳期妇女多吃含铁丰富食物，婴儿提倡母

乳喂养，并及时添加含铁丰富食物（<u>早产儿从2个月开始，足月儿从4个月开始</u>）。

> 锦囊妙记：早产儿铁储存不足，生长发育快、对铁剂的需要增多，因此，早产儿比足月儿早2个月添加铁剂。

小试身手 10.早产儿添加铁剂的年龄是在

A.2个月龄　　　　　　　B.3个月龄　　　　　　　C.4个月龄

D.5个月龄　　　　　　　E.6个月龄

第四节　营养性巨幼细胞贫血

营养性巨幼细胞贫血是由于**维生素B$_{12}$和（或）叶酸缺乏**所引起的一种大细胞性贫血。**常见于6~18个月龄儿，2岁以上少见。**

小试身手 11.患儿，8个月，单纯母乳喂养。诊断为营养性巨幼细胞贫血，主要发病原因为

A.铁摄入不足　　　　　　　　　　B.锌摄入不足

C.食物中缺少维生素C　　　　　　D.维生素B$_{12}$及叶酸供给不足

E.葡萄糖-6-磷酸脱氢酶缺乏

小试身手 12.小儿营养性巨幼细胞贫血好发年龄

A.胎儿期　　　　　　　B.新生儿期　　　　　　　C.婴幼儿期

D.学龄前期　　　　　　E.学龄期

（一）病因（熟练掌握）

1.维生素B$_{12}$缺乏的原因

（1）摄入不足：乳类含维生素B$_{12}$较少，当母亲长期素食或患维生素吸收障碍性疾病者，若未及时添加辅食可致摄入不足。

（2）需要量增加：婴幼儿生长发育迅速，对维生素B$_{12}$的需要量增加。

（3）吸收、转运障碍：维生素B$_{12}$进入胃内，先与内因子（糖蛋白）结合，然后到回肠末端吸收，入血后与转钴蛋白结合并运送到肝脏储存，若此过程发生异常可致维生素B$_{12}$缺乏。

2.叶酸缺乏的原因

（1）摄入不足：羊乳中含量很少，牛乳制品在加工过程中叶酸被破坏，故婴幼儿如未及时添加辅食可引起缺乏。

（2）药物影响：长期使用广谱抗生素、抗叶酸制剂（如甲氨蝶呤等）抗癫痫药可导致本病。

（3）吸收不良：慢性腹泻、小肠病变、小肠切除等。

（4）需要量增加：婴幼儿生长发育迅速，需要量增加。

（二）临床表现（熟练掌握）

1.一般表现　<u>患儿皮肤、面色苍黄，颜面轻度水肿，多呈虚胖，毛发稀疏细黄。</u>

> 锦囊妙记：缺铁性贫血患儿皮肤、黏膜苍白，巨幼细胞贫血患儿皮肤、面色苍黄

2.**神经、精神症状** 烦躁不安、易怒等症状。

3.消化系统症状 常出现较早，如厌食、恶心、呕吐、腹泻和舌炎等。

（三）辅助检查（了解）

1.血常规 **红细胞减少较血红蛋白减少明显，红细胞大小不等，以大细胞为主**，中央淡染区不明显。

2.骨髓象 增生活跃，各期红细胞均出现巨幼变，细胞核发育落后于细胞质；粒细胞系统出现巨幼变，巨核细胞的核有过度分叶现象。

3.血清维生素B_{12}和叶酸测定 **维生素B_{12}<100ng/L**（正常200~800ng/L）、叶酸**<3μg/L**（正常5~6μg/L）。

（四）治疗原则（掌握）

去除病因，**治疗的关键是补充维生素B_{12}和（或）叶酸**，一般以维生素B_{12}治疗为主，若单用叶酸反而可加重症状。**维生素B_{12}肌内注射**，每次100μg，每周2~3次，连用2~周；维生素B_{12} 500μg一次肌内注射。叶酸治疗：5~20mg/d，口服或肌内注射7~14天或持续数月，同时服用维生素C200mg/d，以促进叶酸的利用。

小试身手 13.营养性巨幼细胞贫血患儿单纯缺乏维生素B_{12}不宜加用叶酸治疗，其原因是

A.延缓维生素B_{12}的吸收   B.以免加重毒、副反应

C.无治疗作用   D.以免加重神经、精神症状

E.可造成水肿

小试身手 （14~15题共用备选答案）

A.叶酸   B.钾盐   C.钙剂

D.铁剂   E.蛋白质

14.营养性缺铁性贫血主要补充

15.营养性巨幼细胞贫血主要补充

小试身手 （16~17题共用备选答案）

A.钾盐   B.叶酸   C.铁剂

D.钙剂   E.蛋白质

16.小儿营养性缺铁性贫血应主要补充

17.小儿营养性巨幼红细胞性贫血应主要补充

（五）护理措施（熟练掌握）

1.给予维生素B_{12}和（或）叶酸

（1）添加富含维生素B_{12}和叶酸的辅食，如动物肝、肾、肉类、蛋类及绿色蔬菜、酵母、谷类等。

（2）遵医嘱使用维生素B_{12}和叶酸，同时口服维生素C，恢复期加服铁剂。**单纯**

维生素B$_{12}$缺乏时，不宜加用叶酸，以免加重神经系统症状。

2.适当安排休息和活动

3.防止患儿受伤 出现震颤者在上下牙间垫缠有纱布的压舌板或牙垫，防止咬伤舌头；烦躁、震颤严重甚至抽搐者酌情给予镇静剂。

第五节 原发免疫性血小板减少症

原发免疫性血小板减少症（ITP）是正常血小板被免疫性破坏的自身免疫性疾病，是小儿最常见的出血性疾病，既往称特发性血小板减少性紫癜。本病1~5岁小儿多见，男女发病率无差异，春季高发。

（一）病因及发病机制（熟练掌握）

患儿发病前常有病毒感染史。**病毒感染后机体产生相应抗体，这类抗体与血小板发生交叉反应**，使血小板受到损伤而被单核–巨噬细胞系统清除。

（二）临床表现（熟练掌握）

本病见于各年龄时期小儿，**以1~5岁小儿多见**，男女发病数无差异，冬春季发病数较高。**新诊断ITP患儿于发病前1~3周常有急性病毒感染史**，如上呼吸道感染、流行性腮腺炎、水痘、风疹、麻疹、传染性单核细胞增多症等，亦偶见于免疫接种后。大多数患儿发疹前无任何症状，部分可有发热。**以自发性皮肤、黏膜出血为突出表现**，多为针尖大小的皮内或皮下出血点，或为瘀斑和紫癜，少见皮下血肿。分布不均匀，通常以四肢为多，在易于碰撞的部位更多见。常伴有鼻出血或齿龈出血，胃肠道大出血少见，偶见肉眼血尿。**青春期女性病人可有月经过多**。少数患儿可有结膜下和视网膜出血。**颅内出血少见，一旦发生，则预后不良**。出血严重者可致贫血，一般无肝脾大，淋巴结不肿大。部分患儿病程中没有任何出血表现。80%~90%的患儿于发病后1~6个月内痊愈，10%~20%的患儿呈慢性病程。病死率为0.5%~1%，**主要致死原因为颅内出血**。

美国血液学会（ASH）根据临床病程的长短将ITP分为3型：①新诊断的ITP：确诊后<3个月；②持续性ITP：确诊后3~12个月；③慢性ITP：确诊后>12个月。以上分型不适用于继发性ITP。

ASH还界定：重型ITP病人发病时有需要紧急处理的出血症状或病程中新的出血症状必须应用升血小板的药物治疗，包括增加原有药物的剂量。

（三）辅助检查（了解）

1.血常规 出血轻重与血小板数多少有关，**血小板计数<50×10^9/L时发生自发性出血，<20×10^9/L时明显出血，<10×10^9/L时严重出血**。

2.骨髓象 急性病例巨核细胞数正常或增多，慢性者巨核细胞显著增多；幼稚巨核细胞增多，核分叶减少，核–浆发育不平衡，产生血小板的巨核细胞明显减少。

3.其他 束臂试验阳性。

（四）治疗要点（掌握）

1.糖皮质激素　治疗机理是<u>降低毛细血管通透性；抑制血小板抗体产生</u>；抑制单核–巨噬细胞系统破坏有抗体吸附的血小板。常用泼尼松，口服。

> 锦囊妙记：肾病综合征、原发免疫性血小板减少症均为免疫性疾病，治疗药物均首选肾上腺糖皮质激素。

小试身手　18.肾上腺糖皮质激素治疗原发免疫性血小板减少症的作用机制是
A.封闭巨噬细胞受体
B.使血小板增加
C.抑制自身免疫反应
D.在血小板上形成保护膜
E.降低毛细血管通透性，抑制血小板抗体产生

2.大剂量丙种球蛋白　主要作用是封闭巨噬细胞受体，抑制巨噬细胞对血小板的结合与吞噬。

3.输注血小板和红细胞　在颅内出血或急性内脏大出血危及生命时可输注血小板，并给予大量肾上腺糖皮质激素，以减少输入血小板的破坏。

（五）护理措施（熟练掌握）

1.积极控制出血

（1）采取止血措施：**口、鼻黏膜出血时用浸有1%麻黄碱或0.1%肾上腺素棉球**、纱布或明胶海绵局部压迫止血。

（2）病情观察：监测生命体征，观察神志、面色，记录出血量，及时发现出血的危重情况，如面色苍白加重，呼吸、脉搏加快，出汗，血压下降提示失血性休克；**若患儿烦躁、嗜睡、头痛、呕吐，甚至惊厥、昏迷等，提示颅内出血；若呼吸变慢或不规则，双侧瞳孔不等大，对光反射迟钝或消失，提示合并脑疝。**

（3）避免损伤出血：**减少肌内注射或深静脉穿刺抽血**，必要时延长压迫时间，以免形成深部血肿；提供安全的生活环境，家具包上软垫；**限制剧烈运动及玩锐利玩具；禁食坚硬、多刺食物；保持大便通畅，防止用力排便诱发颅内出血。**

2.预防感染　对患儿实施保护性隔离，保持出血部位清洁，注意个人卫生；及时增减衣服，避免受凉；不到人多的公共场所。

参考答案

> 1.B　2.C　3.C　4.B　5.B　6.C　7.D　8.E　9.D　10.A　11.D　12.C　13.D
> 14.D　15.A　16.C　17.B　18.E

答案与解析

1.B　婴幼儿因缺乏黄骨髓，造血潜力较差，发生感染需要造血增加时，肝、脾和淋巴结可恢复到胎儿时期的造血状态，出现肝、脾、淋巴结肿大。

2.C　按世界卫生组织规定的标准：6个月~6岁贫血的诊断标准为Hb<110g/L。

3.C　营养性缺铁性贫血多见于6个月~2岁的婴幼儿。

4.B　铁摄入不足是导致婴儿缺铁的主要原因。

5~6.B、C　婴儿出生以后，奶粉喂养，未及时添加辅食，导致铁摄入不足。同时患儿出现了口唇、皮肤黏膜苍白等症状，血常规显示血红蛋白及红细胞均低于正常，红细胞以小细胞为主。上述症状和检查结果均为缺铁性贫血的典型表现。对于缺铁性贫血患儿的治疗，应首选口服铁剂。

7.D　为了减少对胃肠道的刺激，铁剂应饭后服，同时应用吸管服用，以免牙齿染色。铁剂可与稀盐酸、维生素C、果糖等同服，忌与影响铁吸收的食品如茶、咖啡、牛乳、钙片、植酸盐等同服。

8.E　铁剂服用3~4日后，网织红细胞开始上升，7~10日达高峰，1~2周后血红蛋白逐渐上升，说明治疗有效。

9.D　牛奶可降低胃液酸度，影响铁剂吸收，所以铁剂不能与牛奶同服。

10.A　为了预防缺铁性贫血的发生，婴儿出生应提倡母乳喂养，并及时添加含铁丰富的辅食，早产儿从2个月开始。

11.D　营养性巨幼细胞贫血是由于缺乏维生素B_{12}和（或）叶酸所引起的一种大细胞性贫血。

12.C　营养性缺铁性贫血是由于体内铁缺乏导致血红蛋白合成减少而引起的一种贫血。6个月至2岁的婴幼儿最多见。

13.D　巨幼红细胞性贫血如单纯由维生素B_{12}缺乏引起，不宜加用叶酸，以免加重神经系统症状。

14~15.D、A　营养性缺铁性贫血是由于体内铁缺乏导致血红蛋白合成减少而引起的一种贫血，因此应补充铁剂。营养性巨幼细胞贫血是由于缺乏维生素B_{12}和（或）叶酸所引起的一种大细胞性贫血，因此应补充叶酸。

16.C　小儿营养性缺铁性贫血应补充铁剂，首选口服。

17.B　小儿营养性巨幼细胞性贫血主要补充叶酸和维生素B_{12}。

18.E　肾上腺糖皮质激素治疗原发性血小板减少性紫癜的主要作用是降低毛细血管通透性，抑制血小板抗体产生。

第九章 泌尿系统疾病患儿的护理

要点分析

　　本章内容较为重要，历年常考。近5年的考试先后考查了急性肾小球肾炎的病因、临床表现、治疗原则和护理措施，原发性肾病综合征的病因及发病机制、治疗原则和护理措施，泌尿系感染的健康教育等等。整体的考查偏重于知识的记忆和应用。对于本章的复习，考生应着重掌握小儿泌尿系统的生理特点，急性肾小球肾炎的病因、临床表现、治疗原则和护理措施，原发性肾病综合征的病因及发病机制、临床表现、治疗原则和护理措施等内容。本章记忆性内容较多，考生可结合"锦囊妙记"中的方法进行记忆。

考点纵览

第一节　小儿泌尿系统解剖生理特点

（一）解剖特点（掌握）

　　1.肾脏　小儿年龄越小，肾脏相对越大。婴儿期肾脏位置较低，下级位于髂嵴以下平第4腰椎，2岁以后达髂嵴以上，故2岁以内小儿腹部触诊时容易扪及肾脏。

　　2.输尿管　婴幼儿输尿管长而弯曲，管壁肌肉及弹力纤维发育不良，易受压及扭曲导致梗阻，发生尿潴留而诱发感染。

　　3.膀胱　婴幼儿膀胱位置较高，尿液充盈时，在耻骨联合上易扪及，膀胱排尿受脊髓和大脑控制，1.5岁左右时可自主排尿。膀胱容量（ml）约为（年龄+2）×30。

　　4.尿道　新生儿女婴尿道长1cm，外口暴露且接近肛门，易受粪便污染，故上行性感染比男婴多。男婴尿道虽长，但常有包茎，积垢时也可引起上行性感染。

（二）生理特点（掌握）

　　1.肾功能　新生儿出生时肾单位数量已达成人水平，但生理功能不完善，调节能力弱，且储备能力差。

　　2.排尿次数及尿量　约93%的新生儿生后24小时内，99%在48小时内开始排尿。由于小儿新陈代谢旺盛，进水量多而膀胱容量较小，排尿次数频繁。学龄前儿童少于300ml，婴幼儿少于200ml，即为少尿。每日尿量少于50ml为无尿。新生儿每千克体重少于0.5ml/h即为无尿。

　　锦囊妙记：考生在记忆异常尿量时，可将小儿与成人进行对比。对成人而言，24小时尿量<400ml或每小时尿量<17ml，称为少尿。24小时尿量<100ml，称为无尿。24小时尿量>2500ml，称为多尿。

小试身手 1.正常婴儿每日尿量为

A.100~200ml　　　　　B.200~300ml　　　　　C.300~400ml

D.400~500ml　　　　　E.500~600ml

小试身手 （2~3题共用备选答案）

A.<50ml　　　　　　B.<100ml　　　　　C.<200ml

D.<300ml　　　　　　E.<400ml

2.婴幼儿少尿是指每日尿量

3.婴幼儿无尿是指每日尿量

3.尿液特点　<u>生后前几天尿液颜色深，稍浑浊，放置后出现红褐色沉淀，为尿酸盐结晶</u>。正常婴幼儿尿液淡黄透明，在寒冷季节放置后出现乳白色沉淀，此为盐类结晶使尿液变浑所致。

第二节　急性肾小球肾炎

急性肾小球肾炎是小儿泌尿系统最多见的疾病。临床上主要表现为急性起病，水肿、血尿、高血压，由多种病因引起，其中<u>多数发生于急性溶血性链球菌感染后</u>，被称为急性链球菌感染后肾炎。

一、病因及发病机制（熟练掌握）

<u>**最常见的病因是A组β溶血性链球菌引起**</u>的急性上呼吸道感染或皮肤感染后的一种免疫复合物性肾小球肾炎。

小试身手 4.患儿，8岁，2周前患上呼吸道感染后出现少尿，颜面水肿。入院后诊断为急性肾小球肾炎。该患儿最可能感染的病原体是

A.肺炎链球菌　　　　　B.甲型链球菌　　　　　C.草绿色链球菌

D.A组β溶血性链球菌　E.乙型溶血性链球菌

二、临床表现（熟练掌握）

<u>链球菌感染后1~3周发病</u>，链球菌感染灶以上呼吸道或脓皮病为主。

（一）典型表现

1.<u>血尿</u>　起病时几乎均有血尿，50%~70%的病例有肉眼血尿，也可呈洗肉水样。肉眼血尿多在1~2周内消失，镜下血尿可持续数月。

2.<u>水肿、少尿</u>　70%病例出现水肿，**晨起明显，轻者仅眼睑、面部水肿，重者全身水肿，水肿呈非凹陷性**。出现水肿的同时尿量明显减少。

3.<u>高血压</u>　约30%~80%患儿出现高血压，一般为轻度至中度高血压。病程1~2周内随尿量增多血压降至正常。

小试身手 5.急性肾小球肾炎典型的临床表现<u>**不包括**</u>

A.血尿　　　　　　　　B.水肿　　　　　　　　C.少尿

D.高血压　　　　　　　E.蛋白尿

4.**蛋白尿** 程度不等，约有20%的病例蛋白尿达肾病综合征水平。

（二）严重表现

1.**严重循环充血** 因水钠潴留、血浆容量增加导致循环充血。患儿出现气促、发绀、频咳、端坐呼吸、咳粉红色泡沫样痰、两肺底湿啰音，心率增快，甚或出现奔马律，肝脏肿大，颈静脉怒张，静脉压升高。

2.**高血压脑病** 血压急剧增高，脑血管痉挛或脑血管充血扩张出现脑水肿。**表现为剧烈头痛，恶心呕吐**，视物模糊或一过性失明，严重者惊厥、昏迷。

3.**急性肾衰竭** 少尿或无尿，暂时性氮质血症、电解质紊乱和代谢性酸中毒。

三、辅助检查（掌握）

（一）尿常规

镜检见大量红细胞，尿蛋白+~+++，可见透明、颗粒和红细胞管型。

（二）血液检查

1.血常规 轻中度贫血。

2.肾功能检查 血肌酐、尿素氮升高，内生肌酐清除率下降。

3.免疫学检查 **抗链球菌溶血素"O"（ASO）滴度多升高**，血清总补体（CH50）和C3下降，**多于起病后6~8周恢复正常**。

4.红细胞沉降率 多轻度增快。

（三）肾穿刺活检

对可能为急性肾炎或临床实验检查不典型或病情迁延者进行肾穿刺活体组织检查，以确定诊断。

四、治疗要点（掌握）

本病无特异性治疗，主要是休息和对症治疗。

1.一般治疗 急性期卧床休息，限制水分和钠盐摄入，避免使用肾毒素性药物，**使用青霉素及敏感药物10~14日清除体内感染灶**。

2.对症治疗

（1）水肿：明显水肿、少尿或循环充血者使用利尿药，选用氢氯噻嗪1~2mg/（kg·d），分2~3次口服，无效时需用呋塞米（速尿），口服或注射，每日1~2次。

（2）高血压：**血压持续升高、舒张压高于90mmHg（12.0kPa）时给予降压药，首选硝苯地平**，口服或舌下含服，每8~12小时1次；严重高血压时肌内注射利血平。**出现高血压脑病时首选硝普钠**5~20mg加入5%葡萄糖液100ml，开始以每分钟1μg/kg速度静脉滴注，无效时逐渐增加滴速，但最大不得超过每分钟8μg/kg，惊厥者给予地西泮止惊。

（3）严重循环充血：严格限制水钠入量，迅速降压和利尿。

（4）急性肾衰竭：维持水电解质平衡，及时处理高钾血症和低钠血症，必要时透析疗法。

五、护理措施（熟练掌握）

1.休息 一般急性期起病2~3周应卧床休息，待<u>水肿消退、血压降至正常、肉眼血尿消失后，可下床轻微活动；红细胞沉降率恢复正常后可上学，但仍需避免体育活动；Addis计数正常后恢复正常生活。</u>

> 锦囊妙记：这一部分是考查重点，考生应掌握急性肾小球肾炎患儿何时可下床活动，何时可上学，何时可恢复正常生活。

小试身手 6.急性肾小球肾炎患儿可恢复正常生活的指征是

A.肉眼血尿消失　　　　B.水肿消退　　　　C.血压降至正常

D.血沉正常　　　　　　E.Addis计数正常

2.饮食管理 少尿时限制水和钠盐摄入，<u>每日食盐量<1g</u>，严重病例钠盐限制于每日60mg/kg，有氮质血症时限制蛋白质摄入，给优质动物蛋白每日0.5g/kg；供给高糖饮食以满足热量的需求；严重水肿、尿少时限制水摄入。

小试身手 7.急性肾小球肾炎患儿应用低盐饮食应持续到

A.水肿消退、血压正常　B.镜下血尿消失　　　C.血沉恢复正常

D.尿量恢复正常　　　　E.全部症状消失

小试身手 8.急性肾小球肾炎患儿在急性期饮食中每日食盐量为

A.<1g　　　　　　　　B.3~4g　　　　　　　C.5~6g

D.7~8g　　　　　　　E.10~12g

3.病情观察

（1）水肿：注意水肿程度、部位。每日或隔日测体重一次。

（2）尿量及尿色：每日做好出入量记录，每周2次尿常规检查。

（3）并发症：严密观察生命体征变化，<u>若患儿突然出现血压升高、剧烈头痛、呕吐、一过性失明、惊厥等，提示高血压脑病</u>，应立即配合医生救治。若发现呼吸困难、青紫、颈静脉怒张、心率增加需警惕发生循环充血，应配合医生进行抢救。

4.用药观察

（1）使用利尿药时观察尿量、水肿、血压变化，观察水电解质紊乱的症状。

（2）利血平降压时应定时测量血压，指导患儿避免突然起立，防止直立性低血压；如硝普钠应新鲜配制，避光，准确控制液体速度及浓度，以防遇光后变质。

5.健康教育 向患儿及家长介绍本病为自限性疾病，预后良好。介绍发病因素及防治方法，告知休息及对症治疗，尤其应<u>强调限制患儿活动是控制病情发展的重要措施</u>，锻炼身体，增强体质，避免或减少上呼吸道感染，彻底清除感染灶是预防的主要措施，出院后适当限制活动，定期门诊随访，保证彻底痊愈。

第三节　原发性肾病综合征

肾病综合征是由多种病因引起肾小球基底膜受损，通透性升高，机体出现<u>大量</u>

蛋白尿、低蛋白血症、高脂血症和不同程度的水肿等表现的一组综合征。

（一）病因及发病机制（熟练掌握）

单纯性肾病可能与T细胞功能紊乱有关，肾炎性肾病患儿肾组织中可见免疫球蛋白和补体成分沉积，提示与免疫性损伤有关。

蛋白尿是肾病综合征最根本的病理生理特点，水肿、低蛋白血症、高脂血症均是蛋白尿的结果。

病理改变	发生机制
大量蛋白尿	肾小球毛细血管通透性增高，大量血浆蛋白漏入尿
低蛋白血症	**大量血浆蛋白经尿中丢失**
水肿	低蛋白血症使血浆胶体渗透压降低，水和电解质由血管内外渗到组织间隙
高脂血症	低蛋白血症促使肝脏合成脂蛋白增加

> 锦囊妙记：考生应理解肾病综合征的发病机制。蛋白尿→低蛋白血症→血浆胶体渗透压下降→水肿。

同时低蛋白血症所致的胶体渗透压降低及（或）尿内丢失一种调节因子而引起肝脏对胆固醇、甘油三酯及脂蛋白的合成增加→高脂血症。

小试身手 9.引起肾病综合征水肿的主要原因是

A.低钾血症　　　　　　B.低钠血症　　　　　C.氮质血症

D.低蛋白血症　　　　　E.高胆固醇血症

（二）临床表现（熟练掌握）

1.单纯性肾病　　2~7岁多见，缓慢起病，**主要表现为全身凹陷性水肿，颜面、下肢、阴囊明显**，严重者面色苍白、疲倦、畏食，可出现腹水、胸水。

2.肾炎性肾病　　学龄期儿童多见。一般水肿不严重，除具备肾病四大特征外，出现明显血尿、高血压、血清补体下降和不同程度氮质血症。

3.并发症

（1）**感染：最常见的并发症和引起患儿死亡的原因**。可出现呼吸道、皮肤、泌尿道感染和原发性腹膜炎等，其中**以上呼吸道感染为主**。

（2）电解质紊乱和低血容量：出现低钠、低钾血症，与长期使用利尿剂，肾上腺皮质激素以及低盐饮食有关。由于钙结合蛋白丢失，以及肾病时25-（OH）维生素D_3结合蛋白丢失等，血钙降低。

（3）血栓形成和栓塞：因肝脏合成凝血因子和纤维蛋白原增加，尿中丢失抗凝血酶Ⅲ，高脂血症等使血液黏滞度增高，血流缓慢、血小板聚集增加，患儿易形成血栓。**肾静脉血栓最为常见**，表现为腰痛或腹痛，肉眼血尿或急性肾衰。

（4）急性肾衰竭：多因低血容量引起肾前性急性肾衰竭。

（5）生长延迟：多见于反复发作和长期使用大剂量皮质激素治疗的患儿。

小试身手 10.小儿肾病综合征常见的并发症是

A.水肿、感染、高胆固醇血症

B.低蛋白血症、血栓形成、肾功能衰竭

C.感染、血栓形成、电解质紊乱

D.低蛋白血症、高血压脑病、电解质紊乱

E.水肿、肾功能衰竭、高血压脑病

（三）辅助检查（了解）

1.尿液检查　尿蛋白定性多为+++，24小时尿蛋白定量≥50mg/（kg·d），随机或晨尿尿蛋白/肌酐（mg/mg）≥2.0。

2.血液检查　血浆总蛋白及白蛋白降低，血白蛋白浓度<25g/L，白/球比例（A/G）倒置；胆固醇>5.7mmol/L；血沉增快；肾炎性肾病者血清补体降低，有不同程度氮质血症。

（四）治疗要点（掌握）

1.一般治疗

（1）休息和饮食：同急性肾炎护理。

（2）防治感染：抗生素不作为预防用药，一旦发生感染应积极使用抗生素控制感染。预防接种需在病情完全缓解且停用糖皮质激素3个月后再进行。

2.对症治疗　水肿较重患儿使用氢氯噻嗪、螺内酯（安体舒通）、呋塞米利尿。水肿显著的患儿给予低分子右旋糖酐，每次10ml/kg，静脉滴注1小时后再静脉推注呋塞米，常可产生良好的利尿效果；也可输注白蛋白，但反复输注可影响肾病的缓解，并对长期预后不利，故不宜多输。

3.糖皮质激素　<u>糖皮质激素为治疗肾病的首选药物</u>，多采用中长程疗法。

> 锦囊妙记：小儿肾病综合征、原发免疫性血小板减少症均为免疫性疾病，治疗首选肾上腺糖皮质激素。

小试身手 11.患儿男。5岁，单纯性肾病诱导缓解首选药物是

A.抗生素　　　　　B.利尿剂　　　　　C.低分子右旋糖酐

D.泼尼松　　　　　E.环磷酰胺

4.免疫抑制剂治疗　适用于激素耐药、激素依赖及频繁复发或频繁反复病例，常用药物为环磷酰胺、苯丁酸氮芥、环孢素等。

（五）护理措施（熟练掌握）

1.休息　除严重水肿和高血压外，一般无须卧床休息。卧床期间经常变换体位，防止血栓形成。腹水严重出现呼吸困难时取半卧位。

2.饮食护理

（1）明显水肿或高血压时短期内限制钠盐摄入，一般供盐1~2g/d，病情缓解后

不必继续限盐。

（2）**蛋白质摄入控制在每日1.5~2.0g/kg左右，以高生物效价的优质蛋白如乳、蛋、禽、牛肉等为宜**，鱼蛋白摄入过量会造成肾小球高滤过，导致细胞功能受损。

> 锦囊妙记：在小儿肾脏疾病中，除肾病综合征为高生物效价优质蛋白饮食以外，其余均为低盐、低蛋白饮食。

（3）补充各种维生素和矿物质，如维生素B、C、D、P及叶酸、钙、锌等。

3.预防感染　与感染性疾病患儿分开收治，病房空气每日消毒，减少探视人数。

4.皮肤护理　保持皮肤清洁、干燥，及时更换内衣；保持床铺清洁，经常翻身；腋窝及腹股沟处每日擦洗1~2次，并保持干燥，预防感染；臀部及四肢水肿严重时，受压部位垫软垫，或用气垫床；**阴囊水肿用棉垫或吊带托起**，皮肤破损涂碘附预防感染。严重水肿者尽量避免肌内注射，因水肿严重，药物不易吸收，可从注射部位外渗，导致局部潮湿、糜烂、感染。

> 锦囊妙记：小儿肾病综合征、急性腮腺炎出现均可出现阴囊水肿，应用棉垫或吊带托起。

小试身手 12.患儿，男，7岁，因眼睑、阴囊水肿1周入院。入院后诊断为"肾病综合征"。现患儿阴囊皮肤发亮，高度水肿。护士应采取的主要措施是

A.高蛋白饮食　　　　　　B.卧床休息
C.用吊带托起阴囊，并保持干燥　　D.预防感染
E.限制钠的摄入

5.观察药物疗效及不良反应

（1）激素治疗期间每日监测血压、尿量、尿蛋白、血浆蛋白的变化。使用泼尼松过程中注意观察皮质激素的不良反应，如高血压、库欣综合征、消化性溃疡、骨质疏松等，遵医嘱及时补充维生素D、钙剂，预防骨质疏松或手足搐搦症。

（2）严重水肿患儿使用利尿药时注意尿量、血压和电解质紊乱。

（3）使用免疫抑制剂如环磷酰胺时，监测白细胞计数、胃肠道反应和出血性膀胱炎等，用药期间多饮水和定期查血常规。

（4）抗凝和溶栓疗法能改善肾病的临床症状，改变患儿对激素的效应，从而达到理想的治疗效果。用药过程中注意监测凝血时间及凝血酶原时间。

第四节　泌尿道感染

泌尿道感染是指病原体侵入尿路，在尿中生长繁殖并侵犯尿路黏膜或组织而引起损伤。泌尿道感染分为肾盂肾炎、膀胱炎和尿道炎。

（一）病因（熟练掌握）

1.病原体　包括细菌、真菌、支原体、病毒，其中细菌最常见。**尿路感染的致病菌80%以上为大肠埃希菌**，其次为克雷伯杆菌、肠杆菌、变形杆菌。

2.感染途径　**上行感染最主要的感染途径**。

3.易感因素

（1）解剖生理特点：**小儿输尿管长而弯曲，管壁肌肉及弹力纤维发育差**，易于扩张引起尿潴留而导致细菌繁殖。**女孩尿道短，尿道口与肛门毗邻，易受粪便污染；男孩由于包皮过长，包茎积垢，易引起上行感染**；便秘和排尿功能障碍也会引起尿路感染。

> 锦囊妙记：女婴尿道口邻近阴道、肛门，男婴常有包茎，为细菌的上行感染创造了条件。

（2）先天畸形、尿路梗阻及膀胱输尿管反流：增加尿路感染的危险性，也是尿路感染迁延不愈和反复发作的原因。

（3）泌尿道抗感染功能缺陷：如IgA抗体生成不足和局部黏膜缺血缺氧等使细菌易于入侵。

（4）其他：如小儿不能控制大小便，更换尿布不及时，以及患糖尿病、长期使用糖皮质激素或免疫抑制剂的患儿，易导致感染发生。

（二）临床表现（熟练掌握）

1.急性感染

（1）新生儿：**症状不典型，多以全身症状为主**，可有发热、体温不升、皮肤苍白、体重不增、拒乳、腹泻、嗜睡和惊厥，**局部尿路刺激症状不明显**。

（2）婴幼儿：**以全身症状为主**，可有高热、呕吐、面色苍白、腹胀、腹泻等，精神萎靡和惊厥。**局部症状为排尿时哭闹、排尿中断、夜间遗尿等**，尿路刺激症状如尿频、尿急、尿痛随年龄增长而逐渐明显。

（3）年长儿：表现与成人相似，部分小儿以遗尿为首发症状，上尿路感染出现发热、腹痛、肾区叩痛、遗尿等。下尿路感染出现尿频、尿急、尿痛。

2.慢性感染　指病程在6个月以上，可无明显症状，也可间断发热、脓尿、菌尿等，或反复发作伴乏力、贫血、体重减轻及肾功能减退。

3.无症状性菌尿：常同时伴有尿路畸形和既往有症状的尿路感染。

（三）辅助检查（了解）

1.尿常规　清洁中段尿沉渣见白细胞≥5个/HP即可怀疑尿路感染。

2.尿涂片找细菌　油镜下如每个视野都能找到1个细菌，表明尿内细菌数>10^5/ml以上，有诊断意义。

3.尿培养　**尿细菌培养及菌落计数是诊断尿路感染的主要依据**，中段尿培养尿内菌落数≥10^5/ml可确诊，10^4~10^5/ml为可疑，<10^4/ml为污染。**留尿时应保持外阴**

清洁。收集中段尿标本及时送检，通过耻骨上膀胱穿刺收集的尿培养，只要发现有细菌生长，即可诊断。

4.影像学检查。

（四）治疗原则（掌握）

休息，多饮水。使用有效抗生素，减少复发。选用氨苄西林、头孢氨苄、头孢唑林钠、头孢曲松、磺胺药、喹诺酮类等。**急性感染第一次发作，疗程10~14日。** 再发性感染（包括复发性及再感染）、急性发作用药2周左右，急性感染控制后改用小剂量长程抑菌治疗，疗程持续4~6个月。

> 锦囊妙记：泌尿系感染的小儿，鼓励其多饮水可以增加尿量，促进细菌毒素排出。

（五）护理措施（熟练掌握）

1.一般护理

（1）休息：急性期卧床休息，**鼓励患儿多饮水**。

（2）饮食：给予高热量、高蛋白质和高维生素易消化饮食，食物品种多样，促进食欲，增强机体抵抗力。发热患儿宜给予流质或半流质饮食。

2.对症护理　高热、头痛、腰痛患儿遵医嘱使用解热镇痛药缓解症状。尿路刺激症状明显者酌情应用阿托品、山莨菪碱等抗胆碱药或应用碳酸氢钠碱化尿液。保持会阴部清洁，便后冲洗外阴，小儿勤换尿布。

3.送检尿标本　避免污染，常规清洁消毒外阴后留取中段尿标本。

4.用药护理　注意用药时间、方法，观察药物不良反应，饭后服药可减轻胃肠道症状；**服磺胺类药时应多喝水**，观察有无血尿、尿少、无尿、恶心、呕吐及食欲减退等不良反应。

5.健康教育　指导家长为婴儿勤换尿布，**幼儿不穿开裆裤或紧身裤**，便后洗净臀部，保持清洁；**女孩清洗外阴时从前向后擦洗**，单独使用洁具，**防止肠道细菌污染尿道，引起上行性感染**；男孩及时处理包茎、女孩处女膜伞及蛲虫病等，减少感染因素。按时服药，完成疗程，定期复查，防止复发与再感染。疗程结束后每月随访1次，连续3个月，反复发作者每3~6个月复查1次，共2年或更长。

小试身手 13.关于泌尿道感染的护理措施，**错误的是**

A.鼓励患儿大量饮水　　　　　　B.给予高热量，易消化的饮食

C.收集尿标本时应常规消毒清洁外阴　D.清洗女婴外阴时从后向前擦洗

E.为婴儿勤换尿布

参考答案

1.D　2.C　3.A　4.D　5.E　6.E　7.A　8.A　9.D　10.C　11.D　12.C　13.D

答案与解析

1.D　正常情况下，婴儿每天排尿量为400~500毫升，幼儿为500~600毫升，学龄前儿童为600~800毫升，学龄儿童为800~1400毫升。

2~3.C、A　婴幼儿每日尿量少于200ml，为少尿；每日尿量少于50ml为无尿。

4.D　急性肾小球肾炎最常见的病因是上呼吸道感染A组β型溶血性链球菌后引起免疫复合物沉积肾小球而致。

5.E　急性肾小球肾炎是小儿泌尿系统最多见的疾病，临床上主要表现为急性起病，水肿、血尿、高血压。

6.E　急性肾小球肾炎患儿起病2周内应卧床休息，待水肿消退、血压降至正常、肉眼血尿消失后，可下床轻微活动；Addis计数正常后恢复正常生活。

7.A　急性肾小球肾炎患儿应限制水和钠盐的摄入，直到患儿尿量增加、血压正常后方可恢复正常饮食。

8.A　急性肾小球肾炎患儿少尿时，应限制水和钠盐的摄入，每日食盐量<1g，严重病例钠盐限制于每日60mg/kg。

9.D　肾病综合征水肿发生的机制为：蛋白尿→低蛋白血症→血浆胶体渗透压下降→水肿。

10.C　小儿肾病综合征常见的并发症包括：感染、电解质紊乱与低血容量、高凝状态与血栓形成、急性肾衰竭等。

11.D　单纯性肾病诱导缓解首选药物是泼尼松。

12.C　小儿肾病综合征患儿出现阴囊水肿时，应用棉垫或吊带将其托起，以减轻水肿。

13.D　为女婴清洗外阴时，应从前向后擦洗防止肛门周围的细菌污染尿道，引起上行性感染。

第十章　神经系统疾病患儿的护理

要点分析

　　本章内容较为重要，历年考试都有涉及。近5年的考试先后考查了神经反射、化脓性脑膜炎的病因、临床表现、辅助检查和护理措施等。整体的考查偏重于知识的记忆和应用。对于本章的复习，考生应着重掌握神经反射、化脓性脑膜炎的临床表现、辅助检查和护理措施等内容。本章记忆性内容较多，考生可结合"锦囊妙记"中的方法进行记忆。

考点纵览

第一节　小儿神经系统解剖生理特点

（一）小儿神经系统特点（掌握）

　　1.大脑　　小儿出生时大脑重量约为370g，占体重的1/8~1/9。其大脑外观与成人大脑外观十分相似，脑表面出现主要沟回，但较浅且发育不完善，皮质较薄，细胞分化较差，髓鞘形成不全，对外来刺激反应缓慢且易泛化。<u>小儿脑耗氧量高，在基础代谢状态下占总耗氧的50%，而成人仅为20%，因此小儿对缺氧的耐受性比成人差。</u>

　　　锦囊妙记：小儿神经系统最先发育，出生时已发育较为完善，因此其耗氧量相对较高，占总耗氧量的50%。

　　2.脊髓　　在出生时小儿脊髓的发育已较为成熟，重约2~6g，是成人脊髓的1/5~1/4，脊髓发育与运动发展的功能相平行，随年龄增长，脊髓加长增重，胎儿时脊髓末端在第2腰椎下缘，新生儿时达第3腰椎水平，随年龄增长，4岁时达第1腰椎。所以腰椎穿刺时应注意避免损伤。

（二）神经反射

神经反射	类型	举例
终身存在的反射	浅反射：<u>出生时即存在，终生不消失的反射</u>	<u>角膜反射、瞳孔反射、结膜反射、吞咽反射</u>
	腱反射	肱二头肌、肱三头肌腱反射、膝腱反射、跟腱反射

续表

神经反射	类型	举例
暂时性反射	出生时存在，以后逐渐消失的反射	迈步反射、握持反射、拥抱反射、觅食、吸吮反射
	出生时不存在以后逐渐出现并终生存在的反射	降落伞反射9~10个月时出现；平衡反射（支撑反射）5~7个月时出现

锦囊妙记：小儿出生后终身存在的反射即为体格检查时需检查的角膜反射、瞳孔反射、结膜反射、吞咽反射。

小试身手　1.出生时存在，且永不消失的神经反射是

A.吸吮反射　　　　　　B.觅食反射　　　　　　C.拥抱反射

D.握持反射　　　　　　E.吞咽反射

3.病理反射　巴宾斯基征、戈登征、霍夫曼征、查多克征等。

4.脑膜刺激征　颈强直、凯尔尼格征、布鲁津斯基征等。

第二节　化脓性脑膜炎

化脓性脑膜炎是由各种化脓性细菌感染引起的脑膜炎症，主要表现为发热、呕吐、头痛、烦躁、嗜睡、惊厥、脑膜刺激征及脑脊液改变。

（一）病因及发病机制（熟练掌握）

化脓性脑膜炎常见的病原体有脑膜炎奈瑟菌、流感嗜血杆菌、大肠埃希菌、肺炎链球菌、葡萄球菌等，其中**最为多见的是脑膜炎奈瑟菌、流感嗜血杆菌**。

在细菌毒素和多种炎症相关细胞因子作用下，软脑膜、蛛网膜和表层脑组织出现炎症反应，表现为广泛性血管充血、中性粒细胞浸润和纤维蛋白渗出，伴有弥散性血管源性和细胞毒性脑水肿。

5岁以下儿童多见，婴儿期是患病的高发期。一年四季均可发生。冬春季节感染脑膜炎患儿，其病原体以肺炎链球菌多见，春秋季常见的有脑膜炎奈瑟菌、B型流感嗜血杆菌为主。其常见入侵途径有上呼吸道感染、胃肠道感染、皮肤、黏膜及新生儿脐部感染，少数由其邻近组织感染，如中耳炎、乳突炎等，直接侵犯到脑膜。

（二）临床表现

1.暴发型　起病急，发热、头痛、呕吐、烦躁、抽搐等，脑膜刺激征阳性。**皮肤迅速出现出血点或瘀斑**，意识障碍、血压下降和弥散性血管内凝血，进行性休克，若不及时治疗24小时内死亡。常见病原体为脑膜炎奈瑟菌。

2.亚急型　发病前数日有上呼吸道或胃肠道感染症状，年长儿诉头痛、肌肉酸痛，婴幼儿表现为发热、呕吐、烦躁、易激惹、精神萎靡、目光凝视、惊厥、昏迷。病原体常见为流感嗜血杆菌或肺炎链球菌。

<u>新生儿化脓性脑膜炎，缺乏典型症状和体征。起病时表现与新生儿败血症类似，有发热或体温波动、面色青灰、拒乳、凝视、哭声调高而尖、心率慢、青紫、惊厥。神经系统表现为嗜睡、前囟紧张膨隆，脑膜刺激征不明显。</u>病原体以大肠埃希菌、葡萄球菌多见，故新生儿患败血症时应警惕发生化脓性脑膜炎。查体：颅内压增高、头痛、呕吐，婴幼儿前囟饱满、颅缝增宽、双侧瞳孔反射不对称，甚至出现脑疝。脑膜刺激征阳性，20%~30%患儿出现部分或全身惊厥。

3.并发症

（1）硬脑膜下积液：颅骨透照试验阳性+诊断性穿刺可明确诊断。

（2）脑积水：化脓性脑膜炎，因脑脊液循环发生粘连阻塞引起脑积水。

（3）脑室管膜炎：多见于革兰阴性杆菌感染，病程初期未及时治疗的婴儿脑膜炎患者。

（三）辅助检查（了解）

1.脑脊液

（1）压力升高，<u>外观浑浊或呈脓性，</u>白细胞计数明显升高大于等于1000×10^6/L，<u>以中性粒细胞为主；蛋白升高，糖和氯化物下降。</u>

（2）<u>涂片革兰染色找菌</u>（阳性率70%~90%）。

小试身手　2.疑为化脓性脑膜炎，辅助检查中最有价值的是

A.脑脊液中白细胞数降低　　　　　B.脑脊液中氯化物升高

C.脑脊液涂片检菌阳性　　　　　　D.脑脊液中性粒细胞降低

E.脑脊液中糖含量降低

2.血象　白细胞总数明显升高，高达（20~40）×10^9/L；分类以中性粒细胞增加为主，占80%以上。

小试身手　3.下列关于化脓性脑膜炎患儿脑脊液特点的描述，<u>错误的是</u>

A.糖和氯化物一般在正常范围　　　B.压力升高

C.细胞增多，以中性粒细胞为主　　D.外观浑浊或呈脓性

E.蛋白升高

（四）治疗原则（掌握）

早期、联合使用抗生素进行病原学治疗，坚持用药、对症处理、治疗并发症及支持疗法。

（五）护理措施（熟练掌握）

1.一般护理　①体温18℃~22℃，湿度50%~60%；②鼓励患儿多饮水，体温大于38.5℃时，应在30分钟内使体温降至正常水平。可采用物理降温（头枕冰袋、酒精擦浴、温水浴），药物降温（阿苯片、对乙酰氨基酚、阿司匹林等）每4小时测体温一次。降温后30分钟测体温一次。遵医嘱定时使用抗生素。做好口腔护理，每

日2~3次。

2.饮食护理　给予高蛋白、高热量、高维生素饮食，不能进食者给予鼻饲。记录24小时出入液量。

3.观察病情　观察皮肤弹性、黏膜湿润程度。密切监测生命体征1次并记录。评估发生窒息危险的程度，严密观察患儿生命体征、神志、瞳孔变化，如出现脉搏减慢、呼吸节律不规则、瞳孔不等大等圆、对光反射减弱或消失应遵医嘱给予镇静药（地西泮）、脱水药（20%甘露醇每次1~2g/kg30分钟内推入静脉），协助患儿取侧卧位或头偏向一侧。备好吸痰用物。

4.防止并发症　评估皮肤情况及可能受损程度。保持皮肤（尤其注意臀部）清洁、干燥，大小便不能控制者及时更换并冲洗肛周。及时更换潮湿衣服，**先穿患侧，再穿健侧，脱衣服时，应先脱健侧，再脱患侧**。保持肢体功能位，防止足下垂发生。每1~2小时翻身一次。翻身时避免拖、拉、拽等动作，防止擦伤。减少探视人员及探视次数，绝对卧床休息，治疗及护理工作相对集中，减少不必要的干扰。

小试身手 4.患儿，男，10月，诊断为"化脓性脑膜炎"，今晨出现烦躁不安、喷射性呕吐，右眼斜视，前囟饱满，肌张力增高，呼吸节律不整。遵医嘱使用甘露醇降低颅内压，下列护理措施正确的是

A.发现甘露醇药液结晶，不能使用

B.15分钟内快速静脉输完药液

C.可与其他药液经同一静脉通道同时输入

D.20%甘露醇，一般4~8小时给药一次

E.不能静脉推注

第三节　病毒性脑炎

病毒性脑炎是由多种病毒引起的中枢神经系统感染性疾病。由于病原体致病性和宿主反应过程不同，形成不同疾病类型。炎症过程在脑膜，临床表现为病毒性脑膜炎；炎症累及大脑实质时，以病毒性脑炎为临床表现。

（一）病因及发病机制（熟练掌握）

80%因肠道病毒引起（如柯萨奇病毒、埃可病毒），其次为虫媒病毒（如乙脑病毒）、腮腺炎病毒和疱疹病毒等，虫媒病毒感染者约占5%。

病理检查见：脑膜充血，脑膜和血管周围淋巴细胞和浆细胞浸润。血管内皮细胞及周围组织坏死、神经髓鞘变性、神经元破坏。有的脑炎患者，病毒自呼吸道、胃肠道或经昆虫叮咬侵入人体后在淋巴系统繁殖，通过血液循环到达各脏器，在入侵神经系统之前，机体出现发热等全身症状；病毒在脏器中大量繁殖进一步播散至全身，直接破坏神经组织，神经组织对病毒抗原的剧烈反应导致脱髓鞘病变、血管和血管周围损伤，供血不足。

（二）临床表现（熟练掌握）

1.病毒性脑膜炎　急性起病，发病前数日有前驱症状，主要表现为发热、恶

心、呕吐，年长儿诉头痛、颈、背、下肢疼痛、畏光等，但意识多不受累，可有颈强直，无局限性神经系统体征。病程大多在1~2周。

2.病毒性脑炎　开始时症状较轻，为不同程度发热，随后体温增高出现不同程度意识障碍，轻者表情淡漠、嗜睡，重者神志不清、谵妄、昏迷，或出现精神障碍。颅内压增高时出现头痛、呕吐、局限性或全身性抽搐，严重者引起脑疝，甚至因呼吸循环衰竭而死亡。中枢神经系统受损部位不同可出现不同的局限性神经系统体征。病毒性脑炎病程在2~3周，多能完全恢复，但少数留有智力发育落后、肢体瘫痪、癫痫等后遗症。

（三）辅助检查（了解）

1.脑脊液压力升高，白细胞数轻度增多（<300×10⁶/L），早期以中性粒细胞为主，后期以淋巴细胞为主，蛋白质轻度增高，一般糖和氯化物在正常范围。

> 锦囊妙记：化脓性脑膜炎与病毒性脑膜炎脑脊液检查中主要的不同点是糖和氯化物的含量。

2.病毒学检查　部分患儿脑脊液病毒培养及特异性抗体检测阳性。恢复血清特异性抗体滴度高于急性期4倍以上有诊断价值。

（四）治疗要点（掌握）

支持和对症治疗，如降温、止惊、降低颅内压、改善脑微循环、抢救呼吸和循环衰竭。选用阿昔洛韦抗病毒治疗等。

（五）护理措施（熟练掌握）

1.降温　监测体温，观察热型及伴随症状。出汗后及时更换衣物，体温>38.5℃时给予物理降温或遵医嘱药物降温，静脉补液。

2.促进脑功能恢复　向患儿介绍环境，减轻其焦虑与不安。减轻环境中引起患儿坐立不安的刺激因素。纠正患儿的错误概念和定向力障碍。如患儿出现幻觉，讨论幻觉的内容，以便采取恰当的措施。为患儿提供保护性的看护和日常生活的细心护理。

3.促进肢体功能的恢复　保持瘫痪肢体于功能位置。病情稳定后及早督促患儿进行肢体的被动或主动功能锻炼，活动时循序渐进，加强防护，防碰伤。每次改变锻炼方式时给予指导、帮助和正面鼓励。

4.观察病情、保证营养供应。

（1）患儿取平卧位，一侧背部稍垫高，头偏向一侧，促进分泌物排出；上半身抬高20°~30°，促进静脉回流，降低脑静脉窦压力，降低颅内压。

（2）每2小时翻身一次，轻拍背部，促进痰液排出，减少坠积性肺炎。

（3）密切观察瞳孔、呼吸，以防因移动体位至脑疝形成和呼吸骤停。

（4）保持呼吸道通畅、给氧，如痰液堵塞应立即气管内吸痰，必要时做气管切开或使用人工呼吸。

（5）对昏迷或吞咽困难的患儿，尽早给予鼻饲，保证热卡供应，做好口腔护理。

（6）输注能量合剂营养脑细胞，促进脑功能恢复。

（7）控制惊厥、保持镇静　任何躁动不安均能加重脑缺氧，遵医嘱使用镇静药、抗病毒药、激素、促进苏醒等药物等。

5.健康教育　指导家长作好智力训练和瘫痪肢体功能训练。继发癫痫者指导长期正规服用抗癫痫药物。出院患儿定期随访。

第四节　急性感染性多发性神经根炎

急性感染性多发性神经根神经炎又称吉兰–巴雷综合征，主要表现为急性、对称性、弛缓性肢体瘫痪，伴周围性感觉障碍。一年四季均可发病，7~9月为高峰，农村高于城市，常见于10岁以内小儿。

（一）病因及发病机制（熟练掌握）

多数学者认为本病是免疫介导的迟发型超敏反应。<u>其病变主要发生在脊神经根、近、远端神经均可受累</u>，以近端神经根及神经较重，脑神经亦可受累。

（二）临床表现（熟练掌握）

1.前驱感染　起病前1~6周有上呼吸道感染或轻度肠道感染病史。部分患儿有受凉或劳累的诱因。

2.起病初期先有肌肉不适或疼痛　常出现下肢肢体无力、麻木、疼痛，尤其是大腿前后侧疼痛感明显，可伴发热，1~2周达高峰。

3.**运动障碍**　<u>自肢体远端开始，首先出现行走无力，易摔倒，肌肉呈对称性无力</u>，2~3日内发展到上肢、腰背、躯干，患儿不能坐起和翻身，手足下垂，肢体瘫痪等，随病情逐渐发展，肢体近端呈弛缓性瘫痪。急性起病者在24小时内即可出现严重的肢体瘫痪以及呼吸机麻痹。

> 锦囊妙记：呼吸障碍是急性感染性多发性神经根神经炎患儿死亡的主要原因。

4.脑神经障碍　患儿不能抬头，吞咽困难、进食呛咳，患侧眼裂增大，鼻唇沟变浅或消失，口角向健侧歪斜。

5.自主神经障碍　自主神经受累时患儿出现视物不清、多汗、面色潮红、腹痛、直立性低血压、心律不齐，甚至发生心脏骤停。

6.感觉障碍　年长儿诉手足麻木、疼痛，早期出现手套或袜套状感觉减退。

（三）辅助检查（了解）

脑脊液检查：80%~90%患儿脑脊液蛋白含量逐渐增高，2~3周达正常时的2倍。4周后逐渐下降。<u>细胞数正常，蛋白细胞分离现象为本病的特征</u>，糖含量正常，细菌培养阴性。

小试身手 5.急性感染性多发性神经根神经炎脑脊液检查的特征是

A.蛋白含量增高　　　　B.细胞数正常　　　　C.蛋白细胞分离

D.糖含量正常　　　　　E.细菌培养阴性

（四）治疗原则（掌握）

生命支持、对症处理、呼吸肌麻痹抢救。药物治疗、血浆置换和静脉滴注大剂量免疫球蛋白可显著缩短病程，改善预后。

（五）护理措施（熟练掌握）

1. 维持呼吸功能　室内空气新鲜、温湿度适宜，温度20℃~22℃，湿度55%~60%，每2~4小时观察患儿神志、面色、呼吸、心律、心率、血压及胸廓起伏，评估患儿呼吸肌及膈肌麻痹程度。保持呼吸道通畅，鼓励患儿咳嗽、有咳嗽动作时应双手挤压膈肌，协助排痰。及时清理口鼻腔分泌物。口腔护理，每日2~3次。呼吸困难者给予低流量氧气吸入。

患儿自主呼吸不能提供足够氧气量时，遵医嘱给予机械人工通气。烦躁者遵医嘱使用镇静药。每1~2小时监测呼吸机各项指标，观察患儿生命体征，每1~2小时翻身、拍背1次，促进痰液排出，防止坠积性肺炎。

小试身手 6.急性感染性多发性神经根神经炎患儿出现呼吸肌麻痹时应
A.高流量给氧　　　　B.人工呼吸　　　　C.静脉给予呼吸兴奋剂
D.气管插管或切开　　E.去枕平卧

2. 对症护理　评估体温变化程度。每4小时测量体温1次，体温维持在36℃~37.4℃。体温增高时给予物理降温或药物降温。遵医嘱使用抗生素。

3. 皮肤护理　评估皮肤受压程度。保持床单干净、整洁、无渣屑。骨隆凸处给予棉垫或气垫圈保护，也可用50%红花酒精按摩，定时翻身，减轻局部皮肤受压，防止压疮。每日用温水擦浴1次，并做全身按摩。每日评估皮肤完整程度。

4. 营养维持　评估患儿营养状况。监测患儿营养摄入情况。每周测体重1次。给予高蛋白、高热量、高维生素易消化饮食，少量多餐，根据患儿咀嚼和吞咽能力，给予流食或半流食，添加患儿喜爱食品，促进食欲。不能进食者遵医嘱留置胃管。必要时静脉给予高营养。

5. 运动障碍的护理　评估躯体障碍的损伤程度。急性期保持瘫痪肢体功能位，肢体做被动锻炼。恢复期鼓励患儿进行肢体的被动或主动功能锻炼，如吹气球、手持物、抬腿等，恢复肢体活动功能。肢体功能锻炼时应循序渐进，防止意外。协助患儿完成生活自理。

6. 预防感染　室内空气新鲜、温湿度适宜，病室每日空气消毒2次，缩短探视时间与次数。严格执行无菌技术操作。与感染的患儿分室居住。根据天气变化及时增减衣服，防止受凉。

第五节　脑性瘫痪

是指由于各种原因造成发育期胎儿或婴儿非进行性脑损伤，临床以运动发育和姿势异常为主要特征，可伴癫痫、智力低下，抽搐及视听或语言功能障碍。

（一）病因及发病机制（熟练掌握）

1. 出生前　胎儿期感染、出血、发育畸形及母亲妊娠期间患高血压、糖尿病、腹部外伤、接触放射线等。

2.出生时 羊水阻塞、窒息、难产、早产、产钳夹伤等。

3.出生后 缺氧、感染、外伤、颅内出血、胆红素脑病（核黄疸）等。

小试身手 7.可能引起脑性瘫痪母体方面的因素**不包括**

A.高血压　　　　　　　B.糖尿病　　　　　　　C.腹部外伤

D.接触放射线　　　　　E.胆红素脑病（核黄疸）

（二）临床表现（熟练掌握）

类型	病变部位	临床表现
痉挛型脑瘫	**锥体束**	婴幼儿期即出现症状，表现多为**双侧性肌张力增高**，尤以下肢最明显，抱起时两腿交叉成剪刀样、足跟悬空、足尖着地、上肢屈曲内收。轻症两手动作不灵敏，步态不稳。瘫痪形式有四肢瘫、偏瘫、截瘫和单瘫
手足徐动型脑瘫		多数肌张力减低，同时伴无目的、不自主动作或动作过多，可呈震颤、舞蹈样动作，睡眠时消失。
共济失调型病变	**小脑**	**步态不稳**，快变轮换的动作差，肌张力低下，指鼻试验阳性等
混合型		以痉挛型和运动障碍型混合并存多见。此型常见智力低下、运动障碍，严重者可伴有癫痫发作、语言障碍、视觉和听觉障碍

伴随症状：一半以上瘫痪患儿合并智力低下、听力和语言发育障碍，还有视力障碍、易激惹、小头畸形、癫痫等。有的伴随症状如流涎、关节脱位则与脑瘫自身的运动功能障碍相关

（三）辅助检查（了解）

脑干听觉诱发试验阳性率约为1/3。影像学检查（CT）可见脑萎缩、脑室扩大、脑室密度减低、脑积水、钙化灶及畸形等表现。

（四）治疗原则（掌握）

早诊断、早治疗，促进正常运动发育，抑制异常运动和姿势，进行体能、技能、语言训练，矫形手术。

（五）护理措施（熟练掌握）

1.维持营养 评估患儿进食自理的程度。提供良好的进餐环境，鼓励患儿自己进食，提供易咽下的食品。协助进餐时，喂食速度不可过快，保证患儿有充足的咀嚼时间。进食时嘱患儿不要说话，以免发生误吸。保持口腔卫生，每次进餐前后做好口腔护理。评估患儿营养状况，每周称体重一次。给予高蛋白、高热量、高维生素易消化饮食，少量多餐，进食时注意力集中，如有疲劳感时，可适当休息，疲劳缓解后继续用餐。吞咽困难者遵医嘱给予鼻饲。及时增加铁剂，预防贫血。

2.防止外伤与意外 评估可能发生受伤的情况。加床挡保护，防止坠床。勿强

行按压患侧肢体，以免引起骨折。锻炼时注意周围环境安全，移开阻挡物体并加以保护。

3.**皮肤护理** 评估患儿皮肤受压的情况。保持床单干净、整洁、无渣屑、无皱褶。对患侧肢体加以保护，防止损伤。及时更换尿布，防止发生臀红。帮助患儿更换体位，减轻局部皮肤受压。

4.**功能训练** 评估躯体障碍程度。向患儿及家长说明活动及锻炼的重要性。鼓励患儿每天活动各个关节，锻炼肌肉力量和耐力，**协助肢体康复**。对瘫痪的肢体应保持功能位并进行被动或主动运动，促进肌肉、关节活动和改善肌张力。可配合推拿、按摩、针刺及理疗等，以纠正异常姿势。

5.**健康教育** 认真做好产前保健，孕母保持心情愉快，减少感染，避免接触猫、狗，防止感染弓形虫病影响胎儿脑部发育。避免外伤及早产、难产。血型不合者应及早给予母体预防措施，高胆红素血症患儿及时治疗，防止发生胆红素脑病。早期发现脑性瘫痪，及时治疗以减轻躯体功能性障碍。做好脑性瘫痪儿的特殊教育，对他们进行一些特殊的教育和职业训练，培养克服困难的信心。

第六节　注意缺陷多动障碍

注意缺陷多动障碍主要表现为多动、注意力不集中、有攻击行为、参与事件能力差、但智力基本正常。半数患儿4岁前起病，男女发病比例约为4~6：1。

（一）病因及发病机制（熟练掌握）

尚未完全明确，可能是一种多基因遗传性疾病；同时与产前、产时、产后的轻度脑损伤有关。

（二）临床表现（熟练掌握）

主要症状为注意力缺陷和过度活动，两者常同时存在。

1.**注意力缺陷** 本病的必有表现之一，患儿注意力短暂、易随境转移，玩耍和学习时常心不在焉。做事有始无终，对各方面的刺激都能起反应。听课不专心，常记错或漏掉作业。

2.**过度活动** 患儿兴奋多动，爱跑动、爬高爬低，不得安宁。上课时小动作不断，摇椅转身，离位走动，叫喊讲话，扰乱课堂秩序，翻箱倒柜，干扰别人活动，令人厌烦。

3.**其他** 患儿缺乏克制力、任性冲动、情绪不稳，伴学习困难，神经发育障碍或延迟（如精细协调动作笨拙、语言发育延迟、智力偏低）等。

小试身手（8~9题共用备用答案）

A.精神和意识障碍　　　　　　　B.肢体某一部分抽搐，不伴意识障碍

C.发热、呕吐、脑膜刺激征阳性　D.注意力缺陷，活动过度

E.中枢性运动障碍，姿势异常

8.中枢性脑瘫表现为

9.注意力缺陷多动障碍综合征表现为

（三）治疗原则（掌握）

除心理治疗和教育外，神经兴奋剂有效，如哌甲酯（利他林）、苯丙胺、匹莫林。用药从小剂量开始，白天早餐后顿服，节假日停药，原则上6岁以下及青春期以后不用药。

（四）护理措施（熟练掌握）

1.**一般护理**　评估睡眠形态紊乱的程度。室内空气保持新鲜、安静。睡眠前不听刺激性音乐，用温水洗脚，关闭门窗，拉上窗帘，创造良好的睡眠环境。在患儿认知范围内参与治疗。讲话要慢，吐字清晰，音调柔和，简明扼要。提供适宜环境，减少感知刺激。针对患儿的行为特点，制订行为疗法方案。指导患儿不做危险动作，防止受伤等。

2.**药物护理**　使用精神兴奋剂要从小剂量开始，定期用量表监测患儿症状及药物副作用。

3.**心理护理**　寻找病因，去除致病因素，对患儿要有耐心，避免打骂、呵斥等不良刺激，善于发现患儿优点并给予表扬，提高患儿自信心。引导患儿开展适当的文体活动，克服冲动破坏行为。培养良好的生活习惯，引导患儿遵守公共秩序和道德准则，循序渐进地培养其注意力，提高学习、做事效率。对于攻击行为，应及时制止。不要歧视患儿，学校与家长共同教育，共同管理，使患儿的行为得到控制。

小试身手　10.吉兰-巴雷综合征症典型的脑脊液改变为

A.血性脑脊液　　　　　　　　B.蛋白-细胞分离现象

C.蛋白含量与细胞数均增高　　D.浑浊呈毛玻璃状

E.淋巴细胞明显增多

小试身手　（11~12题共用备选答案）

A.呼吸功能维持　　　　B.皮肤管理　　　　　C.营养支持

D.预防感染　　　　　　E.功能训练

11.脑瘫患儿童康复治疗的重点是

12.吉兰-巴雷综合征患儿呼吸机麻痹时的护理重点是

参考答案

1.E　2.C　3.A　4.D　5.C　6.D　7.E　8.E　9.D　10.B　11.E　12.A

答案与解析

1.E　出生时存在，且永不消失的神经反射包括角膜反射、瞳孔反射、结膜反射、吞咽反射。

2.C　疑为化脓性脑膜炎的患儿，腰椎穿刺抽取脑脊液做细菌培养，培养结果为阳性有较大的诊断价值。

3.A　化脓性脑膜炎患儿脑脊液的特点为：压力升高，外观混浊或呈脓性，白细胞数明显增多达1000×10^6/L以上，以中性粒细胞为主；蛋白升高，糖和氯化物下降。

4.D　20%的甘露醇250ml，应在30分钟内快速静脉滴注，每日2~4次，静注后10~20分钟开始颅内压下降，维持4~6小时，可重复使用。20%的甘露醇为大分子物质，容易结晶，如果结晶，在使用前应溶解。

5.C　急性感染性多发性神经根神经炎患儿脑脊液的特点是：蛋白含量逐渐增高，糖含量正常，细菌培养阴性。细胞数正常，蛋白细胞分离现象为本病的特征。

6.D　急性感染性多发性神经根神经炎患儿出现呼吸肌麻痹时，可遵医嘱给予机械人工呼吸，如气管插管或气管切口。

7.E　引起脑性瘫痪的母体方面因素包括：①胎儿期：感染、出血、发育畸形以及母亲妊娠时有高血压、糖尿病等。②出生时：羊水阻塞、早产、窒息、难产、产钳夹伤等。③出生后：缺氧、感染、外伤、颅内出血、核黄疸等。核黄疸不属于母体因素，因此此题选E。

8~9.E、D　脑性瘫痪是指在发育早期阶段由多种原因引起的脑损伤，致非进行性中枢性运动功能障碍和姿势异常。注意力缺陷多动障碍综合征是以多动、注意力不集中、有攻击行为、参与事件能力差、但智力基本正常为其特点的一组综合征。

10.B　吉兰-巴雷综合征典型的脑脊液改变为蛋白-细胞分离现象。

11.E　脑瘫患儿康复治疗原则是早诊断，早治疗，促进正常运动发育，抑制异常运动姿势，矫形手术，重要的是进行功能锻炼。

12.A　吉兰-巴雷综合征患儿呼吸机麻痹时应注意维持呼吸功能，必要时使用呼吸机。

第十一章 结缔组织疾病患儿的护理

本章内容历年考试较少涉及。近5年的考试先后考查了风湿热的病因、临床表现和治疗原则，幼年特发性关节炎的护理措施等。整体的考查偏重于知识的记忆。对于本章的复习，考生应着重掌握风湿热的病因、临床表现和治疗原则，幼年特发性关节炎的护理措施，过敏性紫癜的治疗原则，皮肤黏膜淋巴结综合征的治疗原则等内容。

考点纵览

第一节 风湿热

风湿热是继发于A组乙型溶血性链球感染咽峡炎的迟发免疫性炎症反应。病人表现为发热，多伴有关节炎、心脏炎，较少出现环形红斑和皮下结节或舞蹈病。5~15岁儿童多见。风湿性心脏病是导致风湿热患儿死亡的主要原因。

> 锦囊妙记：小儿急性肾小球肾炎最常见的致病菌是A组β溶血性链球菌，小儿风湿热与A组乙型溶血性链球菌感染密切相关。

小试身手 1.引起慢性风湿性心脏瓣膜病的病原体是
A.军团菌　　　　　　　B.厌氧菌　　　　　　　C.肺炎链球菌
D.流感病毒　　　　　　E.溶血性链球菌

一、病因及发病机制（熟练掌握）

1.病因　**风湿热是A组乙型溶血性链球菌咽峡炎后的晚期并发症**。在该菌引起的咽峡炎患儿中，0.3%~3%于1~4周后发生风湿热。皮肤及其他部位A组乙型溶血性链球菌感染不会引起风湿热。影响本病发生的因素有：①链球菌在咽峡部存在时间愈长，发病的机会愈大；②特殊的致风湿热A组溶血性链球菌株，如M血清型（甲组1~48型）和黏液样菌株；③患儿的遗传学背景，一些人群具有明显的易感性。

2.发病机制　①分子模拟：A组乙型溶血性链球菌的抗原性复杂，各种抗原分子结构与机体器官抗原存在同源性，**机体的抗链球菌免疫反应可与人体组织产生免疫交叉反应，导致器官损害，是风湿热发病的主要机制**。②自身免疫反应：人体组织与链球菌的分子模拟导致的自身免疫反应。③遗传背景：有报道一些基因位点与本病有关，但本病是否为多基因遗传病，以及是否存在相关的致病基因，尚待进一步多中心研究证实。④毒素：A组链球菌还可产生多种外毒素和酶类，可能对人体心肌和关节产生毒性作用，但未得到确认。

二、临床表现（熟练掌握）

关节炎通常急性起病，心脏炎及舞蹈病多呈缓慢发展。**风湿热的临床表现取决于疾病侵犯的部位和程度**。

（一）一般表现

发热，热型不规则，面色苍白、多汗、疲倦、腹痛、食欲低下等。

（二）主要表现

1.**心脏炎** **是本病最严重的表现**，小儿风湿热以心脏炎起病者占40%~50%，年龄越小，心脏受累的机会越多，以心肌炎和心内膜炎多见。

（1）心肌炎：轻者无症状，心率增快与体温升高不成比例，心尖区第一心音减弱，出现期前收缩、心动过速等心律失常。心尖部闻及Ⅱ~Ⅲ级收缩期杂音。心电图见一度房室传导阻滞、ST段下移、T波改变等。

（2）心内膜炎：**主要侵犯二尖瓣，其次为主动脉瓣**。二尖瓣关闭不全表现为心尖部全收缩期杂音，向腋下传导，左侧卧位听诊明显，有时可闻及二尖瓣相对狭窄所致的舒张期杂音；约20%患儿发生主动脉瓣关闭不全，在胸骨左缘第3肋间可闻及舒张期叹气样杂音。多次复发造成心瓣膜形成永久性瘢痕，引起风湿性心瓣膜病。

（3）心包炎：有心包炎表现者多存在全心炎。患儿心前区疼痛、心动过速、呼吸困难，少数病例心底部听到心包摩擦音；少数积液量多时心前区搏动消失，心音遥远，出现颈静脉怒张、肝大等心包压塞的表现；X线检查心搏动减弱或消失，心影向两侧扩大呈烧瓶状，心电图显示低电压，早期ST段抬高，随后ST段回到等电位线，并出现T波改变。

2.**关节炎** 约占风湿热患儿的50%~60%，**以游走性和多发性为特点**，主要累及膝、踝、肩、肘、腕等大关节，局部出现红、肿、热、痛，以疼痛和功能障碍为主。治疗后关节功能可恢复，不留强直或畸形。轻症患儿仅有关节酸痛而无局部红肿表现。

3.**舞蹈病** 女童多见，是一种累及锥体外系的风湿性神经系统疾病，患儿出现四肢和面部肌肉为主的轻重程度不等的、不自主、不协调、无目的的快速运动，呈现皱眉、挤眼、努嘴、伸舌等奇异面容和颜面肌肉抽动、耸肩等动作，在兴奋或注意力集中时加剧，入睡后消失。

4.**皮下小节** 常见于复发病例，好发于肘、腕、膝、踝等关节伸侧的骨隆起或肌腱附着处，为粟米到豌豆大小、可活动无压痛的硬结。起病数周后出现，2~4周自然消失。

5.**环形红斑、结节性或多形性红斑** 以**环形红斑最常见**，一般在风湿热后期出现，躯干及四肢屈侧多见，呈环形或半环形，如钱币大小，色淡红或暗红，边缘可轻度隆起，环内肤色正常，多于数小时或1~2日内消失，反复出现，不留痕迹。

> 锦囊妙记：系统性红斑狼疮皮肤损害的特点是蝶形红斑，小儿风湿热以环形红斑最常见。

小试身手 2.风湿热最常见的皮肤损害是

A.环形红斑　　　　　B.斑丘疹　　　　　C.蝶状红斑

D.结节性红斑　　　　E.多形红斑

三、辅助检查（了解）

1.血常规　轻度贫血，周围血白细胞总数和中性粒细胞增多、伴核左移。

2.炎性指标　活动期红细胞沉降率增快、C-反应蛋白和黏蛋白增高，为风湿活动的重要标志。

3.抗链球菌抗体测定　抗链球菌溶血素"O"（ASO）、抗链球菌激酶（ASK）和抗透明质酸酶（AH）增高，说明近期有链球菌感染，提示风湿热。

四、治疗原则（掌握）

1.一般治疗　卧床休息，加强营养，补充维生素A和维生素C等。

2.抗链球菌感染　青霉素80万U肌内注射，每日2次，用药时间持续2周，青霉素过敏者改为红霉素，剂量每日30~50mg/kg，分4次口服。

> 锦囊妙记：小儿急性肾小球肾炎、小儿风湿热均与链球菌感染有关，因此，两种疾病首选青霉素抗链球菌感染。

小试身手 3.抗小儿风湿热的主要药物是

A.青霉素　　　　　B.链霉素　　　　　C.氯霉素

D.红霉素　　　　　E.阿司匹林

3.抗风湿热治疗　以应用水杨酸盐或糖皮质激素为主。心脏炎时宜早期使用糖皮质激素，总疗程8~12周。无心脏炎患儿可用阿司匹林，总疗程4~8周。

小试身手 4.治疗风湿性心脏炎最重要的药物是

A.阿司匹林　　　　　B.泼尼松　　　　　C.青霉素

D.布洛芬　　　　　　E.地高辛

4.对症治疗　有充血性心力衰竭时用地高辛，但剂量要小，并加用卡托普利、呋塞米和螺内酯。舞蹈病时可口服苯巴比妥、地西泮等镇静药，关节肿痛时应给予制动。。

五、护理措施（熟练掌握）

1.防止发生严重的心功能损害

（1）病情观察：观察患儿面色、呼吸、心率、心律及心音变化。

（2）限制活动：根据病情限制活动量。急性期无心脏炎患儿卧床休息1个月，合并心脏炎者需至少2~3个月。心脏炎伴心力衰竭者应卧床6个月后逐渐恢复正常活动。

> 锦囊妙记：儿童类风湿病患儿急性期应卧床休息，急性期过后应尽早进行功能锻炼，防止关节功能障碍。

（3）饮食护理：给予易消化、高营养饮食，少量多餐，有心力衰竭者适当限制盐和水，详细记录出入水量，并保持大便通畅。

（4）药物治疗：遵医嘱抗风湿治疗，有心力衰竭者加用洋地黄制剂，同时给予吸氧、利尿、维持水电解质平衡等治疗。

（5）做好生活护理。

2.减轻关节疼痛　关节痛时让患儿取舒适体位，避免痛肢受压，移动肢体时动作轻柔，用热水袋热敷局部关节止痛，做好皮肤护理。

3.正确用药，观察药物作用　服药期间注意观察药物不良反应，**如阿司匹林可引起胃肠道反应、肝功能损害和出血，饭后服用或同服氢氧化铝可减少对胃黏膜的刺激**，加用维生素K可防止出血；泼尼松可引起消化道溃疡、肾上腺皮质功能不全、精神症状、血压增高、电解质紊乱、抑制免疫等，应密切观察。心肌炎时患儿对洋地黄敏感且易中毒，服药期间注意有无恶心、呕吐、心律不齐、心动过缓等不良反应，注意补钾。

4.降低体温　密切观察体温变化，注意热型。高热时物理降温并遵医嘱行抗风湿治疗。

第二节　幼年特发性关节炎

幼年特发性关节炎是一种全身结缔组织病，多见于16岁以下儿童。主要表现为长期不规则发热及关节肿痛，常伴皮疹、肝脾淋巴结肿大，若反复发作可致关节畸形、功能丧失。年龄越小，全身症状越重，年长儿常以关节症状为主。

（一）病因及发病机制（熟练掌握）

病因尚未明确，一般认为与感染、自身免疫、遗传及寒冷、潮湿、疲劳、营养不良、外伤、精神因素等有关。

（二）临床表现（熟练掌握）

1.全身型　多见于2~4岁幼儿，约占20%。**早期出现全身症状，发热和皮疹为典型症状**，发热呈弛张热，常高达40℃以上，可持续数周或数月，能自行缓解但易复发。发热期常伴一过性多形性皮疹，以胸部和四肢近端多见。关节症状较轻，部分病例后期出现多发性大关节炎症状。胸膜、心包或心肌可受累。肝、脾、淋巴结常有不同程度肿大。

2.多关节型　多见于学龄儿童，约占30%~40%。5个或5个以上关节受累，起病缓慢，全身症状轻，仅有低热、食欲缺乏、消瘦、乏力、贫血。**进行性多发性关节炎为其特征**，随后伴关节破坏。关节炎由一侧发展到对侧，由指、趾等小关节发展到膝、踝、肘等大关节；**先呈游走性，后固定对称**。发作时产生肿痛与活动受限，晨僵是本型特点。反复发作者出现关节畸形和强直，并常固定在屈曲位。可有轻度肝、脾和淋巴结肿大。

3.少关节型　多见于较大儿童，约占40%~50%。全身症状较轻，无发热或低热，常侵犯单个或4个以内的关节，多见于膝、踝、肘大关节，多无严重的关节活动障碍。少数患儿出现虹膜睫状体炎，髋及骶髂关节受累，甚至发展为强直性脊柱炎。由于慢性虹膜睫状体炎可致失明，故对少关节型患儿应每3~4个月定期进行裂隙灯检查，做到早期发现，早期治疗。

（三）辅助检查（了解）

1.血液检查　活动期轻度或中度贫血，多数患儿白细胞数升高，以中性粒细胞增高为主；红细胞沉降率加快、C-反应蛋白、黏蛋白增高。

2.免疫检测　IgG、IgM、IgA均增高，部分病例示风湿因子和抗核抗体阳性。

3.X线检查　早期见关节附近软组织肿胀；晚期见骨质疏松和破坏，关节腔变窄，关节面融合，骨膜反应和关节半脱位。

（四）治疗原则（掌握）

减轻或消除症状，维持正常生活，保持关节功能，防止关节畸形为治疗原则。

1.一般治疗　急性期卧床休息，合理饮食，病情好转后适当活动。

2.药物治疗　使用抗炎药物，根据药物作用长短分为快作用（非甾体抗炎药）类、慢作用（病情缓解药）类、类固醇激素和免疫抑制剂等。

（1）非甾体抗炎药（NSAID）：是治疗早期类风湿病、改善临床症状必不可少的药物。

（2）病情缓解药物（DMARD）或慢作用的抗风湿药：如NSAID类药物治疗3~6个月无效，加用羟氯喹、青霉胺、甲氨蝶呤等。

（3）肾上腺皮质激素：内脏受累，特别是伴有心肌和眼部病变者，早期使用激素，常用泼尼松。

（4）免疫抑制剂：适用于上述药物均无效或有严重反应者，或伴严重并发症的重症患儿。常用硫唑嘌呤与环磷酰胺，可单独使用或与激素联合使用。

（五）护理措施（熟练掌握）

1.降低体温

（1）密切观察体温变化和热型。观察有无皮疹、眼部受损和心功能不全表现，有无脱水征。高热时物理降温（有皮疹者忌用乙醇擦浴），及时擦干汗液，更换衣服，保持皮肤清洁干燥。

（2）保证患儿摄入充足水分，给予高热量、高蛋白、高维生素、易消化饮食。

（3）遵医嘱使用抗炎药物进行治疗。

2.减轻关节疼痛，维护关节功能

（1）急性期卧床休息，取合适体位。注意观察有无晨僵、疼痛、肿胀、热感、运动障碍及畸形。用夹板、沙袋固定患肢于舒适体位以减轻关节疼痛，用被架保护患肢不受压。教患儿用放松、分散注意力等方法控制疼痛或局部湿热敷止痛。

（2）**急性期过后尽早开始关节康复治疗**，指导家长帮助患儿做关节被动运动和按摩，经常变换体位。鼓励患儿在日常活动中尽量自理，提供辅助设备。将治疗性运动融入游戏中，如游泳、抛球、骑脚踏车、踢球等，以恢复关节功能，防止畸形。若运动后关节疼痛肿胀加重应暂时停止运动。对关节畸形的患儿，注意防止外伤。

3.**监测药物不良反应**　非甾体抗炎药常见不良反应是胃肠道反应，除此之外对凝血功能、肝、肾和中枢神经系统也有影响，因此长期用药者每2~3个月检查血常规、肝、肾功能。

第三节　过敏性紫癜

过敏性紫癜，又称舒-亨综合征，是以**全身小血管炎为主要病变的血管炎综合征**。临床表现为非血小板减少性皮肤紫癜，伴关节肿痛、腹痛、便血和血尿、蛋白尿等。**主要见于学龄期儿童**，男女发病比例为2：1，四季均可发病，冬、春季多见。

（一）病因及发病机制（熟练掌握）

病因未明，与某种致敏因素引起的**自身免疫反应**有关。机体对致病因素产生不恰当的免疫应答，形成免疫复合物沉积于小血管，引起皮肤、胃、肠、关节的广泛性毛细血管炎，造成水肿和出血。

（二）临床表现（熟练掌握）

多数急性起病，**病前1~3周常有上呼吸道感染史**。约半数患儿出现不规则低热和乏力、精神萎靡、食欲不振等全身症状。主要累及皮肤、关节、消化道和肾脏，并出现相应症状。

1.**皮肤紫癜**　**常为首发症状**，几乎所有患儿均可出现皮肤紫癜，常位于下肢和臀部，以下肢伸面多见，对称分布，严重者累及上肢、躯干，面部少见。**紫癜的典型变化规律是初起出现紫红色荨麻疹**及各型红斑、斑丘疹，压之褪色，高出皮肤，有轻度痒感，此后红斑中心发生点状出血，颜色加深呈紫红色，压不褪色。可反复分批出现，新旧出血点并存，少数重症患儿紫癜大片融合成大疱伴出血性坏死。

`小试身手` 5.过敏性紫癜患儿常见的首发症状为
　A.腹胀、便血　　　　　　B.关节肿痛　　　　　　C.水肿伴血尿
　D.皮肤紫癜　　　　　　　E.腹痛伴呕吐

2.**消化道症状**　约有半数以上患儿出现消化道症状，多出现在皮疹发生1周内，亦可在紫癜出现之前。患儿突发腹痛，伴恶心、呕吐或便血，腹痛位于脐周或下腹部，因肠道病变引起肠蠕动增强或痉挛所致。偶尔发生肠套叠、肠梗阻、肠穿孔及出血坏死性小肠炎。此型临床称为"腹型"。

3.**关节疼痛和肿胀**　约30%~50%患儿出现关节肿痛，多累及膝、踝、肘等关节，可单发亦可多发，呈游走性，一般无红、热，有积液，不留关节畸形。偶尔关节炎出现在紫癜前1~2日。此型临床称"关节型"。

4.**肾脏症状**　约半数患儿出现肾功能损害，常在病程的1~8周内出现，症状

轻重不一。多数患儿出现血尿、蛋白尿和管型，伴高血压和水肿，称为紫癜性肾炎。少数呈肾病综合征表现。一般患儿肾损害较轻，个别患儿出现大量蛋白尿、氮质血症、高血压或高血压脑病，极少数引起急性肾衰竭死于尿毒症。此型临床称为"肾型"。

5.其他　中枢神经系统病变是本病的潜在威胁之一，患儿偶可因颅内出血导致失语、瘫痪、昏迷、惊厥以及肢体麻痹。个别患儿出现鼻出血、牙龈出血、咯血等。

上述症状可单独出现，也可几种同时存在，同时存在几种临床表现时称为"混合型"。

（三）辅助检查（了解）

约半数患儿毛细血管脆性试验阳性。外周血白细胞计数正常或轻度增高，伴嗜酸性粒细胞增高。血小板计数、出血和凝血时间、血块退缩试验和骨髓检查均正常。尿液检查与肾小球肾炎相类似，可有血尿、蛋白尿、管型。粪便隐血试验呈阳性反应。血清IgA浓度增高，IgG、IgM水平升高或正常。

（四）治疗原则（掌握）

本病无特效疗法。急性发作期卧床休息，控制感染，对症处理和去除过敏原。

1.使用**糖皮质激素**与免疫抑制剂　糖皮质激素可缓解免疫损伤，解除肠道痉挛，减轻肠壁水肿，因此，**对腹型紫癜最有效**。

2.止血、脱敏等对症处理　卡巴克洛可增加毛细血管对损伤的抵抗力；大剂量维生素C（2~5g/d）、抗组胺药物或静脉滴注钙剂可减轻过敏反应强度，恢复毛细血管内壁完整性，缓解部分患儿腹痛症状。有感染者积极使用抗生素治疗，控制感染。对于单纯皮肤和关节症状者应用阿司匹林，减轻关节肿胀和疼痛，但要注意防止引起肠道出血。

（五）护理措施（熟练掌握）

1.促进皮肤恢复正常功能

（1）观察皮疹形态、颜色、数量、分布，是否反复出现，并记录皮疹变化情况。

（2）保持皮肤清洁，防擦伤和小儿抓伤，如有破溃及时处理，防出血和感染；衣着宽松、柔软，保持清洁干燥。

（3）避免接触致敏原，遵医嘱使用止血药、脱敏药等。

2.减轻或消除关节肿痛与腹痛

（1）观察关节疼痛和肿胀情况，保持患肢功能位，**协助患儿取舒适体位，膝下垫小平枕，使膝关节处于伸展位**；根据病情进行热敷或冷敷，教患儿用放松、娱乐等方法减轻疼痛。做好日常生活护理；患儿腹痛时卧床休息，护士尽量守护在床边。

（2）遵医嘱使用肾上腺皮质激素，以缓解关节痛和解除痉挛性腹痛。

3.病情观察

（1）观察有无腹痛、便血等，同时注意腹部体征。有消化道出血时卧床休息，合理饮食，给予无渣流食，出血量多时考虑输血并禁食，经静脉补充营养。

（2）观察尿色、尿量、尿液性状及尿比重改变，定时做尿常规检查，若有血尿和蛋白尿，提示紫癜性肾炎。

4.健康教育　做好出院指导，有肾及消化道症状者宜在症状消失后3个月复查。

第四节　皮肤黏膜淋巴结综合征

皮肤黏膜淋巴结综合征又称川崎病，是一种以**变态反应性全身小血管炎为主要病理改变**的结缔组织病，多见于婴幼儿。临床特点为急性发热、皮肤黏膜病损和淋巴结肿大。该病多数自然康复，主要死于心肌梗死。

（一）病因及发病机制（掌握）

病因不明，可能与病原感染有关，如EB病毒、反转录病毒或链球菌、短棒菌苗、支原体、立克次体、尘螨等。

（二）临床表现（掌握）

大多数病程为6~8周，有心血管症状时可持续数月至数年。

1.主要表现

（1）**发热：为最早出现的症状**，体温达39℃~40℃，呈稽留热或弛张热，持续1~2周，抗生素治疗无效。

（2）皮肤黏膜表现：①皮疹：最常见的是在发热的同时或发热后不久出现遍布全身的荨麻疹样皮疹，呈向心性、多形性，其次为深红麻疹斑丘疹，还可出现猩红热样皮疹，无水疱或结痂；②肢端变化：**为本病特征**。急性发热早期，手足皮肤广泛硬性水肿，指、趾关节呈梭形肿胀，伴疼痛和关节强直，继之手掌和脚底弥漫性红斑，体温下降时手足皮疹和硬性水肿消退，同时出现**指、趾端膜状脱屑**，重者指、趾甲脱落；③黏膜表现：双眼球结膜充血，但无脓性分泌物或流泪；口腔咽部黏膜弥漫性充血，唇红、干燥、皲裂、出血或结痂，舌乳头突起呈"杨梅舌"。充血症状持续于整个发热期。

`小试身手` 6.皮肤黏膜淋巴综合征最具特征性的临床表现是

A.发热　　　　　　　　B.心律不齐　　　　　　　C.淋巴结肿大

D.指端膜状脱屑　　　　E.荨麻疹样皮疹

（3）淋巴结肿大：一般在发热同时或发热后3日出现颈部淋巴结肿大，常位于单侧颈部，少数为双侧，质硬，轻压痛，局部皮肤不发红、不化脓。有时枕后或耳后淋巴结亦受累。

2.**心血管症状和体征**　少见，是**川崎病最严重的表现**。发病1~6周出现症状，也可迟至急性期后数月，甚至数年后才发生。在急性发热期可出现心脏杂音、心律不齐、心脏扩大和心力衰竭等；在亚急性期和恢复期，可因冠状动脉炎和动脉瘤而发生心肌梗死，约半数患儿的动脉瘤可在1年内消散。

3.伴随症状　脓尿和尿道炎，或呕吐、腹泻、腹痛，少数患儿肝大、轻度黄疸和血清氨基转移酶活性升高等。

（三）辅助检查（了解）

1. 血液检查 轻度贫血，外周血白细胞计数增高，以中性粒细胞增高为主，有核左移现象。红细胞沉降率加快，C-反应蛋白升高，免疫球蛋白增高，为炎症活动指标。血小板早期正常，第2~3周显著增高。

2. 心血管系统检查 心电图主要为ST段和T波改变、P-R间期和Q-T间期延长、低电压、心律失常等。二维超声心动图是诊断及随访冠状动脉病变的最佳方法，安全、可靠、方便、重复性好。冠状动脉扩张，冠状动脉瘤样改变，在病程的第2~3周检出率最高，多在病程1~2年恢复。

3. 其他 脑脊液白细胞增高，以淋巴细胞增高为主。尿沉渣中白细胞数增多，轻度蛋白尿。

（四）治疗原则（掌握）

对症、支持疗法，减轻血管炎症和对抗血小板凝集，预防冠状动脉瘤及动脉栓塞。

1. 控制炎症

（1）静脉注射丙种球蛋白（IVIG） 推荐剂量2g/kg，于8~12小时内静脉缓慢输入，宜于发病早期应用。

（2）阿司匹林 为首选药物，具有抗炎、抗凝作用。早期与免疫球蛋白联合用可控制急性炎症过程，减少冠状动脉病变。剂量30~50mg/（kg·d），分2~3次口服，热退3天后逐渐减量，2周左右减至3~5mg/（kg·d），维持6~8周。

（3）糖皮质激素 用于IVIG无反应性患儿的二线治疗。甲泼尼龙剂量每日30mg/kg，于2~3小时输入，根据退热与否，连续用药1~3天。

2. 抗血小板凝聚 除阿司匹林可加用双嘧达莫。

3. 其他对症治疗 应用抗生素控制继发感染；有心肌损害者可用ATP、辅酶A等。

小试身手 7. 治疗皮肤黏膜淋巴结综合征的首选药物是

A. 青霉素　　　　　B. 红霉素　　　　　C. 阿司匹林
D. 双嘧达莫（潘生丁）　　　　　E. 丙种球蛋白

（五）护理措施（熟练掌握）

1. 降低体温

（1）急性期绝对卧床休息 病室内温湿度适当。监测体温变化，观察热型及伴随症状，及时采取降温措施，警惕高热惊厥。

（2）评估患儿体液状况，给予高热量、高维生素、高蛋白质的流质或半流质饮食。鼓励患儿多饮水或通过静脉补充水分。

（3）观察药物疗效及不良反应，注意阿司匹林的出血倾向和丙种球蛋白的过敏反应。

2. 促进皮肤恢复正常功能 评估皮肤病损情况。保持皮肤清洁，衣被质地柔软，减少对皮肤的刺激。便后清洗臀部。勤剪指甲，以免抓伤皮肤。用干净剪刀剪除半脱的痂皮，切忌强行撕脱，以免引起出血和继发感染。每日用生理盐水洗眼1~2次，也可涂眼膏，保持眼的清洁，预防感染。

3.促进口腔黏膜修复，防止感染　评估患儿口腔卫生习惯及进食能力，观察口腔黏膜情况，每日口腔护理2~3次，晨起、睡前、餐前、餐后漱口，保持口腔清洁，防止继发感染。口唇干裂时涂护唇油；口腔溃疡涂碘甘油以消炎止痛。

4.观察病情　密切监测心血管损害的症状，如面色、精神状态、心率、心律、心音、心电图改变等。

5.健康教育　及时向家长交代病情，并给予心理支持。指导家长观察病情，定期带患儿复查。对于无冠状动脉病变患儿，于出院后1个月、3个月、6个月及1年全面检查1次。有冠状动脉损害者密切随访。

参考答案

1.E　2.A　3.A　4.B　5.D　6.D　7.C

答案与解析

1.E　引起慢性风湿性心脏瓣膜病的病原体是溶血性链球菌。

2.A　在风湿热后期，患者会出现皮肤损伤，以环形红斑最常见，多分布于躯干及四肢屈侧，呈环形或半环形，多于数小时或1~2日内消失，反复出现，不留痕迹。

3.A　小儿风湿热首选青霉素肌注，用药时间不少于2周，青霉素过敏者可改用红霉素。

4.B　风湿性心脏炎时，应早期使用肾上腺皮质激素，常用泼尼松。

5.D　皮肤紫癜为过敏性紫癜患儿的首发症状，几乎所有患儿均见典型皮肤紫癜，常见于下肢和臀部，以下肢伸面为多。

6.D　肢端变化为皮肤黏膜淋巴综合征的特征，手掌和脚底弥漫性红斑，体温渐降时，手足皮疹和硬性水肿也消退，同时出现指（趾）端膜状脱屑。

7.C　皮肤黏膜淋巴结综合征的治疗首选阿司匹林。

第十二章　常见传染病患儿的护理

要点分析

本章内容较为重要，每年必考。近5年的考试先后考查了传染过程、流行过程、潜伏期的临床意义、传染病的分类、传染病的传播途径，麻疹的流行病学、临床表现、并发症和护理措施，水痘的流行病学、临床表现、首选药物和护理措施等，猩红热的流行病学、临床表现、首选药物和护理措施，流行性腮腺炎的流行病学、临床表现和护理措施，中毒型细菌性痢疾的流行病学、临床表现、辅助检查和护理措施。整体的考查偏重于知识的记忆和应用。对于本章的复习，考生应着重掌握传染过程、流行过程、潜伏期的临床意义、传染病的分类、传染病的传播途径，麻疹的流行病学、临床表现、并发症和护理措施，水痘的流行病学、临床表现、首选药物和护理措施等，猩红热的流行病学、临床表现、首选药物和护理措施，流行性腮腺炎的流行病学、临床表现和护理措施，中毒型细菌性痢疾的流行病学、临床表现、辅助检查和护理措施等内容。本章记忆性内容较多，考生可结合"锦囊妙记"中的方法进行记忆。

考点纵览

第一节　传染病总论

传染病是指由细菌、病毒、衣原体、立克次体、螺旋体、真菌和寄生虫感染人体后产生的有传染性的疾病。

（一）传染过程（熟练掌握）

传染过程简称传染，是指病原体侵入人体后，人体与病原体相互作用、相互斗争的过程。

传染过程	含义
病原体被清除	病原体侵入人体后，被人体的非特异性免疫屏障清除；也可被人体的特异性被动免疫中和；还可被预防注射或感染后获得的特异性主动免疫清除
隐性感染	病原体感染人体后，机体发生特异性免疫应答，**临床上无任何症状、体征，只有通过免疫学检查发现特异性抗原或抗体**
显性感染	病原体感染人体后，不但引起机体发生免疫应答，而且引起组织损伤和病理改变，**出现临床症状、体征**。显性感染过程中，大多数结局是病原体被清除，机体获得稳定持久的免疫力而不再感染

续表

传染过程	含义
病原携带状态	病原体在人体内生长、繁殖，并排出体外，但**不引起人体出现疾病的临床表现，称病原携带者状态**。按病原携带的持续时间3个月以下或以上分别称为急性或慢性携带者。其共同特点是无明显临床症状，而持续排出病原体。**病原携带者是传染病重要的传染源**
潜伏性感染	传染过程中，病原体与人体互相作用时保持暂时平衡，不出现临床表现，但当机体防御功能下降时，原已潜入在人体内的病原体乘机繁殖，引起发病

传染过程的5种表现形式，在一定条件下可相互转化，病原体侵入机体后，**隐性感染最多见，其次为病原携带状态**。

小试身手 1.病原体侵入人体后不出现或仅出现不明显的临床表现，但可产生特异性免疫，属于

A.病原体被清除　　　　B.病原携带状态　　　　C.潜伏性感染

D.隐性感染　　　　E.显性感染

（二）传染病的基本特征（熟练掌握）

传染病的基本特征包括**病原体、传染性、流行性及感染后免疫性**，全部传染病均具有这些特征。这些特征是传染病与其他疾病的主要区别。

（三）传染病流行的三个环节（熟练掌握）

传染病在人群中的发生、发展、传播、转归等全部自然经过，称流行过程。**流行过程须具备传染源、传播途径、人群易感性三个环节**。

1.传染源　体内有病原体并能将病原体排出体外，感染他人或动物称为传染源。

（1）**病人：是多种传染病的重要传染源**。多数在潜伏期和临床症状期传染性最强。

（2）病原携带者：包括恢复期携带者、健康携带者和隐性感染者。发现病原携带者和隐性感染者应采取相应隔离措施是防止传染病流行的重要步骤。

（3）动物源：受感染的动物排出病原体，造成传染病流行，称为动物源。

2.传播途径　病原体通过内源性和外源性两种方式播散。病人自身皮肤、鼻腔、口咽部致病微生物，通过局部或血流播散到身体其他部位，称为内源性播散。病原体从体外感染的方式称为外源性播散。

3.人群易感性　对某种传染病缺乏特异性免疫力的人称为易感者。传染病的流行取决于易感者在特定人群中的比例，即人群易感性。

小试身手 2.传染病流行的环节包括

A.传染源、传播途径　　　　B.传播途径、人群易感性

C.传染源、传播途径、人群易感性　　　　D.传染源、自然因素、社会因素

E.病原体、自然环境

（四）影响流行过程的因素（熟练掌握）

传染病的流行受自然和社会因素的影响，自然因素包括气候、温度、湿度、地理环境等，社会因素包括社会经济、文化教育、生活水平以及公共卫生设施和劳动环境等方面。

（五）传染病的临床特点（熟练掌握）

多数传染病的病程发展分为4个阶段：

分期	含义	临床意义
潜伏期	从病原体侵入人体至开始出现临床症状的时期。各种传染病的潜伏期长短不一	**是确定传染病检疫期、隔离期的重要依据**
前驱期	从起病至临床症状明显的时期。出现发热、乏力、肌肉酸痛及食欲减退等症状，一般持续1~3日	
症状明显期	出现各自特征性的症状、体征，如高热、皮疹、黄疸等。病情由轻转重，到达顶峰，然后随机体产生免疫力，病情缓解进入恢复期。此期易产生并发症。	
恢复期	此期症状及体征逐步消失，器官功能逐渐恢复。恢复期后如机体功能仍不能恢复正常，称为后遗症期	

> 锦囊妙记：对传染源密切接触者隔离多长时间主要取决于传染病的潜伏期。如果在潜伏期内发病，说明密切接触者已感染，如果在潜伏期内未发病，可接触隔离。

3.确定传染病检疫期的重要依据是

A.前驱期   B.症状明显期   C.潜伏期

D.恢复期   E.后遗症期

（六）传染病的预防（熟练掌握）

1.管理传染源 对传染病病人须做到五早：即早发现、早诊断、早报告、早隔离、早治疗。

早发现、早诊断：建立健全城乡三级医疗卫生防疫网。

早报告：传染病报告制度是早期发现传染病的重要措施，必须严格遵守。

《传染病信息报告管理规定》（2015年版）规定，传染病分为甲类、乙类和丙类。

甲类传染病是指：鼠疫、霍乱2种。为强制管理传染病，要求城镇2小时内上报，农村不超过6小时。

小试身手 4.下列属于甲类传染病的是

A.艾滋病   B.脊髓灰质炎   C.流行性乙型脑炎

D.霍乱   E.流行性腮腺炎

5.甲类传染病城镇上报的时限是

A.2小时以内　　　　　　B.6小时以内　　　　　C.12小时以内

D.24小时以内　　　　　　E.48小时以内

小试身手 6.甲类传染病是指

A.鼠疫、狂犬病　　　　　B.鼠疫、黑热病　　　　C.炭疽、狂犬病

D.鼠疫、霍乱　　　　　　E.霍乱、狂犬病

甲类传染病：鼠疫、霍乱（2种）。

乙类传染病：传染性非典型肺炎、艾滋病（艾滋病病毒感染者）、病毒性肝炎、脊髓灰质炎、人感染高致病性禽流感、麻疹、流行性出血热、狂犬病、流行性乙型脑炎、登革热、炭疽、细菌性和阿米巴性痢疾、肺结核、伤寒和副伤寒、流行性脑脊髓膜炎、百日咳、白喉、新生儿破伤风、猩红热、布鲁菌病、淋病、梅毒、钩端螺旋体病、血吸虫病、疟疾、人感染H7N9禽流感（26种）。

丙类传染病：流行性感冒、流行性腮腺炎、风疹、急性出血性结膜炎、麻风病、流行性和地方性斑疹伤寒、黑热病、包虫病、丝虫病、手足口病，除霍乱、细菌性和阿米巴性痢疾、伤寒和副伤寒以外的感染性腹泻病（11种）。

根据国务院卫生行政部门的最新调整，**乙类传染病增加新型冠状病毒肺炎**。因此，目前全国法定传染病共40种。

责任报告单位和责任疫情报告人发现**甲类传染病和乙类传染病中的肺炭疽、传染性非典型肺炎等按照甲类管理的传染病人或疑似病人时，或发现其他传染病和不明原因疾病爆发时，应2小时内将传染病报告卡通过网络报告**。2020年新纳入乙类传染病的新型冠状病毒肺炎也采取甲类传染病的预防、控制措施。**对其他乙、丙类传染病病人、疑似病人和规定报告的传染病病原携带者在诊断后，应于24小时内进行网络报告**。

锦囊妙记：在3类传染病中考生只需记住甲类传染病。

2.切断传播途径

（1）了解各种传染病的传播途径

传播途径	疾病
呼吸道传播	**麻疹、水痘、腮腺炎、百日咳、白喉、流行性脑脊髓膜炎等**
经虫媒传播	**流行性乙型脑炎**
经胃肠道传播	**中毒性痢疾、脊髓灰质炎**

锦囊妙记：在常考的小儿传染病中，考生只需记住经虫媒传播、经胃肠道传播的3种疾病，其余均为呼吸道传播。

小试身手（7~9题共用备选答案）

A. 呼吸道传播   B. 虫媒传播   C. 胃肠道传播

D. 血液传播   E. 接触传播

7. 水痘是通过

8. 流行性乙型脑炎是通过

9. 中毒性痢疾是通过

（2）一般卫生措施：卫生处理和消毒是切断传染病传播的关键步骤，此外消灭老鼠、蚊蝇，管理好家禽、家畜，对于虫媒传染病和动物源性传染病的预防极为重要。

3. 保护易感人群 <u>疫苗接种是预防传染病的最有力武器</u>。主动免疫其保护作用大多可持续数年。被动免疫的保护作用时间较短。

（七）小儿传染病的护理管理

1. 建立预诊制度 传染病门诊与普通门诊分开。患儿预诊后按不同病种分别在指定诊室诊治。

2. 疫情报告 <u>护理工作人员是传染病的法定报告人之一</u>。发现传染病后按国家规定的时间向防疫部门报告，以便采取措施进行疫源地消毒，防止传染病播散。

3. 隔离制度 将传染病患者或病原携带者与健康人和非传染病患者隔开，暂时避免接触，防止病原体向外扩散称隔离。

4. 消毒制度 用化学药物或物理方法清除或杀灭由传染源排到外界环境中的病原体。

消毒类型	含义
预防性消毒	对疑有传染源存在和可能被病原体污染的场所和物品进行的消毒
随时消毒	对传染源的排泄物、分泌物以及被污染的物品和场所随时进行的消毒
终末消毒	传染病患者出院、转科或死亡后，对患者、病室及用物进行一次彻底的消毒

5. 病情观察 掌握小儿常见传染病的临床表现及发病规律，及时观察病情变化。

6. 卫生宣教 是搞好传染病管理的重要环节。

第二节 麻疹

麻疹是由麻疹病毒引起的急性呼吸道传染病，主要表现为发热、咳嗽、流涕、结膜炎、口腔麻疹黏膜斑及全身皮肤斑丘疹。

（一）病因及发病机制（熟练掌握）

麻疹病毒为腺病毒，在体外的生存能力不强，对一般消毒剂和阳光敏感，55℃、15分钟即可杀灭，含病毒的飞沫在室内空气中有传染性的时间一般不超过2小时，在流通空气中或日光下30分钟即失去活力。对寒冷及干燥耐受力较强。麻疹疫苗需低温保存。

（二）流行病学（熟练掌握）

传染源	病人是唯一的传染源。出疹前5日至出疹后5日均有传染性
传播途径	通过喷嚏、咳嗽和说话等空气飞沫传播。密切接触者可经污染病毒的手传播，通过衣物、玩具等间接传播者少见
易感人群和免疫力	普遍易感，易感者接触病人后，90%以上发病，病后获持久免疫
流行特点	全年均可发病，以冬春两季为主，发病高峰在2~5月份

（三）临床表现（熟练掌握）

分期	时间	临床表现
潜伏期	平均10日（6~18日），接受过免疫者可延长至3~4周	低热、全身不适
前驱期（发疹前期）	从发热至出疹，常持续3~4日	发热、上呼吸道炎和麻疹黏膜斑为主要特征。患儿体温可高达39℃~40℃。伴流涕、咳嗽、流泪等症状。结膜充血、畏光流泪及眼睑水肿是本病特点。90%以上的病人在病程的第2~3日，在第一白齿对应的颊黏膜处，出现0.5~1mm大小的白色麻疹黏膜斑（柯氏斑），周围有红晕，2~3日内消退，具有早期诊断价值
出疹期	多在发热后3~4日出现皮疹	体温突然升高到40℃~40.5℃。皮疹初见于耳后发际，渐延及面、颈、躯干、四肢及手心足底，2~5日出齐。皮疹为淡红色充血性斑丘疹，大小不等，压之褪色，可融合呈暗红色，疹间皮肤正常
恢复期	一般为3~5日。若无并发症发生，出疹3~4日后，皮疹按出疹顺序开始消退。随着皮疹消退，体温逐渐下降至正常，全身症状改善。	疹退后皮肤可有麦麸样脱屑及浅褐色色素斑，一般7~10日痊愈。

小试身手 10.麻疹患儿早期诊断的依据是

A.未按时接种麻疹疫苗 　　　　　　B.麻疹黏膜斑

C.发热3~4日后耳后出疹 　　　　　D.接触麻疹患儿10~12日后发热

E.高热及耳后、枕部淋巴结肿大

小试身手 11.麻疹皮疹最初见于

A.躯干 　　　　　　B.四肢 　　　　　　C.颈部

D.耳后发际 　　　　E.面部

5.并发症

（1）肺炎：**是麻疹最常见的并发症之一**。主要见于重度营养不良或免疫功能低下的儿童，临床症状重、体征明显、预后较差，**是麻疹患儿的主要死亡原因**。由麻疹病毒本身引起的间质性肺炎常在出疹及体温下降后消退。继发性肺炎病原体多为细菌性，常见金黄色葡萄球菌、肺炎链球菌等，故易并发脓胸和脓气胸。

> 锦囊妙记：麻疹、房间隔缺损、室间隔缺损的主要并发症均为肺炎。

小试身手 12.麻疹患儿最常见的并发症是

　　A.支气管肺炎　　　　　　B.心肌炎　　　　　　　　C.麻疹脑炎
　　D.结核病恶化　　　　　　E.喉炎

（2）喉炎：2~3岁以下儿童多见，继发于细菌感染导致的喉部组织水肿，分泌物增多，易引起喉梗阻。临床表现为声音嘶哑、犬吠样咳嗽、呼吸困难、发绀等。

（3）心肌炎：是少见的严重并发症，多见于2岁以下、患重症麻疹或并发肺炎者和营养不良患儿。

（4）麻疹脑炎：多发生在疹后2~6日，也可发生于疹后3周内。与麻疹轻重无关。临床表现与其他病毒性脑炎相似，经1~5周恢复，部分患儿留有后遗症。

（5）结核病恶化。

（四）辅助检查（了解）

（五）治疗原则（掌握）

无特异性药物。加强护理、对症治疗、中药透疹治疗、预防感染为治疗原则。有并发症应采取综合性治疗措施。麻疹患儿可适当补充维生素A，有利于疾病恢复，减少并发症发生。

（六）护理措施（熟练掌握）

1.高热护理　绝对卧床休息至皮疹消退、体温正常。**出疹期不宜用药物或物理方法强行降温，禁忌乙醇擦浴、冷敷等物理降温，以免影响透疹**。体温超过40℃以上时用小量解热药，以免发生惊厥。

> 锦囊妙记：传染病患儿出现高热时，均不宜使用乙醇擦浴。

2.皮肤黏膜的护理　保持床单整洁干燥和皮肤清洁，**勤剪指甲，防抓伤皮肤继发感染**。生理盐水清洗双眼，再滴入抗生素眼液或眼膏，服用维生素A预防干眼病。

3.饮食护理　发热期间给予清淡易消化流质饮食，少量多餐。多喂开水及热汤，促进排毒、解热、透疹。恢复期添加高蛋白、高维生素饮食。

4.防止呕吐物或泪水流入外耳道　发生中耳炎应及时清除鼻痂，翻身拍背促进痰液排出，保持呼吸道通畅。加强口腔护理，多喂白开水，用生理盐水或复方硼砂溶液漱口。

5.病情观察　麻疹并发症多且重，应密切观察病情，及早发现。

6.预防感染传播

（1）隔离患儿：**呼吸道隔离至出疹后5日**，并发肺炎者延至出疹后10日。**接触麻疹的易感儿隔离观察21日**，并给予被动免疫。

（2）切断传播途径：病室通风换气进行空气消毒，患儿衣被及玩具曝晒2小时，减少不必要探视，预防继发感染。医务人员接触患儿后须在日光下或流动空气中停留30分钟以上，才能再接触其他患儿或健康易感儿。流行期间不带易感儿去公共场所。

（3）保护易感人群：**对8个月以上未患过麻疹的小儿可接种麻疹疫苗**。接种后12日血中出现抗体，1个月达高峰，故易感儿接触患者后2日内接种有预防效果。**接触后5日内注射人血丙种球蛋白或胎盘球蛋白，可免于发病**，6日后注射可减轻症状，有效免疫期1~8周。

> 锦囊妙记：对麻疹接触患儿注射丙种球蛋白，可直接为其提供保护性抗体，从而避免发病。

小试身手 13.为了避免发病，接触麻疹患儿的小儿应在5日内注射

A.麻疹疫苗   B.人血丙种球蛋白   C.胃肠道传播

D.血液传播   E.接触传播

第三节　水痘

水痘是由**水痘-带状疱疹病毒**所引起的传染性较强的急性传染病。主要表现为轻度发热、全身性分批出现皮肤黏膜斑疹、丘疹、疱疹和结痂，全身中毒症状轻。

（一）病因及发病机制（熟练掌握）

水痘-带状疱疹病毒属疱疹病毒科，为小亚科。**人是该病毒唯一的已知自然宿主**。水痘-带状疱疹病毒在体外抵抗力弱，不耐酸和热，对乙醚敏感，不能在痂皮中存活，但在疱疹液中可长期存活。

水痘-带状疱疹病毒主要经飞沫传播，也可经接触感染者疱液或输入病毒血症期血液而感染，病毒侵入机体后在呼吸道黏膜细胞中复制，然后进入血流，形成病毒血症。

（二）流行病学（熟练掌握）

传染源	**水痘患儿是唯一的传染源**，病毒存在于患儿上呼吸道鼻咽分泌物、皮肤黏膜斑疹及疱疹液中。**出疹前1日至疱疹全部结痂时均有传染性**
传播途径	**主要通过空气飞沫传播**。亦可通过直接接触疱液、污染的用具而感染
易感人群和免疫力	普遍易感，以1~6岁儿童多见，6个月以内的婴儿由于有母亲抗体的保护，很少患病
流行特点	一年四季均可发病，以冬、春季高发

小试身手 14.水痘患儿具有传染性的时段是

A.出疹期　　　　　　　　　　B.潜伏期

C.出疹前1~2日至全部疱疹结痂　　D.出疹前5日至第一批疹退

E.出疹前10日至出疹后5日

（三）临床表现（熟练掌握）

1.**潜伏期**　一般为2周左右。

2.前驱期　无症状或有轻微症状，全身不适、乏力、咽痛、咳嗽，年长儿前驱期症状明显，体温可达38.5℃，持续1~2日迅速进入出疹期。

3.出疹期　**发热第1日就可出疹**，皮疹特点是：

（1）**按斑疹→丘疹→疱疹→结痂顺序演变**。

（2）**皮疹为向心性分布，躯干部皮疹最多，四肢皮疹少**，手掌和足底更少。

（3）部分患儿疱疹出现在口腔、咽喉、结膜和阴道黏膜，破溃后形成浅溃疡。

（4）水痘内容物由清亮变为浑浊，疱壁薄易破，瘙痒感重，愈后多不留瘢痕。

（5）水痘为自限性疾病，一般10天左右自愈。

4.并发症：继发皮肤细菌感染、水痘脑炎、原发性水痘肺炎等。

（四）辅助检查（了解）

血常规见白细胞正常或稍低，可做血清特异性抗体IgM检测，可取水痘疱疹液、咽部分泌物或血液进行病毒分离。

（五）治疗原则（掌握）

1.对症支持治疗　维生素B_{12}肌内注射，**高热者给予解热药但避免使用阿司匹林，以免增加Reye综合征的危险**。给予人血丙种球蛋白免疫治疗和血浆支持，以减轻症状、缩短病程。

2.抗病毒药物治疗　**目前抗水痘–带状疱疹病毒的首选药物为阿昔洛韦**，但只在水痘发病的48小时内开始。

3.正在使用免疫抑制剂、糖皮质激素治疗的患儿，在不影响治疗的情况下尽快减量或停药。

小试身手 15.关于水痘的治疗原则，**错误的是**

A.给予人血丙种球蛋白可缩短病程

B.发热者避免使用阿司匹林

C.维生素B_{12}肌内注射

D.尽快减量或停用正在应用的激素

E.阿昔洛韦在水痘发病后24小时内用药有效

小试身手 16.抗水痘病毒首选的药物是

A.阿糖胞苷　　　　B.青霉素　　　　C.干扰素

D.利巴韦林　　　　E.阿昔洛韦

（六）护理措施（熟练掌握）

1.观察体温变化　高热者物理降温或药物降温，**但避免使用阿司匹林**。

2.皮肤护理 室温适宜，被褥保持清洁，不宜过厚，以免造成患儿全身不适而增加皮疹瘙痒感。**保持皮肤清洁、勤换内衣、剪短指甲，婴幼儿戴并指手套，以免抓伤皮肤。患儿因皮肤瘙痒哭闹时，应设法分散其注意力，或用温水洗浴、局部涂0.25%冰片炉甘石洗剂或5%碳酸氢钠溶液；**亦可遵医嘱口服抗组胺药物；继发感染者局部用抗生素软膏，或遵医嘱口服抗生素控制感染。

3.观察病情 观察患儿精神、体温、食欲及有无呕吐等，及早发现并发症并给予相应治疗和护理。当口腔疱疹溃疡影响进食时给予补液。

4.预防疾病传播 无并发症的患儿在家隔离治疗，**至疱疹全部结痂止。托幼机构中若发现水痘患儿应检疫3周。**体弱、应用大剂量激素或免疫缺陷者，在接触水痘后72小时内给予水痘–带状疱疹免疫球蛋白或恢复期血清肌内注射，可预防或减轻症状。

第四节 猩红热

猩红热是由乙型A组溶血性链球菌引起的急性传染病，主要表现为发热、咽炎、草莓舌、全身弥漫性鲜红色皮疹和疹退后片状脱皮。

（一）病因及发病机制（熟练掌握）

乙型A组溶血性链球菌是唯一对人类致病的链球菌，具有较强的侵袭力，能产生致热性外毒素，是本病的致病菌。该菌外界生活力较强，在痰和渗出物中可存活数周，但对热及一般消毒剂敏感。

链球菌及其毒素侵入机体后，产生3种病变：①化脓性病变。②中毒性病变。③变态反应性病变：病程2~3周。

人体可对红疹毒素产生较持久抗体，一般人一生只患一次猩红热。再次感染这种细菌时仅表现为化脓性扁桃体炎。

（二）流行病学（熟练掌握）

传染源	患者或带菌者为主，自发病前24小时至疾病高峰传染性最强
传播途径	**主要通过空气飞沫直接传播**，亦可由食物、玩具、衣服等物品间接传播。偶可经伤口、产道污染而传播
易感人群和免疫力	人群普遍易感。多见于3岁以上儿童
流行特点	四季皆可发生，但以春季多见

（三）临床表现（熟练掌握）

1.潜伏期 1~12日，一般2~5日。

2.前驱期 起病急、畏寒、高热，多为持续性，常伴头痛、恶心呕吐、全身不适、咽部红肿、扁桃体发生化脓性炎症。

3.出疹期

（1）皮疹：出疹多见于发病1~2日后，始于耳后、颈部及上胸部，24小时左右迅速波及全身。**皮疹特点为全身弥漫性充血的皮肤上出现分布均匀的针尖大小的丘疹，压之褪色，触之有砂纸感，疹间无正常皮肤，伴有痒感。**皮疹约48小时达高峰，然后体温下降、皮疹按出疹顺序2~3日内消退。

（2）特殊体征：**腋窝、肘窝、腹股沟处见皮疹密集并伴出血点，呈线状，称为帕氏线。**面部潮红，有少量皮疹，口鼻周围无皮疹，略显苍白，称为**口周苍白圈。****杨梅舌**是指病初舌被覆白苔，2~3日后舌苔由边缘消退，舌乳头红肿突起。

小试身手 17.猩红热帕氏线常见的部位是

A.面部   B.头颈部   C.腰腹部

D.大腿外侧   E.腋窝、肘窝

小试身手 18.患儿男，2岁，猩红热，为保护学校班内其他易感人群，应对其进行医学观察的时间为

A.14天   B.10天   C.7天

D.5天   E.3天

4.恢复期 皮疹于3~5天后颜色转暗，逐渐隐退并**按出疹顺序开始脱屑，躯干为糠皮样脱屑，手掌、足底见大片状脱皮，呈"手套"、"袜套"状。**脱皮持续1周左右。无色素沉着。

（四）辅助检查（了解）

白细胞总数升高，达（10~20）× 10^9/L，中性粒细胞占80%以上。治疗前取咽拭子或其他病灶分泌物培养，可见乙型溶血性链球菌。

（五）治疗原则（掌握）

青霉素是治疗猩红热的特效药，进入体内可迅速杀灭病原菌，还可预防急性肾小球肾炎和风湿热等并发症。故应首选青霉素G治疗，每日2万~4万U/kg，分2次肌内注射，共7~10日。

> 锦囊妙记：下列疾病均首选青霉素治疗：猩红热、肺炎球菌性肺炎、梅毒、小儿急性肾小球肾炎合并链球菌感染等。

小试身手 19.猩红热首选的治疗药物是

A.红霉素   B.青霉素G   C.庆大霉素

D.利巴韦林   E.头孢菌素

小试身手 20.治疗梅毒的首选药物是

A.阿奇霉素   B.红霉素   C.青霉素

D.万古霉素   E.克林霉素

（六）护理措施（熟练掌握）

1.发热的护理

（1）急性期绝对卧床休息2~3周以减少并发症。**高热时给予物理降温，但忌用冷水或乙醇擦浴。**

（2）急性期给予营养丰富、高维生素且易消化的流质、半流质饮食，恢复期给软食，鼓励并协助患儿进食。补充充足水分，促进散热及排泄毒素。

（3）遵医嘱及早使用青霉素G治疗。

2.皮肤护理　观察皮疹及脱皮情况，保持皮肤清洁，**用温水清洗皮肤（禁用肥皂水），剪短患儿指甲，避免抓破皮肤。脱皮时用消毒剪刀修剪，勿用手撕扯，以防感染。**

3.预防并发症　观察血压变化，有无眼睑水肿、尿量减少及血尿等。每周送尿常规检查2次。

4.预防感染的传播

传染过程	处理措施
隔离患儿	**呼吸道隔离至症状消失后1周，连续咽拭子培养3次阴性后即可解除隔离**
切断传播途径	室内通风换气或用紫外线照射进行消毒，患儿鼻咽分泌物须用2%~3%氯胺或漂白粉澄清液消毒，被患者分泌物所污染的物品，如食具、玩具、书籍、衣被褥等，分别采用消毒液浸泡、擦拭、蒸煮或日光曝晒等
保护易感人群	**对密切接触者医学观察7日**，并可口服磺胺类药物或红霉素3~5日以预防疾病发生

第五节　流行性腮腺炎

流行性腮腺炎是由腮腺炎病毒引起的急性呼吸道传染病，主要表现为腮腺非化脓性肿痛，大多有发热、咀嚼受限，并可累及其他腺体组织引起全身性疾病。

（一）病因及发病机制（熟练掌握）

腮腺炎病毒属副黏液病毒属的单股RNA病毒，人是该病毒唯一宿主。此病毒对外界抵抗力弱，一般室温2~3日即可失去传染性，加热55~60℃时，10~20分钟就失去活性，紫外线照射可迅速将其灭活。

（二）流行病学（熟练掌握）

传染源	早期患儿和隐性感染者，**腮腺肿大前6日至发病后9天内**
传播途径	**经飞沫传播**
易感人群和免疫力	主要是学龄儿童，90%的患儿在5~15岁
流行特点	全年发病，以冬春季为主，有时在儿童机构暴发。感染后一般能获持久免疫力

（三）临床表现（熟练掌握）

潜伏期：平均18日（8~30日）。

1.腮腺炎　部分患儿有低热、头痛、乏力、食欲不振等前驱期症状。1~2日后腮腺逐渐肿大，体温上升达39℃~40℃，持续时间不一，短则1~2日，多为1周左右。一般一侧腮腺先肿大，2~3日后累及对侧，或双侧同时肿大。肿大以耳垂为中心，向前后下发展，使下颌角边缘轮廓模糊，同时伴周围组织水肿、灼热、疼痛和感觉过敏，局部皮肤紧张发亮具弹性，表面发热不红。张口、咀嚼、特别食酸性食物时胀痛加剧。腮腺管口早期可有红肿，但无分泌物。腮腺肿大2~3日达高峰，持续4~5日后逐渐消退。

2.脑膜脑炎　**脑膜脑炎是腮腺炎的最常见临床表现**。常发生在腮腺肿大前或同时发生，可有头痛、颈项强直、呕吐、嗜睡、高热等症状及脑脊液异常。大部分预后良好，症状常在2周内恢复正常。重者可留有后遗症或死亡。

3.睾丸炎和卵巢炎　常见于青春期和成人，多发生于腮腺炎后1周内。主要表现为发热、病变睾丸多为单侧，有触痛、肿胀。卵巢炎多表现为下腹疼痛，平均病程4日。一般不影响生育。

4.胰腺炎　常与腮腺炎同时发生，表现为上腹疼痛、压痛、伴发热、寒战、呕吐等。

（四）辅助检查（了解）

外周血白细胞数正常或稍降低，淋巴细胞增多。病程早期血清和尿液淀粉酶增高，并发胰腺炎者显著增高，且脂肪酶增高。血清或脑脊液中特异性IgM抗体增高。

（五）治疗原则（掌握）

主要是对症治疗，发生脑膜脑炎病例可短期使用肾上腺皮质激素及脱水药。

（六）护理措施（熟练掌握）

1.减轻疼痛

（1）患儿因张口及咀嚼食物可使局部疼痛加重，影响进食。应给予富含营养、易消化的半流质或软食。忌酸、辣、硬而干燥食物，以免引起唾液分泌增多，肿痛加剧。

（2）减轻腮腺肿痛，**局部冷敷可收缩血管**，减轻炎症充血及疼痛。用茶水或食醋调中药如意金黄散敷于患处，保持药物湿润，以发挥药效并防止干裂引起疼痛。

（3）用温盐水漱口或多饮水，保持口腔清洁，防止继发感染。

2.降温　高热者采用头部冷敷、温水浴进行物理降温或服用适量的退热剂。

3.观察病情　脑膜脑炎多于腮腺肿大后1周左右发生，应密切观察，及时给予脱水治疗和护理。注意观察睾丸有无肿大、触痛，有无睾丸鞘膜积液和阴囊皮肤水肿。用丁字带托起阴囊消肿或局部冰袋冷敷止痛。

4.预防感染的传播

（1）隔离患儿：**呼吸道隔离至腮腺肿大完全消退后5日为止**。

锦囊妙记：考生在复习时，可将小儿传染病的传染性做一总结：

麻疹：出疹前5日至出疹后5日均有传染性。

水痘：出疹前1日至疱疹全部结痂时均有传染性。

流行性腮腺炎：腮腺肿大前1日至发病后9天内均具传染性。

（2）切断传播途径：对其呼吸道的分泌物及其污染的物品应进行消毒。在流行期间应加强托幼机构的晨检。

（3）保护易感人群：对易感儿接种麻腮风三联疫苗，90%可产生抗体。

小试身手 21.关于流行性腮腺炎的护理措施，**错误的是**

A.食用酸、辣食物以促进食欲

B.减轻腮腺肿痛，采用局部冷敷

C.用4%硼酸溶液漱口

D.隔离患儿至腮腺肿大完全消退后3天为止

E.采用头部冷敷、温水擦浴进行物理降温

小试身手 22.患者男，5岁。发热伴腮腺肿大2天，诊断为流行性腮腺炎。该患者适宜的护理措施是

A.给予易消化的半流质饮食　　　　B.禁用盐水漱口

C.进食可口的酸辣食物　　　　　　D.少饮水

E.局部热敷

第六节　中毒型细菌性痢疾

中毒型细菌性痢疾是急性细菌性痢疾的危重型，主要表现为急起高热、反复惊厥、嗜睡、昏迷，迅速发生周围循环衰竭或（和）呼吸衰竭。以3~7岁体质较好的儿童多见。该病病死率高，须积极抢救。

（一）病因及发病机制（熟练掌握）

病原菌为痢疾杆菌，属志贺菌属，革兰染色阴性。痢疾杆菌对外界环境抵抗力强，最适宜生长的温度为37℃，在水果、蔬菜中能存活10~20日，在牛奶中存活20日，在阴暗潮湿或冰冻的条件下可存活数周。痢疾杆菌对理化因素敏感，日光照射30分钟或加热60℃，10分钟也可将其杀灭。各种常用的消毒剂也可迅速将其杀灭。

痢疾杆菌致病性强，可释放内毒素和外毒素，外毒素具有细胞毒性（可使肠黏膜细胞坏死）、神经毒性（吸收后产生神经系统表现）和肠毒性（使肠内分泌物增加）。痢疾杆菌经口进入结肠，侵入肠黏膜上皮细胞和黏膜固有层，在局部迅速繁殖、裂解，产生大量内毒素，形成内毒素血症，引起周身和（或）脑的急性微循环障碍，产生休克和（或）脑病。抽搐的发生与神经毒素有关。

（二）流行病学（熟练掌握）

传染源	患者和带菌者，其中慢性患者和轻型患者是重要的传染源
传播途径	**经粪-口途径传播**，被粪便中病菌污染的食物、水或手，经口感染
易感人群和免疫力	普遍易感，3~7岁体格健壮儿童多见
流行特点	全年均可发病，以夏、秋季为高峰

（三）临床表现（熟练掌握）

潜伏期1~2日，**起病急骤，高热**甚至超高热，反复惊厥，迅速出现呼吸、循环衰竭。肠道症状轻微，常需通过直肠拭子或生理盐水灌肠采集大便，镜下见大量脓细胞和红细胞。

> 锦囊妙记：高热为小儿细菌性痢疾的首要症状。

1.休克型　以周围循环衰竭为主要表现，面色苍白、四肢湿冷、脉搏加速、血压下降、皮肤花纹，可伴心功能不全、少尿或无尿及意识障碍。肺循环障碍时患儿突然呼吸深快，进行性呼吸困难，直至呼吸衰竭。

2.脑型　以缺氧、脑水肿、颅压增高，脑疝为主。此型患儿无肠道症状而突然起病，早期即出现嗜睡、面色苍白、反复惊厥、血压正常或稍高，很快昏迷，继之呼吸节律不整、双侧瞳孔不等大、对光反射迟钝或消失，常因呼吸骤停而死亡。

3.肺型　也称呼吸窘迫综合征，以肺循环障碍为主，常在脑型或休克型基础上发展而来，病情危重，病死率高。

4.混合型　兼有上述两型或三型表现，是最凶险的类型，死亡率很高。

（四）辅助检查（了解）

周围血白细胞总数和中性粒细胞比例增加，**大便黏液脓血样**，镜检见大量脓细胞、红细胞及巨噬细胞。**从粪便标本中培养出痢疾杆菌是确诊最直接的证据。送检标本应做到尽早、新鲜、选取黏液脓血部分多次送检，以提高检出率。**

小试身手 23.确诊中毒型细菌性痢疾最有价值的检查是

A.粪便检查　　　　　　B.血白细胞计数　　　　　　C.粪便细菌培养

D.咽拭子细菌培养　　　E.血清特异性抗体检查

小试身手 24.患儿，3岁，因高热、抽搐2小时入院。入院后初步诊断为中毒型细菌性痢疾。为了确诊，应首选的检查项目是

A.血常规　　　　　　　B.脑电图　　　　　　　　　C.脑脊液检查

D.粪便培养　　　　　　E.头颅CT

在夏秋季，对3~7岁小儿突然高热、伴有脑病或中毒性休克者应怀疑为本病。立即做粪便检查，如当时患儿尚无腹泻，可用冷盐水灌肠取便。

（五）治疗原则（掌握）

1.病原治疗　选用对痢疾杆菌敏感的抗生素（如阿米卡星、氨苄西林、第三代头孢菌素等）静脉用药，病情好转后改为口服，疗程不短于5~7日，以减少恢复期带菌。

2.肾上腺皮质激素　具有抗炎、抗病毒、抗休克和减轻脑水肿的作用，选用地塞米松短疗程大剂量静脉滴注。

3.防治脑水肿及呼吸衰竭　综合使用降温措施：静脉快速滴注20%甘露醇脱水治疗；反复惊厥者使用地西泮、水合氯醛止惊或亚冬眠疗法，使用呼吸兴奋剂或辅

以机械通气等。

4.防治循环衰竭　补充血容量，维持水电解质平衡，用2：1等张含钠液或%低分子右旋糖酐扩容和疏通微循环，用5%碳酸氢钠溶液纠正酸中毒，用莨菪碱类药物或多巴胺解除微循环痉挛，根据心功能情况使用毛花苷C。

（六）护理措施（熟练掌握）

1.高热的护理　卧床休息，测量体温，使用物理和药物降温，必要时实施亚冬眠疗法。使体温在短时间内降至37℃左右，防止高热惊厥致脑缺氧、脑水肿加重。

2.休克的护理　患儿取中凹卧位，注意保暖，严密监测生命体征变化。建立静脉通路，调节输液速度，观察尿量并严格记录出入量。

3.脑水肿和呼吸衰竭的护理　保持呼吸道通畅，给氧，做好气管插管和机械通气准备，积极配合抢救。

4.腹泻的护理　记录大便次数、性状和量。补充易消化流质饮食，多饮水，不能进食者静脉补充营养。勤换尿布，便后及时清洗，防止臀红发生。及时采集大便标本送检，必要时用取便器或肛门拭子采取标本。

5.预防感染播散　对饮食行业及托幼机构的工作人员应定期做大便培养，及早发现带菌者并积极治疗。**对患儿采取肠道隔离至临床症状消失后1周或3次便培养阴性为止**。加强饮水、饮食、粪便的管理及灭蝇。养成良好卫生习惯，如饭前便后洗手、不喝生水、不吃变质不洁食物等。

参考答案

1.D　2.C　3.C　4.D　5.A　6.D　7.A　8.B　9.C　10.B　11.D　12.A　13.B　14.C　15.E　16.E　17.E　18.C　19.B　20.C　21.A　22.A　23.C　24.D

答案与解析

1.D　病原体侵入人体后不出现或仅出现不明显的临床表现，但可产生特异性免疫，属于隐性感染，是传染过程最多见的一种形式。

2.C　传染病流行过程是指传染病在人群中的发生、发展、传播及转归全部自然经过。流行过程必须具备传染源、传播途径、人群易感性3个基本环节。

3.C　潜伏期是指从病原体侵入人体至开始出现临床症状的时期。它是确定传染病检疫期的重要依据。

4.D　根据《中华人民共和国传染病法》的规定，甲类传染病包括鼠疫、霍乱2种。

5.A　为强制管理传染病，对于甲类传染病，城镇要求2小时内上报，农村不超过6小时。

6.D　甲类传染病包括鼠疫、霍乱。

7~9.A、B、C　水痘是经呼吸道传播，流行性乙型脑炎是经虫媒传播，中毒性痢疾是经胃肠道传播。

10.B 90％以上的麻疹患儿于病程的第2~3日，在第一磨牙相对应的颊黏膜处，可出现直径0.5~1mm大小的白色麻疹黏膜斑（柯氏斑），周围有红晕，常在2~3日内消退，具有早期诊断价值。

11.D 麻疹患儿多在发热后3~4日出现皮疹，皮疹初见于耳后发际，渐延及面、颈、躯干、四肢及手心、足底。

12.A 麻疹患儿出疹1周内常出现支气管肺炎，占麻疹患儿死因的90％以上。

13.B 在接触麻疹患儿5日内注射人血丙种球蛋白或胎盘球蛋白，可免于发病。

14.C 水痘患儿在出疹前1日至疱疹全部结痂时均有传染性。

15.E 阿昔洛韦为首选抗水痘的药物，但只有在水痘发病后48小时内开始用药有效。

16.E 阿昔洛韦为首选抗水痘的药物，同时该药必须在发病48小时内开始使用才有效。

17.E 猩红热患儿腋窝、肘窝、腹股沟处可见皮疹密集并伴出血点，呈线状，称为帕氏线。

18.C 与猩红热患者有密切接触者需医学观察7日。

19.B 青霉素是治疗猩红热的特效药、首选药，进入体内可迅速杀灭病原菌，还可预防急性肾小球肾炎和风湿热等并发症。

20.C 治疗梅毒首选青霉素。

21.A 流行性腮腺炎患儿因张口及咀嚼食物使局部疼痛加重，影响进食，应给予富有营养、易消化的半流质或软食。忌酸、辣、硬而干燥的食物，以免引起唾液分泌增多，肿痛加剧。

22.A 腮腺炎患儿因张口及咀嚼食物可使局部疼痛加重，影响进食，应给予富有营养、易消化的半流质或软食。忌酸、辣、硬而干的食物，以免引起唾液分泌增多，肿痛加剧。

23.C 确诊中毒型细菌性痢疾最有价值的检查是粪便细菌培养。

24.D 从粪便标本中培养出痢疾杆菌是确诊中毒型细菌性痢疾最直接的证据。

第十三章　小儿结核病的护理

要点分析

　　本章内容非常重要，每年必考。近5年的考试先后考查了结核病的病因、发病机制、辅助检查、预防和治疗原则；原发性肺结核的病因、临床表现、辅助检查、治疗要点和护理措施；急性粟粒型肺结核病因、临床表现、辅助检查；结核性脑膜炎的临床表现、辅助检查、治疗要点和护理措施等。整体的考查偏重于知识的记忆和应用。对于本章的复习，考生应着重掌握结核病的病因、发病机制、辅助检查、预防和治疗原则；原发性肺结核的病因、临床表现、辅助检查、治疗要点和护理措施；结核性脑膜炎的临床表现、辅助检查、治疗要点和护理措施等内容。本章记忆性内容较多，考生可结合"锦囊妙记"中给出的方法进行记忆。

考点纵览

第一节　总论

　　结核病是小儿时期的重要传染病，是由结核杆菌引起的一种慢性传染病，各个脏器均可受累。**其中原发型肺结核最常见**，严重病例可引起血行播散，发生粟粒型结核或**结核性脑膜炎，结核性脑膜炎是引起小儿结核病死亡的主要原因**。

一、病因及发病机制（掌握）

　　1.病原学　结核杆菌属分枝杆菌属，具有抗酸性。引起人类肺结核的主要是人型结核杆菌，其次为牛型结核杆菌。结核杆菌对外界的抵抗力较强，在阴湿处可生存5个月以上，冰冻1年半仍保持活力，但经65℃30分钟或干热100℃20分钟即可灭活。痰液内结核杆菌用5%苯酚或20%漂白粉处理须经24小时才能被杀灭，**最简单的灭菌方法是将痰吐在纸上直接焚烧**。

> 锦囊妙记：被肺结核患儿痰液、破伤风、气性坏疽、铜绿假单胞菌等污染的敷料、纸张可直接焚烧。

　　2.发病机制　小儿对结核菌及其代谢产物有较高的敏感性，**机体初次感染结核菌4~8周后，通过致敏的T淋巴细胞产生迟发型变态反应**（Ⅳ型变态反应），此时如用结核菌素做皮肤试验可出现阳性反应。

　　3.流行病学　**开放性肺结核病人是主要传染源，主要通过呼吸道传播**，小儿吸入带结核菌的飞沫或尘埃后即可感染，形成肺部原发病灶。

二、辅助检查（掌握）

（一）结核菌素试验

可判断受试者是否感染过结核杆菌。结核菌素反应属迟发型变态反应。小儿受结核感染4~8周后做结核菌素试验即呈阳性反应。

1.试验方法　常用结核菌纯蛋白衍化物（PPD）0.1ml。在左**前臂掌侧中、上1/3交界处皮内注射**，使之形成直径6~10mm的皮丘。**48~72小时观察反应结果**。记录时应测量硬结直径，以局部硬结的毫米数表示，先测横径，后测纵径，取两者的平均值来判断反应强度，标准如下：

阴性	－	无硬结
阳性	（弱）+	红硬，平均直径在5~9mm
	（中）++	红硬，平均直径在10~19mm
	（强）+++	红硬，平均直径>20mm
	（极强）++++	除硬结外，还有水疱、坏死或淋巴管炎

> 锦囊妙记：当接种部位出现水疱、坏死或淋巴管炎时，无论接种部位硬结的大小，均为极强阳性。

小试身手 1.结核菌素试验应在注射后多长时间内判断结果

A.4~6小时　　　　　　B.8~10小时　　　　　　C.12~18小时

D.24~36小时　　　　　E.48~72小时

小试身手 2.结核菌素试验注射部位应在前臂掌侧面

A.中上2/3交界处皮内注射　　　　B.中下2/3交界处皮内注射

C.中上1/3交界处皮下注射　　　　D.中下1/3交界处皮下注射

E.中下1/2交界处肌内注射

小试身手 （3~5题共用备选答案）

A.阴性（－）　　　　B.弱阳性（＋）　　　　C.中阳性（＋＋）

D.强阳性（＋＋＋）　　E.极强阳性（＋＋＋＋）

3.结核菌素试验局部出现红硬，平均直径在5~9mm，判断其为

4.结核菌素试验局部出现硬结，平均直径在20mm以上，判断其为

5.结核菌素试验局部出现硬结、水疱，局部痒感明显，判断其为

2.临床意义

（1）阳性反应

1）**3岁以下，尤其是1岁以下未接种卡介苗小儿，提示体内有新的结核病灶。**

2）儿童无明显临床症状而呈阳性反应，表示受过结核感染。

3）强阳性反应，提示体内有活动性结核病。

4）两年之内由阴转阳，或反应强度从原直径<10mm增至>10mm，且增加的幅度为6mm以上者，表示新近有感染或可能有活动性病灶。

小试身手 6.3岁以下的小儿未接种卡介苗，结核菌素试验阳性表示

A.受过结核感染，但不一定有活动病灶

B.新近有感染

C.曾经感染过结核

D.体内有新的结核病灶

E.有活动性结核病

（2）阴性反应

1）未受过结核感染。

2）结核变态反应初期（初次感染后4~8周内）。

3）机体免疫反应受抑制时呈假阴性反应，如重症结核病、麻疹等。

4）技术误差或结核菌素效价不足。

（二）实验室检查

1.结核杆菌检查 从痰、胃液、脑脊液、浆膜腔液中找到结核菌是确诊的重要手段。

小试身手 7.1岁小儿，生后未接种卡介苗，现出现间断发热，盗汗，X线胸片出现哑铃状"双极影"。下列哪种检查对确诊最有意义

A.结核菌检查 　　　　B.免疫学诊断 　　　　C.X线检查

D.血沉测定 　　　　　E.纤维支气管镜检查

2.红细胞沉降率 反应结核病的活动性，多增快。

3.免疫学诊断及生物学基因诊断。

（三）X线检查

胸部X线检查是筛查小儿结核病的重要手段之一。胸片检查可确定病灶部位、范围、性质、发展和决定治疗方案。最好同时做正、侧位胸片检查，侧位片可发现肿大淋巴结或靠近肺门部位的原发病灶。

三、预防（掌握）

（一）控制传染源

结核菌涂片阳性患儿是小儿结核病的主要传染源，**早期发现并合理治疗结核菌涂片阳性患者，是预防小儿结核病传播的根本措施**，尤应对托幼机构及小学的教职员工定期体检，及时发现和隔离传染源，能有效地减少小儿感染结核的几率。

（二）卡介苗接种

是预防小儿结核病的有效措施。接种卡介苗的禁忌证包括：结核菌素试验阳性者，注射部位有湿疹或全身性皮肤病，急性传染病恢复期，先天性胸腺发育不全或严重免疫缺陷病患儿。

（三）化学药物预防

有下列指征的小儿，可预防性服用异烟肼，每日10mg/kg，每日不大于300mg，疗程6~9个月。

1.密切接触家庭内开放性肺结核者。

2.3岁以下婴幼儿未接种卡介苗而结核菌素试验阳性者。

3.结核菌素试验新近由阴性转为阳性。

4.结核菌素试验阳性伴结核中毒症状者。

5.结核菌素试验阳性，新患麻疹或百日咳小儿。

6.结核菌素试验阳性而需较长时间使用肾上腺皮质激素或其他免疫抑制剂者。

四、治疗原则（了解）

抗结核药物治疗可控制结核病，其治疗原则是早期、适量、联合、规律、全程。

（一）一般治疗

注意休息，有明显结核中毒症状及高度衰弱者卧床休息。居室环境阳光充足，空气流通。给予高蛋白、高维生素饮食。避免接触各种传染病。

（二）抗结核药物的使用

1.抗结核药物种类

（1）杀菌药：全杀菌药：异烟肼（INH）、利福平（RFP）。半效杀菌药：链霉素（SM）和吡嗪酰胺（PZA）。

（2）抑菌药：乙胺丁醇（EMB）、氨硫脲（TBI）或乙硫异烟胺（ETH）。

联合国推荐的6种抗结核基本药物是：异烟肼、利福平、吡嗪酰胺、链霉素、乙胺丁醇、氨硫脲或乙硫异烟胺。

目前国内抗结核药物分为：第一线异烟肼、利福平、吡嗪酰胺、链霉素；第二线是乙胺丁醇、氨硫脲、卡那霉素、对氨基水杨酸钠、乙硫异烟胺等。

2.药物毒副作用及注意事项　见表5-13-1。

表5-13-1　几种常用抗结核药物使用简表

药品	每日用量	给药途径	毒副反应
异烟肼	10~15mg/kg（≤300mg/d）	口服、肌内注射、静滴	周围神经炎、精神症状、皮疹、肝脏损害
利福平	10~20mg/kg（≤600mg/d）	口服	肝脏损害、消化道反应、过敏反应、白细胞和血小板下降
乙胺丁醇	30~40mg/kg（≤0.75g/d）	口服	球后视神经炎、周围神经炎、消化道反应、肝功能损害
吡嗪酰胺	15~30g/kg	口服	肝损害、高尿酸血症、痛风、消化道反应
丙硫异烟胺	10~15mg/kg	口服	肝功能损害、消化道反应、周围神经炎、过敏、皮疹、发热

（三）化疗方案

1.**标准疗法** 一般用于无明显症状的原发型肺结核，**疗程9~12个月**。

2.**两阶段疗法** 用于活动性原发型肺结核、急性粟粒型结核病及结核性脑膜炎。分强化治疗阶段和巩固治疗阶段，强化治疗阶段联合使用3~4种杀菌药物，一般需3~4个月，短程疗法需2个月。巩固治疗阶段一般需12~18个月，短程疗法需4个月。

3.**短程疗法** 短程化疗的作用机制是快速杀灭机体内处于不同繁殖速度的细胞内、外结核菌，使痰菌早期转阴并持久转阴，且病变吸收消散快，远期复发少。一般为6~9个月。

第二节 原发型肺结核

原发型肺结核是结核菌初次侵入人体后发生的原发感染，**是小儿肺结核的主要类型**。包括原发综合征和支气管淋巴结结核。

> 锦囊妙记：小儿最常见的肺结核类型是原发型肺结核，最严重的类型是结核性脑膜炎。

小试身手 8.小儿肺结核最常见的类型是

A.粟粒型肺结核　　　　B.浸润型肺结核　　　　C.结核性胸膜炎

D.原发型肺结核　　　　E.结核性脑膜炎

（一）病因及发病机制（熟练掌握）

结核杆菌吸入肺内，在肺形成原发病灶。**原发灶多位于胸膜下，在肺上叶底部和下叶上部，以右侧多见**。其基本病变是渗出、增殖与坏死。

原发综合征病变由3部分组成：**肺部原发病灶、肿大的淋巴结和两者相连的发炎淋巴管**。支气管淋巴结结核以胸腔内淋巴结肿大为主。两者除X线表现不同外，在临床上难以区分，故两者并为一型，即原发型肺结核。

原发型肺结核的病理转归：①吸收好转：钙化或硬结（最常见）。②病变进展：产生空洞、支气管淋巴结周围炎、支气管内膜结核和干酪性肺炎、结核性胸膜炎。③病变恶化：血行播散导致急性粟粒型肺结核或全身性急性粟粒型结核病。

（二）临床表现（熟练掌握）

轻症无症状，仅在X线检查时被发现。一般起病缓慢，午后低热、食欲减退、消瘦、盗汗、疲乏等。婴幼儿及症状较重者起病急，体温可高达39℃~40℃，但一般情况尚好，与发热不相称，2~3周后转为持续低热。若胸内淋巴结高度肿大，可产生压迫症状，出现类似百日咳样痉咳，喘鸣或声音嘶哑。体检见周围淋巴结肿大，肺部体征不明显，与肺内病变不一致。婴儿伴肝脾大。

（三）辅助检查

1.结核菌素试验：呈强阳性或由阴转为阳性者需做进一步检查。

2.胸部X线检查：原发综合征X线胸片呈典型哑铃"双极影"。支气管淋巴结结核X线表现为肺门淋巴结肿大，边缘清晰称结节型。

3.CT扫描。

4.支气管镜检查。

5.实验室检查。

> 锦囊妙记：原发综合征X线表现呈哑铃"双极影"。肺部原发病灶、肿大的淋巴结即为两哑铃的两极，发炎淋巴管即为哑铃中的手柄。

（四）治疗原则（掌握）

治疗目的是杀灭病灶中的结核菌和防止血行播散。

1.无明显自觉症状者 以INH为主，配合RFP+EMB，疗程9~12个月。

2.活动性原发型肺结核 直接督导下短程化疗。强化治疗阶段联用3~4种杀菌药：INH、RFP、PZA或SM，2~3个月后开始巩固维持治疗阶段，用INH、RFP或EMB。

（五）护理措施（熟练掌握）

1.饮食护理 给予**高热量、高蛋白、高维生素、富含钙质的饮食**。

2.一般护理 室内空气新鲜、阳光充足。有发热和中毒症状的患儿卧床休息，减少体力消耗，保证充足睡眠，提供日常生活护理，满足患儿基本需要。病情稳定期仍应注意休息，一般不过分强调绝对卧床，可进行适当的室内、外活动，避免受凉引起上呼吸道感染。肺结核患儿出汗多，应及时更换汗湿的衣服。

3.观察药物不良反应 观察患儿有无胃肠道反应、耳鸣耳聋、眩晕、视力减退或视野缺损、手足麻木、皮疹等；定期复查肝功能和尿常规等。

4.预防感染传播 结核患儿活动期实施隔离措施，患儿呼吸道分泌物、痰杯、餐具等应进行消毒隔离。

第三节 急性粟粒型肺结核

急性粟粒型肺结核或称急性血行播散型肺结核，是由于胸腔内淋巴结或原发灶内大量结核菌进入血流所致，**多见于婴幼儿初次感染后3~6个月以内**。

（一）病因及发病机制（掌握）

原发灶或胸腔内淋巴结干酪样坏死病变破坏血管，大量结核菌进入肺动脉引起粟粒型肺结核。如结核菌进入肺静脉经血行或经淋巴播散至全身引起急性全身性粟粒型结核病，可累及肺、脑、脑膜、肝、脾、腹膜、肠、肠系膜淋巴结、肾、肾上腺及心脏等。

病理改变为灰黄色、直径约1~2mm的粟粒样结核结节，均匀布满两肺，肺上部较多，位于间质，肺泡腔内很少见。

（二）临床表现（掌握）

多数起病急，有高热和严重中毒症状、盗汗、食欲减退、面色苍白。少数患儿咳嗽、气急、发绀，颇似肺炎。多数患儿有结核性脑膜炎症状。**6个月以下婴儿患粟粒型肺结核的特点为病情重而不典型，累及器官多，特别是伴发结核性脑膜炎者居多。病程进展快，病死率高。**

小试身手 9.6个月以下婴儿患急性粟粒型肺结核的特点是

A.病程进展慢 　　　　　B.病死率低 　　　　　C.累及器官少

D.病情重而不典型 　　　E.极少伴发结核性脑膜炎

小试身手 10.小儿结核中最严重的类型是

A.结核隐性感染 　　　　B.原发型肺结核 　　　C.支气管淋巴结核

D.结核性脑膜炎 　　　　E.粟粒型肺结核

体格检查常缺少明显体征，表现为症状和体征与X线的不一致性。偶闻及细湿啰音，全身淋巴结和肝、脾大。

（三）辅助检查（了解）

胸部X片对诊断可起决定性作用，起病后2~3周胸部摄片可发现大小一致、分布均匀的粟粒状阴影，密布于两侧肺野。

重症患儿结核菌素试验可呈假阴性。痰或胃液中查到结核菌。粟粒疹和眼底检查所见的结核结节有诊断意义。

（四）治疗原则（掌握）

早期抗结核治疗。目前主张分两阶段进行，即强化治疗阶段和维持治疗阶段。在强化治疗阶段，给予四联杀菌药物如INH、RFP、PZA及SM。SM能杀灭在碱性环境中生长、分裂、繁殖活跃的细胞外的结核菌。PZA能杀灭在酸性环境中细胞内结核菌及干酪病灶内代谢缓慢的结核菌。总疗程1年半以上。

伴严重中毒症状、呼吸困难和结核性脑膜炎时，在应用足量抗结核药物治疗的同时，加用肾上腺皮质激素，如泼尼松每日1~2mg/kg，疗程1~2个月。

（五）护理措施（熟练掌握）

1.卧床休息，保持安静，保持呼吸道通畅，必要时吸氧。

2.观察体温变化，给予降温。

3.补充充足营养。

4.密切观察病情变化，定时测体温、呼吸、脉搏及神志变化，如出现烦躁不安、嗜睡、头痛、呕吐、惊厥等脑膜炎症状应及时通知医生抢救。

第四节　结核性脑膜炎

结核性脑膜炎是结核菌侵犯软脑膜所引起的炎症，常为血行播散所致的全身性粟粒性结核病的一部分，是小儿结核病中最严重的类型。病死率较高，存活者遗留后遗症，常在结核原发感染后1年内发生，尤其初染结核3~6个月内最容易发生。

婴幼儿多见，四季均可发病，以冬春季多见。

（一）病因及发病机制（熟练掌握）

结核性脑膜炎的病原菌为人型或牛型结核杆菌。结核性脑膜炎为全身粟粒型结核的一部分，由于小儿血－脑屏障功能差，中枢神经系统发育不完善，免疫功能差，入侵的结核菌易经血行播散，由肺或骨结核等播散而来。

结核菌使软脑膜呈弥漫性特异性改变，在大脑、小脑、脑底部及沿血管形成多发结核结节；蛛网膜下腔有大量炎性渗出物积聚，尤以脑底部最明显，易引起脑神经损害和脑脊液循环受阻。脑血管呈炎性改变，严重者脑组织缺血、软化出现瘫痪。

（二）临床表现（熟练掌握）

缓慢起病，婴儿可骤起高热、惊厥，典型临床表现分3期：

分期	持续时间	表现
早期（前驱期）	约1~2周	**主要症状为性情改变**、精神呆滞、喜哭、易怒、睡眠不安、双目凝视，同时有低热、呕吐、便秘，年长儿诉头痛，婴儿表现为嗜睡或发育迟滞
中期（脑膜刺激期）	约1~2周	因颅内压增高出现剧烈头痛、喷射性呕吐、嗜睡或惊厥，体温进一步增高。**脑膜刺激征阳性是结核性脑膜炎最主要和常见的体征**。幼婴以前囟饱满为主。此期可出现脑神经障碍，最常见者为面神经瘫痪
晚期（昏迷期）	约1~3周	上述症状逐渐加重，由意识朦胧、半昏迷进入完全昏迷。频繁惊厥甚至可呈强直状态。患儿极度消瘦，出现水、盐代谢紊乱，最终死于脑疝

（三）辅助检查（掌握）

1.脑脊液　压力升高，外观无色透明或呈毛玻璃样，静置12~24小时后，有蜘蛛网状薄膜形成，取之涂片检查，可查到结核菌。**白细胞总数（50~500）×10⁶/L，淋巴细胞占0.70~0.80，糖和氯化物含量同时降低为结脑典型改变，蛋白定量增加**。一般为1.0~3.0g/L。**脑脊液结核菌培养阳性即可确诊**。

小试身手 11.结核性脑膜炎脑脊液的典型改变为

A.压力增高　　　　　　B.外观透明　　　　　　C.白细胞数增加

D.蛋白定量增加　　　　E.糖和氯化物含量同时降低

2.胸部X线检查　85%结脑患儿胸片有结核病改变，其中90%为活动性肺结核。胸片证实有血行播散对结核性脑膜炎确诊有重要意义。

3.结核菌素试验　结核菌素试验阳性对诊断很有帮助，但50%的结核性脑膜炎患儿结核菌素试验可呈阴性反应。

（四）治疗原则（掌握）

主要的治疗原则：一是抗结核治疗，二是降低颅内压。

1.抗结核治疗　需联合使用易透过血—脑屏障的抗结核药。

（1）强化治疗阶段：用INH+RFP+PZA+SM，3～4个月。

（2）巩固治疗阶段：用INH+RFP 9~12个月，或脑脊液正常后6个月，总疗程不少于12个月。

2.降低颅内压

（1）速静脉滴注20%甘露醇，降低颅内压，于30分钟内滴完。

（2）对急性脑积水或慢性脑积水急性发作者，用药物降颅压无效或疑有脑疝者，行侧脑室引流术。

（3）糖皮质激素　可迅速减轻结核中毒症状，抑制炎症渗出，改善毛细血管通透性，减轻脑水肿，降低颅内压，且可减轻粘连，预防脑积水的发生。常用泼尼松每日1～2mg/kg（＜45mg/d），疗程8～12周。

（4）对症治疗　如对惊厥者进行止惊治疗，积极纠正水、电解质紊乱等。

（5）随访观察　停药后随访观察至少3～5年。

（五）护理措施（熟练掌握）

1.病情观察

（1）观察生命体征、神志、惊厥、瞳孔大小及对光反射等，早期发现颅内高压或脑疝。

（2）患儿绝对卧床休息，室内保持安静，护理操作尽量集中完成，减少对患儿的刺激。惊厥发作时齿间置牙垫，防止舌咬伤。

（3）遵医嘱使用肾上腺皮质激素、脱水药、利尿药和呼吸兴奋剂。配合医生为患儿做腰椎穿刺，颅内压增高时腰椎穿刺应在使用脱水药半小时后进行，腰穿后去枕平卧4~6小时，预防颅内压降低引起头痛。

2.保持呼吸道通畅　对有呼吸功能障碍的患儿，应保持呼吸道通畅，取侧卧位，以免仰卧时舌根后坠堵塞喉头。松解衣领，及时清除口鼻咽喉分泌物、呕吐物，防止误吸引起窒息或吸入性肺炎。必要时吸氧，或进行人工辅助呼吸。

3.皮肤、黏膜的护理　防止压疮和继发感染，床单保持干燥、整洁。大小便后及时更换尿布，清洗臀部。昏迷及瘫痪患儿，每2小时翻身、拍背1次。骨突处垫气垫或软垫，防止发生压疮。昏迷闭眼不能闭合者，涂眼膏并用纱布覆盖，保护角膜。每日清洁口腔2~3次，以免因呕吐致口腔不洁造成细菌繁殖，或并发吸入性肺炎。

4.做好饮食护理，保持水电解质平衡　评估患儿进食及营养状况，为患儿提供高热量、高蛋白质及富含维生素、易消化饮食，增强机体抗病能力。少量多餐，耐心喂养。对昏迷不能吞咽者，通过鼻饲或静脉补液，维持水电解质平衡。鼻饲时压力不可过大，以免呕吐，吞咽功能恢复后尽快停用鼻饲。

参考答案

1.E　2.C　3.B　4.D　5.E　6.D　7.A　8.D　9.D　10.D　11.E

答案与解析

1.E　结核菌素试验后48~72小时观察反应结果。

2.C　结核菌素的试验方法：常用结核菌纯蛋白衍化物（PPD）0.1ml在左前臂掌侧中上1/3交界处皮内注射，48~72小时观察反应结果。

3~5.B、D、E　结核菌素试验后局部皮丘平均直径在5~9mm为弱阳性（＋），20mm以上为强阳性（＋＋＋），局部出现硬结、水疱，痒感明显，无论直径大小，均为极强阳性（＋＋＋＋）。

6.D　3岁以下未接种卡介苗小儿，结核菌素试验阳性提示体内有新的结核病灶。

7.A　结核病的辅助检查包括结核菌检查、X线、红细胞沉降率等，其中从痰液中找到结核菌是确诊的重要手段。

8.D　小儿最常见的肺结核类型是原发型肺结核，最严重的类型是结核性脑膜炎。

9.D　6个月以下婴儿患粟粒型肺结核的特点为病情重而不典型，累及器官多，特别是伴发结核性脑膜炎者居多。病程进展快，病死率高。

10.D　结核性脑膜炎是由急性粟粒型结核引起，是小儿结核病中最严重的一型。

11.E　结核性脑膜炎脑脊液的特点为：白细胞总数（50~500）×10^6/L，淋巴细胞占0.70~0.80，糖和氯化物含量同时降低为结脑典型改变，蛋白定量增加。

第十四章 常见急症患儿的护理

本章内容较为重要，每年必考。近5年的考试先后考查了小儿惊厥的病因、临床表现、治疗原则和护理措施；急性颅内压增高的治疗原则和护理措施；急性呼吸衰竭的辅助检查和护理措施；充血性心力衰竭的临床表现和护理措施；心跳、呼吸骤停的临床表现和护理措施等。整体的考查偏重于知识的记忆和应用。对于本章的复习，考生应着重掌握小儿惊厥的临床表现和护理措施；急性颅内压增高的治疗原则和护理措施；急性呼吸衰竭的辅助检查和护理措施；充血性心力衰竭的临床表现和护理措施；心跳、呼吸骤停的临床表现和护理措施等内容。本章记忆性内容较多，考生可结合"锦囊妙记"中的方法进行记忆。

考点纵览

第一节 小儿惊厥

惊厥是神经元功能紊乱引起细胞突然异常放电所致的全身或局部肌肉不自主收缩，常伴有意识识障碍。

（一）病因及发病机制（熟练掌握）

1.感染性疾病

（1）颅内感染：各种细菌、病毒、寄生虫、真菌等引起的脑膜炎、脑炎及脑脓肿等。

（2）颅外感染：各种感染造成的高热惊厥、中毒性脑病和破伤风等，**其中高热惊厥最常见。**

小试身手 1.小儿惊厥最常见的原因是

A.高热   B.低血糖   C.维生素D缺乏

D.低血钙   E.化脓性脑膜炎

2.非感染性疾病

（1）颅内疾病：各型癫痫、占位性病变、颅脑损伤等；

（2）颅外疾病：如中毒、水电解质紊乱、肾源性、代谢性因素等。

（二）临床表现（熟练掌握）

1.惊厥 典型表现为突然意识丧失，眼球上翻，凝视或斜视，局部或全身肌群出现强直性或阵挛性抽动，持续数秒至数分钟。

2.惊厥持续状态 是指**惊厥发作持续超过30分钟，或2次发作间歇期意识不能恢复者。**

3.热性惊厥　多由上呼吸道感染引起，典型热性惊厥的特点：①主要发生在6个月至3岁小儿，男孩多于女孩；②大多发生在急骤高热开始后12小时之内；③发作时间短，在10分钟之内，发作后短暂嗜睡；④在一次发热性疾病过程中很少连续发作多次，可在以后的发热性疾病时再次发作；⑤没有神经系统异常体征，热退后1周做脑电图正常。

小试身手　2.患儿，2岁，咳嗽、流涕1天。今起发热，来院途中突然抽搐，呈全身性，持续约30秒钟。查体：体温39.8℃，脉搏130次/分，R28次/分，神志清楚，咽部充血，其他无特殊异常。首先考虑为

A.化脓性脑膜炎　　　　B.病毒性脑膜炎　　　　C.中毒性脑病

D.低钙惊厥　　　　　　E.高热惊厥

（三）辅助检查（了解）

1.血生化检查　查血糖、血钙、血钠、血尿素氮等。

2.脑脊液检查　用于鉴别有无颅内感染。

3.眼底检查　视网膜下出血提示颅内出血，视乳头水肿提示颅内压增高。

（四）治疗原则（掌握）

1.控制惊厥　抗惊厥药首选地西泮（安定）静脉注射。其他止惊药有苯妥英钠、苯巴比妥、10%水合氯醛等。

小试身手　3.控制惊厥首选的药物是

A.苯妥英钠　　　　　　B.苯巴比妥　　　　　　C.水合氯醛

D.地西泮　　　　　　　E.氯硝西泮

2.对症及支持治疗　①监测生命体征，重点监测呼吸、循环衰竭或脑疝体征；②保持呼吸道通畅，必要时吸氧或人工机械通气；③监测血气、血糖、血渗透压及电解质；④防治颅内高压。

（五）护理措施（熟练掌握）

1.防止窒息　①发作时就地抢救，保持安静，禁止一切不必要的刺激；②立即让患儿去枕平卧，头偏向一侧，松解患儿衣领；③将舌轻轻向外牵拉，防止舌后坠阻塞呼吸道，及时清除呼吸道分泌物、呕吐物，保持呼吸道通畅；④遵医嘱使用止惊药，观察用药反应，注意有无呼吸抑制。

2.防止受伤　①将纱布放在患儿手中或腋下，防止皮肤摩擦受损；已出牙的患儿在上、下牙之间放置牙垫或纱布包裹的压舌板，防止舌咬伤。②有栏杆的儿童床在栏杆处放置棉垫，防止患儿碰撞栏杆，将周围硬物移开，以免造成损伤；切勿用力强行牵拉或按压患儿肢体，以免发生骨折或关节脱位。

3.预防脑水肿　①避免一切刺激，如声、光及触动等，积极控制惊厥，避免长时间惊厥引起脑缺氧导致脑水肿或脑损伤。②惊厥较重或时间长者给予氧气吸入，密切观察血压、呼吸、脉搏、意识及瞳孔变化，发生脑水肿者遵医嘱使用脱水剂。

4.健康指导　向家长介绍物理降温的重要性及方法，讲解惊厥发作时的急救方法；对癫痫患儿应嘱咐家长按时给患儿服药，不能随便停药，以免诱发惊厥，并嘱

咐患儿避免到危险及易受伤的环境中去，以免发作时发生危险。

小试身手 4.关于小儿惊厥的护理措施，**错误的是**

A.发作时应就地抢救，不要搬运

B.将舌轻轻向外牵拉，防止舌后坠阻塞呼吸道

C.发作时应用力按压患儿肢体，以免造成意外

D.按医嘱应用止惊药物

E.避免对患儿的一切刺激

小试身手 5.关于小儿高热惊厥的健康指导，最重要的是

A.物理降温的方法　　　　　　　B.惊厥发作时的急救方法

C.遵医嘱按时给患儿服药　　　　D.不能随便停药

E.嘱咐患儿避免到危险的地方

第二节　急性颅内压增高

急性颅内压增高是由于多种原因引起<u>脑实质体积增大或颅内液体量异常增加</u>，造成颅内压力增高的一种严重临床综合征。

（一）病因及发病机制（熟练掌握）

1.病因

（1）颅内外感染：如脑膜炎、脑炎、中毒性菌痢等。

（2）颅内占位性病变：如脑肿瘤、脑寄生虫、脑脓肿或脑血管畸形、脑出血和脑血肿等。

（3）脑缺血缺氧：如各种原因引起的窒息、休克、呼吸心跳骤停、一氧化碳中毒等。

（4）脑脊液循环异常：如脑积水。

（5）其他：如高血压脑病、水电解质紊乱、药物或食物中毒等。

2.发病机制　颅内压是指颅腔内脑组织、脑血管和脑脊液对颅腔壁所产生的压力，正常时保持相对恒定，如脑组织、脑脊液或颅内血管床中任何一种内容物体积增大时，其余内容物的容积则相应缩小，以缓冲颅内压的增高，当代偿功能超过限度时即发生颅内压增高，严重时使部分脑组织嵌入孔隙，形成脑疝，造成中枢性呼吸衰竭，危及生命。

（二）临床表现（熟练掌握）

1.头痛　晨起较重，哭闹、用力或弯腰时可加重。婴儿囟门未闭，对颅内高压有一定缓冲作用，故早期头痛不明显，仅有前囟紧张或隆起，出现头痛时表现为烦躁不安、尖叫或拍打头部，新生儿表现为睁眼不睡和尖叫。

2.呕吐　因呕吐中枢受刺激引起，频繁呕吐，晨起明显，常不伴恶心，呕吐**多呈喷射性**。

3.意识改变　颅内高压影响脑干网状系统，引起意识改变。

4.头部体征　1岁内小儿有诊断价值。如头围增长过快、前囟紧张隆起、前囟

迟闭与头围增长过快并存、颅骨骨缝裂开等。

5.眼部表现　颅内压增高致第6对脑神经单侧或双侧麻痹，出现复视或斜视、眼球运动障碍；上丘受压出现上视受累（落日眼）；视交叉受压产生双颞侧偏盲、一过性视觉模糊甚至失明。眼底检查见视乳头水肿、小动脉痉挛、静脉扩张，严重者见视网膜水肿。

6.生命体征改变　多发生在急性颅内压增高时，**早期血压升高**，继而脉率减慢，呼吸开始时增快，严重时呼吸慢而不规则，甚至暂停。

> 锦囊妙记：颅内压增高患儿的生命体征可简要记为"两慢一高"。"两慢"即心率慢、呼吸慢，"一高"即血压高。

7.脑疝

（1）小脑幕切迹疝：意识障碍加重、肌张力增高、两侧瞳孔不等大及对光反射减弱或消失，如不及时处理患儿昏迷加重，呈去脑强直至呼吸、循环衰竭。

（2）枕骨大孔疝：早期表现为颈强直或强迫头位，逐渐发展出现四肢强直性抽搐，可**突然出现中枢性呼吸衰竭或呼吸猝然停止**，双瞳孔扩大，眼球固定，意识障碍甚至昏迷、呼吸、循环衰竭。

> 锦囊妙记：小脑幕切迹疝主要表现为意识障碍出现早，枕骨大孔疝主要为早期出现呼吸停止。

（三）辅助检查（了解）

1.血、尿、粪常规、血液生化及脑脊液检查，以协助诊断。

2.B型超声波检查　脑室扩大、血管畸形及占位性病变等。

3.颅脑CT、磁共振成像、脑血管造影等检查，可查出颅内占位性病变。

（四）治疗原则（掌握）

1.急救处理　疑有脑疝危险时应做气管插管，保持呼吸道通畅；**快速静脉注入20%甘露醇**。有脑干受压表现者做颅骨钻孔减压术，或脑室内或脑膜下穿刺以降低颅内压。

2.降低颅内压　①使用高渗脱水剂：首选20%甘露醇，一般6~8小时给药一次；②重症或脑疝者可同时使用利尿药：首选呋塞米（速尿）；③肾上腺糖皮质激素：常用地塞米松；④穿刺放液或手术处理。

3.对症处理及病因治疗。

（五）护理措施（熟练掌握）

1.降低颅内压，防止脑疝

（1）防止颅内压增高：避免一切刺激，加强监护；**卧位时床头抬高30°**；检查或治疗时不可猛力转头、翻身、按压腹部及肝脏；避免患儿哭闹，护理和治疗操作相对集中进行，动作应轻、快，避免频繁干扰患儿使颅内高压加重。

> 锦囊妙记：颅内压增高者，取头高脚低位有利于减轻脑水肿。

（2）遵医嘱使用降低颅内压的药物：使用甘露醇时的注意事项：①**用药前检查药液，若有结晶可将药袋放在热水中浸泡，待结晶消失后再用**，静脉滴入时最好用带过滤网的输液器，防止结晶进入血管内；②**不与其他药液混合静脉滴注，以免产生结晶沉淀**；③用药时在20分钟内先缓慢静脉推注以使血中尽快达到所需浓度，然后静脉点滴，速度不宜过快，以免发生一时性头痛加重、视物模糊、眩晕及注射部位疼痛；④**推注时不能漏到血管外，以免引起局部组织坏死。一旦发生药物外渗，应用25%~50%硫酸镁局部湿敷和抬高患肢**。

（3）严密观察患儿生命体征、眼球运动及瞳孔变化，每15~30分钟记录1次。若发现脑疝先兆应立即通知医生抢救。

2.减轻头痛

（1）保持安静，避免刺激、头部剧烈转动、哭闹、咳嗽、用力排便等，以免加重头痛。

（2）对年长患儿诉说头痛要立即采取安抚措施，如轻轻抚摸或按摩、心理暗示等，帮助患儿分散注意力。

（3）遵医嘱使用降低颅内压的药物，注意观察用药后的反应。

3.健康指导

（1）解释对患儿采取避免刺激、取头肩抬高侧卧位的目的，介绍预后估计，给予心理支持。

（2）需做腰椎穿刺的患儿，穿刺前向家长说明检查脑脊液的目的，强调检查的安全性，消除恐惧心理以取得合作，**穿刺后让患儿去枕平卧6小时，防止颅内压降低引起头痛**。

小试身手 6.颅内压增高的患儿腰椎穿刺后需去枕平卧6小时，其目的是

A.预防颅内压升高 　　　　　　　　B.预防颅内压降低

C.预防脑缺血 　　　　　　　　　　D.预防脑部感染

E.有利于脑部血液循环

（3）指导昏迷患儿家长观察患儿呼吸、脉搏、神志等情况，讲解并示范帮助患儿翻身、清洁皮肤等方法；指导在患儿臀部及肢体突出部位下垫凝胶垫，防止压力性损伤；示范并指导清理口腔和鼻腔分泌物及鼻饲的操作，使家长能做好患儿的生活护理。

（4）出院时指导家长继续观察患儿是否发生并发症及后遗症，如通过"游戏"的方式观察患儿反应和肢体活动情况，及早发现智力障碍、肢体瘫痪等。对瘫痪的患儿，指导家长协助患儿进行肢体运动，如每2~3小时翻身1次、做肢体按摩和被动运动等。

第三节　急性呼吸衰竭

急性呼吸衰竭是指各种原因导致呼吸功能异常，通气或换气功能严重障碍，出现缺氧或二氧化碳潴留而引起的一系列生理功能和代谢紊乱的临床综合征。

（一）病因及发病机制（熟练掌握）

1.呼吸道梗阻　通气障碍为主

（1）上呼吸道梗阻：如异物吸入、咽喉壁脓肿、喉、气管、支气管炎、扁桃体肥大、喉痉挛、喉头水肿、颅面部发育畸形等。

（2）下呼吸道梗阻：如哮喘急性发作、溺水、支气管软化或狭窄等。

2.肺实质病变　换气障碍为主。常见疾病有肺炎、毛细支气管炎、间质性肺疾病等。其他如肺水肿、肺出血、肺栓塞、新生儿呼吸窘迫综合征等。

3.呼吸泵异常　引起通气不足，晚期可继发感染、肺不张等肺实质病变。主要包括神经和肌肉病变（重症肌无力、吉兰-巴雷综合征、膈肌麻痹、肉毒中毒）、胸廓外伤或畸形（如肋骨骨折、严重脊柱侧弯、窒息性胸廓发育不良）、胸腔积液、气胸或液气胸、脑和脊髓病变（如癫痫持续状态、脑水肿、脊髓损伤、药物过量引起呼吸抑制、各种原因引起的低通气综合征）。

（二）临床表现（熟练掌握）

包括呼吸系统表现和低氧血症和高碳酸血症的表现。

1.呼吸系统表现　周围性呼吸衰竭主要表现为呼吸频率改变及辅助呼吸肌活动增强，如频率加快、鼻翼扇动、三凹征等。中枢性呼吸衰竭主要表现为呼吸节律紊乱，如潮式呼吸、叹息样呼吸及下颌呼吸等，甚至发生呼吸暂停。

2.低氧血症表现　①发绀：以口唇、口周及甲床等处较为明显，严重贫血（Hb<50g/L）时可不出现发绀；②消化系统：腹胀甚至肠麻痹，部分患儿因应激性溃疡引起消化道出血；肝脏严重缺氧时发生肝小叶中心坏死、肝功能改变等；③循环系统：早期心率增快、血压升高，心排出量增加；严重时心律失常，甚至发生心力衰竭或心源性休克等；④泌尿系统：尿中出现蛋白、红细胞、白细胞及管型，有少尿或无尿，甚至肾衰竭；⑤神经系统：早期烦躁、易激惹、视力模糊，后来神志淡漠、嗜睡、意识模糊等，严重者出现颅内压增高和脑疝；⑥其他：有细胞代谢及电解质紊乱，如酸中毒及高钾血症等。

3.高碳酸血症　开始出现烦躁不安、出汗、摇头、意识障碍、皮肤潮红，严重者出现惊厥、昏迷、视乳头水肿、呼吸性酸中毒等。

（三）辅助检查（了解）

血气分析：早期或轻症（Ⅰ型呼衰）：动脉氧分压（PaO_2）≤60mmHg（8kPa），动脉二氧化碳分压（$PaCO_2$）正常；晚期或重症（Ⅱ型呼衰）：动脉氧分压（PaO_2）≤60mmHg（8kPa），二氧化碳分压（$PaCO_2$）≥50mmHg（6.65kPa）。

锦囊妙记：考生应注意成人呼吸衰竭与小儿呼吸衰竭诊断标准的差异：成人动脉氧分压（PaO_2）≤60mmHg，小儿动脉氧分压（PaO_2）≤50mmHg；二氧化碳分压的诊断标准相同（$PaCO_2$）≥50mmHg（6.65kPa）。

（四）治疗原则（掌握）

1.病因治疗及防治感染　及时处理病因和诱因，选用敏感抗生素。

2.改善呼吸功能　保持呼吸道通畅，给氧。

3.纠正电解质酸碱平衡紊乱　静脉输液以补充热量、水和电解质。

4.维持心、脑、肺、肾功能　使用呼吸兴奋剂、强心剂及血管活性药物、脱水药、利尿药、肾上腺糖皮质激素及人工辅助呼吸。

（五）护理措施（熟练掌握）

1.改善呼吸功能

（1）合理安排患儿休息：①立即将患儿送到监护室；②取半卧位或坐位休息；③患儿衣服宽松，被褥松软，以减轻对呼吸运动的限制，增加舒适感。

（2）保持呼吸道通畅：①指导并鼓励清醒患儿用力咳嗽；对咳嗽无力或不会咳嗽的年幼患儿，定时协助其翻身，轻拍胸背部，促进分泌物排出；②遵医嘱给予超声雾化吸入，一般每日3~4次，每次15分钟，也可按医嘱在雾化器内加入解痉、化痰和消炎药物，以利于排痰和通气；③必要时（如无力咳嗽、昏迷、气管插管或切开等）用吸痰器吸痰，一般每2小时吸痰1次，吸痰前充分给氧，吸痰时动作轻柔，负压不宜过大，吸痰时间不宜过长，吸痰后听诊肺部，评估吸痰效果；④使用氨茶碱、地塞米松解除支气管痉挛。

（3）合理用氧：①选择合适的给氧方式，如选择鼻导管法、面罩或头罩法等，若需要长期吸氧者最好选择鼻塞法、面罩法及头罩法等对患儿刺激小、不易出现黏膜损伤的方式；上述吸氧方式效果不佳时考虑持续正压给氧。②**氧流量及氧浓度，一般鼻导管给氧氧流量为每分钟0.5~1L**，氧浓度不超过40%；新生儿或鼻腔分泌物多者用面罩、鼻塞、头罩或氧帐给氧，头罩给氧者氧流量为每分钟2~4L，氧浓度为50%~60%；严重缺氧紧急抢救时用60%~100%的纯氧，但持续时间以不超过4~6小时为宜。③氧疗期间定时做血气分析，氧分压维持在65~85mmHg。④给氧注意事项：操作前先清除鼻内分泌物；吸氧过程中经常检查导管是否通畅；湿化瓶内蒸馏水每日更换1次；氧浓度不宜过高，持续时间不宜过长，以免发生晶体后纤维增生。

（4）遵医嘱用呼吸兴奋剂：呼吸停止的患儿遵医嘱使用尼可刹米、洛贝林等药物，因该药安全范围小，过量易致惊厥，故用药后应观察患儿有无烦躁不安、反射增强、局部肌肉抽搐等表现。

（5）保证营养供给：供给足够热量，昏迷患儿通过鼻饲或静脉营养。

2.维持有效呼吸

（1）进行人工呼吸：对呼吸即将停止或已经停止且不具备抢救条件时立即进行

胸外心脏按压或人工呼吸。

（2）协助气管插管并做好插管护理：①插管前准备好插管用具，根据患儿年龄选择适宜的插管。操作前充分吸氧和将胃内容物抽空。②操作密切监测患儿呼吸、循环情况。③插管后遵医嘱给氧，密切观察患儿呼吸情况并记录。由于插管后不能关闭声门形成有力咳嗽，降低了呼吸道防御功能，必须定时吸痰，一般每小时1次，吸痰前先滴入气管2~5ml生理盐水，并轻拍胸背部，使盐水与黏痰混合易于吸出；**每次吸痰时间不宜超过15秒，吸痰的全部过程都需严格执行无菌操作**；因插管可损伤鼻腔和喉部组织，故时间不宜过长，一般经鼻腔插管不超过2~5天，以免造成环状软骨狭窄；经口腔插管不宜超过48小时，以免引起喉头水肿。

（3）气管切开的护理：对病情危重，气管插管时间过久而病情未见好转者或需用呼吸机治疗者考虑气管切开。气管切开的护理同气管插管，但更需注意严格无菌操作和消毒隔离。

（4）人工辅助呼吸的护理：①根据血气分析结果调整呼吸机参数，每小时检查1次并记录。②观察患儿胸廓起伏、神志、面色、周围循环等，防止通气不足或通气过度。通气不足表现为患儿自主呼吸与呼吸机不同步，通气过度出现血压下降、抽搐等碱中毒表现；观察有无堵管或脱管现象。③经常消毒呼吸机管道，用甲醛熏蒸或苯扎溴铵浸泡，每日1次。④保持呼吸道通畅，为患儿翻身、拍背、吸痰等。⑤做好撤离呼吸机前的准备，如自主呼吸锻炼，撤机前备好抢救物品，停用呼吸机后密切观察患儿呼吸、循环等。使用呼吸机时间越长，撤离呼吸机所需的呼吸锻炼过程也越长。

（5）对呼吸停止的患儿遵医嘱使用尼可刹米、洛贝林等呼吸中枢兴奋药物，用药后应观察患儿有无烦躁不安、反射增强、局部肌肉抽搐等药物过量中毒的表现。

第四节　充血性心力衰竭

充血性心力衰竭是指心肌收缩或舒张功能下降使心排血量绝对或相对不足，不能满足全身组织代谢需要而引起的一系列临床症状及体征。

（一）病因及发病机制（熟练掌握）

1.心血管疾病　因心肌病变造成心肌收缩力下降，包括容量负荷过重（如左向右分流型先心病）、心肌收缩力减弱（如心肌炎、心包炎、风湿性心脏病等）、梗阻性病变（如主动脉狭窄等）。

2.非心血管疾病　心脏负荷过重引起继发性心肌收缩力下降，包括呼吸系统疾病如肺炎、支气管哮喘等；泌尿系统疾病如急性肾炎引起严重循环充血；其他如重度贫血、甲亢、维生素B_1缺乏、电解质紊乱和酸中毒等。

3.常见诱因　**主要是急性感染**、输液过量或过速、过度活动、情绪激动、手术、严重失血及各种原因引起的心律失常等。

发病机制：心脏的主要功能是向全身组织输送足够血液，满足机体正常代谢活动和生长发育需要。当心肌损害或心脏长期负荷过重，心肌收缩力逐渐减退，早期机体通过加快心率、心肌肥厚和心脏扩大进行代偿，通过心肌纤维伸长和增厚使收缩力增强，排血量增多，以满足机体需要，这个阶段无临床症状，为心功能代偿期。若病因持续存在，则代偿性改变相应发展，心肌能量消耗增多，冠状动脉血供不足，心肌收缩速度减慢和收缩力减弱。心率增快超过一定限度时，舒张期缩短，心排血量反而减少，不能满足机体代谢需要，而出现静脉回流受阻、体内水钠潴留、脏器淤血等。

小儿心功能分级：

等级	临床表现
Ⅰ级	仅有心脏病体征，无症状，活动不受限，心功能代偿
Ⅱ级	活动量大时出现症状，活动轻度受限
Ⅲ级	活动稍多即出现症状，活动明显受限
Ⅳ级	安静休息时也有症状，活动完全受限

（二）临床表现（熟练掌握）

年长儿表现与成人相似，**左心衰竭主要是肺循环淤血，右心衰竭主要是体循环淤血**。小儿全心衰竭较多见，一般表现为心率快、呼吸急促、烦躁不安、面色发灰或发绀、肝脏迅速增大等。体检：见皮肤苍白，颈静脉怒张，心脏扩大，心跳过速，心音低钝、有奔马律，呼吸急促，重者端坐呼吸，肺底闻及湿啰音，肝大有压痛，肝–颈静脉回流征阳性。婴幼儿表现为喂养困难、烦躁多汗、哭声低弱，而颈静脉怒张、水肿和肺部啰音等体征不明显。

心力衰竭的临床诊断依据：①**呼吸急促**：婴儿＞60次/min，幼儿＞50次/min，儿童＞30次/min；②**心动过速**：婴儿＞160次/min，幼儿＞140次/min，儿童＞120次/min，不能用发热或缺氧解释；③**心脏扩大**：体检、胸片或超声心动证实；④烦躁、喂养困难、体重增加、尿少、水肿、多汗、发绀、呛咳、阵发性呼吸困难（2项以上）；⑤肝大：婴幼儿肋下≥1cm，儿童＞1cm；进行性肝大或伴触痛更有意义；⑥肺水肿；⑦奔马律。以上7条中，**满足①~④项可考虑心力衰竭**，满足①~④项加⑤~⑦项中的1项，或①~④项中2项加⑤~⑦中2项即可确诊心力衰竭。

（三）辅助检查（了解）

1.X线检查　心影普遍扩大，搏动减弱，肺纹理增强，肺淤血。

2.心电图检查　提示心房、心室肥厚及心律变化，有助于病因诊断和指导强心苷制剂的使用。

3.超声心动图检查　见心室和心房腔扩大，心室收缩时间延长，射血分数降低。对病因诊断有帮助。

（四）治疗原则（掌握）

1.一般治疗　卧床休息，必要时使用镇静剂；限制盐和水的摄入；酌情吸氧。

2.使用强心苷　可增强心肌收缩力、减慢心率。**地高辛为小儿时期最常用的强**

心药，口服、静脉注射均可；还可用毛花苷C（西地兰）等药物。

3.使用利尿剂　促进潴留的水钠排出，减轻心脏负荷。一般选择呋塞米（速尿），间歇用药。

4.其他药　减轻心脏前后负荷，增加心排出量，使心室充盈量下降，缓解肺部充血症状。常用药物为卡托普利、硝普钠等。

（五）护理措施（熟练掌握）

1.减轻心脏负担，增强心肌收缩力

（1）休息：半卧位休息，床头抬高30°~45°。左心衰竭时患儿取半卧位或坐位，双腿下垂，减少回心血量。

（2）减轻心负荷：避免患儿哭闹、用力排便等，减少刺激，帮助患儿翻身，必要时遵医嘱使用镇静药物，**输液速度宜慢，一般每小时<5ml/kg**。

（3）病情观察：观察患儿生命体征及精神状态、肢体温度和尿量等。

（4）遵医嘱用药：应用强心苷、扩血管药及利尿药，观察患儿用药后心率、心律、血压、尿量等。

2.改善活动耐力

（1）做好日常生活护理，给易消化、营养丰富饮食，少食多餐，必要时通过静脉补充营养，但输入速度要慢；尽量避免情绪激动和紧张。

（2）给氧，急性肺水肿患儿用20%~30%乙醇湿化给氧，以降低肺泡内泡沫的表面张力使之破裂、消散，改善气体交换以提高活动耐力。

（3）制订合适的活动计划　根据心功能分级安排不同的休息，心功能Ⅱ级者应增加休息时间，但可起床在室内做轻微体力活动；Ⅲ级者应限制活动，增加卧床时间；Ⅳ级者应绝对卧床休息。当心功能改善后逐步增加活动量。

3.控制钠水入量　给予低盐饮食，重症患儿给予无盐饮食；静脉补液时滴速不可过快；评估水肿情况，必要时遵医嘱用利尿剂。

4.预防强心苷中毒　预防措施包括：

（1）给药前：静脉注射配药时须用1ml注射器准确抽取药液，以10%葡萄糖液稀释；**每次注射前须测量患儿脉率（必要时测心率）1分钟，若发现脉率缓慢（新生儿心率<100次/min，婴幼儿<90次/min，儿童<80次/min，年长儿<60次/min）或脉律不齐，需暂停用药一次并报告医生。**

小试身手 7.强心苷治疗小儿心力衰竭时须立即停药的指征是

A.心率少于140次/分　　　　　　B.心率少于80次/分

C.心电图显示T波倒置　　　　　　D.心电图显示室性期前收缩

E.心电图显示S-T段下移

（2）给药时：静脉注射速度要慢（不少于5分钟），密切观察患儿脉搏变化；禁忌与其他药液混合注射。

（3）给药后：用药后1~2小时监测患儿心率和心律，观察心力衰竭的症状有无改善。

（4）用药期间：给患儿进食富含钾的食物，或遵医嘱补充氯化钾溶液，因低钾血症是导致强心苷中毒较常见的诱因。暂停进食钙含量高的食物，因钙与强心苷有协同作用，易引起中毒反应；若发现中毒表现应及时报告医生，并备好钾盐、阿托品、苯妥英钠、利多卡因等药物。

5.健康指导　介绍心力衰竭的病因或诱因、护理要点及预后知识；示范日常护理操作，特别强调不宜让患儿用力，如翻身、进食及大便时要给予帮助；病情好转后指导患儿逐渐增加活动量，不要过度劳累；心力衰竭缓解后，指导家长做好预防，避免感染、劳累及情绪激动等诱因。

小试身手（8~9题共用题干）

患儿，女，8个月，因小儿肺炎入院。住院期间患儿剧烈哭闹后出现烦躁不安，喘憋加重，口唇发绀。查体：呼吸70次/分，心率180次/分，心音低钝，两肺闻及细湿啰音，肝肋下3.5cm。

8.该患儿可能出现了

A.急性心力衰竭　　　　B.脓气胸　　　　　　　　C.脓胸

D.肺大疱　　　　　　　E.肺不张

9.为该患儿输液时，输液速度应控制在每小时

A.<3ml/kg　　　　　　B.<5ml/kg　　　　　　　C.<8ml/kg

D.<10ml/kg　　　　　　E.<20ml/kg

第五节　急性肾衰竭

（一）病因及发病机制（熟练掌握）

病因	发生原因	疾病
肾前性肾衰竭	有效循环血量急剧减少，都可导致肾血流量下降，肾小球滤过率降低，出现少尿或无尿	脱水、呕吐、腹泻、外科手术大出血、烧伤、休克、严重心律失常及心力衰竭
肾性肾衰竭	各种肾实质病变所导致的肾衰竭	急性肾小球肾炎等
肾后性肾衰竭	引起的尿路梗阻致肾盂积水、肾实质损伤	先天性尿路畸形、输尿管狭窄、肾结石、肾结核、磺胺结晶

锦囊妙记：肾前性肾衰竭主要为肾血流量减少；肾性肾衰竭主要为肾脏器质性病变；肾后性肾衰竭主要为肾或输尿管梗阻。

（二）临床表现（熟练掌握）

1.少尿型肾衰　分三期

（1）少尿期：一般持续1~2周，持续时间越长，肾损害越重。一般持续10天左右，持续2周以上或病程中少尿与无尿间歇出现则预后不良。主要表现：①**水钠潴留**：全身水肿、高血压、肺水肿、脑水肿和心力衰竭；②**电解质紊乱**：常表现为

"3高3低",即高钾、高磷、高镁,低钠、低钙、低氯血症,其中高钾血症多见;③代谢性酸中毒:嗜睡、乏力、呼吸深长、口唇樱桃红色等;④尿毒症:出现全身各系统症状;⑤**感染,是急性肾衰竭最常见的并发症**,以呼吸道和泌尿道感染多见,致病菌以金黄色葡萄球菌和革兰阴性杆菌最多见。

(2)多尿期:少尿期后尿量逐渐增多,一般持续1~2周,部分患儿可达1~2个月。此期由于大量排尿,**患儿出现脱水、低钠及低钾血症**,免疫力下降易感染。

(3)恢复期:多尿期后肾功能逐渐恢复,血尿素氮及肌酐逐渐恢复正常。一般肾小球滤过功能恢复较快,肾小管功能恢复较慢。

2.非少尿型肾衰　指血尿素氮、血肌酐迅速升高,肌酐清除率迅速降低,而不伴少尿表现。

(三)辅助检查(了解)

1.尿液检查　有助于鉴别肾前性和肾性肾衰竭。

2.血生化检查　了解电解质浓度变化及血肌酐和尿素氮。

3.肾影像学检查　了解肾的解剖、肾血流量、肾小球和肾小管功能。

(四)治疗原则(掌握)

1.少尿期治疗　①严格控制水钠入量;②**调整热量供应,早期只给糖类**,减少机体自身蛋白分解和酮体生成;③纠正酸中毒及电解质紊乱,及时处理高钾血症;④治疗高血压、心力衰竭等并发症。

小试身手 10.急性肾衰竭早期适宜补充

A.脂肪　　　　　　　B.糖类　　　　　　　C.蛋白质

D.高钾食物　　　　　E.高磷食物

2.多尿期治疗　①低钾血症的纠正;②水和钠的补充。

3.控制感染　感染是患者死亡的常见原因,应积极预防感染。

4.透析治疗　早期透析可降低死亡率,酌情选用血液透析或腹膜透析。

(五)护理措施(熟练掌握)

1.维持体液平衡

(1)控制液体入量,遵循"量入为出"的原则。每日液量=前1日尿量+异常丢失量+不显性失水量日内生水。

(2)准确记录24小时出入量,包括口服和静脉输入的液量、尿量、异常丢失量。

(3)每日测量体重。

2.合理营养　少尿期限制水、钠、钾、磷、蛋白质摄入,供给足够热量,早期补充糖类减少组织蛋白分解和酮体产生;**蛋白质的量为每日0.5~1.0g/kg,以优质蛋白为佳**,如肉类、蛋类、奶类等;进食富含维生素的食物;不能进食者静脉补充营养,补充葡萄糖、氨基酸、脂肪乳等。透析治疗时可丢失大量蛋白质,故不需限制蛋白入量;长期透析者输新鲜血浆、水解蛋白、氨基酸等。

3.病情观察　观察生命体征变化,及时发现心力衰竭、电解质紊乱及尿毒症等表现。当血钾>6.5mmol/L时应积极处理，可用5%碳酸氢钠溶液每次2ml/kg静脉注射；10%葡萄糖酸钙溶液10ml静滴；高渗葡萄糖和胰岛素；血液透析可在1~2小时内使血钾降至正常范围，腹膜透析则需4~6小时。

4.预防感染　严格无菌操作，加强探视管理。加强皮肤及黏膜护理，保持皮肤清洁、干燥。保持呼吸道通畅，定时翻身拍背。做好室内空气消毒。

第六节　心跳、呼吸骤停

心跳、呼吸骤停指患儿突然呼吸及循环功能停止。

（一）病因及发病机制（熟练掌握）

1.**窒息**　是小儿心跳、呼吸骤停的主要原因，见于各种原因引起的新生儿窒息。

小试身手 11.小儿心跳、呼吸骤停的主要原因是

A.中毒　　　　　　　B.窒息　　　　　　　C.心肌炎

D.青霉素过敏　　　　E.低钙喉痉挛

2.突发意外事件　严重外伤及大出血、中毒、电击、淹溺等。

3.心脏疾患　心肌炎、心肌病、先心病等。

4.药物中毒及过敏　强心苷中毒、青霉素过敏、血清反应等。

5.电解质、酸碱平衡失调　血钾过高或过低、低钙引起喉痉挛。

6.医源性因素　麻醉意外、心脏手术等。

7.婴儿猝死综合征

（二）临床表现（熟练掌握）

1.意识突然丧失，面色苍白迅速转为发绀，大动脉搏动消失，心音消失、心音微弱或心动过缓，心率：年长儿<30次/分，婴幼儿<80次/分，新生儿<100次/分。

2.短暂抽搐，瞳孔散大、对光反射消失。

3.呼吸停止或严重呼吸困难，大小便失禁。

> 锦囊妙记：心跳呼吸骤停的判断为"一看，二摸"。"一看"即判断患者的意识是否丧失；"二摸"即摸患者的大动脉是否有搏动。

（三）辅助检查（了解）

心电图显示：可见等电位线，电机械分离或心室颤动等。

（四）治疗原则（掌握）

抢救措施包括基础生命支持阶段CABD［C（circulation）胸外心脏按压；A（airway）呼吸道通畅；B（breathing）建立呼吸；D（Defibrillation and drugs）除颤和复苏药物］，高级生命支持、持续生命支持阶段。新生儿心脏骤停多为呼吸因素所

致,其CPR的程序为A-B-C。

(五)护理措施(熟练掌握)

1.心肺复苏原则 根据《2010美国心脏协会(AHA)心肺复苏(CPR)及心血管急救(ECC)指南》对一些重要问题进行变更,建议将成人、儿童和婴儿(不包括新生儿)的**基础生命支持程序从A-B-C(开放气道、人工呼吸、胸外按压)更改为C-A-B(胸外按压、开放气道、人工呼吸)**。新生儿心脏骤停多为呼吸因素所致,其CPR的程序为A-B-C。婴儿和儿童的按压幅度至少为胸部前后径的1/3(婴儿大约为4cm,儿童大约为5cm),保证每次按压后胸部回弹,尽可能减少胸外按压的中断,避免过度通气。人工呼吸频率不变,按压与呼吸比不变。强烈建议普通施救者仅做胸外按压的CPR,弱化人工呼吸的作用,**胸外按压频率由100次/分改为"至少100次/分"**。

2.心肺复苏步骤

(1)如果是单人操作首先进行30次胸外按压,如果是双人操作给予15次胸外按压,其后打开气道,给予2次人工呼吸。

儿童胸外按压使用单手或双手按压法,**掌根按压胸骨下1/2**(中指位于双乳头连线中点)。婴儿胸外按压单人使用双指按压法,双指位于乳头连线中点下;双人使用环抱法,拇指置于双乳头连线中点。**胸外按压频率至少100次/分**;为达到有效的胸外按压,按压深度至少达到胸廓前后经的1/3(婴儿大约4cm,儿童大约5cm)。

> 锦囊妙记:考生可将成人与小儿胸外心脏按压的按压部位、频率、深度进行比较。

(2)开放呼吸道:采用压额举颏方法开放气道,去除口腔内容物,进行人工呼吸。**首先清除呼吸道内的分泌物、异物或呕吐物**,将患儿头向后仰,抬高下颌,清除气道及口内异物;淹溺者迅速将病人转为俯卧位,救治者用手托起胃部,使头低腰高将水压迫排出。

(3)人工呼吸:采用口对口人工呼吸,吹气时先迅速连续吹气2次,以便打开阻塞的呼吸道和小的肺泡,避免肺脏回缩;口对鼻人工呼吸法适用于牙关紧闭而不能张口或口腔有严重损伤者。**口对口、鼻人工呼吸法主要适用于抢救婴幼儿**,吹气量以胸廓上抬为准。人工呼吸的频率,婴儿为每分钟20次;儿童为每分钟15次。

(4)除颤:对心室颤动者选用胸外直流电除颤,发现心室颤动或心跳骤停2分钟内可立即除颤。

(5)遵医嘱使用复苏药物:在人工呼吸和心脏按压的同时,由静脉或气管内注射复苏药物。如心脏停搏选用1:1000的肾上腺素0.01mg/kg,最大剂量为1mg;气管内给药剂量为0.1mg/kg,最大剂量为2.5mg。

3.脑复苏 主要措施包括:氧疗、人工冬眠疗法、降低颅内压、肾上腺素及肾上腺糖皮质激素的应用、控制过度通气疗法及钙通道阻滞剂的应用等。

4.心肺复苏后的护理 ①监测生命体征及血氧饱和度、血气分析结果及电解质的变化;②观察神志、精神、瞳孔及周围循环的变化;③加强呼吸管理,定时湿化呼吸道，及时吸痰，保持气道通畅；④维持有效循环和水电解质平衡，准确记录出入量，保证热量供给；⑤维持正常体温，高热时给予药物或物理降温，体温过低时适当保温；⑥做好口腔、鼻、眼及皮肤护理，防止继发感染；⑦备好急救用品和药物；⑧做好患儿家长的心理护理，消除其恐惧心理。

小试身手 12.心跳骤停患儿现场急救首先应采取的措施是

A.开放气道　　　　　B.建立呼吸　　　　　C.胸外心跳按压

D.应用复苏药物　　　E.心电监测

参考答案

1.A　2.E　3.D　4.C　5.B　6.B　7.B　8.A　9.B　10.B　11.B　12.C

答案与解析

1.A　高热是引起小儿惊厥最常见的原因。

2.E　题干提示患儿患上呼吸道感染，同时患儿体温高达39.8℃，因此应考虑为高热引起惊厥。

3.D　小儿惊厥发作时，应使用镇静药物控制惊厥，首选地西泮静脉注射。

4.C　小儿惊厥时，切勿用力强行牵拉或按压患儿肢体，以免发生骨折或关节脱位。

5.B　高热惊厥患儿日后有可能再次出现惊厥，护士应着重告知家长惊厥发作时的急救方法。

6.B　颅内压增高的患儿腰椎穿刺后需去枕平卧6小时，防止颅内压降低引起头痛。

7.B　使用强心苷时，每次注射前须先测患儿脉率，若发现脉率缓慢（年长儿<60次/分；婴幼儿<80次/分）或脉律不齐，应及时通知医生停药。

8~9.A、B　该患儿因肺炎住院。住院期间出现烦躁不安，喘憋加重，口唇发绀，呼吸、心率增快，心音低钝，两肺闻及细湿啰音，肝大，提示发生了心力衰竭。对于小儿心力衰竭者，输液速度宜慢，一般每小时<5ml/kg。

10.B　急性肾衰竭早期应限制水、钠、钾、磷、蛋白质的入量，热量主要靠糖类供给。同时早期只给糖类可减少组织蛋白的分解和酮体产生。

11.B　窒息是小儿心跳、呼吸骤停的主要直接原因。

12.C　患儿一旦发生心跳骤停，因立即采取的现场急救措施是胸外心跳按压。

第六篇　中医护理学

第一章　阴阳学说

一、阴阳的基本概念

阴阳是中国古代哲学的一对范畴，是对自然界相互关联的某些事物或现象对立双方属性的概括。阴阳代表一切事物的最基本对立面，阴阳最初的含义是指"日光的向背"，向日者为阳，背日者为阴。古人在长期生产活动中，随着观察面扩展，阴阳的含义逐渐引申。一般来说，凡是运动的、外向的、上升的、温热的、无形的、明亮的、兴奋的属于阳；静止的、内守的、下降的、寒冷的、有形的、晦暗的、抑制的属于阴。

二、阴阳的对立制约

阴阳的对立制约是指属性相反的阴阳双方之间相互斗争、相互制约和相互排斥的关系。阴阳学说认为，自然界一切事物或现象都存在相互对立的阴阳两面。阴阳之间的这种相互对立制约能维持阴阳之间的动态平衡，促进事物发生、发展和变化。

三、阴阳的互根互用

阴阳的互根互用是指一切事物或现象中相互对立的阴阳两面，具有相互依存、互为根本的关系。阴阳任何一方都不能脱离另一方而单独存在，每一方都以另一方的存在作为自己存在的前提和条件。阴阳互用是指阴阳双方具有相互资生、促进和助长的关系。

四、阴阳的消长平衡

阴阳的消长平衡是指对立互根的阴阳双方不是一成不变，而是在一定范围内处于阴消阳长或阳消阴长的动态平衡。阴阳消长是阴阳运动变化的一种形式，导致阴阳出现消长变化的根本原因在于阴阳之间存在着对立制约和互根互用的关系。

五、阴阳的相互转化

阴阳的相互转化是指事物的总体属性，在一定条件下可以向其相反的方向转化，即阳可以转化为阴，阴也可以转化为阳。阴阳的相互转化是阴阳运动的又一基本形式。阴阳双方的消长运动发展到一定阶段，事物内部阴与阳的比例出现了颠倒，事物属性发生转化，所以说转化是消长的结果。阴阳的相互转化一般都产生于事物发展变化的"物极"阶段，即所谓"物极必反"。因此，在事物的发展过程中，如果说阴阳消长是一个量变的过程，阴阳的相互转化则是在量变基础上的质变。

第二章　五行学说

五行，是指金、木、水、火、土五类物质的运动。它是用来阐释事物之间相互关系的抽象概念，具有广泛的涵义，并非仅指五种具体物质本身。五行学说是以五种物质的功能属性来归纳事物或现象的属性，并以五者之间的相互滋生、相互制约来论述和推演事物或现象之间的相互关系及运动变化规律。

一、五行的特性

1.**木**　古人称"木曰曲直"。曲，屈也；直，伸也。曲直，是指树木的枝条具有生长、柔和，能屈能伸的特性。引申为凡具有生长、升发、条达、舒畅等作用的事物，归属于木。

2.**火**　古人称"火曰炎上"。炎，是焚烧、炎热、光明之义；上，是上升。炎上，是指火具有炎热、上升、光明的特性。引申为凡具有温热、上升、光明等作用的事物，归属于火。

3.**土**　古人称"土爰稼穑"。稼，即种植谷物；穑，即收获谷物。稼穑，泛指人类种植和收获谷物的农事活动。引申为凡具有生化、承载、受纳等作用的事物，归属于土。

4.**金**　古人称"金曰从革"。从，顺也；革，即变革。从革，是指金有刚柔相济之性。金之质地虽刚硬，可作为兵器以杀戮，但有随人意而更改的柔和之性。引申为凡具有沉降、肃杀、收敛等作用的事物，归属于金。

5.**水**　古人称"水曰润下"。润，即滋润、濡润；下，即向下、下行。润下，是指水具有滋润、下行的特性。引申为凡具有滋润、下行、寒凉、闭藏等作用的事物，归属于水。

二、事物属性的五行归类

中医学以五行为中心，以空间结构的五方、时间结构的五季、人体结构的五脏为基本框架，将自然界的各种事物和现象及人体的生理病理现象，按其属性进行归纳，从而将人体的生命活动与自然界的事物或现象联系起来，形成了联系人体内外环境的五行结构系统，用以说明人体以及人与自然环境的统一。事物属性的五行归类见表6-2-1。

表6-2-1　事物属性的五行归类

五行	自然界							人体						
	五音	五味	五色	五化	五气	五方	五季	五脏	五腑	五官	形体	情志	五声	变动
木	角	酸	青	生	风	东	春	肝	胆	目	筋	怒	呼	握
火	徵	苦	赤	长	暑	南	夏	心	小肠	舌	脉	喜	笑	忧
土	宫	甘	黄	化	湿	中	长夏	脾	胃	口	肉	思	歌	哕
金	商	辛	白	收	燥	西	秋	肺	大肠	鼻	皮	悲	哭	咳
水	羽	咸	黑	藏	寒	北	冬	肾	膀胱	耳	骨	恐	呻	栗

第三章 脏　腑

一、五脏、六腑

（一）五脏的生理功能

五脏是指心、肺、脾、肝、肾。五脏的共同生理特点是化生和贮藏精气。五脏虽各有所司，但彼此协调，共同维持生命活动。

1.心　心主宰人的整个生命活动，又称为"君主之官""生之本""五脏六腑之大主"。心主血脉，主神明。

2.肺　肺覆盖五脏六腑，位置最高，故有"华盖"之称。肺叶娇嫩，不耐寒热燥湿诸邪之侵；肺上通鼻窍，外合皮毛，与自然界息息相通，易受外邪侵袭，故有"娇脏"之称。肺主气、司呼吸，主通调水道，朝百脉。

3.脾　人出生之后生命活动的继续与精、气、血、津液的化生和充实，均赖于脾的运化功能，故"脾为后天之本""气血生化之源"。脾主运化，主统血，主肌肉。

4.肝　肝喜条达而恶抑郁，有"刚脏"之称。肝主疏泄，主藏血。

5.肾　肾藏先天之精，主生殖，为人体生命之本原，故称肾为"先天之本"。肾主藏精，主水，主纳气。

（二）六腑的生理功能

六腑指胆、胃、小肠、大肠、膀胱、三焦。六腑的生理功能是受盛和传化水谷，生理特点是"泻而不藏""实而不能满"。

胆居于六腑之首，又为奇恒之腑，古人认为胆汁是精纯、清净的精微物质，称为"精汁"，故胆有"中精之府""清净之府"或"中清之府"之称。胆贮藏和排泄胆汁，主决断。胃是机体对食物进行消化吸收的重要脏器，胃主受纳，腐熟水谷，有"太仓""水谷之海"之称。小肠主受盛化物和泌别清浊。大肠主传导糟粕与主津。膀胱主贮藏尿液和排泄尿液。三焦是分布于胸腹腔的一个大腑，无与匹配，故有"孤府"之称。三焦主运行津液和通行元气。

二、奇恒之腑

奇恒之腑是脑、髓、骨、脉、胆、女子胞的总称。生理功能为主藏精气而不泻。本章只介绍脑及女子胞。

1.脑的生理功能　脑又名髓海、元神之府。脑主精神、意识、思维和感觉。

2.女子胞的生理功能　女子胞又称胞宫、子宫。女子胞主持月经和孕育胎儿。

三、脏腑之间的关系

（一）脏与脏之间的关系

1.心与肺　心与肺的关系主要体现为气和血的关系。心主血脉，上朝于肺；肺主宗气，贯通心脉。心肺相互配合保证气血正常运行，维持人体正常生命活动。

2.心与脾　**心与脾的关系**主要表现在**血液的生成和运行**方面的相互为用、相互协同。脾主运化而为气血生化之源，水谷精微经脾转输至心肺，贯注于心脉而化赤为血。心主血脉，心生血养脾以维持其运化功能。血液在脉中正常运行，既有赖于心气的推动而不致迟缓，又依靠脾气的统摄不致逸出脉外，心脾协同，血液运行正常。

3.心与肝　**心与肝的关系**主要表现在**血液和精神情志**方面。人体的血液，生化于脾，贮藏于肝，通过心以运行全身。心之行血功能正常，则血行正常，肝有所藏；若肝不藏血，则心无所主，血液运行失常。心藏神，主精神活动；肝主疏泄，调畅情志。两者协调，维持正常精神、情志活动。

4.心与肾　**心与肾的关系**主要表现在**水火既济、精神互用、君相安位**方面。心在五行属火，位居于上而属阳；肾在五行属水，位居于下而属阴。从阴阳、水火的升降理论来说，在下者以上升为顺，在上者以下降为和。心火必须下降于肾，与肾阳共同温煦肾阴，使肾水不寒；肾水必须上济于心，与心阴共同涵养心阳使心火不亢。这种心肾阴阳升降的动态平衡，使心肾功能协调，称为"心肾相交"或"水火既济"。

5.肺与脾　**肺与脾的关系**主要表现在**气的生成和津液代谢**方面。气的生成主要依赖于肺的呼吸功能和脾的运化功能，**肺所吸入的清气和脾胃所运化的水谷精气是组成气的主要物质基础**。

6.肺与肝　**肺与肝的关系**主要表现在**调节人体气机升降**方面。肺气肃降，肝气升发，两者相互制约协调，以维持人体气机的正常升降出入。

7.肺与肾　**肺与肾的关系**主要表现在**水液代谢、呼吸运动及阴阳互资**方面。肺主宣降，通调水道，由脾上输的水液，赖肺气的宣降作用，敷布于全身，下输于肾，肾主水液，下达于肾之水，经肾阳的气化作用，使清者升腾至肺，浊者流入膀胱变成尿液，通过肾的气化作用排出体外，从而保证正常的水液代谢。

8.肝与脾　**肝与脾的关系**主要表现在**食物的消化和血液生成、贮藏及循行**两方面。肝主疏泄，脾主运化。肝的疏泄功能正常，脾胃升降协调，脾的运化功能健旺；脾气健运，水谷精微才能不断地输送和滋养于肝，使肝的功能得以发挥。

9.肝与肾　**肝与肾的关系**主要表现在**精血互生和阴液相通**两方面。肝藏血，肾藏精。精和血都靠饮食营养化生，精和血之间相互滋生。肝血有赖肾精的滋养，肾精亦需肝血所化之精补充，肝血肾精之间可相互滋生转化，故有"肝肾同源""精血同源"之说。

10.脾与肾　**脾与肾的关系**主要表现在**先后天相互资生和水液代谢**方面。**脾主运化，为后天之本**。**肾藏精，为先天之本**。脾之运化功能需借助肾阳的温煦，肾中精气有赖于脾运化的水谷精气的培育充养，先后天相互资生，相互促进。肾主水，脾主运化水液。脾运化水液有赖于肾阳的蒸腾气化；肾主水，司开合，有赖脾气的制约。两脏相互协作共同参与水液代谢。

（二）六腑之间的关系

六腑之间的关系主要体现在食物的消化、吸收和废物排泄过程中的相互联系和密切配合。

（三）脏与腑之间的关系

五脏与六腑之间的关系主要是阴阳表里的关系。**心与小肠相表里，肺与大肠相表里，脾与胃相表里，肝与胆相表里，肾与膀胱相表里。**

第四章 气、血、津液

一、气

（一）气的基本概念

气是人体内活力很强、运行不息的极精微物质，是构成人体和维持人体生命活动的基本物质之一。气运行不息，推动和调控人体内的新陈代谢，维系人体的生命活动。

（二）气的生理功能

1.**推动作用** 是指**气的激发、兴奋和促进**等作用。主要表现在激发和促进人体的生长发育及生殖功能，激发和促进各脏腑经络的生理功能，激发和促进精、血、津液的生成与运行，激发和兴奋精神活动。

2.**温煦作用** 是指**阳气温煦人体**的作用。主要表现在维持机体相对恒定的体温，有助于各脏腑、经络、组织、器官进行正常的生理活动及精、血、津液的正常循行和输布。

3.**防御作用** 是指**气卫护肌肤，抗御邪气**的作用。主要表现在邪气不易入侵，或虽有邪气侵入，也不易发病，即使发病，也易于治愈。

4.**固摄作用** 是指气对于体内血、津液等液态物质的**固护、统摄和控制**作用。主要表现在固摄血液、汗液、精液等，防止其丢失。

5.**气化作用** 是指**通过气的运动而产生的各种生理功能效应**。主要表现在精、气血、津液各自的新陈代谢及其相互转化。

（三）气的分布和分类

人体之气，由先天之精和水谷之精所化之气，加之吸入的自然界清气，经过脾、胃、肺、肾等脏腑生理功能的综合作用而生成，分布于全身，无处不到。但具体来说，由于生成来源、分布部位及功能特点的不同，**气分为元气、宗气、营气和卫气四种**。

二、血

（一）血的基本概念

血是循行于脉中富有营养的红色液态物质，是构成人体和维持人体生命活动的基本物质之一，由脾胃运化的水谷之精微所化生。**血由心所主，藏于肝，统于脾，循行于脉中**，对人体各脏腑组织器官具有濡养作用。

（二）血的生理功能

1.**濡养** **血液由水谷精微所化生，含有人体所需的营养物质**。血在脉中循行，内至五脏六腑，外达皮肉筋骨，不断地对全身各脏腑、组织、器官起着濡养和滋润作用。《难经·二十二难》将血液的这一重要功能概括为"血主濡之"。

2.化神 血是机体精神活动的主要物质基础，**血液充盛，才能产生充沛而舒畅的精神情志活动**。若血液亏耗，可出现精神疲惫、健忘、失眠、多梦、烦躁、惊悸，甚至神志恍惚、谵妄、昏迷等病症。《黄帝内经·素问·八正神明论》说："血气者，人之神，不可不谨养。"

（三）血的运行

血液运行于脉道之中，循环不已，流布全身，血液的正常运行与心、肺、肝、脾等脏腑的功能密切相关。

三、津液

（一）津液的基本概念

津液是津和液的总称，是机体一切正常水液的总称，包括各脏腑、形体、官窍的内在液体及其正常的分泌物。

（二）津液的代谢

1.津液的生成 津液来源于饮食水谷，主要与脾、胃、小肠、大肠等脏腑的生理活动有关。胃主受纳腐熟，小肠泌别清浊，将水谷精微和水液大量吸收后并将食物残渣下送大肠。大肠主津，在传导过程中吸收食物残渣中的水液。胃、小肠、大肠所吸收的水谷精微及水液均上输于脾，通过脾气的传输布散到全身。

2.津液的输布 津液的输布主要是依靠脾、肺、肾、肝和三焦等脏腑生理功能的协调配合完成。**脾主运化水液，上输于肺；肺主宣发肃降，通调水道；肾为水脏，对津液输布代谢起主宰作用；肝主疏泄，调畅气机**，气行则水行，保持水道畅通；三焦为水液和诸气运行的通路。若脾失健运，肺失宣降，肾失气化，肝失疏泄，三焦水道不利，则会导致津液输布代谢障碍，水液停聚，痰饮水湿内生，发为多种病症。

3.津液的排泄 津液的排泄主要通过排出尿液和汗液来完成，呼气和粪便也能带走部分津液。因此，**津液的排泄主要与肾、肺、脾的生理功能有关**。肾为水脏，开窍于前后二阴，司二便的开合，尿液的产生依赖于肾气的蒸化功能，膀胱储存、排泄尿液的作用依赖于肾气的作用；肺气宣发，将津液外输于体表皮毛，津液在气的蒸腾激发作用下形成汗液，由汗孔排出体外；脾主运化水液，有利于津液的正常排泄。

（三）津液的功能

1.滋润濡养 津液布散于体表能滋润皮毛肌肉，渗入体内能濡养脏腑，输注于孔窍能滋润鼻、目、口、耳等官窍，渗注于骨、脊、脑能充养骨髓、脊髓、脑髓，流入关节能滋润骨节屈伸等。

2.充养血脉 津液入脉，化生为血液，以循环全身发挥滋润、濡养作用。由于津液和血液都是水谷精微所化生，二者之间互相渗透转化，故有"津血同源"之说。

第五章 辨 证

一、八纲辨证

八纲，即阴、阳、表、里、寒、热、虚、实八个纲领。八纲辨证是根据四诊收集的资料，进行分析综合，以概括病变的大体类别、部位、性质及正邪盛衰等方面的情况，并将之归纳为阴、阳、表、里、寒、热、虚、实八类证候。

（一）表里

表里是**辨别疾病部位深浅、病情轻重和病势趋向**的一对纲领。

1.表证 是六淫外邪从皮毛、口鼻侵入机体，病位浅，在肌肤的证候，是外感病的初起阶段。具有**起病急、病程短、病位浅和病情轻**的特点。

表寒证：恶寒重，发热轻，头身疼痛明显，无汗，流清涕，口不渴，舌质淡。

表热证：发热重，恶寒轻，头痛，咽喉疼痛，有汗，流浊涕，口渴，舌质稍红，苔薄白不润，脉浮数。

表虚证：恶风，恶寒有汗，舌质淡，舌苔薄白，脉浮而无力。

2.里证 是泛指**病变部位在内**，因脏腑、气血、骨髓受病所反映的证候。具有**病程长、病位深、病情复杂**等特点。

3.半表半里证 是指病邪既不在表，又未入里，**介于表里之间**，表现为寒热往来，胸胁胀满，口苦咽干，心烦，欲呕，不思饮食，目眩，舌尖红，苔黄白，脉弦。

（二）寒热

寒热是**辨别疾病性质**的一对纲领。

1.寒证 寒证是机体感受寒邪，或阳虚阴盛，功能活动衰退所表现的证候。

实寒证：畏寒，四肢冷痛，口不渴或喜热饮，肤色紫暗，面青，脉细而涩等；寒邪直中脏腑，舌淡，苔润，脉沉迟等。

虚寒证：怕冷恶寒，四肢不温，面色白，脘腹冷痛，喜按喜暖，舌淡，苔白等。

2.热证 热证是机体感受热邪，或阳盛阴虚，功能活动亢进所表现的证候。

实热证：热邪入侵，里热炽盛，或痰瘀，宿食阻滞所致的热性病证。

虚热证：虚热证多为阴不制阳而出现阳的相对偏亢，多见五心烦热、咽燥口干、舌红、少津、脉细数等。

（三）虚实

虚实是**辨别邪正盛衰**的一对纲领，主要反映病变过程中人体正气的强弱和致病邪气的盛衰。

1.虚证 虚证是人体正气虚弱、不足所产生的各种虚弱证候的概括。

气虚证：语言低怯，气短懒言，易疲乏，精神不振，体质虚弱。

血虚证：面色淡白或萎黄，口唇、眼睑、爪甲色淡，心悸多梦，手足发麻，头晕眼花，四肢倦怠，肌肉消瘦妇女经血量少色淡、衍期甚或闭经，舌淡，脉细。

阴虚证：急躁易怒，头痛眩晕，耳鸣，眼干畏光或肢体麻木，面色潮红，舌红，少津。

阳虚证：恶寒肢冷，腰背酸软，男性阳痿、早泄，女性经少，性欲低下。

2.实证　实证反映邪气太盛，而正气尚未虚衰，邪正相争剧烈。

（四）阴阳

阴阳是**概括证候类别**的一对纲领，是八纲辨证的总纲。

1.阴证　阴证为体内阳气虚衰或寒邪凝滞的证候。临床表现为精神萎靡，面色晦暗，身寒肢冷，短气懒言，语声低微，喜静，不渴或喜热饮，腹痛喜按，舌质淡嫩，舌苔润滑，脉沉迟细弱。

2.阳证　阳证为体内热邪炽盛或阳气亢盛的证候。临床表现为精神亢奋，面色发红，身热肢温，卧喜伸展，气粗多言，语声洪亮，喜动，舌质红绛，苔黄，脉象多洪数有力。

二、脏腑辨证

脏腑辨证是根据五脏六腑的生理功能和病理特点，对通过四诊所收集的临床资料进行分析、归纳，从而判断疾病所在的脏腑部位及病性的一种辨证方法。

（一）脏病辨证

1.心

心血虚证：面色不华，脉细无力，唇舌色淡等。

心阴虚证：面颊潮红，盗汗，口干，舌红，少津，脉细数等。

心气虚证：倦怠，神疲无力，舌淡白等。

心阳虚证：畏寒肢冷，胸闷作痛，苔滑，面色暗滞等。

心火亢盛证：失眠梦多，口舌生疮，小便短赤、灼热涩痛，舌尖红绛，苔黄，脉数等。

心脉痹阻证：心悸怔忡，胸前闷痛或刺痛，痛可引肩背部等。

痰迷心窍证：神情呆滞，精神抑郁，行为怪癖，或神志昏迷，舌苔白腻，脉滑或弦脉等。

2.肺

肺气虚证：咳嗽无力、气短喘促，易疲乏、感冒，面色苍白，舌淡，苔白，脉象虚弱等。

肺阴虚证：咳痰难咯、无痰或痰少黏稠或咳痰带血，声音嘶哑，舌红，苔少，脉象细数等。

风寒束肺证：咳嗽喉痒，痰少色白质稀，苔薄白，脉浮，头痛身痛，鼻塞清涕等。

风热犯肺证：咳嗽，气促，咽痛口渴，鼻塞浊涕，发热，舌尖红，苔薄黄，脉浮数等。

燥邪犯肺证：干咳无痰或痰少而黏，鼻干咽燥，苔薄而干，无汗或少汗，脉细数或浮等。

肺热壅盛证：发热，咳喘息粗，咽喉红肿疼痛，舌红，苔黄，脉洪数等。

3.脾

脾气虚证：纳少腹胀，大便溏薄，肢体倦怠，少气懒言，舌淡，苔白，脉缓弱等。

脾阳虚证：腹胀纳少，腹痛喜温喜按，畏寒肢冷，周身浮肿，小便不利，舌淡，苔白，脉沉迟无力等。

脾不统血证：便血，妇女月经过多、崩漏，食少便溏，神疲乏力，面色无华，舌淡，苔白，脉细弱等。

寒湿困脾证：泛恶欲吐，口淡不渴，头身困重，面色晦黄，肢体浮肿，小便短少，舌淡，苔白，脉濡缓等。

4.肝

肝气郁结证：肝失疏泄、气机郁滞所表现的证候。情志抑郁或急躁易怒，胸闷不舒，痛经，或乳房胀痛，脉弦等。

肝阳上亢证：易怒，头痛，目胀，面红目赤，头晕耳鸣，失眠多梦，腰膝酸软，舌红，少津，脉弦细数等。

肝火炽盛证：头晕胀痛，面红目赤，口苦咽干，大便秘结，小便黄赤，舌红，苔黄，脉弦数等。

肝风内动证：眩晕欲仆、抽搐、震颤等，可分为肝阳化风、热极生风及血虚生风等。

肝阴虚证：头晕耳鸣，两目干涩，面部烘热，潮热盗汗，胁肋胀痛，舌红，少津，脉弦细数等。

寒凝肝脉证：少腹牵引睾丸坠胀冷痛，受寒则盛，得热则缓，舌苔白滑，脉沉弦或迟等。

肝胆湿热证：肋胁胀痛，口苦，腹胀，纳少呕恶，大便不调，小便短赤，舌红，苔黄腻，脉弦数等。

5.肾

肾阳虚证：腰膝酸软而痛，畏寒肢冷，精神萎靡，舌淡苔白，脉沉弱，或男子阳痿、女子宫寒不孕等。

肾阴虚证：腰膝酸软，眩晕耳鸣，失眠多梦，男子遗精早泄，女子经少经闭，形体消瘦，潮热盗汗，舌红，少津，脉细数等。

肾不纳气证：久病咳喘，呼多吸少，气短，声音低怯，舌淡苔白，冷汗淋漓，肢冷面青，脉浮大无根或脉细数，舌红等。

肾虚水泛证：水肿，小便短少，心悸气短，畏寒肢冷，面色㿠白，甚者心悸胸闷，喘促难卧，腹大胀满，舌淡，苔白，脉沉迟等。

（二）腑病辨证

1.胆

虫扰胆腑证：右胁绞痛，痛引肩背，痛时弯腰屈膝，辗转不安，恶心、呕吐，脉微而伏等。

胆郁痰扰证：头晕，目眩，耳鸣，惊悸不安，烦躁不寐，胸闷，呕恶，舌黄，苔腻，脉弦滑等。

2.胃

胃热炽盛证：胃脘灼痛，吞酸嘈杂，或渴喜冷饮，消谷善饥，大便秘结，小便短赤，舌红，苔黄，脉滑数等。

胃阴不足证：胃脘隐痛，饥不欲食，大便干结，或时作干呕，舌红，少津，脉细数等。

3.小肠

小肠虚寒证：面色㿠白，神疲乏力，畏寒肢冷，腹痛绵绵或时有隐痛，喜暖喜按，肠鸣泄泻，舌质淡，苔薄白，脉沉细等。

小肠实热证：心中烦热，口渴喜凉饮，口舌生疮，尿道灼痛，尿血，舌质红，苔黄，脉数等。

小肠气痛证：小腹隐痛，连及腰背，苔白，脉沉弦或弦滑等。

4.大肠

大肠湿热证：腹痛，下痢脓血，里急后重，色黄而臭，肛门灼热，身热口渴，舌红，苔黄腻，脉滑数等。

大肠液亏证：大便秘结干燥，难以排出，口干咽燥，或伴见口臭，头晕，舌红，少津，脉细涩等。

5.膀胱

膀胱湿热证：尿频尿急，排尿艰涩，尿道灼痛，尿黄赤、浑浊或尿血，小腹痛胀迫急，舌红，苔黄腻，脉滑数等。

膀胱虚寒证：遗尿、尿急、尿频，苔薄润，脉细弱等。

6.三焦

上焦病证：病邪顺传入中焦，出现脾胃经证候；逆传入心包，出现邪陷心包的证候。

中焦病证：见脾胃之证，如阳明燥热，面红目赤，发热，头胀身重，呼吸气粗，舌苔黄腻等。

下焦病证：多为肝肾阴伤之证，表现为身热面赤，手足心热，口干，舌燥，神倦耳聋，舌绛苔少等。

三、卫气营血辨证

卫气营血辨证是一种论治外感温热病的辨证方法。其将外感温热病发展过程中，不同病理阶段所反映的证候分为卫分证、气分证、营分证和血分证，用以说明病位的浅深、病情的轻重和传变的规律。

1.**卫分证**　温热病的初期阶段，温热病邪入侵肌表，卫气功能失调，**主要表现为发热，微恶风寒，脉浮数等**，属于八纲证候中的表热证。

2.**气分证**　温热病邪侵入脏腑，**证候特点有发热不恶寒，口渴，苔黄等**。属正盛邪实，阳热炽盛里证。

3.**营分证**　湿热之邪，内陷心营，以实质性损害为主要病机。主要证候表现为<u>身热夜甚，舌红绛，心烦不寐，或神昏</u>等。

4.<u>血分证</u>　温邪深入血分，<u>引起血热亢盛、动血耗血</u>所表现的一类证候，以斑疹密布、出血及舌质深绛为辨证要点。多由营分邪热未解，卫分或气分病邪传入血分或血分的伏邪自里而发等引起。

八纲辨证、脏腑辨证、卫气营血辨证的护理要点见"第八章　中医护理的基本内容"。

第六章　防治原则

一、预防

1.**未病先防**　未病先防是指**在疾病未发生之前，采取各种预防措施，增强机体的正气，消除有害因素的侵袭，以防止疾病的发生**。

（1）**护正气以抵外邪**　《黄帝内经·素问·刺法论》中指出："正气存内，邪不可干。"正气充足，阴阳气血旺盛，脏腑功能健全，机体抗病能力强，故**调养正气是提高抗病能力的关键**。可适时起居，劳逸结合；调理饮食，顾护脾胃；调摄精神，锻炼身体；房劳有度，保精抗衰。

（2）**避虚邪以安其正**　病邪疫毒是导致疾病发生的重要条件。因此，未病先防**除了要养护人体的正气以外，还应注意避免病邪的侵害**。

2.**既病防变**　既病防变是指在发生疾病以后要**早期诊断、早期治疗**，防止疾病进一步发展。疾病初期，病情较轻，病位表浅，正气未衰，如积极治疗，较易治愈。

二、治则

1.**正治与反治**　在疾病过程中，病有本质与征象一致者，有本质与征象不一致者，故有正治与反治的不同。**正治与反治，是指所用药物性质的寒热、补泻效用与疾病的本质、征象之间的从逆关系**。

2.**治标与治本**　"本"和"标"是一个相对的概念，主要是用以说明病变过程中各种矛盾的主次关系。如**从邪正双方来说，则正气是本，邪气是标；从病因与症状来说，则病因是本，症状是标；从疾病先后来说，则旧疾、原发病是本，新病、继发病是标**。

3.**扶正与祛邪**　疾病过程是正气与邪气矛盾双方互相斗争的过程。邪正斗争的胜负决定着疾病的进退。**故扶正祛邪是指导临床治疗的一个重要法则**。

4.**三因制宜**　**因时制宜**是指根据不同季节气候特点；**因地制宜**是指根据地理环境与生活习惯的特点；**因人制宜**是指根据病人的年龄、性别、体质等不同特点，制定适宜的治疗、护理原则。

第七章　中医护理的基本特点和原则

一、中医护理的基本特点

1.**整体观念**　所谓整体观念，即认为事物是**一个整体**。组成事物整体的各个要素互相联系、不可分割，事物与事物之间密切联系，相互影响。**中医护理学整体观念将其研究对象"人"看作一个有机整体**，重视人体五脏六腑之间的统一，人与自然环境、社会环境的统一。

2.**辨证施护**　辨证施护由辨证和施护两部分组成。**辨证是指将四诊所收集的病情资料进行分析概括，并判断为某种性质的证**。施护则是根据辨证的结果，确立相应的护理原则和方法，**制订出护理计划和具体的护理措施**。

二、中医护理的基本原则

1.**预防为主**　所谓预防是指**采取一定的措施，防止疾病的发生与发展**。护理工作中要做好预防疾病的宣传教育，并实施具体措施。

2.**护病求本**　护病求本是治病求本在中医临床护理中的应用。**护病求本是指在治疗疾病时必须寻找出疾病的本质，针对本质进行治疗**。在疾病发生、发展的过程中，会出现病情表现与疾病本质一致或不一致的情况，故有正护法与反护法。

（1）**正护法**：又称为逆护法，是**指疾病的临床表现和其本质相一致情况下所实施的治疗护理方法**。"逆"指的是逆其证候性质和表象而治疗护理。

（2）**反护法**：又称为从护法，是**指顺从疾病外在表现的假象性质而治的一种治疗护理方法**。它所采用的方药性质及方法与疾病证候中假象的性质相同，故称为从治（从护）。它适用于疾病的征象与其本质不完全一致的病证。

3.**标本缓急**　是指**分清疾病的标与本，有利于从复杂的疾病矛盾中找出和处理其主要矛盾或矛盾的主要方面**。从护病而言，总以护本为要务，但是在疾病发展过程中的不同阶段，会受到多种不同因素的影响，病情出现轻重缓急的不同表现，护理上应了解疾病的全过程，综合进行分析，才能透过现象看到本质，然后配合治疗，采用**"急则护其标，缓则护其本，标本俱急则宜标本兼护"**，这是处理疾病过程中不同矛盾的灵活方法，同样也是针对疾病的本质而言。

4.**同病异护，异病同护**　是指临床上一种病可以包括几种不同的证，不同的病在其发展过程中也可以出现同一种证，**治疗护理时不仅辨病，更应辨证，以证正而确定施治和施护方法**，则出现了中医学特有的**"同病异护"和"异病同护"**。这种针对疾病发展过程中不同质的矛盾用不同方法来解决的治疗护理方法，是辨证施护的精神实质。

5.**三因制宜**　是指**因时制宜、因地制宜和因人制宜**。由于天时、气候因素，地域、环境因素，患病个体的性别、年龄、体质、生活习惯等因素对于疾病的发生、发展变化与转归有着不同程度的影响，因而在临床护理中，要学会全面看问题，除了掌握一般护理原则外，还要根据具体情况具体分析，掌握每一位病人每一种疾病的共性以及特性，灵活对待，根据病人所处的季节、地域、病人个体情况制订不同的护理措施。

第八章　中医护理的基本内容

一、病情观察

（一）目的

护理人员准确地发现病情变化，掌握疾病发展变化的规律，做到及时发现，及早治疗，防止疾病恶化，减少并发症发生，为治疗和护理提供依据。

（二）主要方法及内容

1.运用四诊的方法，收集病情资料　《医宗金鉴·四诊心法要诀》指出："**望以目察，闻以耳占，问以言审，切以指参。**"护理人员在临床工作中应运用四诊的方法，有目的地对病情进行观察和分析，以收集病情变化的资料，从而为制订护理计划、实施辨证护理提供依据。

（1）<u>望诊</u>：是指运用视觉，对病人全身和局部的病情，如色、神、形、态、头颈、五官、躯体、四肢、皮肤、络脉及排泄物、舌苔等有目的地进行观察，以推断体内的变化，作为辨证施护的依据。

（2）<u>闻诊</u>：是通过听声音和嗅气味以了解病人病情变化的诊察方法。听声音是指通过听病人的语言、呼吸、咳嗽、呕吐、呃逆等各种声响，来判断疾病的寒热虚实。嗅气味是指通过嗅辨病人身体之气，其分泌物、排泄物之气及所居病室之气的变化，以观察疾病的方法。

（3）<u>问诊</u>：是在望诊、闻诊的基础上，通过有目的地询问病人本人或陪诊者，以了解病情的一种方法。问诊可问寒热、汗、疼痛、头身胸腹不适、耳目、睡眠、饮食口味、二便、经带。

（4）<u>切诊</u>：包括脉诊和按诊，是医护人员用手在病人体表的一定部位进行触、摸、按、压，以了解疾病内在变化和体表反应的一种诊察方法。

2.确定护理问题，明确护理措施　通过四诊所获得的病情资料进行辨证分析，辨明疾病的病因、病位、病性，提出护理问题，为辨证施护提供依据。

3.评价护理效果，及时修订护理措施　辨证施护后观察护理效果，及时评价，修改和补充所制订的护理计划及措施，使其能够符合病情变化的规律。

二、情志护理

（一）情志护理的原则

诚挚体贴、因人施护、怡情养性、避免刺激是情志护理的原则。护理人员应以和蔼、诚恳的态度和同情、关怀的心情，运用科学知识处理病人的心理反应。

（二）情志护理的方法

1.<u>说理开导法</u>　是指通过运用正确、巧妙的语言，对病人进行劝说开导，使病人端正对事物的看法，从而能自觉地调摄情志，提高战胜疾病的信心，积极配合治疗，使机体早日康复。

2. **释疑解惑法**　是指根据病人存在的心理疑虑，通过一定的方法，解除病人对事物的误解、疑惑，从而恢复健康。

3. **宣泄解郁法**　是让病人把抑郁于胸中的不良情绪宣达、发泄出去，从而尽快恢复正常情志活动，维系愉悦平和心境的方法。

4. **移情易性法**　是通过一定的方法和措施转移或改变人的情绪和注意力，以摆脱不良情绪的方法。

5. **以情胜情法**　是指有意识地采用一种情志抑制另一种情志，达到淡化，甚至消除不良情志，保持良好的精神状态的一种情志护理方法。

6. **暗示法**　是指医护人员运用语言、情绪、行为、举止等给病人以暗示，从而使病人解除精神负担，相信疾病可以治愈，增强战胜疾病信心的治疗及护理方法。

7. **顺情从欲法**　是指顺从病人的意志、情绪，满足病人的身心需要，以解除病人因情志意愿不遂所致病证的一种情志护理方法。

三、饮食护理

（一）饮食调护的基本要求

1. **饮食有节**　饮食要有节制，不可过饥过饱。切忌饥饱不定、暴饮暴食，以免伤及脾胃。

2. **饮食有方**　饮食要有正确的方法，进食时宜细嚼慢咽，进食不可过快或没嚼烂就咽下，食物应硬软适当、冷热适宜。

3. **合理膳食**　食物有四气五味，各有归经，若饮食偏嗜，则可导致人体脏腑阴阳失调而发生多种疾病，如过食寒凉易损伤脾胃阳气，过食辛热则易助火伤阴。

4. **辨证施食**　在饮食护理中应根据病证、病位、病性及年龄、体质、天时地利诸因素，结合食物的性味归经选择食物，遵循"寒者热之""热者寒之""虚则补之""实则泻之"的调护原则，注意不同疾病的饮食宜忌，做到因证施食、因时施食、因地施食和因人施食。

（二）饮食的性味与功效

食物具有寒、热、温、凉之四性，辛、甘、酸、苦、咸之五味，以及升降浮沉四种不同的作用趋向。食物性味及功效见表6-8-1。

表6-8-1　食物性味及功效

性味	功效	食物举例
寒性（苦寒、甘寒）	清热、泻火、解毒	苦瓜、冬瓜、马齿苋、茭白、芦笋、海带、紫菜、蛤蜊、蟹、藕、柚、甘蔗、香蕉、西瓜、荞麦
凉性（甘凉）	清热、养阴	芹菜、丝瓜、黄瓜、茄子、萝卜、荸荠、莴苣、枇杷、草莓、柠檬、苹果、粟米、大麦

性味	功效	食物举例
热性（辛温、辛热）	温中散寒、 益火助阳	辣椒、桂皮、胡椒
温性 （甘温）	温中、补气、 通阳、散寒	芫荽、蒜、葱、韭菜、花椒、鳝鱼、鸡肉、红糖、 石榴、荔枝、桃、杏、糯米、高粱

（三）饮食宜忌

疾病的饮食宜忌是根据病症的寒热虚实、阴阳偏盛，结合食物的五味、四性、升降浮沉及归经等特性确定。食物的性味、功效等应与疾病的属性相适应，否则会影响治疗结果。如脾胃虚寒腹泻病人忌食寒凉生冷食物；热证病人宜食寒凉平性之品，忌食辛辣醇酒炙烤等热性食物，如辣椒、姜、葱、蒜、烟酒及油炸之品；阳虚者宜温补，忌用寒凉；阴虚者宜滋补、清淡、忌用温热；虚证病人多伴有脾胃虚弱、消化吸收功能减退，应以清淡而富于营养的食物为宜，不宜食耗气损津、腻滞难化的食物。另外，中医学将能引起旧疾复发，新病增重的食物称为发物，如腥、膻、辛辣等食物，为风热证、痰热证、斑疹疮疡病人所禁忌。

四、服药护理

（一）服药时间

汤剂一般每日1剂，煎2次分服，两次间隔时间为4~6小时，服药与进食间隔1小时左右。对胃肠有刺激性的药物及消食药宜饭后服；补益药宜空腹服；驱虫药、攻下药宜空腹服；峻下逐水药宜晨起空腹时服。

部分药物还应在特定的时间服用，如截疟药宜在疟疾发作前的2小时服用；安神药治疗失眠多梦时宜在睡前服；涩精止遗药也应晚间服；缓泻通便药宜睡前服。

（二）服药温度

服药温度是指中药汤剂的温度或用于送服的水、酒、药汁等液体的温度。常有温服、热服、冷服之分。

1. 温服　一般汤剂均宜温服。对胃肠有刺激的药物，如乳香、没药等易引起恶心、呕吐，温服则可减轻其不良反应。

2. 热服　寒证宜热药热服，属"寒者热之"。回阳补益药、发汗解表药、活血化瘀药均应热服。

3. 冷服　热证宜寒药冷服，属"热者寒之"。止血、收敛、清热、解毒、祛暑等汤剂均应冷服。

（三）服药剂量

每日1剂，视病情2~3次分服，每次200~250ml。病情急重者，可每隔4小时左右服用1次。应用药力较强的药，如发汗药、泻下药，服药应中病即止，避免损伤正气。呕吐病人宜小量频服。小儿等特殊病人根据病情需要可浓煎顿服。

中成药根据剂型不同及要求可给予片、丸、粒、克等单位药量服用，小儿按要求和年龄酌情减量。

（四）服药方法

1.一般丸剂、片剂、胶囊、滴丸等用白开水送服。祛寒药可用姜汤送服，祛风湿药宜用黄酒送服。

2.散剂、酊剂、膏剂、细丸及某些贵重细料药物，不必煎煮，可用白开水或汤药冲服或含服。

3.番泻叶、胖大海等容易出味的药，可用沸水浸泡后代茶饮。

4.呕吐病人在服药前先服少量姜汁，亦可先嚼少许生姜片或橘皮，预防呕吐。汤药应浓煎，少量多次服用。

5.婴幼儿、危重病人，可将药调化后喂服。

（五）服药期间的观察护理

1.观察汗出，如服用解表药后应多饮热开水、热汤或稀粥，以助药力、助发汗。

2.观察大便，如服泻下药、驱虫药后，注意观察大便的性状、颜色、数量、气味、有无虫体的排出等。

3.观察小便，如服排石药后要注意病人小便中有无结石排出。

（六）汤药煎煮法

1.容器　**容器通常选择带盖的陶瓷砂锅、瓦罐**。

2.用水　煎药用水以洁净、矿物质少为原则。水量应根据药物的性质、药量、吸水程度和煎煮时间而定。一般汤剂经水煎两次。第一煎加水以超过药物表面3~5cm为宜，第二煎加水以超过药物表面2~3cm为宜。

3.浸泡　煎药前多数药物宜用冷水浸泡，一般浸泡半个小时到1个小时为宜。夏季浸泡时间不宜过长，以免变质。

4.火候　**一般药物先用武火（火力大而急）煮沸后改用文火（火力小而缓）**；祛寒解表药宜武火快煎；滋补类调理药物先用武火煎沸后改用文火慢熬。

5.时间　时间应根据药物气味、质地的不同而定。**一般药物头煎20~30分钟（按煮沸后计时，下同），二煎10~15分钟**；解表、气味芳香的药物头煎10~15分钟，二煎10分钟左右；滋补类及质地坚实的药物头煎40~60分钟，二煎30~40分钟。

6.特殊药物煎法　矿物类、介壳类药物如牡蛎、石膏，毒性较强的药物如附子、乌头，泥沙多和质轻量大的药物如玉米须、灶心土先煎。气味芳香类药物如薄荷、砂仁、藿香后下。绒毛类、粉末类药物如辛夷、滑石粉、旋覆花用纱布包好包煎。贵重药如人参、羚羊角单味煎煮，即另煎。胶质类或黏性大且易溶的药物如阿胶、鹿角胶需单独加温烊化。某些贵重药物、细料药物、量少的药物和汁液性药物如三七粉、牛黄、沉香等不需煎煮，用煎好的其他药液或开水冲服即可。某些挥发性强、易出味的药物如番泻叶、胖大海等不宜煎煮，泡服即可。

（七）口服中药的不良反应与处理

过敏是较常见的不良反应。如出现全身皮肤发红、瘙痒、起皮疹，面部浮肿，头痛，头晕，胸闷，心慌，口腔溃疡，肾损伤，胃肠道症状等。一旦出现过敏，应立即停药，大部分可痊愈。

第九章　常用中医护理适宜技术

一、耳穴压丸法

（一）概述

耳穴压丸法（耳穴贴压）是采用王不留行籽，刺激耳郭上的穴位或反应点，使局部产生热、麻、胀、痛等刺激的反应，通过经络传导，调整脏腑气血功能，促进机体阴阳平衡，达到防治疾病目的的一种操作方法。

（二）适应证与禁忌证

1.适应证　常用于缓解各种急、慢性疾病的**失眠、疼痛、便秘、恶心和呕吐**等临床症状。

2.禁忌证　耳郭局部有炎症、冻疮或皮肤溃破者，孕妇。

（三）操作流程

1.核对医嘱，做好解释。

2.备齐用物携至床旁。

3.协助病人取合理、舒适体位。

4.遵医嘱观察耳部反应点，探查耳穴敏感点，确定贴压穴位。

5.**用75%酒精自上而下、由内到外消毒耳部皮肤。**

6.将王不留行籽贴压于选好的穴位上，并根据病人的疼痛耐受度，给予适当按压，使病人有热、麻、胀、痛的感觉，即"得气"。

7.观察病人局部皮肤，询问有无不适感。

8.操作完毕再次核对医嘱，告知病人注意事项。

9.处理用物。

（四）注意事项

1.**耳穴贴压每次选择一侧耳穴，双侧耳穴轮流使用。**

2.**夏季易出汗，留置时间为1~3天，冬季留置3~7天。**

二、湿热敷法

（一）概述

湿热敷法是将中药煎汤或用其他溶媒浸泡，根据治疗需要选择常温或加热，将中药浸泡的敷料敷于患处，通过疏通气机、调节气血、平衡阴阳，达到**清热解毒、消肿止痛、收敛止痒、控制感染、促进皮肤愈合**的一种操作方法。

（二）适应证与禁忌证

1.适应证　适用于软组织损伤，骨折临床愈合后肢体功能障碍，肩、颈、腰腿痛，膝关节痛，药物外渗引起静脉炎及疖、痈等急性化脓性感染未破溃等症状。

2.禁忌证　**外伤后患处有伤口，皮肤急性传染病**等。

（三）操作流程

1.核对医嘱，做好解释，注意保暖。

2.备齐用物，携至床旁，根据敷药部位，协助病人取舒适体位。

3.充分暴露患处，必要时用屏风遮挡病人。

4.测试温度，**将敷料浸于38~43℃的药液中**，将敷料拧至不滴水为止，然后敷于患处。

5.及时更换敷料或频淋药液于敷料上，以保持湿度及温度，观察病人皮肤反应，询问病人感受。

6.操作完毕，清洁皮肤，协助病人取舒适体位。

（四）注意事项

1.将湿热敷垫与皮肤紧密贴附，尤其是颜面、耳后、肛周等部位。

2.湿热敷时单次面积不可过大，应随季节、室温而定，**一般不超过全身面积的1/3**，以免过度的体表蒸发造成脱水。

3.湿热敷药液应新鲜配制，防止药液变质。

三、中药泡洗法

（一）概述

中药泡洗法是借助泡洗时洗液的温热之力及药物本身的功效，浸洗全身或局部皮肤，达到活血、消肿、止痛、祛瘀生新等作用的一种操作方法。

（二）适应证与禁忌证

1.适应证　适用于治疗**外感发热、失眠、便秘、皮肤感染及中风恢复期的手足肿胀**等症状。

2.禁忌证　心肺功能障碍，**出血性疾病病人及孕妇**。

（三）操作流程

1.核对医嘱，评估病人，做好解释，调节室内温度。嘱病人排空大小便。

2.备齐用物，携至床旁。根据泡洗部位协助病人取合理、舒适体位，注意保暖。

3.将一次性药浴袋套入泡洗装置内。

4.常用泡洗法

（1）全身泡洗法：将药液注入泡洗装置内，**药液温度保持40℃左右**，水位在病人膈肌以下，**全身浸泡30分钟**。

（2）局部泡洗法：**将40℃左右的药液注入盛药容器内**，将浸洗部位浸泡于药液中，**浸泡30分钟**。

5.**观察病人的反应，若感到不适，立即停止**，协助病人卧床休息。

6.操作完毕，清洁局部皮肤，协助穿衣，安置舒适体位。

（四）注意事项

1.<u>糖尿病、心脑血管病病人及妇女月经期间慎用</u>。

2.防烫伤，<u>糖尿病、足部皲裂病人的泡洗温度应适当降低</u>。

3.<u>泡洗过程中关闭门窗，避免病人感受风寒</u>。

4.泡洗过程中加强巡视，注意观察病人的面色、呼吸、汗出等情况，<u>出现头晕、心慌等异常症状，停止泡洗</u>，报告医师。